DIE NEUROPATHOLOGISCHEN SYNDROME

ZUGLEICH
DIFFERENTIALDIAGNOSTIK DER NERVENKRANKHEITEN

VON

DR. M. KROLL

O. Ö. PROFESSOR, DIREKTOR DER NERVENKLINIK
DER WEISSRUSSISCHEN STAATSUNIVERSITÄT MINSK

MIT 216 TEXTABBILDUNGEN

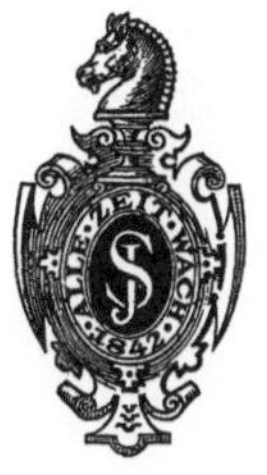

BERLIN
VERLAG VON JULIUS SPRINGER
1929

ISBN-13:978-3-642-89988-1   e-ISBN-13:978-3-642-91845-2
DOI: 10.1007/978-3-642-91845-2

MEINEM HOCHVEREHRTEN LEHRER

PROFESSOR DR. L. MINOR

GEWIDMET

Vorwort.

Das diesem Buche zugrunde liegende Material stammt fast ausschließlich aus der Nervenklinik der Weißrussischen Staatsuniversität Minsk. Auch die Literatur wurde durchweg vom Gesichtspunkte der eigenen klinischen Erfahrung verarbeitet. Dadurch erhielt das Buch vielleicht ein allzu subjektives Gepräge. Doch schien mir dies der einzige Weg, das fast unübersehbare Schrifttum auf dem Gebiete der Neurologie in den knappen Grenzen dieses Buches irgendwie brauchbar niederzulegen. Von einer erschöpfenden Wiedergabe desselben mußte von Anfang an abgesehen werden . Die weitmöglichste Aufmerksamkeit wurde den neuesten Errungenschaften geschenkt, auf welche unsere Neurologie stolz sein kann. Daß dabei manches Wichtige übersehen, manches allzu knapp dargestellt wurde, ist wohl keinem so klar wie dem Verfasser. Wer den gewaltigen Aufschwung unserer Wissenschaft sieht und fühlt, wird die Mängel entschuldigen. Teils sind sie durch den Stoff bedingt. Was sich noch so recht in Fluß befindet, trotzt einer schulgemäßen abschließenden Darstellung.

Beim Abschluß dieser Arbeit ist es mir ein Bedürfnis, vor allem den hiesigen Institutionen — und besonders der jungen Universität — zu danken, die mir hier eine Arbeitsstätte geschaffen, wie ich sie mir besser nicht wünschen kann. Zum herzlichsten Dank fühle ich mich meinen lieben Mitarbeitern an der Klinik verpflichtet. Sie haben mich bei dem Organisationswerk der jungen Nervenklinik tatkräftig unterstützt. Dies Buch ist der Niederschlag unserer gemeinsamen Arbeit. Mein tiefster Dank gebührt der Verlagsbuchhandlung JULIUS SPRINGER. Mit feinfühligem Interesse ist dieselbe allen meinen Wünschen entgegengekommen. Nur dadurch wurde es u. a. auch möglich, daß die Abbildungen in so vorzüglicher Weise wiedergegeben wurden. Auch meinen Photographen ECKSMANN muß ich dankend erwähnen, der den größten Teil der klinischen Fälle aufgenommen hat.

Minsk, den 12. März 1929.

M. KROLL.

Inhaltsverzeichnis.

Inhaltsverzeichnis.

Druckfehlerberichtigung.

S. 90. Abb. 71 lies statt: „Abducensparese links" „Abducensparese rechts".

S. 90. Abb. 71   „   „   „Blick nach links" „Blick nach rechts".

S. 90. Abb. 72   „   „   „links" „rechts".

S. 177. Zeile 4 von unten lies statt: „anatomisch" „automatisch".

S. 184. Abb. 103 lies statt: „Tonischer Halsreflex" „Tonische Halsreflexe".

Einleitung.

Wer die Entwicklung der Neurologie während der letzten Jahrzehnte verfolgt hat, wird zugeben, daß trotz ihres bemerkenswerten Aufschwungs, ihrer Bereicherung durch neue Untersuchungsmethoden die Diagnose der Nervenkrankheiten nicht leicht geworden ist. Zwei Tatsachenreihen sind geeignet, die diagnostischen Schwierigkeiten zu vergrößern:

1. Je eingehender wir eine Krankheit kennenlernen, und das bezieht sich ganz besonders auf Nervenkrankheiten, desto mehr überzeugen wir uns davon, daß die *typischen* Krankheitsbilder, die zur Aufstellung der „nosologischen Gruppe" geführt haben, viel seltener sind als die *atypischen*. Ich erinnere nur an die multiple Sklerose, epidemische Encephalitis, funikuläre Myelitis, Tabes, Myopathien u. a. m. Andererseits erfahren wir, daß klinische Bilder, die für eine bestimmte Krankheitsgruppe pathognomonisch galten, auch bei anderen Erkrankungen vorkommen können. So haben wir Hirndrucksymptome nicht nur beim Hirntumor, sondern auch bei der multiplen Sklerose oder der epidemischen Encephalitis kennengelernt, Schlafsyndrome nicht nur bei der Lethargica, sondern auch bei Lues cerebri, beim Hirntumor usw., meningitische Symptomenkomplexe bei Hämorrhagien, neuritische bei Encephalitis, syringomyelitische beim intra- und auch extramedullärem Tumor, hysterische bei epidemischer Encephalitis, tabische bei Hypophysenerkrankung, bei Schädeltrauma, paralytische bei Hirntumor usw. So kam man dazu, nicht von Krankheiten, sondern von Symptomenkomplexen, Syndromen, zu sprechen. Es wurde dabei namentlich dem lokalen Faktor eine determinierende Rolle in dem Entstehen der Krankheitsbilder eingeräumt. Das Krankheitsbild beantwortete zunächst nicht die Frage: *Was?* sondern nur die Frage: *Wo?*

Lokalisationsprobleme beanspruchten vor allem das Interesse des Neurologen. Die großen Fortschritte der *Hirn- und Rückenmarkschirurgie* stellten erneut immer größere Anforderungen an unser Lokalisationsvermögen. Der *Weltkrieg* mit seinen zahlreichen *Schußverletzungen* des zentralen und peripheren Nervensystems hat besonders zahlreiches Material zur Lokalisationslehre herbeigeschafft. Die von Cécile Vogt, Hunt, Wilson, O. Foerster u. a. inaugurierte Differenzierung der *striären Krankheitsbilder* und ihre Versuche, sie auf die verschiedenen Teile des striären Systems zu beziehen, haben im selben Sinne gewirkt. Arbeiten von Liepmann, Pick, Déjèrine, Babinski, Kleist, P. Marie, Bechterew, Marburg und vieler anderer, die Experimente von Foerster an Operierten haben uns einen tieferen Einblick in die Bedeutung der einzelnen Systeme und Bahnen gewährt und gleichfalls unser lokalisatorisches Wissen um vieles bereichert. Es sei gleich in diesem Zusammenhang der Arbeiten von

Cushing, Valkenburg, Muskens über die *sensiblen Lokalisationen* und ganz besonders der Experimente von Dusser de Barenne Erwähnung getan. Das eingehendere Studium der *aphasischen, apraktischen* und *agnostischen* Störungen durch Henschen, Pick, Liepmann, Exner, Déjèrine, P. Marie, Head, Pötzl, Schilder, Redlich und Bonvicini, Goldstein u. a. haben das klassische Schema der Aphasie wesentlich ergänzt und ausgebaut, so daß unsere Kenntnisse von der topischen Bedeutung der einzelnen Hirnabschnitte ungemein erweitert wurden.

Von hervorragendster prinzipieller Bedeutung für die Lokalisationslehre war das Werk von Huighling Jackson. Er hatte eine neue Fragestellung geschaffen. Nicht was in den *erkrankten* Hirnteilen lokalisiert werden kann oder muß, lehren uns die Hirnkrankheiten, sondern was die *erhaltenen* Hirnteile zu leisten vermögen. H. Jackson unterschied bei jedem Hirnleiden *negative* Symptome, die unmittelbar durch Ausfall der Funktion der lädierten Hirnteile hervorgerufen werden und *positive*, welche auf die Funktion der enthemmten weniger komplizierten, automatisch arbeitenden niederen Zentren bezogen werden müssen. Die höheren Zentren, phylo- und ontogenetisch jüngeren Datums, beeinflussen nach dieser Auffassung die niederen, älteren im Sinne einer Hemmung. Dawidenkow hat die enthemmten Funktionsmöglichkeiten der niederen Hirnteile als *Dynamose* bezeichnet. Diese Fragestellung ist dadurch von prinzipieller Bedeutung geworden, daß sie sich unmittelbar den physiologischen Problemen nähert, die sich auf die Funktion der *übriggebliebenen* Hirnteile beziehen nach Abtragung anderer.

Die Untersuchungen Sherringtons von der *Enthirnungsstarre*, von Magnus über die *Tonusreflexe* und auch die älteren Exstirpationsversuche von Munk haben erwiesen, wie die übriggebliebenen Hirnteile funktionieren. Die Lehre Sherringtons von dem *final common path*, der gemeinsamen Endstrecke, ist ganz besonders befruchtend für das Verständnis neuropathologischer Syndrome geworden. Unsere Lokalisationsmöglichkeiten wurden nun durch Syndrome bereichert, welche sich auf niedere enthemmte Hirnmechanismen beziehen. Probleme des *Abbaues der Funktion* hatte H. Jackson mit Problemen des *Aufbaues*, der *Evolution*, verknüpft. *Phylo- und ontogenetische Studien* morphologischer und physiologischer Art haben vieles zur Lösung der Fragen beigetragen, was Teile des Nervensystems bei niederen Tieren oder Feten schaffen können ohne Beeinflussung durch die noch nicht entwickelten höheren Teile. Ich nenne nur die Namen von Darwin, Verworn, Edinger, Monakow, Bethe, Faussek, Loeb, Uexküll, Kappers, Sven Ingvar, Wallenberg u. v. a. Die klassischen Arbeiten von M. Minkowski an Feten, die meisterhafte und erschöpfende Untersuchung von Gamper, seines Mittelhirnwesens, die wertvollen Arbeiten von Riese waren für die Bereicherung unseres lokalisatorischen Wissens von allergrößter Bedeutung. Dann kommt die unübertroffene Analyse von O. Foerster der striären Motilitätsstörungen vom onto- und phylogenetischen Standpunkt. Der entwicklungsgeschichtliche Standpunkt ist auch in zahlreichen Arbeiten von Head, P. Marie und Foix, Babinski, Foerster, Gierlich, Astwazaturow, Juschtischenko, Freud, Kretschmer und vielen anderen zur Geltung gelangt und in der Analyse neuropathologischer Syndrome zum Ausdruck gekommen. Die Pawlowschen Arbeiten von den bedingten, die Bechterewschen von den assoziierten Reflexen haben weniger für die Auffassung *organischer* als für das Verständnis *„funktioneller"* Störungen beigetragen. So wurden sie auch für die Analyse nervöser Störungen bei Kindern von KRASSNOGORSKI, CZERNY, HOMBURGER, LEONOW, OSSIPOWA, MINUT-SOROCHTIN u. a. herangezogen. Ich übergehe die zahllosen Versuche, besonders russischer Psychiater, sie auch für die psychiatrische Forschung brauchbar zu machen.

Es ist ja nicht Aufgabe dieser Zeilen, einen Überblick über die Entwicklung der Neurologie der letzten Jahre zu geben. Es sollte hier nur dargetan werden, daß das, was wir neuropathologische Syndrome nennen, meist nur onto- und phylogenetisch verstanden werden kann, daß ihnen präformierte Apparate und Mechanismen zugrunde liegen, die sich in den verschiedensten Abschnitten des Nervensystems entwickelt haben. Doch muß hier ganz ausdrücklich betont werden, daß alle die glänzenden Ausblicke, welche für die Lokaldiagnose aus den genannten Arbeiten zu erwachsen schienen, bei der praktischen Diagnose gewisse Einschränkungen erfahren. MONAKOW, GOLDSTEIN u. a. haben immer darauf hingewiesen, daß wie jeder Reiz, so auch jede Läsion nicht nur lokale Veränderungen, lokale Symptome hervorruft, sondern im gesamten Nervensystem resoniert. Ist das Syndrom, wie oben ausgeführt, hauptsächlich der Ausdruck der Funktion der unversehrt gebliebenen Hirnteile, so muß man sich klar darüber sein, daß es sich nicht um Lokalisation von Funktionen handelt, sondern um Lokalisation von Herden, die gewisse Syndrome hervorrufen. Und da kommt es auch hier zum Ausdruck, daß ursprünglich einfach, eindeutig erscheinende Verhältnisse bei näherem Studium sich doch komplizierter erweisen, als es bei dem Schematisieren anzunehmen ist. Einzelne Systeme bilden eine zu feste funktionelle Einheit, so daß topische Differenzen nicht immer für das Syndrom ausschlaggebend sind. Und so werden in die ursprünglich aufgestellten meist lokalisatorischen Schemen immer noch neue Modifikationen und Ergänzungen hineingetragen. Es wird noch später davon die Rede sein, daß nicht nur der *Sitz* der Erkrankung, nicht nur der *lokale* Faktor, sondern auch *andere* Eigenschaften des Prozesses für das Syndrom von ausschlaggebender Bedeutung sind. Immerhin sollen unsere Erfolge in topisch diagnostischer Beziehung durchaus nicht unterschätzt werden. Führt ja *jede* Bereicherung unseres Wissens nicht nur zur Lösung primitiver Fragen, sondern auch zu weiteren Fragestellungen.

Wenden wir uns nun von der Frage: *Wo* was vorliegt? zur Frage: *Was* da vorliegt, so begegnen wir hier weiteren Schwierigkeiten, die zum großen Teil darauf beruhen, daß wir uns noch nicht ganz von manchem Fetischismus in der Medizin befreit haben.

2. Der primitiven naiven Auffassung genügte die Vorstellung, daß die Erscheinungen, die wir am Krankenbette sehen, nichts anderes sind als in den Körper eingedrungene Krankheitsgeister. Nicht selten erinnern unsere Krankheitsdiagnosen an diese Formel. Wir diagnostizieren Epilepsie, Tetanie, Ischias u. dgl. und glauben die Frage von dem „Was?" gelöst. Wir differenzieren eine Krankheit von der anderen, streben nach Einheitsdiagnosen. Die alltägliche Erforschung lehrt uns, daß die Bestimmung *eines* ätiologischen Faktors — und viele Diagnosen laufen darauf hinaus — uns recht wenig an dem Krankheitsbild erklären. Von vielen Schädeltraumatikern bekommen nur wenige eine Epilepsie.

Nach Entfernung des Knochensplitters sistieren die Anfälle durchaus nicht bei allen Kranken. Manche Epileptiker haben tägliche Anfälle, andere einmal im Jahr. Ostroumow hat die Krankheit definiert als Störung des normalen Gleichgewichts zwischen Organismus und Umweltbedingungen. In dieser absoluten Fassung führt auch diese Definition für jeden Einzelfall uns nicht allzuweit. Doch hat namentlich die Erforschung neuropathologischer Bilder gelehrt, daß wir eigentlich es nie mit einer einzigen *Krankheitsursache* zu tun haben. Stets wird das klinische Bild durch eine ganze Reihe von *Bedingungen* determiniert. Oft ist das, was uns als „Krankheit" imponiert, keine Krankheit, sondern ein Syndrom, welches durch die verschiedensten Bedingungen, durch verschiedene Konstellationen mannigfaltiger Faktoren (Tendeloo), durch Faktorenkoppelung hervorgerufen wird. So entsteht der Begriff der Epilepsie*bereitschaft*, der Tetanie*bereitschaft* usw. Ihr liegen bestimmte physikalische und chemische Bedingungen im Organismus zugrunde. Die Vorkrankheiten, die hereditären Verhältnisse, die Beschäftigung, das soziale Milieu, die natürlichen Faktoren der Umwelt, wirken ab- und umstimmend auf den Organismus und seine Reaktionsmöglichkeiten. Auch auf hereditäre Krankheiten hat das Bezug. Oft findet man in der Anamnese von Friedreichkranken Lues und ist dann bestrebt, zwischen Lues und Friedreich zu differenzieren. Ich habe mich schon vor vielen Jahren in Anlaß dieser Frage dabei geäußert, daß man in solchem Fall nicht *alternativ zwischen* beiden Krankheiten zu entscheiden hat. Minor hatte schon lange darauf hingewiesen, daß Polypathien, Krankheitskombinationen (*Kombinosen*) von der Art vorkommen, daß zwei oder mehrere „Krankheiten" auf dasselbe Organ schädigend einwirken. Minor hat das als *Kombinosis polygenetica homotopica* bezeichnet. Man würde also in dem Beispiel der Friedreichschen Krankheit annehmen dürfen, daß unter dem Einfluß von Lues die fehlerhafte Erbanlage gewisser Abschnitte des Nervensystems besonders manifest wird. Kehrer hat sehr eindrucksvoll an Hand der Analyse des choreatischen Erblichkeitskreises gezeigt, wie wenig wir mit der Annahme irgend*einer*, erblichen *oder* erworbenen Ursache weiterkommen. Die Beweisführung, daß bei der „infektiösen" Chorea im Blute Krankheitserreger zirkulieren, erklärt noch nicht, warum nur in einer kleinen Zahl der so Infizierten Chorea auftritt. Auch umgekehrt ist durch den Erweis, oft übrigens recht zweifelhaften, daß eine „Krankheit mendelt", durchaus noch nichts darüber ausgesagt, daß damit alle in Betracht kommenden Bedingungen erfaßt sind, die für das Auftreten des Krankheitsbildes verantwortlich zu machen sind. Es muß durchaus Kehrer zuzustimmen sein, daß auch für die *Neurologie* eine *Strukturanalyse* sich ebenso fruchtbar erweisen wird wie in der Psychopathologie.

Ich habe im weiteren oftmals die Gelegenheit benutzt, um von diesem Standpunkt die verschiedenen neuropathologischen Syndrome zu betrachten. In den meisten Fällen kann man ja gar nicht von Krankheitseinheiten sprechen. So mannigfaltig sind die Koppelungen und gegenseitigen Beziehungen und Beeinflussungen. Und was noch besonders wichtig ist, die Krankheitserscheinungen wurzeln tief in den Reaktionen des normalen Organismus. Unter *gewissen Bedingungen* können wir auch beim „Normalen" eine Reflexverstärkung erhalten und beim Pyramidenkranken das *Babinskische Phänomen* zum Schwinden bringen. Unter *gewissen Bedingungen* können wir beim „Normalen" das *Tetanie-*

syndrom erzeugen (durch Hyperventilation) und dasselbe beim „Tetaniekranken" zum Schwinden bringen. Die physiologischen Begriffe der Schaltung, der Veränderlichkeit der Reaktionsweisen haben auch in die Nervenklinik Eingang gefunden. Auch hier berufe ich mich auf die Arbeiten der Physiologen SHERRINGTON, MAGNUS, PAWLOW u. a. MAGNUS sagt: „Das Rückenmark ist gleichsam in jedem Moment ein anderes und spiegelt in jedem Momente die Lage und Stellung der verschiedenen Körperteile und des ganzen Körpers wider." Das führt uns zu einer kardinalen Fragestellung, die in der Neuropathologie noch wenig berücksichtigt wurde und die u. a. von FOERSTER in der Epilepsieforschung angewendet wurde, zur Frage der Konstellation. TENDELOO versteht unter Konstellation nicht die Summe der einzelnen Faktoren, sondern ihre gegenseitige Beeinflussung. Die *Summe der Faktoren* ist nach TENDELOO mit der empirischen oder Molekularformel des Körpers zu vergleichen, die *Konstellation der Faktoren* dagegen entspricht der *Strukturformel* des Moleküls, welche die räumliche Anordnung der Atome und ihre gegenseitige Beeinflussung berücksichtigt. Wir kommen auch hier zur Frage von der *Struktur der Nervenkrankheit.* Wir müssen in diesem Sinne vom *Syndrom* lediglich als dem *Vordergrund, dem Mittelpunkt des klinischen Bildes* sprechen und einen *Hintergrund* unterscheiden, der in *Reaktionen des gegebenen Individuums* in gesundem „*prämorbiden*" Zustand wurzelt, sich nicht auf das Nervensystem beschränkt, sondern vielmehr in allen Geweben und Organen verankert ist, der durch alle mannigfaltigen Faktoren, sowohl zeitlichen als auch räumlichen, der In- und Umwelt mitbestimmt ist. So kommen wir zur Strukturformel nicht der Nervenkrankheit, sondern des Nervenkranken. In derselben spielt das *Syndrom* nur *eine,* wenn auch wichtige, doch nicht ausschließliche Rolle. Es ist gewissermaßen ein Element oder noch besser, der *Exponent der verschiedensten Faktoren.*

Wie schon gesagt, spielt in der Struktur des neuropathologischen Syndroms die Lokalisation, der lokale Faktor eine große Rolle. Infolge der hervorragenden Differenzierung der einzelnen Teile des Nervensystems hat es eine große Bedeutung für die Symptomatologie, ob ein Herd nur einige Millimeter mehr nach vorn oder mehr nach hinten gelagert ist. Nach den bahnbrechenden Arbeiten von ELLIOT SMITH, CAMPBELL, BRODMANN, VOGT, v. ECONOMO und KOSKINAS wissen wir nun, daß es nicht nur eine Topographie der Hirnfläche gibt, sondern auch eine Topographie der einzelnen Schichten. VOGT hat in seiner *Pathoklisenlehre* auf besondere physikalisch-chemische Eigenschaften einer jeden Schicht hingewiesen und dadurch ihre spezifische Vulnerabilität für endo- resp. exogene Schädlichkeiten ableiten wollen. SPIELMEYER hat demgegenüber dem lokalen Faktor auf andere Weise Rechnung getragen. So hat er gezeigt, daß dieselbe Noxe, z. B. die *multiple Sklerose,* anders gestaltete *Herde* verursacht, je nachdem sich dieselben *in der Hirnrinde oder im Hirnmark* entwickeln. SPIELMEYER hat das aus der Verschiedenartigkeit der normalen Anlage der Gliafaserung erklärt. Wie in dem Abschnitt über das epileptische Syndrom ausführlicher auseinandergesetzt, hat ferner SPIELMEYER die häufige Erkrankung des *Sommerschen Sektors* im G. hippocampri auf lokale Besonderheiten der Blutversorgung zurückgeführt. Durch lokale Eigentümlichkeiten der Gefäß- und Capillarversorgung der einzelnen Teile des Zentralnervensystems sind Erkrankungen vom vasalen Typus (SPIELMEYER), z. B. bei Co-Vergiftung, zu erklären. F. HILLER hat gezeigt, daß das

Grau eine intensivere Capillarversorgung besitzt als das Mark, daß dem Ganglienzellreichtum ein dichteres Capillarnetz entspricht. Die einzelnen Schichten der Hirnrinde, das Putamen und die schwarze Zone der Substantia nigra sind besonders reich an Capillaren usw. Bemerkenswert ist die segmentale Verteilung der Capillaren in der grauen Substanz des Rückenmarks und die den Strängen parallele in der weißen Substanz. In diesen ganz neuen Untersuchungsergebnissen werden wir mit einen wesentlichen Faktor erblicken müssen, der auf die einzelnen Syndrome determinierend wirkt. So wird auch die Elektivität der einzelnen Systeme bestimmten Krankheitserregern gegenüber verständlich.

Es war schon oben davon die Rede, daß der lokale Faktor für das Entstehen des Syndroms nicht überschätzt werden darf, schon abgesehen davon, daß eine jede Affektion nicht nur lokale Ausfälle macht, sondern meist gleichzeitig auch an anderen Stellen das Nervensystem angreift. So erwies sich bei näheren Untersuchungen, daß bei der epidemischen Encephalitis z. B. die Herde sich durchaus nicht immer auf die grauen Ganglien beschränken, sondern weitab zu finden sind, auch in der Rinde, im Rückenmark usw. Das bezieht sich auf die meisten Erkrankungen. Auch andere Eigenschaften des Herdes, seine histologische Beschaffenheit, seine Dauer, sind Faktoren, die für das Syndrom ebenfalls von allergrößter Wichtigkeit sind. Ich verweise auf die prinzipiell und praktisch ganz außerordentlich bemerkenswerten letzten Arbeiten von Cushing und Bailey über die histologische Klassifikation der Gliome hin. Bei derselben Lokalisation kann der verschiedene histologische Charakter andere klinische Bilder schaffen. Spatz bemerkt in bezug auf die striären Symptome sehr richtig, daß dieselben von vielen zum Teil schwer übersehbaren Bedingungen abhängen, von der Art, der Intensität, dem Tempo des Prozesses, dem Lebensalter, der Gesamtkonstitution, der Konstitution des veränderten Hirnteiles und der von ihm funktionell abhängenden Zentren. Wichtig ist der Zeitpunkt, wann die Affektion einsetzt usw. Man kann auch gleiche Krankheitsbilder bei verschiedenen Lokalisationen finden. Ich habe deshalb die Syndrome nicht nur nach dem Lokalisationsprinzip, sondern auch nach ätiologischen Gesichtspunkten zu gruppieren versucht. Doch auch hier muß immer das berücksichtigt werden, was schon mehrmals wiederholt wurde, daß Syndrome keine Äquivalente sind, weder für Lokalisationen noch für Krankheiten. Ich betrachte sie, um einen oben gebrauchten Ausdruck zu wiederholen, nur als Exponenten.

Wir wissen vorläufig leider sehr wenig etwas über die Allgemeinreaktionen des Organismus auf unsere speziellen Nervenerkrankungen. Die Serologie und Mikrobiologie der multiplen Sklerose, der Poliomyelitis, der epidemischen Encephalitis stecken noch in den Kinderschuhen — und vielleicht auch das noch nicht. Die humoralen Untersuchungen bei Epilepsie haben viel Wichtiges zutage gefördert, doch *die* Formel haben sie auch nicht gefunden. Wenn wir nun weitere Fortschritte auf diesem Gebiete erwarten für den Hirntumor, die Hirnparasiten, die verschiedenen Meningitisformen, für Neuritis und Neuralgie (s. die Arbeiten F. H. Lewys über die Rolle der Infektion), System- und Pseudosystemerkrankungen usw., so tun wir es nicht aus dem Grunde, daß wir hoffen, in den Besitz der nötigen Formeln zu gelangen. Der ganze Entwicklungsgang der Neurologie weist darauf hin, daß keine Formeln, sondern nur die *allseitige* Berücksichtigung des *gesamten* Status, sowohl des neurologischen als auch des internen, und last not least des vegetativ-nervösen, die Kenntnis seiner Entwicklung und der verschiedensten Faktoren, des genealogischen, konstitutionellen und konstellativen, darin einbegriffen den sozialen, professionellen, wirtschaftlichen, klimatischen und alle anderen Umweltfaktoren, uns die Möglichkeit geben kann, das Krankheitsbild nicht nur zu erklären, sondern auch zu verstehen. Durch die bemerkenswerte Entwicklung, welche die Nervenpathologie gerade in den letzten Jahren durchgemacht hat, hat sie ihre Selbständigkeit sowohl in bezug auf Fragestellungen als auch Methoden durchaus behauptet. Ihr weiterer Erfolg liegt in noch engerer Fühlung mit der Physiologie, physiologischen Chemie, pathologischen Anatomie, mit der inneren und der chirurgischen Klinik.

I. Syndrome der Bewegungsstörungen.

1. Gemeinsame Endstrecke.

Dem Verständnis der *Bewegungsstörungen* wie auch der *normalen* motorischen Leistungen legt man am besten das SHERRINGTONsche Prinzip von der *gemeinsamen Endstrecke (final common path)* zugrunde. Um die „einzige" efferente Endbahn, die mit den motorischen Vorderhornzellen des Rückenmarks resp. den analogen Hirnnervenkernen im Hirnstamm beginnt, konkurriert eine Reihe von Nervenimpulsen aus verschiedensten Bereichen des Zentralnervensystems. Die mannigfachen Erregungen, welche im Zentralorgan unter dem Einfluß der verschiedensten Reize entstehen, wirken auf die Vorderhornzelle derart, daß sie sich summieren, um sich nach außen in *einem* Endeffekt auszuwirken, als *integrierende Tätigkeit* des gesamten motorischen Apparates. Auf diese Weise ist das motorische Erfolgsorgan, die Vorderhornzelle, gewissermaßen ein Becken, dem viele Erregungen zufließen, und aus dem nur ein Erregungsstrom zu den Muskeln abfließt. Der „normale" Bewegungsablauf entspricht einem bestimmten Verhältnis der einzelnen zentrifugalen Impulse. Jede Verschiebung dieses Verhältnisses führt zu Bewegungsstörungen. Onto- und phylogenetische Untersuchungen haben bewiesen, daß die einzelnen Verbindungen des peripheren motorischen Apparates erst allmählich sich entwickeln gemäß der immer weiter fortschreitenden Kompliziertheit des nervösen Zentralorgans, die wiederum von der wachsenden Kompliziertheit der gegenseitigen Verhältnisse zwischen Organismus und Umwelt abhängt. Es wachsen die Erregungen durch Reize der Umwelt, es wachsen, modifizieren sich, verfeinern sich, passen sich der sich ändernden Umwelt an die Reaktionen, die motorischen Beeinflussungen der Umwelt durch den sich entwickelnden Organismus. Man kann in den staffelweise über der gemeinsamen Endstrecke sich aufbauenden motorischen Bahnen Züge verschiedener Epochen der Entwicklungsgeschichte erkennen, sowohl des Menschen als auch des Tierreiches. Je mehr sich das Kopfende des Zentralnervensystems entwickelt, desto neuere, jüngere Bahnen treten auf, nicht ohne die Funktion der älteren wesentlich zu beeinflussen.

Wenn von Bewegungsstörungen die Rede ist, so ist damit bei weitem nicht alles erschöpft, was sich auf Funktionsstörung der motorischen Apparate bezieht. Auch wenn keine Bewegung sich vollzieht, besteht im Muskel und folglich in dem mit ihm zusammenhängenden nervösen Apparat eine gewisse Spannung, die als Tonus bezeichnet wird. Nicht nur in Störungen der Bewegung im Sinne eines Zuwenig oder Zuviel — Lähmungen, Hypo- oder Hyperkinesen — noch mehr n Störungen des normalen Tonus äußern sich die Verschiebungen in den die gemeinsame Endstrecke beeinflussenden zentralen Bahnen.

Das primitive Lebewesen weist überhaupt noch keine Differenzierung auf zwischen Erregungsempfänger und effektorischem Apparat. Erst allmählich entsteht die Komplikation in Form einer Ganglienzelle, die die Erregungen vom Rezeptionsorgan empfängt und die Impulse zur Muskelzelle weiterleitet. Auch mit der

Entwicklung des nervösen Zentralorgans besteht ursprünglich noch eine gewisse Selbständigkeit der Nervenapparate, die sich in den das Zentralorgan bildenden Segmenten befinden und von denen sich jeder auf ein Körpersegment bezieht. Die sich zum motorischen Apparat differenzierende ventral gelagerte motorische Zelle, die sich später zur Vorderhornzelle entwickelt, steht also ursprünglich nur mit dem effektorischen Endapparat und dem peripheren zentripetalen receptorischen Nervenapparat desselben Segments im Zusammenhang. Je feiner und raffinierter die Orientierungen und die Analyse der Umweltreize werden, je komplizierter die Reaktionen des gesamten Organismus auch auf entferntere Reize, desto mehr entwickeln sich dementsprechend auch die Verbindungen der motorischen Vorderhornzelle, zuerst mit receptorischen Zellen aus anderen Segmenten (Abb. 1). Diese *intersegmentalen Verbindungen* kontrollieren nun die

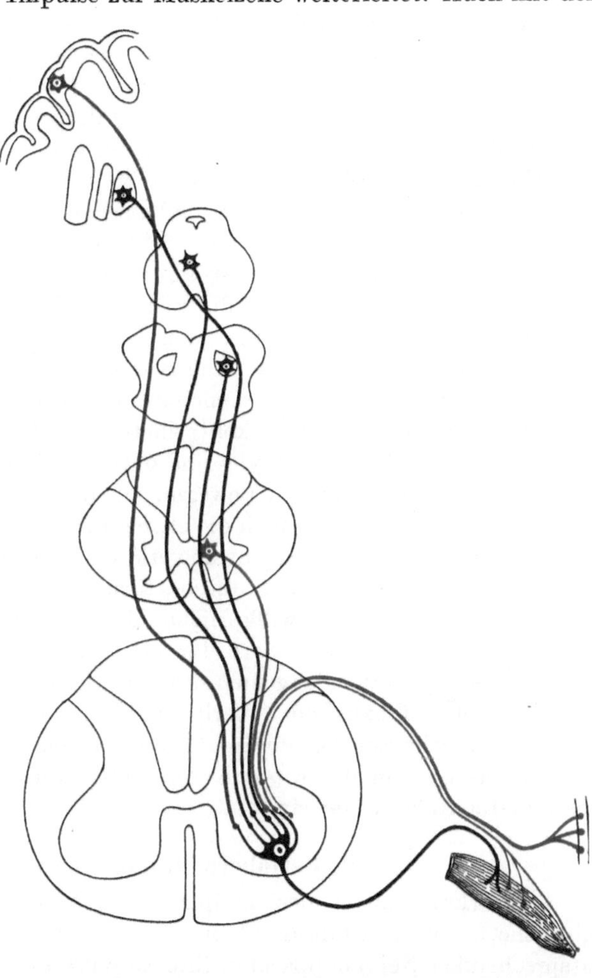

Abb. 1. Schema der „gemeinsamen Endstrecke" und der dieselbe kontrollierenden Bahnen. Die gemeinsame Endstrecke (*schwarz*) von der Vorderhornzelle zum Muskel. *Rot* – Sensibler Schenkel des elementarsten Reflexbogens. *Grün* – intersegmentale Verbindungen. *Schwarz* – Extrapyramidale Bahnen vom Hirnstamm (DEITERSscher Kern), Vierhügel (Tectum, roter Kern), striären System (zur Vereinfachung direkt zur Vorderhornzelle ziehend. Die Verbindungen mit rotem Kern, Substantia nigra usw. fortgelassen.) *Violett* – Pyramidenbahn aus der vorderen Zentralwindung (Kreuzung zu niedrig angegeben). Modifiziert nach TILNEY und RILEY.

Vorderhornzellenfunktion auch aus weiter abliegenden Anteilen des Nervensystems. Bei weiterer Entwicklung des Kopfendes gesellen sich die Bahnen hinzu, welche zur Kontrolle der Vorderhornzelle von seiten der allmählich auftretenden höheren Abschnitte des Nervensystems dienen. Zu ihnen gehören der *Tractus tectospinalis*, der aus dem vorderen Vierhügelgebiet stammt und visuellmotorische oder akustischmotorische Impulse leitet, der *Tractus vestibulospinatus*, der mit dem Deiterskern des Vestibularisgebietes in Verbindung steht und die Kontrolle durch das Organ des Gleichgewichts verwirklicht, der *Tractus rubrospinatus* oder das MONAKOWsche Bündel, welches den roten Kern mit der motorischen Vorderhornzelle verbindet und der allgemeinen Tonusverteilung dient. Via roter Kern wird die Vorderhornzelle auch durch das *Kleinhirn* und das *Corpus striatum* kontrolliert und durch diese für die normale Bewegungen so wesentlichen Apparate, die einerseits mit der gesamten Körpermuskulatur und andererseits durch Thalamus und Kleinhirnstiele wohl fast mit sämtlichen Rezeptionsapparaten in Verbindung stehen, auf das Bestimmteste beeinflußt. Schließlich entsteht im Laufe der phyletischen Entwicklung die für die Arbeitsbewegungen des Menschen wohl allerwichtigste Bahn, die *Pyramidenbahn*, welche der *vorderen Zentralwindung* der Großhirnrinde entspringt und im Unterschied zu den früher genannten Bahnen, die mehr den Massenbewegungen dienen, mehr individualisierte, feinere Impulse den Vorderhornzellen zuleitet.

Aus dem Gesagten folgt, daß die Bewegungsstörungen prinzipiell verschieden sein werden, je nachdem die gemeinsame Endstrecke geschädigt ist oder die eine oder andere der dieselbe „kontrollierenden" Bahnen. Im ersten Falle leidet die primitive Funktion, die phylo- und ontogenetisch älteste Funktion, es kommt zu Ausfällen der elementaren Bewegungen, die bei stärkeren Graden unmöglich werden. Ebenso schwindet auch die elementare Funktion des Tonus. Im zweiten Falle geht meist die Bewegung nicht verloren. Im Gegenteil oft ist sie übermäßig gesteigert, was sich entweder durch stärkere Reaktionen auf periphere Reize kundgibt oder durch unwillkürliche Zwangsbewegungen. Dementsprechend unterscheidet man 1. periphere Bewegungsstörungen, welche den peripheren motorischen Apparat, die gemeinsame Endstrecke betreffen: Vorderhornzelle, Vorderwurzeln, Plexus oder periphere Nerven und 2. zentrale Bewegungsstörungen, welche auf das Pyramidensystem, das striäre System, das Kleinhirnsystem, das System des roten Kernes, resp. die Systeme der Haube und des Vestibularis zu beziehen sind.

2. Periphere Bewegungsstörungen.

Bei Erkrankungen des peripheren Neurons entsteht vor allen Dingen Schwäche, bzw. vollständige Lähmung derjenigen Muskeln, welche von den entsprechenden Nervenapparaten ihre Impulse erhalten. Regelmäßig tritt auch Abnahme des Muskeltonus ein und schließlich kommt es zu gröberen Schädigungen der Ernährung des Muskels, zu seiner Atrophie. In manchen Fällen geht die Atrophie der Lähmung voraus, meist ist die Schwäche das erste, was dem Kranken auffällt. Die *Schwäche* (*Parese*) oder *Lähmung* (*Paralyse*) wird objektiv durch Untersuchung der aktiven Beweglichkeit, ihres Umfanges und Stärke festgestellt. Die Tonusabnahme, die Hypotonie oder Atonie, wird durch passive Bewegungen oder durch Palpierung ermittelt, die Atrophie durch Besichtigung oder manuelle Untersuchung, in manchen Fällen durch Messungen des Umfangs der Extremität bestimmt. Wenn die Atrophie noch nicht so fortgeschritten, daß man sie ohne weiteres feststellen kann, bekommt man durch die elektrische Untersuchung der Nerven und des Muskels Aufschluß über den Ernährungszustand. Sehr häufig findet man besonders in fortgeschrittenen oder schweren Erkrankungen

Veränderungen der Muskelzuckungen bei der elektrischen Untersuchung. Praktisch am wichtigsten ist dabei der träge Charakter der Zuckung bei der galvanischen Prüfung zum Unterschiede von der blitzartigen in der Norm. Nicht selten begegnet man auch einem umgekehrten Verhalten des Muskels gegenüber der Reizung mit der Kathode und Anode. Während der normale Muskel mit blitzartiger Zuckung schon bei minimalen Strömen beim Untersuchen mit der Kathode reagiert und auf Anodenreizung erst bei Verstärkung des Stromes anspricht (PFLÜGERsches Gesetz), findet sich häufig bei Erkrankung des peripheren motorischen Neurons das Umgekehrte. Die Anodenreizung führt zur Zuckung bereits bei schwächerer Stromstärke, bei welcher die Kathodenreizung noch keine Zuckung hervorruft. Der faradische Strom ruft in solchen Fällen Zuckungen hervor bei Strömen, die die Norm bedeutend überschreiten, oder er ist überhaupt resultatlos. Diese wichtigen Symptome, die die sog. *Entartungsreaktion* charakterisieren, sprechen mit absoluter Gewißheit für Erkrankung des peripheren motorischen Neurons. Ihre Abwesenheit dagegen schließt eine derartige Erkrankung aber durchaus nicht aus. Als wichtiges Merkmal einer Erkrankung des peripheren Neurons, die auch von trophischer Störung spricht, müssen ferner die *fibrillären Zuckungen* bezeichnet werden, die selbständig in den Muskeln auftreten und trägen, wurmartigen Charakter tragen. Sie müssen durchaus unterschieden werden von den faszikulären Zuckungen, von dem Muskelwogen (Myokymie), welches häufig bei Kältereizung auftritt. Die Zuckungen, welche bei Ernährungsstörungen der Muskeln vom Entartungstypus auftreten, sind nicht generalisiert, sondern beschränken sich auf einzelne Fibrillen des erkrankten Muskels.

Um zu bestimmen, welcher Teil des peripheren Neurons erkrankt ist, ist es vor allen Dingen wichtig, festzustellen, ob neben Bewegungsstörungen sich auch Störungen der Sensibilität vorfinden. Ist dieses der Fall, dann handelt es sich in der weitaus größten Zahl der Fälle um *Erkrankung der peripheren Nerven,* die meist gemischte sind, d. h. sowohl motorische als auch sensible Fasern enthalten. Doch gibt es von dieser allgemeinen Regel nicht unerhebliche Ausnahmen:

1. Bei akuten Erkrankungen, die vorzugsweise die V.H.-Zellen betreffen, wie die spinale Kinderlähmung (*Heine-Medinsche* Krankheit oder Poliomyelitis anterior acuta), bestehen während des akuten Stadiums nicht selten auch Sensibilitätsstörungen entweder in Form von Schmerzen oder von Ausfällen der Sensibilität. Doch tragen diese Gefühlsstörungen keinen konstanten Charakter.

2. Bei manchen Erkrankungen der peripheren Nerven werden ausschließlich oder hauptsächlich die motorischen Fasern mitgenommen, so z. B. bei der chronischen Bleivergiftung, die zur multiplen Neuritis führt.

3. Nicht selten haben die Sensibilitätsstörungen die Tendenz, sich rascher zurückzubilden als die Bewegungsstörungen. Es muß deshalb stets in der Anamnese nach früher bestandenen Gefühlsstörungen gefahndet werden.

a) Syndrome der Vorderhornerkrankungen.

Wir werden bei Bewegungsstörungen vom peripheren Typus ohne Sensibilitätsstörung uns meist für eine Erkrankung der Vorderhörner entscheiden müssen. Wir werden dies um so eher tun müssen, wenn die Verteilung der Lähmungen sich nicht an periphere Nerven hält, sondern eher der Repräsentation der Muskeln im Rückenmark entspricht. Von den beiden Hauptfragen der neurologischen Diagnostik nach dem „Wo" und dem „Was", kann erstere hauptsächlich durch eine Analyse der gelähmten Muskeln gelöst werden. Letztere setzt Kenntnis der Muskelfunktion und der spinalen Lokalisation der Muskeln voraus.

Die Kerne eines einzelnen Muskels befinden sich auf verschiedenen Höhen des Rückenmarks. Bei Erkrankung der Vorderhornzellen treten deshalb im klinischen Bild nicht selten Lähmungen von Muskeln auf, die von verschiedenen Nerven versorgt werden. Andererseits wird mitunter nur ein Teil der Muskeln gelähmt, die einem Nervenversorgungsgebiet angehören. In Fällen, wo es gelingt, diese Feinheiten im klinischen Bild aufzudecken, erhält die Differentialdiagnose zwischen Vorderhornerkrankung und Erkrankung des peripheren motorischen Nerven festen Boden. Doch gelingt dies bei weitem nicht oft, da die Rückenmarksläsion sich selten auf ein einzelnes Segment beschränkt. Andererseits muß auch schon hier betont werden, daß bei Erkrankung des peripheren Nerven durchaus nicht immer sämtliche ihm zugehörige Muskeln erkranken.

Was die Lokalisation der Muskeln auf den Höhen des Rückenmarks anbetrifft, so befinden sich im obersten Halsmark die kleinen Nackenmuskeln. Nach FOERSTER tritt bei Schädigung der obersten Halssegmente totale Atrophie, Lähmung und Entartungsreaktion nur im Bereiche der oberen Portion des Trapezius auf, während die mittlere und untere Portion sowie der Sternocleidomastoideus, die vom Accessorius versorgt werden, nur geringe quantitative Herabsetzung der elektrischen Erregbarkeit aufweisen.

Nach FOERSTER befinden sich in:

C_4	Diaphragma		C_7	Extensor carpi radialis	
	Rhomboideus			Extensor digitorum communis	
	Supraspinatus			Triceps	
	Infraspinatus			Flexor carpi radialis	
	Teres minor			Flexor carpi ulnaris	
C_5	Deltoideus		C_8	Extensor carpi ulnaris	
	Biceps			Abductor pollicis longus	
	Brachialis internus			Extensor pollicis longus	
	Supinator brevis			Palmaris longus	
	Supinator longus			Flexor digitorum subl. et prof.	
C_6	Serratus anticus			Flexor pollicis longus	
	Subscapularis		D_1	Extensor pollicis brevis	
	Pectoralis maior			Adductor pollicis	
	Pectoralis minor			Flexor pollicis brevis	
	Latissimus dorsi			Abductor pollicis brevis	
	Teres maior			Interossei	
	Pronator teres			Sympathicus	

In D_6—D_7 befindet sich der obere Teil des Rectus abdominis, in D_7—D_{10} der übrige Rectus, die Obliqui und der Transversus in D_8—D_{12} und L_1. Bei Läsion von D_{11}—D_{12} besteht nur Lähmung des unteren Drittels der schiefen Bauchmuskeln und des Transversus.

Was die Lokalisation der Muskeln im Lumbosakralmark anbetrifft, so ist sie nach FOERSTER wie folgt:

Ileopsoas	L_1		Peroneus brevis	
Sartorius	L_1-L_2		Peroneus longus	
Gracilis	L_2-L_3		Glutaeus maximus	
Adductoren	L_2-L_4		Gemelli, Quadrat. femoris	$\left.\right\}L_5$
Quadriceps	L_2-L_4		Obturator int., Piriformis	
Obturator extern.			Semimembranosus	$\left.\right\}S_1$
Tensor fasciae			Semidentinosus	
Tibialis anticus	$\left.\right\}L_4$		Biceps	$\left.\right\}S_2$
Tibialis posticus			Extensor digit. et hall.	
Glutaeus medius			Wadenmuskulatur	
Extensor hallucis	$\left.\right\}L_5$		Flex. digitorum et hallucis	S_2
Extensor digitorum			Sohlenmuskeln	S_3

Für das Syndrom der Vorderhornzellen ist das Typischste, wenn wir von den oben angeführten, allen Erkrankungen des peripheren motorischen Neurons gemeinsamen Eigentümlichkeiten absehen, daß bei demselben am häufigsten unsymmetrische Krankheitsbilder entstehen. Besonders ist das bei der wichtigsten Erkrankung der Vorderhörner, der spinalen Kinderlähmung, der HEINE-MEDINschen Krankheit ausgeprägt. Es handelt sich in diesen Fällen um eine akute Infektion, die nicht selten epidemische Ausbreitung erlangt, deren Erreger eine ausgesprochene Affinität zu den Vorderhornzellen und den ihnen analogen motorischen Hirnstammkernen besitzt. Pathologisch-anatomisch besteht in diesen Fällen ein entzündlicher Prozeß, der im Initialstadium sich über große Anteile der Vorderhörner erstreckt, ja über diese hinausgeht und ödematös entzündliche Schwellung des Gewebes hervorruft. Nach kurzer Zeit geht diese Schwellung zurück und der Krankheitsprozeß beschränkt sich schließlich nur auf bestimmte Segmente und hier nur auf die Vorderhörner. Je nach Stärke der Erkrankung kommt es zu destruktiven irreparablen Veränderungen der motorischen Zellen, die untergehen und schließlich einer Glianarbe Platz machen. Typisch ist die wahllose Lokalisation in verschiedenen Höhen, nicht selten nur einseitig, nicht selten im Bereiche verschiedener Muskeln, die demselben Rückenmarksegment angehören. Bemerkenswert ist, daß keine Bevorzugung der distalen Teile der Extremitäten besteht. Sehr häufig werden die proximalen Teile betroffen: an den oberen Extremitäten der Deltoideus, die Schultermuskeln, an den unteren der Quadriceps, die Hüftmuskeln. Darin besteht ein differentialdiagnostisch wichtiges Merkmal gegenüber der Polyneuritis. Bei der HEINE-MEDINschen Krankheit, die namentlich das Kindesalter befällt, jedoch auch ältere Individuen nicht verschont, kommt es wie bei keiner anderen nicht nur zu starken trophischen Störungen der entsprechenden Muskeln, sondern auch zu Wachstumshemmungen der Extremitätenknochen. Diesen Störungen liegen nicht „funktionelle" Momente sekundärer Natur zugrunde, sondern sie sind dadurch zu erklären, daß der Krankheitsprozeß nicht nur die Vorder-, sondern auch die Seitenhörner befällt. In den Seitenhörnern befinden sich vegetative, trophische Zentren für die Knochen und anderen Gewebe. Auch die Muskelatrophien erklären sich wahrscheinlich durch die Seitenhörnererkrankung.

Im akuten Stadium ist die Erkrankung nicht immer leicht zu diagnostizieren, namentlich wenn es sich um ganz kleine Kinder handelt. Im klinischen Bild herrschen dann Allgemeinsymptome vor, mehr oder weniger hohes Fieber mit Reizerscheinungen von seiten des Zentralnervensystems, Störungen des Bewußtseins, Kopfschmerz, Erbrechen, nicht selten leichte Genickstarre, Schmerzen in Gliedern und Rücken. Handelt es sich um eine Epidemie, dann ist die Diagnose leicht. Doch oft kommen sporadische Fälle vor. Erst nach Abklingen der akuten Periode, die meist nur einige Tage dauert, treten die Lähmungserscheinungen in den Vordergrund. Ursprünglich sind sie generalisiert. Mit dem Zurückgehen der Schwellungen erlangt zumeist ein großer Teil der befallenen Muskeln die normale Beweglichkeit wieder. In den Muskeln, in welchen die Lähmungen

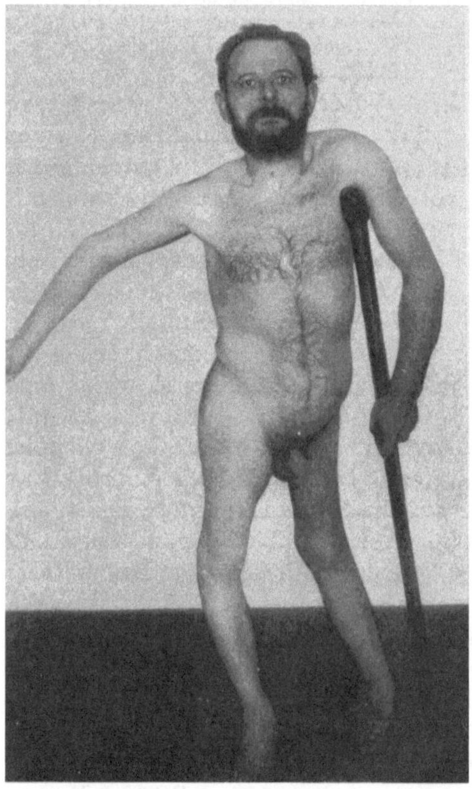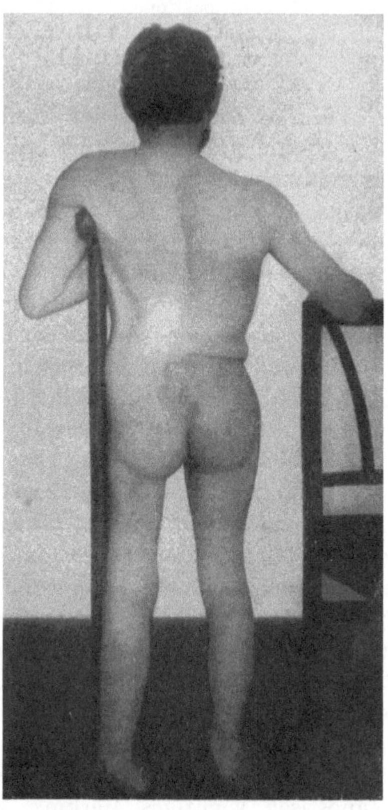

Abb. 2 u 3. Residua nach Poliomyelitis ant. acuta. Atrophie der Beinmuskulatur der Glutaei, besonders links. Genu valgum rechts, genu varum links. Der linke Fußrücken dient als Stützfläche. Universitätsnervenklinik Minsk.

persistieren, entwickeln sich verhältnismäßig früh Atrophien. Nicht selten kommt es zu den allerbizarrsten teils kompensatorischen Gliedstellungen. Die erhaltenen Muskeln springen, so viel es geht, ein. Der Fußrücken wird als Stützfläche benutzt (Abb. 2 u. 3), die oberen Extremitäten ersetzen die unteren (Handgänger) usw. Es fehlt mitunter diesen Kindern nicht eine gewisse oft äußerst bewundernswerte Behendigkeit und Fertigkeit.

In den späteren Stadien macht die Diagnose selten Schwierigkeiten. Fast nie überschreitet der typische Krankheitsprozeß bzw. die Narbe die Vorderhörner und noch seltener die graue Substanz. Sensibilitätsstörungen oder Pyramidensymptome bilden deshalb eine allergrößte Ausnahme. Es muß natürlich berücksichtigt werden, daß bei Kindern bis zu einem Jahre das Babinskiphänomen eine physiologische Erscheinung ist. Andererseits ist nicht jede Dorsalflexion der großen Zehe bei Plantarreizung Resultat einer Pyramidenläsion. Ich habe sie bei Poliomyelitis in Fällen gesehen, wo die Plantarbeuger der großen Zehe gelähmt waren, und nur der Extensor auf Sohlenreiz antworten konnte.

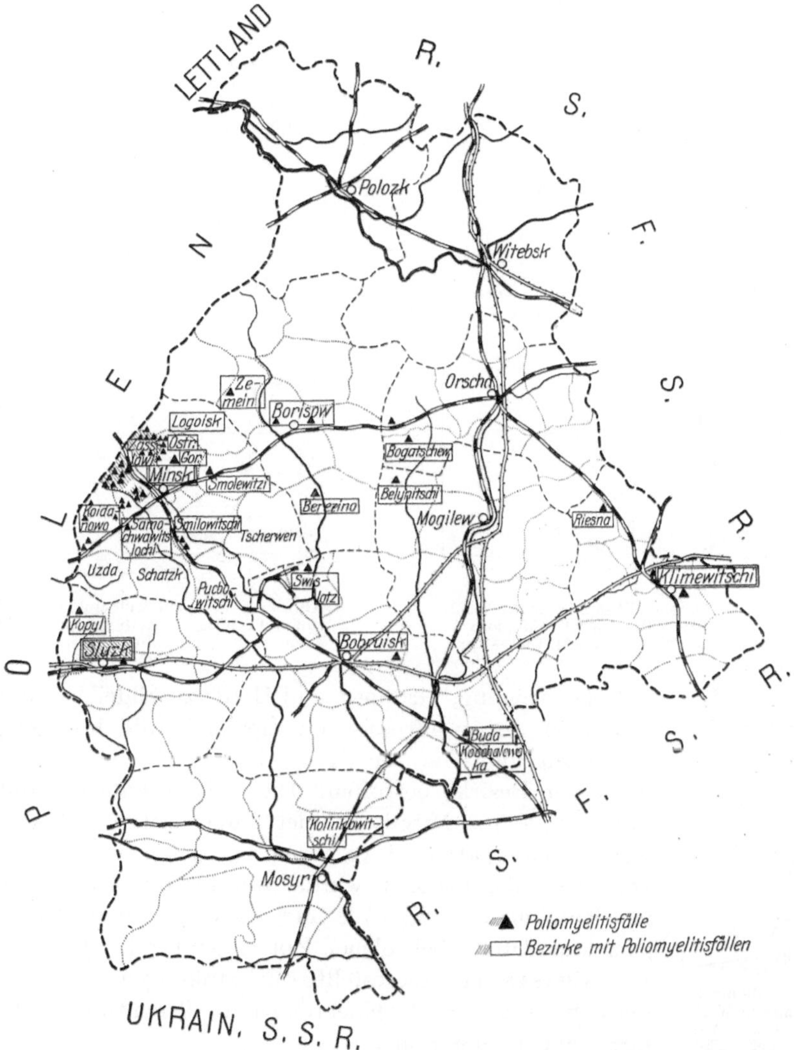

Abb. 4. Karte der Weißrussischen Sowjet-Republik (1926) mit Verteilung der Herde der Poliomyelitisepidemie 1925. Nach M. CHASANOFF. Z. Neur. Bd. 104.

Trotz der zahlreichen und klassischen Arbeiten von WICKMANN, ED. MÜLLER, WERNSTEDT über die Epidemiologie der Krankheit ist die Art der Übertragung noch immer nicht bekannt. Im früheren Rußland und auch in Sowjetrußland war ein epidemiologisches Auftreten der Heine-Medinschen Krankheit nicht vorgekommen, jedenfalls nicht beschrieben. Die erste Epidemie, und zwar in Weißrußland, wurde 1925 von mir beobachtet und auf meine Veranlassung von

CHASANOFF beschrieben. Im ganzen hatte er 82 Fälle gesammelt, fast alle in den dichtbevölkerten Bezirken des Kreises Minsk längs der Staatsgrenze (Abb. 4). CHASANOFF hat durch eingehendes Studium an Ort und Stelle eine direkte Über-

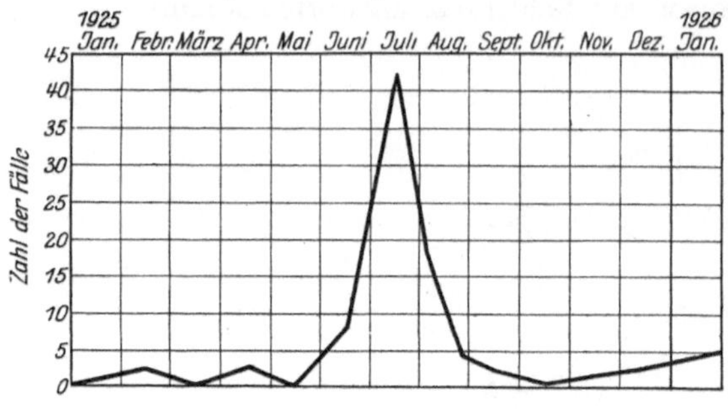

Abb. 5. Verteilung der Fälle der Poliomyelitisepidemie in Weißrußland nach Monaten. Nach M. CHASANOFF.

tragung in mehr als der Hälfte der Fälle feststellen können. Bemerkenswert ist das Auftreten der Krankheit im Sommer, während für epidemische Encephalitis der Winter die kritische Jahreszeit ist (s. Abb. 5, 6, 7, 8). Die Krankheit verbreitet sich, nach den Angaben von WICKMANN, ED. MÜLLER, WERNSTEDT, CHASANOFF in Ortschaften mit regem Verkehr und

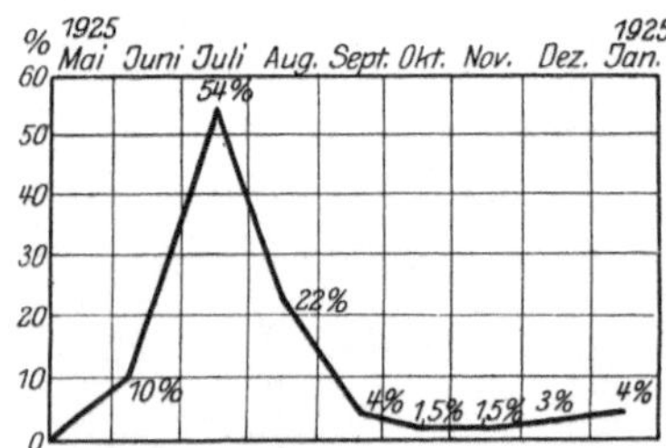

Abb. 6. Poliomyelitisepidemie in Weißrußland 1925. Prozentuelle Monatsverteilung der Fälle. Nach M. CHASANOFF.

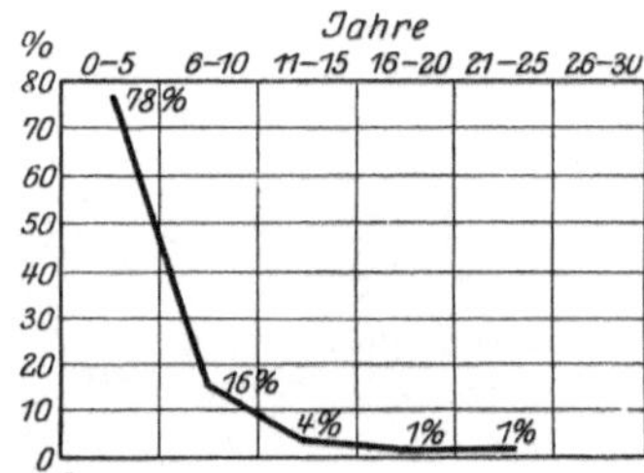

Abb. 7. Poliomyelitisepidemie in Weißrußland 1925. Verteilung der Fälle nach dem Jahresalter (prozentuell). Nach M. CHASANOFF.

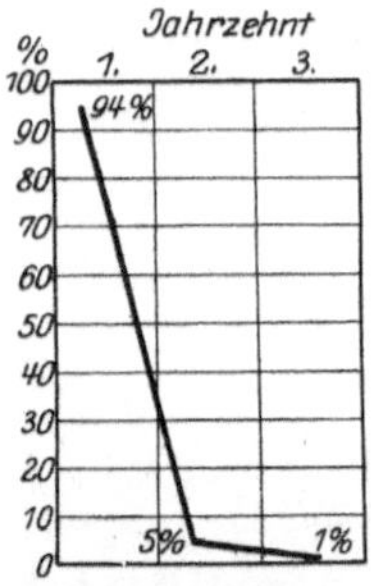

Abb. 8. Poliomyelitisepidemie in Weißrußland 1925. Verteilung der Fälle nach Jahrzehnten. Nach M. CHASANOFF.

hat die Neigung, Gruppen und Herde zu bilden. Am meisten waren in der weißrussischen Epidemie die hochgelagerten, trockenen und von sonstigen Kinderinfektionen wenig heimgesuchten Bezirke betroffen. Die meisten Fälle stammten aus Familien, deren Mitglieder viel umherreisten. Es kamen sowohl spinale, als auch cerebrale und polyneuritische Formen vor. Um dieselbe Zeit wurde von kleinen Epidemien auch aus Rumänien, Österreich und manchen Orten Deutschlands gemeldet. Ob die bei solchen Epidemien beschriebene und auch von CHASANOFF festgestellte Erkrankungen von Hühnern, Schweinen usw. eine epidemiologische Bedeutung besitzen, ist noch eine offene Frage.

Das *Syndrom der Poliomyelitis anterior acuta*, der Vorderhornzellerkrankung kommt auch bei anderen Infektionen, außer der Heine-Medinschen Krankheit vor, so nach *Masern, Typhus* u. dgl. HELENA FEDOROFF hat aus meiner Klinik einen Fall nach RABIES resp. Antirabiesimpfungen beschrieben. Allerdings lag die Antirabieskur mehrere Monate zurück. Meist beschränkt sich übrigens der Prozeß dabei nicht auf die graue Substanz, so daß eher von einer Myelitis gesprochen werden muß. Auch die *epidemische Encephalitis* kann in manchen Fällen unter hervorragender resp. ausschließlicher Beteiligung der Vorderhörner des Rückenmarks verlaufen.

Während mancher Encephalitisepidemien häufen sich mitunter die Fälle einer akuten Poliomyelitis. Infolge der besonderen Affinität des Encephalitisvirus gegenüber der grauen Substanz beschränkt sich in diesen Fällen der Krankheitsprozeß auf die graue Substanz der Vorderhörner. Klinisch ist es in solchen Fällen mitunter unmöglich, diese Erkrankungen zu differenzieren. Lediglich typische Encephalitissymptome im Status oder in der Anamnese gestatten in manchen Fällen die Entscheidung. Prognostisch ist dies vielleicht von Wichtigkeit, da sich dann später Symptome einer Metencephalitis anschließen können. Das *Syndrom* der akuten Vorderhornerkrankung kann schließlich auf *luetischer Basis* entstehen. Die Antezendentien, die serologische Untersuchung, der Liquorbefund erleichtern die Diagnose.

Das Syndrom der Vorderhornzellen kann sich auch *chronisch* entwickeln. Klinisch äußert es sich in allmählichem Auftreten von Schwäche in den Extremitäten, besonders Beinen. Meist nimmt die Schwäche recht langsam zu. Der Krankheitsprozeß verbreitet sich von einem Glied auf das andere. Erst spät gesellen sich der absolut schlaffen Lähmung auch Atrophien hinzu. Der Prozeß kommt manchmal zum Stillstand. Mitunter schreitet er fort und breitet sich im weiteren Verlauf auf die Kerne des Hirnstammes aus, wodurch das Leben gefährdet wird. Dem Syndrom scheint vielleicht häufiger als gewöhnlich angenommen Lues zugrunde zu liegen. Doch gibt es viele Fälle, wo die Ätiologie völlig dunkel bleibt. Besonders interessant sind diejenigen Fälle, die sich *nach Jahren* entwickeln, nachdem in der Kindheit eine *akute Poliomyelitis anterior* überstanden worden war. Ich habe einige derartige Fälle gesehen. In manchen Fällen war das so, daß nach Aussage der Eltern das Kind an dem einen Bein erkrankte. Erst nach 8—9 oder mehr Jahren fingen sie an zu bemerken, daß es dem Kinde schwer fällt, auch das andere Bein zu benutzen. Es schmerzt beim Gehen, wird nicht richtig gestellt, und bei der Untersuchung erweist es sich, daß außer Reflexverlust auch merkliche Schwäche und auch leichte Atrophie besteht. Ob in diesen Fällen es sich um eine Progression, um ein chronisch schleichendes Leiden handelt, oder ob schon vor vielen Jahren gleichzeitig mit dem einen Bein auch das andere akut erkrankt war und nur durch die größere Inanspruchnahme seine Defektivität erst später manifest wurde — ich würde mich für letzteres entscheiden. Die Aufmerksamkeit wird meist in solchen Fällen auf die besonders befallene Extremität gelenkt und der verhältnismäßig gut erhaltenen nicht die genügende Aufmerksamkeit geschenkt. Doch habe ich Fälle gesehen, wo in der Tat von einer chronischen Verschlimmerung des akut entstandenen und scheinbar abgelaufenen Prozesses gesprochen werden konnte. Es besteht dabei eine entfernte Analogie mit den sog. Metaprozessen, wie Metencephalitis, Metalues. Wie bei letzteren, kann ja auch bei der Vorderhornerkrankung ein neues „Aufflackern" der spezifischen Krankheit vorliegen, welches unter den neuen Bedingungen anders, chronisch verläuft und sich nicht so sehr unter Beteiligung des Mesenchyms, der Blutgefäße, als des Parenchyms, der ektodermalen Gewebe abspielt.

Das Syndrom der chronischen Vorderhornerkrankung steht dem klinischen Bild der *progressiven spinalen Muskelatrophie* scheinbar sehr nahe. Dieselbe tritt selten vor dem 20. Lebensjahre auf. Auch hier handelt es sich um ein chronisches Syndrom der Vorderhörner. Als differentialdiagnostische Merkmale

werden angeführt: Die Atrophie geht bei der progressiven spinalen Muskelatrophie der Lähmung voraus. Es werden vorwiegend die kleinen Handmuskeln
befallen, besonders am Anfang der Erkrankung (*Aran-Duchennescher Typ,
juveniler Typ*). Im weiteren Verlauf fallen allmählich auch die übrigen Muskeln
dem Prozeß zum Opfer. Auch die Rumpfmuskulatur bleibt nicht unverschont.
Der Prozeß schreitet bei spinaler Muskelatrophie langsamer fort. Die Unterscheidung beider Krankheiten ist manchmal unmöglich, und es bleibt fraglich,
ob es sich um zwei besondere Krankheiten handelt. Ätiologisch kommt auch

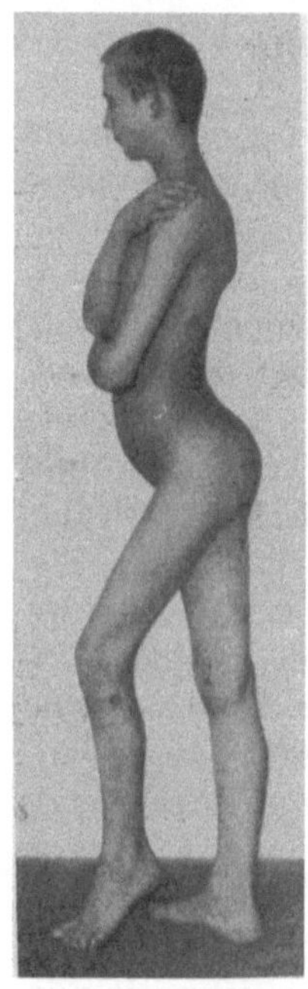

Abb. 9. Myopathie. Lordose, lose Schultern,
angedeutete Hypertrophie der Wadenmuskeln.
Universitätsnervenklinik Minsk.

hier in manchen Fällen *Lues* in Betracht. *Familiär* tritt sie
meist nur dann auf, wenn es sich um eine Erkrankung handelt, die in der frühesten Kindheit einsetzt, und zwar bereits im ersten Lebensjahre (infantiler Typus). Dieser Typus
hat meist eine symmetrische Ausbreitung (HOFFMAN-WERD
NIG). Die Prognose dieser Form ist besonders ungünstig.

Von dieser Form zu trennen ist die sog. *primäre Myopathie* oder progressive Muskeldystrophie. Gemeinsam ist
ihnen die sich allmählich entwickelnde Schwäche, welche
mit Atrophie einhergeht und schließlich zur Lähmung führt.
Doch weist die elektrische Untersuchung keine Entartungsreaktion auf, sondern nur quantitative Verminderung, die
schließlich einen Grad erreicht, wo die stärksten Ströme
— sowohl galvanische als auch faradische — keinen Effekt
hervorrufen. Es fehlen auch die fibrillären Zuckungen. Nicht
selten wird die Atrophie der Muskeln durch Pseudohypertrophien infolge Fettablagerungen in den Muskeln maskiert.
In manchen Fällen bestehen am Anfang der Erkrankung auch
echte Hypertrophien der zugrunde gehenden Muskeln. Echte
und Pseudohypertrophien lokalisieren sich meist in den
Glutaei, den Wadenmuskeln, seltener in den Muskeln des
Oberarms. Es sind mehrere Typen beschrieben worden.
Fast alle beginnen im jugendlichen Alter, treten familiär auf.
Meist beginnt die Erkrankung an der Rumpfmuskulatur und
den proximalen Gliedabschnitten, daher die häufige Lordose,
die „losen Schultern" (Abb. 9 u. 10), das charakteristische Sichaufrichten aus der Liegelage. Infolge der Schwäche der Lendenmuskulatur helfen
sich die Kranken hoch mit Hilfe der Arme, mit denen sie gewissermaßen an den
Beinen emporklettern und den nach vorn gebeugten Körper allmählich aufrichten.
Diese Manipulationen beginnen mit einer Umlagerung des Körpers aus Rücken-
in Bauchlage. In manchen Fällen nimmt auch die Gesichtsmuskulatur an der
Atrophie Anteil. Es wurden Veränderungen auch in der Visceralmuskulatur
gefunden, unter anderem auch im Herzmuskel, was auch von WL. PACHORSKI
aus der MINORschen Klinik bestätigt werden konnte. Sensibilitätsstörungen
fehlen. Histologisch findet man in den Muskeln wesentliche Veränderungen,
die hauptsächlich in Ungleichheit des Kalibers der Muskelfasern, in Fett- und
Bindegewebswucherung, Vakuolenbildung u. dgl. bestehen. Dabei ist die Querstreifung gut erhalten, trotz der allerstärksten Atrophie der Fibrillen. In dieser
Erkrankung der Muskeln sieht man gewöhnlich das Primäre des Leidens. Doch

spricht manches dafür (Fehlen der Entartungsreaktion und der fibrillären Zuckungen, des Analogons der „trägen" Bewegungen des glatten Muskels), daß primär das vegetative Nervensystem erkrankt und sekundär das durch dasselbe versorgte Sarkoplasma, welches neben dem Fibrillenapparat sich im Muskel befindet, als vegetativer, sympathisch resp. parasympathisch innervierter Anteil desselben. I. BEILIN hat in meiner Klinik bei Myopathikern das vegetative Nervensystem pharmakologisch und auf andere Weise untersucht. Es erwies sich nun, daß im Falle mit vollkommen atrophierten Muskeln mit in Beugestellung fixierten Extremitäten leicht Reaktion auf Adrenalin auftrat — der Blutdruck stieg um 35 mm. Bei Pseudohypertrophie mit Fettablagerungen erhielt er bei wiederholter Adrenalineinverleibung keinen Effekt. Auch die *Adrenalintherapie nach* SCHTSCHERBACK wurde von den Kranken verschieden vertragen.

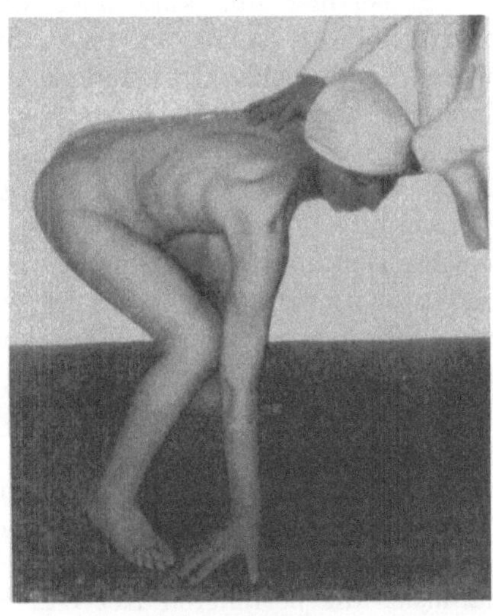

Abb. 10. Myopathie. Sichaufrichten mit Hilfe der Arme. Universitätsnervenklinik Minsk.

Im Falle von ausgesprochener Atrophie mußte sie schließlich abgebrochen werden, da der Kranke zu stürmisch reagierte. Bei Pseudohypertrophie konnte man vielleicht einige Besserung feststellen, wenigstens subjektiv.

In manchen Fällen fehlen die Pseudohypertrophien. Es tritt von vornherein Abmagerung auf (Abb. 11). Oft besteht dabei eine Tendenz der Extremitäten zu Kontraktionszuständen. Gewöhnlich werden sowohl die oberen als auch unteren Extremitäten in Beugestellung fixiert. Aus derselben gelingt es nicht, sie auch durch passive Bewegungen sogar in der Narkose zu bringen (Abb. 12). Es handelt sich nach manchen Verfassern in diesen Fällen um eine fibröse Degeneration der

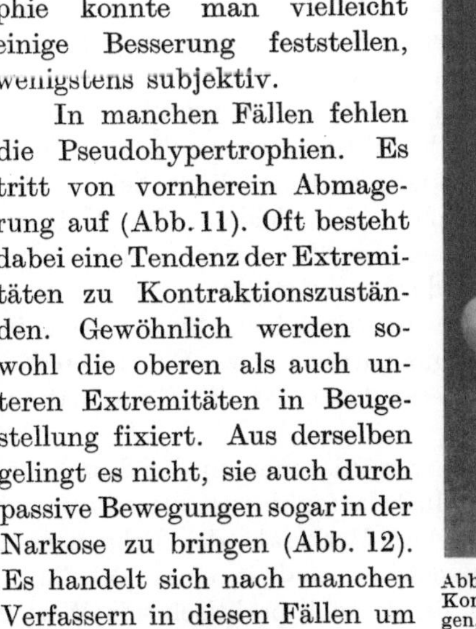

Abb. 11. Myopathie. Lordose. Universitätsnervenklinik Minsk.

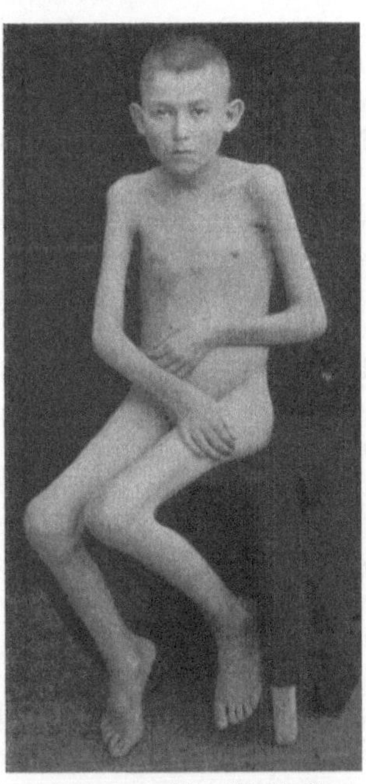

Abb. 12. Myopathie. Fibröse Form. Kontrakturen in Schulter, Ellenbogen, Hüft-, Knie- u. Sprunggelenken. Universitätsnervenklinik Minsk.

Muskeln, wodurch auch die Retraktion derselben zu erklären ist. In Anbetracht der verschiedenen Verlaufsform und teils auch der grundverschiedenen

Ansprechbarkeit auf Adrenalin muß man wohl annehmen, daß es sich da um
zwei genotypisch verschieden bedingte Erkrankungen handelt.

Es sei hier nur kurz noch die sog. neurale oder neurotische Form der
progressiven Muskelatrophie erwähnt, die unter dem Namen der *Form* CHARCOT-
MARIE-TOOTH bekannt ist und recht häufig einen peronealen Typus trägt. Meist,
doch bei weitem nicht immer, beginnt sie in frühester Jugend bei mehreren
Geschwistern. Im Gegensatz zu der soeben beschriebenen *Muskeldystrophie*
(ERB) werden meist die distalen Enden, und zwar vorzugsweise der unteren
Extremitäten, befallen. Infolge der äußerst langsamen Progression des Leidens,
welches sich über viele Dezennien hinzieht, ist der Funktionsausfall recht gering,
und es ist immer bewundernswert, wie diese Kranken noch lange ihrer gewohnten
Beschäftigung nachgehen. Es kommt zur allmählichen Anpassung und Ersatz
der ausgefallenen Fasern durch die erhaltenen. Besonders charakteristisch sind
die Schmerzen, die selten fehlen. Auch können objektive Sensibilitätsausfälle
konstatiert werden, namentlich die Vibrationsempfindung wird mitgenommen.
Im Rückenmarke dieser Kranken findet man neben Vorderhornzellenatrophien
Degenerationen in den Hintersträngen und den CLARKEschen Säulen. Mitgenommen sind meist auch Vorder- und Hinterwurzeln, Spinalganglien und aus-
nahmslos die peripheren Nerven.

DAWIDENKOW hat unlängts die Frage von der neurotischen Muskelatrophie
monographisch bearbeitet und auf einige Besonderheiten des klinischen Bildes
hingewiesen. Es war schon CHARCOT und MARIE aufgefallen, daß bei der von
ihnen beschriebenen Form unter dem Einfluß der Kälte die Beweglichkeit der
befallenen Extremitäten viel schlechter wird. Auch W. ROTH, RAYMOND u. a.
haben das bei ihren Fällen konstatiert. In den Fällen von DAWIDENKOW wurde
die Schwäche der kleinen Handmuskeln bedeutend gesteigert durch Abkühlung.
Die Hände nahmen Krallenstellung an, das Strecken, die Ab- und Adduction
wurden erschwert, die galvanischen Muskelzuckungen wurden träge. Nach Erwärmung der Hände schwanden diese Erscheinungen sehr schnell. Diese „Kaltparese" bestand in einigen der von DAWIDENKOW beschriebenen Familien bei
allen Mitgliedern, die an der Muskelatrophie litten. Ja, es will scheinen, daß
die Kaltparese auch selbständig auftreten kann bei Familienmitgliedern, welche
selbst an der Muskelatrophie nicht leiden. Die Kaltparese ist vielleicht in
manchen Fällen als rudimentäre Form der neurotischen Muskelatrophie aufzufassen. Doch kommt dieses Symptom auch in anderen Kombinationen
vor. So wirkt die Kälte in demselben Sinne auch in Fällen von Polyneuritis, bei manchen Angioneurosen usw. Das Interessante an der von DA-
WIDENKOW herausgearbeiteten Form ist die Kombination mit Muskelatrophie
und mit Heredität.

DAWIDENKOW hat die verschiedenen in der Literatur beschriebenen Varianten der neurotischen Muskelatrophie zu klassifizieren versucht und unter
Berücksichtigung wesentlicher Merkmale des Erbganges und der Symptomatologie 12 Formen unterschieden und in einer Tabelle zusammengefaßt. Ich
bringe hier diese Tabelle, da sie auch praktisch von Wert ist. Sie weist auf gewisse Kombinationsmöglichkeiten hin, die das typische Bild verändern können.
Trotzdem haben wir es auch dann lediglich mit Variationen der CHARCOT-MARIE-
schen Krankheit zu tun.

Nr.	Jahr	Autor	Gen	Charakteristik	Bemerkungen
1	1886	CHARCOT-MARIE	Dominant	Typischer Symptomen-komplex	Die am häufigsten vorkommendeForm
2	1912	HOFFMANN	„	Hypertrophie der Nervenstämme, sonst typischer Symptomenkomplex	Möglicherweise mit dem Charcot-Marieschen Gen identisch
3	1879	VIZIOLI	„	Atrophie der Sehnerven	Nicht mit Sicherheit bewiesen
4	1889	HERRINGHAM	„ ♂	Es erkranken nur Männer	
5	1890	HÄNEL	„	Es erkranken nur die Hände	Bisher ist nur eine Familie bekannt
6	1893	DEJERINE-SOTTAS	Recessiv	*Zahlreiche Friedreichsche Symptome, dicke Lippen, Hypertrophie der Stämme*	
7	1926	ROUSSY-LEVY	Dominant	Rudimentärer Typus	
8	1926	DAWIDENKOW	„	Kaltparese	
9	1926	„	„	Schulterblatt-Unterschenkel-Typus	

Strittige Formen.

Nr.	Jahr	Autor	Gen	Charakteristik	Bemerkungen
10	1893	BERNHARDT	Dominant ♀	Rudimentär-asthenischer Typus	Augenscheinlich eine seltene Form
11	1895	HOFFMANN	?	Schwachsinn mit pyramidalen Symptomen	Genetik unbekannt. Wurde nur in einer Geschwistergruppe angetroffen
12	1906	PIERRE MARIE	Dominant	Hypertrophie der Nervenstämme, Dysarthrie, Exophtalmus, Tremor	Nur in einer Geschwistergruppe angetroffen

In manchen Fällen ist das klinische Bild der chronischen Poliomyelitis nur die Ouverture einer Tragödie, deren letzter Akt Miterkrankung der motorischen Nervenkerne im Hirnstamm ist. Es schließt sich dem Bild der Rückenmarkskrankheit dasjenige der sog. progressiven Bulbärparalyse an. Ihr liegt zugrunde eine Affektion der den Vorderhornzellen durchaus analogen Kerne der Hirnnerven im verlängerten Mark und Brücke (XII, X, IX, VII, V). Es entwickelt sich allmählich das klägliche Bild der Kau-, Schluck-, Phonations-, Sprachstörung. Der halbgeöffnete Mund kann weder geöffnet noch geschlossen werden. Aus ihm fließt der Speichel. Die Nahrungsaufnahme wird unmöglich. Nach 2—3 Jahren macht der Tod dem jammervollen Dasein ein Ende. Manchmal beginnt die Krankheit mit Bulbärsymptomen, und es kommt fast gar nicht zu Rückenmarkserscheinungen. Der progressiven Bulbärparalyse liegen dieselben Prozesse zugrunde wie der progressiven Muskelatrophie spinalen Ursprungs.

In manchen Fällen beschränkt sich die Erkrankung nicht auf das periphere Neuron, sondern erstreckt sich auch auf das zentrale motorische Neuron, die Pyramidenbahn. Dadurch entsteht das klinische Bild der sog. *amyotrophischen Lateralsklerose* (CHARCOT-LEYDEN), Amyotrophie und Erkrankung der Seitenstränge. Manchmal beginnt das chronische Leiden mit Pyramidensymptomen, und erst später gesellt sich das Syndrom der Vorderhörner und der Bulbärparalyse hinzu. In anderen Fällen leitet die Vorderhornerkrankung oder die Bulbärparalyse die Krankheit ein, und erst später kommt es zur Anteilnahme der Pyramidenbahnen. An die Möglichkeit einer amyotrophischen Lateral-

sklerose ist deshalb immer zu denken, wenn das Syndrom einer chronischen
Vorderhornerkrankung auftritt. Oft ist es, wie schon oben erwähnt, einseitig.
Manchmal ist das eine oder andere Pyramidensymptom da. Übrigens fast immer
fehlt das Babinskische Zeichen. Ja, ausnahmsweise können auch Sensibilitätsstörungen vorkommen. Im allgemeinen ist das Leiden selten. Das hervorragendste Symptom ist die Bulbärparalyse. Ohne ausgesprochene Bulbär-
symptome wird man immer eher an andere Krankheiten denken müssen, an
funikuläre Myelitis, an Myelitis u. dgl. Siehe auch in dem Abschnitt über Pyramidensyndrome. Pathologisch-anatomisch handelt es sich wohl meist um defektive kongenitale Anlage. In Ausnahmefällen ist vielleicht Lues im Spiel.

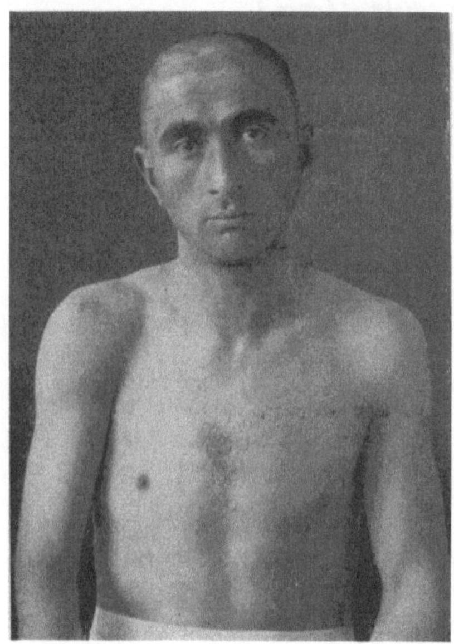

Abb. 13. Pectoralisdefekt rechts. Man sieht auch
eine rechtsseitige Hemiatrophie des Rumpfes
und Gesichtes.
Universitätsnervenklinik Minsk.

Angeboren ist, vielleicht entsteht im
frühen Kindesalter eine Erkrankung, in
der das Syndrom der Vorderhornerkrankung ebenfalls im Mittelpunkt steht. Am
auffallendsten ist die hochgradige Hypotonie. Man spricht mit Recht von Atonie
und benennt das Krankheitsbild *Myatonia
congenita* oder *Oppenheimsche Krankheit*.
Es gelingt ohne Mühe beide Beine der
Kinder um den Hals zu legen. Dabei besteht eine kolossale Lähmung hauptsächlich der unteren Extremitäten und der
Rumpfmuskulatur. Zum Unterschied von
der Heine-Medinschen Krankheit sind
die Lähmungen hier symmetrisch, die galvanische Erregbarkeit ist oft erhalten bei
herabgesetzter faradischer. Die Muskeln
fühlen sich pastös an. Sie bilden mit Haut
und Unterhautzellgewebe eine zusammen-
hängende teigige Masse. Bemerkenswert
ist, daß die Krankheit die Tendenz hat
zur Besserung. Ich habe in einer Familie
drei Kinder gesehen, die während der ersten
Jahre alle diese charakteristischen Kennzeichen hatten, von denen das älteste mit
6—7 Jahren bereits zu gehen anfing. Pathologisch-anatomisch wurden von manchen Veränderungen in den Vorderhörnern gefunden. Ob es sich um Entwicklungsstörung handelt, ob um abgelaufene fetale Entzündung, ist unbestimmt.

   Es sei hier kurz der angeborenen Muskeldefekte (*Myoagenesia Ayala*) Erwähnung getan. Nach meinen Beobachtungen betrifft dies am häufigsten den
Pectoralis. Fast immer ist der Defekt einseitig. Ayala hebt mit Recht ein wichtiges Merkmal hervor — das völlige Fehlen jeder Funktionsstörung. Oft besteht
dabei auch noch irgendeine andere Mißbildung. So sah ich, wie auch andere
Verfasser, Schwimmhautbildungen zwischen den Fingern gleichzeitig mit dem
Defekt des Musculus pectoralis. Schon diese Kombination spricht für eine
fehlerhafte Anlage resp. Entwicklung im Bereiche der unteren Halssegmente.
In einem von mir beobachteten Fall bestand dieselbe Schwimmhautbildung
an der dem Pectoralisdefekt homolateralen Hand. Die Hand glich auf ein Haar

der von AYALA abgebildeten. Ich bringe hier ferner Abbildungen einiger von mir beobachteten Fälle von Pectoralisdefekt (Abb. 13 u. 14).

Das Vorderhornzellensyndrom tritt auch auf bei Prozessen, die auch andere Teile des Rückenmarksquerschnitts befallen. Von diesen Prozessen ist an erster Stelle die *Gliose* oder *Syringomyelie* zu nennen. Der infolge kongenitalen Entwicklungsdefektes auftretende gliöse Wucherungsprozeß beginnt um den Zentralkanal des Rückenmarks von den Neuroblasten, die am meisten dem embryonalen Gewebe sich nähern, und breitet sich dann zumeist nach den Hinterhörnern aus, doch verschont er nur in den seltensten Fällen auch die Vorderhörner. Die Diagnose ist meist nicht schwer, da selten die typischen Sensibilitätsstörungen fehlen

Auch nach Blutungen oder Hämatomyelien entstehen nicht selten Krankheitsbilder, die dieselben Sensibilitäts- und Motilitätssymptome haben wie die soeben angeführte Gliose. Zur Differentialdiagnose sei nur kurz angeführt, daß die Gliose schleichend beginnt, sich über Jahrzehnte hinziehen kann, die Hämatomyelie einen akuten Anfang nimmt und dann merkliche Besserung der Symptome aufweist. Von anderen Prozessen, bei denen u. a. auch das Vorderhornsyndrom auftritt, seien hier nur noch *Tumoren* genannt. Meist handelt es sich dabei entweder um *Gliome*, die nicht selten schwer von gliösen Prozessen zu unterscheiden sind, oder um Prozesse, die über den Bereich der grauen Substanz hinausgehen. Auch bei multipler Sklerose können die Vorderhornzellen speziell mitgenommen sein.

Bei *extramedullären* Prozessen, besonders bei *tuberkulöser Spondylitis* oder bei schwerer *Pachymeningitis*, kommt es auch nicht selten zu Vorderhornerkrankungen infolge sekundärer *ödematöser Durchtränkung* der Rückenmarksubstanz. Die dabei auftretenden atrophischen Lähmungen beruhen teils auf Erkrankung der Vorderhornzellen, teils auf Schädigungen der Vorderwurzeln.

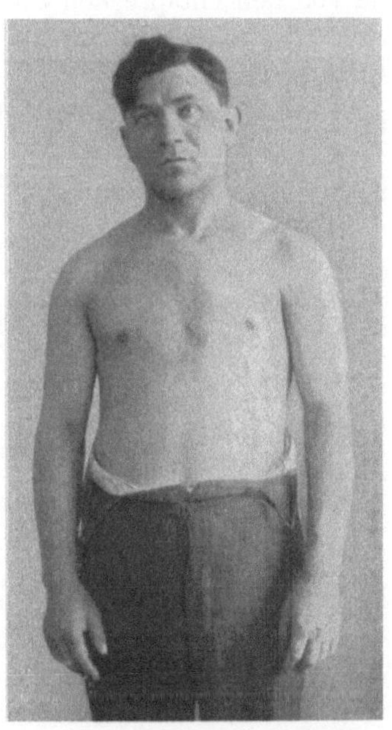

Abb. 14. Linksseitiger angeborener Pectoralisdefekt. Man sieht, wie auch auf Abb. 13 die höhere Lage der entsprechenden Warze. Universitätsnervenklinik Minsk.

Das Vorderhornzellensyndrom kann ferner angedeutet sein durch Atrophien, Hypotonien, manchmal Paresen infolge schwerer protrahierter Krankheitsprozesse an entfernten Stellen des Zentralnervensystems, z. B. im Großhirn. Zu diesen Prozessen gehören Tumoren und Tuberkulose. Zu schweren Störungen kommt es selten. Im Krankheitsbild dominiert die Grundkrankheit. Doch muß man von dieser Möglichkeit wissen, um nicht irregeführt zu werden. Oft ist es übrigens schwer zu unterscheiden, ob es sich um Vorderhorn- oder Vorderwurzelnsyndrom handelt.

b) Syndrome der Vorderwurzeln.

Erkrankungen der Vorderwurzeln charakterisieren sich durch atrophische Lähmungen, die sowohl in bezug auf segmentale Verteilung der Lähmungen, als auch in bezug auf andere Eigentümlichkeiten, durch nichts von den Vorderhornzellenerkrankungen unterschieden werden können. Da aber die Vorderwurzeln fast ausschließlich infolge Affektion der Meningen, der Wirbel, ihrer Gelenke oder des Wirbelsäulebandapparats erkranken, so bestehen neben dem Vorderwurzelsyndrom fast immer noch Symptome von seiten der Hinterwurzeln, der Wirbelsäule, mitunter auch des Rückenmarks. In manchen Formen abgegrenzter spinaler Meningitis, wie die oft auf luetischer Grundlage sich entwickelnde *Pachymeningitis cervicalis hypertrophica* spielen im Krankheitsbilde neben Hinterwurzelsymptomen Atrophien, schlaffe Lähmungen der Muskeln, die von den entsprechenden Vorderwurzeln versorgt werden, eine gewisse Rolle.

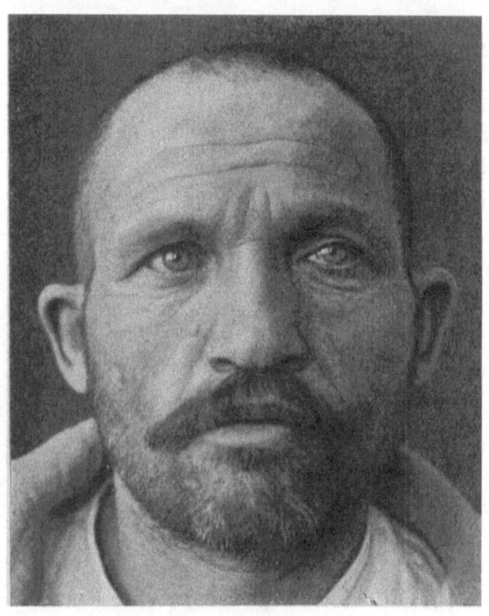

Abb. 15. Hornersches Syndrom links in einem Fall von luetischer Pachymeningitis cervicalis hypertrophica. Universitätsnervenklinik Minsk.

Wenn es sich wie häufig um Lokalisationen im Bereiche der unteren *cervicalen* Vorderwurzeln handelt, dann gehen die kleinen Handmuskeln zugrunde, wie auch diejenigen Muskeln, wie sie dem oben angeführten Schema von FOERSTER entsprechen. Und da durch die 1. dorsale Vorderwurzel der *Augensympathicus* tritt, so kommt es dabei häufig auch zu dem *Hornerschen Syndrom*, welches in Ptosis infolge Lähmung des Müllerschen Muskels, Pupillenerweiterung und Enophthalmus besteht (Abb. 15). Dieser Trias gesellt sich in manchen Fällen als viertes Symptom Heterochromie der Iris hinzu.

Die Erkrankungen der Vorderwurzeln im Bereiche des *Brustteils* des Rückenmarks führen zu entsprechenden segmentalen Ausfällen der Bauchmuskulatur. Manchmal gelingt es, wie SÖDERBERGH gezeigt hat, isoliert die Schwäche der einzelnen Bauchsegmente zu beweisen.

Im Bereiche der vorderen *Lenden-* und *Sakralwurzeln* gilt das nämliche wie für die Cervicalwurzeln. Meist bestehen dabei auch Sensibilitätsstörungen, welche die Lokalisation im Bereiche der Wurzeln in höherem Maße erleichtern als die Motilitätsausfälle. Wie aus der Tabelle auf S. 12 und 13 ersichtlich, beziehen sich die einzelnen Muskeln auf mehrere Segmente und die einzelnen Segmente auf mehrere Muskeln. Differentialdiagnostisch kommen hier besonders häufig in Betracht *traumatische Schädigungen* der Wirbelkörper. In der Halsregion führen solche Schädigungen eher letalen Ausgang herbei. Durch Traumen der Lendenwirbelsäule werden die Wurzeln entweder direkt geschädigt, oder aber es kommt zu *Blutungen* in den Häuten oder in dem Wirbelkanal, wodurch die Wurzeln mitgenommen werden. Es ist im Lumbosakralteil nicht immer leicht zu bestimmen, ob das klinische Bild durch Blutungen in der Rückenmarksubstanz oder außerhalb derselben hervorgerufen ist. Um diese Schwierigkeiten zu begreifen, sei

hier an die anatomischen Eigenheiten des unteren Rückenmarksabschnittes erinnert.

Das Rückenmark endet bereits am oberen Rande des zweiten Lendenwirbels oder noch etwas höher mit dem *Konus terminalis*. Von hier an und nach
unten zieht der Pferdeschweif, die *Cauda equina*, die nichts anderes als ein massives
Bündel von Nervenwurzeln ist.
Dieselben entspringen den in
einem kleinen Bereich zusammen-
gedrängten Lumbal- und Sakral-
segmenten des Rückenmarks und
erreichen ihre Erfolgsorgane, die
Muskulatur der unteren Extremitäten, nur nach Durchtritt durch
die caudal gelegenen Intervertebrallöcher. Auf diese Weise zieht
der Pferdeschweif bis zu dem
unteren Ende der Sakralwirbel-
säule. Jede Läsion der ersten
beiden Lendenwirbel kann also
zu Schädigungen nicht nur der
Rückenmarkswurzeln in der Cauda
equina, sondern auch des Rückenmarks, und zwar des Konus terminalis führen (Abb. 16).

Unter Konus verstehen wir
die untersten drei Sakralsegmente
und den Coccygealabschnitt. Hier
befinden sich bereits keine Vorderhornzellen für die Muskulatur der
unteren Extremitäten, sondern nur
noch die vegetativen Zentren für
die Beckenorgane. Außerdem lokalisiert sich hier die Sensibilität des
caudalsten Körperabschnittes. Der
Rückenmarksabschnitt, der oberhalb des Konus liegt und das
unterste Lumbal- und die obersten

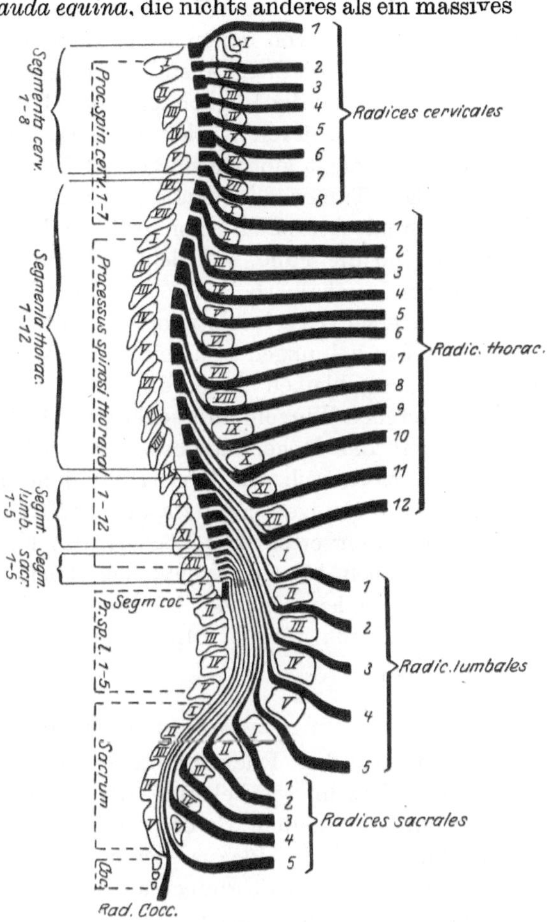

Abb. 16. Topographische Beziehungen zwischen Rückenmarkssegmenten, Rückenmarkswurzeln und Wirbelsäule.
Nach BING.

zwei Sakralsegmente umfaßt, in dem folglich die Muskeln der caudalsten Körper-
abschnitte sich befinden, wird nach MINORS Vorschlag *Epikonus* genannt. Bei
Zertrümmerung der oberen Lendenwirbel bereitet die Differentialdiagnose zwischen
Cauda und Rückenmark erhebliche Schwierigkeiten. Es ist oft unmöglich, aus
dem klinischen Bilde die Symptome der Rückenmarkserkrankung herauszuschälen.
Die Mitbeteiligung der Vorderwurzeln verwischt die etwaigen Pyramidensymptome.
Die periphere Lähmung an und für sich gibt kein Kriterium zum Unterscheiden
zwischen Vorderhornaffektion und Schädigung der Vorderwurzeln in der Cauda
equina. Andererseits kann Blutung außerhalb des Rückenmarks, die eigentlich
nur die Cauda betrifft, ebenfalls Symptome von seiten des Rückenmarks infolge

Kompression desselben hervorrufen. In diesen Fällen ist eine Differentialdiagnose zwischen Cauda- und Konusaffektion Pedanterie und eitle Mühe und praktisch ohne Belang. Etwas anderes ist es, wenn es sich um einen Tumor handelt, der sich in der Cauda im oberen Bereich derselben entwickelt. Hier ist die Differentialdiagnose von praktischer Wichtigkeit und durchaus möglich. Außer den Sensibilitätsstörungen, von denen noch unten die Rede sein wird, gibt gerade die Analyse der motorischen Ausfallsymptome und namentlich in den Anfangsstadien nicht selten die Möglichkeit einer Lokalisation des Prozesses. Ein Tumor im Bereiche des unteren Rückenmarksabschnittes namentlich, wenn er sich im Epikonus entwickelt, gibt meist symmetrische Symptome, nicht selten Pyramidenzeichen. Ein Tumor der Cauda verursacht zumeist asymmetrische periphere Lähmungen mit Atrophien. Von größerer Bedeutung und differentialdiagnostisch wichtiger sind die Fälle, wo die Cauda nicht im Bereiche der oberen, sondern der unteren Lumbalwirbel oder sogar im Kreuzbein geschädigt wird. Handelt es sich um eine Wirbelverletzung, so treten unabhängig von den Sensibilitätsstörungen Erscheinungen von seiten der Vorderwurzeln auf. Je nach der Höhe der Verletzung bleiben dabei die oberhalb der Läsion aus dem Wirbelkanal herausgetretenen Wurzeln unbeschädigt. Die Wirbelverletzung gibt den sichersten Hinweis auf die Höhendiagnose. Die Schwierigkeit der Differentialdiagnose wächst, je mehr sich die Verletzung dem unteren Ende des Pferdeschweifes nähert und diejenigen Caudafasern trifft, welche aus dem Conus stammen und zu den intervertebralen Löchern des Kreuzbeins ziehen. Bei reiner Conusläsion, wie auch bei ausschließlicher Läsion der dem Conus entspringenden Caudafasern fehlen jegliche Lähmungen. Die Differentialdiagnose zwischen Konus und Cauda beruht folglich nur auf Unterschiede in der Sensibilitätsveränderung.

c) Syndrome der Plexus.

Bevor aus den Rückenmarkswurzeln die peripheren Nerven entstehen, bilden die Wurzeln, wie bekannt, die sog. Geflechte oder Plexus, und zwar nur im Hals- und Lendenteil. So entstehen die Hals-, Arm- und Lumbosakralplexus. Bei Schädigungen des Plexus, der sowohl motorische als auch sensible Fasern hat, stehen motorische Störungen an erster Stelle. Die Verteilung der Lähmungen ist dabei meist recht typisch.

Aus den Abbildungen ist ersichtlich, welche Wurzeln an der Bildung der Geflechte Anteil nehmen. Es muß nur noch hinzugefügt werden, daß der *Halsplexus* drei wichtige Anastomosen bildet, und zwar mit dem Hypoglossus, dem Vagus und den sympathischen Fasern, die dem oberen resp. mittleren Spinalganglion entstammen. Dem Halsplexus, in dem sich die Fasern der verschiedenen Halswurzeln untereinander mischen, entspringen außer sensiblen Fasern für Hinterhaupt, Ohrenregion, Schläfengegend, Muskeläste für die tiefe Nackenmuskulatur, teils für Trapezius und Sternocleidomastoideus, die hauptsächlich vom Accessorius Willisii innerviert werden, für Rhomboideus, Levator anguli scapulae und für den Phrenicus, der außer motorischen Fasern auch sensible enthält (Näheres über Phrenicusstörung s. unter Sensibilitätssyndrome).

Der *Armplexus* (Abb. 17) wird durch die 5., 6., 7., 8. Cervical- und 1. Dorsalwurzel gebildet. Doch nehmen auch die 4. Cervical- und 2. Dorsalwurzel einen ge-

wissen Anteil. Er ist an der Seitenpartie des Halses in der supraclaviculären Region
gelagert, zieht unter das Schlüsselbein und zerfällt in der Achselhöhle in seine
Endäste. Dem Armplexus entspringen Äste für den Levator anguli scapulae,
die Rhomboidei, Sub-
und Suprascapulares und
schließlich die Nerven für
sämtliche Muskeln der
oberen Extremitäten. Au-
ßerdem verlaufen in dem
Armplexus die sensiblen
Fasern für die oberen Ex-
tremitäten, Hals und
Nacken und schließlich
sympathische Fasern für
das Auge, für die Gefäß-
muskulatur, die Schweiß-
drüsen des Kopfes und
Gesichts. Auf der Abbil-
dung ist Näheres zu sehen.

*Syndrome des Hals-
plexus* werden sich namentlich dadurch auszeichnen,
daß neben Lähmungen der
vom Plexus versorgten
tiefen Halsmuskeln noch
*Lähmungs- oder Reizerschei-
nungen von seiten des Phrenicus* auftreten. *Erstere*
äußern sich hauptsächlich
in Störungen der Atmung.
Das Epigastrium, welches
beim Gesunden während
des Einatmens sich vor-
wölbt und beim Ausatmen
sich einzieht, sinkt im
Gegenteil beim Einatmen
ein und wölbt sich beim
Ausatmen vor. Es besteht
eine *permanente Polypnoe.*
Auf dem Röntgenbild fehlt
die Bewegung des Zwerch-

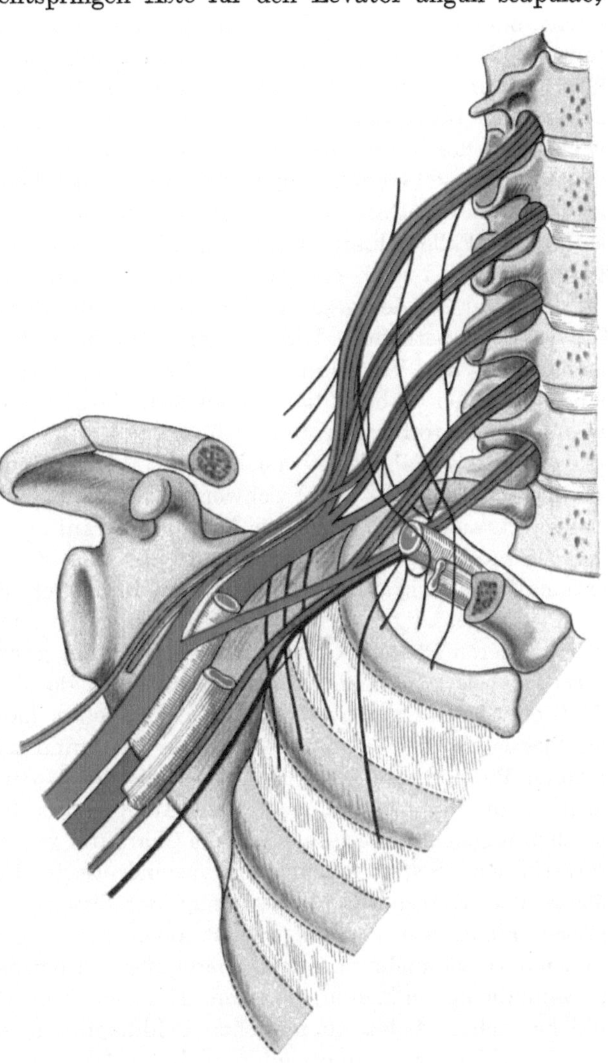

Abb. 17. Armplexus. *Grün* – N. musculocutaneus. *Orange* – N.
axillaris. *Rot* – N. medianus. *Blau* – N. radialis. *Braun* – N. ulnaris.
Schwarz – N. cutaneus brachii und antibrachii. Die erste Dorsalwurzel, die sich an der Bildung des Armplexus beteiligt und unterhalb der ersten Rippe abgeht, ist weggelassen.

fells. Der Kranke kann weder husten, noch singen, noch laut sprechen. Auch
die Bauchpresse funktioniert mangelhaft. *Reizerscheinungen* von seiten des Dia-
phragmas bestehen hauptsächlich im *Singultus,* der außerordentlich lästig wird
und oft zur Erschöpfung des Organismus führt. Das Halsplexussyndrom tritt
auf bei Tumoren, Drüsenschwellungen, tuberkulösen oder syphilitischen Herden
im Bereiche der oberen Halswirbel.

Das *Syndrom des Armplexus* zeichnet sich durch typische Verteilung der Lähmungen verschiedener Muskeln aus, die verschiedenen Nerven angehören. So werden von Muskeln, die demselben Nervengebiet zugehören, einige verschont, andere befallen. Wird der gesamte Armplexus geschädigt infolge Luxation des Humeruskopfes oder Schlüsselbeinbruch, durch Schüsse oder auch durch Geburtstrauma, so werden sämtliche Muskeln sowohl des Schultergürtels als auch der oberen Extremität gelähmt. Es kann nur ein Achselzucken übrigbleiben, da der Trapezius vom 11. Nervenpaar versorgt wird. Freilich werden nicht alle Muskeln vollkommen gleichmäßig befallen. Auch kehrt die Funktion derselben bei der Restitution nicht gleichmäßig wieder zurück. Charakteristisch ist für alle Fälle schlaffe Lähmung oder Schwäche der Muskulatur der oberen Extremität, und nach einiger Zeit Atrophie und Entartungsreaktion.

Häufiger als der gesamte Plexus wird nur der obere, mittlere oder untere Teil desselben betroffen. Die genauere klinische Lokalisation geschieht auf Grund der Analyse der Verteilung der auftretenden Lähmungen. An der Hand der nebenstehenden Tabelle kann man sich darüber orientieren, welcher Teil des Armplexus betroffen ist.

Aus dieser Tabelle ist ersichtlich, welches Syndrom dem Läsionstypus entspricht. Es ist meist nicht schwer zu bestimmen, welcher Teil evtl. Teile des Plexus erkrankt sind. Was die Art der Erkrankung anbetrifft, so ist bei Läsion des gesamten Armplexus meist an *Luxation des Humeruskopfes* zu denken. Traumatische Erkrankungen und namentlich Schußwunden können jeden Teil des Plexus schädigen. Halsrippen schädigen je nach ihrer Länge den unteren oder mittleren Plexus. Ganz kurze Rippen oder abnorm lange Querfortsätze des 7. Halswirbels schädigen den unteren Plexus, da sie nicht weiter als die 8. Cervical- oder 1. Dorsalwurzel reichen. Nicht selten hängt übrigens die Schädigung des Plexus nicht so sehr von der Halsrippe unmittelbar ab, sondern von einem fibrösen Band, welches die Halsrippe mit der 1. Rippe verbindet. Lange bevor noch Lähmungserscheinungen oder Atrophien auftreten, stellen sich sensible Erscheinungen ein, meistens von dem Charakter von Reizsymptomen, Schmerzen, Parästhesien. Selten fehlen auch vasomotorische Erscheinungen, Cyanose oder Blässe der Extremitäten, besonders der Finger. Diese letzteren Symptome hängen nicht, wie vielfach angenommen wird, vom Druck auf die Subclavia ab, sondern vielmehr von der Schädigung sympathischer Fasern in den Plexuswurzeln, die in den Medianus ziehen. Das sich chronisch entwickelnde Krankheitsbild hat schon Anlaß zu manchen Fehldiagnosen gegeben. So habe ich Halsrippen gesehen, wo amyotrophische Lateralsklerose, neurotische Muskelatrophie u. a. m. diagnostiziert wurde. An Syringomyelie muß allerdings immer gedacht werden, da sich dieselbe nicht selten mit Halsrippen verbindet.

Krückenlähmungen entstehen ebenfalls nicht selten infolge Druck der nicht gut passenden Krücke auf den Plexus und hauptsächlich in der Achselhöhle. Am meisten wird dabei der Radialis mitgenommen, weil der mittlere Plexus häufig dabei leidet, vielleicht aber auch im Zusammenhang damit, daß bei dem Gebrauch der Krücke das Handgelenk aktiv stark gestreckt wird und dadurch eine gewisse Disposition der besonders angestrengten Strecker zur Erkrankung besteht. Ich habe es oft erlebt, daß bei Krückenlähmungen durch genaue Untersuchung nicht selten auch an der quasi gesunden Extremität Schwäche der

| | Plexusläsion | | |
	obere	mittlere	untere
R. trapezius — M. trapezius	Lähmung	N	N
N. dorsalis scapulae ⎱ Mm. rhomboidei	„	Schwäche	N
„ lev. scapulae	„	N	N
N. subscapularis „ subscapularis	N	Schwäche	N
„ teres major	N	„	N
N. suprascapularis „ supraspinatus	Lähmung	„	N
„ infraspinatus	„	„	N
N. thoracicus longus — „ serratus anticus		N	N
Nn. thoracales „ pectoralis major	Schwäche	Schwäche	N
„ „ minor	N	„	N
N. axillaris „ teres minor	Lähmung	Lähmung	N
„ detoideus	Schwäche	„	N
N. musculocutaneus „ biceps	„	„	N
„ coracobrachialis	„	„	N
„ brachialis anter.	N	„	N
N. radialis „ triceps	N	„	N
„ anconaeus	N	„	N
„ brachioradialis	Schwäche	„	N
„ extensor carpi radialis longus	N	„	N
„ „ „ „ brevis	N	„	N
„ „ digitorum comm. .	N	„	N
„ „ digiti minimi . . .	N	„	N
„ „ carpi ulnaris . . .	N	„	N
„ supinator	N	„	N
„ abductor poll. longus . . .	N	„	N
„ extensor „ „ . . .	N	„	N
„ „ „ brevis . . .	N	„	N
„ „ indicis	N	„	Schwäche
N. medianus „ pronator teres	N	Schwäche	N
„ flexor carpi rad.	N	N	Lähmung
„ palmaris longus	N	Schwäche	„
„ flex. digit. sublim.	N	N	„
„ „ poll. longus	N	N	„
„ „ dig. prof. 2. u. 3. Finger	N	N	„
„ pronator quadratus	N	N	„
„ abductor poll. brevis . . .	N	N	„
„ flexor „ „ . . .	N	N	„
„ opponens „	N	N	„
„ lumbricales I, II (III) . .	N	N	„
N. ulnaris „ flexor carpi ulnaris	N	N	„
„ „ digit. prof. 4.u.5.Finger	N	N	„
„ adductor pollicis	N	N	„
„ palmaris brevis	N	N	„
„ abductor digiti V	N	N	„
„ flexor „ „	N	N	„
„ opponens „ „	N	N	„
„ lumbricales (III), IV . . .	N	N	„
„ interossei	N	N	„
N. sympathicus „ dilatator pupillae	N	N	„
„ Mülleri	N	N	„
Enophthalmus . . .	N	N	„

Muskulatur und auch Atrophien entdeckt werden, welche dem Patienten früher
gar nicht aufgefallen waren. Es sei übrigens bemerkt, daß in einem gewissen

Teil der Fälle noch andere ätiologische Momente im Spiel sind, unter ihnen an erster Stelle Alkoholismus, chronischer und auch akuter. Es handelt sich also um eine Reihe von Faktoren, die zur Lähmung führen. Da Krücken oft wegen Beinmangels gebraucht werden, muß in solchen Fällen durchaus dazu geraten werden, die Krücken durch Beinprothesen zu ersetzen.

Auch nach Operationen unter *Chloroformnarkose* kommt es mitunter zu Plexuslähmungen. Auch hier spielt eine Kombination von Faktoren die Hauptrolle, die Intoxikation durch das den lokalen Gewebsstoffwechsel beeinträchtigende Chloroform, der Blutverlust und dann die Traumatisation des Plexus, sei es in Form einer Überstreckung im Armgelenk, sei es infolge Anlegens eines Schlauches. Diese Plexuslähmungen geben meist eine gute Prognose. Nicht so gut verlaufen nach meiner Erfahrung diejenigen Schädigungen des Armplexus, welche im Anschluß an eine *Entbindung* entstehen. Entweder handelt es sich dabei um Schädigung durch den *Finger des Geburtshelfers* in der Achselhöhle, oder was noch häufiger ist, durch *Überstreckung des Armes*, wie dies bei Steißlage vorkommt. Diese Schädigung hat eine um so traurigere Prognose, als die Lähmung oft nicht früh genug entdeckt wird und oft erst verhältnismäßig spät zur Behandlung kommt. Durch *Überdehnung des Armplexus und Zerreißung* desselben kommen schließlich auch in dem Falle Lähmungen zustande, wo ein ausreißendes oder sich bäumendes Pferd einen kolossalen Energieaufwand beansprucht. Auch *Geschwülste, Gummen* und *Drüsenschwellungen, Aneurysmen der Subclavia* und der *Axillaris* müssen in Betracht gezogen werden, wenn das Syndrom der Armplexuslähmung vorliegt.

Genaue Analyse der Verteilung der Lähmungen hilft zu einer richtigen Lokalisation der Schädigung und einer rationellen, oft radikalen Therapie, sei es in Form der operativen Vereinigung der zerrissenen oder zerschossenen Plexuswurzeln, sei es in Form von Entfernung der den Plexus affizierenden Schädlichkeiten.

Der *Lumbosakralplexus* wird, wie bekannt, aus den Lumbalwurzeln und den oberen Sakralwurzeln gebildet. Die obersten 4 Lumbalwurzeln bilden den Lumbalplexus, die untersten beiden Lumbal- und obersten beiden Sakralwurzeln den Sakralplexus. Näheres ist aus dem Schema zu ersehen. Dem obersten Teil, dem Plexus lumbalis, entspringen Nerven, die zu den inneren Hüftmuskeln, dem Ileopsoas, Iliacus, Psoas major und minor und den vorderen und medialen Oberschenkelmuskeln ziehen. Letztere werden durch die N. femoralis (Sartorius, Quadriceps, Pectineus) und N. obturatorius (sämtliche Adductoren und Obturatorius externus) innerviert. Ferner gehen aus dem Lumbalplexus hervor Nerven, die zu den Bauchmuskeln ziehen (Äste aus dem Ileohypogastricus und Ileoinguinalis) und außerdem Hautnerven, die die Haut entsprechend der Sensibilitätsverteilung der obersten vier Lumbalsegmente versorgen (Abb. 18). Dem unteren Teil des Plexus, dem Sakralplexus (Abb. 19), entspringen Nerven, die die äußeren Hüftmuskeln innervieren, und zwar die Nervi glutaei superior und inferior und hauptsächlich der N. ischiadicus, der von den äußeren Hüftmuskeln die Auswärtsroller des Oberschenkels (Obturatorius internus, Gemelli und Quadratus femoris) innerviert, und ferner sämtliche hinteren Muskeln des Oberschenkels, die den Unterschenkel beugen und durch seine Äste, die Nervi peronei und tibialis, sämtliche Muskeln des Unterschenkels und des Fußes. Außerdem gehen aus diesem Teil Hautnerven hervor, die die Haut entsprechend der Verteilung der unteren Lumbal- und oberen Sakralwurzeln versehen (s. Abb. 19).

Das *Syndrom des Lumbalplexus* und seiner einzelnen Teile ist nach dem Gesagten klar. Es tritt verhältnismäßig selten in reiner Form auf. Während

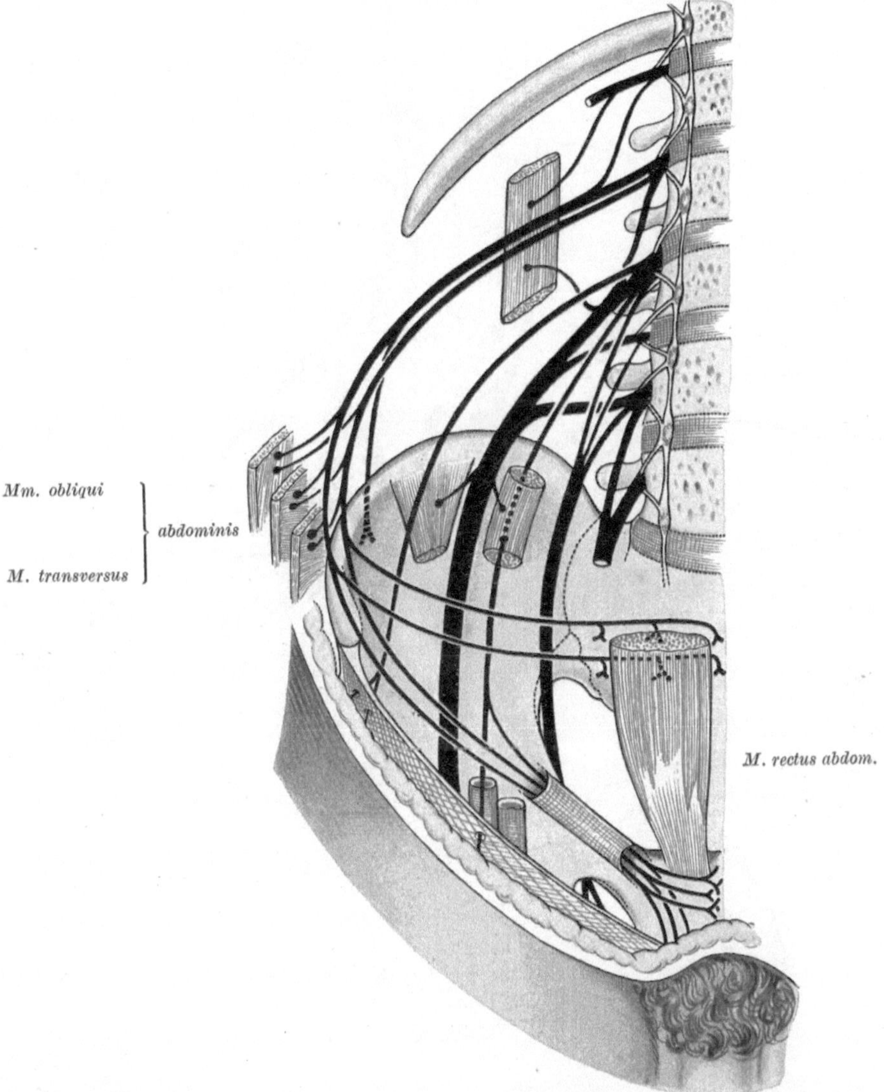

Abb. 18. Schema des Lumbalplexus, aus dem der *N. cruralis* entspringt. In seinem Verlauf gibt er Äste an, die Mm. iliacus internus und psoas (M. ileopsoas) ab. Der *N. genitocruralis* zieht durch den M. psoas. Medial von demselben zieht der *N. obturatorius* zum Becken. Lateral vom N. cruralis der *N. cutaneus femoris*. Nach A. PITRES und L. TESTUT. Doin 1925.

des Krieges sind Schußverletzungen desselben beschrieben. In einzelnen Fällen handelt es sich um Geschwülste, um Frakturen. Durch Lokalanästhesie bei gynäkologischen Operationen kann der Plexus geschädigt werden. Da die Symptome sich hauptsächlich aus Erscheinungen von seiten des Femoralis und ganz besonders des Ischiadicus zusammensetzen, sind die entsprechenden Syndrome ausführlicher bei Beschreibung der einzelnen Nerven und der Sensibilitätssyndrome behandelt, welch letztere im Mittelpunkt der sich im Gebiete des

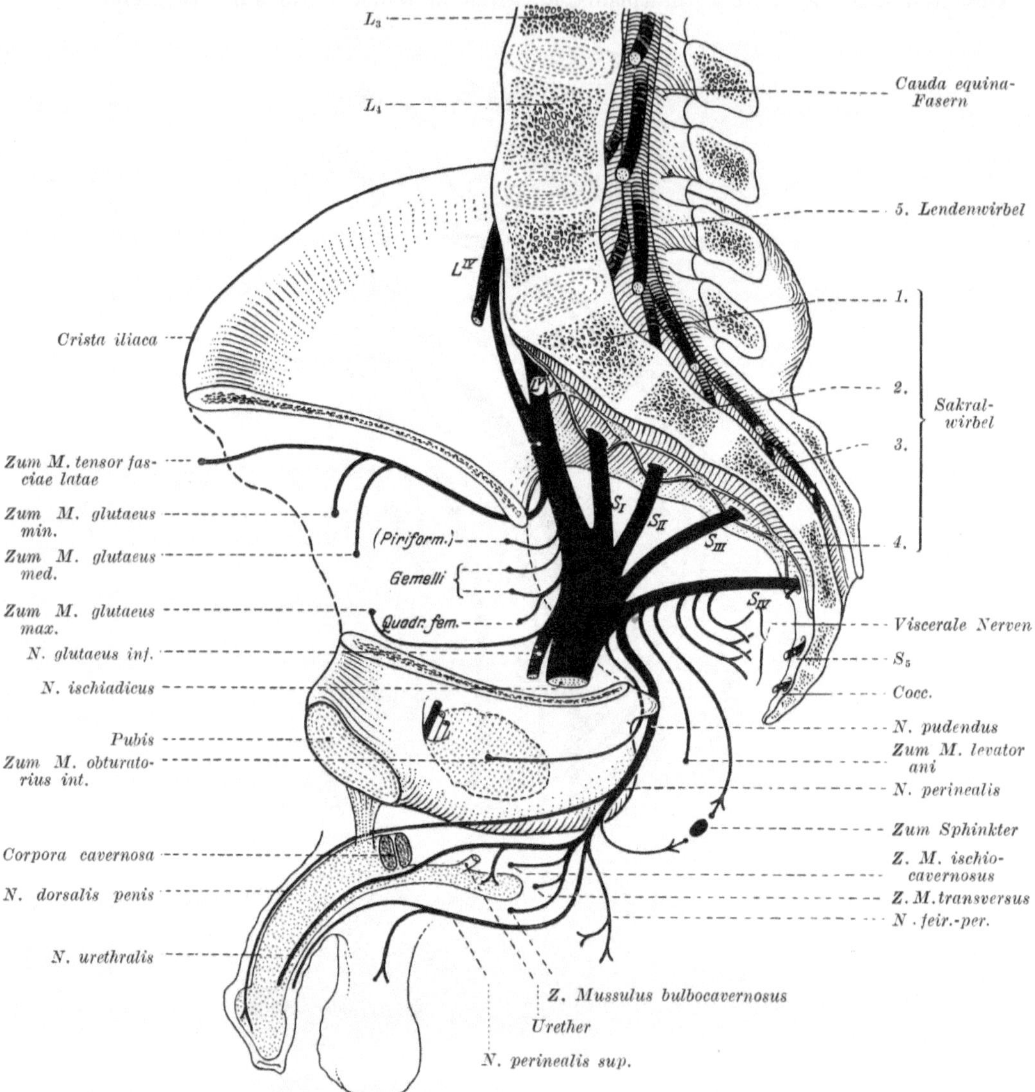

Abb. 19. Schema des Sakralplexus. Nach A. PITRES und L. TESTUT. Doin. 1925.

Ischiadicus abspielenden Prozesse stehen. Um Wiederholungen zu vermeiden, verweise ich auf die entsprechenden Abschnitte.

d) Syndrome der peripheren Nerven.

Die Symptomatologie bei Erkrankung der einzelnen peripheren Nerven setzt sich zumeist aus motorischen, sensiblen und vegetativen (trophischen und vasomotorischen) Symptomen zusammen. Um Wiederholungen zu vermeiden, werden auch diese Symptome hier berücksichtigt werden, um so mehr, als sie in differentialdiagnostischer Beziehung eine große Bedeutung haben nicht nur für die genaue Lokalisation des Prozesses, sondern auch für die ätiologische Diagnose. Von Bewegungsstörungen im Bereiche der Nerven, die dem *Halsplexus* entspringen, sei hier nur auf Lähmungen infolge Phrenicuserkrankung hingewiesen. Derselbe kann auf seinem ganzen Verlauf von dem Halsplexus bis zum Zwerchfell äußeren Schädigungen unterworfen werden. Die hauptsächlichsten Symptome sind Störungen der Atmung, wie schon auseinandergesetzt, röntgenologisch feststellbare Unbeweglichkeit des Zwerchfells, Polypnoe, Singultus, Inversion der Bewegung des Epigastriums während der Atmungsphasen. Die Differentialdiagnose zwischen Phrenicusläsion und Schädigung des Halsplexus beruht auf Fehlen resp. Anwesenheit anderer Symptome der Wurzeln des Halsplexus.

Von Erkrankungen des Phrenicusstammes kommen differentialdiagnostisch in Betracht: Drüsenschwellungen der Halsregion, die auf den Phrenicus drücken, Mediastinumgeschwülste und Aortenaneurysmen. Auch Erkrankungen des Brust- und Bauchfells können den Phrenicus affizieren. In allen diesen Fällen entwickelt sich das Bild der Atmungsbeschwerden allmählich, schleichend. Es ist nicht schwer, bei aufmerksamer interner Untersuchung das Grundleiden aufzudecken. Auch bei *multiplen Nervenentzündungen* ist manchmal der Phrenicus mitbetroffen. Besonders bei *Diphtherie* ist er bedroht und ganz besonders in Fällen, wo das Antidiphtherieserum später als am dritten Tage gegeben wird. In diesen Fällen kann die Phrenicuslähmung noch nach 5—7 Wochen auftreten und in einem großen Teil der Fälle zum Tode führen. Bei anderen infektiösen und toxischen Neuritiden ist Phrenicusbeteiligung überaus selten. Auch bei der *progressiven Muskelatrophie* kann es zur Mitbeteiligung des Zwerchfellmuskels kommen.

Bewegungsstörungen peripheren Charakters im Bereiche des *Schultergürtels* äußern sich meist in abnormer Beweglichkeit oder abnormer Lage des Schulterblatts. Besonders bei *Serratuslähmung* infolge Erkrankung des N. thoracicus longus steht der untere Winkel des Schulterblatts ab. Die entsprechende *Schulter steht* bei herabhängendem Arm *höher* infolge Wirkung des Trapezius, der Rhomboidei und Levator scapulae. Bei Abduction des Armes und noch mehr beim Ausstrecken desselben nach vorn entfernt sich das Schulterblatt ganz erheblich, flügelartig, von der Brustwand — *Scapula alata*. Dadurch wird das Emporheben des Armes erschwert oder auch unmöglich. Das Schulterblatt und mit ihm die Gelenkfläche für den Humeruskopf kann nicht mehr durch die synergistische Kontraktion des Serratus beim Erheben des Armes fixiert werden (Abb. 20). Gestört ist die Fähigkeit schwere Gegenstände nach vorn zu stoßen.

Das Abstehen der Scapula von der Wirbelsäule nach außen und nach unten weist auf Erkrankung der Mm. trapezius, rhomboidei und Levator scapulae hin. Die Lage der Scapula ist Folge der Wirkung des Antagonisten dieser Muskeln, des Serratus. Das Rückwärtslegen der Hände ist unter diesen Umständen recht erschwert. Besonders erschwert ist es bei Erkrankung des Latissimus dorsi. Dann gelingt auch nicht die stramme militärische Haltung. Isolierte periphere Lähmungen der Nerven resp. einzelnen Muskeln des Schultergürtels sind selten.

Meist handelt es sich um Poliomyelitis, Plexuslähmung, Polyneuritis oder Myopathieformen.

Das Erheben des Oberarmes ist ferner ganz besonders geschädigt bei Lähmung des *Deltoideus*. Anstatt den Arm zu abduzieren oder zu erheben, kommt es in diesen Fällen zur kompensatorischen Hebung der ganzen Schulter. Der Arm hängt für gewöhnlich schlaff herab. Es leidet meist eine Reihe alltäglicher Verrichtungen, bei denen der Oberarm abduziert wird. Es fällt schwer, die Hand an den Mund zu legen, den Ärmel auszuziehen, das Haar zu kämmen, die Hand in die Tasche zu stecken usw. Der Deltoideus verfällt recht früh der Atrophie, die auf den ersten Blick sichtbar ist. Isolierte Lähmung des ihn versorgenden N.

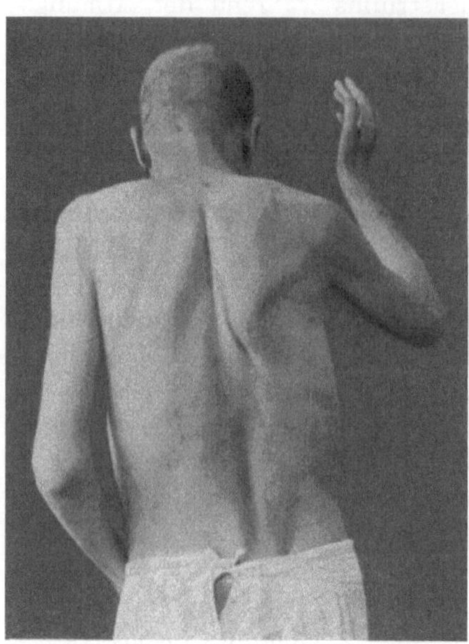

Abb. 20. Serratuslähmung.
Universitätsnervenklinik Minsk.

axillaris ist selten. Meist handelt es sich in solchen Fällen um multiple Neuritis, wenn nicht Läsion des oberen Plexus vorliegt. Für dieselbe spricht Miterkrankung der Mm. biceps, brachialis internus, brachioradialis, supra- und infraspinatus. Ätiologisch kommen in Betracht *Luxation im Humerusgelenk*, dann Traumen sowohl akuter Natur, wie *Stichverletzungen*, als auch chronischer *professioneller* Art, wie beim Bergmann, bei *Krückendruck*, bei Druck durch Geschwülste. Von *Intoxikationen*, bei denen Axillarisneuritis beobachtet wurde, seien erwähnt: Bleivergiftung, Kohlenoxydvergiftung, Diabetes. Auch nach *Narkose* werden mitunter isolierte Lähmung der Deltoideus beschrieben.

Isolierte *Lähmung der Nn. thoracici anteriores*, die die Pectorales innervieren, kommt selten vor. Es ist deshalb in Fällen, wo der Pectoralis schlecht funktioniert — Unmöglichkeit einer kräftigen Adduction des Armes oder einer energischen Umarmung —, fast immer an Plexusläsionen und besonders häufig nach meinen Beobachtungen an *Halsrippen* zu denken oder die Möglichkeit einer *Myopathie* ins Auge zu fassen. Manchmal handelt es sich auch um angeborene Muskeldefekte, die besonders häufig im Bereiche des Pectoralis vorkommen und nicht selten mit angeborenen Verunstaltungen der distalen Teile der oberen Extremität kombiniert sind (Abb. 13 u. 14).

Charakteristisch ist, wenn sie auch nicht häufig isoliert vorkommt, die Bewegungsstörung bei Läsion des *rechten N. suprascapularis*. Infolge Lähmung des Infraspinatus, der mit dem Teres minor den Arm nach außen rollt und die Gelenkkapsel spannt, sind *Schreiben und Nähen erschwert*, da die Bewegung des Armes und der Hand von links nach rechts behindert ist.

Eine viel größere klinische Bedeutung als die soeben angeführten Bewegungsstörungen infolge Läsionen peripherer Nerven, die den Schultergürtel oder den proximalen Teil der oberen Extremität versorgen, besitzen die Motilitätsdefekte,

die im Anschluß an Erkrankungen der Nerven auftreten, welche die Muskulatur
der oberen Extremität versorgen. Von Erkrankungen des Deltoideus war schon
die Rede. Die Syndrome, welche bei Erkrankungen der Nerven auftreten, decken
sich durchaus nicht mit den Resultaten, welche wir bei elektrischer Reizung
derselben erhalten. Bei Lähmungen im Bereiche der peripheren Nerven muß
immer berücksichtigt werden, daß die Ausfälle der Bewegungen im klinischen Bild nicht vollkommen unseren anatomischen Vorstellungen von der
Innervation der Muskeln entsprechen. Namentlich hat O. FOERSTER zusammenfassend eine Reihe von *Ersatzmöglichkeiten* angeführt, dank welchen bei Verletzung eines Nerven die dadurch entstandenen Bewegungsausfälle kompensiert
werden. Hierher gehören vor allen Dingen mechanische Momente. So kann
z. B. eine Fingerbeugung trotz Lähmung der Fingerbeuger zustande kommen,
wenn die Hand im Metakarpalgelenke gestreckt wird, und dadurch die Insertionspunkte der Fingerbeuger voneinander entfernt werden. Bei Lähmung der Handstrecker ist eine gewisse Streckung der Hand möglich, wenn die Interossei kräftig
innerviert werden. Auch willkürliche Erschlaffung des Antagonisten führt,
wenn auch in schwachem Maße, zur Bewegung im Innervationsbereiche des erkrankten Nerven infolge der Elastizität der Sehnen und der Bänder. Auch
können bei Verletzungen eines Nerven die von ihm versorgten Muskeln durch
andere in gewissem Maße ersetzt werden, deren Nerven nicht gelitten haben.
Namentlich die letzten Kriegserfahrungen haben in diesem Sinne eine beträchtliche Bereicherung unseres diesbezüglichen Wissens gebracht. So können nach
DIMITZ die Mm. pectorales, supraspinatus und cucullaris für den gelähmten
Deltoideus vikariierend eintreten. Die Bicepsfunktion kann durch den Brachioradialis, die Supinatorenfunktion durch den Biceps übernommen werden. Bei
Radialislähmung kann eine Supination durch Auswärtsrotation des Oberarmes
bei im Ellenbogengelenk gestreckter Extremität vorgetäuscht werden. Bei
Medianuslähmung kann die Pronation durch den M. brachioradialis vollführt
werden, die Fingerbeugung durch den vom Ulnaris versorgten M. flexor digitorum
profundus. Eine unvollkommene Opposition des Daumens kann durch die
Mm. adductor und Flexor pollicis brevis zustande kommen. Auch kann hier
nach einigen Autoren manchmal die Doppelinnervation eine Rolle spielen. Bei
Ulnarislähmung kann Ad- und Abduction der Finger, wenn auch in geringerem
Maße, durch die Fingerbeuger und -strecker vollführt werden, Adduction des
Daumens durch den M. opponens. Der tiefe Fingerbeuger kann durch den ober-
flächlichen ersetzt werden u. dgl. mehr.

Schließlich muß berücksichtigt werden, daß in einer gewissen Zahl der Fälle
die einzelnen *Muskeln doppelt innerviert* werden. Infolgedessen bleibt trotz Erkrankung eines Nerven die Funktion des Muskels in gewissem Maße erhalten,
wenn auch abgeschwächt. O. FOERSTER hat umstehende Tabelle angegeben, auf
welcher der Hauptnerv kursiv gedruckt ist, während die Variationen der Mitinnervation durch andere Nerven durch gewöhnlichen Druck bezeichnet sind.
Von der Doppelinnervation des *Trapezius* durch die oberen Cervicalnerven und
den Accessorius Willisii war schon oben die Rede.

Bei isolierter *Erkrankung des N. musculocutaneus* ist die Beugung des Vorderarmes nur teilweise geschädigt, da der Brachioradialis, vom Radialis innerviert,
vikariierend eintritt und auch die Mm. biceps und brachialis internus und nament-

Brachialis internus	*Musculocutaneus*, Medianus, Radialis
Biceps	„ „ „ „
Triceps, speziell Auconaeus IV und Caput mediale	*Radialis*, Ulnaris.
Pronator teres	*Medianus*, Musculocutaneus, Ulnaris (selten)
Flexor carpi radialis	„ „
Palmaris longus	„ „
Flexor digitorum sublimis	„ „ Ulnaris (selten)
Flexor digitorum profundus II und III	„ „
Flexor pollicis longus	„ „
Abductor pollicis brevis	*Medianus*, Ulnaris, Musculocutaneus
Flexor pollicis brevis, Cap. ext. . . .	„ „ „
Opponens	„ „ „
Lumbricales I und II	„ „ „
Flexor carpi ulnaris	*Ulnaris*, Medianus
Flexor digitorum profundus IV und V	„ „
Flexor pollicis brevis cap. int.	„ „
Adductor pollicis	„ „
Lumbricales III und IV	„ „
Interossei externi, interni I und II . .	„ „
Kleinfingerballen	„ „
Interosseus internus III	„ „
Obliquus internus abdominis	*Intercostales*, Ileohypogastricus, Ileoinguinalis
Transversus abdominis	„ „ „
Ileopsoas	R. muscularis e plexu lumbali, Femoralis
Pectineus	*Obturatorius*, Femoralis
Adductor magnus	„ Ischiadicus.

lich der letztere mitunter auch vom Radialis und Ulnaris „doppelt innerviert"
werden. Auch kann die Vorderarmbeugung durch den Pronator teres und Flexor
carpi radialis, die vom Medianus innerviert werden, ausgeführt werden. Charakteristisch für eine Erkrankung des Musculocutaneus ist jedoch dabei der Umstand, daß der Vorderarm nur unter gleichzeitiger Pronation gebeugt wird, da
sowohl der Brachioradialis als auch der Pronator teres die Hand pronieren,
während der Biceps den Vorderarm unter gleichzeitiger Supination der Hand
beugt. Deshalb leiden beim *Musculocutaneussyndrom* hauptsächlich diejenigen Funktionen, die gleichzeitige Beugung des Vorderarmes und Supination
der Hand verlangen, wie Servieren, Arbeiten am Trapez u. dgl. Atrophie des
Biceps, Veränderungen der normalen elektrischen Erregbarkeit bestätigen die
auf Funktionsausfall sich stützende Diagnose der Läsion des Musculocutaneus.
Lähmung des gleichfalls vom Musculocutaneus versorgten Coracobrachialis ist
klinisch fast nicht nachzuweisen. Seine Funktion — Adduction des Armes —
wird genügend durch die Pectoralis major, Latissimus dorsi und Teres major —
unterstützt. Doch ziehen die letzteren Muskeln dabei den Oberarm nach unten.
Deshalb kommt es bei gleichzeitiger Lähmung des Biceps und des Coracobrachialis zur Luxation des Humerus nach unten, wenn der Kranke auf der
Schulter eine zu schwere Last trägt.

Sensibilitätsausfälle kommen selten vor, da die benachbarten Nerven an
der Hautversorgung sich beteiligen. Diagnostisch wichtig ist das Fehlen des
Radiusreflexes, was manchmal beobachtet wird.

Von ätiologischen Momenten kommen in Betracht Schuß-, seltener Stichverletzungen. Auch Luxationen des Schultergelenks und namentlich Brüche

des Oberarmes können den Musculocutaneus schädigen. Seltener kommen Quetschungen der Weichteile in Betracht, oder Druck im Schlaf. Zumeist handelt es sich dabei um eine Kombination vieler Faktoren, unter denen der Alkohol nicht die allerletzte Rolle spielt. Neben der häufigeren Radialislähmung kann *Fesselung des Oberarmes*, sei es polizeilicherseits, sei es, wie bei *typhösen Delirien* durch grobe „Krankenpflege", Schädigung auch des Musculocutaneus hervorrufen.

Oft kombiniert sich die Lähmung des Musculocutaneus mit Lähmung anderer Nerven des Oberarmes, und da dieselben gemeinsam vom oberen Plexus abstammen, ist es nicht immer leicht, die Läsion des oberen Plexus von einer kombinierten der Oberarmnerven zu unterscheiden. Für diese Form ist typisch das Syndrom der Erbschen Oberer-Plexus-Lähmung. Dasselbe drückt sich in Unmöglichkeit aus, diejenigen Muskeln zu kontrahieren, deren kombinierte Funktion die Bewegung des militärischen Grußes ausüben. Außer Axillaris und Musculocutaneus leiden folglich hierbei auch gewisse Fasern des Radialis (Abb. 21).

Manche *Infektionskrankheiten*, außer Flecktyphus, sind als Ursache der Lähmung des Musculocutaneus beschrieben worden, so Pneumonie, Influenza, Tuberkulose, Malaria, ja auch Gonorrhöe. Auch berufliche Bean-

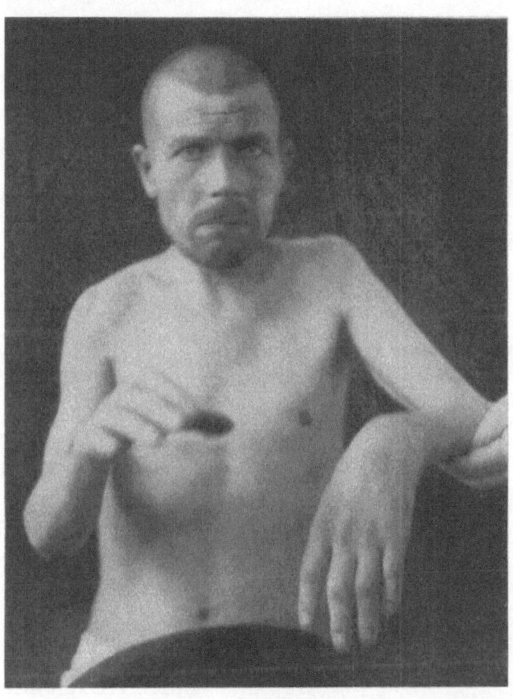

Abb. 21. Traumatische Haematorrhachis im Bereiche der Halswirbelsäule. Man sieht die Lähmung des Serratus anticus an dem Hochstand der Schulter, die Atrophie der Deltrideus (N. axillaris), Biceps und Brachialis internus (N. musculocutaneus. Pronatorenstellung der Hand!), die „Fallhand" infolge Radialislähmung.
Universitätsnervenklinik Minsk.

spruchung kann neben anderen Momenten eine gewisse Rolle spielen. Es wird der Musculocutaneus besonders von *Kellnern* „überanstrengt". So hat BERNHARDT einen Fall von Lähmung des Musculocutaneus bei einem allerdings auch mit Gonorrhöe infizierten Kellner beschrieben.

Das *Syndrom der Radialislähmung* ist überaus charakteristisch. Der Radialis versorgt den Triceps, den Brachioradialis oder langen Supinator, den Supinator brevis, sämtliche Extensoren der Hand und der Finger und den langen Abductor pollicis. Nicht immer handelt es sich um Ausfall *sämtlicher* Muskeln. Gerade bei Radialisverletzungen kommt es nicht selten zu *dissoziierten Muskellähmungen*. Dieser Dissoziation liegt am häufigsten *verschiedene Lokalisation der Schädigung* im Verlaufe des Nerven zugrunde. So können diejenigen Muskeln verschont bleiben, die von Nervenästen versorgt werden, welche oberhalb der Verletzungsstelle abgehen, so der Triceps oder der Brachioradialis. Ferner ist eine wichtige

Ursache der Dissoziation der Lähmungen in dem Umstand zu suchen, daß die einzelnen Äste des Radialis *funktionell verschieden vulnerabel* sind. In

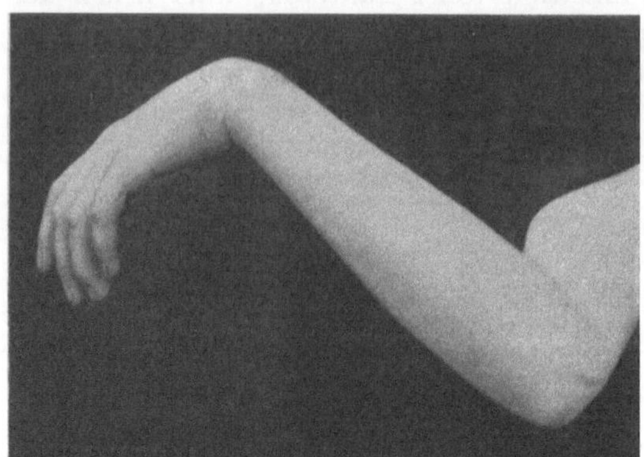

der Regel sind diejenigen Nervenfasern mehr vulnerabel, welche einen längeren Verlauf haben. Aus diesem Grunde bleibt der Triceps häufiger verschont als die Extensoren der Hand oder der Finger. Ein noch wichtigeres Moment der Dissoziation der Lähmungen liegt augenscheinlich in der verschiedenen Inanspruchnahme verschiedener Muskeln durch professionelle Betätigung.

Abb. 22. „Fallhand" bei Radialislähmung. Treppenfigur der Finger. S. Text. Universitätsnervenklinik Minsk.

Das *Radialissyndrom* äußert sich auf die verschiedenste Weise, sowohl in *Ruhelage* als auch bei der *Funktion*.

1. In der *Ruhelage* besteht die *Pose der „herabfallenden Hand"*. Beim Ausstrecken des Vorderarmes fällt die Hand, der Schwerkraft gehorchend, in Pronationsstellung nach unten. Wesentlich für die Differentialdiagnose ist die leichte Beugestellung der Finger infolge des Übergewichts der Flexoren (Abb. 22). Der kleine Finger ist dabei am stärksten gebeugt, der vierte weniger, der dritte noch weniger. Dadurch unterscheidet sich die Radialislähmung von einer hysterischen Lähmung der gesamten Muskulatur der oberen Extremität. Bei letzterer kann es ebenfalls zur „Fallhand" kommen, doch hängen die Finger dabei in den Gelenken gestreckt herab. Der Grad der Radialislähmung resp. der beginnenden Restitution kann sehr schön bestimmt werden durch folgenden Kunstgriff. Bei starker Lähmung „fällt" die Hand auch dann, wenn der Vorderarm maximal flektiert ist. Ist die Lähmung nicht allzu stark ausgeprägt, so gelingt es die Hand zu strecken bei immer größerem Winkel im Ellbogengelenk. Wird der Winkel gerade, dann gelingt es nicht, die Hand gestreckt zu halten, und sie fällt passiv nach unten (Abb. 23).

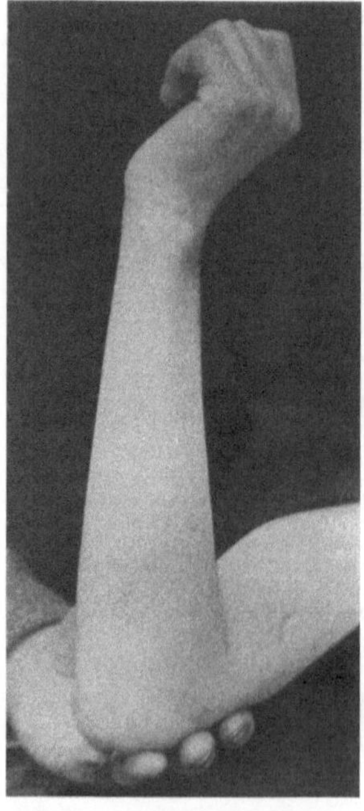

Abb. 23. Radialislähmung. Derselbe Fall wie Abb. 22. Bei Unterstützung des Ellbogengelenks gelingt es die Hand gestreckt zu halten, wenn der Vorderarm einen gewissen Winkel zum Oberarm bildet. Ist der Winkel gerade, dann „fällt" die Hand herab. Je spitzer der Winkel, desto eher gelingt es dem Kranken die Hand gestreckt zu halten. Universitätsnervenklinik Minsk.

Wird die Handfläche des Armes mit gelähmtem Radialis derart an die Handfläche des gesunden im Handgelenk gestreckten Armes gebracht, daß die Finger der kranken Seite passiv durch die gestreckten Finger der gesunden Hand gestreckt gehalten werden (Abb. 24), so genügt eine leichte Entfernung der Finger von der Stützfläche der gesunden

Hand, und die Finger werden hilflos gebeugt (Abb. 25). Bei starker Adduction des Daumens an den Zeigefinger fällt der Daumen bei Radialisschwäche in Oppo-

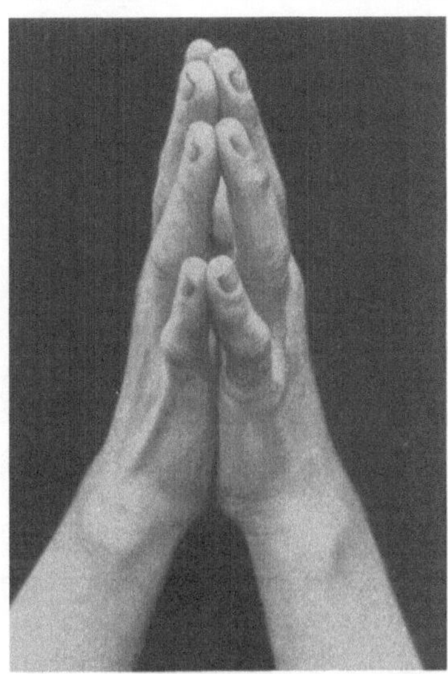

Abb. 24. Linksseitige Radialislähmung. Erste Phase des Radialistests. S. Abb. 25. Universitätsnervenklinik Minsk.

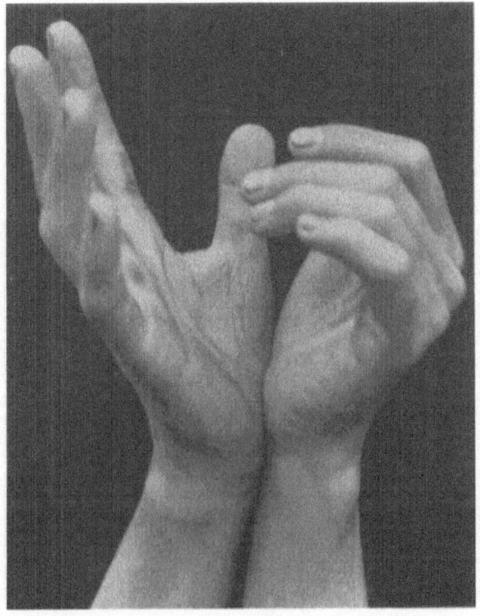

Abb. 25. Linksseitige Radialislähmung. Zweite Phase des Radialistests. S. Abb. 24. Werden die unterstützenden Finger der gesunden Hand entfernt, dann tritt infolge Übergewichts der Flexoren eine Beugung der Finger ein. Universitätsnervenklinik Minsk.

sitionsstellung an die Volarfläche des Zeigefingers. Bei herabhängenden Armen nimmt die Hand gewöhnlich Pronationsstellung ein. Wird nun die Hand passiv in Supinationsstellung gebracht, dann geht sie federnd in die Pronationsstellung zurück.

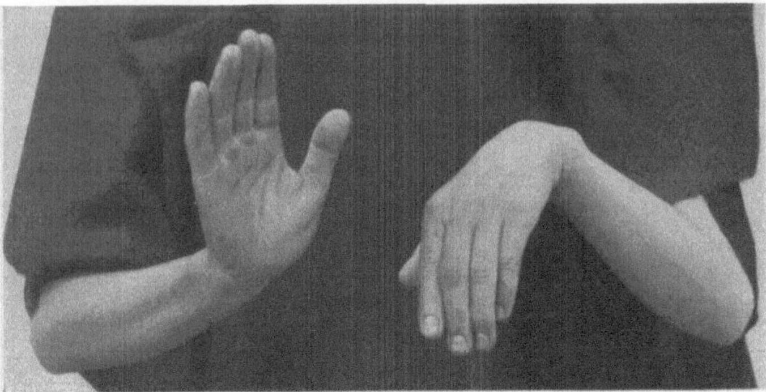

Abb. 26. Linksseitige Radialislähmung. Bei aktivem Extensionsversuch gelingt es nur die Finger im Grundgelenk etwas zu strecken. Zu beachten ist dabei die Streckung der Endphalangen (Lumbricales) im Vergleich zur passiven Pose der Abb. 22. Universitätsnervenklinik Minsk.

2. Auch die *Funktionsausfälle* sind beim Radialissyndrom überaus typisch. Das Strecken der Hand und der Grundphalangen der Finger geschieht kraftlos oder ist meist überhaupt unmöglich (Abb. 26 u. 27). Die Schwäche des Brachioradialis äußert sich beim Beugen des pronierten Vorderarmes. Besonders typisch ist das Fehlen des sich anspannenden Muskelbandes beim Beugen des Vorderarmes

gegen Widerstand. Der Triceps wird häufig bei Radialislähmungen verschont. Wird er auch betroffen, dann gelingt das Strecken des Vorderarmes überhaupt nicht oder nur mit großer Mühe. Gestört sind auch die Supination der Hand und die Abduction des Daumens.

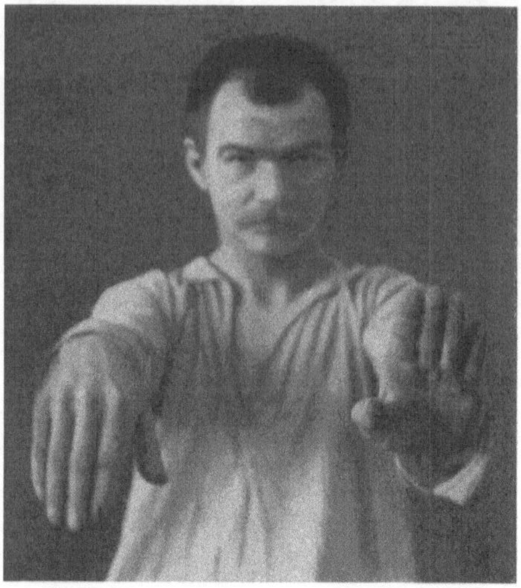

3. Die Funktionsstörung beim Radialissyndrom äußerst sich ferner auch in den Fällen, wo die Radialismuskulatur nur *synergistisch* bei einer Bewegung mitwirkt. So wird ein kräftiger Händedruck oder Faustschluß nur ermöglicht bei gleichzeitiger synergistischer Innervation der Strecker der Hand. Bei Radialislähmung fehlt die typische Handstreckung bei Faustschluß (Abb. 28). Letzterer ist bei weitem nicht so kräftig wie bei gesundem Radialis. Bei weniger ausgeprägten Radialislähmungen ist dieser Synergieausfall von gutem diagnostischen Wert. Doch muß bemerkt werden, daß auch bei manchen Gesunden die Mitbeteiligung der Handstrecker beim

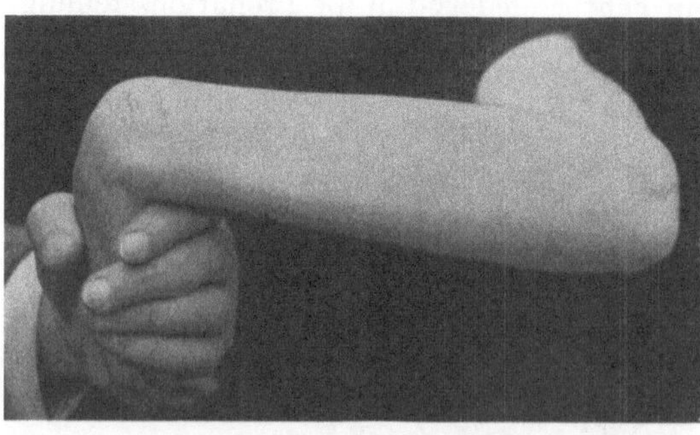

Abb. 27. Rechtsseitige Radialislähmung.
Universitätsnervenklinik Minsk.

Faustschluß individuell verschieden ist. Beim Spreizen der Finger (Interossei, vom Ulnaris innerviert) wirkt ebenfalls der Radialis mit, was sich im Anspannen der Sehnen der Strecker der Grundphalangen äußert. Dieser Test, das Hervorspringen der Fingerstreckersehnen ist besonders deutlich, wenn die flache Hand auf eine Unterlage gelegt wird und dann die Finger weit auseinander gespreizt werden. Bei Radialisschwäche fehlt dieses Hervorspringen der Sehnen. Derselbe Test tritt manchmal deutlich auf, wenn man den Kranken auffordert, bei herabfallender Hand die Finger zu spreizen. Bei Radialislähmung kommt es dabei zur Beugung anstatt zur Streckung der Finger in den

Abb. 28. Linksseitige Radialislähmung. Beim Versuch die Hand zu drücken kommt es statt der synergistischen Streckbewegung zur Flexion der Hand, die um so stärker wird, je mehr der Kranke sich bemüht die Hand zu drücken.
Universitätsnervenklinik Minsk.

Grundphalangen. Diese Beugung ist stärker ausgeprägt im 5. Finger, weniger im 4., noch weniger im 3. und 2. Finger. Es resultiert eine typische, „treppenartige" Figur der Finger. Die Beugung der Finger geschieht bei Radialislähmung nur dann unter normaler Kraft, wenn die Grundphalangen in Ermangelung der kräftigen Fingerstreckung durch Übereinanderkreuzen der Finger wie beim Gebet fixiert werden. Bei dieser Pose ist die synergistische Anspannung der Strecker der Grundphalangen nicht mehr nötig, da der Ausfall des Radialis durch mechanische Fixierung der Grundphalangen kompensiert wird. Es gelingt deshalb mit übereinander wie beim Gebet gekreuzten Fingern sowohl das Beugen wie auch das Strecken der Finger an beiden Extremitäten mit der gleichen Stärke.

Abgesehen von *Schuß- und Stichverletzung* ist bei der Analyse der Bedingungen, unter denen das *Radialissyndrom* auftritt, besonders die Konstellation der Faktoren zu berücksichtigen. *Druck* auf den auf harter Unterlage (Tisch in der Schänke!) liegenden Oberarm des auf ihm ruhenden Kopfes des *Betrunkenen*, *Fesselung* des *Angeheiterten* im Bereiche des Oberarms, Umwickeln der *Pferdeleine* um den Vorderarm des eingenickten Droschkenkutschers, das *Binden* der fiebernden oder deliranten Kranken, Druck durch *Krücken*, bei denen besonders der Radialis überanstrengt wird, alles das führt unter Umständen zur Radialislähmung. Auch *Bleiintoxikation*, besonders bei *Malern*, die den schweren Pinsel bei gestreckter Hand handhaben, führt nicht selten zu Lähmungen, an denen besonders die Handstrecker beteiligt sind unter Verschonung des Brachioradialis, der ja bei dieser Beschäftigung nicht mitwirkt. TELÉKY hat als besonders typisches Symptom bei *chronischer Bleivergiftung* Radialislähmung beschrieben, die sich oft nur in leichter Schwäche der Handstrecker äußert, so daß bei der Streckung der Hände nicht die Norm erreicht wird (*Symptom von* TELÉKY). CHASANOW, der das Symptom an einer großen Zahl von Bleiarbeitern an dem Dispensair der Minsker Nervenklinik nachgeprüft, hat es recht oft finden können. Doch ist die Abschätzung des Symptoms etwas subjektiv, so daß es bei weitem nicht allerseits bestätigt werden konnte. Schließlich ist der Radialis am Oberarm dem Einfluß verschiedener subcutan applizierter Gifte zugänglich, so bei Ätherinjektionen bei schweren Infektionen, Intoxikationen oder Schwächezuständen, bei Chinininjektionen, die auf den Nerven schädigend einwirken.

Die Bewegungsstörungen beim *Syndrom der Medianuslähmung* charakterisieren sich durch Schwäche bzw. Lähmung, Atrophie und Veränderungen der elektrischen Erregbarkeit in den vom Medianus versorgten Muskeln. Zu denselben gehören sämtliche Muskeln des Thenar mit Ausnahme des Adductors und des oberflächlichen Köpfchens des Flexor pollicis brevis, die beide vom Ulnaris versorgt werden, die Lumbricales I und II, die beiden Pronatoren, der Palmaris longus, der Flexor carpi radialis, der Flexor digitorum communis superficialis, der die Mittelphalangen beugt, der radiale Anteil des Flexor digitorum communis profundus und schließlich der Flexor pollicis longus proprius.

Es besteht folglich in Fällen von Medianuslähmung Beschränkung der Pronation, der Handbeugung, der Beugung beider distalen Phalangen der 2.—3. Finger und der Mittelphalangen der 4.—5. Finger. Schließlich sind die Bewegungen des Daumens, namentlich die Opposition fehlerhaft. Dank den häufigen und zahlreichen Anastomosen, die zwischen dem Medianus einerseits und Musculocutaneus und ulnaris andererseits bestehen, und infolge der Doppelinnervation vieler Muskeln der oberen Extremität entsprechen die Funktionsausfälle nicht immer diesem Schema. Man nimmt an, daß nur der Flexor sublimis und der Ast des Flexor digitorum profundus, der zum Zeigefinger zieht, stets ausschließlich vom Medianus versorgt werden. Infolgedessen finden sich nur in den seltensten Fällen die Ausfallserscheinungen, wie wir sie nach der üblichen

anatomischen Lehre erwarten sollten. Am häufigsten besteht bei Medianusläsion Störung der Beugung des Zeigefingers und der Endphalange des Daumens. Besonders ist die Opposition beschränkt (Abb. 29 u. 30). Fast immer ist
es leicht festzustellen, daß bei der Handbeugung die Hand eher zur ulnaren Seite
abweicht infolge Übergewichts des Flexor carpi ulnaris. Die Medianusläsion ist oft *nicht so sehr durch den Funktionsausfall,* wie durch die Atrophien und Veränderungen der elektrischen Erregbarkeit erkenntlich. Folgende *Medianustests* sind von Wert:

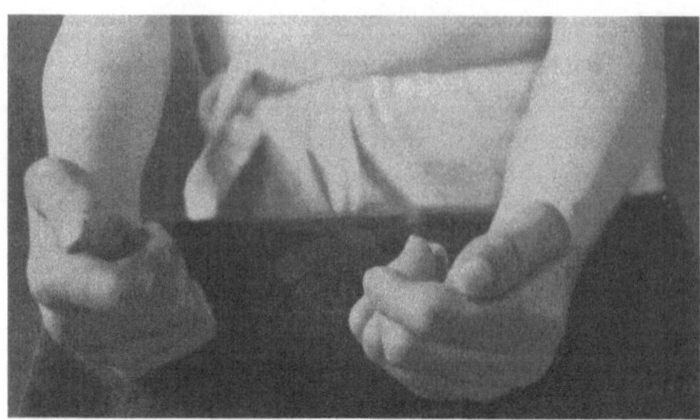

Abb. 29. Doppelseitige Medianuslähmung. Der Zeigefinger kann –
besonders links – die Handfläche nicht berühren. Der Daumen ist
beiderseits in Adduktions- statt in Oppositionsstellung. Hand leicht
ulnarwärts flexiert.
Universitätsnervenklinik Minsk.

1. Bei Faustschluß kommt der Daumen in der Norm auf der Dorsalfläche des Mittelfingers zu liegen, bei Medianusläsionen nicht.

2. Anstatt der normalen Opposition kommt es zu mehr oder minder ausgeprägter Adduction des Daumens. Gelingt die Opposition in Fällen, wo die
Medianusläsion weniger ausgeprägt ist oder sich bessert, dann sind die gegeneinander gepreßten Daumen und Zeigefinger leicht voneinander zu entfernen.

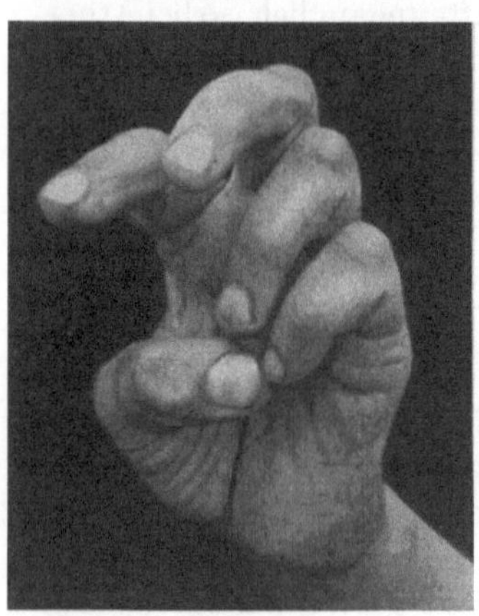

Abb. 30. Medianuslähmung. Pseudoopposition des Daumens. Anstatt des
Opponens Funktion des Flexor pollicis.
Universitätsnervenklinik Minsk.

3. Ein guter Test für mangelhafte Opposition besteht in folgendem: Der Körper stützt sich auf die auf den Tisch gelegten Dorsalflächen der Finger derart, daß letztere in den Grundphalangen gebeugt, in den Endphalangen gestreckt sind. Nun soll der Daumen bis zur Spitze des Zeigefingers in Opposition gebracht werden. Bei Medianusparese gelingt es nicht (Abb. 31 u. 32).

4. Beim Halten eines Blattes Papier mit Daumen und Zeigefinger beider Hände rollt der Daumen etwas nach der Seite des Zeigefingers (*Medianustest von* DESCOUST).

5. Bei Medianuslähmung gelingt es nicht, den Daumen auf der gelähmten Seite genügend gut um den anderen Daumen zu drehen, wenn bei gekreuzten Fingern beide Daumen „mühlenartig" umeinander gedreht werden sollen.

6. Soll der Kranke bei nach oben gehaltener Vola manus mit seinem stark
adduzierten Daumen die Gelenklinie zwischen den Grund- und Mittelphalangen
aller Finger, einen Kreis beschreibend abtasten, dann kommt er bei Medianuslähmung nur bis zum Mittelfinger. Um die Trennungslinie der entsprechenden
Gelenke des 4. und 5. Fingers zu erreichen, muß neben Opposition eine ge-

nügende Flexion der Endphalange des Daumens vollführt werden, was bei Medianusläsion nicht gelingt.

7. Beim Faustschluß bleibt der Zeigefinger und oft auch der Daumen gestreckt.

8. Beim „Gebetschluß" der Finger bleibt der Zeigefinger gestreckt, der Mittelfinger wird schwach, dagegen der Ring- und kleine Finger stark an die Hand gepreßt, so daß es mitunter dem Kranken schwer fällt, dieselben zu lösen.

9. Die Kratzprobe mit dem Zeigefingernagel gelingt nicht. Anstatt mit dem Nagel zu kratzen, reibt der Kranke mit der Pulpa des Zeigefingers auf der Unterlage umher oder aber bei fixierter Hand klopft er mit dem Zeigefinger auf die Unterlage. Ganz unmöglich wird die Bewegung, wenn die Handflächen

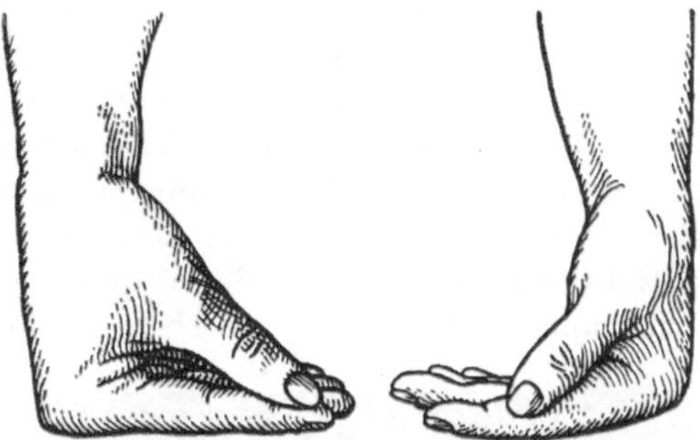

Abb. 31. Linksseitige Medianuslähmung. Der Daumen kann die Spitze des Zeigefingers nicht erreichen.

einander genähert sind, und der Kranke aufgefordert wird, mit dem Zeigefingernagel der kranken Hand die gesunde zu kratzen.

10. Infolge Schwäche des Abductor pollicis brevis gelingt es nicht, den Daumen derart zu abduzieren, daß er einen rechten Winkel mit dem Zeigefinger bildet.

Der Wert aller angeführten Tests liegt darin, daß es 1. mit ihrer Hilfe gelingt, *leichte Grade der Medianusschwäche* zu entdecken; 2. geben sie einen Anhaltspunkt, um die Besserung abzuschätzen; 3. schließlich sind sie gute Tests bei Verdacht auf Simulation.

Für eine Medianuslähmung ist die Haltungsanomalie des Daumens sehr charakteristisch. Infolge Atrophie der Thenarmuskulatur nähert sich seine Stellung der Fläche, in der sich die übrigen Finger befinden. Es entsteht die sog. *Affenhand* (Abb. 33).

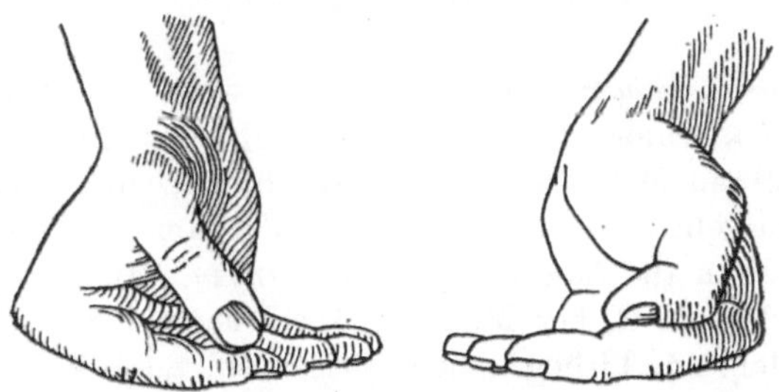

Abb. 32. Linksseitige Medianuslähmung, stärker als im Falle auf Abb. 30. Die Opposition ist völlig unmöglich.

Medianusläsionen charakterisieren sich ferner durch Sensibilitätsstörungen, deren Verteilung der Hautinnervation des Medianus entspricht (s. unter Syndrome der Sensibilitätsstörungen). Auch hier gibt es Abweichungen von dem Schema, da dieselben Hautgebiete häufig von verschiedenen Nerven versorgt werden.

Besonders häufig im Verhältnis zu anderen Nerven kommen bei Medianusläsionen vasomotorische Störungen vor, wie Cyanose oder andere Zirkulationsstörungen im Bereiche der oberen Extremitäten, dann trophische Störungen der Nägel oder der Behaarung.

Die Entwicklung der Daumenopposition entspricht in der Entwicklungsgeschichte einer wichtigen Etappe der Kultur. Beim Affen ist der Daumen noch nicht in Oppositionsstellung. Erst durch die Opposition wird es möglich Instrumente kunstgerecht zu gebrauchen. Der Ausfall der Medianusfunktion versetzt infolgedessen den Kranken auf eine phylogenetisch tiefere Stufe zurück. Das Ergreifen von Gegenständen, das Schreiben ist erschwert. Eine Reihe von Beschäftigungen, wie die des Schneiders, Schusters, Uhrmachers, Monteurs, Schlossers, Zigarrenwicklers, Melkers, Friseurs wird äußerst erschwert, wenn nicht unmöglich. Eine Reihe geistreicher Prothesen, künstlicher Hände sind erfunden, um die Opposition zu erleichtern.

Was die *Bedingungen* anbetrifft, unter denen das Medianussyndrom auftritt, so besteht es oft bei *multipler Neuritis* neben Schädigungen anderer Nerven der oberen Extremität. Verwundungen und Knochenbrüche im Bereiche des Ober- oder Unterarms führen oft zu Medianusverletzungen. Namentlich im unteren Drittel des Unterarms, wo der Medianus oberflächlich gelegen ist, ist er leicht Verletzungen durch Glasscherben, Splitter, Messerschnitte (Suicidversuche durch Durchschneiden der Arteria radialis) ausgesetzt. Differentialdiagnostisch bestehen hier manchmal Schwierigkeiten, da durch den Schnitt auch die Sehnen der Hand- bzw. Fingerbeuger verletzt werden können. Die vom Medianus versorgte Muskulatur und namentlich die Daumenmuskulatur spielt eine hervorragende Rolle, wie schon soeben bemerkt, in einer Reihe von Beschäftigungen. Bei *Über*

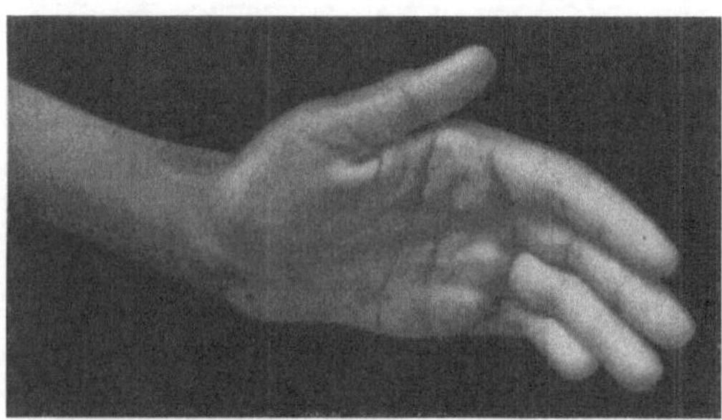

Abb. 33. Medianuslähmung. Affenhand.
Universitätsnervenklinik Minsk.

anstrengungen und namentlich wenn im Organismus noch ein *Gift* (Alkohol, Blei, Chloroform, Zucker u. dgl.) zirkuliert, welches der Restitution der aufgebrauchten Nervenelemente hinderlich ist, kommt es besonders im Medianusgebiet zu Ausfällen in den am meisten engagierten Muskeln. So entstehen die *Beschäftigungslähmungen*. Hierher gehören die Lähmungen einzelner oder sämtlicher Muskeln des Thenar bei Schlossern, Schneidern, Plätterinnen, Melkern, Lithographen, Friseuren, auch Zahnärzten u. dgl.

Isolierte *Lähmungen im Bereiche des Ulnaris* sind verhältnismäßig selten. Meist wird er zusammen mit dem Medianus geschädigt, namentlich durch Traumen im Bereiche des Oberarms. Isolierte Erkrankung des Ulnaris offenbart sich neben Gefühlsstörungen im Ausbreitungsgebiet des Ulnaris (s. Syndrome der Sensibilitätsstörungen) hauptsächlich durch atrophische Lähmungen der kleinen Handmuskeln, und zwar der Interossei, der Lumbricales, die zu den 4. und 5. Fingern ziehen, der Muskulatur des Hypothenar und namentlich des Adductor pollicis brevis. Von Muskeln des Vorderarms werden betroffen der Flexor carpi ulnaris und der Flexor digitorum communis profundus, der zu den Endphalangen zieht. Bei totaler Lähmung des Ulnaris kommt es daher zur Einschränkung bzw. völliger Unmöglichkeit der Beugung der Grund- und Streckung der Mittel- und Endphalangen, des Spreizens und Adduzierens der Finger, der Adduction des Daumens und ferner des Beugens der Endphalangen, namentlich des 4. und 5. Fingers, da die Endphalangen der anderen Finger in großem Maße vom Medianus versorgt werden. Weniger leidet die Flexion der Hand, da der Medianus an dieser Funktion einen größeren Anteil nimmt.

Sehr typisch für eine Ulnarislähmung sind die Atrophien der Interossei und besonders des ersten, infolgedessen die stark ausgeprägten Knochenzwischenräume am Rücken der Hand. Auch der Kleinfingerballen ist merklich atrophisch. Dank Lähmung der Interossei und Lumbricales entsteht die Pose der Krallenhand, die dadurch hervorgerufen wird, daß die antagonistisch wirkenden Muskeln die Oberhand erhalten. Sie besteht in Streckung der Grund- (Radialis-) und Beugung der Mittelphalangen (Medianus). Auch die Abductionsstellung des kleinen Fingers ist sehr charakteristisch (Abb. 34, 35, 36, 37).

Von Ulnaristests seien angeführt:

1. Der Test von Froment, der dem Medianustest von Descoust ähnelt. Ein Stück festen Papiers soll fest mit Daumen und Zeigefinger gehalten werden. An Stelle der Adduction kommt es dabei zur Flexion

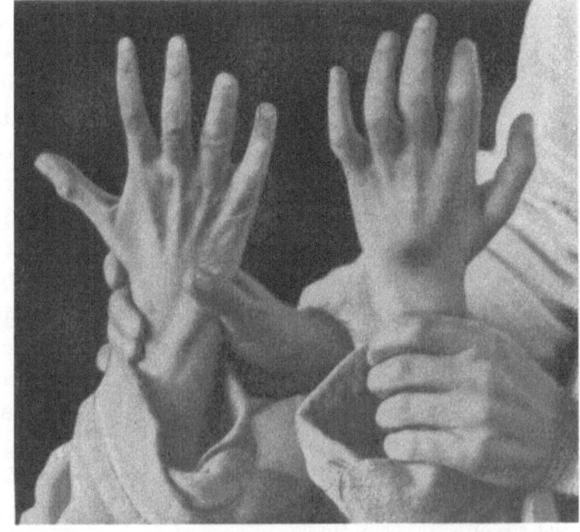

Abb. 34. Doppelseitige Ulnarislähmung. Atrophie der Interossei. Krallenhand. Abductionsstellung des kleinen Fingers links. Universitätsnervenklinik Minsk.

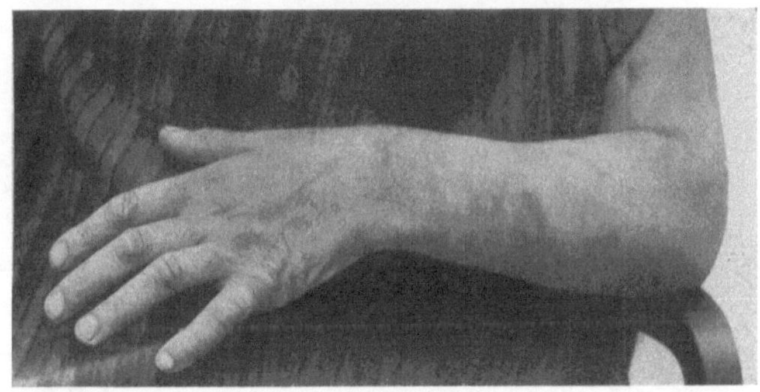

Abb. 35. Ulnarislähmung. Krallenstellung des 5., 4. und teils des 3. Fingers. Abduction des kleinen Fingers. Universitätsnervenklinik Minsk.

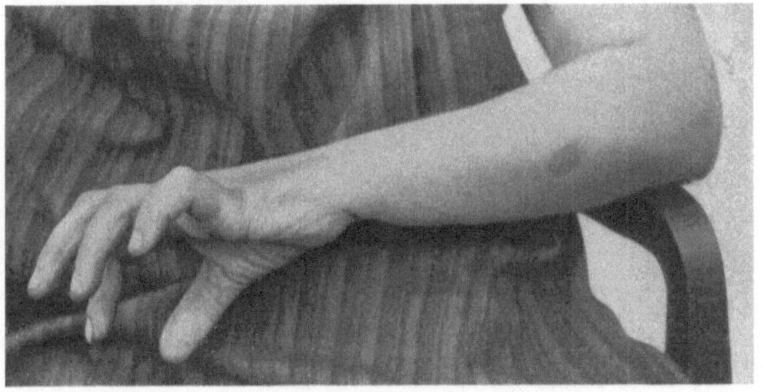

Abb. 36. Ulnarislähmung. Krallenstellung. Atrophie d. Hypothenarmuskulatur. Universitätsnervenklinik Minsk.

der Endphalange des Daumens (Abb. 38). Es springt also der Flexor pollicis longus (Medianus) vikariierend ein. Da jedoch der letztere Muskel für feine

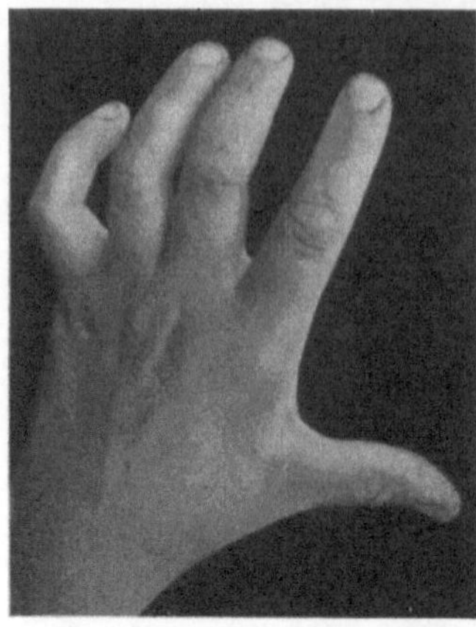

Abb. 37. Ulnarislähmung. Krallenstellung des 5. und 4. Fingers. Atrophie
des ersten Interossealraumes.
Universitätsnervenklinik Minsk.

Arbeit bestimmt ist und dem Adductor in Kraft bedeutend nachsteht, kommt es bei diesem Test schließlich zum Herüberziehen des Papiers durch die gesunde Hand.

2. Der Perkussionshammertest (Lévy-Va-lensi). Wird der Perkussionshammer lose mit den Enden des gestreckten Daumens und des etwas in der Mittelphalange gebeugten Zeigefingers gehalten (Abb. 39), dann fällt er bei Schwäche des Ulnaris vertikal herab. Es offenbart sich dabei die Schwäche des Adductor pollicis und des ersten Interosseus. Wird der Hammer derart gehalten, daß die Endphalangen des Daumens und des Zeigefingers gebeugt, die beiden ersten Phalangen des Zeigefingers jedoch weniger gebeugt sind als im ersten Fall (Abb. 40), dann

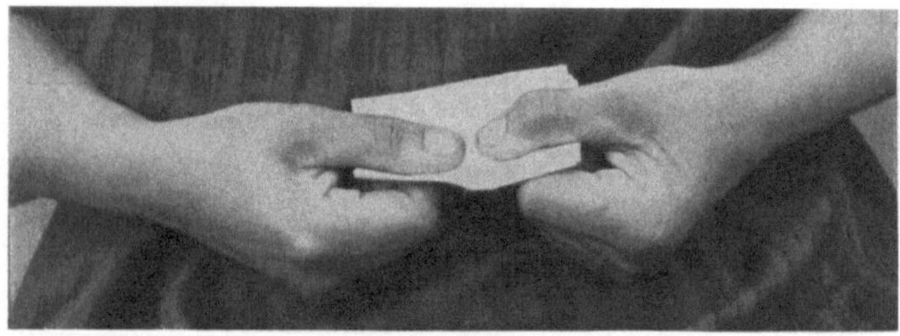

Abb. 38. Ulnarislähmung links. Test von Froment. Atrophie der Muskulatur des ersten Knochenzwischenraumes.
Universitätsnervenklinik Minks.

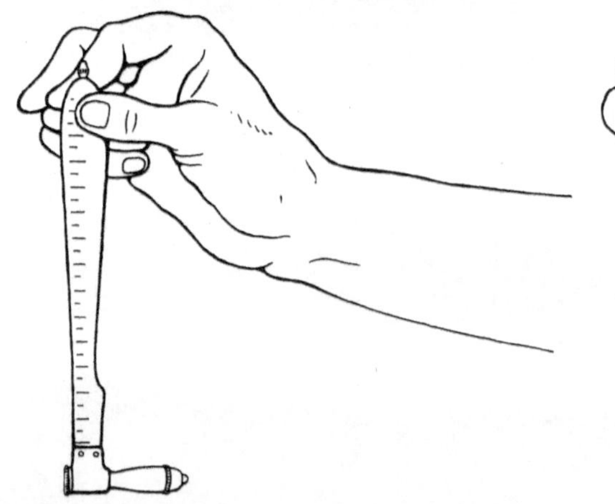

Abb. 39. Perkussionshammertest (Lévy-Valensi) bei Ulnarislähmung. Schwäche des Adductor pollicis und des
ersten Interosseus. S. Abb. 40 und 41.

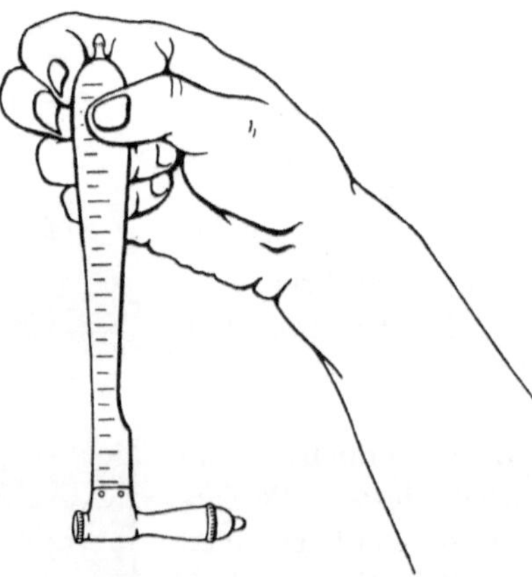

Abb. 40. Perkussionshammertest. S. Abb. 39
und 41. Gleichzeitige Medianusschwäche.

gelingt es ebenfalls nicht, den Hammer horizontal zu halten, besonders wenn außer dem Ulnaris auch der Medianus geschwächt ist. Dann kann der fehlende Adductor pollicis longus nicht durch den Flexor pollicis longus oder

Flexor digitorum communis profundus, der zum Zeigefinger zieht, ersetzt werden. Es ist dann nur möglich den Hammer horizontal zu halten bei „medioradialer Stellung" der Hand: Extension der Hand und Opposition des Daumens nicht dem Fingerballen, sondern der seitlichen Partie des immobilisierten Zeigefingers gegenüber (Abb. 41).

3. Es ist dem Kranken schwer, eine größere Last zu heben, ein schweres Buch mit der Hand zu ergreifen und festzuhalten. Dies hängt von der Schwäche der Flexoren ab, unter anderem des vom Ulnaris innervierten Flexor digitorum communis profundus. Hierher gehört auch die Schwierigkeit solcher Akte, wie Brotschneiden u. dgl., wo das Messer mit einem gewissen Aufwand von Kraft gehalten werden muß.

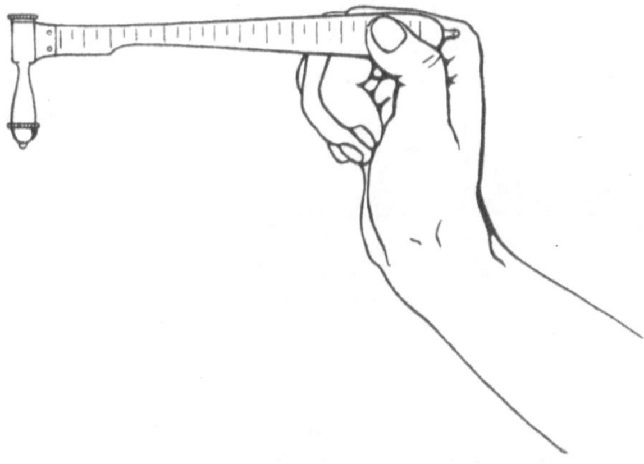

Abb. 41. Perkussionshammertest. S. Abb. 39 und 41. Näheres im Text.

4. Auch feinere Akte, wie Auflesen von Brotkrümchen, von Stecknadeln, kleinen Münzen, werden erschwert, obwohl dabei scheinbar nur die Flexion der Endphalangen von Daumen und Zeigefinger notwendig ist, mit anderen Worten, nur der Medianus in Anspruch genommen wird. Es will wohl scheinen, daß bei diesen delikaten Akten ein Mitspiel, eine Synergie der Interossei, vielleicht auch der Hypothenarmuskulatur von Bedeutung ist.

5. Soll der Patient in völliger Analogie mit dem entsprechenden Medianustest (s. dort unter 6.) mit seinem stark adduzierten Daumen die Verbindungslinie zwischen den Grund- und Mittelphalangen abtasten, dann gelingt es ihm bei Ulnarisschwäche nicht den Daumen exakt bis zum 3. Finger zu bringen, jedoch weiter, wo der Medianus in seine Rechte tritt, geht es gut. Mit anderen Worten, es besteht ein Ver-

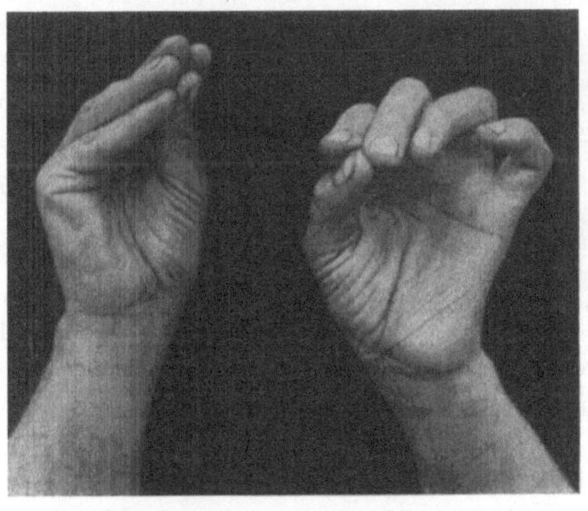

Abb. 42. Ulnarislähmung links. S. Text. Man beachte die Atrophie der Hypothenarmuskulatur, die Abduktionsstellung des kleinen Fingers. Universitätsnervenklinik Minsk.

hältnis, welches demjenigen bei einer Medianusläsion entgegengesetzt ist. Die Analyse dieser fehlerhaften Bewegung zeigt, daß der erste Moment schlecht gelingt infolge Schwäche des Adductor pollicis und des tiefen Kopfes des Flexor pollicis brevis.

6. Es gelingt nicht, die Finger mit dem opponierten Daumen zu einem Bündel, nach Art der Geburtshelferhand, zusammenzulegen (Abb. 42). Auch feinere Manipulationen, bei denen diese Endstellung nicht erreicht zu werden

braucht, wo jedoch die Finger in demselben Sinne bewegt werden müssen, gelingen nicht korrekt, so z. B. das Auffangen eines Balles, das Schälen eines Apfels, das Geldzählen u. dgl. m. Die zahlreichen Defekte bei feineren Handarbeiten, unter anderem auch beim Schreiben, gehören ebenfalls hierher.

7. Wird die Handfläche auf den Tisch gelegt, dann gelingt es in Fällen von Ulnarislähmung nicht, den 4. und 5. Finger dem Mittelfinger zu nähern, der Zeigefinger ist mehr oder weniger beweglich, da die Funktion der gelähmten Interossei durch den Extensor digitorum communis für die Abduction und den Extensor indicis proprius für die Adduction ersetzt wird. Auch die Abductionsstellung des 4. und 5. Fingers erklärt sich durch das Überwiegen des Extensor digitorum communis bzw. des Extensor digiti minimi. Der Mittelfinger ist dabei unbeweglich, da bei der Funktion der Strecker, wie auch der Beuger, der Mittelfinger nicht seitwärts weicht, sondern in der Mittellinie bleibt (*Test von* PITRES).

8. *Test von* BABINSKI *und* FROMENT. Der Daumen bildet gewöhnlich einen Winkel mit dem Metakarpalknochen, da der Adductor pollicis neben der Adduction auch die Grundphalange etwas beugt. In Fällen von Ulnarislähmung fällt die Funktion des Adductor pollicis aus. Infolgedessen fehlt der typische Winkel zwischen Grundphalange und Metakarpalknochen. Dagegen ist die Endphalange gebeugt infolge Übergewichts des Medianus.

9. Am Faustschluß nehmen die 4. und 5. Finger fast keinen Anteil.

10. Der Kranke kann mit dem kleinen Fingernagel nicht kratzen.

11. Bei wie zum Gebet gefalteten Händen gelingt es nicht ganz die Finger zu strecken.

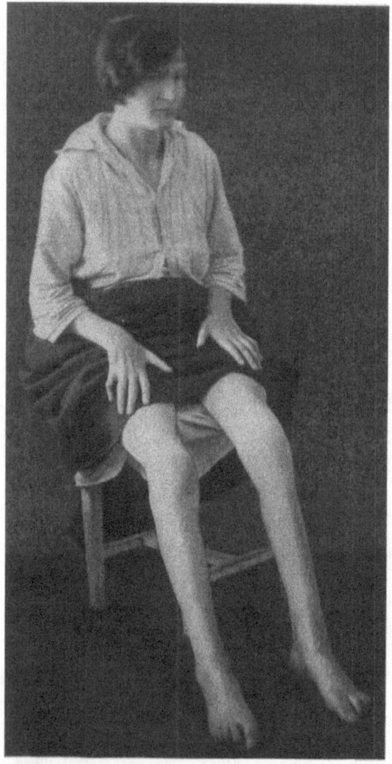

Abb. 43. Polyneuritis nach Typhus. Atrophie der Ulnarismuskulatur. Leichte Krallenstellung links. Atrophie der Ober- und Unterschenkelmuskeln. Lähmung der Zehen. Beugungsstellung der großen Zehe rechts. Universitätsnervenklinik Minsk.

12. Das Verabreichen eines Nasenstübers gelingt nicht korrekt.

Über den Wert der Tests gilt dasselbe, was in bezug auf die Medianustests gesagt wurde. Wie überall spielt auch bei Ulnarislähmung die vikariierende Funktion, hier des Medianus, eine große Rolle. O. FOERSTER erklärt dadurch manche Fälle von plötzlicher Wiederherstellung der Funktion unmittelbar nach Neurolyse des durchtrennten Nerven oder nach Naht derselben. Dadurch fallen Hemmungen auf das spinale Zentrum weg.

Als Faktoren sind vor allen Dingen Traumen, akute Verletzungen, hauptsächlich Infektionen und Intoxikationen zu nennen. Allerdings werden dann neben dem Ulnaris auch andere Nerven der oberen und auch unteren Extremitäten befallen (Abb. 43 und 44). Besonders nach Typhus, Influenza und bei Lepra wird von Nerven besonders häufig der Ulnaris befallen. Von Beschäftigungsneuritis des Ulnaris seien genannt Erkrankungen des Nerven bei Tischlern, Schustern, Färbern, Setzern. Auch hier spielt die Faktorenkoppelung eine große Rolle. Neben Überanstrengung hat hier oft Bedeutung Intoxikation mit gewerblichen Giften oder Alkohol. In einer Reihe von Gewerben wird der Ulnaris traumatisiert durch Aufstützen des Ellbogens oder der ulnaren Seite des Vorderarms: Diamantenschleifer, Glasbläser, Uhrmacher, Telephonistinnen. Auch Halsrippe führt zur Schädigung des Ulnaris.

Bewegungsstörungen vom peripheren Typus, d. h. mit Atrophien und EaR., im Bereiche der *Muskulatur des Rumpfes* (Bauch- und Rückenmuskeln, Inter-

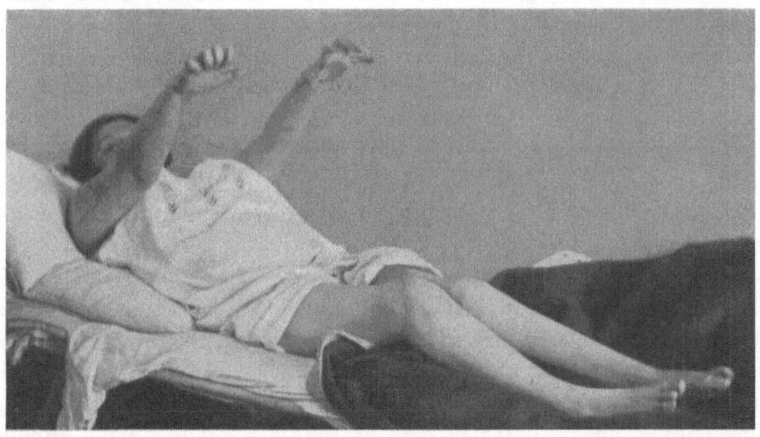

Abb. 44. Polyneuritis nach Arsenvergiftung (Suicidversuch). Die distalen Teile sind in Kontraktionsstellung infolge Übergewichts der weniger affizierten Nerven. Ausgesprochene Krallenhand (main en griffe) links. Auch passiv sind die Gelenke nicht mehr streckbar. In den Kniegelenken ebenfalls Beugekontraktur. Nach dreimonatiger Behandlung. Bei der Aufnahme waren alle Gelenke in spitzwinkeliger Beugestellung fixiert, aus welcher sie auch passiv nicht zu bewegen waren.
Universitätsnervenklinik Minsk.

costalmuskeln) sind zum allergrößten Teil Folge einer Poliomyelitis oder progressiven Muskelatrophie. Doch kommt es in seltenen Fällen auch zu isolierten Lähmungen, z. B. einzelner Bauchmuskeln, infolge Erkrankung der sie versorgenden peripheren Nerven. Es besteht dann Schlaffheit der entsprechenden Partie der Bauchmuskulatur. Diese offenbart sich durch Vorwölbung beim Pressen, Husten und namentlich beim Aufrichten aus der Liegelage. Besonders typisch ist in solchen Fällen das Verzogensein des Nabels nach der gesunden Seite, was schon in Ruhelage des Patienten festgestellt werden kann.

Was die Ätiologie anbetrifft, so handelt es sich meist um Traumen, doch kann auch eine Neuritis die Bauchmuskelnerven befallen.

Im Bereiche der unteren Extremitäten findet man periphere Bewegungsstörungen hauptsächlich bei Erkrankungen der *Nervi femoralis und ischiadicus*.

Affektionen des Femoralis äußern sich in Ausfällen der Funktion hauptsächlich des *Ileopsoas* und des *Quadriceps femoris* oder beider Muskeln. Da die Hüftbeugung auch mit Hilfe des Pectineus (N. obturatorius) vollführt wird, gelingt sie auch trotz Lähmung des Ileopsoas, wenn auch mit merklicher Schwäche. Der Ausfall des Quadriceps cruris äußert sich in Erschwerung bzw. Unmöglichkeit des Streckens im Kniegelenk. Das Gehen auf ebener Erde gelingt mehr oder weniger. Der Kranke bedient sich dabei eines „*Pseudostepper-gangs*" (Toby-Cohn). Das Bein wird vorgeschleudert, im Knie übermäßig gebeugt infolge Ausfall des antagonistischen Streckers, der Fuß klatschend aufgesetzt, doch nicht mit der Fußspitze, wie bei der Peroneuslähmung, wo es ebenfalls beim Gehen zur übermäßigen Beugung im Kniegelenk kommt, sondern mit dem gesamten Fußballen. Dagegen ist das Treppensteigen, das Laufen und Springen entweder unmöglich oder sehr erschwert.

Von Tests für eine Cruralislähmung seien hier folgende angeführt: 1. Steht der Patient auf seinem kranken Bein und läßt das gesunde schwingen, dann flottiert in Fällen von Cruralislähmung die Patella frei und läßt sich passiv nach rechts und links verschieben (Froment und Gardére); 2. das Laufen und Springen ist unmöglich; 3. das Treppensteigen ist sehr behindert, wie auch das Abwärtsgehen; 4. bei der Kniebeuge ist der Körper des Kranken zur gesunden Seite herübergeneigt.

Wichtig ist es, die Stelle zu bestimmen, an welcher der Nerv geschädigt ist. Ist der Ileopsoas mitbeteiligt, dann ist eine Schädigung im Bereiche des Beckens anzunehmen oberhalb der Stelle, wo von dem Stamme die Äste für den Ileopsoas abgehen. (S. Abb. 18.) Oft kommen auch Sensibilitätsstörungen vor, entweder Ausfälle oder Schmerzen.

Das *Cruralissyndrom* kommt vor, wenn wir von multipler Neuritis absehen, bei Verletzungen durch Schuß, Stich oder Schnitt, Luxationen oder Frakturen des Oberschenkels, wie auch des Beckens. Auch Geschwülste, Narbenstränge nach Operationen oder Entzündungen der weiblichen Genitalorgane, die sich im Becken entwickeln, können den Nerven schädigen. Auch Zerrungen bei gynäkologischen Operationen, wenn das Bein extrem gebeugt und nach außen rotiert gehalten wird, besonders unter Narkose können zu Schädigungen des Cruralis führen. Ich sah 2 Fälle von Cruralisverletzung infolge von Sturz auf das hyperflektierte Knie. Auch wurde Verletzung des Cruralis nach Entbindungen bei Erstgebärenden beobachtet.

Bewegungsstörungen bei Verletzungen des *N. obturatorius*, der zusammen mit dem Cruralis aus dem Lumbalplexus entspringt, offenbaren sich durch Lähmung bzw. Schwäche der Adductoren. Auch bei völligem Ausfall des Nerven, z. B. nach operativer Durchschneidung (Stoffel) desselben zur Behebung der schweren Rigidität der Adductoren bei spastischen Lähmungen der unteren Extremitäten ist die Adduction des Oberschenkels noch möglich, da der Adductor magnus noch vom Ischiadicus, der Pectineus vom Cruralis versorgt wird. Der Ausfall des M. obturator externus, der ebenfalls vom N. obturatorius versorgt wird, macht sich wenig geltend, da seine Funktion — Außenrotation des Oberschenkels — durch andere Muskeln ersetzt wird.

Die Schädigung des Obturatorius kommt äußerst selten vor. Ätiologisch kommen fast dieselben Momente, wie beim Cruralis, in Betracht.

Erkrankungen des N. ischiadicus haben zur Folge Lähmung bzw. Schwäche der Außenwender des Oberschenkels und der Unterschenkelbeuger, wenn die Läsion hoch, z. B. im Becken sitzt, ferner sind beeinträchtigt die Bewegungen des Fußes und der Zehen. Handelt es sich um isolierte Erkrankung des einen Endastes des Ischiadicus, des N. peroneus, dann sind unmöglich oder abgeschwächt die Dorsalbewegungen des Fußes und der Zehen. Ist der andere Endast — der N. tibialis — ergriffen, dann gelingt es nicht, den Fuß und die Zehen plantarwärts zu beugen. Die Endäste des N. tibialis, der Plantaris internus, der Homolog des Medianus und der Plantaris externus, der Homolog des Ulnaris, innervieren ganz analog den entsprechenden Nerven der oberen Extremitäten die Lumbricales, Interossei und die kleinen Muskeln der großen bzw. der 5. Zehe. Bei Ausfall der Innervation dieser kleinen Muskeln sind die Bewegungsstörungen nicht sehr demonstrativ, da die Zehen auch in gesundem Zustand nicht allzu beweglich sind. Doch erinnert in solchen Fällen der Fuß die Krallenhand, besonders wenn der Plantaris externus, der sämtliche Interossei innerviert, betroffen ist. Die Dorsalflexion des Fußes geschieht durch den Tibialis anticus und die Extensoren der Zehen und der großen Zehe. Der Peroneus hebt den lateralen Rand des Fußes. Bei isolierter Läsion der einzelnen Zweige des Ischiadicus kann auf diese Weise die Funktion der einzelnen Muskeln verloren gehen.

Neben den typischen *Sensibilitätsstörungen,* die fast alle Läsionen des Ischiadicus begleiten, und deren Ausbreitung gemäß dem Versorgungsgebiet seiner einzelnen Zweige diagnostische Hinweise auf den Ort der Läsionen bietet, bestehen bei den meisten Erkrankungen des Ischiadicus auch mehr oder weniger ausgesprochene *trophische bzw. vasomotorische Störungen.* Häufig besteht Veränderung der Hauttemperatur, der Behaarung, der Nägel, Decubitus, Ödem. In den befallenen Muskeln entwickeln sich Atrophien und Veränderungen der elektrischen Erregbarkeit. Abkühlungen verstärken nicht selten die Lähmungserscheinungen bei Erkrankungen des Ischiadicus, wie auch bei Erkrankungen des Ulnaris. Sie können auch träge Zuckungen bei der elektrischen Reizung hervorrufen.

Folgende Tests sprechen für Erkrankung des Ischiadicus bzw. seiner Zweige:

1. Pes equinovarus mit stark ausgesprochener Hypotonie des Fußes spricht gewöhnlich für Beteiligung des N. peroneus. Auch wenn das Symptom isoliert auftritt, spricht es nicht absolut für isolierte Läsion des Peroneus nach Abgang von dem Ischiadicus. Auch hohe Läsionen des Ischiadicusstammes führen nicht selten zu besonders ausgesprochenen Lähmungen des Peroneus. Nach FOERSTER hängt das hauptsächlich damit zusammen, daß der Peroneusast die längste Strecke zurückzulegen hat, am weitesten von seinem trophischen Zentrum entfernt und deshalb am vulnerabelsten ist.

2. Steppergang oder Peroneusgang. Infolge Lähmung der vom Ischiadicus oder vom Peroneus innervierten Muskeln hängt der Fuß dank der Schwerkraft mit der Spitze nach unten (Pes varoequinus). Es muß deshalb beim Gehen das Bein im Hüft- und Kniegelenk übermäßig gebeugt werden, damit das ,,verlängerte" Bein kein Hindernis beim Gehen bietet.

3. Beim Normalen vollführen die Zehen bei jedem Schritt eine dorsale und dann eine plantare Beugung, da der Extensor digitorum communis zugleich als dorsaler *Fuß*beuger funktioniert. Beim Ischiadicussyndrom fehlt diese normale Bewegung.

4. Man läßt den sitzenden Patienten den kranken Fuß abwechselnd auf die Zehen und auf den Hacken stützen. Gelingt nur das erstere, dann handelt es sich um Lähmung des Tibialis. Gelingt dagegen das Aufstützen auf den Hacken, während das Aufstützen auf die Fußspitze mißlingt, dann ist der Peroneus gelähmt.

5. Beim Balancieren auf einem Fuße, bei freiem Schwingen des anderen Beins springen beim Normalen die Sehnen des Extensor digitorum communis sehr deutlich hervor. In Fällen von Ischiadicuslähmung oder Lähmung des Peroneus fehlt das typische Sehnenspiel (Abb. 45).

6. In derselben Pose ist an der Außenseite beim Normalen die hervorspringende Sehne des Peroneus longus zu sehen und zu palpieren. Bei Lähmung des Peroneus ist davon keine Spur.

7. Bei Läsion des N. tibialis fehlt bei Bauchlage des Patienten die typische Synergie der Plantarflexion des Fußes bei starker Kniebeuge.

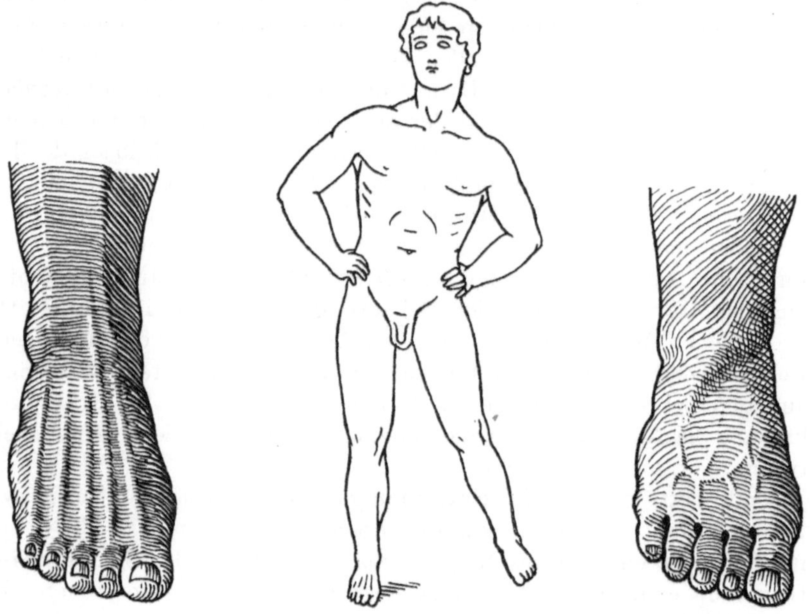

Abb. 45. Ischiadicustest. In der Norm sieht man links das Sehnenspiel des Extensor digitorum. Bei Lähmung des Ischiadicus bzw. Peroneus fehlt dasselbe wie links, wo nur die Blutgefäße durchschimmern.

8. Bei Lähmung des Tibialis ist in derselben Pose die Achillessehne nicht so stark gespannt wie beim Normalen.

Ich übergehe hier das Ischiassyndrom, worüber im Abschnitt Neuralgien nachzuschlagen ist.

Lähmungen des Ischiadicus treten wenn wir von multipler Neuritis nach Infektionen und akuten Intoxikationen absehen, mehr oder weniger isoliert bei chronischem Alkoholismus, bei Blei- und Arsenintoxikation auf. Bei letzterer nimmt die große Zehe eine pathognomonische Stellung ein: die erste Phalange ist gestreckt, die zweite flektiert, da das Gift scheinbar den Musculus extensor hallucis verschont. Auch endogene Intoxikationen, wie Diabetes, Pentosurie, Gicht führen nicht selten zu Erkrankungen des Ischiadicus. Chronische Infektionen, wie Syphilis und besonders Tuberkulose sind häufige ätiologische Faktoren einer Ischiadicuserkrankung. Doch meist kommt es dabei nur zu neuralgischen Formen der Ischias. Geschwülste, die sich im Becken oder längs dem Verlauf des Ischiadicus entwickeln, gehen nicht selten auch auf

den Ischiadicus über. Auch Schuß- und Stichwunden (Injektionen!) können
den Ischiadicus schädigen. Von Knochenbrüchen im Bereiche der unteren
Extremitäten führen besonders häufig Brüche der Fibula nahe ihrem Köpfchen
zu Verletzungen des benachbarten Peroneus. Auch Luxationen der Hüftgelenke
führen zu Lähmungen meist im Bereiche des Peroneus. Pathogenetisch kommt
dabei Überdehnung des Ischiadicus in Betracht. Zu berücksichtigen ist, daß
infolge derartiger Überdehnung es auch zu Traumatisierung der Cauda oder
des Konus kommen kann. In allen Fällen scheint der Peroneus am vulnerabelsten
zu sein. Dies bezieht sich auch auf Entbindungslähmungen. Nicht nur bei
Zangengeburt, sondern auch bei übermäßig großem Kopfe des Kindes im Vergleiche zu den Dimensionen des Beckens und besonders bei protrahierter Geburt
kommt es zu Drucklähmungen des Ischiadicus und besonders des Peroneus.

Auch hier spielen nicht selten, wie MARKOW und
KARAWAITSCHIK aus meiner Klinik beschrieben
haben, noch andere Faktoren mit, so eine vorher
überstandene Infektion, allgemeine Dyskrasie,
Narkose usw. Nicht selten bestehen schon während
der Wehen Schmerzen in dem Ausbreitungsgebiete
der Nerven. Professionelle Lähmungen im Bereiche des Ischiadicus sind beschrieben worden
bei Steinhauern und Pflasterarbeitern, bei Sattlern,
Feldarbeitern, die hockend oder kniend oder mit
gekreuzten Beinen arbeiten, bei Drechslern, die
tagtäglich auf einem Beine stehend, mit dem andern
eine Kurbel drehen, bei Stelzenläufern, bei Fuß-
ballspielern.

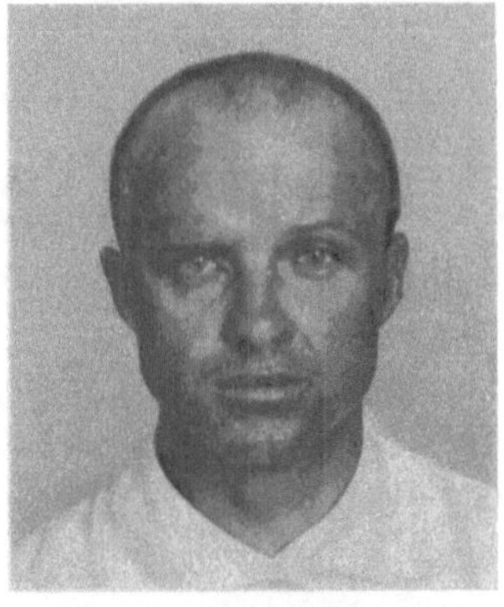

Abb. 46. Rechtsseitige Facialislähmung wenig ausgeprägt. Ruhelage.
Rechts fehlen die Stirnfalten, ist die
Augenspalte weiter, nasolabiale Falte
weniger tief, Backe etwas hypotonisch, Mundwinkel tiefer, Nasenloch kleiner.
Universitätsnervenklinik Minsk.

Von peripheren Bewegungsstörungen im Bereiche der *Hirnnerven* erwähne ich hier kurz nur
die Störungen von seiten der Gesichtsnerven und
des Hypoglossus.

Der *Nervus facialis*, dessen Kerne im Bereiche
der Brücke liegen, erscheint an der Hirnbasis in nächster Nachbarschaft des Hörnerven im Kleinhirnbrückenwinkel. Von hier aus tritt er durch den Meatus auditorius internus in den FALLOPIschen Kanal, in welchem er mit dem Ganglion
geniculi korrespondiert und welchen er durch das Foramen stylomastoideum verläßt. Er innerviert sämtliche Gesichtsmuskeln, und zwar die Stirnmuskeln, den
Orbicularis oculi, den Zygomaticus, den Buccinator, sämtliche Muskeln der Lippen,
der Nase und der Ohren. Durch Nervenäste, die in seinem Stamme verlaufen, hat
er Beziehungen zur Speichel-, Tränen-, teils zur Schweißsekretion, zu den Ge-
schmacksapparaten und dem für das Gehör wichtigen Musculus stapedius. Das
Facialissyndrom ist meist auf den ersten Blick zu diagnostizieren. Die Stirnrunzeln
der betreffenden Seite sind geglättet, die Augenbraue steht tiefer, die Augenspalte
ist weiter als auf der gesunden Seite. Die nasolabiale Falte ist weniger ausgeprägt.
Die Nasenspitze ist manchmal zur gesunden Seite gedreht, das Nasenloch auf der
kranken Seite kleiner. Die Wange scheint geschwollen infolge des Tonusverlustes,
sie hängt herab, der Mundwinkel steht tiefer als auf der gesunden Seite (Abb. 46).
Bei aktiven Bewegungen sind die Defekte noch deutlicher. Der Kranke kann

die Stirne nicht auf der kranken Seite runzeln. In Fällen, wo die Person es nicht versteht die Stirne zu runzeln, läßt man sie nach oben blicken, etwa dem sich nach oben bewegenden Finger folgen. Dann fällt auf der kranken Seite

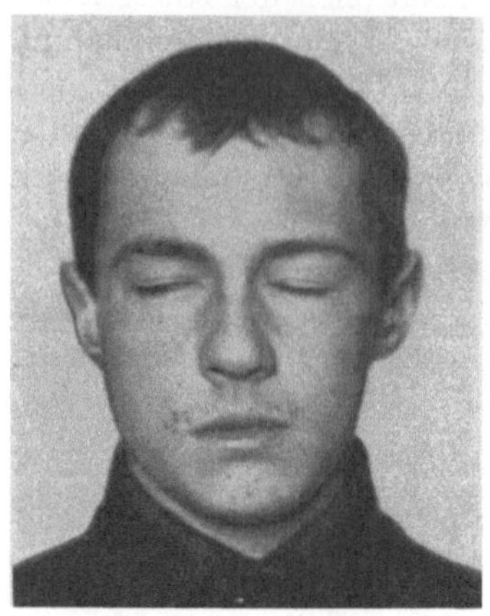

Abb. 47. Leichte Facialislähmung rechts. Universitätsnervenklinik Minsk.

die synergistische Kontraktion der Stirnmuskeln fort. Der gelähmte Orbicularis oculi kann das Auge nicht oder ungenügend schließen (*Lagophtalmus*) (Abb. 47). Infolgedessen wird die synergistische Bewegung des Augapfels nach oben und außen sichtbar (*Bellsches Symptom*) (Abb. 48). Manchmal geht das Auge noch stärker nach oben als auf der gesunden Seite (*Symptom von* Negro) infolge des stärkeren Innervationsimpulses. Das Blinzeln geschieht auf der gelähmten Seite mangelhaft. Der nasopalpebrale Reflex fehlt. Das Auge kann ohne das auf der gesunden Seite nicht geschlossen werden. Der Kranke kann nicht die Nase rümpfen. Beim Zähnezeigen, beim Sprechen wird der Mund nach der gesunden Seite gezogen, besonders beim Lächeln, auch beim Aufreißen des Mundes. Das Kauen ist erschwert, da die Speise zwischen Backe und Zahnreihe fällt. Manchmal fällt als erstes Symptom auf, daß der Kranke sich in die Unterlippe beißt. Das Platysma myoides ist gelähmt, was beim Öffnen des Mundes gegen Widerstand, der dem Unterkiefer

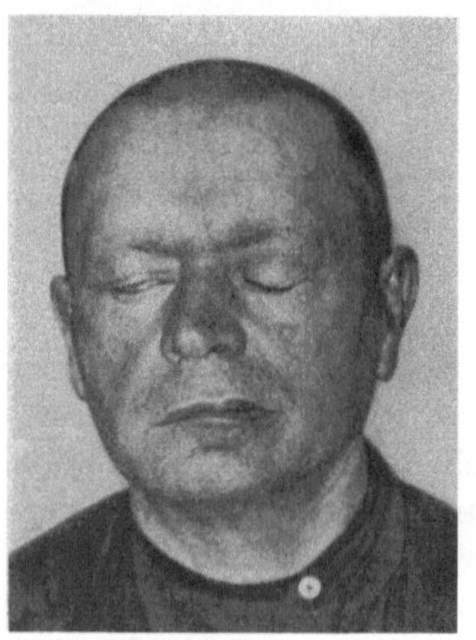

Abb. 84. Rechtsseitige Facialislähmung. Lagophtalmus. Bellsches Symptom. Augapfel flieht nach außen. Universitätsnervenklinik Minsk.

geleistet wird, besonders deutlich zu sehen ist. Auch über Störung des Speichelflusses, der Tränensekretion, des Geschmackes, wird geklagt. Über „*Krokodiltränen*" (Bogorad) siehe unter „vegetative Reflexe", über Schmerzen unter *Facialisneuralgie*. In seltenen Fällen tritt die Facialislähmung doppelseitig auf. In diesen Fällen ist nicht nur eine Hälfte des Gesichts maskenartig unbeweglich, und beim Lachen oder Weinen von ganz besonderer Kontrastwirkung gegenüber der gesunden Seite. Das gesamte Gesicht ist dann maskenförmig. Auf Abb. 49 und 50 Rekonvaleszenzstadium nach doppelseitiger Facialisparese.

Besteht die Facialisparese längere Zeit und es kommt nicht zur völligen Restitution, dann tritt manchmal eine Kontraktur der gesamten Gesichtsmuskular der gelähmten Seite auf. Meist kommt es nur zur Hypertonie einiger Muskelbündel. Wird das Auge geschlossen, dann verzieht sich in solchen Fällen der Mundwinkel nach oben. Werden die Zähne gefletscht, dann kommt es zur Verengerung der Lidspalte, anstatt des üblichen Lagophtalmus (Abb. 51). Bei Acusticustumoren, die sich in der hinteren Schädelgrube entwickeln und den Facialis in Mitleidenschaft ziehen, entstehen mitunter eigenartige Dissoziationen von Seiten der Gesichtsmuskulatur (Oppenheim, Lasarew). Die Facialisfasern werden teils gereizt, teils gelähmt. So hat LASAREW Hypofunktion des Frontalisastes bei Hypofunktion des Mundfacialis beobachtet. Manchmal genügt die Willkürinnervation

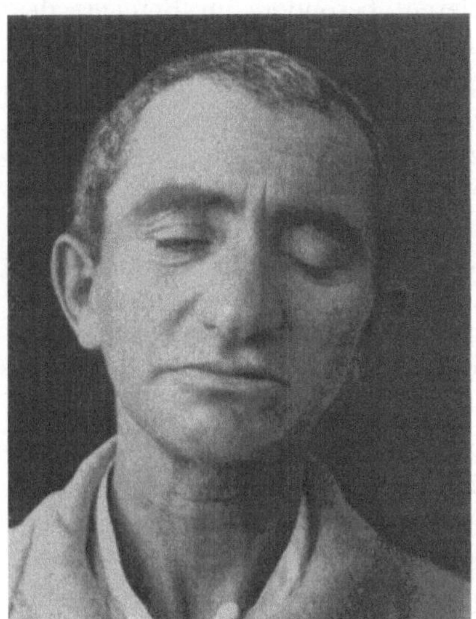
Abb. 49. Doppelseitige Facialisparese.
Universitätsnervenklinik Minsk.

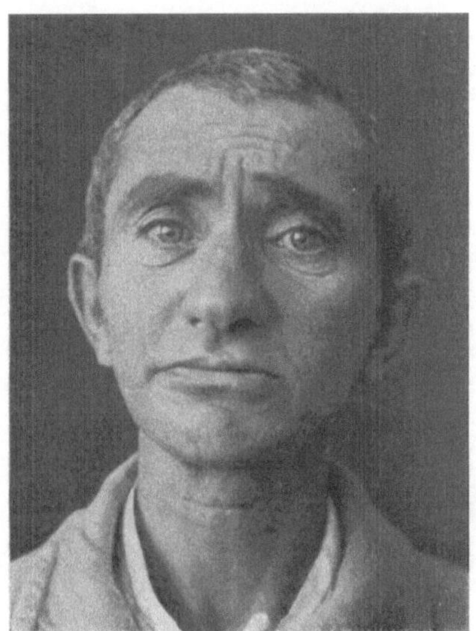
Abb. 50. Doppelseitige Facialisparese.
Universitätsnervenklinik Minsk.

nicht eine normale Bewegung hervorzurufen, wohl aber eine affektive, mimische, wie beim Lachen. Mitunter wird auch der kontralaterale Facialis durch Druck an den Knochen geschädigt oder aber er wird im Verlauf der Pyramidenbahn lädiert.

Dann entstehen Krankheitsbilder wie auf Abb. 52, 53 und 54 zu sehen. Beim Zähnezeigen ist die Unterlippe links — es handelte sich um einen Tumor in der hinteren Schädelgrube links — paretisch. Die Nasolabialfalte ist links dabei stärker ausgeprägt als rechts. Beim Lächeln (Abb. 53) gleicht sich die Asymmetrie etwas aus, um beim Lachen völlig zu verschwinden (Abb. 54).

Das periphere Facialissyndrom ist von dem zentralen dadurch zu unterscheiden, daß bei ihm sämtliche Gesichtsmuskeln lädiert werden, während bei Schädigungen der Fasern, die in den Pyramidenbahnen zum Facialiskern aus der vordern Zentralwindung ziehen, der obere Facialis, der die Stirnmuskeln innerviert, verschont bleibt. Der Facialiskern für den Frontalis wird von beiden Hemisphären aus innerviert.

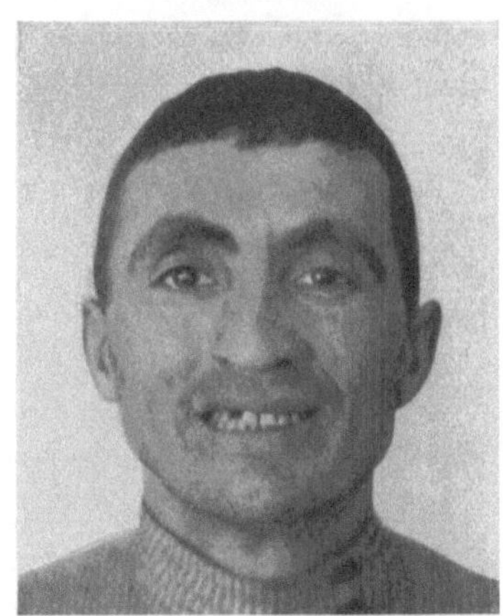
Abb. 51. Linksseitige Facialisparese.
Leichte Kontraktur.
Universitätsnervenklinik Minsk.

Was die ätiologischen Faktoren der Facialislähmung anbetrifft, so ist immer an Ohrenleiden zu denken. Auch Mittelohrkatarrh kann zur serösen Entzündung der Zellen des FALLOPIschen Kanals oder zu Lymphstauungen in den Facialis-

scheiden Anlaß geben. Oralsepsis, Nebenhöhlenentzündungen, Mandelerkran-·
kungen können sich durch die Lymphbahnen bis zu den Facialisscheiden verbreiten. Lymphdrüsenschwellungen sind in der Tat bei Facialislähmung häufig

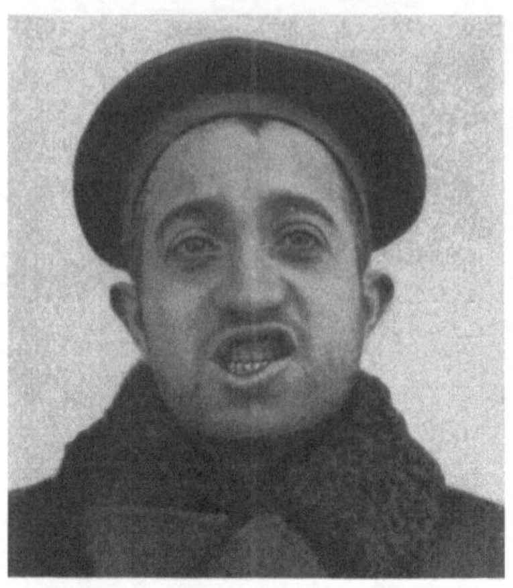

zu konstatieren, besonders im Bereiche des
Foramen stylomastoideum. Andere Infektionen, Tumoren des Unterkiefers, des Acusticus, Polyneuritis führen in manchen Fällen
ebenfalls zur Facialislähmung. „Rheumatische" Einflüsse spielen wohl meist nur die
Rolle eines konstellativen Faktors. Bei Erkrankungen des verlängerten Marks, Lues,
Encephalitis, Bulbärparalyse u. dgl. kann
der Facialiskern auch mitergriffen werden.

Das *Hypoglossussyndrom* besteht in einseitiger Atrophie der Zunge, die beim Herausstrecken zur kranken Seite abweicht. Im
Munde weicht sie oft zur gesunden Seite ab.
Bei Läsion der Pyramidenfasern, die zum Hy-
poglossuskern in der Oblongata ziehen, fehlt
die Atrophie. Die Zunge weicht jedoch beim

Abb. 52. Tumor der hinteren Schädelgrube
links. S. Abb. 53 u. 54

Ausstrecken nach der kranken Seite ab. Die Funktionsstörungen treten nur bei
doppelseitiger Hypoglossuslähmung auf. Am häufigsten handelt es sich um
Prozesse im verlängerten Mark, wie Bulbärparalyse, luetische, encephalitische
Erkrankungen u. dgl.

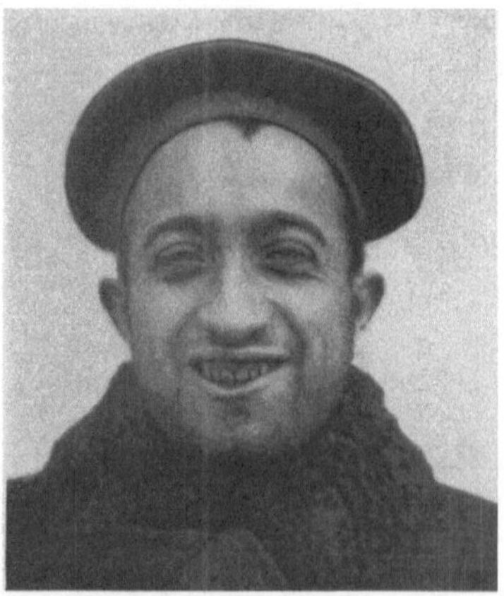

Abb. 53. Tumor der hinteren Schädelgrube
links. Lächeln. S. Abb. 52 u. 54.

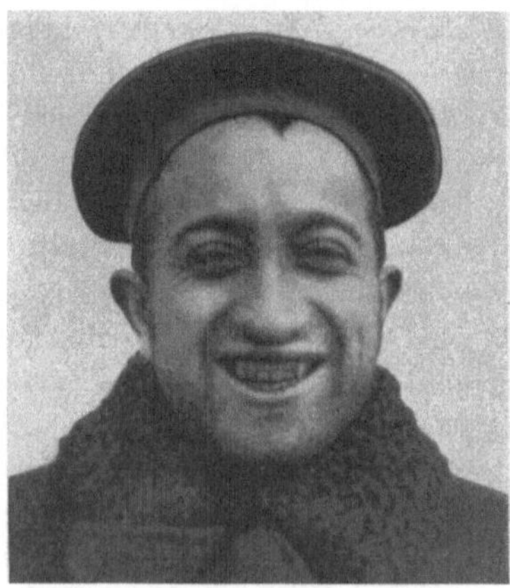

Abb. 54. Tumor der hinteren Schädelgrube
links. Lachen. S. Abb. 52 u. 53.

Es sei hier nur noch in aller Kürze erwähnt, daß von motorischen Störungen
peripherer Hirnnerven beim *Trigeminussyndrom* es zur Lähmung der Kaumusku-
latur kommt, beim *Glossopharyngeussyndrom* zu Schluckstörungen, beim *Vagus-
syndrom* zu Bewegungsstörungen des weichen Gaumens, der Pharynx- und Kehlkopfmuskulatur. Funktionell drückt sich dies in Störungen des Schluckens und
der Phonation aus. Beim *Accessoriussyndrom* sind die Kopf- und Schulter-

bewegungen beeinträchtigt infolge Lähmung der Sternocleidomastoidei und
Trapezius. Da jedoch die oberen Halswurzeln in großem Maße vikariierend eingreifen, so manifestiert sich der Ausfall des Accessorius nur bei Lähmung sämtlicher motorischen Apparate im Cervicalmark und im verlängerten Mark, wie
bei der Bulbärparalyse und der amyotrophischen Lateralsklerose, bei Tumoren
oder Gliose, die sich mit Syringobulbie kombiniert. Der *Torticollis*, Schiefhals,
der meist eine zentrale — extrapyramidale — Genese hat, kann auch bei Reizzuständen im peripheren Ausbreitungsgebiet des Accessorius vorkommen, bei
neuritischen resp. myositischen Prozessen.
Der angeborene Schiefhals kann, wenn
wir von KLIPPEL-FEILscher Krankheit
und ähnlichen Prozessen absehen, auf
Entwicklungsstörungen beruhen (Abb. 55).

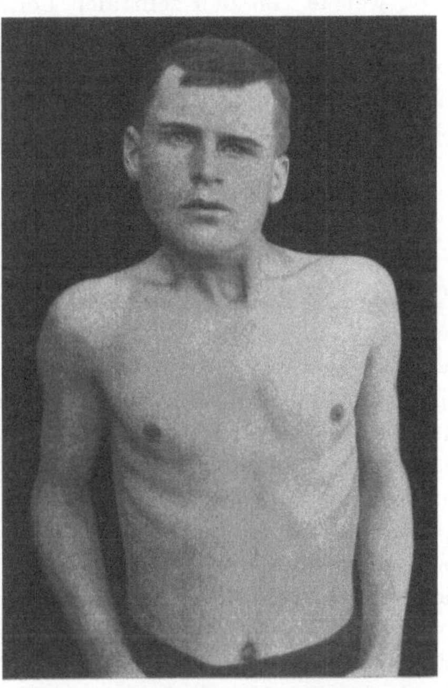

Abb. 55. Angeborener Schiefhals. Hochstand der
linken Schulter, das Kinn nach rechts gewendet.
Der linke Sterno-cleidomastoideus verkürzt.
Universitätsnervenklinik Minsk.

3. Syndrome
der zentralen Bewegungsstörungen.

Für die Syndrome der „gemeinsamen
Endstrecke" ist charakteristisch, daß ein
Bewegungsausfall vorliegt, der, wenn in
verschiedenen Fällen auch von verschiedener Intensität, so doch für jeden Einzelfall unter allen Bedingungen gleich ist.
Die Bewegung fällt aus oder sie ist beschränkt sowohl bei willkürlicher, als
auch reflektorischer Innervation. Von
Mitbewegungen kann dabei keine Rede
sein. Bei den zentralen Bewegungsstörungen ist die gemeinsame Endstrecke erhalten. Bewegungen sind deshalb meist möglich, doch nur unter bestimmten Bedingungen, wenn sie auf eine Weise hervorgerufen werden, daß der Impuls nicht
durch die *geschädigten* zentralen Bahnen
geleitet wird. Oft betrifft die Störung nur eine oder einige der zentralen Bahnen,
welche die Vorderhornzelle kontrollieren. Die Syndrome, welche infolgedessen
auftreten, sind Äußerungen der Funktion der übriggebliebenen Systeme, durch
welche zu den Vorderhornzellen noch Impulse gesandt werden. In der Tat finden
wir in einem Teile dieser Syndrome nicht Bewegungsmangel, sondern Hyperkinesen.

a) Allgemeines.

Allen zentralen Bewegungsstörungen ist zunächst gemeinsam ein negatives
Merkzeichen, wodurch sie sich von der peripheren Bewegungsstörung unterscheiden, d. i. das Fehlen von ausgesprochenen Atrophien, namentlich von
solchen, wo in den atrophischen Muskeln fibrilläre Zuckungen oder elektrische
Entartungserscheinungen bestehen.

Ferner entspricht die Verteilung der Ausfallserscheinungen in der weitaus größten Mehrzahl der Fälle nicht dem Typus eines peripheren Nerven, oder

der segmentären Anordnung, wie sie für Wurzel- oder Vorderhornerkrankung charakteristisch ist. Meist sind ganze Glieder betroffen, wenn auch nicht gleichmäßig. Meist ist die Bewegungsstörung stärker am distalen Ende der Glieder ausgeprägt, doch nicht selten auch umgekehrt. Oft ist eine ganze Körperhälfte beteiligt, dann spricht man von einem *Hemisyndrom*. Affektion beider unteren oder beider oberen Extremitäten nennt man *Parasyndrom*. Ist schließlich nur eine Extremität befallen, dann liegt ein *Monosyndrom* vor.

Die Bewegungssyndrome unterscheiden sich voneinander prinzipiell je nachdem, welche von den zentralen Leitungsbahnen betroffen sind und demgemäß, welche erhalten bleiben und durch ihre Funktion das klinische Bild bestimmen. Die praktisch allerbeste ist die Klassifikation in pyramidale und extrapyramidale Bewegungsstörungen. Sie entspricht sowohl den klinischen Prinzipien, wie auch phylo- und ontogenetischen Gesichtspunkten.

b) Syndrome der pyramidalen Bewegungsstörung.

Die *Pyramidenbahn* nimmt ihren Anfang in den *Betzschen Zellen der 5. Schicht der vorderen Zentralwindung*. Und zwar sind die Zellen so gelagert, daß diejenigen, aus welchen die Fasern für die untere Extremität entspringen, am nächsten der sagittalen Hirnspalte, der Fissura pallii, gelegen sind. Hier wiederum sind es die Zellen für die Zehen, welche der Mittellinie am nächsten liegen. Neben den Zentren für die untere Extremität liegen die Zellen für die Rumpfmuskulatur, dann für die obere Extremität, den Facialis, Hypoglossus, die Muskulatur des Schluckens, Kauens usw. (Abb. 56). Die Fasern, die aus diesen Zellen kommen, konvergieren fächerartig, durchziehen das *Centrum semiovale*, die *Corona radiata* und setzen ihre weitere Bahn durch das vordere Drittel des hinteren Schenkels der *inneren Kapsel* zu dem Hirnstamme und bis zum Rückenmark fort. Aus der vorderen Kapsel treten sie in den *Hirnschenkel*, wo sie die Basis, und zwar den mittleren Teil derselben einnehmen. Dann ziehen sie als massive Faserbündel durch die *Brücke* und *Oblongata*. Hier verlassen die Pyramidenbahn diejenigen Fasern, welche an der Mittellinie kreuzen und zu den *Kernen des Facialis, Trigeminus, Vagus und Hypoglossus* im Hirnstamm ziehen. Im distalsten Teil der Oblongata treten sie zum größten Teil auf die andere Seite (*Pyramidenkreuzung*) und bilden die *Pyramiden* an der Basis der Oblongata. Von hier aus treten die gekreuzten Fasern in das hintere Seitenbündel, den *Hinterseitenstrang*, die ungekreuzten Fasern in das Vorderbündel, den „*Vorderstrang des Rückenmarks*". Die Fasern aus dem Seitenbündel, der *Pyramidenseitenbahn*, ziehen zu den motorischen Vorderhornzellen derselben Seite. Die Verbindung mit diesen geschieht wahrscheinlich mit Hilfe von Schaltzellen. Die cortico-muskulären Fasern aus dem Vorderstrang, der Pyramidenvorderbahn, finden ihr Ende im unteren Brustmark. Ob sie zu den Vorderhornzellen derselben Seite, also den dem corticalen Ursprung *homolateralen* Zellen ziehen oder schließlich doch im Rückenmark kreuzen, ist nicht sichergestellt und vielleicht individuellen Schwankungen unterworfen. Jedenfalls sprechen klinische Tatsachen dafür, daß eine jede Hirnhemisphäre nicht nur mit den kontralateralen peripheren motorischen Apparaten korrespondiert, sondern teilweise auch mit denjenigen der gleichen Seite in Verbindung steht.

Die Funktion der Pyramidenbahn besteht, wie aus Experimenten mit elektrischer Reizung der Hirnrinde und noch mehr aus klinischen Tatsachen hervorgeht, in Leitung der *willkürlichen Bewegungsimpulse.* Die Betzschen Zellen in der 5. Hirnschicht stehen in Zusammenhang mit den oberen Schichten der vorderen Zentralwindung. Diese, und zwar die 3. Schicht, nehmen eine Unmenge von Reizen von den verschiedensten Hirnabschnitten auf und leiten dieselben dann durch Schaltungen, denen wahrscheinlich die Körnerzellen der 4., vielleicht auch der 2. Schicht dienen, weiter zu den Betzschen Zellen. Das hervorragendste

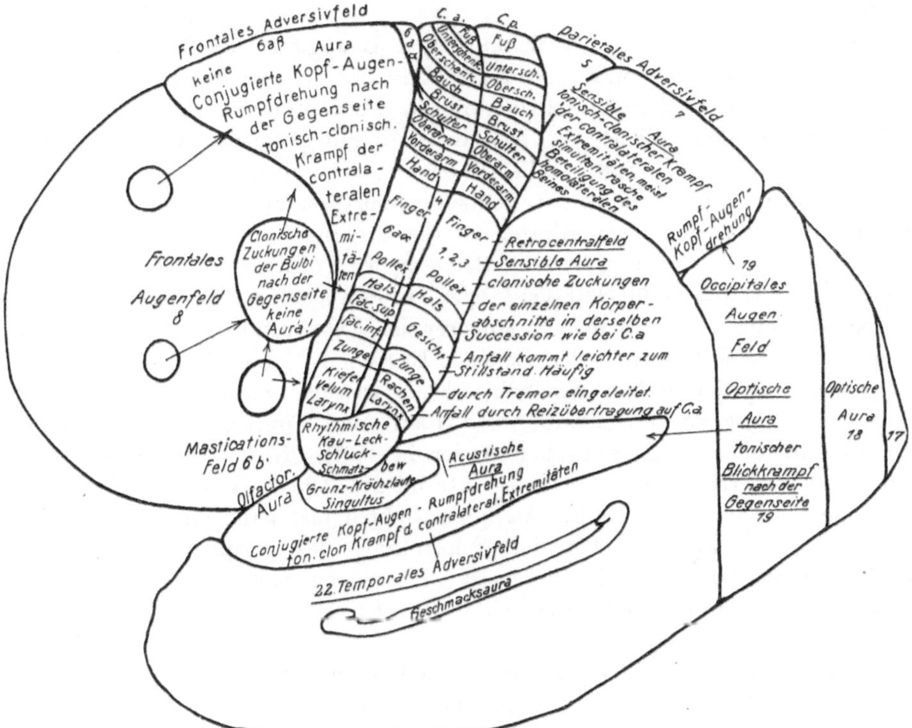

Abb. 56. Reizstellen an der Großhirnrinde des Menschen. Nach O. FOERSTER.

Symptom bei Ausfall der Pyramidenbahn ist folglich die Unmöglichkeit „willkürlicher" Bewegungen, d. h. solcher Bewegungen, die unmittelbar corticalen Reizen entspringen.

Die *Willkürbewegungen* corticalen Ursprungs dienen hauptsächlich feineren Bewegungen, die zum Benutzen von Instrumenten oder anderem Gerät, überhaupt zur Arbeit nötig sind. Es haben sich im Laufe der Entwicklungsgeschichte mehr oder minder zusammengesetzte Bewegungskomplexe herausgebildet, welche den üblichen menschlichen Verrichtungen dienen. Eine größte Rolle spielen dabei die distalen Gliedabschnitte besonders der oberen Extremitäten, die eine weitgehende Individualisierung erfahren haben. Letztere ist an die Entwicklung des Hirnmantels geknüpft. Geht nun die Verbindung zwischen motorischer Rinde und Vorderhornzelle verloren, dann werden vor allen Dingen die feineren Bewegungen beeinträchtigt. Und in der Tat bei Pyramidenbahnläsionen leiden am meisten die distalen Teile und ganz besonders die bei weitem mehr individualisierten oberen Extremitäten. Es treten mehr in die Erscheinung die Massenbewegungen, welche der groben Fortbewegung, den gröberen Verteidigungs- oder Fluchtbewegungen dienen, die auf einer onto- und phylogenetisch niederen Stufe die hauptsächlichsten motorischen Reaktionen darstellen, und deren anatomisches Substrat die ganze Reihe motorischer Bahnen bilden, die auf Abb. 1 schematisch wiedergegeben sind, und die alle unter dem Namen *extra-pyramidaler Bahnen* zusammengefaßt werden. Beim Ausfall der Pyramiden-bahn behaupten sie ihren vorwiegenden Einfluß auf die *„gemeinsame letzte Strecke"*.

Neben der Aufhebung der willkürlichen Bewegung, der Willkürlähmung, die je nach der Lokalisation des Prozesses die verschiedenen Körperteile betrifft, ist namentlich eine bedeutende Erhöhung des Muskeltonus eine *Hypertonie oder Rigidität* der Muskeln die Regel. Dieselbe wird mit Hilfe passiver Bewegungen in den einzelnen Gelenken festgestellt. Es erweist sich dabei, daß die verschiedenen Muskelgruppen auf verschiedene, jedoch recht gesetzmäßige Weise befallen werden. In den *oberen* Extremitäten ist die Rigidität besonders ausgeprägt in den Adductoren des Oberarmes, den Beugern des Vorderarmes, den Pronatoren und den Beugern der Hand und der Finger. In den *unteren* Extremitäten besteht im Gegenteil eine Rigidität der Verlängerer der Extremität, der Extensoren des Unterschenkels, Fußes und der Zehen. Es scheint, daß diejenigen Muskel-gruppen prävalieren, welche der Schwerkraft zuwider wirken. Es entsteht so die typische Pose der im Ellenbogen-, Hand- und Fingergelenken gebeugten, „verkürzten" oberen Extremität und der in Hüft-, Knie- und Sprunggelenk gestreckten, „verlängerten" unteren Extremität. Die Reflexe sind bei reinen Pyramidenläsionen stets erhöht, Atrophien fehlen fast ganz oder erreichen nie diejenige Ausprägung wie bei der Erkrankung des peripheren motorischen Neurons. Gleichfalls fehlt die elektrische Entartungsreaktion.

Je nach der Stelle, wo die Pyramidenbahn betroffen wird, entstehen charak-teristische Krankheitsbilder.

Erkrankt die Pyramidenbahn an ihrem Ursprungsort, der *vorderen Zentral-windung*, dann kommt es selten zu großen Ausfallserscheinungen. Je nach dem Sitz der Läsion kann die untere oder obere Extremität betroffen werden oder wir finden in solchen Fällen sehr häufig Abweichungen von dem soeben be-schriebenen Typus. Das klinische Bild wird dem Sitz der Läsion auch innerhalb der Arm- resp. Beinregion entsprechen. So wird in Fällen, wo eine spastische Lähmung ausschließlich der oberen oder der unteren Extremität existiert (*Mono-plegie*) hauptsächlich an eine Lokalisation im Bereiche der vorderen Zentral-windung zu denken sein. Besonders wird für diese Lokalisation sprechen, wenn die distalen Teile weniger stark betroffen sind als die proximalen. Doch spricht das Vorherrschen der Lähmung der distalen Teile natürlich nicht gegen eine Lokalisation in der vorderen Zentralwindung. Es sind eben in diesem letzteren Falle von dem Krankheitsprozeß gerade diejenigen Partien der vorderen Zentral-rinde betroffen, von welchen die Bahn für die distalen Teile der Extremitäten beginnen. Es mehren sich bei eingehender Untersuchung die Fälle von Er-krankungen der vorderen Zentralwindungen, die Bewegungsstörungen hervor-rufen, welche in Bezug auf Verteilung an periphere Ulnarislähmung erinnern (s. Syndrom der vorderen Zentralwindung). Jedoch bilden solche Fälle eine Ausnahme. Meist ist der Verteilungstyp von dem peripheren verschieden. Es darf aber nicht geleugnet werden, daß gerade der Ulnaris, phylogenetisch wohl der jüngste Nerv, ganz besonders in der Hirnrinde vertreten ist und durch Erkrankung derselben besonders außer Dienst gesetzt wird. Gerade bei Erkrankung der vorderen Zentralwindung sind auch nicht selten Atrophien zu beobachten. Doch kommt es nie zu fibrillären Zuckungen oder elektrischer Entartungsreaktion. Für eine Erkrankung der Hirnrinde, und zwar der motorischen Region, würde dann auch sprechen, wenn außer der Monoplegie noch Gefühlsstörungen in denselben Teilen bestehen würden infolge Übergreifen des Krankheitsprozesses auf die benachbarte hintere Zentralwindung. Ist durch den Prozeß die Region der unteren Extremität und namentlich des Fußes oder der Zehen, betroffen, dann kann es auch zur Beteiligung des anderen Fußes kommen, da die Regionen für die unteren Extremitäten an der Mittellinie, an der Fissura pallii, aneinanderstoßen. Der Weltkrieg hat uns dafür viele Beispiele gegeben im Anhang an Schußwunden, doch greift auch ein Tumor manchmal auf die entgegengesetzte Hemisphäre über. Infolge der Nähe des Blasenzentrums kommt es mitunter, besonders bei Verwundungen, auch zu Blasenstörungen.

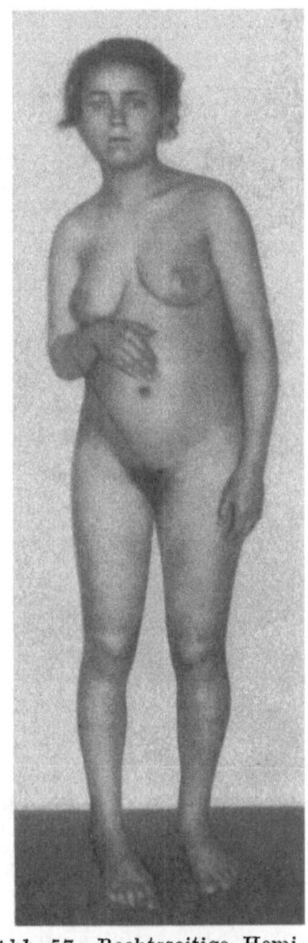

Abb. 57. Rechtsseitige Hemiplegie. Wernicke-Mannscher Prädilektionstypus. Universitätsnervenklinik Minsk.

Betrifft die Bewegungsstörung beide Extremitäten derselben Seite, und trägt dieselbe den typischen Charakter der Beugecontractur in der oberen und Streckcontractur in der unteren Extremität (Abb. 57), dann spricht diese typische *Hemiplegie* — der sog. *Wernicke-Mannsche Prädilektionstypus* — für Erkrankung der entgegengesetzten inneren Kapsel. Gerade in derselben sind die Pyramidenbahnen für die untere, wie auch für die obere Extremität eng neben einander gelagert. Und da zusammen mit dieser auch die Bahn für den entgegengesetzten Facialis und Hypoglossus verläuft, so sind außerdem bei derartigen *Kapselherden* auch Störungen im Bereiche dieser Nerven zu konstatieren (Abb. 57).

Greift der Herd in der Kapsel auch noch etwas nach hinten über, wo die Bahnen für die Sensibilität verlaufen, dann gesellen sich zu den Bewegungsstörungen auch noch sensible Störungen, die meist auch einen halbseitigen Charakter tragen. Bei einseitigen Erkrankungen, die sich streng auf das Gebiet der Pyramidenbahn im Bereiche der inneren Kapsel beschränken, kommt es nie zu ausgesprochenen Bewegungsstörungen des Rumpfes. Wenn sie auch im Beginne der Hemiplegie auftreten, so schwinden sie jedoch bald. Was die Kau-, Schluck- und Phonationsmuskeln anbetrifft, so fehlen meist ausgesprochene Störungen. Wenn sie am Anfang auftreten, so schwinden sie ebenfalls im weiteren Verlauf. Letzteres hängt von der doppelseitigen Innervation dieser Apparate ab. Der Ausfall der einen Seite wird durch den Nervenapparat der anderen Hirnhälfte genügend kompensiert, da jeder Hirnanteil mit den beiderseitigen Kernen im Hirnstamm korrespondiert. Dies bezieht sich auch auf den oberen Facialis, d. h. auf die Zweige desselben, die den M. frontalis und teils auch den M. orbicularis oculi versorgen. Trotz Erkrankung der Facialisbahn im Pyramidenbündel gelingt es dem Kranken fast immer — es gibt individuelle Besonderheiten —, die Stirn zu runzeln. Manchmal fällt ihm dieses besonders zu Beginn der Krankheit schwer. Der Augenschluß ist meist gestört. Immerhin gelingt er bei Pyramidenläsion besser als bei Läsion der peripheren Facialisbahn. Liegt eine Hemiplegie vor mit Beteiligung der gleichseitigen genannten Hirnnerven und müssen wir auch, nach ihrem Charakter zu urteilen, an Kapselläsion denken, so treten nicht selten auch Symptome auf, die sich in den Rahmen des Pyramidensyndroms nicht unterbringen

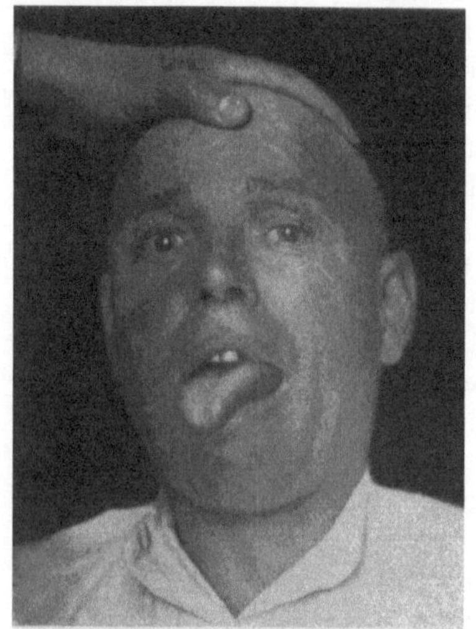

Abb. 58. Rechtsseitige Hemiplegie. Lähmung der unteren Facialis rechts und der rechten Hypoglossus.
Universitätsnervenklinik Minsk.

lassen. In solchen Fällen müssen wir immer an *Miterkrankung der benachbarten Hirnteile* denken, und zwar des fronto-pontinen oder des striären Systems. Ihre Mitbeteiligung modifiziert das typische kapsuläre Bild. Wir kommen auf diese Syndrome zurück, wenn wir die extrapyramidale Bewegungsstörung werden kennengelernt haben.

Ist die hemiplegische Bewegungsstörung ausschließlich durch den Kapselherd hervorgerufen, dann macht die Lokaldiagnose keine Schwierigkeiten in Fällen, wo die Ausschaltung der motorischen Bahn vollständig ist. Jedoch oft haben wir es nicht mit einer totalen Unterbrechung zu tun. Es kommt in solchen Fällen nicht zur Hemiplegie, sondern lediglich zu einer mehr oder weniger starken Beeinträchtigung der Willkürbewegung, zur Hemiparese. Die für die Diagnose so wichtige spastische Komponente ist auch nicht stets genügend deutlich ausgeprägt. Das bezieht sich auch auf Fälle, die sich im Stadium der Restitution befinden. Die passiven Bewegungen, mit deren Hilfe wir die Hypertonie bestimmen, sind oft dadurch erschwert, daß der Kranke seine Muskulatur gespannt hält. Dazu kommen noch Schwierigkeiten der Differentialdiagnose mit Hypertonien nichtpyramidaler Herkunft und Lähmungen, die auf „funktioneller“ Grundlage sich entwickeln, die sog. hysterischen Hemiplegien oder Hemiparesen. Es muß auch die Möglichkeit einer Simulation berücksichtigt werden. In Anbetracht alles dieses ist es von Wichtigkeit, eine genügende Anzahl von Tests zu besitzen, welche bei Paresen mit Sicherheit für Lokalisation des Prozesses im Verlaufe der Pyramidenbahn sprechen.

Ich übergehe hier die sog. pathologischen Reflexe, die für die Diagnose einer Pyramidenläsion von größter Wichtigkeit sind. Sie sind im Abschnitt über Reflexsyndrome abgehandelt. Hier erwähne ich nur diejenigen Tests, welche durch Untersuchung der Bewegung entdeckt werden können.

Von *Tests im Bereiche des Gesichts* kennen wir folgende:

1. Das *Platysmazeichen*. Wird der Mund kräftig und soweit als möglich geöffnet, am besten gegen Widerstand, dann spannt sich beim Gesunden syn-

ergistisch das Platysma an, was deutlich durch die Haut hindurch zu sehen ist. In Fällen von Pyramidenläsionen fehlt dieses Symptom.

2. Perkussion des Supraorbitalis ruft gesteigerte Kontraktion des Orbicularis oculi hervor.

3. Druck auf den Augapfel führt zur Contractur der gelähmten Gesichtshälfte, manchmal unter Aufreißen des Mundes und Erheben der Schulter.

An der *oberen Extremität* sind folgende *Tests* bemerkenswert:

1. Beim passiven Beugen des Vorderarmes gelingt es auf der gelähmten Seite einen spitzeren Winkel zu erzielen als auf der gesunden.

2. *Pronationsphänomen* von BABINSKI. Werden beide Hände bei herabhängenden Armen passiv supiniert, so geht der gelähmte Arm sofort in Pronationsstellung über, wenn die Hand des Untersuchers fortgenommen wird. Über weitere *Pronationsphänomene* s. unter Reflexsyndrome.

3. Der Ellenbogen des Patienten wird auf den Tisch gelegt, Vorderarm und Hand vertikal nach oben gehalten und die Handfläche der Kranken durch die Handfläche des Untersuchers gestützt. Wird nun die Hand des letzteren entfernt, dann fällt die „pyramidal" gelähmte Hand momentan nach unten, um mit dem Vorderarm einen Winkel von 130—140° zu bilden (RAIMIST).

4. Beim Beugen des Vorderarmes steigert sich die *Pronationstendenz* und der Patient nähert sich der *Schulter* mit dem *Rücken* seiner Hand (STRÜMPELL).

5. Beim aktiven Hochheben des Oberarmes strecken und spreizen sich die Finger infolge automatischer Innervation der dorsalen Interossei (LONGUES).

6. Werden beide Vorderarme passiv gebeugt und dann losgelassen und der Patient angewiesen sie fallen zu lassen, dann geschieht dies auf der kranken Seite langsamer und ruckweise (BECHTEREW).

7. Bei passiver Streckung der Finger entsteht eine Beugung des Daumens, während in der Norm der Daumen gestreckt wird (KLIPPEL-WEIL).

8. Beim Gehen fehlt das synergetische Pendeln der erkrankten Hand (BABINSKI).

9. Bei aktiver Innervation der gesunden Hand entstehen *synkinetische Bewegungen* in der gelähmten.

10. Beim Husten, Gähnen beugt sich die ohnehin flektierte Hand noch mehr.

An der *unteren Extremität* sind folgende *Tests* beschrieben:

1. Hebt der Patient sein paretisches Bein von der Unterlage hoch, und wird dann das gesunde passiv durch den Untersucher gehoben, dann senkt sich das paretische Bein (GRASSET und GAUSSEL).

2. Bei jeder aktiven Innervation der gesunden Körperteile entstehen *Synkinesien* in der kranken unteren Extremität. Ein Spezialfall ist der Versuch, sich aus Liegelage ohne Hilfe der Hände aufzurichten. Es kommt dabei zu einer Beugung des Oberschenkels.

3. Ein anderes Beispiel einer *Synkinesie* ist es, wenn Patient auf dem Tische mit herabhängenden Beinen sitzend die Hand des Untersuchers fest zusammenpreßt oder das gesunde Bein gegen Widerstand innerviert. Es kommt dann zur Streckung des kranken Beins.

4. Das *Tibialisphänomen* von STRÜMPELL besteht darin, daß man den Patienten sein Bein im Knie gegen Widerstand beugen läßt. Es tritt eine unfreiwillige dorsale Beugung und Adduction des Fußes ein.

5. Versucht der Patient sein gelähmtes Bein von der Unterlage zu erheben, dann übt er mit dem gesunden Beine einen Druck aus auf die Unterlage. Bei hysterischen Lähmungen fehlt diese „komplementäre" Opposition (GRASSET-GAUSSEL).

6. Soll Patient das gesunde Bein ad- oder abduzieren und wird durch genügenden Widerstand diese Bewegung verhindert, dann vollführt das gelähmte Bein die entsprechende Bewegung (RAIMIST).

7. Liegt Patient auf dem Bauche mit gebeugten Knien, dann fällt sein gelähmtes Bein meist stufenweise nach unten.

8. Steht Patient aufrecht und wird veranlaßt, seinen Oberkörper nach vornüber zu beugen, dann beugt sich das Knie des paretischen Beines (NÉRI).

9. Beim Gähnen oder Husten streckt sich das paretische Bein noch mehr.

Mitunter besteht neben der Hemiplegie Lähmung der Hirnnerven auf der der Hemiplegie entgegengesetzten Seite. Diese *alternierenden Lähmungen* sprechen für eine Läsion der Pyramidenbahn im Bereiche des *Hirnstammes*, wo sich die Kerne, resp. die peripheren Fasern der Hirnnerven befinden. Aus dem Pyramidenbündel haben sich dann im Bereiche der Brücke bereits die Fasern für den Facialis, im Bereiche der Oblongata diejenigen für den Hypoglossus losgelöst, um die Mittellinie zu überschreiten (Kreuzung der motorischen Hirnnerven) und zu den Kernen des entsprechenden Hirnnerven zu ziehen. Da der Hirnstamm noch eine Reihe anderer Bahnen durchzieht, die mit dem Kleinhirn, roten Kern, Thalamus usw., korrespondieren, so entsteht bei halbseitigen Erkrankungen des Hirnstammes eine Reihe charakteristischer Syndrome, die eine Bedeutung für die Höhendiagnose der Erkrankung haben.

1. Das *Webersche Syndrom.* Auf der einen Seite Hemiplegie, auf der anderen totale oder auch nur partielle Oculomotoriuslähmung.

2. Das *Benedictsche Syndrom.* Auf der einen Seite Hemiparese kaum angedeutet, Hemitremor, auf der anderen Seite Lähmung des Oculomotorius oder nur seiner Zweige.

3. Noch weniger sind die Pyramidensymptome in dem *Syndrom von* CLAUDE ausgeprägt. Hier besteht das klinische Bild einer Hemiparese von cerebellarem Typus und auf der entgegengesetzten Seite eine Oculomotoriuslähmung.

Alle diese drei Syndrome sprechen für Lokalisation im Hirnschenkel, durch dessen Basis die Pyramidenbahn zieht, während die oberen (oder vorderen) Kleinhirnstiele, der rote Kern, dorsal von ihr gelegen sind. Sie durchqueren die ventralwärts zur Hirnbasis ziehenden Oculomotoriusfasern.

Folgende Syndrome sprechen für einen einseitigen Herd in der Brücke. Wie schon bemerkt, fehlt hier meist auf der hemiplegischen Seite die Facialislähmung. Doch kann sie vorhanden sein, wenn der Herd den Facialis noch vor Überschreiten der Mittellinie erfaßt.

4. *Fovillesches Syndrom.* Hemiplegie dem Herd entgegengesetzt und Abducenslähmung herdgleichseitig. Mitunter besteht anstatt der Abducenslähmung eine Blicklähmung nach der dem Herde gleichen Seite. In solchen Fällen sind beide Augen nach der dem Herd entgegengesetzten Seite gewendet, sie schauen zur gelähmten Körperhälfte.

5. *Millard-Gublersches Syndrom.* Auf der der Hemiplegie entgegengesetzten Seite besteht eine Facialislähmung, der sich oft auch eine Abducens- resp. Blicklähmung hinzugesellt.

6. *Raymond-Cestansches Syndrom.* Hemiparese und Sensibilitätsstörungen auf der herdgekreuzten Seite, Kleinhirnsymptome und Augenmuskellähmungen auf der anderen Seite.

Für einen Herd in der *Medulla oblongata* sprechen folgende Syndrome:

7. Das *Syndrom von* BABINSKI-NAGEOTTE. Herdgekreuzte Hemiplegie und Sensibilitätsstörungen, herdgleichseitige Cerebellarsymptome, vasomotorische Störungen und Pupillenanomalien infolge Schädigung einer oculopupillären Leitungsbahn zwischen Großhirn und dem Centrum ciliospinale im Rückenmark.

8. *Wallenbergsches Syndrom.* Hemiparese und Hemianästhesie herdentgegengesetzt, Sensibilitätsstörung im Gesicht, Lähmungen der vom Vagus versorgten weichen Gaumen und Stimmband herdgleichseitig. Dieses Syndrom entsteht bei Erkrankung im Bereich der *Arteria cerebelli inferior posterior* und unterliegt mannigfachen Varianten. Näheres und über Anschauungen von FOIX und HILLEMAND ist im Abschnitt über Zirkulationsstörungen nachzulesen.

9. Das *Syndrom des Foramen lacerum posterius Vernet* besteht in herdgleichseitiger Affektion des Glossopharyngeus, Vagus und Accessorius Willisii. Störungen des Verschluckens fester Speisen, die hintere Pharynxwand ist zur gesunden Seite hin verschoben, Geschmackstörungen im Bereiche des hinteren Drittel der Zunge (IX. Paar). Die Sensibilität des weichen Gaumens, der Schleimhaut der hinteren Pharynxwand und des Kehlkopfes ist herabgesetzt, es bestehen Hustenreiz, Pseudoasthma und Speichelfluß (X. Paar). Herdgleichseitige Parese des Gaumens, des Kehlkopfs, des Sternocleidomastoideus und Trapezius. Außer Traumen kommt das Syndrom bei Adenopathien, Phlegmonen, otogenen Phlebiten, Meningitis basilaris, Geschwulsten usw. vor.

10. *Avellissches Syndrom.* Hemiparese herdentgegengesetzt, Gaumensegel und Stimmband herdgleichseitig gelähmt.

11. *Schmidtsches Syndrom.* Außer Gaumensegel und Stimmband sind herdgleichseitig auch die durch den N. accessorius Willisii versorgten Muskeln, Trapezius und Sternocleidomastoideus betroffen.

12. *Jacksonsches Syndrom.* Der Hemiparese gesellt sich eine herdgleichseitige Parese des Hypoglossus hinzu.

13. Schließlich kann es bei Läsionen der unteren Oblongatahälfte nicht nur zu *alternierenden Lähmungen,* sondern auch zu *gekreuzten* (Hemiplegia cruciata) kommen, wenn der Herd im Gebiet der Pyramiden- oder Schleifenkreuzung sich befindet und dieselbe derartig schädigt, daß die Bahnen für die obere Extremität nach der Kreuzung, diejenigen für die obere Extremität vor der Kreuzung betroffen werden. Dann kommt es zur Lähmung der herdgleichseitigen oberen Extremität und der entgegengesetzten unteren — Paralysis cruciata. Es scheinen hier Variationen zu bestehen. Manchmal scheint die untere Extremität auf der Seite des Herdes betroffen zu sein, und die obere auf der entgegengesetzten. Um dies zu erklären, ist angenommen worden, daß die Kreuzung sich unter zwei Variationen vollzieht. Manchmal kreuzen zuerst die Fasern für die obere Extremität, manchmal für die untere. Folgendes Schema veranschaulicht dies: (Abb. 59).

Selbstverständlich kann ein Herd im Bereiche der Kreuzung, je nach seiner Lage und seiner Ausdehnung auch Hemiplegien auf der entgegengesetzten Seite oder der gleichen Seite und schließlich auch aller vier Extremitäten hervorrufen.

Die beschriebenen alternierenden und gekreuzten Lähmungen sind nicht immer so ausgeprägt. Es können hier verschiedene Kombinationen vorkommen, so daß sich die Typen miteinander mischen können.

Wird die Hemiplegie von kontralateraler Hemianästhesie begleitet (*Brown-Sequardsches Syndrom*), dann muß an eine einseitige Läsion unterhalb der Pyramidenkreuzung und oberhalb der Halsanschwellung gedacht werden, mit anderen Worten an eine Erkrankung der einen Hälfte des oberen Cervicalmarks. Häufiger kommt es hier, wie auch bei allen Erkrankungen des Rückenmarks, bei denen die Pyramidenbahnen ergriffen sind, zu *doppelseitigen* spastischen Lähmungen, *Paraplegien*, im Gegensatz zu den Hemi- bzw. Monoplegien, die für Läsion der Pyramidenbahn im Großhirn sprechen. Läsion derselben im Rückenmark führt entweder zur Lähmung aller vier Extremitäten (Quadruplegia), wenn sich der Sitz der Erkrankung oberhalb der Halsanschwellung befindet oder nur der unteren, wenn die Läsion zwischen Hals- und Lendenanschwellung gelegen ist — Paraplegia inferior. Wir werden uns mit diesen Paraplegien noch weiter unten zu beschäftigen haben, wenn wir zu den spinalen Reflexen übergehen werden. Hier soll nur erwähnt werden, daß bei Paraplegien, ebenso wie bei Hemiplegien, es sich um spastische Lähmungen handelt mit Tonuserhöhung, ohne Muskelatrophien, ohne elektrische Entartungsreaktion, mit erhöhten Reflexen und einer Reihe pathologischer Reflexe.

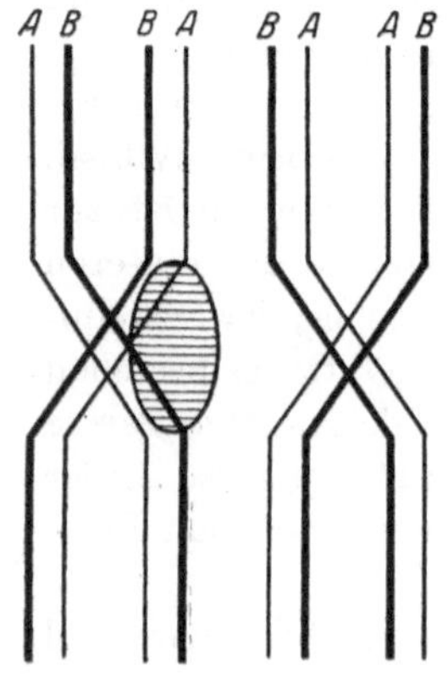

Abb. 59. Variationen der Pyramidenkreuzung. *A* – Arm, *B* – Bein. Nach Arend. Z. Neur. 108.

Was die Faktoren anbetrifft, die eine Hemiplegie hervorrufen, so wird in Fällen, die akut auftreten, an *Gefäßerkrankung* zu denken sein, und zwar an Blutung, Thrombose oder Embolie. Da von allen Hirnarterien am häufigsten die Arteria cerebri media erkrankt, so entsteht so oft im Anschluß an eine Hirnblutung Hemiplegie, da die A. cerebri media und ihre Zweige die innere Kapsel und die Pyramidenbahn versorgt. Näheres im Abschnitt über Gefäßsyndrome.

Entwickelt sich die Hemiplegie allmählich, und bestehen dabei Zeichen einer raumbeschränkenden Erkrankung des Schädels, wie Kopfschmerzen, Erbrechen, Stauungspapillen, Klopfempfindlichkeit des Schädels, dann ist an eine *Geschwulst* oder eine *gummöse* Erkrankung zu denken. Die serologische Untersuchung des Blutes und der Rückenmarksflüssigkeit kann zwischen diesen Erkrankungen unterscheiden. Auch bei der *multiplen Sklerose* können in seltenen Fällen mono- und hemiplegische und besonders häufig paraplegische Symptomenbilder auftreten. Remissionen in der Anamnese, anderweitige Symptome von seiten der Augenmuskeln oder Augenfundus u. a. m., Cerebrospinalflüssigkeitsveränderungen geben in solchen Fällen Aufschluß. Äußerst selten kommen Pyramidenerkrankungen bei der *epidemischen Encephalitis* vor. In der überaus größten Mehrheit der Fälle wird folglich ein hemiplegischer Symptomenkomplex gegen eine epidemische Encephalitis sprechen. Dagegen treten Hemi- und Monoplegien nicht selten bei *Encephalitis anderer Herkunft* auf, so z. B. ist eines der häufigsten Symptomenbilder der typhösen Encephalitis eine recht schwer ausheilende Hemiplegie. Auch bei Encephalitis, die sich nicht allzu selten nach

Masern entwickelt und bei einer Reihe anderer, namentlich in früher Kindheit auftretenden Gehirnentzündungen, werden die Pyramidenbahnen betroffen. Auch im Gefolge von *Meningitiden* verschiedensten Ursprungs finden wir gar nicht selten hemiplegische Syndrome. Schließlich muß einer Erkrankung der Pyramidenbahnen Erwähnung getan werden, welche sich im Anschluß an schwere protrahierte Geburten entwickelt. Oft spielt hier die allzu lange dauernde Asphyxie eine wichtige Rolle, die zu Blutungen im Bereiche des Großhirns führt, meistens doppelseitig lokalisiert ist. In den allermeisten Fällen handelt es sich dabei auch um Frühgeburten. So entsteht das klinische Bild einer doppelseitigen Hemiplegie, die sog. *Diplegia spastica infantilis,* die als *Littlesche Krankheit* bekannt ist. Am meisten sind dabei die unteren Extremitäten ergriffen und hier ganz besonders die Adductoren, in denen eine fast unüberwindliche Rigidität besteht, die der ganzen Figur und dem Gange der Patienten etwas überaus Charakteristisches verleiht (Abb. 60). Er kann sich nur an zwei Stöcken oder Krücken nachschleppen. Eine Durchschneidung der Nn. obturatorii, welche die Adductoren versehen, bringen in solchen Fällen mitunter wesentliche Besserung. In einer Reihe von Fällen von nicht selten doppelseitiger Hemiplegie handelt es sich um *Entwicklungsfehler* oder um intrauterin erworbene Erkrankungen, welche sich häufig im Bereiche der Hemisphären lokalisieren und zu großen Ausfällen, namentlich

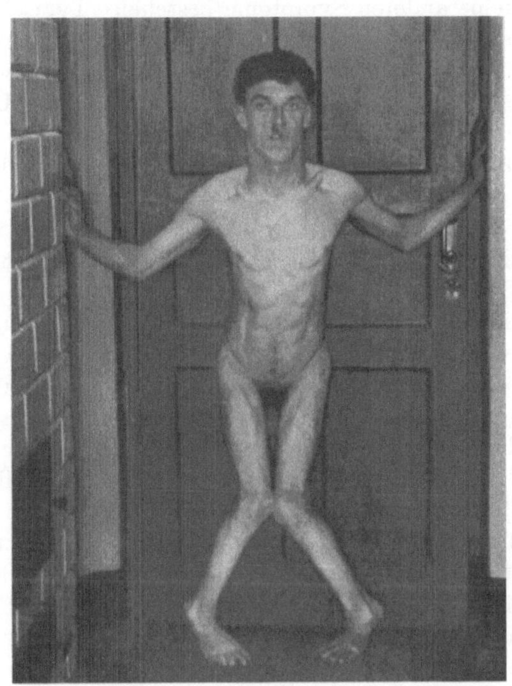

Abb. 60. Diplegia spastica infantilis (Littlesche Krankheit). Universitätsnervenklinik Minsk.

psychischer Art, führen und gar nicht selten auch mit Lähmungen pyramidaler Natur Hand in Hand gehen (*Porencephalien*). Es muß schließlich noch an die sog. *amyotrophische Lateralsklerose* erinnert werden, an einen Krankheitsprozeß nicht ganz bekannter Herkunft, wo neben dem peripheren motorischen Neuron allmählich auch das zentrale untergeht. Auf diese Weise entsteht eine Kombination von schleichend auftretenden und langsam sich entwickelnden spinalen Lähmungen, namentlich der distalen Teile mit Atrophien und Entartungsreaktion und Pyramidensymptomen mit spastischen Lähmungen, Reflexsteigerung. In den Prozeß werden sowohl das periphere als auch das zentrale Neuron auch der in der Oblongata ihren Ursprung nehmenden Hirnnerven einbezogen. Manchmal beginnt er mit peripheren atrophischen Lähmungen und erst später gesellen sich die Pyramidenlähmungen hinzu, manchmal ist das Umgekehrte der Fall.

Was die ätiologische Diagnose der *Paraplegien* anbetrifft, so muß ganz besonders häufig an *multiple Sklerose* gedacht werden, namentlich in den Fällen, wo außer den Pyramidensymptomen von seiten des Rückenmarksquerschnittes keine anderen Erscheinungen bestehen. In diesen Fällen wird die Paraplegie für multiple Herde im Bereiche beider Pyramidenbahnen sprechen. Sind in der Anamnese Anhaltspunkte für *Lues* vorhanden, dann muß an eine sog. *Erbsche spastische Spinalparalyse* gedacht werden, eine Erkrankung, bei der ausschließlich die Pyramidensysteme zugrunde gehen und außer der spastischen Paraplegie, die sich fast immer auf die unteren Extremitäten beschränkt, sonst keine anderen Symptome bestehen. Typisch für diese spastische Spinalparalyse ist, daß sie trotz der häufigen Luesanamnese auf antiluetische Behandlung absolut nicht reagiert. Übrigens kann diese Erkrankung auch infolge anderer chronischer Intoxikationen vorkommen. Unter diesen spielt die Hauptrolle eine chronische *Vergiftung mit Mutterkorn* oder *Pellagra*. Doch bestehen bei diesen Erkrankungen, wie auch nicht selten bei der *perniziösen Anämie (Biermersche Krankheit)* neben Erscheinungen von seiten der Pyramidenbahnen noch Symptome einer Erkrankung der Hinterstränge, und zwar Störungen der Sensibilität, hauptsächlich der Tiefensensibilität und Ataxie. Dadurch entsteht das Bild der sog. *kombinierten Strangdegeneration*. Die Paraplegien oder Paraparesen sind also hier mit oft recht vagen Sensibilitätsstörungen verknüpft. Das Bild ist auch unter dem Namen der *funikulären Myelitis oder Myelose* bekannt, da pathologisch-anatomisch hauptsächlich in den langen Bahnen Veränderungen gefunden werden, die für disseminierte, dann später konfluierende Herde sprechen, die nach der Ansicht von SPIELMEYER nicht entzündlicher Natur sind. Für die Differentialdiagnose ist in typischen Fällen besonders ausschlaggebend das Blutbild, welches für eine perniziöse Anämie spricht und in welchem namentlich der Färbeindex > 1, Myeloblasten, Anisocytose charakteristisch sind. Oft besteht gastrische Achylie und die verschiedensten subjektiven und objektiven Sensibilitätsstörungen. Oft kommt es in diesen Fällen nicht zu ausgesprochenen Lähmungen, sondern auch zu Schwächezuständen in den Extremitäten mit mehr oder weniger deutlich ausgeprägten Pyramidensymptomen.

Paraplegien kommen ferner bei *Kompression* des Rückenmarks vor. Die Symptome können sich ausschließlich auf die Pyramidenbahnen beschränken, die besonders früh reagieren, eher als andere Bahnen. Oft handelt es sich dabei um extramedullär sitzende Tumoren, die dank ihrem nicht selten einseitigen Sitz lange Zeit hindurch nur einseitige Lähmungserscheinungen hervorrufen. Auf diese Weise entsteht das oben entworfene Bild der BROWN-SEQUARDschen Lähmung: spastische Lähmung und Störung der Tiefensensibilität auf der Seite des Herdes, Störungen der anderen Sensibilitätsqualitäten auf der entgegengesetzten Seite. Oft besteht Paraplegie, doch sind auf der einen Seite die Sensibilitätsstörung, auf der anderen die motorischen stärker ausgesprochen. Von Prozessen, welche die Kompression ausüben, kommen außer Tumoren in Betracht: *Spondylitis, seröse circumscripte Meningitis* und schließlich *luetische spinale Meningitis*, besonders im Bereiche des Halsmarks in Form der sog. *Pachymeningitis cervicalis hypertrophica*. Die Diagnose hat zu berücksichtigen: Entstehung und Entwicklung der Erscheinungen, serologische und Liquorergebnisse usw. Siehe auch an anderen Stellen des Buches besonders unter Rückenmarkskompressionen.

Bestehen außer Paraplegien Symptome von seiten der Sensibilität, Blasenstörungen oder Symptome, die noch für eine Miterkrankung der anderen Teile des Rückenmarksquerschnittes sprechen, dann handelt es sich meist um eine Erkrankung des Rückenmarks selbst, entweder um eine Myelitis chronisch- oder akut-infektiösen Ursprungs, Syringomyelie, multiple Sklerose, intramedullären Tumor. Doch können auch extramedulläre Prozesse nicht durch unmittelbaren Druck, sondern vielmehr durch Zirkulationsstörungen, Ödeme u. dgl. zur Erkrankung der Rückenmarkssysteme führen. Die Anamnese hauptsächlich, der Verlauf, die Untersuchung der Rückenmarksflüssigkeit erleichtern meist die Diagnose. Setzt eine Paraplegie akut ein, dann kann es sich außer Blutungen und Traumen auch um tuberkulöse Spondylitis handeln, bei der nicht selten Paraplegien akut auftreten.

c) Hyperkinetische Syndrome.

Als *Hyperkinesen* werden unwillkürliche automatische, meist dauernde Bewegungen bezeichnet, die fast immer stereotypen Charakter tragen und an denen sich entweder nur einzelne Körperteile oder -glieder beteiligen, oder in stärker ausgeprägten Fällen auch die gesamte Körpermuskulatur Anteil nehmen kann. Der hyperkinetischen Bewegungsstörung können Erkrankungen verschiedener Hirnteile zugrunde liegen. Meist handelt es sich um Erkrankungen des *striären Systems*, der *extrapyramidalen Bahnen*. Doch können auch Erkrankungen der *Hirnrinde*, des *Hirnstammes* und vielleicht auch Reizerscheinungen *des peripheren Neurons* Anlaß zu Hyperkinesen geben. Zu denselben gehören *Athetose, Torsionsspasmus, Chorea, Tremor, Krämpfe, Myoklonien, Tics.*

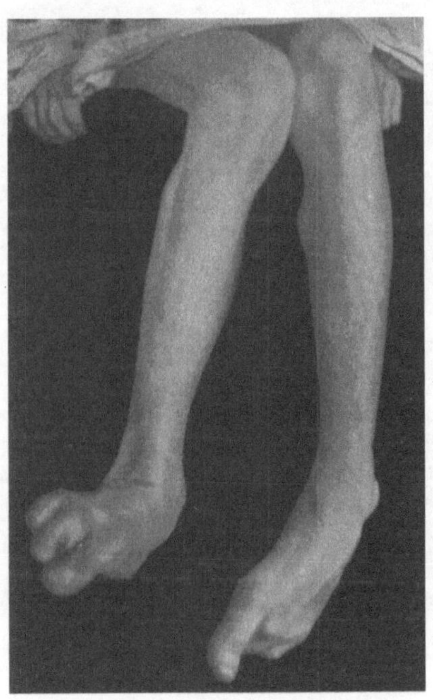

Abb. 61. Athetosenspiel der Zehen in einem Fall von doppelter Athetose. Universitätsnervenklinik Minsk.

Unter *Athetose* bezeichnet man langsame Gliederbewegungen und -verdrehungen, die einander in buntem Spiel ablösen. Meist sind Finger und Zehen ergriffen, die abwechselnde Beuge- und Streckbewegungen ausführen in ganz unberechenbarer Reihenfolge. Besonders typisch ist die *Überstreckung* der Mittel- und Endphalangen, wie auch das Spreizen der Finger. Während sich die einen Finger strecken, beugen sich die anderen. Meist überwiegt die Extensionsstellung besonders in den Zehen (Abb. 61). Erhebliche Spannung einer Muskelgruppe wird im nächsten Augenblick durch Hypotonie abgelöst um gleich darauf wiederzukehren. In stärker ausgeprägten Fällen nehmen auch die proximalen Teile der Extremitäten wie auch die Halsmuskeln an dem oft recht bizarren und verzerrten Bewegungsspiel Anteil (Abb. 62). Auch in der Gesichtsmuskulatur kommt es zu langsamen Bewegungen besonders der Lippen, die bald vorgestülpt, bald zusammengepreßt werden. Bald wird die Stirn gerunzelt, bald geglättet. Die Zunge führt Schnalz- und Leckbewegungen aus. Der Mund wird bald aufgerissen, um dann wieder sofort fest zusammengepreßt zu werden. Infolge der Beteiligung der Atemmuskulatur kommt es mitunter zu krächzenden oder grunzenden Lauten.

Die Intensität und Extensität des athetotischen Bewegungsspiels hängt in großem Maße von den Willkürbewegungen ab. Wird irgendein Glied willkürlich bewegt, dann steigern sich die athetotischen Bewegungen. Von noch größerem Einfluß auf dieselben sind emotionelle Erregungen. Dabei will es

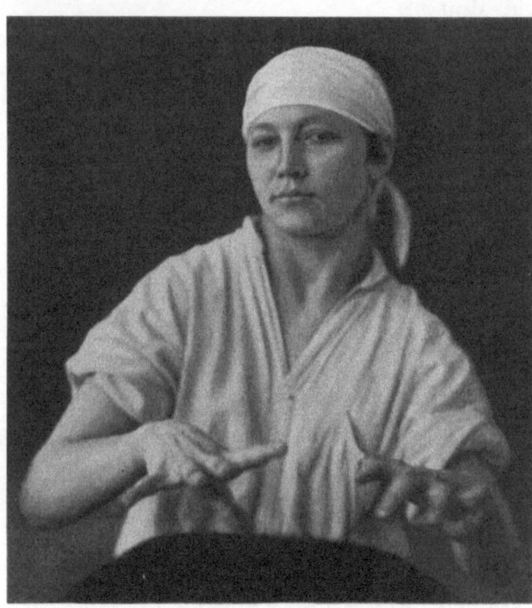

Abb. 62. Doppelte Athetose. Athetotische Bewegungen besonders in den Fingern, Halsmuskeln, Lippen. Universitätsnervenklinik Minsk.

manchmal scheinen, daß lustbetonte Affektlagen die Athetose in stärkerem Maße beeinflussen. Es genügt mitunter, daß der Kranke seine Aufmerksamkeit auf etwas lenkt, um das bis dahin fehlende Bewegungsspiel auszulösen. Im Schlaf hören die Bewegungen fast regelmäßig auf. Meist wird die Rückenlage besonders schlecht vertragen. Die dabei auftretenden vertrackten Bewegungen namentlich bei Kindern sehen so aus, als seien die Kranken bemüht, sich aus der ungünstigen Lage zu befreien. Auch sensible und sensorische Reize bewirken meist erhebliche Steigerung der Athetose sowohl in den Extremitäten als auch im Gesicht, wo das mannigfachste Affektmienenspiel entsteht, welches in fratzenhafter Übertreibung die Elemente der natürlichen Ausdrucksbewegungen bis zum Zwangslachen und Zwangsweinen enthält. Die Bedeutung der Willkürbewegungen für die Athetose liegt zum Teil ebenfalls in den sensiblen Reizen, welche durch diese Bewegungen via Thalamus in das Pallidum gelangen.

Die FOERSTERsche Analyse der athetotischen Bewegungsstörung hat in den wilden, scheinbar ganz ungeordneten Bewegungen phylogenetisch alte Komplexe von Kletterbewegungen der Affen aufgedeckt. Auch die Bewegungen der Neugeborenen und die von M. MINKOWSKI beobachteten Bewegungen der Feten erinnern lebhaft an leichte Fälle von Athetose und, wie KLAATSCH hervorgehoben, ebenfalls an phylogenetisch alte Bewegungskomplexe. Ziehen wir nun noch in Betracht die Verstärkung resp. Auslösung derselben durch Reize, so erhalten wir das Bild eines uralten Reaktionsverhaltens eines Lebewesens, welches unter Bedingungen der Umwelt lebte, wo eine „athetotische" Reaktionsweise dasselbe am besten von den Schädigungen der Umwelt schützte.

Es ist allerdings zu bedenken, daß mit der weiteren Entwicklung wesentliche Modifikationen in den phylogenetisch alten Apparaten eingetreten sind. Doch müssen wir annehmen, daß diesem Reaktionsverhalten ein gut organisierter Mechanismus im Gehirn entspricht, dessen autonome Funktion diese uns nunmehr ziel- und zwecklos scheinenden Bewegungsstürme auslöst. Zu den phylogenetisch ältesten Gebilden des Großhirns gehört der Globus pallidus oder das Pallidum. Seine afferenten Bahnen kommen hauptsächlich aus dem Thalamus und dem Corpus striatum (Putamen + N. caudatus). Über den Thalamus fließen ihm Erregungen der verschiedensten Art aus der Peripherie zu, sowohl von sensiblem, als auch sensorischem Charakter. Von dem Striatum scheint es Hemmungen zu erhalten. Seine efferenten, die pallidofugalen Bahnen, ziehen zum Thalamus, dem LUYSSchen Kern beiderseits, zu dem gegenseitigen Pallidum, dem Tuber cinereum, den beiden roten Kernen und der Substantia nigra Soemmeringii und den beiderseitigen N. DARKSCHEWITSCHI der hinteren Längsbündel. Auf diese Weise ist das Pallidum mit einer Reihe von Apparaten verbunden, welche einen wesentlichen Einfluß auf den peripheren Bewegungsmechanismus ausüben. Von ihnen ist namentlich der rote Kern durch die rubrospinale Rückenmarksbahn, dem MONAKOWSCHEN Bündel mit dem Vorderhornzellensystem des Rückenmarks verbunden. Auch die Substantia nigra und der LUYSSche Körper sollen mit dem Bewegungsapparat in engste Verbindung stehen. Dieses komplizierte, in allen seinen Einzelheiten noch lange nicht entgültig klargelegte System, welches durch den roten Kern und den DARKSCHEWITSCHEN Kern mit dem Kleinhirn, durch Thalamus und Kleinhirn mit der Frontalhirnrinde verbunden ist, steht den automatischen Reaktivbewegungen vor. Seine spezifische Reaktionsweise tritt erst mit dem Abbau der Funktion höherer Zentren in den Vordergrund, nämlich des Striatums und anderer zentraler Apparate, zu denen vermutlich auch noch frontale Systeme zu rechnen sind. Im Kampf um die gemeinsame Endstrecke entsteht dadurch dem Pyramidensystem ein äußerst lästiger Partner, dessen ungezügelter Bewegungsdrang nicht nur den Ablauf der Willkürbewegungen der Extremitäten äußerst erschwert, sondern auch das Liegen in bestimmter (Rücken-)lage, das Sitzen, Stehen und auch Gehen zu beeinträchtigen imstande ist. Es kann auch zu einer Pyramidenläsion eine Athetose sich hinzugesellen, wenn die Erkrankung von der Pyramidenbahn auf das Striatum übergreift. Sind die pyramidalen Contracturen nicht zu stark, um das ergriffene Glied zu fixieren, dann können in den gelähmten Gliedern athetotische Bewegungen auftreten.

Die Differentialdiagnose der verschiedenen Krankheiten, welche das Striatum isoliert oder in Gemeinschaft mit anderen Systemen ergreift, soll später im Abschnitt der striären Syndrome abgehandelt werden.

Im Striatum besteht wie in der Rinde eine somatotopische Verteilung nach einzelnen Gliedern und Körperteilen. Im oralen Teil ist der Kopf, im mittleren sind die oberen Extremitäten, im caudalen Rumpf und untere Extremitäten lokalisiert. Eine ähnliche Lokalisation ist im Pallidum anzunehmen. Dadurch erklärt es sich, daß in manchen Fällen nur die eine Extremität befallen wird.

Athetotische Bewegungen werden auch bei Rückenmarkskrankheiten beobachtet. Ich habe sie bei *Tabes, Gliose* gesehen, auch bei der FRIEDREICHSchen Krankheit. KRAMBACH hat sie nach Schußverletzungen der Wurzeln $C_5 - C_7$

beobachtet, *ich* bei einer posttyphösen Radiculitis. In diesen Fällen tritt die Athetose nach Augenschluß auf und bei vorgestreckten Armen. In allen meinen Fällen bestanden erhebliche Ausfälle der Tiefensensibilität. GUILLAIN, ALAJOUANINE und GIROT haben ebenfalls athetoseähnliche und andere hyperkinetische Störungen bei Tabes beobachtet. Auch HOFF hat solche beschrieben. Es ist der Vorschlag gemacht worden, diese Formen als pseudoathetotische von der echten Athetose zu sondern. Doch ist wohl anzunehmen, daß ein prinzipieller

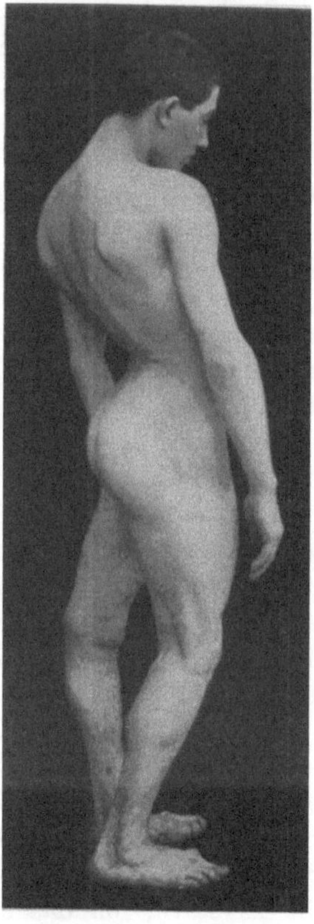 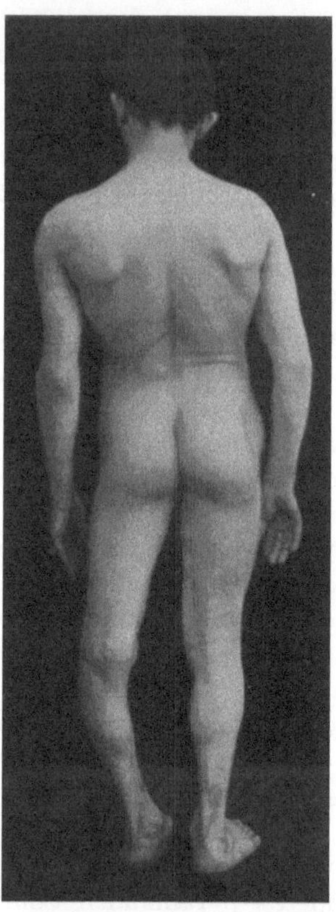

Abb. 63. Torsionsspasmus. Lordose.
Universitätsnervenklinik Minsk.

Abb. 64. Torsionsspasmus. Lordose.
Universitätsnervenklinik Minsk.

Unterschied nicht vorliegt, ob die Bewegungsstörung von Läsion des „Zentrums" oder der mit demselben korrespondierenden Bahnen abhängt. Abgesehen davon hat TATERKA in einem derartigen Fall neben typischen Rückenmarksveränderungen kleine Erweichungsherde in den Basalganglien gefunden. M. MINKOWSKI hat bei Katzen nach Abtragung der beiden Gyri sigmoidei einer Seite athetoide Bewegungen in beiden Vorderpfoten beobachtet. Er nimmt an, daß Athetose, wie auch Chorea nicht streng lokalisiert werden könne. Sie sollen durch verschiedenartig lokalisierte Läsionen im Bereiche des Gesamtkomplexes der sensomotorischen Bahnen und Zentren entstehen können. Für jeden der lokalisatorisch in Frage kommenden Hirnteile (Striatum, Thalamus opticus, Regio subthalamica,

Kleinhirn, roter Kern, Pyramidenbahn) sind sowohl positive als auch negative Befunde erhoben worden.

NAUM KROLL hat eine *Athetosis duplex acuta infectiosa* nach Pneumonie beschrieben. Er möchte sie ganz analog der infektiösen Chorea auffassen und auf Erkrankungen des striären Systems zurückführen. BOSTROEM scheint mit Recht sie zu den „symptomatischen" zu rechnen.

Der athetotischen Bewegungsstörung nahe verwandt, ja vielleicht mit ihr identisch ist, wie ich schon 1913 darauf hingewiesen, der *Torsionsspasmus.* Derselbe äußert sich in unfreiwilliger, krampfhafter Überstreckung der Wirbelsäule, meist ihres Lendenteils, der dabei stark lordotisch wird (Abb. 63, 64, 65). Doch kann auch der Halsteil der Wirbelsäule betroffen sein. Die Überstreckung trägt keinen beständigen Charakter. Beim Liegen verschwindet sie meist. Beim Stehen, Gehen und Sitzen kommt es zu bizarren Körperverdrehungen, die auch Flexionscharakter annehmen können. Der Körper wird auch krampfhaft zur Seite gebeugt. Nicht selten sind Korkenzieherbewegungen des Körpers. Auch die Extremitäten bleiben nicht unbeteiligt. Um sich unter solchen Umständen fortzubewegen, greift der Kranke zu den verschiedensten Hilfsmitteln. Unter dem Einfluß sensibler, sensorischer Reize, von Willenswirkungen und Affektschwankungen nehmen die Spasmen zu. Eine Wesensgleichheit mit der Athetose, die auch den Namen *Spasmus mobilis* trägt, ist unverkennbar. Es handelt sich lediglich um eine Lokalisation des Prozesses in denjenigen Striatumteilen, welche der Innervation der Körpermuskulatur vorstehen. Diesem *Crampussyndrom* steht nach FOERSTER auch die sog. *Crampusneurose*

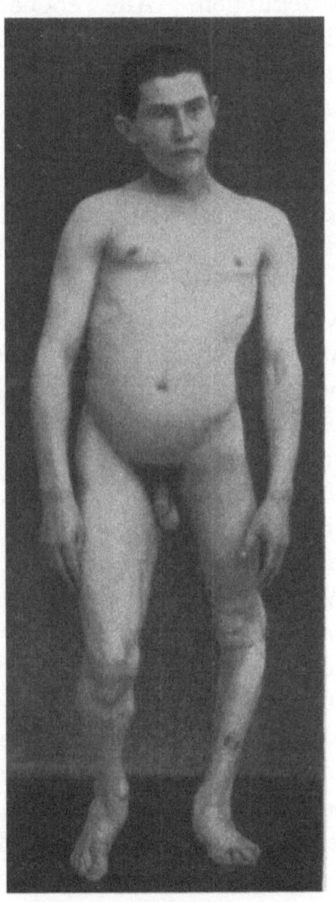

Abb. 65. Torsionsspasmus. Athetose der Zehen. Hypertrophie der Muskulatur der unteren rechten Extremität.
Universitätsnervenklinik Minsk.

nahe, welche sich in Krämpfen der Beinmuskulatur, namentlich in den Waden, Quadriceps und Glutaei äußert und besonders durch Abhängigkeit von emotionellen Momenten, wie auch von willkürlicher Innervation der Muskeln ausgezeichnet ist. FOERSTER zählt mit CASSIRER auch manche Fälle von *spastischem Torticollis* zu derselben Krankheitsgruppe. Es handelt sich bei dieser Krankheit um Krampfzustände in der Halsmuskulatur, dank welchen der Kopf nach einer Seite gedreht oder stark zur Schulter geneigt wird. In letzterem Falle wird nicht selten die entsprechende Schulter hochgezogen. In manchen Fällen bleibt der Kopf in dieser Lage mehr oder weniger fixiert, in anderen wiederum kommt es zu rhythmischen Krämpfen, die sich den *Tics* nähern. Unter dieser Bewegungsstörung versteht man zwangshafte, monoton wiederkehrende motorische Entladungen, die den Eindruck gewollter Bewegungen machen und die sich gewöhnlich auf mehrere Muskelgebiete erstrecken. So wird der Kopf zur Seite geworfen oder geschüttelt, oder die

Schulter wird gezuckt. oder die Stirne gerunzelt, die Nase „gerümpft", mit den
Augen geblinzelt. Auch kommen solche willkürlichen Bewegungen in der Atmungs-
muskulatur zustande. Der Kranke hüstelt in einem fort, er schnaubt die Nase,
oder es kommt unter Teilnahme des Diaphragma zum Singultus. Oft nimmt
die Zunge regen Anteil: sie wird herausgestreckt, sie vollführt Leck-, Schnalzbewegungen. Alle soeben erwähnten Ticbewegungen haben häufig organischen Ursprung und weisen unverkennbare Verwandtschaft mit den soeben
beschriebenen Hyperkinesen auf. Doch kommen sie auch in manchen Fällen,
namentlich bei degenerierten Subjekten vor, bei denen außer diesen zwangs-
weisen Hyperkinesen noch andere Zwangserscheinungen bestehen, wie Zwangs-
denken, Zwangssprechen (Echolalie, Koprolalie usw.). Auch in diesen „funktionellen" Fällen handelt es sich um Enthemmungen „niedriger" Mechanismen
infolge funktionellen Ausfalls von Hemmungen durch höhere nervöse Apparate.

Eine anders geartete Hyperkinese ist die *Chorea.* Dieselbe hat mit der
Athetose gemeinsam die übergroße Beeinflussung durch äußere Reize und durch
Affektverschiebungen. Der Tonus der Muskulatur ist bei der choreatischen
Bewegungsstörung ganz besonders herabgesetzt. Bei der Athetose, dem Spasmus
mobilis verlaufen die Bewegungen mit einer gewissen Muskelspannung, doch
im Moment, wo die Bewegung aufhört, fällt ebenfalls Abschwächung des
Muskeltonus auf. Dagegen sind die choreatischen Bewegungen selbst schneller,
unerwarteter, ungehemmter als bei der Athetose. Auch nehmen an denselben
nicht so sehr die distalen als die proximalen Enden der Extremitäten Anteil.
Wir vermissen hier meist die für die Athetose typischen Synergien, welche ihr
das eigentümliche Gepräge gewisser Urbewegungskomplexe, z. B. des Kletterns
verleihen. Bei der Chorea ist das Bewegungsspiel einem bunten Wechsel in bezug
auf die teilnehmenden Muskeln unterworfen. Bald wird die Augenbraue gehoben,
bald der Fuß zur Seite geworfen, dann die Schulter gezuckt. Allerdings gibt es
auch hier Übergangsformen. So kommt die Bewegungsstörung, wie sie soeben
beschrieben wurde, bei der Chorea minor, dem sog. Veitstanz vor, einer Infektionskrankheit, deren Erreger der rheumatischen Infektion sehr nahe steht
und die nicht selten einen akuten Gelenkprozeß oder eine Endokarditis kompliziert. Das meist gutartige Virus affiziert wohl ebenfalls das System des Striatum.
Langsamer und monotoner sind die Bewegungen bei der sog. HUNTINGTONschen
Chorea, der chronische Degenerationsprozesse in den zentralen Ganglien zugrunde
liegen. Aus welchem Grunde in dem einen Fall einer Striatumerkrankung eine
Athetose, im anderen eine Chorea auftritt, ist vielleicht mit FOERSTER dahin
zu beantworten, daß in den verschiedenen Fällen verschiedene histologische
Elemente erkranken. Bei der athetotischen Bewegungsstörung erkranken sämtliche Zellelemente des Striatums, sowohl die großen, von welchen die striofugalen,
und zwar die striopallidären Fasern ihren Ursprung nehmen. Bei der Chorea
erkranken hauptsächlich die kleinen Ganglienzellen, welche scheinbar die Per-
ceptionsorgane für die striopetalen Impulse bilden.

Die choreatische Bewegungsstörung weist folglich auf eine Erkrankung
des *Striatums,* und zwar hauptsächlich der kleinen Zellen desselben hin. Allerdings bestehen in den meisten Fällen diffuse Degenerationsprozesse auch in anderen Hirnteilen. Namentlich ist das *Frontalhirn* fast regelmäßig dabei befallen,
und zwar leiden am meisten die drei untersten Rindenschichten. Außer der

akuten, zu Rezidiven neigenden, doch meist völlig ausheilenden Chorea minor, welche das Jugendalter bevorzugt, der *Chorea chronica*, welche meist im vorgerückten Alter sich entwickelt und gar nicht selten familiär auftritt (HUNTINGTONsche Chorea), kann sich die choreatische Bewegungsstörung bei jedem beliebigen pathologischen Prozeß entwickeln, der seinen Sitz im Striatum hat und die großen Zellen desselben mehr oder weniger verschont. Hierher gehören entzündliche Prozesse verschiedenster — akuter und chronischer — Ätiologie: *epidemische Encephalitis, Diphtherie, Syphilis, multiple Sklerose* oder *arteriosklerotische, senile* Prozesse, schließlich *Tumoren, tuberöse Sklerose* usw.

Zur Gruppe der Hyperkinesen gehören die *Myoklonien*, bei denen einzelne Teile eines Muskels von plötzlichen Zuckungen ergriffen werden. Sehr häufig lokalisieren sich diese Zuckungen in ganz bestimmten Muskelgruppen und dabei symmetrisch (*Paramyoklonus multiplex Friedreich*). Veränderungen sind häufig im Nucleus dentatus gefunden worden. Sie können bei infektiösen Prozessen vorkommen oder auf hereditärer Grundlage oft zusammen mit epileptischen Anfällen (*Unverricht-Lundborgsche Myoklonie*).

Der *Tremor* ist ebenfalls als Hyperkinese aufzufassen. Von den übrigen unterscheidet er sich durch das Rhythmische seiner Bewegungen. Während die Langsamkeit, das Tonische der athetotischen Bewegungen namentlich dadurch bedingt scheint, daß gleichzeitig mit dem Agonisten sich auch sein Antagonist in allzu starkem Maße zusammenzieht und die Bewegung dadurch gleichsam bremst, ist der Tremor durch sukzessive Kontraktion und Nachlassen der Agonisten und seiner Antagonisten bedingt. So besteht der Tremor der Finger in einander rhythmisch ablösender Beugung und Streckung der Phalangen. Dabei dauert die Streckung ebenso lang wie die Beugung. Der Daumen kann ab- und adduzierende Tremorbewegungen machen, die Hand kann leichte Supinations- und Pronationsbewegungen vollführen, der Kopf von vorne nach hinten („*Ja-Tremor*") oder von rechts nach links („*Nein-Tremor*") geschüttelt werden usw. Er kann langsamschlägig (5—6 in der Sekunde), wie bei *Paralysis agitans* und schnellschlägig (bis zehn und mehr in der Sekunde), wie beim BASEDOW sein. Die Amplitude kann groß sein, wie bei Paralysis agitans, oder klein, wie beim familiären Tremor bei der Basedowschen Krankheit, Neurasthenie, nach Ermüdung, bei Alkoholismus und anderen Intoxikationen, besonders nach Quecksilber, Blei, Cocain, Tabak- und Kaffeemißbrauch. Auch bei Neuritis kommt er oft vor. An Tremor erinnert, soll jedoch von ihm verschieden sein, das bei Alkoholikern, nach MINOR aber auch bei anderen Krankheiten vorkommende *Quinquaudsche Phänomen*, welches darin besteht, daß man ein deutliches Knacken in den Phalanxgelenken des Patienten spürt, wenn dieser mit den Spitzen seiner ausgestreckten Finger lose die Handflächen des Untersuchers berührt. Man unterscheidet ferner einen konstanten Tremor — *Ruhetremor* —, der höchstens im Schlaf sistiert, oder einen *Intentionstremor*, der nur dann auftritt resp. sich verstärkt, wenn der Kranke irgendeine Bewegung macht. Der Intentionstremor ist ganz besonders für Erkrankung des Kleinhirns oder seiner Bahnen charakteristisch und kommt häufig bei der multiplen Sklerose vor. Umgekehrt gibt es einen *Ruhetremor* bei Paralysis agitans, der oft aufhört, wenn die Bewegung einsetzt und wieder beginnt, wenn die Bewegung abgelaufen. In dem klinischen Bild der Basedowschen Krankheit spielt der Tremor eine wichtige diagnostische

Rolle. Minor hat auf die Tatsache hingewiesen, daß Mitglieder von *Zitter-familien* oft ein *hohes Alter* erreichen und *zahlreiche Nachkommenschaft* besitzen. Der hereditäre oder familiale Tremor unterscheidet sich morphologisch nicht vom senilen. Er tritt gewöhnlich schon im mittleren oder gar jungen Lebensalter auf, im folgenden Geschlecht meist früher als im vorigen (Antepositio).

Die *anatomische Grundlage* manchen Zitterns liegt in organischen Läsionen der *roten Kerne* oder ihrer Bahnen. Namentlich ist ein halbseitiger, ziemlich grobschlägiger Tremor für Affektion des *Haubengebiets* typisch, besonders wenn sich demselben noch *Lähmung des gegenseitigen Oculomotorius* hinzugesellen. Dieses *Benediktsche Syndrom* spricht für Erkrankung des Hirnschenkels, wo der Oculomotorius den roten Kern durchquert. Doch kommt Tremor auch bei Erkrankungen des *Striatums* vor. Ob er bei Neuritiden von der unmittelbaren Erkrankung des peripheren Nerven abhängt oder nur Folgeerscheinung der gleichzeitigen Intoxikation zentraler Gebilde ist, diese Frage sei hier bloß gestreift. Daß auch endokrine Störungen das Zittern hervorrufen können, beweist nicht nur die Basedowsche Krankheit, sondern auch eine Reihe von Intoxikationen, namentlich Cocain, Arsen, bei welchen das vegetative System ganz besonders mitgenommen wird.

Zu den Hyperkinesen müssen auch die *epileptischen Krämpfe* gezählt werden. Das Typischste, was diese Bewegungsstörung von den früher erwähnten unterscheidet, ist ihr anfallsweises Auftreten, wie auch die sie begleitende Bewußtseinsstörung. Den epileptischen Krämpfen liegen meist Rindenveränderungen zugrunde, besonders der dritten Schicht. Doch können auch anderweitige Lokalisationen zur Epilepsie führen. Näheres im speziellen Abschnitt.

d) Hypokinetische Syndrome.

Als *Hypokinesien* können Bewegungsstörungen zusammengefaßt werden, die sich durch Bewegungsarmut, Erschwertheit der Bewegungen auszeichnen, ohne daß eine Lähmung vorliegt oder ohne daß die etwa bestehende Parese die Bewegungsverarmung erklären könnte. Meist handelt es sich um Läsionen der fronto-ponto-cerebellaren Bahn oder des Pallidums. In letzterem Falle besonders besteht Veränderung des *Muskeltonus*, der meist mehr oder weniger erhöht ist, ohne übrigens an den spastischen Zustand infolge Pyramidenläsion zu erinnern. Er wird durch passive Bewegungen erkannt und drückt sich dabei in erheblichem Widerstand aus, den der passiv gedehnte Muskel dem Untersucher bietet. Dieser Widerstand unterscheidet sich von dem Pyramidenspasmus dadurch, daß letzterer meist nur am Anfang der passiven Bewegung zu spüren ist, dann aber wesentlich schwächer wird, während die Pallidumrigidität von Anfang der Bewegung an bis zu ihrem Ende fast gleich ist. Sie wird von dem Untersucher als ganz spezifisch („wächsern" nach Foerster) wahrgenommen. Nach einigen Bewegungen kann allerdings der *Dehnungswiderstand* fast völlig schwinden. In manchen Fällen wird die Rigidität stärker, wenn die passive Dehnung brüsk vorgenommen wird, was übrigens auch bei Pyramidenrigidität der Fall ist. Bei der Pallidumrigidität kommt es nicht zu ausgesprochenen Klonuserscheinungen wie bei den Pyramidenspasmen. Werden ferner letztere nicht selten durch sensible Reize, z. B. der Fußsohle, überwunden, so ist dies bei der Pallidumrigidität nie der Fall. Die Rigidität der Muskeln manifestiert sich auch in Anspannungen, welche in ihnen auftreten, sobald ihre Insertionspunkte einander genähert werden. Auf diese Weise entstehen die *Fixationsspannung* und *Adaptationsspannung*, welche objektiv festgestellt werden kann und ihr Gutes beiträgt, um den Bewegungsablauf zu erschweren. Damit hängt auch die Tendenz der Glieder zusammen, in kataleptischen Stellungen zu verharren. Bei Pyramidenspasmus kommt es nicht zu kataleptischen Haltungen, die ja auch schon durch die Lähmung ausgeschlossen sind. Dennoch sind auch beim Pyramidenkranken Adaptations- und Fixationsspannungen zu konstatieren, wenn auch lange nicht in dem Maße wie bei der Pallidumrigidität.

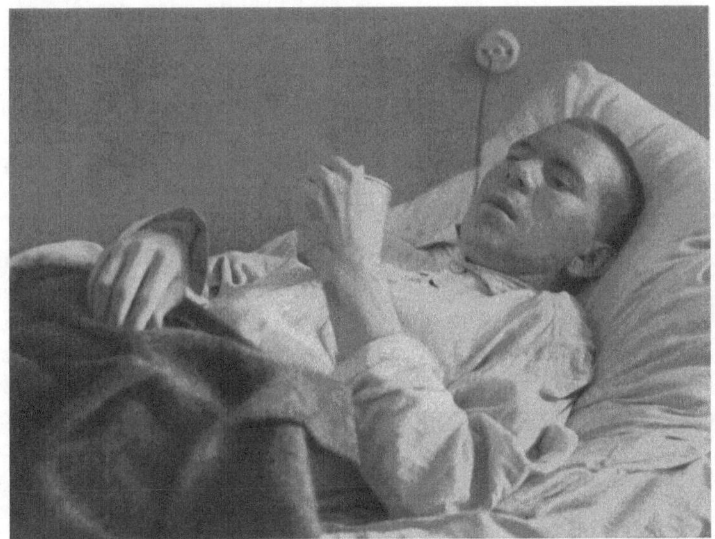

Abb. 66. Hypokinetisches Syndrom bei epidemischer Encephalitis.
Universitätsnervenklinik Minsk.

Es wäre aber verfehlt, die Bewegungsarmut beim Pallidumkranken lediglich durch die Rigidität, durch den erhöhten Muskeltonus zu erklären. Es muß eine *erschwerte Innervation* (O. FOERSTER) angenommen werden, die sich in zweierlei Formen äußert. Erstens *fehlen die Reaktivbewegungen* auf äußere Reize wie Stechen, Kneifen, starke Licht- oder Schallreize. Die Kranken bieten darin einen bemerkenswerten Unterschied zu den athetotischen und choreatischen Hypokinesen, bei denen, wie wir sahen, gerade die sensiblen oder sensorischen Reize ausgiebige Reaktionsbewegungen hervorrufen. Das Fehlen der Reaktivbewegungen äußert sich auch im Fehlen der normalen Innervation, welche für das Körpergleichgewicht notwendig sind. So kommt es zur sog. *Pro-, Retro- und Lateropulsion.* Wird der Patient vom Untersucher in der Richtung des Ganges nach vorn, nach hinten oder zur Seite gestoßen, dann kommt er aus dem Gleichgewicht, fällt entweder leicht um oder läuft in Richtung des Stoßes, da es ihm schwer fällt haltzumachen. Auch beim Gange kommt es vor, daß der kleinschrittige Patient „seinem Schwerpunkt nachläuft", den Gang immer beschleunigt, nicht haltmachen kann, weder nach rechts noch links abweichen kann. Ich habe Kranke gesehen, welche ihren Schwerpunkt nach hinten verlagerten, indem sie in den auf den Rücken gelegten Händen ein schweres Buch hielten. Ferner sind auch die

Willkürbewegungen überaus beeinträchtigt. Der Kranke kann stundenlang unbewegt in der einmal eingenommenen Stellung verharren. Das Essen wie auch alle Handlungen sind dadurch außerordentlich erschwert (Abb. 66). Es fehlt die flüssige Sukzession der Handlung. Dieselbe geschieht ruckweise, etappenmäßig. Der Kranke erstarrt auf jeder Etappe. Er muß immer von neuem aufgefordert werden, die Bewegung zu vollführen. Es fehlt ihm jegliche *Initiative zur Bewegung.*

Typisch ist, daß unter Umständen derartige Kranke eine *unerwartete Aktivität* offenbaren. Sie sind Kranke, die hilflos ohne Bewegung tagsüber daliegen, manchmals des Abends oder des Nachts rege auf den Beinen. Sie stehen spontan auf, gehen aus dem Zimmer, während sie sonst nicht einen Schritt machen können. Diese „*paradoxale Kinesie*" äußert sich manchmal im Anschluß an Affekte, welche heftige Reaktivbewegungen hervorrufen können, z. B. Personen gegenüber, welche sich Verspottungen u. dgl. dem Kranken gegenüber erlauben. Auch kommt es vor, daß Patienten, die nicht stehen können und hilflos umfallen, auch mit der größten Schwierigkeit gehen können, nun imstande sind zu laufen, Treppen hinaufzustürmen, zu tanzen und springen, um momentan wie erstarrt zu bleiben, ja um hinzufallen, wenn diese raschen Bewegungstempi vorbei sind (Abb. 67). Gerade diese „paradoxale Kinese", welche viele Fälle der Hypokinese auszeichnet, unterscheidet sie ganz besonders von der Pyramidenstörung, bei welcher die Lähmung ja alle derartigen „paradoxen" Bewegungen natürlich unmöglich macht.

Die Hypokinese äußert sich ferner in dem *Fehlen normaler physiologischer Mitbewegungen.* Jede Willkürbewegung ist von Mitbewegungen begleitet, die zusammen mit der Willkürbewegung typische Bewegungsenergien bildet. So streckt sich die Hand beim willkürlichen Faustschluß, so runzelt sich die Stirne beim Blicke nach oben, so

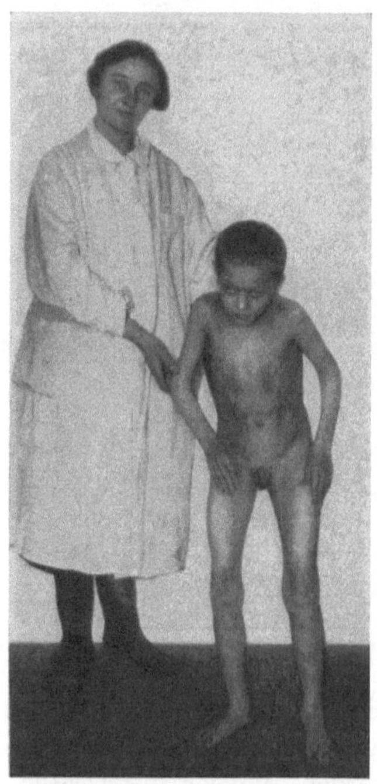

Abb. 67. Fall von paradoxer Kinesie bei epidemischer Encephalitis. Der Knabe, der nur mit Unterstützung stehen kann, ist im stande zu laufen, bis er an ein Hindernis stößt oder hinfällt.
Universitätsnervenklinik Minsk.

pendeln die Hände beim Gehen — ein phylogenetischer Überrest des Vierfüßlerganges usw. Während beim Pyramidensyndrom pathologische Mitbewegungen — Synkinesien — auftreten, fehlen beim Pallidumsyndrom sogar die physiologischen.

An dieser Hypokinese ist meistens die gesamte Muskulatur beteiligt, sowohl der Extremitäten als auch des Körpers, des Kopfes und des Gesichts. Letzteres fällt deshalb durch seine maskenhafte Starrheit auf. Der obere Facialis ist dabei auf dieselbe Weise wie der untere beteiligt, wodurch ein weiteres Differentialmerkmal gegen die Pyramidenläsion gegeben ist, bei der ja der Stirnfacialis erhalten bleibt. Auch die Augenbewegungen sind erschwert, wodurch mitunter eine Blicklähmung vorgetäuscht werden kann. Manchmal kommt es zu halbseitigem

Pallidumsyndrom (Abb. 68). In seltenen Fällen beschränkt sich dasselbe auf ein Körperglied.

Da die Untersuchungen der letzten Jahre in Fällen der beschriebenen Starre, die oft als *Parkinsonismus* bezeichnet wird, Pallidumveränderungen aufgedeckt haben, so ist anzunehmen, daß die Bewegungsarmut auf Störungen der Pallidumfunktion beruht. Vielleicht, daß Fortfall fronto-thalamo-pallidärer Impulse eine Rolle spielt, vielleicht auch, daß das Pallidum eine Rolle spielt in automatisierten Bewegungen, in Mitinnervationen. Auch die Bewegungsfolge, die Reaktivbewegungen sind in ausgiebigem Maße an die normale Funktion des Pallidums gebunden. Letzteres wird indirekt auch durch die oben beschriebenen hypokinetischen Syndrome bestätigt, da ja das Athetosensyndrom als Resultat einer Enthemmung des Pallidums aufzufassen ist.

Das pallidäre hypokinetische Syndrom kommt bei verschiedenen Krankheitszuständen vor. Besonders ausgeprägt ist es in den besonders von FOERSTER umrissenen Fällen von sog. *arteriosklerotischer Muskelstarre*, die sich im vorgerückten Alter infolge Veränderungen im Pallidum entwickelt. Als typischste Erkrankung, bei welcher das oben umrissene hypokinetische Syndrom vorkommt, galt bis vor 10 Jahren die *Paralysis agitans* oder die *Parkinsonsche Krankheit* oder *Schüttellähmung*. Diese sich allmählich, chronisch entwickelnde Krankheit, die auf degenerativen Prozessen im Pallidum beruht, charakterisiert sich durch die oben beschriebene Hypokinese, der sich ein Tremor in den distalen Teilen, besonders in den Händen, hinzugesellt. Die Hypokinese ist am stärksten in den proximalen Teilen der Extremitäten ausgeprägt. Daher die Bezeichnung Schüttellähmung. Der Habitus solcher Kranker, die zuerst von PARKINSON beschrieben worden sind, die nach vorn gebeugte Haltung, das Maskengesicht, der Schütteltremor

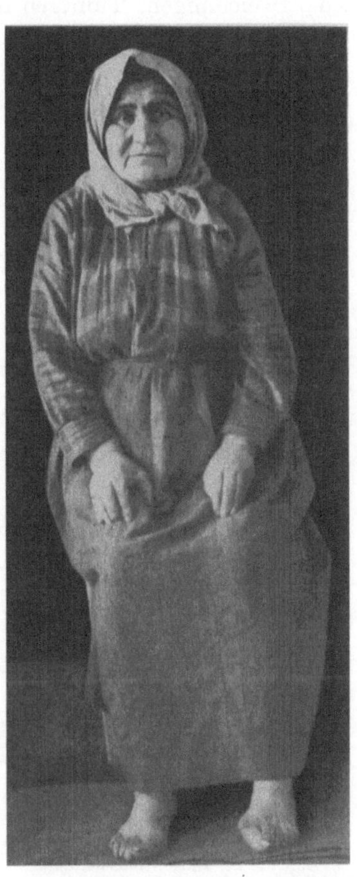

Abb. 68. Linksseitiger Parkinsonismus bei Paralysis agitans. Man beachte den Hallux valgus und die Pfötchenstellung. Universitätsnervenklinik Minsk.

der Finger, der Zunge, des Kinns, demgegenüber die starre Unbeweglichkeit des Kopfes, der Augen, Lider, des Halses, Rumpfes, der Schultern bieten ein derartig typisches Bild, daß es auch bei anderen Krankheiten als *Parkinsonsyndrom oder Parkinsonismus* bezeichnet wird (Abb. 69).

Am häufigsten tritt nun seit dem letzten Dezennium diese Hypokinese, auch Bradykinese genannt, als wichtigstes Symptom bei einer Serie von Kranken mit epidemischer Encephalitis auf, häufig schon bereits im akuten Stadium der Krankheit, noch häufiger, nachdem die akuten Erscheinungen bereits abgeklungen, nach mehreren Wochen, Monaten, ja Jahren (Abb. 70). Es fehlen dabei selten

die übrigen typischen Erscheinungen der epidemischen Encephalitis von seiten der
Hirnnerven, des vegetativen Systems usw., was zusammen mit der Anamnese
die Differentialdiagnose erleichtert. Auch andere entzündliche Prozesse können
das Pallidum befallen, obwohl von akuten Infektionen nicht eine so häufig wie
die epidemische Encephalitis. Von chronischen Infektionen sind syphilitische
Erkrankungen des Pallidums nicht selten Ursache der beschriebenen Hypokinese.
Auch Erweichungen, Tumoren dieser Gegend können nicht selten das Bild der
epidemischen Encephalitis und namentlich der arteriosklerotischen Muskelstarre

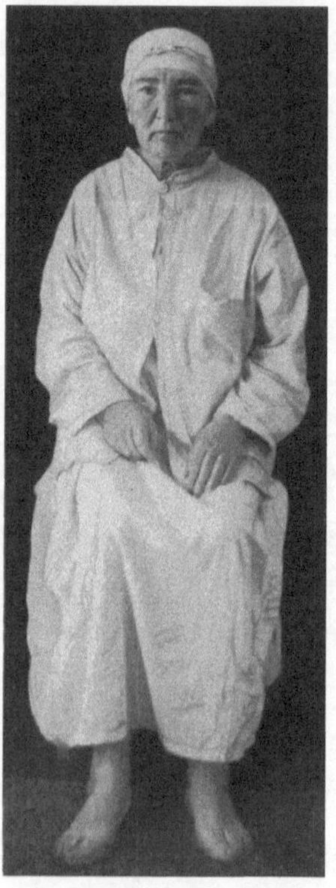

Abb. 69. Parkinsonismus bei Paralysis agitans.
Universitätsnervenklinik Minsk.

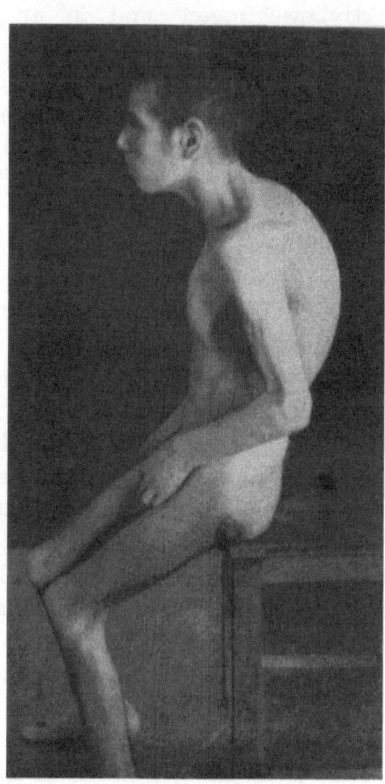

Abb. 70. Hypokinese bei epidemischer Encephalitis.
Universitätsnervenklinik Minsk.

vortäuschen. Eine noch so gute Anamnese und die beste Analyse der klinischen
Symptome schützt nicht immer vor Fehldiagnosen. Auch angeborene und familiäre Erkrankungen kommen in diesem Gebiete vor. Ihre Diagnose macht meist
keine Schwierigkeiten. Von Intoxikationen sei noch die mit CO hervorgehoben.
Schließlich muß auch berücksichtigt werden, daß eine Pallidumerkrankung sich
auch zur Kapselläsion gesellen kann, so daß ein Teil des klinischen Bildes beim
Hemiplegiker oft nur durch Beteiligung des Pallidums erklärt werden kann. Zu
den Hypokinesen müssen auch Bewegungsstörungen gerechnet werden, welche
sich mit oder ohne besondere Veränderungen des Tonus in äußerst mangelnder
Initiative zu Bewegungen äußern. Es scheinen starke Hemmungen den Beginn
der Bewegung zu erschweren. (*Denervationsdefekt.*) Diese Störung ist nicht selten

bei Erkrankungen des Stirnbeins zu beobachten und wird manchmal nicht so
sehr als Störung der Bewegung, sondern des Handelns, als Apraxie, als akinetische Apraxie, aufgefaßt. Doch steht sie unseres Erachtens den Hypokinesen
resp. Akinesen näher und beruht wohl auf Erkrankung des zentralen Abschnitts
der frontalen Systeme, die als fronto-ponto-cerebellare oder fronto-thalamo-
pallidäre einen erheblichen Einfluß auf den Bewegungsablauf ausüben. Andererseits steht diese frontale hypokinetische Bewegungsstörung infolge Denervations-
defekts einer anderen Bewegungsstörung nahe, die wohl auch durch Störung der
Denervation erklärt werden muß. Es handelt sich um gewisse Zwangsbewegungen,
insbesondere um Zwangsgreifen, welches sich darin äußert, daß die Patienten,
ohne es zu „wollen", zwangsweise nach Gegenständen greifen, die ihnen nahe-
gebracht werden. Meist ist dieses Symptom einseitig und in solchen Fällen besonders gut ausgeprägt, wo keinerlei Lähmung sein Auftreten verhindert. Es
spricht mit großer Wahrscheinlichkeit für eine Frontalerkrankung. Darüber
Näheres im Abschnitt über Stirnhirnsyndrome.

4. Syndrome der ataktischen Bewegungsstörung.

Obwohl den *ataktischen Syndromen* nicht selten objektiv feststellbare *Gefühlsstörungen* zugrunde liegen, ist doch am auffallendsten an denselben die
Bewegungsstörung. Es wird über Ataxie auch in den Abschnitten über Sensibilitätsstörungen, über Kleinhirnsyndrome und an anderen Stellen noch die Rede
sein. Doch sei hier zusammenfassend einiges vorweggenommen, obwohl einige
Wiederholungen unvermeidlich sein werden. Die grobe Kraft ist meist nicht vermindert, und doch gelingt es dem Kranken nicht, die Bewegung prompt zu
vollführen. Die in Betracht kommenden Muskeln werden entweder zu wenig
oder öfter zu stark innerviert, so daß das Glied das Ziel nicht erreicht oder über
dasselbe hinausschießt, jedenfalls auf Umwegen zu demselben gelangt. Es fehlt
das nötige Maß der Innervation, um die nötige Richtung einzuhalten, die Sukzession der Bewegungen in den verschiedenen Gelenken, die die Hauptbewegung
unterstützenden Mitbewegungen — Synergien — geschehen fehlerhaft. Diese
Störung der Ordnung der Bewegung, der Koordination, hängt davon ab, daß die
Apparate, welche die Bewegung *regulieren*, defekt sind. Die prompte Zusammenarbeit sämtlicher von diesen Apparaten garantieren das zur richtigen Bewegung
nötige Maß der Innervationen, welches für das physiologische Gleichgewicht von
wesentlicher Bedeutung ist. Nach O. FOERSTER hängt die in Raum und Zeit glatt
sich abwickelnde Bewegungsordnung, die *Koordination*, von acht Mechanismen
ab. Zu ihnen gehören die Gesamtsensibilität, das Labyrinth und das Auge,
welche mit bestimmten Teilen des Großhirns und ganz besonders des Kleinhirns
korrespondieren. Auf diese Weise liegen folgende Koordinationsmechanismen vor:
1. der spinale, der auf dem Wege über Hinterwurzel—Vorderhornzelle den normalen Tonus des letzteren reguliert; 2. der sensitivo-cerebellare; 3. der sensitivo-
cerebrale; 4. der sensitivo-cerebello-cerebrale, 5. der vestibulo-cerebellare; 6. der
vestibulo-cerebrale; 7. der vestibulo-cerebello-cerebrale; 8. der visu-cerebrale.

Die größte Bedeutung haben die *Systeme der Tiefensensibilität*, welche sowohl
auf die spinalen als auch cerebellaren und cerebralen Bewegungsapparate Einfluß
haben. Auch der *Vestibularapparat* signalisiert die Lage des Körpers und seiner
Teile im Raume hauptsächlich dem Klein- und Großhirn. Und auch der optische

Apparat ist, wenn auch weniger, bedeutend für die Koordination. In gewissem
Maße kann er die Koordinationsstörung kompensieren, was dadurch besonders
bewiesen wird, daß bei Augenschluß die Ataxie deutlicher wird. Das für unser
Tun und Schaffen auf ganz bedeutende Weise notwendige Gleichgewicht — die
elementare Vorbedingung unseres Daseins — ist also durch verschiedene Mechanismen gesichert, welche von verschiedenem Wert sind und welche für einander
einspringen und die Bewegungsstörungen kompensieren können. Den schwersten
Grad der Ataxie finden wir folglich in den Fällen, wo die meisten der obengenannten Apparate geschädigt sind.

Ataxie kann sich auf einen Körperteil beschränken, z. B. auf eine obere Extremität. In schweren Fällen gelingt es dem Kranken nicht, die ataktische Hand
regelrecht zu gebrauchen. Es mißlingt, den Finger der kranken Hand an die Nasenspitze oder an das Ohrläppchen zu bringen, besonders wenn die Augenkontrolle
ausgeschaltet ist (Finger-Nasenversuch). In leichteren Fällen kann die Ataxie
nur durch feinere Untersuchungsmethoden entdeckt werden. So wird der Kranke
aufgefordert einen vorgezeichneten Kreis mit der erkrankten Hand zu überziehen,
oder er soll eine gerade Linie führen oder in der Luft eine 8 schreiben, oder auf
einen vor ihm gelegenen Punkt treffen. Die Ataxie offenbart sich dann leicht
durch die Unmöglichkeit oder Schwierigkeit, diese Aufgaben exakt zu lösen.
Die gewöhnlichen Handfertigkeiten gelingen dem Kranken nicht. Er faßt den
Löffel, das Glas, das Arbeitsgerät ungeschickt, er verschüttet die Suppe, wenn er
den Löffel zum Munde führt, das Wasser aus dem Glase u. dgl. Die Ataxie der
unteren Extremitäten kann in Rückenlage geprüft werden. Es gelingt dem Atak-
tiker schwer, die Hacke des einen Fußes auf das Knie des anderen zu bringen,
besonders bei Augenschluß. Es fällt ihm schwer, mit dem Bein eine Acht in der
Luft zu zeichnen oder einen vorgelegten Punkt oder Gegenstand zu berühren.
Beim Stehen ist er bemüht die Beine breit voneinander zu stellen, damit die
breitere Basis das Gleichgewicht besser sichert. In leichteren Fällen ist es deshalb
von Nutzen, auf Ataxie zu prüfen, indem man den Kranken auffordert, stehend
die Füße fest aneinander zu pressen. Dann tritt nicht selten nach Augenschluß,
in schwereren auch bei offenen Augen, ein Schwanken des Körpers ein (*Rom-
bergsches Phänomen*). In leichteren Fällen äußert sich das Rombergsche Phänomen lediglich in Unruhe der Streckersehnen des Fußes. Bemerkenswert ist, daß
das *Rombergsche Phänomen* auch bei blinden Ataktikern nach Augenschluß auftritt. Oft genügt es, daß der Kranke auf die Decke sieht oder seine Augen überhaupt von den Beinen fortwendet. Ich habe die Ataxie bei Erheben des Kopfes
durch MAGNUS-DE KLEYNsche Tonusreflexe zu erklären versucht: beim Erheben
des Kopfes tritt eine Tonusherabsetzung in den Streckern der unteren Extremitäten auf. Auch Kniebeuge mit folgendem Aufrichten gestattet Ataxie des Rumpf-
fes aufzudecken. Beim Gehen ist die Ataxie der unteren Extremitäten ganz
besonders ausgeprägt. Die Beine werden stark gestreckt, stampfend auf den
Boden aufgesetzt. Der Oberkörper bleibt immer etwas hinter den Beinen zurück.
Die Augen folgen krampfhaft jedem Schritt. Bei Augenschluß wird das Gehen oft
ganz unmöglich. In leichteren Fällen gelingt es, die Ataxie beim Gehen aufzudecken, wenn man den Patienten auffordert, einen Fuß vor den anderen zu
stellen oder auf einem schmalen Streifen zu gehen. Bei Ataxie des Rumpfes,
welche oft mit Ataxie in den Hüftgelenken verbunden ist, fällt der taumelnde

Gang auf. Der Kranke geht wie ein Betrunkener. Er schlenkert von einer Seite zur andern, manchmal zieht es ihn nach rückwärts. In manchen Fällen von einseitiger Ataxie zieht es ihn nach einer Seite, und zwar nach derjenigen, in welcher die Bewegungsstörung besteht. Man kann auch von Ataxie der Gesichtsmuskeln, Lippen und Zunge sprechen. Von größter Bedeutung scheint für die Ataxie der herabgesetzte Tonus des Gliedes zu sein. Hypotonie ist in fast allen Fällen von Ataxie festzustellen.

Um zu bestimmen, welche pathologische Bedingungen die Ataxie hervorgerufen, müssen folgende Momente berücksichtigt werden. Wenn dieselbe von Störungen der Apparate für die Sensibilität und namentlich die tiefe Sensibilität abhängt, dann ist dieser Zustand meist unschwer zu beweisen durch Sensibilitätsprüfung. Meist gelingt es, Störungen der Tiefensensibilität zu entdecken. Dieselbe kann auf Erkrankungen der peripheren Nerven, und zwar auf toxische Neuritis (Alkohol, Arsen usw.) hinweisen, oder bei Erkrankungen der Hinterwurzeln oder Hinterstränge wie bei Tabes oder anderen sog. Strangerkrankungen, wie bei der Friedreichschen Krankheit, funikulären Myelitis u. dgl. vorkommen. In diesen Fällen ermöglichen die übrigen Symptome die richtige Diagnose. In allen diesen Fällen ist die Ataxie zuerst symmetrisch und an den unteren Extremitäten besonders stark ausgeprägt. Doch vermißt man auch nie, besonders bei spezieller Untersuchung, ataktische Erscheinungen in den oberen Extremitäten. Ist bei *Tabes* und *Neuritis* die Hypotonie ganz besonders ausgeprägt, so besteht bei der *funikulären Myelitis* u. dgl. oft Hypertonie, da gleichzeitig mit den Bahnen der Tiefensensibilität auch die Pyramidenbahnen erkranken. Bei Erkrankung des cerebralen und besonders des *corticalen Abschnittes* der Bahn für Tiefensensibilität oder des Vestibularis ist die ataktische Störung oft einseitig und lokalisiert sich dabei meist in der dem Herd kontralateralen Extremität. In solchen Fällen kann es sich um *Hirntumor, multiple Sklerose, Encephalitis, Gefäßerkrankungen* u. dgl. handeln.

Ein etwas anderes Gepräge trägt die *Ataxie bei Kleinhirnerkrankungen.* Während die soeben beschriebene Ataxie sich durch Verlust der Sensibilität auszeichnet, ist bei der Kleinhirnataxie die Sensibilität wesentlich nicht gestört. Sehr charakteristisch ist der taumelnde Gang, der dem eines Betrunkenen gleicht. Rumpf und proximale Teile der unteren Extremitäten sind besonders an der Ataxie beteiligt. Der Körper bleibt beim Gehen hinter dem Körper zurück. Es fehlt die gleichzeitige Innervation aller Muskeln, die an dem normalen Gehakt beteiligt sind. Dadurch entsteht die *Asynergie,* welche eine wichtige Komponente der Kleinhirnataxie ausmacht. Die *Dysmetrie* ist ein anderer Bestandteil der Kleinhirnataxie. Sie äußert sich in übermäßigen Innervationen, so daß der Körperteil weit über das Ziel hinausschießt (*Hypermetrie*) oder dasselbe nicht erreicht (*Hypometrie*). Von der tabischen oder polyneuritischen Ataxie unterscheidet sie sich dadurch, daß sie durch Augenschluß wesentlich nicht verstärkt wird. Die Kleinhirnataxie ist auch in den Extremitäten festzustellen; sehr häufig ist sie dann einseitig. Der Kranke findet mit dem Finger nicht seine Nasenspitze noch den ihm vorgehaltenen Finger des Untersuchers. Kleinhirnataxie spricht für beliebige Erkrankung des Kleinhirns, *multiple Sklerose, Tremor, familiäre Degenerationen, Gefäßerkrankung, akute Entzündung* (*akute Ataxie* Leyden-Westphal) usw. Zur Kleinhirnataxie muß auch die Ataxie des Betrunkenen gezählt werden.

Auch hier handelt es sich um eine Einwirkung des Alkohols auf Kleinhirnelemente.

Bei Ataxie infolge Erkrankungen des Vestibularapparates bestehen dieselben Bewegungsstörungen, wie soeben beschrieben. Meist sind sie einseitig. Auch hier offenbart sie sich besonders beim Gehen durch den „Gang des Betrunkenen“. Die Abweichung zur Seite ist auch hier wie beim Kleinhirnkranken manchmal recht bedeutend. Läßt man den Kranken durch ein großes Zimmer längs einer geraden Linie auf und ab gehen und entzieht man ihm dabei die Kontrolle durch die Augen, so kommt der Kranke nach wiederholtem Auf- und Abgehen allmählich zu einem Punkt, der von dem Ausgangspunkt sehr bedeutend, mitunter um 90° abweicht (*Sterngangprobe von* BABINSKI und WEIL). Übrigens fällt diese Probe auch bei der Kleinhirnataxie positiv aus. Die Differentialdiagnose gegenüber Ataxie anderer Provenienz kann meist auf Grund spezieller Prüfung des Vestibularapparats gestellt werden.

Außer Erkrankungen des Labyrinths führt insbesondere Encephalitis und namentlich die epidemische, welche sich in den Gebieten des Vestibulariskernes lokalisiert, zu der soeben beschriebenen Ataxie. Darüber ausführlicher im Abschnitt der encephalitischen Syndrome.

5. Die apraktischen Bewegungsstörungen.

Alle oben beschriebenen Bewegungsstörungen werden durch Läsion elementarer präformierter nervöser Apparate hervorgerufen. Diese Apparate veranlassen und regulieren die *elementaren Bewegungen*, welche gewissermaßen Bausteine bilden, aus welchen sich unser *Handeln*, unser *Benehmen* zusammensetzt. Philo- und ontogenetisch verschieden alter Herkunft, entstehen Bewegungen und Bewegungsfolgen unter dem Einfluß der verschiedensten Reize und Erregungen, die von der Umwelt und den verschiedenen Zellen des Organismus ausgehen. Ein überaus großer Teil dieser Bewegungen ist präformiert, angeboren und bildet das große Gebiet der Reaktionen, die später unten als Reflexe besprochen werden. Im Laufe eines jeden individuellen Lebens entstehen nun immer neue *Bewegungskombinationen*. Wir „erlernen“ es die angeborenen Synergien und Bewegungsmechanismen zur Verwirklichung bestimmter Ziele, zur Lösung bestimmter Aufgaben zu gebrauchen, welche uns die wechselnden Lebenssituationen, die sich ablösenden Konstellationen stellen. Wir „erlernen“ die *Bewegungen* zu „*Handlungen*“ zu benutzen. Wir erlernen mit Werkzeugen, mit alltäglichen Gegenständen unseres Haushaltes zu hantieren, uns an- und auszukleiden, zu bürsten, die Tisch- und Handwerksgeräte zu benutzen, die verschiedensten Verrichtungen in bezug auf unsern Körper und andere Lebewesen zu vollführen. Wir „erlernen“ mit Hilfe verschiedener konventioneller Zeichen und Symbole unsere Beziehungen zu anderen Lebewesen oder zu verschiedenen Tatsachen und Erscheinungen zu signalisieren, zu grüßen, winken, drohen usw.

Geht dieser Erwerb infolge einer Hirnkrankheit zugrunde, dann entsteht die *apraktische Handlung*, dann verlieren die die Handlung realisierenden Bewegungen ihre Ziel- und Zweckmäßigkeit. Der Apraktiker ist dann nicht imstande, die verschiedenen Handlungen zu vollführen, obwohl seine Glieder nicht gelähmt sind, keine Ataxie vorliegt und keine Geistesstörung oder andere Erkrankung (Taubheit, Blindheit usw.) ihn daran hindert zu begreifen, was er nämlich tun soll.

Ein Apraktiker, der einen Brief siegeln soll und die ihm gestellte Aufgabe vorzüglich versteht, die dafür nötigen Gegenstände kennt und erkennt, wird das Siegel anstatt des Siegellacks an das Licht bringen, dann dasselbe neben das Kuvert drücken, dann den Brief hilflos in die Hand nehmen, ihn auf das Siegellack legen usw. Dabei kann er früher Büro- öder Postangestellter gewesen sein, zeitlebens Briefe befördert, alle diese zur Handlung nötigen Bewegungsfolgen prompt „erlernt" haben. Nicht immer zeichnet sich die Apraxie durch so bizarre Bewegungen aus. Manchmal kommt es nur zu hilflosen „amorphen" Bewegungen, die der Kranke mit irgendeiner Hand vollführt, entweder er macht ganz sinnlose Fingerbewegungen oder reißt den Mund auf u. dgl. Oft ist die Apraxie generalisiert. Sowohl die Extremitäten als auch die Gesichtsmuskulatur ist apraktisch. In anderen Fällen besteht nur Apraxie einer Hand, häufiger der linken, oder des Lidschlusses oder der Zunge. Die Apraxie tritt nicht immer bei allen Bewegungen auf. Manchmal kann der Kranke mit Gegenständen gut manipulieren. Es gelingt ihm aber nicht die geringste Handlung aus dem Gedächtnis zu machen.

Es muß deshalb auf Apraxie methodisch untersucht werden.

1. Der Kranke soll eine *mimische Bewegung*, eine Ausdrucksbewegung ausführen: drohen, winken, grüßen, schwören, ein Kreuz schlagen usw.

2. Er soll *nach dem Gedächtnis* (ohne Gegenstand) zeigen, wie man mit einem Gegenstand manipuliert, wie man Suppe ißt, einen Nagel einschlägt, ein Streichholz anzündet usw.

3. Er soll *einfache Bewegungen auf Befehl* machen, wie Handhochheben, Augenschließen, Mundöffnen u. dgl.

4. Er soll *transitive Bewegungen* machen, d. h. mit einem Körperteil, z. B. der Hand, einen anderen berühren, z. B. die linke Hand an das rechte Ohr, linke Auge, auf Hinterkopf, oder Schulter, oder Knie usw. legen.

5. Er soll einfache *vorgemachte Bewegungen* nachmachen.

6. Er soll *mit Gegenständen manipulieren* resp. Handlungen vollführen, wie Briefmarke aufkleben, Papier schneiden, Zigarette, Licht anzünden, Brief siegeln usw.

Nicht immer sind *alle* diese Handlungen gestört. Wenn zahlreiche Bewegungsverwechslungen vorkommen und bei *recht bizarren Bewegungsfolgen* spricht man von *ideatorischer Apraxie*, von einer Störung des „Bewegungsentwurfs". Bestehen hauptsächlich *amorphe Bewegungen*, ist sogar Nachahmung von Bewegungen gestört, oder die Apraxie beschränkt sich auf ein oder wenige Glieder, dann spricht man von *motorischer Apraxie*, von einer Störung des Bewegungsablaufs (*Apraxie des Bewegungsablaufs*). Oft stören bei Apraxie den Bewegungsablauf stereotype, sich immer wiederholende Bewegungen, die sich immer wieder einschieben. Oft wiederholt der Kranke immer wieder die Bewegung, welche er soeben vollführt hat. Dies nennt man *Perseveration*. Der Kranke hat eben auf Aufforderung den Mund geöffnet. Nun reißt er bei jeder anderen Aufforderung, wie die Augen zu schließen, anstatt dieses immer wieder den Mund auf. Es ist nicht schwer, sich davon zu überzeugen, daß keine Lähmung vorliegt, keine Ataxie, keine Geistesstörung, daß der Kranke unter bestimmten Umständen die Bewegungen richtig ausführt.

Die apraktische Bewegungsstörung besitzt eine wichtige lokaldiagnostische Bedeutung. Es ist jetzt allgemein anerkannt, daß sie durch Herde in der *linken Hemisphäre* bei Rechtshändern hervorgerufen wird. Bei Linkshändern befindet sich der Herd rechts. Der linken Hemisphäre liegt folglich die Funktion ob die Bewegungsfolgen zur Handlung zu verwirklichen. Diese Präponderanz der linken Hemisphäre über die rechte bezieht sich nicht nur auf die Handlung, sondern auch auf andere Hirnfunktionen, z. B. auf den Sprechakt, auf das Erkennen usw. In der linken Hemisphäre ist besonders der untere Scheitellappen, der *Gyrus supramarginalis* die Gegend, wo, wie ich, STAUFFENBERG u. a. pathologisch-anatomisch beweisen konnten, Herde verschiedenster Natur apraktische Bewegungsstörungen hervorrufen. LIEPMANN hat bewiesen, daß Herde im Balken, welcher die beiden Hemisphären untereinander verbindet, *Apraxie der linken Hand* hervorruft. Das erscheint uns jetzt natürlich, da das Zentrum der *linken* Hand in der *rechten Hemisphäre* des leitenden Einflusses der linken Hemisphäre durch den Balkenherd beraubt ist. *Ideatorische Apraxie* spricht am ehesten für multiple oder wenigstens für ausgebreitete Herde in der linken Hemisphäre, und zwar im Bereiche *ihrer hinteren Hälfte.* Herde im *linken Stirnlappen,* die nach einigen Autoren ebenfalls apraktische Bewegungsstörungen hervorrufen sollen, setzen eher *akinetische* Symptome, die manchmal als *akinetische Apraxie* bezeichnet werden, jedoch, wie oben ausgeführt, eher der Hypo- resp. Akinese zugezählt werden sollen.

Über apraktische Apraphie wird im Abschnitt über Störungen der Sprache abgehandelt werden.

Es sei hier noch auf eine Bewegungsstörung hingewiesen, welche PÖTZL mit Recht den apraktischen zuzählt und die darin besteht, daß jede Bewegung, die der Kranke auf Aufforderung mit einer Hand vollführen soll, durch Bewegungen der gleich- oder gegenseitigen unteren Extremität begleitet wird. Der Bewegungsablauf der oberen Extremität ist dabei ebenfalls fehlerhaft. Es handelt sich hier um *Störungen der Denervation.* Jede prompte Bewegung setzt voraus, daß außer der Innervation der in Frage kommenden Muskelkomplexe eine Hemmung, eine Denervation derjenigen Muskeln gleichzeitig einsetzen muß, die an der gewollten Bewegung keinen Anteil nehmen. Ist eine derartige Denervation gestört, dann kommen häufig ungewollte Bewegungen dazwischen. So treten in diesen Fällen Bewegungen auf, die auf einer niederen Entwicklungsstufe, in bestimmten phylogenetischen Stadien miteinander gekoppelt waren. So ist die isolierte Tätigkeit der oberen Extremitäten erst ein junger Erwerb, da während eines phylogenetisch älteren Stadiums dieselben zusammen mit den unteren zur Fortbewegung dienten und die Innervationen der einen Extremität gleichzeitig zur Innervation der anderen führte. Erst später entwickelten sich die *Denervationsapparate* im Großhirn, welche von VOGT, FOERSTER *im Stirnhirn* bewiesen sind. Klinische Tatsachen sprechen dafür, daß auch *an der Übergangsstelle zwischen Scheitel- und Hinterhauptlappen, dem sog. Sensory-visualband* (ELLIOT SMITH) Denervationsapparate lokalisiert sind. (S. Scheitellappensyndrome.)

6. Syndrome der Augenbewegungsstörungen.

a) Anatomisch-Physiologisches.

Die *Bewegungen der Augen* besitzen eine außerordentlich *große biologische Bedeutung.* Sind sie es doch vornehmlich, mit deren Hilfe die Lebewesen sich in der Umwelt orientieren. Der Nervenapparat, der diesen Bewegungen vorsteht, ist im Zusammenhang damit überaus kompliziert. Es genügt bei weitem nicht die Augenmuskelnerven kennenzulernen, um alle Störungen der Augenbewegungen zu erfassen. Dem komplizierten *Aufbau der Augenbewegungsfunktion* entspricht die Kompliziertheit der Erscheinungen beim *Abbau* derselben.

Isolierte Bewegungen des einen Auges unabhängig vom andern sind beim gesunden Menschen unmöglich: Die *Bewegungen beider Augen* sind *assoziiert.* Es bestehen anatomische Verbindungen zwischen den Bahnen zum M. rectus externus des einen Auges und zum Rectus internus des anderen. Ebenso stehen die Bahnen für die Aufwärts- und Abwärtsroller beider Augen untereinander in Verbindung. Schließlich sind die beiden Recti interni durch ihre zentralen Bahnen miteinander funktionell verknüpft. Außerdem folgen den Augenbewegungen nach oben und unten die Lidbewegungen. Die Nerven für alle die sog. äußeren Augenmuskeln sind: Abducens, das VI. Nervenpaar für den Rectus externus, Trochlearis, das IV. Nervenpaar — für den Obliquus superior und das III. Nervenpaar — der Oculomotorius für alle übrigen. Letzterer nimmt, wie bekannt, seinen Anfang aus Nervenzellen, die am *Boden des Aquaeductus Sylvii* gelegen sind und durchzieht den Hirnschenkel ventralwärts, *den roten Kern und die im ventralen Teil der Hirnschenkel gelegene Pyramidenbahn kreuzend.* Nachdem er so die Hirnbasis erreicht hat, zieht er im *Bereiche der mittleren Schädelgrube* nach vorn und außen in der *oberen Wand des Sinus cavernosus* zur Fissura orbitalis superior zur Orbita, wo er zu den Augenmuskeln zieht und mit dem Ganglion ciliare in Verbindung steht. In der Sinuswand bekommt er sympathische Fasern aus dem Plexus caroticus internus. Außerdem erhält er von dem benachbarten N. ophthalmicus auch sensible Fasern.

Der *Trochleariskern* kann eigentlich als caudale Fortsetzung des Oculomotoriuskerns betrachtet werden. Die aus ihm entspringenden Fasern bilden den *peripheren* Nerv, der die Mittellinie überschreitet und mit dem Trochlearis der anderen Seite in der Substanz des Velum medullare anterius sich kreuzt — eine Tatsache, die sonst unter den peripheren Nerven keine Analogie besitzt. An der Hirnbasis angelangt, verläuft er in der *äußeren Wand des Sinus cavernosus* und tritt in die Orbita ebenfalls durch die Fissura orbitalis superior. Wie alle peripheren Nerven, enthält auch er außer motorischen Fasern zum Obliquus superior sensible — vom N. ophthalmicus — und sympathische aus dem Plexus caroticus internus.

Der *Abducenskern* befindet sich caudalwärts vom Trochleariskern, nahe der Mittellinie bereits im Bereich der *Brücke,* wo er von Facialisfasern umgriffen wird. An der *Hirnbasis* erscheint er *zwischen Brücke und der Pyramide.* Hinter dem Dorsum der Sella turcica tritt er in den *Sinus cavernosus,* welchen er in der Nähe der Fissura orbitalis superior verläßt, um durch diese in die Orbita zu treten, nachdem er ebenfalls sensible Fasern vom ersten Trigeminusast und sympathische vom Sinus caroticus internus erhalten hat.

Wie schon oben erwähnt, bewegen sich beide Augen immer gleichzeitig. Auf welche Weise die anatomische Verbindung zustande kommt, darüber ist nur Hypothetisches bekannt. Es wird entweder ein „pontines Blickzentrum" angenommen, von welchem Bahnen zum Rectus externus des einen und R. internus des anderen Auges ziehen. Man lokalisiert dasselbe in oder nahe dem Abducenskern. Von anderen wird die Ansicht geteilt, daß von Blickzentren

in der Hirnrinde die beiderseitigen Augenmuskelkerne direkt wie durch Pferde-
leinen geleitet werden, so daß jeder von den Blickzentren ausgehende Impuls
beide Augen gleichzeitig nach rechts oder nach links dreht. Zentren in der Rinde
für Heben und Senken der Augen sind nicht bekannt. Doch wird ein solches *in
den Vierhügeln* angenommen.

Wie dem auch sei, zu einem großen Teil werden die assoziierten Augenbewegungen mit Hilfe von Verbindungen zwischen den einzelnen Augenmuskelkernen bewerkstelligt, welche das *System des Fasciculus longitudinalis posterior,
des hinteren* Längsbündels bilden. Dasselbe nimmt seinen Ursprung von Zellen
des *Nucleus Darkschewitschi* und tritt in Verbindung einerseits mit sämtlichen
Augenmuskelkernen, andererseits mit den Kernen des Vestibularis, dem Deitersschen Kern und caudalwärts ziehend mit dem Apparat, welcher die Beweglichkeit des Kopfes verwaltet und sich in der Oblongata und dem Halsteil des Rückenmarks befindet. Auf diese Weise funktioniert der Augenbewegungsapparat als
Teil eines mächtigen Mechanismus der Kopf- und Augenbewegungen, dessen
biologische Bedeutung für die Orientierung im Raume oben angedeutet war.
Jede Kopfbewegung verändert das Gesichtsfeld, ist imstande den soeben optisch
fixierten Gegenstand aus der Blicklinie zu entfernen. Der komplizierte Apparat,
der die Augen- und Kopfbewegungen miteinander koordiniert, ermöglicht es die
optische Erfassung der Umwelt in weitgehendem Maße zu verwirklichen. Durch
das hintere Längsbündel korrespondiert nun das Kerngebiet der Augenmuskeln
auch mit dem Vestibulär- und Kleinhirnsystemen, denen eine hervorragende Rolle
für die Koordination der Bewegungen und die Orientierung im Raume zukommt.

Was die Verbindungen der Augenmuskelkerne mit zentralen Hirngebieten
anbetrifft, so kann darüber nichts Bestimmtes ausgesagt werden. Die Bahnen
sind mehr hypothetisch als anatomisch oder sogar klinisch fundiert. In der Hirnrinde stehen mehrere Gebiete mit den Augenbewegungen in funktionellem Zusammenhang. Das ist nicht nur durch klinische Tatsachen bewiesen, sondern auch
durch elektrische Rindenreizung an Tieren wie auch an Menschen (O. FOERSTER.
S. Abb. 56 u. 151,152). So ruft *Reizung der ersten Stirnhirnwindung*, der Area frontalis agranularis, des vorderen Teils von Feld $6 \alpha \beta$ nach BRODMANN oder FB nach
ECONOMO und KOSKINAS sog. *Adversiv-* oder *Orientierungsbewegungen* hervor, die
durch Drehung beider Augen und des Kopfes, durch Blickrichtung nach der Gegenseite eingeleitet werden. Auch in Feld 8 ($8 \alpha \beta \delta$), im *Fuße der zweiten Stirnhirnwindung*, befindet sich ein frontales Augenfeld. Im Bereiche des oberen Scheitellappens — Feld 7 nach BRODMANN oder PD. nach ECONOMO und KOSKINAS —
rufen stärkere Reize nach O. FOERSTER Drehbewegungen des Rumpfes, Kopfes und
der Augen zur Gegenseite hervor. Im *Occipitallappen* — Feld 19 — unterscheidet
ferner O. FOERSTER ebenfalls ein Augenfeld, wie auch im *Temporallappen* in Feld 22
nach BRODMANN, oder TE. nach ECONOMO und KOSKINAS. Es ist aus all diesem
ersichtlich, daß sich die Zentren für Augenbewegungen in der Hirnrinde überall
den Endstätten peripherer Reize benachbart befinden, so daß eine orientierende
Augen- und Kopfbewegung durch jeden peripheren Reiz reflektorisch hervorgerufen werden kann.

b) Klinisches.

Die Augenbewegungen entstehen unter dem Einfluß der allerverschiedensten
Bedingungen. Auch die Ruhelage der Augen ist keineswegs Funktion der Er-

schlaffung der äußeren Augenmuskeln. Im Gegenteil, sie wird bedingt ausschließlich durch den beständigen normalen Tonus der Augenmuskeln. Derselbe kann durch Untersuchung der Aktionsströme der Muskeln wie auch der Muskelgeräusche nachgewiesen werden. Optische Reize, die auf die Netzhaut fallen, bringen einen Fixations- resp. Stellungsmechanismus in Funktion, der die Augen auch in Ruhelage fixiert (KESTENBAUM, CORDS). In der Tat befinden sich bei Blindgeborenen oder Schwachsichtigen die Augen nicht in Ruhestellung, sondern führen fortwährend unregelmäßige Bewegungen aus. Der Fixations- oder Stellungsapparat steht also unter dem Einfluß der optischen Erregung. Dank letzterer erhalten die Hirnzentren der Augenbewegungen, die Blickzentren, stetige Impulse. Der Stellungsapparat besteht also aus Fovea Retina-Opticus-Kerne desselben im Corpus geniculatum laterale oder Thalamus — dann Sehsphäre im Occipitallappen. Von hier aus geht der Impuls entweder durch die zentrifugalen Fasern der Sehstrahlung — innere Kapsel zu dem sog. „pontinen Blickzentrum". Oder aber, was wahrscheinlicher ist, er geht von der Sehsphäre im Occipitalhirn zu dem Blickzentrum im Stirnhirn und von hier aus über innere Kapsel zu den Augenmuskelkernen. Der Stellungsapparat funktioniert nur bei unwillkürlichen Bewegungen. Dieselben vollführen die Augen nur infolge von Erregungen vom Labyrinth aus oder bei Kopfbewegungen infolge von Erregungen von den Halsmuskeln resp. dem Halswirbelapparat. Auch beim Verfolgen eines sich langsam zur Seite bewegenden Gegenstandes scheint es sich um unwillkürliche Bewegungen zu handeln. Letztere zeichnen sich durch die Besonderheit aus, daß sie *gleitend* sind, während die *willkürlichen Blickbewegungen Ruckbewegungen* sind.

Willkürlich wird „geblickt", wenn sich unsere Fovea einem peripher gelegenen Objekt zuwendet. Dasselbe geschieht bei Schall- und anderen Reizen, die „unsere Aufmerksamkeit" erregen. Wir können auch „willkürlich" nach einer bestimmten Richtung „spähen". Alle diese teils willkürlichen, teils reaktiven Blickbewegungen werden durch einen anderen Apparat, den Blickapparat, verwirklicht. Derselbe besteht aus den oben beschriebenen Blickzentren in den verschiedenen Hirngebieten. Speziell für die willkürliche Spähbewegung ist eins der Zentren in der Frontalrinde von Wichtigkeit. Die Impulse für die reaktiven Augenbewegungen werden unmittelbar durch den Stabkranz der occipitalen, temporalen und parietalen Augenbewegungs- oder Blickzentren zu den Augenmuskelkernen vielleicht über das supponierte pontine Blickzentrum vermittelt.

Es soll noch hinzugefügt werden, daß die Augenmuskulatur, wie auch die gesamte Körpermuskulatur, unter dem Einfluß subcorticaler Mechanismen, wie des Corpus striatum, steht. Seine Erkrankungen führen ebenfalls nicht selten zu Störungen der Augenbewegungen.

Wenn wir uns nun den Bewegungsstörungen der Augäpfel zuwenden, so haben wir auch hier von dem Gesetz der gemeinsamen Endstrecke auszugehen. Dieselbe — das periphere motorische Neuron — beginnt mit den Kernen im Hirnstamm und enthält die peripheren Nerven. An diese gemeinsame Endstrecke gelangen, wie wir oben sahen, die verschiedenen Bahnen und Systeme, die cerebralen und die assoziativen, welche die Kerne der Augenmuskeln untereinander und mit den Kernen des Vestibularis, des Halsmarks verbinden und welche in das wichtige System des hinteren Längsbündels eingeschaltet sind.

c) Augenmuskellähmungen.

Ist nun das periphere Neuron geschädigt, so wird die Beweglichkeit der Augen beeinträchtigt, und zwar treten dann in jedem Auge die Ausfallserscheinungen unabhängig von dem anderen auf. Die Bewegung der Augen ist mangelhaft: nach außen bei Erkrankung des Abducens, nach innen, oben oder unten bei Erkrankung des Oculomotorius oder seiner Zweige. Lähmung des Trochlearis er-

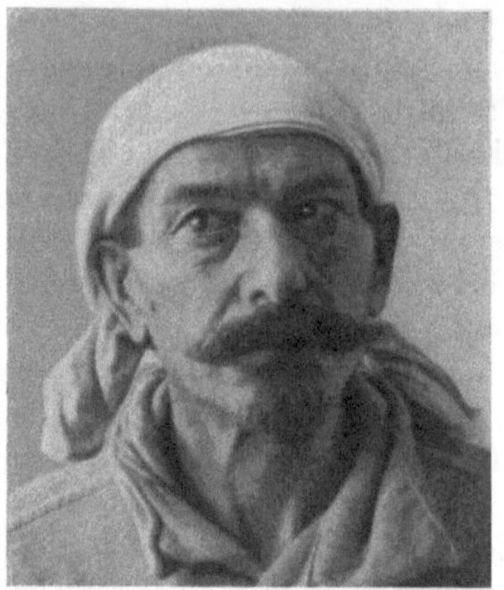

Abb. 71. Abducensparese links bei GAIS-BÖCKscher Krankheit (Polycythaemia). Strabismus beim Blick nach links. Universitätsnervenklinik Minsk.

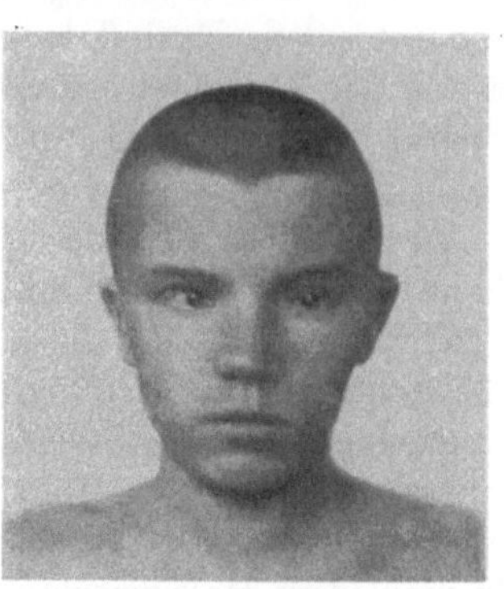

Abb. 72. Abducensparese links. Strabismus auch beim Blick gradeaus. Universitätsnervenklinik Minsk.

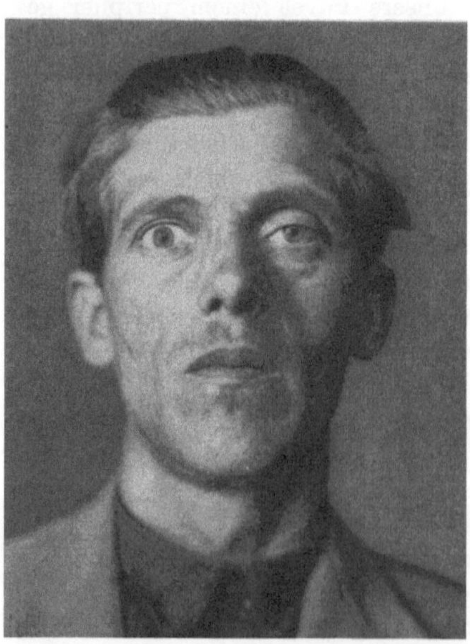

Abb. 73. Linksseitige Oculomotoriuslähmung. Ptosis. Pupille links weiter als rechts. Beim Blick gradeaus ist der Strabismus nicht so stark, wie auf Abb. 74 und 75. Rechtes Augenlid höher als in der Norm, zwischen ihm und Augapfel ist die Sklera sichtbar (GRAEFE). Der Kranke ist bemüht seine Lidheber energisch zu innervieren. Universitätsnervenklinik Minsk.

schwert die Bewegung des Auges nach unten und innen. Manchmal ist die Bewegung unmöglich, manchmal ist sie nur beschränkt und äußert sich dann nur in Schielen — Strabismus —, das besonders beim Blick nach der Richtung hervortritt, welche der Funktion des erkrankten Muskels entspricht (Abb. 71). Am deutlichsten ist dies der Fall bei Lähmungen der Seitwärtswender, deren Funktion eindeutig ist. Manchmal ist dann das Schielen schon beim Blick gradeaus zu konstatieren, da der Tonus des gesunden Rectus internus überwiegt und das Auge dadurch nach innen gezogen wird (Abb. 72). Schwerer ist die Frage der Erkrankung der Heber und Senker der Augen zu lösen, da die Funktion dieser Muskeln komplizierter ist. Die üblichen Schemen lassen dabei in der Praxis häufig im Stich, da die gesundgebliebenen Muskeln in gewissem Sinne kompensieren. So wird das Auge bei Ausfall des Rectus superior durch den Obliquus inferior gehoben. Doch rollt der Rectus das Auge nach innen, der Obliquus nach außen. Ebenso ergänzen sich Rectus inferior und Obliquus superior. Beide sind Augensenker, ersterer dabei Auswärtsroller, letzterer In-

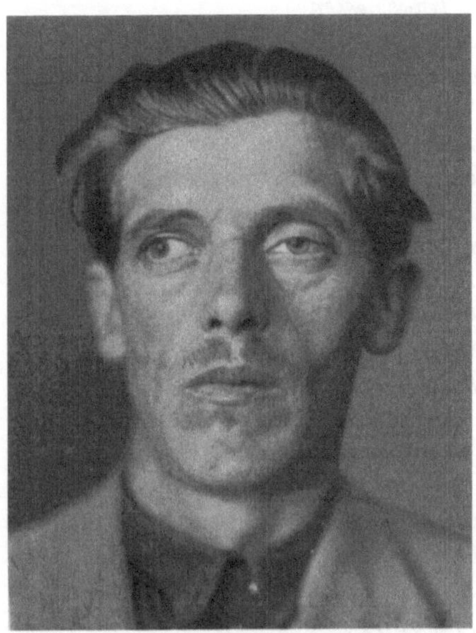

Abb. 74. Linksseitige Oculomotoriuslähmung. Strabismus stärker beim Blick nach rechts. Lähmung des M. rectus internus.

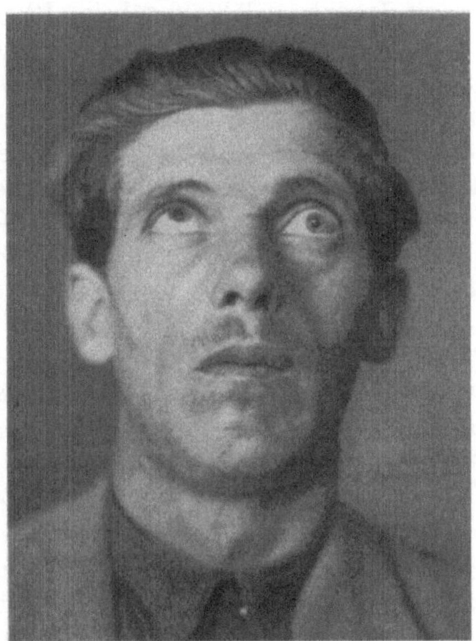

Abb. 75. S. Abb. 73, 74, 76. Strabismus stärker beim Blick nach oben.

wärtsroller. Funktionieren beide Heber oder beide Senker, dann geht infolgedessen das Auge gerade nach oben. Fällt einer der Heber oder der Senker aus, dann geht infolge Zug des Partners das Auge schief nach innen resp. außen. Es ist deshalb verhältnismäßig leicht, durch aufmerksame Prüfung festzustellen, nach welcher Blickrichtung das Schielen am stärksten auftritt (Abb. 73, 74, 75, 76).

I. Bleibt das eine Auge beim *Blick nach unten* zurück, dann handelt es sich um Erkrankung des durch den Trochlearis innervierten M. obliquus superior oder des M. rectus inferior.

1. Weicht das zurückbleibende Auge *nach außen* ab, dann liegt eine *Trochleariserkrankung* vor. In diesem Falle wird das *Schielen stärker*, d. h. das Auge bleibt noch auffallender zurück, wenn

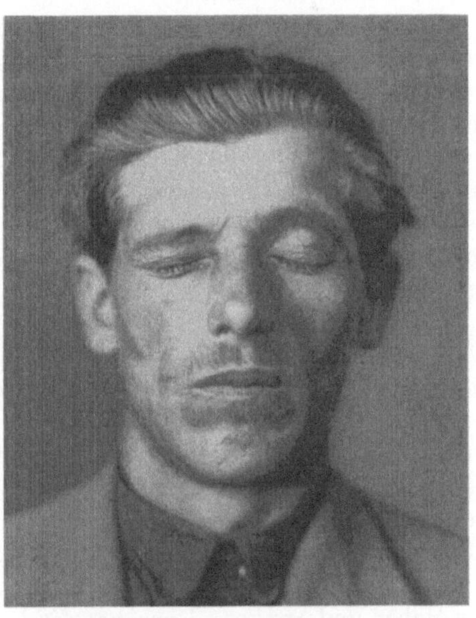

Abb. 76. Linksseitige Oculomotoriuslähmung. Beim Augenschluß funktioniert der von Facialis innervierte Orbicularis oculi ebenfalls mangelhaft (infolge Defekts des Antagonisten).

der Kranke nach *links unten* blickt im Falle einer *rechtsseitigen* Trochlearislähmung und nach *rechts unten* im Falle einer *linksseitigen* Trochlearislähmung. Wesentlich ist, daß bei einer *rechtsseitigen* Trochlearislähmung beim Blick nach *rechts unten keinerlei Zurückbleiben* zu konstatieren ist. Ebenso auch bei *linksseitiger* Trochlearislähmung beim Blick nach *links unten.*

2. Weicht nun das beim Blick nach unten zurückbleibende Auge aber *nach innen* ab, dann ist eine *Rectus-inferior*-Lähmung anzunehmen. Charakteristisch ist dabei, daß im Falle einer *rechtsseitigen* Lähmung das *Schielen stärker* wird beim Blick nach *rechts unten,* aber bei *linksseitiger* Lähmung nach *links unten.* Andererseits *verschwindet jedes Schielen,* wenn der *rechtsseitig* Erkrankte nach *links unten,* der *linksseitig* Kranke nach *rechts unten* schaut.

II. Bleibt ein Auge beim *Blick nach oben* zurück, dann liegt eine Erkrankung des M. rectus superior oder des Obliquus inferior vor.

1. Weicht das Auge nach *außen* ab, dann zeugt das von der erhaltenen Funktion des Obliquus inferior und von einer Schwäche des *Rectus superior.* Dann wird das *Schielen stärker* beim *Blick nach oben links,* bei *rechtsseitiger* und nach *oben rechts* bei *linksseitiger* Lähmung. Umgekehrt *fehlt das Schielen* beim Blick nach *oben rechts* bei *rechtsseitiger,* und nach *oben links* bei *linksseitiger* Lähmung des Rectus superior.

2. Weicht das nach oben blickende Auge *nach innen* ab, dann beweist das die Schwäche des Obliquus inferior. Dabei wird das Schielen stärker, d. h. das Auge bleibt noch mehr zurück, wenn im Falle einer *rechtsseitigen* Schwäche der Kranke angehalten wird, nach *rechts oben* zu blicken, im Falle einer *linksseitigen* Schwäche beim Blicke nach *links oben.* Bei Schwäche des *rechten* Obliquus inferior *verschwindet das Schielen* beim Blicke nach *links oben,* bei Schwäche des *linken* beim Blicke nach *rechts* oben.

In manchen Fällen entstehen bei Augenmuskellähmungen typische Kopfhaltungen, welche kompensatorische Bedeutung besitzen, da beim paralytischen Schielen störendes Doppelsehen (Diplopie) auftritt. Als Regel ist der Kopf nach der Seite hin gewendet, nach welcher die Augenbewegung erschwert ist. Durch die Kopfhaltung wird der Blick nach der Richtung hin gewendet, nach welcher das Schielen weniger ist bzw. vollkommen verschwindet. In Fällen erheblicher Lähmung tritt die kompensatorische Kopfhaltung nicht auf, da sie dann nicht imstande ist, die Lähmung zu kompensieren (Abb. 71).

Die Kopfhaltung weist nicht immer eindeutig auf die Affektion hin. Ihr Wert wird schon dadurch vermindert, daß nicht selten die Kopfhaltung fixiert bleibt auch dann, wenn die Doppelbilder und sogar die Augenmuskellähmung schon geschwunden. Wie schon gesagt, wird der Kopf der Seite zugewendet, nach welcher der paretische Muskel zu wirken hat. Ist z. B. der rechte Abducens gelähmt, dann muß nach dieser Regel der Kopf nach rechts gewendet gehalten werden. Dadurch gelingt es dem Kranken, Objekte in der rechten Gesichtshälfte zu fixieren, ohne den rechten Rectus externus in Anspruch zu nehmen. Dasselbe gilt in noch höherem Maße für Lähmungen der kompliziert wirkenden Muskeln, der Heber und Senker. Doch hat diese Regel zahlreiche Ausnahmen. So findet sich bei Abducenslähmungen nicht selten eine gesenkte Kopfhaltung vor (A. BIELSCHOWSKY). Dieselbe ist dadurch zu erklären, daß bei manchen Leuten bei Blickhebung eine Divergenz eintritt. Deshalb entsteht bei Abducensparese in diesem Falle Doppelsehen. Die gesenkte Kopfhaltung korrigiert also dieselbe (Abb. 72).

Besteht beim Patienten eine Lähmung der Muskeln des einen Auges, dann spricht das für eine Erkrankung des besprochenen Neurons. Doch ist diese Regel nicht umkehrbar, d. h. bei Befallensein der Muskeln beider Augen ist eine Erkrankung der gemeinsamen Endstrecke durchaus nicht auszuschließen. Wesentlich ist, daß bei peripherer Erkrankung der Augenmuskeln die Bewegung eines jeden Auges selbständig gestört ist. Es kann z. B. das eine Auge nicht nach oben geführt werden, das andere nicht nach rechts, oder das eine nicht nach rechts, das andere nicht nach links. Bei Erkrankungen proximal von den Augenmuskel-nervenkernen dagegen sind die Bewegungen beider Augen immer gleichsinnig gestört: beide Augen können nicht nach rechts, oder links, oder oben, oder unten geführt werden. Man spricht in solchen Fällen von *Lähmungen des Blickes.*

Ein weiteres wichtiges Merkmal einer peripheren Augenmuskellähmung besteht darin, daß auch die Muskulatur der *Pupille*, und zwar der Verenger derselben, häufig an dieser Lähmung Anteil nimmt. Und schließlich besteht gerade bei Augenmuskellähmungen peripheren Ursprungs auch *Ptosis*, *Senkung des Oberlids* (Abb. 77).

Recht schwierig ist es mitunter, zu bestimmen, ob es sich bei Augenmuskellähmung peripheren Ursprungs um eine Erkrankung der *Nerven* selbst, der Hauptstämme resp. der Äste handelt, oder aber die Läsion in den *Kernen im Hirnstamm* (Sylvischer Aquädukt resp. Pons für Abducens) gelegen ist. Beschränkt sich die Erkrankung ausschließlich auf das eine Auge, dann liegt es am nächsten

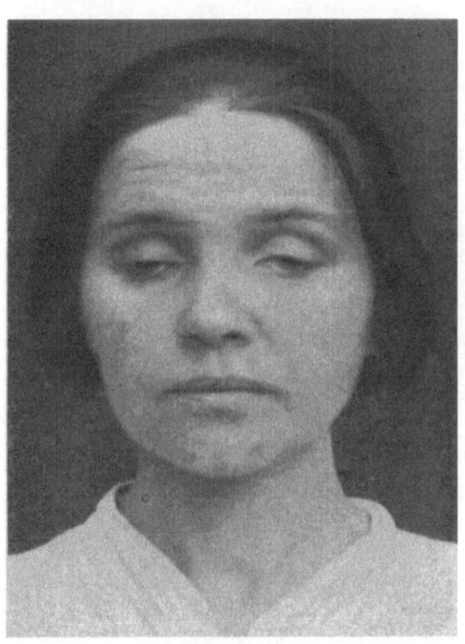

Abb. 77. Doppelseitige Oculomotoriuslähmung bei epidemischer Encephalitis. Ptosis beiderseits. Die kompensatorische Arbeit des Frontalis drückt sich durch die Stirnfalte aus. Man sieht den leichten Strabismus divergens. Universitätsnervenklinik Minsk.

eine Erkrankung des Nerven oder eines seiner Äste anzunehmen, da in der Kernregion eine Läsion wohl immer auch Zellen des anderen Oculomotorius trifft. Eine Ausnahme bildet Affektion des Abducenskerns in der Brücke. Seine Erkrankung schafft ebenfalls Symptome ausschließlich von seiten des einen Auges. Jedoch erkrankt dabei auch häufig der gleichseitige Facialis, der den Abducenskern in der Brücke umgibt. Sehr häufig nehmen bei Erkrankung der Augenmuskelkerne auch andere Gebilde Anteil, die sich in den entsprechenden Partien des Hirnstammes befinden. Es können dabei z. B. Erscheinungen von seiten der Pyramidenbahnen, der Sensibilitätsbahnen bestehen, und zwar kontralateral dem Herd. Es resultiert auch hierbei, wie bei allen Erkrankungen des Hirnstammes, ein *alternierendes Krankheitsbild*, d. h. der Hirnnerv ist auf der Seite der Läsion erkrankt, die Bewegungs- resp. Sensibilitätsstörungen befallen die dem Herde kontralateralen Extremitäten (WEBERsches Syndrom, BENEDIKTsches Syndrom, FOVILLEsches Syndrom).

Bei einer partiellen Lähmung der vom Oculomotorius versorgten Muskeln liegt eine Erkrankung der einzelnen Äste des Nerven vor oder eine isolierte Erkrankung der Kerne im Hirnstamm. Doch kann auch bei Erkrankung des Hauptstammes des Oculomotorius nicht das gesammte Muskelgebiet ergriffen werden, sondern nur der eine oder andere Muskel. Ausschlaggebend für die topographische Bestimmung sind folglich die Begleiterscheinungen. Besteht z. B. neben einer Mydriasis, die für eine Erkrankung des vom Oculomotorius versorgten Sphincter pupillae spricht, eine Neuralgie im Bereiche des gleichseitigen Trigeminus, und zur selben Zeit auch eine Stauungspapille, die für eine raumbeschränkende Erkrankung im Schädelinnern spricht, so können wir eine Erkrankung im Bereiche der mittleren Schädelgrube annehmen, welche den hier verlaufenden Stamm des Oculomotorius aufnimmt, denselben jedoch nicht in toto schädigt, sondern nur zur Verletzung der Fasern des Sphincter pupillae führt. Es können in diesem Falle auch Lähmungen anderer einzelner Augenmuskeln bestehen, die vom Oculomotorius versehen werden. Da es sich bei dieser Lokalisation meist um mehr oder weniger entfernte Druckwirkungen auf den Oculomotoriusstamm handelt, ist gerade in diesen Fällen eine isolierte Erkrankung der einzelnen Zweige des Oculomotorius besonders häufig. Differentialdiagnostisch ist die Einseitigkeit der Erkrankung zu betonen im Gegensatz zur Mitbeteiligung der Muskeln beider Augen, wenn es sich um Prozesse im Bereiche der Augenmuskelkerne im Sylvischen Aquädukt handelt. In letzterem Falle ist außer der Doppelseitigkeit noch typisch, daß meist nicht sämtliche Augenmuskeln gelitten haben (Abb. 78).

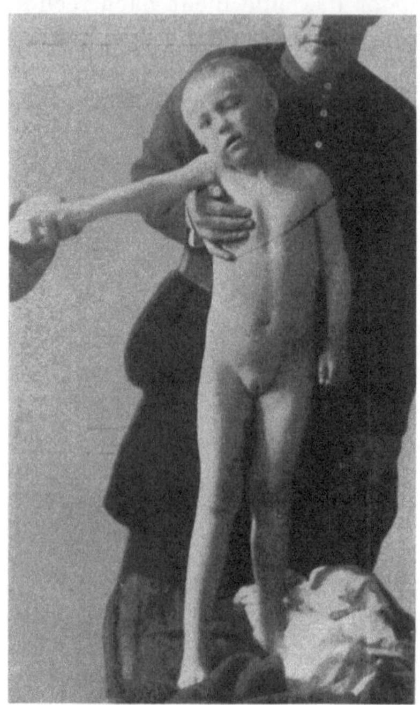

Abb. 78. Erkrankung der Kernregion des Oculomotorius. Links Ptosis, rechts Ablenkung des Augapfels nach unten und innen. Kompensatorische Kopfhaltung. Universitätsnervenklinik Minsk.

Von Prozessen, die die *Augenmuskelkernregion* befallen, seien hier nur *Lues*, *epidemische Encephalitis*, *multiple Sklerose* genannt, von Erkrankungen, die den *Oculomotoriusstamm* im Innern des Schädels lädieren, *meningitische Prozesse* verschiedener Herkunft, *Tumoren der mittleren Schädelgrube*. *Abducensparesen* werden durch Schädigungen des Abducenskerns in der *Brücke* hervorgerufen, wobei nicht selten auch der den Kern umziehende *Facialis* mitbeteiligt ist. Schädigungen des Abducens im Innern des Schädels können ebenfalls durch *meningitische Prozesse* verschiedenster Herkunft hervorgerufen werden, durch *Geschwülste der hinteren Schädelgrube* und schließlich gar nicht selten durch Erkrankungen des *Sinus cavernosus*, in dessen Wandungen der Nerv verläuft. Bei Erkrankungen der Augenmuskelnerven außerhalb des Schädels bestehen nicht selten Erscheinungen von seiten der benachbarten Organe, entweder von seiten der Augäpfel, des Trigeminus, besonders des obersten Astes.

Als *Syndrom der Fissura sphenoidalis* ist ein klinisches Bild beschrieben (CASTÉRAN, PICHON), welches in totaler *einseitiger Ophthalmoplegie* besteht infolge Erkrankung der Augenmuskelnerven (III., IV., VI. Paare), *einseitiger Blindheit* und *Anästhesie im Bereiche des Ramus ophthalmicus des Trigeminus*. Es handelt sich folglich um Läsion der II., III., IV., V. und VI. Hirnnervenpaare. Die Ophthalmoplegie betrifft sowohl die äußeren als auch die inneren Muskeln. Die mydriatische Pupille ist reaktionslos. Das Syndrom wird durch periostitische, meist luetische Prozesse oder Geschwülste in der Fissura sphenoidalis hervorgerufen.

Als *Syndrom der äußeren Wand des Sinus cavernosus* hat FOIX eine *einseitige Ophthalmoplegie* beschrieben, welche mit *Abducenslähmung und heftigen Schmerzen im Bereich des ersten Astes des Trigeminus* beginnt. Zum Unterschied von diesem Syndrom kommt es in dem vorigen zur Anästhesie im Bereiche desselben Trigeminusastes infolge frühzeitiger Zerstörung desselben. Das Syndrom wird hervorgerufen durch *hypophysäre Tumoren* oder *Geschwülste des Schläfenlappens, Eiterungen im Sinus sphenoidalis*. Ich habe das Syndrom auch bei Thrombophlebiten oder Sinusthrombosen des Sinus cavernosus gesehen. In manchen Fällen tritt es im Anschluß an eine Ohreneiterung auf, welche den Weg in die innere Schädelgrube gefunden hat. In anderen Fällen habe ich es im Anschluß an Operationen in der mittleren Schädelgrube gesehen.

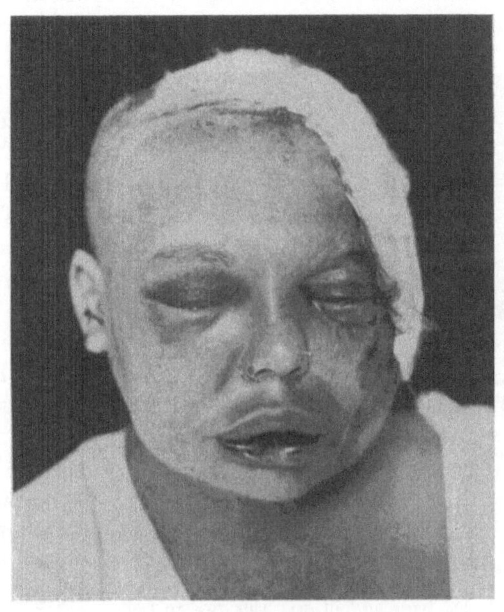

Abb. 79. Tumor der mittleren Schädelgrube links. Am Tage nach der Operation. Kolossales Ödem des Gesichts, links und rechts. Es ist unmöglich die Augen zu öffnen. S. Abb. 80.
Universitätsnervenklinik Minsk.

In beiden Fällen treten zu den beschriebenen Symptomen, von denen die Abducenslähmung und die Schmerzen im Ophthalmicus die wesentlichsten sind, noch kolossales Ödem im Gesicht, besonders Schwellungen der Augenlider und Exophthalmus. Es handelt sich um Stauungserscheinungen im Bereiche der Gesichtsvenen (Abb. 79 und 80).

Das *Syndrom des Carrefour pétro-sphénoidal* (JACCOD) besteht in Läsion der II., III., IV., V. und VI. Nervenpaare infolge intrakranieller Entwicklung eines *Sarkoms der Tuba Eustachii*, welches in den Schädel im Bereiche des *Foramen lacerum anterius* eindringt. Vom vorderen inneren Winkel der mittleren Schädelgrube entwickelt sich die Geschwulst nach vorne und schädigt die genannten Nervenpaare. Die hinteren sind durch das Felsenbein und das Tentorium cerebelli geschützt, da sich die Geschwulst oberhalb von diesem entwickelt. Es sind also dieselben Nerven betroffen, wie in dem *Syndrom der Fissura sphenoidalis*. Doch bestehen wesentliche Unterschiede zwischen beiden. So hat H. FEDOROFF, die einen Fall mit diesem Syndrom aus meiner Klinik beschrieben hat, mit Recht darauf hingewiesen, daß eines der frühesten Symptome Herabsetzung der Hörschärfe ist infolge der Lokalisation in der Tuba Eustachii. Allerdings entgeht dieses Symptom meist der Aufmerksamkeit des Kranken. Besonders hat aber H. FEDOROFF die neuralgischen Schmerzen betont, die nicht nur im oberen Trigeminusast, sondern ganz besonders im mittleren lokalisiert sind, während der dritte freibleibt. Für das Syndrom der Fissura sphenoidalis sind nicht Neuralgie des V., sondern Anästhesie des oberen Astes typisch. Opticusatrophie ist nicht in allen Fällen beobachtet worden, so weder im Falle von H. FEDOROFF, noch im Falle von BARRÉ und STOEBER. Die sarkomatöse Geschwulst war in dem unteren Nasengang chirurgisch festgestellt worden. Sie hatte die linke Hälfte des harten Gaumens in die Mundhöhle ausgebuchtet. Es können ja auch basiläre meningitische Prozesse, abgesehen vom Tumor, das Syndrom hervorrufen.

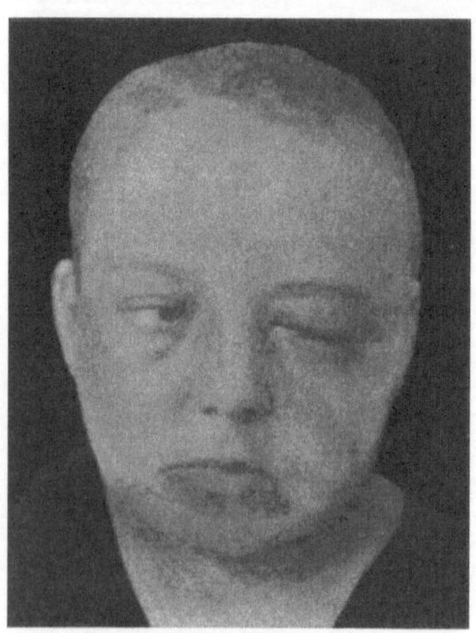

Abb. 80. Derselbe Fall, wie Abb. 79. 10 Tage nach der Operation. Das Ödem ist bedeutend zurückgegangen und rechts fast verschwunden. Ptosis und Lähmung der anderen vom Oculomotorius versorgten Muskeln links. Abducensparese rechts als Residuum der Thrombose des Sinus cavernosus. Universitätsnervenklinik Minsk.

Als *Syndrom von Gradenigo* ist Abducenslähmung im Anschluß an Otitis media bekannt. Es bestehen meist auch Schmerzen in der parieto-temporalen Gegend, welche für eine Mitbeteiligung des Ganglion Gasseri sprechen sollen (RIMINI). Dem Syndrom liegt entweder ein Fortschreiten des Prozesses durch das Luftsystem der Pyramide zugrunde oder eine lokale circumscripte Meningitis im Bereiche der Felsenbeinspitze. Meist geht das Syndrom von Gradenigo, das auch als Syndrom der Felsenbeinspitze bekannt ist, nach Abheilung der Otitis media zurück. Ist das nicht der Fall, dann kann es sich um Entwicklung eines Abscesses an der angegebenen Stelle handeln.

Nicht gar zu selten spielen in der Ätiologie peripherer Augennervenlähmungen Erkrankungen der Nebenhöhlen eine Rolle. Meist handelt es sich um einen vergrößerten Sinus frontalis oder um Erkrankung des Sinus ethmoidalis.

Von ätiologischen Momenten, die für periphere Augenmuskelnervenlähmungen in Betracht kommen, seien außer Nebenhöhlenerkrankungen genannt: Geschwülste, rheumatische, infektiöse in der Orbita, toxische. Von letzteren tritt die totale Ophthalmoplegie meist mit stark ausgesprochenem Exophthalmus mitunter bei BASEDOWscher Krankheit auf (Abb. 81). Auch Fisch- und Fleischvergiftung (*Botulismus*) führen zur Ophthalmoplegie.

d) Blicklähmungen.

Betrifft die Bewegungsstörung gleichzeitig beide Augen derart, daß die Bewegungen in gleichsinniger Richtung gestört sind, d. h. beide Augen nicht nach rechts resp. nach links, oben oder unten gewendet werden können, dann spricht man von *Blicklähmung*. In diesem Falle handelt es sich um Erkrankung von Systemen, die zentralwärts von den Kernen der Augenmuskelnerven gelegen sind und von den verschiedenen Abschnitten des Zentralnervensystems zu ihnen ziehen. Es ist dabei nicht immer leicht, die Stelle zu bestimmen, wo die Läsion angegriffen hat. Besteht eine Blicklähmung nur nach links resp. nur nach rechts und drückt sie sich darin aus, daß der Patient den Blick zur einen oder anderen Seite nach Willkür nicht wenden kann, jedoch unter bestimmten Bedingungen der Blick zur Seite doch gewendet werden kann, dann handelt es sich wohl meist um Verletzungen cortico-pontiner Bahnen, die der Willkürinnervation vorstehen. Die Blickwendung kann dabei unter bestimmten Bedingungen doch noch möglich sein. So z. B. gelingt es dem Kranken manchmal, zur Seite zu sehen, wenn er den sich bewegenden Finger verfolgt. Oder aber der Blick geht zur ent-gegengesetzten Seite, wenn der Kopf aktiv oder passiv gewendet wird. Diese letzten Blickbewegungen sind als Reflexe aufzu-fassen, welche für die Unversehrtheit dieser Reflexbahnen sprechen. Näheres darüber in dem Kapitel über Reflexe, besonders über Tonusreflexe.

Unter konjugierter Deviation der Augen und des Kopfes versteht man zwangs-weises Ablenken der Augen und des Kopfes zur Seite. Das Syndrom tritt auf infolge Reizes der Blickzentren in der Rinde oder im Hirnstamm, oder Lähmung derselben. In letzterem Falle erhalten die kontralate-ralen das Übergewicht.

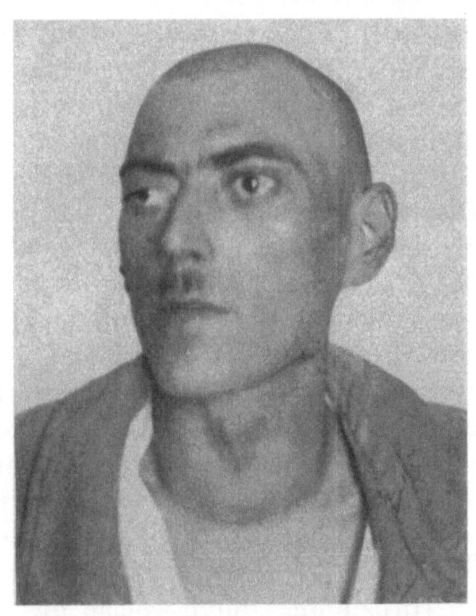

Abb. 81. Totale Ophthalmoplegie bei BASEDOW-scher Krankheit.
Universitätsnervenklinik Minsk.

e) Nystagmus.

Unter *Nystagmus* versteht man un-willkürliche, fortwährende, meist rhyth-mische Bewegungen der Augen, entweder zur Seite hin (*horizontaler N.*), oder nach oben und unten (*vertikaler N.*), oder auch rotatorische (*rotatorischer N.*). Nicht immer trägt der Nystagmus einen rhythmischen Charakter. Er kann auch pendelnd oder oszillatorisch sein. Im rhythmischen Nystagmus sind zwei „Kom-ponenten" zu unterscheiden, eine rasche und eine langsame. Mit andern Worten: der Nystagmus schlägt nach einer Seite rasch, zur anderen langsam. Benannt wird er nach der raschen Komponente. Man spricht folglich von einem Nystagmus nach rechts, wenn die rasche Komponente nach rechts schlägt usw. Es gibt einen *physiologischen* Nystagmus, der unter folgenden Bedingungen entsteht.

1. Der *optische, optomotorische* oder besser der *optokinetische Nystagmus* tritt auf, wenn das Auge aus einem fahrenden Zuge z. B. die umgebende Landschaft beschaut (Eisenbahnnystagmus), oder wenn vor den Augen der Versuchsperson eine Trommel gedreht wird, auf der gleichbreite schwarze und weiße Streifen in gleichen Abständen voneinander befestigt sind. Es handelt sich um einen bei normalen Menschen auftretenden Nystagmus, dessen biologische Bedeutung darin zu suchen ist, daß während der Bewegung des Subjektes resp. Objektes die Fixation,

die Erfassung der Umwelt nur möglich wird, wenn das Auge der Reihe nach die verschiedenartigen optischen Reize der sich stets verändernden Umwelt perzipiert. Der optokinetische Nystagmus kann in der Klinik auf einfache Weise geprüft werden. Eine vertikal stehende Trommel, z. B. eines Kymographions, wird mit einem breiten, die ganze Höhe der Trommel einnehmenden Bogen Papier beschickt, auf dem schwarze Streifen in Abständen gezeichnet sind. Wird nun die Trommel um ihre vertikale Achse gedreht, während der Kranke sie aufmerksam betrachtet, dann entsteht bei Gesunden momentan mit Beginn der Drehung ein Nystagmus, welcher der Richtung der Drehung entgegengesetzt schlägt. Die langsame Komponente schlägt in der Richtung der Drehung, die schnelle entgegengesetzt. Die meisten Verfasser betrachten den optokinetischen Nystagmus als corticalen Reflex. Es scheint, daß nur Bartels ihn als subcorticalen paläencephalen auffaßt, der über Retina-Vierhügel-Oculomotoriuskern verläuft. Als corticale Endstation der zentripetalen Komponente des optokinetischen Nystagmus ist das Occipitalgebiet aufzufassen, wenn auch Warnoe die zentripetale Bahn über Opticus-Thalamus-innere Kapsel zum Frontalhirn verlaufen läßt. Über den zentrifugalen Schenkel gehen die Meinungen auseinander. Die einen nehmen an, daß von der Sehrinde die Bahn direkt zu den Zentren der konjugierten Blickbewegungen im Hirnstamm verlaufen. Die anderen jedoch (Stenvers) behaupten, daß dieselbe zum Gyrus angularis zieht, von hier aus zu dem Blickzentrum im Frontallappen und dann erst durch den Stabkranz zum Hirnstamm. Herde, die den G. angularis, das fronto-occipitale Assoziationssystem, das Stirnhirn schädigen, führen zum Schwunde des optokinetischen Nystagmus, dessen langsame Komponente vom G. angularis und rasche vom Stirnhirn aus gelenkt werden soll. Meine Untersuchungen zusammen mit Esther Minkin konnten bestätigen, daß der optokinetische Nystagmus aufgehoben ist bei Herden, die den Angularis, jedoch wohl nur die tieferen Schichten, das Stirnhirn und die Assoziationsfasern zwischen diesen schädigen. Auch Prozesse im Hirnstamm, durch welche die peripheren Apparate verletzt werden, führen zum Schwinden des optokinetischen *Nystagmus*. Bei Neugeborenen haben wir, abweichend von Barány, keinen optokinetischen Nystagmus gefunden.

2. Der *vestibuläre Nystagmus*. Derselbe entsteht infolge Reizung des Vestibularis durch Kälte, Wärme, galvanischen Strom, Druckschwankungen in der Paukenhöhle und durch Drehen. Da der Vestibularis, wie auch der Opticus, für die Orientierung im Raume eine hervorragende Rolle spielt, so ist eine koodinierte Zusammenarbeit beider Systeme von allergrößter biologischer Wichtigkeit. Ein Ausdruck dieser Koordination ist der physiologische vestibuläre Nystagmus. Um ihn zu prüfen genügt es, das Ohr mit warmem (ca. 50°) oder kaltem (20—25°) Wasser auszuspritzen (*kalorischer Nystagmus*). Wird kaltes Wasser ins rechte Ohr gebracht — 5 ccm nach Kobrak —, so entsteht nach kurzer Zeit ein horizontaler Nystagmus nach links. Bei warmer Ausspülung schlägt der Nystagmus nach der Seite des ausgespülten Ohres. *Galvanische Reizung* mit der Anode wirkt wie kaltes, mit der Kathode wie warmes Wasser. Jede *Drehbewegung* beim Sitzen auf dem Drehstuhl, oder auch der stehenden Versuchsperson mehrere Male um die Längsachse, ruft Nystagmus hervor, und zwar während des Drehens in der Richtung der Drehung, nach Aufhören des Drehens zur entgegengesetzten Seite. Die Bahnen des physiologischen vestibulären Nystagmus sind nicht ganz klar.

Man muß die Bahn für die langsame Phase von derjenigen für die schnelle auseinanderhalten. Die erstere geht vom Labyrinth, das durch Temperaturreize, galvanische Reize und Drehreize — die letzteren sind die normalen adäquaten Reize des Labyrinths — erregt wird, über die Vestibulariskerne zu den Augenmuskelkernen. Die Bahn für die schnelle Komponente unterliegt noch Kontroversen. Die einen (BARTELS, MARBURG, BRUNNER) nehmen an, daß der Ausgangspunkt der schnellen Phase in einer Reizung der propriozeptiven Nervenendigungen in den Augenmuskeln während der langsamen Phase zu suchen ist, andere (MAGNUS und DE KLEYN) sprechen sich für eine zentrale Entstehung der schnellen Phase aus. Der physiologische vestibuläre Nystagmus schwindet bei Unterbrechung an jeder Stelle der in Frage kommenden Bahn.

3. Schließlich muß auch eines Nystagmus Erwähnung getan werden, der bei sonst normalen Personen auftreten kann bei forcierten Seitenbewegungen der Bulbi. Derselbe ist meist nicht stark und wird besser als *nystagmoide Zuckungen* bezeichnet.

Unter *pathologischen* Verhältnissen tritt der Nystagmus in folgenden Fällen auf.

1. Bei *Abducensschwäche* beim Blick zur Seite des paretischen Abducens. Oft ist ein derartiger blickparetischer Endnystagmus das einzige Symptom einer Erkrankung des Hirnstammes und kann mitunter auch als Zeichen einer epidemischen Encephalitis verwertet werden.

2. Der *okuläre*, oder wie er mitunter genannt wird, der optische Nystagmus. Derselbe tritt oft bei Peripherblinden auf und trägt dann, wie oben angedeutet, einen *pendelnden* Charakter. Besonders häufig ist er bei Amblyopikern infolge angeborener Katarakt, in der frühesten Kindheit auftretender Myopie, bei Astigmatismus, Chorioretinitis und Retinitis pigmentosa. Da in diesen Fällen der Fixationsapparat defekt ist, fehlt es an normalen Innervationsimpulsen, welche den normalen Tonus des Augenmuskelapparats gewährleisten. Deshalb die beständige Unruhe, welche zum Nystagmus wird, besonders bei jedem Versuch zum Fixieren. Der pendelnde okuläre Nystagmus amblyopicus wird oft zum gewöhnlichen typischen Rucknystagmus bei seitlicher Blickwendung.

3. Dem soeben angeführten okulären Nystagmus nahe verwandt ist der Nystagmus der *Bergarbeiter* oder bei Arbeitern in Dunkelräumen. Allerdings wird dieser Nystagmus nicht allgemein auf die schlechte Beleuchtung zurückgeführt, sondern die gebückte Haltung bei der Arbeit wird als eine das Vestibularsystem reizende Ursache betrachtet. Hierzu kann auch der sog. *Spasmus nutans* der Kleinkinder gezählt werden, der bei in schlechten Lebensverhältnissen, nämlich in dunklen Wohnungen, lebenden Kindern im Alter von 1—2 Jahren auftritt, zur Zeit, wo sie sich aufzurichten pflegen. Dabei soll der Stellungsapparat eine neue Belastung erfahren, der er nicht gewachsen ist.

4. Der *hereditäre Nystagmus* ist oft Begleiterscheinung anderer hereditärer Erkrankungen des Nervensystems. Oft ist er das einzige „*Stigma degenerationis*" und muß durch ungenügende Entwicklung des vestibulären Systems im weiten Sinne des Wortes erklärt werden.

5. Der *corticale Nystagmus* infolge Läsion der zweiten Frontalwindung. Ist das sich hier befindende Zentrum für die Blickbewegung zur entgegengesetzten Seite hin völlig zerstört, dann besteht eine *konjugierte Deviation* zur Seite des Herdes. Besteht dagegen nur eine Schwäche des Zentrums, dann entsteht beim Blick zur entgegengesetzten Seite hin Nystagmus.

7*

6. *Nystagmus infolge Erkrankung des Hirnstamms* entsteht am häufigsten bei Läsionen des Vestibulariskernes, der Fasern des Systems des hinteren Längsbündels, doch auch bei Schädigung der Bahnen der Augenmuskeln. Obwohl nach experimentellen Untersuchungen dem Kleinhirn kein Einfluß auf den Nystagmus zuzukommen scheint, besteht doch häufig bei Erkrankung des Kleinhirns oder seiner Systeme ein typischer Nystagmus. Lokalisatorisch ist der Nystagmus gerade für eine Kleinhirnerkrankung zu verwerten. Beim Tumor resp. Absceß des Kleinhirns tritt der Nystagmus meist beim Blick nach der kranken Seite auf. Bei der multiplen Sklerose, bei der Nystagmus recht häufig vorkommt, sitzen die Herde an den verschiedenen Stellen.

7. Es ist schließlich noch eine überaus seltene Nystagmusform zu erwähnen, die als *hysterisch* ausgelegt wird. Bei derselben besteht ein überaus schneller Pendelnystagmus, bei dem die Bulbi bis zu 1200 Schwingungen in der Minute machen. Meist besteht dabei eine Konvergenzbewegung und Pupillenverengerung. Er kommt meist bei traumatischen Neurotikern vor. Ob es sich nicht in manchen Fällen um organische Erkrankung handelt, bleibe dahingestellt.

II. Syndrome der Sensibilitätsstörung.

1. Neuere Ergebnisse zur Physiologie und Pathologie.

Während in der Physiologie mit Recht die Bezeichnung Sinnesorgane durch Receptoren ersetzt wird, können wir in der Klinik wohl schwerlich ohne die alte Nomenklatur der Empfindungs- oder Sensibilitätsstörungen auskommen. Sind ja die subjektiven Erlebnisse und Aussagen der Kranken neben ihren motorischen Reaktionen dasjenige Kriterium, durch welches wir hauptsächlich über den Zustand gewisser nervöser Apparate und Mechanismen erfahren. Die Bezeichnung *Reception* umfaßt mehr als *Empfindung*. Nicht alles, was recipiert wird, wird empfunden. Vieles wird recipiert, was sich lediglich in Umschaltungen im Organismus, Tonusveränderungen, Reflexerscheinungen, physisch-chemischen Umstimmungen, biologischen Reaktionen, Abwehr- und Schutzvorrichtungen und noch so Manchem, das uns nicht bekannt ist, äußert, ohne daß wir es „empfinden". Alle diese Receptionen beziehen sich auf bestimmte, abgestimmte periphere Apparate, welche die zahllose Menge der in der Umwelt und im Organismus selbst entstehenden Reize aufnehmen, durch dieselben „erregt" werden. Die Erregung wird dann weiter zu zentralen Komponenten geleitet, von wo aus sie auf die verschiedenen Apparate meist in vorausbestimmter Weise einwirken und fast im gesamten Nervensystem mehr oder weniger deutliche Veränderungen hervorrufen, die sich in der Funktion der von demselben versorgten Organe äußert. Bei weitem nicht alle Receptoren äußerer und innerer Reize, die auf den Organismus einwirken, sind bereits erforscht. Ich nenne nur den zweifellosen Einfluß auf den Organismus der atmosphärischen Elektrizität, der Ultrastrahlen, des barometrischen Druckes. Welche periphere Aufnahmeapparate dafür existieren — das wissen wir nicht. Eine andere Reihe äußerer Reize wirkt immerfort auf unsere Receptoren ein, doch nicht alle werden „empfunden". Ja noch mehr, sogar diejenigen, welche empfunden werden *können*, welche mitunter empfunden *werden*, werden dies nur *unter ganz bestimmten Bedingungen* und Voraussetzungen, und um dies hier schon vorwegzunehmen, nur bei bestimmten „Einstellungen", die einen motorischen Charakter haben, vieles mit dem gemein haben, was wir Aufmerksamkeit nennen und was mit den von WALLENBERG in seinem Wiener Referat so eindrucksvoll geschilderten zentrifugalen Bahnen der Sensibilitätszentren eng verknüpft zu sein scheint. Wir müssen deshalb bei der klinischen Untersuchung besonders der Sensibilität uns immerfort darüber klar sein, daß die zu untersuchende Person in gewissem Sinne in künstliche Bedingungen gestellt wird und Reize abzuschätzen hat, die sie sonst nicht oder *anders* empfinden würde, bei spezifischer Einstellung bei der Untersuchung, die noch dazu mit elementaren Reizen im Gegensatz zu den mehr komplexen Reizen der Um- und Inwelt manipuliert.

Auch auf dem Gebiete der Sensibilität besteht zu Recht das Gesetz der gemeinsamen Endstrecke in dem Sinne, daß alle äußeren und inneren Reize integriert empfunden werden. Die Analyse ist meist etwas Sekundäres. Die auf unsere verschiedenen Empfangsapparate örtlich und zeitlich zusammen einwirkenden Reize werden in der Norm im „letzten Verarbeitungsapparat" als etwas Einheitliches empfunden und nur bei einer speziellen Untersuchung oder Einstellung analysiert. Daraus folgt jedoch nicht, daß für die verschiedenen Reizqualitäten keine verschiedenen peripheren receptorischen Apparate existieren. Im Gegenteil, wir müssen daran festhalten, daß den verschiedenen Receptionen verschiedene Receptoren entsprechen, die aus einem peripherischen Aufnahmeapparat, den Leitungsbahnen und dem zentralen Teil bestehen.

<h3 style="text-align:center">a) Receptoren.</h3>

Im Anschluß an SHERRINGTON werden die Receptoren in *Exteroceptoren, Proprio-* und *Enteroceptoren* geteilt, je nach dem Gewebe, in dem sie sich entwickeln. Die Exteroceptoren entwickeln sich im Ektoderm, in der Haut, die Proprioceptoren in Geweben mesodermaler Herkunft, wie Muskeln, Sehnen, Knochen und Gelenken. hierher zählt auch das Labyrinth, die Enteroceptoren liegen in den inneren Organen, von denen sie adäquate Erregungen, die meist nicht zum Bewußtsein kommen, empfangen. Die *Exteroceptoren* empfangen *Berührungsreize (Tangoreceptoren), Kalt-, Wärme-* und *Schmerzreize.* Nach VON WEIZSÄCKER ist auch das *Vibrationsgefühl* an die Haut gebunden. VON FREY zählt zu den *Tangoreceptoren* im weiteren Sinne auch die in der Tiefe liegenden *Receptoren für Kraft- und Stellungssinn,* die sog. *Tiefensensibilität* und unterscheidet 7 Qualitäten von Receptoren: für Druck, Warm, Kalt, Kraft und Stellung und hellen und dumpfen Schmerz.

In der Nervenklinik wird oberflächliche Sensibilität von der Tiefensensibilität jedoch durchaus getrennt. Namentlich hat TH. HAUSMANN die von HEAD und STRÜMPELL vertretene Ansicht verteidigt, daß die Berührungsempfindung von der Druckempfindung zu trennen ist. An dem Beispiel der Zunge, die „den Puls nicht fühlen kann", hat er gezeigt, daß Berührungsempfindung mit dem Drucksinn nicht zusammenfällt. Auch die Druckempfindung der Haut ist von der Druckempfindung der unter der Haut liegenden Gewebe zu unterscheiden. Beide Sinnesqualitäten haben verschiedene Bahnen und verhalten sich in manchen pathologischen Fällen ganz verschieden. HAUSMANN unterscheidet ferner *äußere* Tastempfindungen, die durch äußere taktile Reize bedingt werden, *innere* Tastempfindungen, die in den Geweben des tastenden Gliedes bei der Tastbewegung entstehen, *statische* Tastempfindungen, die bei suchendem sich auf der Tastfläche nicht bewegendem Reiz entstehen, ferner die Widerstands- und Lageempfindung. *Kinetische* Empfindungen nach Hausmann sind *exokinetische*, die bei sich bewegenden Tastreizen entstehen und *endokinetische*, die bei passiver und aktiver Bewegung als innere Empfindung entstehen. *Niveaudifferenzen* bei der Palpation werden nach Hausmann durch die endokinetische Bewegungsempfindung wahrgenommen auch bei vollständiger Ausschaltung der taktilen Empfindung. Wir werden weiter oft es mit Dissoziationen zwischen oberflächlicher und Tiefensensibilität zu tun haben.

Den Exteroreceptoren sind auch die *Opto-, Oto-, Chemoreceptoren* und viele andere *Distanzreceptoren* zuzurechnen, welche ebenfalls der „Erfassung" der Umwelt dienen. Proprioreceptoren nehmen Reize auf, welche im Organismus selbst entstehen unter dem Einfluß der sich abwickelnden Lebensprozesse. So ruft eine jede Muskelbewegung Erregung der im Muskel vorhandenen Receptionsapparate. hervor. Unter gewissen Bedingungen, bei gewisser Einstellung kommt uns diese Erregung zum Bewußtsein in Form einer Vorstellung von der Lage und Stellung der Glieder oder vielmehr von einer Veränderung derselben. Nicht leicht ist es, die Enteroceptoren von den Proprioreceptoren abzugrenzen. Die denselben zugehenden Reize stehen aufs engste mit dem vegetativen Leben im Zusammenhang. Die Aufnahmeapparate befinden sich hauptsächlich in den Eingeweiden. Doch ziehen wir in Betracht, daß das vegetative Nervensystem tatsächlich über alle Organe, in sämtlichen Körpergeweben verbreitet ist, so ergibt sich von selbst die Annahme, daß auch Gefäße, Muskeln, wie auch die Haut derartige Enteroceptoren besitzen müssen. Unter gewöhnlichen Bedingungen führt die Erregung solcher Enteroceptoren zu keiner Empfindung. Unter gewissen Verhältnissen, meist handelt es sich um hypernormale oder inadäquate Reize, kommen jedoch solche Enteroceptionen zum Bewußtsein. Mit dieser Erscheinung ist auch die Frage vom Schmerzgefühl der inneren Organe verknüpft. Ich sehe hier jedoch von einer Diskussion dieser für die Klinik zwar nicht unwesentlichen Frage ab, da sie vor allen Dingen doch ein physiologisches Problem darstellt.

Was die Histologie der Aufnahmeapparate anbetrifft, so besteht darüber noch kein vollständiges Einverständnis, welche von den zahlreichen in der Haut befindlichen Gebilde welcher Empfindung entspricht. Von Frey nimmt für den *Drucksinn* die *Meissnerschen Körperchen* auf den unbehaarten Körperteilen, auf den behaarten dagegen *korbartige Nervengeflechte* an, welche die Haarbälge an den Grenzen zwischen oberem und mittlerem Drittel umspinnen. Für das *Kältegefühl* nimmt er die *Krauseschen Endkolben* in Anspruch, welche sich an Bindehaut, Hornhautrand und an gewissen Teilen der äußeren Genitalien befinden, d. i. an Stellen, wo jeder Temperaturreiz kalt empfunden wird („Normale Perversität" von Freys). Für die übrige Körperhaut sind vielleicht die *Ruffinischen Fiochetti papillari* verantwortlich, die sich in den obersten Schichten des Coriums befinden. Über die Empfänger des *Wärmegefühls* besteht noch große Unsicherheit. Frey spricht die Vermutung aus, daß dieselben in der mittleren Coriumschicht liegen in Form großer *spindelförmiger bis zylindrischer Nervengeflechte.*

Die *Schmerzempfindung* wird, wie bekannt, von den verschiedensten Geweben aus, von den verschiedenen Hautschichten aus, den Muskeln, Knochen, inneren Organen usw. ausgelöst. Es lag nahe, für diese Empfindung diejenigen Nervenfasern anzunehmen, welche als frei zwischen den Epithelzellen endigend beschrieben werden. Nun hat ja, wie bekannt, BOEKE in letzter Zeit nachgewiesen, daß diese Nervenfasern nicht zwischen den Zellen verlaufen, sondern in das Protoplasma eindringen, mit demselben, wie es scheint, in engste Verbindung treten, so daß nach BOEKE schwer zu sagen ist, wo der Neurofibrillenapparat aufhört, wo das eigentliche Zellprotoplasma anfängt. FOERSTER kommt deshalb zur Annahme, namentlich in Anbetracht der allen Organen eigenen Schmerzempfindlichkeit und unter Rücksicht, daß die meisten sensiblen Endkörperchen eine markhaltige und eine marklose Nervenfaser aufnehmen, daß das gesamte sensible Endnetz mit der Schmerzreception zu tun hat. Die feststellbaren Schmerzpunkte sind nach seiner Auffassung konzentrierte „nervöse Expansionen", welche sich immerhin dem Gesetz der spezifischen Sinnesenergie unterordnen. Namentlich unterstreicht FOERSTER, daß nach den BOEKEschen Untersuchungen man zur Annahme kommen muß, daß „alle Zellen und Gewebselemente, in denen Neurofibrillen sich aufsplittern, ein untereinander zusammenhängendes Syncytium bilden". Dieser wichtigen Tatsache, daß die Nervenfasern in der Peripherie ein Netz bilden und keine voneinander isolierten Endapparate darstellen, muß nach FOERSTER eine besondere Bedeutung beigelegt werden, da erst dadurch die *antidrome Nebenleitung* eine Erklärung finden kann.

Ob für die verschiedenen Qualitäten des Schmerzsinnes verschiedene Aufnahmeapparate existieren, oder ob es sich nur um verschiedene Intensitäten des Reizes und der Empfindung handelt, ist nach den Angaben der Verfasser nicht klar. Ich möchte mich doch auf Grund *meiner* Erfahrung an *Leprakranken* mit isoliertem Ausfall resp. Erhaltensein des Juck- resp. Kitzelgefühls doch für spezifische Endapparate für eine jede Reizqualität aussprechen.

Als Endapparate für *Proprioceptionen* in Muskeln sind wohl die *Kühneschen Spindeln,* die *Golgi-Mazzonischen Körperchen* und vielleicht auch andere zu betrachten.

Am wenigsten wissen wir was Endgültiges von den *Aufnahmeapparaten in den inneren Organen,* Blutgefäßen und dergleichen. Nach FOERSTER, dessen klassisches Buch über die Bahnen des Schmerzgefühls für jeden Kliniker von grundlegender Bedeutung ist, muß man den Visceralorganen selbst Endapparate für Schmerzreize zuschreiben. Wenigstens sprechen dafür die histologischen Ergebnisse, welche sensible Nervenendigungen in der größten Zahl der inneren Organe und der Gefäße aufgedeckt haben. Auch die klinischen Tatsachen sprechen dafür. Blase, Lungen, Herz, Aorta, Oesophagus, Blutgefäße, die Dura mater sind in hohem Grade schmerzfähig, wodurch nicht bestritten wird, daß die im Peritoneum befindlichen Nervenfasern auf Reize gleichfalls mit Schmerz antworten.

Was nun diejenigen Faktoren anbetrifft, welche letzten Endes die peripheren Receptionsorgane erregt, so handelt es sich wohl immer um eine physisch-chemische Umstimmung der Gewebe. VON FREY führt an: Änderung der Konzentration, der Reaktion, des Ionengleichgewichts, Auftreten von differenten Stoffen im Gewebssaft. Schließlich ist nach den LASAREWschen Arbeiten über die *Ionentheorie der Erregung* immer eine Verschiebung des Ionengleichgewichts im Spiel. Eine relative Vermehrung der Kaliumionen erhöht die Erregbarkeit, eine relative Vermehrung der Calciumionen setzt dieselbe herab. Dieselbe Bedeutung hat wohl auch die Wasserstoff- resp. Hydroxylionenkonzentration. Besonders für das Schmerzgefühl sind chemische Faktoren wohl die adäquaten Erreger, wenn auch den physikalischen, wie Druck, Zerrung, natürlich ebenfalls eine Rolle beigemessen werden muß.

b) Durchbruch des „Bell-Magendieschen Gesetzes".

Die zentripetale Weiterleitung der peripher aufgenommenen Receptionen geschieht durch die *sensiblen Nervenfasern*. Dieselben sind als periphere Fortsätze von *Spinalganglienzellen* resp. ihren Homologen für die Hirnnerven (*Gangl. Gasseri, Gangl. jugulare* usw.) zu betrachten. Ob alle sensiblen Nervenfasern in diesen Ganglien ihr trophisches Zentrum besitzen, ist namentlich in letzter Zeit wieder von FOERSTER angefochten worden. FOERSTER nimmt, wie bekannt, *nicht nur die Hinterwurzeln* für die *zentripetale* Leitung in Anspruch, sondern auch die *Vorderwurzeln*, in denen er eine Hilfsbahn für die Tiefensensibilität und auch für die Schmerzempfindung supponiert. Auch für die visceralsensible Leitung werden von manchen nicht nur Hinter-, sondern auch Vorderwurzeln in Anspruch genommen. Dieser „*Durchbruch des Bell-Magendieschen Gesetzes*" von dem ausschließlich efferenten Charakter der Vorder- und afferenten Charakter der Hinterwurzeln ist bei weitem nicht allseitig anerkannt. Namentlich verhalten sich Physiologen ihm gegenüber reserviert. In einer eingehenden Arbeit hat nun unlängst WARTENBERG dieses für den Kliniker sehr wichtige Thema an Hand einer gründlichen Verarbeitung der Literatur und auf Grund eigener Fälle wieder durchgesehen. Er kommt zu denselben Schlüssen wie FOERSTER, indem er entgegen LEHMANN die ausschließliche Leitung der Tiefensensibilität und der visceralen Sensibilität durch die Vorderwurzeln ablehnt, jedoch mit FOERSTER eine Hilfsbahn namentlich für den tiefen Druck und Schmerz in den Vorderwurzeln annimmt, welche individuell verschieden ausgeprägt ist. Als Hauptargumente werden angeführt, daß nach Hinterwurzeldurchschneidung infolge tabischer oder neuralgischer Schmerzen doch mitunter die Schmerzen andauern. In manchen Fällen kann allerdings dieser Umstand auch anders erklärt werden, so durch Reizzustände oralwärts der durchschnittenen Wurzeln. Auch die Möglichkeit der *Leitung durch sympathische Nerven*, durch den Sympathicusstrang muß wenigstens für das Schmerzgefühl erwogen werden. FOERSTER hat in seinem Buche über die Leitungsbahnen zwei Varietäten dieser Möglichkeit ins Auge gefaßt: Einmal können es sympathische Fasern sein, die aus dem betroffenen Glied zusammen mit den peripheren Nerven verlaufen und durch die grauen Rami communicantes in den Grenzstrang eintreten, cranialwärts ziehen, um dann in höheren Wurzelgebieten durch weiße Rami communicantes nach den Wurzeln ins Rückenmark zu gelangen. Zweitens kann es sich um das geschlossene periarterielle sympathische Gefäßnetz handeln, das mit den Gefäßen direkt durch den Plexus aorticus zieht und von hier aus in das Rückenmark gelangt. Für seinen Fall nimmt FOERSTER die erste Möglichkeit an, doch scheint er auch die zweite in gewissen Fällen nicht zu bestreiten. Wir werden jedenfalls auch mit der Möglichkeit zu rechnen haben, daß wenigstens Schmerzgefühl auch über Sympathicus-Grenzstrang in das Rückenmark geleitet werden kann. Eine diesbezügliche Beobachtung hat neulich SALKAN aus der GRÜNSTEINschen Klinik veröffentlicht. WARTENBERG äußert sich jedoch in diesem Sinn mit einer gewissen Reserve. Die Leitung des Reizes entlang dem Grenzstrang hat seine Grenzen in der segmentären Anordnung auch der sympathischen Sensibilität. Es ist nach diesem Verfasser anzunehmen, daß die Hauptmenge sowohl der tiefen als auch Oberflächen- als auch visceralen Sensibilität durch die Hinterwurzeln das Rückenmark erreicht. Nur ein kleiner Teil geht über die Vorderwurzeln. Bleiben diese

Wurzeln erhalten, dann restiert in verschiedenen Fällen in verschiedenem Grade eine Sensibilität „von recht grobem, plumpem, primitivem Charakter", die mit den sympathischen Organen in Zusammenhang zu stehen scheint und die auf Druckreize anspricht. Diese besondere Art von Sensibilität, die nach Hinterwurzeldurchschneidung noch übrigbleibt und phylogenetisch wie der Sympathicus älter als die „Rückenmarkssensibilität" ist, kann allerdings auch durch die Vorderwurzeln geleitet werden.

FOERSTER hat nun noch andere Beweise positiver Art gebracht, welche für eine Beteiligung der Vorderwurzeln an der Sensibilitätsleitung sprechen sollen. Reizung des zentralen Stumpfes einer durchschnittenen Vorderwurzel mit dem faradischen Strom erzeugt beim Menschen Schmerz in individuell schwankendem Maße. Diese Erscheinung ist nur durch eine afferente Leitung der Vorderwurzeln zu erklären. Außerdem ist es FOERSTER gelungen, bei durchschnittenen vorderen und hinteren ersten Sakralwurzeln von den peripheren Stümpfen gleichzeitig Aktionsströme zu erhalten bei kräftigem Nadelreiz der Fußsohle. Auch dies würde für eine afferente Leitung der Vorderwurzeln sprechen.

Daß auch im Bereiche der *motorischen Hirnnerven zentripetale Leitung* anzunehmen ist, dafür sprechen außer klinischen Erfahrungen über Schmerzen bei manchen entzündlichen Erkrankungen des Facialis auch einige Tatsachen, welche WARTENBERG in der erwähnten Arbeit anführt. Es war auffallend, daß in 2 Fällen von ausgiebiger Resektion („ganze Arbeit") sowohl der hinteren als auch vorderen Halswurzeln, wo also jede Leitung auch durch die Nebenbahn unterbunden war, beim Tiefendruck auf die Muskulatur des Halses und des Nackens, folglich auf das Platysma, Sternocleidomastoideus, Trapezius, Druckgefühl und Druckschmerz bestand. Man wird wohl mit WARTENBERG annehmen dürfen, daß diese Muskeln nicht nur motorisch, sondern teilweise auch sensorisch vom Facialis resp. Accessorius versorgt werden können. Daß auch im Oculomotorius afferente Fasern enthalten sind, ist von SHERRINGTON, vom motorischen Ast des Trigeminus von ALLEN, vom Hypoglossus usw. angenommen worden. Daß der Accessorius tatsächlich zentripetal verlaufende Fasern hauptsächlich für den Schmerz führt, ist wiederum von FOERSTER bewiesen worden durch Reizung mit dem faradischen Strom des zentralen Stumpfes des durchschnittenen Accessorius, was stumpfen stechenden Schmerz auslöste.

Um die Frage von der Einmündung der Sensibilität in das Zentralnervensystem zu erledigen, muß noch hier die von FOERSTER erwogene Möglichkeit in Betracht gezogen werden, daß die viscerale Sensibilität nicht nur die hinteren, teils die vorderen Rückenmarkswurzeln oder, wie schon oben erwähnt, die sympathischen Bahnen benutzt, sondern auch den *Vagus* und vielleicht auch den *Phrenicus.* FOERSTER wirft nur die Frage auf, läßt sie aber offen, da ein strikter Beweis dafür noch aussteht.

Wenn nun die klinischen Tatsachen dafür zu sprechen scheinen, daß die Sensibilität das Rückenmark nicht nur über die hinteren, sondern auch — wenn auch in kleinerem Maße — über die vorderen Wurzeln erreicht, so muß hier noch kurz die Einschränkung auch in bezug auf die *Hinterwurzeln* gemacht werden. Das *Bell-Magendiesche Gesetz* ist auch hier *durchbrochen* worden. So wurde schon früher von Physiologen — in neuester Zeit wieder von LANGLEY — gezeigt, daß *vasodilatatorische Fasern* das Rückenmark über die *Hinterwurzeln* verlassen. Für den Menschen ist dies von FOERSTER bewiesen worden. Derselbe hat gezeigt, daß beim faradischen Reiz des peripheren Stumpfes einer soeben durchschnittenen Hinterwurzel nach kurzer Zeit auf der Haut ein Erythem entsteht, dessen Ausdehnung das entsprechende Dermatom umfaßt. Diese ingeniöse Methode hat bei der Operation eine überaus wichtige Bedeutung und ist theoretisch wertvoll, weil sie die efferente Natur mancher Hinterwurzelfasern beweist, wie auch die metamere Ausdehnung des Reizeffekts. Auch die *schweißhemmenden Fasern* gehen, nach MÜLLER, über die Hinterwurzeln, nach FRANK auch *parasympathisch-motorische* Impulse, die zum Sarkoplasma ziehen und den Muskeltonus unterhalten sollen. Doch ist letzteres nicht eindeutig bewiesen. Jedenfalls erwähnt auch WALLENBERG efferente dünnfasrige endogene Elemente in den Hinterwurzeln, die beim Hunde nach TIMASCHEFF etwa 5% sämtlicher Hinterwurzelfasern ausmachen.

Es scheint auch *histologisch* durchaus festgestellt, daß aus den Spinalganglien auch marklose Fasern vegetativen Ursprungs stammen und mit den Hinterwurzeln in das Rückenmark ziehen. Marklose Fasern treten nun nach RANSON in enge Beziehung mit der *Lissauerschen Zone.* Möglich ist, daß hier eine Überleitung von vegetativen Organen auf die Spinalwurzeln der Kopfnerven (Trigeminus, Vagus) stattfindet.

Die weitere Leitung der von der Peripherie kommenden Receptionen geschieht, abgesehen von den soeben erwähnten *kurzen Spinalganglienzellenneuriten,* durch *mittlere und lange Bahnen.* Die *mittleren* ziehen in die Hinterhörner, wo sie mit den Zellen der *Clarkeschen Säulen,* der intermediären Zone zwischen Vorder- und Hinterhorn, des Seiten -und des Vorderhorns korrespondieren. Die *langen Bahnen* ziehen im Bereiche der Hinterstränge frontalwärts bis in die Oblongata, wo sie in den GOLLschen und BURDACHschen Kernen ihr Ende finden.

c) Rückenmarksbahnen für epikritische Sensibilität.

Die aus den unteren Hinterwurzeln stammenden Bahnen lagern sich allmählich näher der Mittellinie, so daß in dem Halsteile die median liegenden GOLLschen Bahnen Sensibilität aus den unteren Extremitäten, die mehr lateral liegenden BURDACHschen Säulen diejenigen für die oberen Extremitäten enthalten. In den *Hintersträngen* verlaufen, nach FOERSTER, keinerlei Schmerzfasern, sondern lediglich die Erregungen, die der *Berührungs- und Druckempfindung,* dem *Vibrationsgefühl,* der *Lage- und Bewegungsempfindung,* dem *Gewichtschätzungsvermögen* oder dem *Kraftsinn,* der präzisen *räumlichen Wertung sensibler Reize,* der *feineren Lokalisation,* der *räumlichen Diskrimination zweier gleichzeitig wirkender Reize,* dem *zweidimensionalen Formerkennen* und dem *dreidimensionalen stereognostischer Erkennen* dienen. Die bei Hinterstrangerkrankungen oder beim Durchtrennen der Hinterstränge auftretenden Schmerzen erklärt FOERSTER dadurch, daß er in denselben eine *zentrifugal verlaufende Bahn* annimmt, welche *schmerzhemmende Fasern* enthält. Die bei Hinterstrangerkrankungen auftretende *Hyperpathie* (FOERSTER) zeichnet sich durch die nämlichen Eigenschaften aus, wie die Hyperpathie bei Erkrankungen der peripheren Nerven, und zwar bei Erhöhung der Reizschwelle durch eine beträchtliche Latenzperiode, intensiven explosionsartigen Ausbruch des Schmerzgefühls und den überaus unangenehmen Charakter des Schmerzes, Fehlen oder Mangel an Relation zwischen Reiz- und Gefühlsstärke (*Aufheben des Weber-Fechnerschen Gesetzes*), die lange Nachdauer des Schmerzes nach Aufhören des Reizes, die ungenaue Lokalisation, die fehlerhafte räumliche Diskrimination zweier gleichzeitiger Reize, die ungewöhnliche Irradiation des Schmerzes, die lebhaften Reaktionen von seiten der motorischen, vasomotorischen und vegetativen Sphäre. Diese Merkzeichen sprechen dafür, daß wir es in diesen Fällen mit einem *Syndrom* zu tun haben, welches einem Mechanismus entspricht, der darauf eingestellt ist, um sich lediglich in groben Umrissen über nociceptive, den Gesamtorganismus schädigende Reize zu orientieren. Dieses biologisch wichtigste Schmerzsystem, das phylogenetisch das älteste ist, wird nun nach FOERSTER durch ein in den nach BROUWER phylogenetisch jungen Hintersträngen verlaufendes System gehemmt. Obwohl solche Bahnen anatomisch auch nicht festgestellt sind und sie auch auf Widerspruch von manchen Seiten gestoßen haben, so sprechen doch klinische Tatsachen für die FOERSTERsche *Hypothese*. Auch WALLENBERG, der sich derselben scheinbar ablehnend verhält, gibt in seinem Wiener Referat zentrifugale Fasern des sensiblen Systems an, deren Funktion darin besteht, daß sie Sinneszentren sensibilisieren, eine Art Akkommodation bewirken, die für jeden *Aufmerksamkeitsakt* von grundlegender Bedeutung ist, für jede Wahrnehmung — als einen bewußtwerdenden Akt — unumgängliche Voraussetzung. Allerdings verlaufen sie nach WALLENBERG zusammen mit dem Pyramidensystem. Immerhin liegt es nahe, die von FOERSTER als Hemmungsbahnen für den Schmerzsinn angenommenen Bahnen in den Hintersträngen denjenigen zur Seite zu stellen, dank welchen die höhere corticale Verwertung der peripheren Eindrücke *kritischer* vonstatten geht, unter Hemmung primitiver, wahlloser, ungeordneter Reaktionen, die den Reizen der Umwelt nicht kongruent, nicht adäquat sind.

d) Rückenmarksbahnen für protopathische Sensibilität.

Ins *Hinterhorn* treten aus den Hinterwurzeln diejenigen Fasern, welche dem Rückenmark nociceptive Reize zuführen, das sind solche Reize, welche unter gewissen Umständen und bei gewisser Intensität von schädlichen Folgen für den Organismus begleitet werden. Die Receptoren dieser Reize, die das eigenartige Schmerzgefühl hervorrufen, befinden sich sowohl in der Haut, in den tiefen Organen, wie auch in den Eingeweiden. Mit anderen Worten, diese Reize sind extero-, proprio- wie auch enteroceptorischer Natur. DUSSER DE BARENNE hat durch seine klassischen Strychninexperimente bewiesen, daß die unmittelbare Reizung der Hinterhörner Schmerzempfindung hervorrufen kann. Bei gewissen Krankheiten, wie intramedulläre Geschwulst oder zentrale Gliose kann infolge Reiz der Hinterhornzellen intensiver Schmerz entstehen. Von größter Wichtigkeit ist der Umstand, daß jedem Hinterhornsegment ein bestimmtes Dermatom und ein bestimmtes viscerales Segment entspricht. Dadurch ist erklärlich, daß bei *Erkrankungen der inneren Organe* in dem entsprechenden *Hautdermatom ebenfalls Schmerzsensationen* auftreten können entweder in Form von selbständigen Schmerzen oder von Hyperästhesien nociceptiven Noxen gegenüber, wie z. B. bei der Untersuchung mit der Nadelspitze. HEAD hat eine Reihe derartiger Schmerzpunkte angegeben, welche der Erkrankung innerer Organe entsprechen. Infolge der intimen Verbindung, welche die spinale Trigeminuswurzel und ihr Kern mit den sensiblen Apparaten des Hinterhorns eingehen, ist es auch erklärlich, daß bei visceralen Erkrankungen *Hyperalgesien oder Hyperpathien auch im Bereiche des Trigeminus* auftreten können. Auch hier hat HEAD versucht, Gesetzmäßigkeiten in der Lokalisation der Schmerzen im Trigeminusgebiet nachzuweisen je nach der Erkrankung des einen oder anderen visceralen Organes. Dies hängt natürlich damit zusammen, daß die in verschiedener Höhe eintretenden afferenten Bahnen aus den verschiedenen Eingeweiden auf Trigeminuswurzelfasern treffen, welche den verschiedenen Hautbezirken entsprechen. Die *Headschen Irradiationen* können auch an tiefer liegenden Körperteilen festgestellt werden durch Druck auf Muskeln, Sehnen, Knochen.

FOERSTER macht auch darauf aufmerksam, daß bei Neuropathen manche oberflächliche Verletzungen, wie Brandwunden u. dgl. der Haut oder der Weichteile zu schmerzhaften Sensationen in denjenigen inneren Organen Anlaß geben, die sich auf das nämliche Dermatom beziehen. So erwähnt FOERSTER einen Kranken, bei dem bei einer Brandwunde an der Rückseite des Oberschenkels, also im Bereiche des 2. Sakraldermatoms heftige Blasenschmerzen bestanden, ohne daß die Blase irgendwie erkrankt war. Mit Abheilung der Brandwunde verschwand auch der Blasenschmerz.

Ob diese physiologischen Beziehungen auch histologischen Verhältnissen in den Hinterhörnern entsprechen, entzieht sich vorläufig noch der Beurteilung. Es sei jedoch erwähnt, daß einer *Übertragung der Reize von visceralen auf cutane Bahnen* und umgekehrt in den *Spinalganglien* eine histologische Anordnung derart entspricht, daß die durch die Rami communicantes eintretenden visceralen Fasern mit ihren Endbäumchen Ganglienzellen umspinnen, deren Achsenzylinderfortsatz durch die Hinterwurzeln ins Rückenmark als viscerale afferente Bahn zieht. Andererseits umspinnen sie Ganglienzellen, deren peripherer Fortsatz durch den Spinalnerven zur Haut und deren zentraler Fortsatz durch die Hinterwurzeln ins Rückenmark zieht. Es sei noch zur Charakteristik des Hinterhornschmerzes hingewiesen, daß er vom Patienten *ungenau lokalisiert* wird.

Was die Weiterleitung der Schmerzempfindungen anbetrifft, so scheint es sich um recht komplizierte Verhältnisse zu handeln. Es ist kaum anzunehmen, daß die gesamte Schmerzleitung aus dem Hinterhorn durch die vordere Commissur in die andere Rückenmarkshälfte gelangt, um hier im Bereiche des *Vorderseitenstranges* frontalwärts zu ziehen. Zahlreiche klinische Tatsachen bestätigen die experimentellen Angaben älterer Autoren (SCHIFF), daß die *graue Rückenmarkssubstanz ebenfalls schmerzleitende Bahnen* enthält, die freilich in ihrem Verlauf mehrfache Unterbrechungen erfahren und in einem Zickzack nach oben ziehen. Nur so wird es verständlich, daß bei vollständiger Durchschneidung einer Rückenmarkshälfte in den caudaler liegenden Teilen nach einer gewissen Zeit, wenn die Shockwirkung vorüber, sich eine Schmerzempfindlichkeit, wenn auch nicht so deutlich, sondern mehr dumpf und namentlich für die visceralen Organe wieder einstellt. Besonders bemerkenswert ist die klinische Tatsache der sog. *Aussparung der sakralen Dermatome* (S_3—S_5) bei Querläsionen des Rückenmarks. Bei intramedullären Prozessen fehlen nicht selten an der Haut der äußeren Genitalorgane und der Umgebung des Anus jegliche Sensibilitätsausfälle. Diese zuerst von BABINSKI und JARKOWSKI und dann von FOERSTER, SERKO, REDLICH und KARPLUS und vielen anderen, auch von mir beschriebene Erscheinung habe ich viele Male bestätigen können. FOERSTER fand die Aussparung auch in Fällen, wo er

die Vorderseitenstränge beiderseits operativ durchtrennt hatte. Anatomisch
kann man dies nur durch kurze, zickzackartig in der grauen Substanz verlaufende
Bahnen erklären. Diese Sicherung der äußeren Abschnitte visceraler Organe vor
schädlichen Reizen der Umwelt gilt nun auch für die Mund-Augengegend (FOER-
STER). SCHWAB sieht darin den Ausdruck des Gesetzes, daß die von der Mittellinie mehr abrückenden Extremitäten sich immer mehr differenzieren und „feiner
in bezug auf Form und Funktionsleistung“ werden. Der Rumpf und die Mittellinie sind als phylogenetisch älteste Gebilde am meisten gesichert, am wenigsten
differenziert. Es ist also dies nur ein Spezialfall, daß die distalen Teile bei dif-

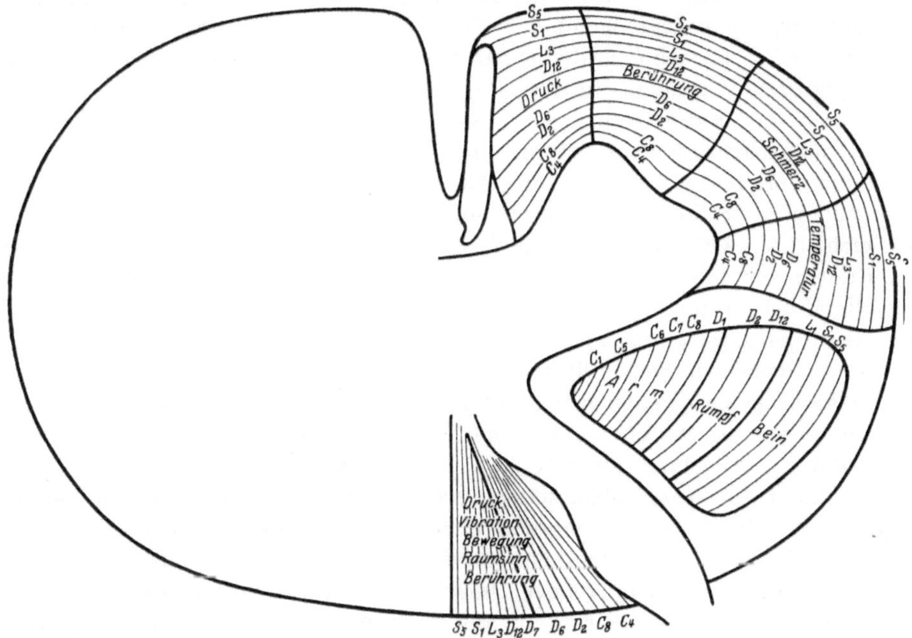

Abb. 82. Topographie des Rückenmarksquerschnitts nach O. FOERSTER aus Bruns „Beiträgen“.

fusen Schädigungen des Zentralnervensystems immer stärker mitgenommen
werden als die proximalen.

Die *Hauptleitung* des Schmerzgefühls zieht durch die *Vorderseitenstrangbahn*,
wohin, wie gesagt, Fasern aus dem Hinterhorn der anderen Seite über die vordere Commissur gelangen. Es wird gewöhnlich zwischen Erkrankungen der
grauen Substanz und der langen Leitungsbahnen auf die Weise differenziert,
daß Prozesse in der *grauen Substanz segmentäre* Ausfälle der Sensibilität verursachen, dagegen Läsionen der *langen Bahnen* Sensibilitätsstörungen vom
Leitungstypus, d. i. Verlust der Sensibilität von der Höhe der Läsion bis unten
zu, mit der oft vorkommenden Einschränkung im Sinne der obenerwähnten
Aussparung der Sakralsegmente. Nun häufen sich die Fälle, wo bei Erkrankung
der langen afferenten Bahnen im Vorderseitenstrang die Sensibilität nicht nach
dem Leitungstypus, sondern nach Segmenten ausfällt. Wir verdanken namentlich
FOERSTER eine genaue Topographie des Rückenmarksquerschnitts. Nach FOER-
STERS Schema (Abb. 82) ziehen die aus den untersten Rückenmarkssegmenten

stammenden langen Fasern zur Peripherie des Rückenmarks, die aus den oberen Segmenten lagern sich median. Es ist dies das *Gesetz* (Auerbach-Flatau) *der exzentrischen Lagerung der längsten Bahnen.* Auf den ersten Blick hat es den Anschein, daß die Lagerung in den exogenen Hinterstrangbahnen einer anderen Gesetzmäßigkeit unterworfen ist als die Lagerung der Bahnen in den endogenen Vorderseitensträngen. Beziehen wir aber die Bahnen auf die zentrale graue Substanz, dann sehen wir, daß diejenigen Bahnen, die aus *höheren* Segmenten stammen, der grauen Substanz *näher* gelagert sind, sowohl in den Hinter- als auch den Vordersträngen. Entwickelt sich nun ein Prozeß *intramedullär*, dann geschieht es oft, daß zuerst ein segmentärer Sensibilitätsausfall entsteht, und zwar ursprünglich entsprechend der Höhe des Prozesses. Erst allmählich, je nachdem der Prozeß sich über den Querschnitt ausbreitet, werden auch die langen Fasern ergriffen, welche aus unteren Segmenten stammen. Auf diese Weise verschiebt sich die untere Grenze der Sensibilitätsstörung allmählich immer *nach unten.* Umgekehrt geschieht es manchmal bei *extramedullären* Prozessen, welche zuerst die Peripherie des Rückenmarks mit den aus den unteren Segmenten stammenden Fasern komprimieren, daß die ersten Sensibilitätsausfälle Segmenten entsprechen, die sich unterhalb der Läsion befinden. Auf diese Weise kommt es mitunter zur falschen topischen Diagnose eines extramedullären Tumors. Erst allmählich, wenn der Druck sich auf den gesamten Querschnitt ausbreitet, wird der *Segmenttypus* zugunsten des *Leitungstypus* verschoben. Dabei steigt die obere Grenze der Sensibilitätsstörung *nach oben.*

Es kann jedoch nicht genug betont werden, daß die soeben angeführte Differentialdiagnose zwischen extra- und intramedullärem Prozeß nichts weniger als absolut ist. Ich habe mehrere Fälle beobachten und einen in einer Arbeit über Fehldiagnosen beschreiben können, wo autoptisch bewiesen werden konnte, daß von dieser Regel viele Ausnahmen vorkommen Fleck hat dazu sehr richtig bemerkt, daß das Rückenmark kein starres Röhrensystem darstellt, sondern ein komplexes, einheitlich reagierendes Organ ist. Prozesse, die an der Peripherie wirken, können nicht ohne Einfluß auf die zentralen Teile bleiben, und umgekehrt. Es müssen hier namentlich Zirkulationsstörungen berücksichtigt werden, die auf den *gesamten* Querschnitt wirken.

Es genügt, hier kurz darauf hinzuweisen, daß zusammen mit den Schmerzbahnen auch die Bahnen für die *Wärme- und Kälteempfindung* verlaufen. Sie ziehen von einander getrennt in das Hinterhorn und von hier aus ebenfalls in getrennter Weise durch die vordere Commissur in das entgegengesetzte Vorderseitenstrangsystem. Wie aus dem Foersterschen Schema ersichtlich, verlaufen die Bahnen für den Temperatursinn dorsal von denjenigen für den Schmerz. Nach Wallenberg soll die Reihenfolge eine andere sein: Dorsal die Schmerzbahn, ihr ventral anliegend und zum Teil mit ihr zusammenfallend die Bahn für den Kältesinn und noch mehr ventral die Wärmebahn.

e) Proprioceptive endogene Bahnen.

Wir haben nun noch *endogene* Bahnen zu erwähnen, welche *proprioceptive* Erregungen frontalwärts weiterleiten, das sind die *Kleinhirnbahnen.* Die *dorsale* Flechsigsche Kleinhirnseitenstrangbahn nimmt ihren Anfang in den homolateralen Stilling-Clarkeschen Säulen aus den mittleren Dorsal- bis zum 5. Lumbalsegment oder noch tiefer. Das *ventrale* oder das GOWERSsche Bündel im engeren Sinne — nicht selten wird die Vorderseitenstrangbahn die GOWERSsche genannt — stammt hauptsächlich aus gekreuzten Mittelzellen des oberen Brustmarks, doch auch aus homolateralen Kernen des Vorderhornes. Beide Bahnen ziehen frontalwärts an der Peripherie des Rückenmarks, das FLECHSIGsche Bündel mehr nach hinten, dorsal, das GOWERSsche mehr nach vorne, ventral. Ihre Funktion hängt mit der Koordination der unteren Extremitäten und des Körpers zusammen, indem sie propriozeptive Eindrücke von diesen Körperteilen dem Kleinhirn zuleiten. Es sei noch kurz der *Helwegschen Dreikantenbahn* Erwähnung getan, die keine klinische Rolle spielt, von manchen Autoren aber ebenfalls als afferente Bahn betrachtet wird, die aus kleinen Zellhaufen der Vorderhörner im Halsmark von C_5 nach oben zu ihren Anfang nimmt, im Übergangsteil zwischen Medulla oblongata in das Halsmark an der Peripherie des Vorderseitenstrangs liegt und in der Olive endigt. Es soll sich gleichfalls um eine sensorische Bahn für propriozeptive Erregungen handeln.

f) Hirnstamm.

Im *Hirnstamm* vollzieht sich eine Umlagerung aller afferenten Bahnen, die ihren Endigungen zustreben. Die propriozeptiven Hinterstrangsbahnen endigen in den *Burdachschen und Gollschen Kernen*, den *Nucleus gracilis* und *Nucleus cuneatus*. Die Zellen aus den GOLLschen Kernen gehen insgesamt in die kreuzenden Fasern der *Olivenzwischenschicht* und die *mediale Schleife* über und treten so in die entgegengesetzte Seite des Hirnstamms. Der mediale Teil des BURDACHschen Kerns sendet ebenfalls zum größten Teil seine Fasern in die mediale Schleife, zum Teil jedoch sollen sie in das *Kleinhirn* ziehen als *nucleo-cerebellare Fasern*. Diesen sollen sich nun noch Fasern hinzugesellen, die direkt aus den Hintersträngen stammen als *Fibrae radiculo-cerebellares spinales*.

Aus der medialen Schleife, der sich die *sekundäre propriozeptive Bahn aus dem Trigeminusgebiet als ventrales Haubenbündel* anschließt, treten zahlreiche Fasern zur *Substantia nigra*, wo sie mit *striären*, *optischen* und *olfaktorischen* Bahnen zusammentreffen. Ferner verlassen die mediale Schleife im Bereiche des Mittelhirns Fasern zum *roten Kern* und zum *Pedunculus corporis mamillaris*, zu letzterem aus den medialsten Teilen der Schleife. Dadurch wird eine *Verbindung propriozeptiver Bahnen der untersten Sakralsegmente*, die in der Schleife den *medialsten* Teil einnehmen, *mit dem Hypothalamus* hergestellt (WALLENBERG). Der Hauptteil der medialen Schleife endet im *ventralen Kern des Thalamus opticus*, der wahrscheinlich mit der *hinteren Hälfte des Gyrus postcentralis* und dem *G. supramarginalis* in Verbindung steht (MINGAZZINI). Nach WENDEROWICZ dagegen endigen im *G. supramarginalis* keine sensiblen Projektionsfasern. Sämtliche sensible Projektionsbahnen läßt er über den hinteren Schenkel der inneren Kapsel zu den beiden Zentralwindungen verlaufen. Doch verlegt eine Reihe anderer Verfasser (ECONOMO, GOLDSTEIN, KLEIST) die Endigungen der propriozeptiven Bahn auch in Teile des Scheitellappens.

Die *exterozeptiven Vorderseitenstrangbahnen*, die spinothalamischen und spinotektalen Bahnen, denen sich die *exterozeptive Komponente der Trigeminusbahn* hinzugesellt, sind im Hirnstamm so gelagert, daß die *Schmerz- und Kältefasern lateral vor den Wärmefasern* liegen und *letztere lateral von dem Schleifenanteil der*

Tastfaserung. Auch hier ist das Gesetz von der *exzentrischen Lage der längsten Fasern* insofern bestätigt, als die aus den *untersten Rückenmarksabschnitten* stammenden Bahnen *ventrolateral,* die vom *Trigeminus dorsomedial* gelagert sind. Beim Verlauf durch den Hirnstamm zieht ein großer Teil der exterozeptiven Bahn zu den receptorischen Kernen der *Formatio reticularis.* Von diesen beginnt eine tertiäre Bahn für die exterozeptiven Erregungen, welche unter mehrfachen Unterbrechungen, wie die Hauptfortsetzung der Vorderseitenstrangbahn, ebenfalls bis zum *Thalamus opticus* zieht. Auf diese Weise haben wir im Hirnstamm eine noch stärkere *Verdoppelung* namentlich der *Schmerzbahn* als im Rückenmark, wo, wie wir sahen, *neben der Hauptbahn auch eine Nebenbahn der Schmerzleitung in der grauen Substanz* sich vorfand. Der *spinothalamischen Bahn* gesellen sich die *Bahnen* hinzu, welche *von den grauen Massen der Substantia gelatinosa und des Nucleus solitarius* beginnen und *nichts* anderes als *Bahnen zweiter Ordnung für das Glossopharyngeus-Vagus-Trigeminus-Gebiet* sind, die die Mittellinie überschreiten. Bei caudalen Herden im Hirnstamm kommt es daher nicht selten zu *alternierenden Hautanästhesien,* indem die Sensibilität in dem herdgleichseitigen Gebiet des Hirnnerven und den herdgegenseitigen Extremitäten ausfällt.

Auch der *Berührungs- und Druckempfindung* steht *außer* der oben erwähnten Bahn der *medialen Schleife,* welche die Fortsetzung der GOLLschen und BURDACHschen Stränge ist, die Bahn: *Vorderseitenstrang-Formatio reticularis-Bündel* zur Verfügung.

Bei *Läsionen des Hirnstamms* werden wir es, wie gesagt, meist mit *halbseitigen Ausfällen,* oft *alternierenden Charakters* zu tun haben. Jedoch kommt auch hier bei begrenzten Prozessen, wie wir es auch bei Läsionen der langen Leitungsbahnen im Rückenmark gesehen haben, eine Verteilung der Sensibilitätsstörung *von segmentalem Charakter* vor. Es spricht dies für eine *isolierte Lage* auch im Bereiche der *Formatio reticularis,* wie auch der *medialen Schleife* der Bahnen aus verschiedenen Anteilen des Körpers. Auch Schmerzen sind für manche Stammläsionen typisch. Dieselben erklärt FOERSTER durch Reizung afferenter Bahnen oder Wegfall schmerzhemmender Fasern.

Ein kleiner Teil der afferenten exterozeptiven Bahn tritt *vor der Endigung im Sehhügel* noch mit Kernen in der *Haubenregion* in Verbindung, was wohl nur phylogenetisch interessant, jedoch klinisch ohne jede Bedeutung ist.

g) Thalamus.

Im *Thalamus* endigen die exterozeptiven Bahnen in dorsolateralen Teilen. Auch hier konnte WALLENBERG das Gesetz von der *exzentrischen Lage der längsten Bahnen* in dem Sinne bestätigt sehen, als die dem Rückenmark entstammenden Fasern hauptsächlich im *ventrolateralen Teil des N. lateralis thalami* endigen, die *sekundäre Trigeminusbahn aus der Oblongata im dorso-medialen Teil* desselben, während die mehr frontalen Teilen der Oblongata entspringenden Fasern im *Luysschen Zentrum* endigen, das am meisten *median* gelegen ist. In dem LUYSschen Kern endigen auch zahlreiche *visceralsensible Bahnen aus dem Vagus-Glossopharyngeus-Gebiet.* In seiner Nachbarschaft, *dem zentralen Höhlengrau,* endigen andere visceralsensible Fasern. Auf diese Weise entsteht hier eine wichtige *Vereinigungsstätte extero-, proprio- und enterozeptiver Bahnen,* welche eine große

Bedeutung für *vitale Reaktionen* auf die verschiedensten Reize auf vasomotorischem, innersekretorischem, mimischem u. dergl. Gebieten besitzt.

Thalamuserkrankungen führen hauptsächlich zu Erscheinungen von seiten der Sensibilität, da ja der Thalamus der *Hauptkollektor aller sensiblen und sensorischen Reize ist*, sowohl proprio- als auch extero- und enterozeptiver Natur. Die Sensibilitätsstörungen betreffen bei einseitigen Herden die kontralaterale Hälfte, wobei auch hier eine mehr oder weniger vollkommene Aussparung der Umgebung des Anus, Perineums und der äußeren Genitalien, wie auch des Gesichts, namentlich der Mund-Augen-Gegend vorkommt (FOERSTER). Die distalen Teile der Extremitäten leiden gewöhnlich mehr als die proximalen, die ulnare Hälfte der oberen und die peroneale Hälfte der unteren Extremität, nach FOERSTER, stärker als die radiale resp. die tibiale. Am schwersten sind meist die Lage- und Bewegungsempfindungen, der Kraft- und Raumsinn betroffen, weniger das Schmerzgefühl, die Temperaturempfindung und der Tastsinn. Der *Ausfall der Propiozeptoren* gibt Anlaß zu *typischen Stellungen der Hand* (*Thalamushand*), zu grob ataktischen Bewegungen beim Vorstrecken derselben.

Besonders typisch sind bei Thalamusverletzungen *Schmerzen*, welche alle Anzeichen der von FOERSTER als *Hyperpathie* bezeichneten Erscheinung besitzen. Die Reizschwelle kann erhöht, sie kann aber auch erniedrigt sein. Nur in letzterem Fall haben wir es mit echter Hyperalgesie zu tun. Dann ist schon *Berühren der Haut* und der Haare *überaus schmerzhaft*. Die Schmerzen bei der Hyperpathie werden meist als *heiß*, als *brennend* charakterisiert. Auch *kalter Wassertropfen* kann rasende, *brennende Schmerzen* hervorrufen. Auch das Trinken kann in diesen Fällen von qualvollen Schmerzen begleitet sein. Nicht nur Berührung, sondern auch andere Reize, *optische, akustische, olfaktorische*, auch besonders *psychische* rufen oft die unangenehmsten Sensationen hervor, dank dem Umstande, daß die entsprechenden *Receptionen* ebenfalls im *Thalamus* ihre Endigung finden. Typisch ist auch die bei der Hyperpathie auftretende Nachdauer des Schmerzes nach Aufhören des Reizes, die mangelhafte Lokalisation des Reizes, die weite Irradiation des Schmerzes, die sich von einem Punkte aus mitunter über die ganze Körperhälfte verbreitet. Es ist eben der Thalamus der Knotenpunkt der gesamten Körpersensibilität, welche er zur funktionellen Einheit zusammenfaßt. HEAD und HOLMES haben auch *gesteigerte Gefühlsbetonung angenehmen Reizen* gegenüber beschrieben. So werden unsympathische oder mißliebige Personen oder Gegenstände im Gesichtsfeld der kranken Seite besonders unangenehm empfunden, und umgekehrt sollen lustbetonte Reize von der kranken Seite aus mitunter besonders angenehme Sensationen hervorrufen. Diese Hyperpathie möchte FOERSTER ebenfalls durch Fortfall schmerzhemmender Fasern oder durch Reizung schmerzleitender Bahnen erklären.

In Anbetracht der nahen funktionellen Beziehungen zwischen Thalamus und Striatum ist es nicht verwunderlich, daß wir bei *Thalamusaffektionen* auch auf *Haltungsanomalien*, auf Bewegungsstörungen stoßen, von denen die *mimischen* ganz besonders in den Vordergrund rücken. Oft haben wir es mit *Fehlen der Psychoreflexe* zu tun, die Kranken können nicht *lachen, noch weinen*. Oft dagegen handelt es sich um *zwangshaftes Lachen oder Weinen*. In letzterem Fall wohl infolge der Unterbrechung hemmender Bahnen der Rinde. Von weiteren Thalamussyndromen wird an der entsprechenden Stelle die Rede sein.

h) Rinde.

In der *Rinde* endigen die sensiblen Bahnen, wie oben erwähnt, in der *hinteren Zentralwindung und im oberen Scheitellappen*. Nach Affenexperimenten mit *Strychninreizen* von DUSSER DE BARENNE erstreckt sich nun das sensible Gebiet nicht nur über die Felder 1, 2, 3, 5 und 7 nach BRODMANN, sondern auch über die *prärolandosche Region* entsprechend den Feldern 4 und 6. Dabei teilt DUSSER DE BARENNE das gesamte Gebiet in drei Hauptregionen von oben nach unten: die Bein-, Arm- und Kopfregion. Zwischen Arm- und Beinregion soll sich die Rumpfregion befinden. Nun hat es sich herausgestellt, daß ein innerhalb einer Region applizierter Reiz zur Irradiation innerhalb dieser Region neigt, jedoch nie übertritt die durch den Reiz hervorgerufene Erregung das Gebiet, innerhalb dessen der Reiz appliziert wurde. DUSSER DE BARENNE spricht deshalb von funktionellen Einheiten und scharfer funktioneller Trennung der Gebiete. Auch konnte DUSSER DE BARENNE mit Hilfe seiner *Strychninmethode* feststellen, daß bei lokaler Vergiftung *einer* Hemisphäre die sensiblen Reizerscheinungen und die Hyperalgesie fast stets *doppelseitig* auftreten. Man muß deshalb annehmen, daß innerhalb der Armregion beide oberen, innerhalb der Beinregion beide unteren Extremitäten vertreten sind. Allerdings sind die Erscheinungen kontralateral mehr ausgeprägt als homolateral.

Bei Menschen haben Untersuchungen von VALKENBURG, CUSHING u. a. bewiesen, daß elektrische Reizung der Felder 1, 2, 3 der hinteren Zentralwindung sensible Reizerscheinungen und Parästhesien hervorrufen kann. FOERSTER hat an hirnoperierten Menschen eine weitgehende *Gliederung* innerhalb der hinteren Zentralwindung für die einzelnen Glieder feststellen können. Näheres ist aus dem *Foersterschen Schema* (vgl. S. 59) ersichtlich. Der elektrische Reiz ist also mehr als die Strychninapplikation imstande, einzelne Glieder elektiv zu reizen. Auch bei lokalisierten Hirnprozessen in der sensiblen Region begegnen wir isolierten Reizerscheinungen, meist Parästhesien im Bereiche der einzelnen Gliederteile. Bei epileptischen Anfällen, die mit Reizerscheinungen von seiten der Sensibilität einsetzen, ist ein Fortschreiten der Parästhesien zu beobachten, welches durchaus dem FOERSTERschen Schema entspricht, wie ich mich davon auch oft habe überzeugen können. Auf die *Scheitellappen* geht die sensible Region für Blase, Mastdarm, Genitalien über, so daß bei Affektionen an der Sagittallinie die Reizerscheinungen von hier aus beginnen, um dann auf Zehen, Fuß usw. überzugehen. *Reizungen des Scheitellappens* hat nach FOERSTER *keine somatotopische Gliederung* in demselben aufdecken können, sondern nur *Parästhesien über der gesamten kontralateralen Körperhälfte*. Dieselbe Erscheinung soll auch für Krankheitsprozesse im Bereiche des Scheitellappens typisch sein: sowohl der *epileptische Anfall*, als auch die Parästhesien betreffen bei Läsionen des Scheitellappens gleichzeitig die gesamte kontralaterale Körperhälfte. Durch elektrische Reizung anderer Hirnpartien, besonders auch der vorderen Zentralwindung, ist es FOERSTER nicht gelungen, irgendwelche Parästhesien hervorzurufen. FOERSTER gibt immerhin zu in Anbetracht der Untersuchungsergebnisse von DUSSER DE BARENNE, daß vielleicht die *präzentralen Felder* 4, 6aα, 6aβ und 6b ein *sensibles Hilfsfeld* der Rinde darstellen. Jedenfalls führen Läsionen dieser Gebiete zu keinerlei Sensibilitätsdefekten. Doch darf daraus nicht in Abrede gestellt werden, daß diese Region doch auch mit der Sensibilität zu tun hat. Besonders an *Restitutions-*

vorgängen nach starken destruktiven Prozessen in der hinteren Zentralwindung mögen sich auch andere Gebiete beteiligen, die sonst keine bedeutende Rolle spielen. Hier müssen noch die Möglichkeiten unterstrichen werden, welche durch die doppelseitige Vertretung der Sensibilität und namentlich der oberflächlichen in beiden Hemisphären gegeben sind. Auch weist FOERSTER auf die mögliche Rolle hin, die der vorderen Zentralwindung zukommt, wenn auch nach doppelseitiger Zerstörung der hinteren Zentralwindungen die Sensibilität und namentlich die oberflächliche wiederhergestellt wird. Es können hier dieselben Verhältnisse vorliegen wie bei den Rückenmarkswurzeln. Die hinteren sind die sensible Hauptbahn, die vorderen eine sensible Hilfsbahn.

Die Frage, ob *Rindenläsionen* mit Störungen des Schmerzgefühls einhergehen, wird von HEAD und HOLMES verneint. Die anfangs auftretenden Störungen wollen sie durch Diaschisis erklären. FOERSTER jedoch nimmt auf Grund seiner Erfahrung an, daß Affektionen der sensiblen Rindenregion *dauernde Analgesien* hervorrufen können. Allerdings gibt er auch hier die Möglichkeit weitgehender Restitution zu. Doch sei auch hier wiederholt, daß die Ausfälle der Schmerzempfindung bei corticalen Läsionen am wenigsten ausgeprägt sind. Viel schwerer sind die Ausfälle des *taktilen Sinnes*, besonders aber der *Diskrimination*, der *Lokalisation*, der *Lage- und Bewegungsempfindung*.

Meist entsprechen die Ausfälle, die nach *Hirnaffektionen* und namentlich *Kapselherden* auftreten, dem sog. *zentralen Typus* mit stärkerem Befallensein der distalen Teile. Bei *corticalen Herden* dagegen begegnet man nicht selten dem sog. *peripheren Typus nach Wurzeln oder peripheren Nerven*. Verhältnismäßig häufig ist dann die *ulnare Verteilung* der An- resp. Hypästhesie. Ich konnte diese Verteilung viele Male bei oberflächlichen Läsionen der Hirnrinde feststellen. Andererseits habe ich nicht selten Fälle gesehen und einen von ihnen durch E. MINKIN beschreiben lassen, wo der *Daumen* besonders anästhetisch war und mit demselben auch *der entsprechende Mundwinkel*. Derartige Kombinationen von Sensibilitätsstörungen im Daumen, namentlich seiner volaren Fläche, mit dergleichen Störungen im Gebiete des entsprechenden Mundwinkels scheinen für die Existenz eines phylogenetisch alten Mechanismus zu sprechen, der mit der Speiseaufnahme verknüpft ist. Ob es sich in der Hirnrinde um verschiedene Lokalisationen nach peripheren Nerven handelt und bei Erkrankungen gemäß dem Typus peripherer Nerven um Schädigungen an diesen Stellen, ist eine Frage, die FOERSTER nur zum Teil bejahen möchte. Er rechnet auch mit der Möglichkeit, daß bei summarischen Ausfällen gewisse Gebiete leichter restituiert werden, mehr gesichert sind, als andere. Ich möchte mich dieser Ansicht besonders deswegen anschließen, daß wir hierin eine Illustration des Gesetzes sehen, daß phylogenetisch junger Erwerb eher Schaden leidet, als phylogenetisch alte Apparate. Nun scheint es, daß der Ulnaris und seine Leitungen in der biologischen Entwicklung der jüngste ist, da ja das feine Fingerspiel, die qualifizierten Handleistungen, die bei der Arbeit mit Geräten nötig sind, hauptsächlich durch den Ulnaris bewerkstelligt werden.

i) Zentrifugale Bahnen der Sensibilität.

Wir haben schließlich noch auf die Frage von den *zentrifugalen Teilen des sensiblen Systems* zurückzukommen. Wir wissen namentlich aus den Arbeiten von O. Vogt, daß in jedem Rindengebiet die *dritte Schicht zentripetale, afferente Impulse* aufnimmt. Dasselbe müssen wir natürlich auch in bezug auf die *sensible Rindenregion* annehmen. Nun haben Minkowskis Untersuchungen ergeben, daß *alle Windungen cortico-petale und cortico-fugale Projektionsbahnen* besitzen, abgesehen von intra- und extracorticalen Assoziationsfasern und meist auch Commissurenfasern. Die absteigenden Bahnen der sensiblen Region nehmen ihren Ursprung wie überall von der *fünften und sechsten Schicht.* Nach Wallenberg sind sie gewaltiger als die corticopetale derselben Region. Zu den *corticofugalen Bahnen aus der sensiblen Region* gehören *Bahnen zum roten Kern,* zur *Substantia nigra,* zur *Brücke* und schließlich auch *mit den Pyramidenbahnen zur Brücke und zum Rückenmark.* Dann wird der *Thalamus* von Bahnen aus dem Cortex versorgt und nicht nur aus den Zentralwindungen, sondern aus einem großen Teil der Konvexität. Wallenberg nimmt auch Bahnen an, die direkt vom Cortex in das Kleinhirn ziehen. Alle diese zahlreichen efferenten Bahnen werden von Head und Holmes als Hemmungsfasern aufgefaßt. Nach Foerster bilden die Fasern, welche das Striatum mit dem Thalamus verbinden, ebenfalls ein *Schmerzhemmungssystem.* Wallenberg nimmt für alle erwähnten *efferenten Projektionsbahnen des sensiblen Systems* an, daß sie gleich den zentrifugalen sensorischen Bahnen aus der Seh-, Hör-, Olfactorius- oder Vestibularisgegend dazu dienen, die *primären, sekundären* oder *tertiären Zentren* „zu *sensibilisieren,* sie *aufnahmefähiger zu machen für Reize,* eine Art *Akkomodation* zu bewirken, wie sie bei jedem *Aufmerksamkeitsakt* in Erscheinung tritt". Ich habe vor Jahren in bezug auf die Aphasie in Anlehnung an die Würzburger Psychologie des Denkens die Bedeutung des *Aktiven,* der *Einstellung,* der *Determinierung,* der „*Aufgabe*" für den *Sprechakt* und das *Sprachverständnis* hervorgehoben. Nun will es scheinen, daß diese Gedankengänge durch anatomische Untersuchungen eine wichtige Stütze erlangen. Nicht nur psychologisch wird uns auf diese Weise verständlich, was die Aufmerksamkeit für den Wahrnehmungsakt bedeutet. Wir finden eine ausreichende Erklärung für Tatsachen, wie sie uns *alltäglich in der Klinik* in die Augen fallen. Wem ist es nun nicht passiert, daß ihn ein Kranker während der Sensibilitätsprüfung aus dem Gleichgewicht gebracht durch seine Unaufmerksamkeit, „Unbegreiflichkeit", Zerstreutheit, durch die Unbeständigkeit seiner Aussagen über den Zustand seiner Sensibilität. Bald ist sie herabgesetzt, um nach einer Minute wieder normal zu sein, und so fort. Nehmen wir in Betracht, daß es sich in diesen Fällen meist um organische Läsionen corticaler oder spinaler sensibler Systeme handelt, so wird es nicht von der Hand zu weisen sein, daß diese „*Zerstreutheit" auf Schädigung corticofugaler Teile des sensiblen Systems* zurückgeführt werden muß.

2. Klassifikationen.

Nachdem wir nun die sensiblen Systeme von den Reizempfangsstellen über Spinalganglien, periphere Nerven, Vorderwurzeln, Rückenmark, die verschiedenen Etagen des Hirnstammes bis zum Thalamus und Cortex verfolgt und ferner auch die für die sensible Funktion notwendigen zentrofugalen Systeme berücksichtigt haben, dürfen wir uns nun die Frage vorlegen, welche Klassifikation am besten den klinischen Tatsachen entspricht. Die Empfindungsqualitäten, die wir in der Klinik gewöhnlich zu untersuchen haben, sind: Tastsinn, Drucksinn, Vibrationsgefühl, Vermögen den Reiz zu lokalisieren, zwei Punkte bei gleichzeitiger Reizapplikation zu unterscheiden, zweidimensionale Reize zu differenzieren (auf die Haut geschriebene Buchstaben oder Zahlen zu erkennen), dreidimensionale Gegenstände zu erkennen, Schmerzsinn, Wärme- und Kälteempfindung, Lage- und Bewegungsempfindung. Nun hat HEAD eine andere Klassifikation vorgeschlagen, die sich kurz auf folgende Weise resumieren läßt: Er zählt zur *protopathischen Sensibilität* diejenige, welche auf schmerzvolle, *nocizeptive* Hautreize, wie Stechen, Kneifen, faradischer Strom, sehr heiße oder eiskalte Temperaturreize, anspricht. Es fehlt ihr das Lokalzeichen, auch die Qualität des Reizes kann nicht immer präzise bestimmt werden, noch weniger die Intensität des Reizes. Denselben Schmerzeffekt können höhere wie auch niedrigere Temperaturen hervorrufen, wenn sie sich nur oberhalb (für heiß) oder unterhalb (für kalt) einer gewissen Grenze halten. Nach HEAD hat hier das „*Alles-oder-Nichts*“-*Gesetz* seine Gültigkeit. Die Reaktion auf solche Reize kann manchmal durch ihre unerwartete Stärke und Ausbreitung eine Hyperalgesie vortäuschen. Desto überraschender ist es, wenn es manchmal gelingt festzustellen, daß eine Erhöhung der Reizschwelle vorliegt. Nach Nervenverletzungen sind es die Fasern, welche die protopathische Sensibilität führen, die *am ersten regenerieren*, so daß die *protopathische* Sensibilität am ehesten wieder auftritt. Es soll sich nach RANSON um *myelinlose Fasern* handeln. Zur gleichen Zeit regenerieren auch die *Schweiß- und Blutgefäßnerven.*

Die *epikritische Sensibilität* verwaltet die feineren Empfindungen, die Diskrimination, sie besitzt ein ausgesprochenes Lokalzeichen, unterscheidet die verschiedenen Temperaturgrade. Die epikritische Sensibilität fehlt nach HEAD an der Glans penis und den inneren Organen, welche ausschließlich protopathisch innerviert werden.

Die *Tiefensensibilität* bezieht sich auf Druck und auf Empfindungen, die von Muskeln, Sehnen und Knochen ausgehen. Auch die Vibrationsempfindung gehört nach HEAD hierzu. Die Fasern der Tiefensensibilität verlaufen nicht mit den sensiblen, sondern mit den motorischen Nerven.

Nachdem alle Fasern, die die Erregungen der peripherischen Aufnahmeapparate zentralwärts leiten, durch die Hinterwurzeln ins Rückenmark gelangt, teilen sie sich nach dem *Headschen Schema* wie folgt:

Rückenmarksbahnen			*Periphere Nervenbahnen*
Hinterstrangbahn Seitenstrangbahn	Taktil	α Tiefensensibilität	α Druck
		β	β Leichte Berührung
		γ	γ Lokalisation
		δ Epikritische Sensibilität	δ Größenunterschied
Seitenstrangbahn	Temperaturempfindung	ε	ε Mäßige Temperaturunterschiede
		ζ Protopathische Sensibilität	ζ Extreme Temperaturreize
	Schmerz	η	η Oberflächliche Schmerzreize (Stich, Eiskalt, Heiß, Far. Strom)
		ϑ	ϑ Druckschmerz
Hinterstrangbahn	Muskeln	ι Tiefensensibilität	ι Veränderung der Muskellänge
	Gelenke	$\varkappa$	$\varkappa$ Passive Bewegungen
	Vibration (Knochen)	λ	λ Vibration

Diese *Headsche Klassifikation* hat nun in ihrem vollen Umfange nach allem, was früher oben gesagt wurde, nunmehr keine absolute Richtigkeit. Wir haben *mannigfaltige Abweichungen* auch in bezug auf den Durchbruch des BELL-MAGENDIESCHEN Gesetzes, die Leitungsbahnen in der grauen Substanz u. a. m. gesehen. Dennoch hat die Grundidee von HEAD von dem besonderen *biologischen Sinn der protopathischen Sensibilität* im weitern völlige Bestätigung gefunden. Die Einteilung sämtlicher Gefühlsqualitäten in protopathische und epikritische wird vielen klinischen Tatsachen vollauf gerecht und hat mindestens eine hervorragende *heuristische Bedeutung*. Es stehen sich da zwei Systeme gegenüber, welche dem „*Erfassen*" der Umwelt dienen. Das eine phylogenetisch alte, das protopathische, *erfaßt die Umwelt eines primitiven Lebewesens*, welches im Kampf ums Dasein *rasch orientiert* sein muß über Reize, die dem Organismus *schädlich sind* oder unter bestimmten Bedingungen *schädlich werden können*. Da heißt es, sich beizeiten retten, sei es durch überflüssige, ungeordnete Bewegungen. VERAGUTH hat sehr gut diese Empfindungen als mit *hoher Affektivvalenz* beladen bezeichnet. Diese Bahnen haben die größte Verwandtschaft, wenn nicht die Identität mit den im vitalen Sinne wichtigsten Bahnen der *autonomen, vegetativen Systeme*. Es ist wohl zu *weitgehend*, wenn DEJERINE die Bahnen für Schmerz und Temperaturreize als *rein vegetative* darstellt. Jedenfalls ist ja die Abschätzung von Temperaturreizen Funktion des epikritischen Systems. Auch der Schmerz kann ja graduiert werden, wenn auch nur in gewissem Maße. Daß aber namentlich Schmerzfasern die allerintimsten Beziehungen zu den vegetativen Organen, zu dem Schweiß- und Blutgefäßsystem besitzen, dafür sprechen sowohl anatomische Erwägungen, wie ihr Verlauf wohl auch durch die Vorderwurzeln, die Hilfsbahnen mit vielfachen Sicherungen wie auch die vegetativen Systeme, durch das Rückenmarksgrau, die Substantia reticularis, die Vertretung im Thalamus, Hypothalamus als auch physiologische und klinische Tatsachen. Zu letzteren würde ich vor allem zählen die affektiven Begleiterscheinungen der Schmerzempfindung, die vegetativen Begleiterscheinungen der Affekte, *die Schmerzempfindungen bei vegetativen Störungen, die vegetativen Störungen bei Schmerzempfindungen*. In allen Fällen handelt es sich um Reaktionen auf Reize der Umwelt eines primitiven Lebewesens, welches die Möglichkeit einer besseren Orientierung, einer Wertschätzung, einer Abstufung der Schädlichkeiten nicht besitzt.

Anders ist es mit der *epikritischen Sensibilität*. Diese dient dem „*Erfassen*" *der Umwelt eines hoch organisierten Lebewesens*. Die äußeren Reize werden erkannt, genau lokalisiert, abgestuft. Es werden schwache von starken Reizen unterschieden. Auch Schmerzreize, die einen gewissen Grad *nicht* überschreiten, müssen meiner Meinung nach durchaus ebenfalls für die epikritische Sensibilität in Anspruch genommen werden, welche VERAGUTH als *Sensibilität mit Assoziationsvalenz* bezeichnet. Die epikritische Sensibilität besitzt die Eigenschaft, die protopathische zu hemmen. Vielmehr würde man sich so ausdrücken müssen, daß in dem *Wettbewerb um die letzte gemeinsame Strecke* für gewöhnlich, beim *Normalen*, die *epikritische Sensibilität Oberhand behält*. Anders in pathologischen Fällen, wo infolge anatomischer Läsion die phylo- und ontogenetisch jüngere epikritische Bahn, die vorzugsweise mit dem Cortex verknüpft ist, außer Betrieb gesetzt ist. Dann tritt die Funktion der protopathischen Bahn in die Erscheinung.

Es handelt sich folglich bei diesen Ausfällen nicht um ein *Minus* oder nicht nur um einen Funktionsausfall der epikritischen Sensibilität, sondern auch um ein *Plus*, um das *Funktionieren eines anderen sensiblen Systems*, welches infolge einer *Desintegration* sich nun durchzusetzen imstande ist. Dieselben Gedankengänge verfolgt auch Byrne, wenn er die Rückenmarksbahnen in zwei verschiedene Systeme teilt, die sowohl anatomisch als auch funktionell voneinander zu unterscheiden sind und die der *kritischen oder intellektuellen* und der *affektiven Sensibilität* dienen. Beide enthalten Bahnen für Empfindungen von tiefen und von oberflächlichen Reizen. Läsionen des Rückenmarks können nun Dissoziationen hervorrufen entweder vom protopathischen Typus, durch Unterdrückung des kritischen Elements oder vom kritischen Typus, indem der Schmerz unterdrückt, das kritische Element erhalten bleibt. Erste Grundbedingung für eine Integration der nervösen Leistung ist eine hemmende Wirkung der epikritischen Empfindung auf die protopathische. Der Thalamus ist dasjenige Organ, wo das kritische System seine hauptsächlichste hemmende Wirkung auf das protopathische ausübt. Durch normale Funktion desselben wird also vor allem die Integration der Sensibilität gewährleistet.

Alle unsere allgemeinen Empfindungen sind Resultanten der protopathischen Schmerzelemente in aktueller oder potentieller Zusammenarbeit mit den kritischen Grundelementen. Durch Sensibilitätsdissoziation und nicht durch Reizung langer Bahnen möchte Byrne die dumpfen spinalen Schmerzen erklären.

Es sind dies alles Gedankengänge, die sich durchaus auf Bahnen bewegen, welche Huighling Jackson vorgezeichnet hat und die später von Foerster, Monakow, Minkowski, Astwatzaturow u. a. ausgebaut worden sind. Es handelt sich auch bei Sensibilitätsstörungen oft um ein Herabsinken auf ein niederes Niveau namentlich in den Fällen, wo corticale Systeme geschädigt sind. Dann treten phylogenetisch ältere Funktionen auf, die „besser organisierten, einfacheren und automatisch" (Jackson) arbeitenden Systemen entsprechen. v. Weizsäcker spricht von Funktionswandel und bezieht diese Art von Sensibilitätsstörung namentlich auf Läsionen der Hinterstrangsysteme und ihrer Fortsetzung bis zur Rinde. Sie kommt vor bei *Friedreichscher Ataxie, Tabes, Brown-Séquardschem Syndrom* auf der herdhomolateralen Seite, bei manchen *Thalamusherden*, bei Rindenherden, bei *multipler Sklerose*, bei *Ataxien* von zentripetalem Typus. Stets fehlt der „Funktionswandel" bei *peripheren Nervenläsionen, Syringomyelie* und auf der herdgekreuzten Seite beim *Brown-Séquard*. Wesentlich ist, daß der Funktionswandel mitunter nur dann klinisch festgestellt werden kann, wenn die Untersuchung zeitlich ausgedehnt wird. Dann tritt die von Stein entdeckte *Schwellenlabilität* in Erscheinung. Die Reizschwelle wird immer höher: bei fortlaufender Untersuchung müssen, um eine Empfindung hervorzurufen, immer stärkere Reize appliziert werden, welche durch v. Freysche Reizhaare gut abgestuft werden können, sich jedoch auch auf Wärme-, Kälte- und Schmerzreize beziehen, wie auch auf Untersuchungen der Bewegungsempfindung oder der Erkennung von auf die Hand geschriebenen Zeichen (zweidimensionale Empfindung). Bei Schwellenlabilität der Empfindung kann man mitunter normale Erregung erhalten nur durch Vergrößerung der Reizfläche, wodurch mehrere unterschwellige Reize zu einem überschwelligen Reiz zusammengefaßt werden (v. WEIZSÄCKER). Auch hat v. WEIZSÄCKER dieselbe Erklärung für die bekannte Tatsache gegeben, daß bewegte Reize im „Funktionswandel“ viel besser empfunden werden als unbewegte. Der Zustand der erhöhten Reizschwelle bleibt längere Zeit erhalten, um dann allmählich abzuklingen. Es erinnert dies an eine erhöhte Hemmungsfunktion nach PAWLOW. Gleich letzterer irradiiert dieser Zustand auch auf die benachbarten Gebiete und zwar nach Segmentgrenzen bei spinalen Läsionen, nach größeren Flächen bei cerebralen. Diese von STEIN gemessenen und von ihm und WEIZSÄCKER ins richtige Licht gerückten Labilitätserscheinungen decken sich teilweise damit, was wir alltäglich bei unseren Sensibilitätsprüfungen in der Klinik erleben und wovon schon oben die Rede war bei Besprechung der Ausfälle corticofugaler Elemente der sensiblen Systeme.

Zu einer anderen Kategorie von Erscheinungen gehören diejenigen, welche auf *Ausfall einer gewissen Zahl von Sinnespunkten* beruhen. Diese *Rarefizierung der Sinnespunkte* tritt auf bei *älteren peripheren Nervenläsionen, Syringomyelie, Tabes* und nach STEIN bei der *neuralen Muskelatrophie.* Wird in solchen Fällen mit minimalen Reizflächen untersucht, dann kann ein Sensibilitätsdefekt dem Untersucher entgehen. Bei größeren Flächenreizen tritt die *Hypästhesie* auf, da die Zahl der gereizten Punkte verringert ist und die gegenseitige Verstärkung derselben fehlt.

3. Syndrome peripherer Sensibilitätsstörungen.

Gehen wir nun auf die einzelnen *Syndrome* der *Sensibilitätsstörungen* ein, welche durch Verletzung der *peripheren Nerven* hervorgerufen werden, dann müssen wir es immer wieder erleben, daß bei der alltäglichen klinischen Untersuchung die üblichen Schemen im Stich lassen. Für grobe Orientierungen gelten die *Schemen der peripherischen Nervenversorgungsgebiete* der Haut (Abb. 83 u. 84). Doch besteht auch in bezug auf sensible Nerven eine Doppelinnervation der einzelnen Hautstellen, wie wir das auch in bezug auf die peripherischen motorischen Nerven kennengelernt haben. Die Gebiete, welche von einzelnen Nerven versorgt werden, überlagern einander. Infolgedessen entspricht der Ausfall der Sensibilität nicht immer der anatomischen Verteilung der Nerven. Nur ein kleiner Teil des Ausbreitungsgebiets eines Nerven wird ausschließlich von ihm versorgt, d. i. die sog. *autonome Zone von* FOERSTER. Bei Verletzung eines Nerven fehlt in diesem Gebiet die Sensibilität vollständig. Ihr schließt sich eine *Mischzone* an, welche zum Teil auch durch Nachbarnerven versorgt wird. Hier ist nach SCHWAB die Schmerzempfindung erhalten resp. herabgesetzt, die anderen Empfindungsqualitäten fallen aus, meist auch die Empfindung maximaler Temperaturen. Schließlich grenzt an die Mischzone noch FOERSTERS *Subsiduärzone.* Sie entspricht einem Gebiet, welches hauptsächlich von Nachbarnerven und weniger von dem zu untersuchenden Nerven und von demselben hauptsächlich mit Schmerzfasern versorgt wird. In dieser Subsiduärzone sind Sensibilitätsanfälle schwer nachzuweisen. Sie betreffen dann meist nur die *Schmerzempfindung.* Andererseits aber tritt die Subsiduärzone deutlicher hervor, wenn beim Kranken *Hyperästhesien* bestehen, dann strahlen sie auch in die Subsiduärzone aus und offenbaren so das *Maximalgebiet der Versorgung durch einen Nerven.*

Ich bringe hier die Abbildungen aus der SCHWABschen Arbeit, die der FOERSTERschen Klinik entstammt. Es sind hier nur die Verhältnisse für den Ulnaris, Medianus und Radialis angegeben (Abb. 85, 86, 87).

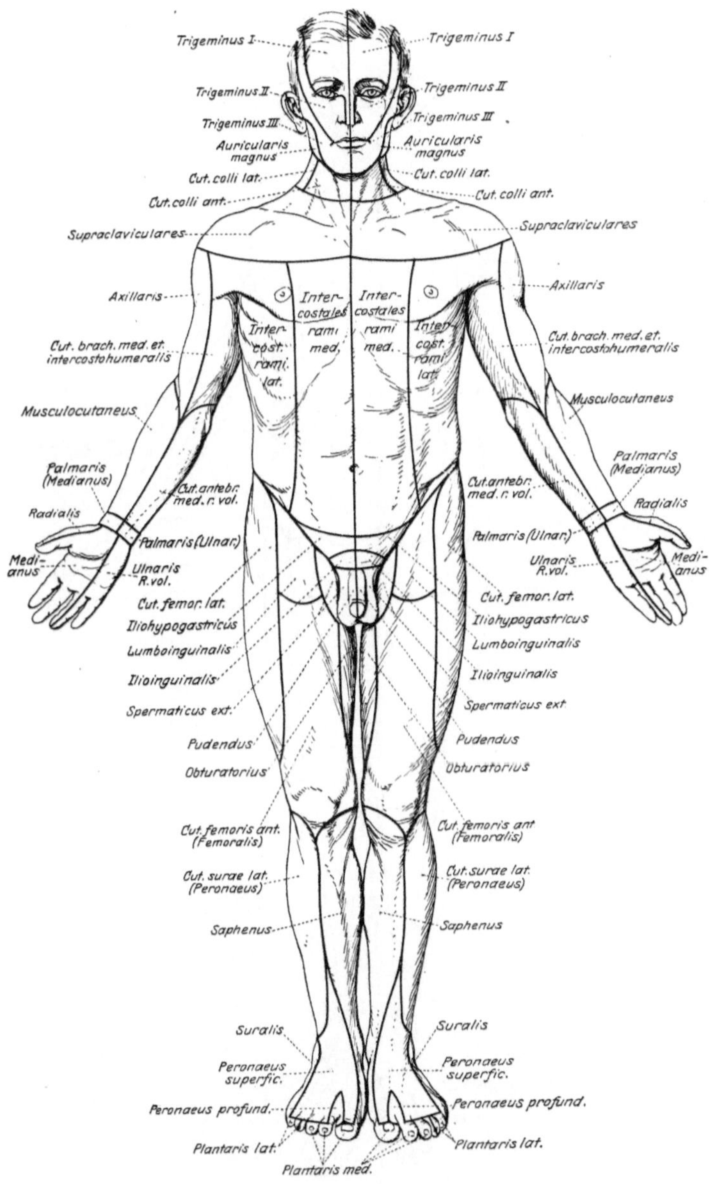

Abb. 83. Nervenversorgungsgebiete der Haut. Nach F. KRAMER, Neurologische Untersuchungsschemata 1927.

Bei der Bewertung der Sensibilitätsstörungen infolge Erkrankung peripherer Nerven müssen wir von der oben angedeuteten Einteilung sämtlicher sensibler Nervenbahnen und auch der Fasern im peripheren Nerven in Nerven mit *protopathischer Funktion* oder mit *Schutzfunktion* (*protective elements* STOPFORD) und

Nerven mit *epikritischer Funktion (discriminative elements)* ausgehen. Oft gehen *beide Arten* verloren, besonders wenn es sich um vollständige Durchtrennung handelt.

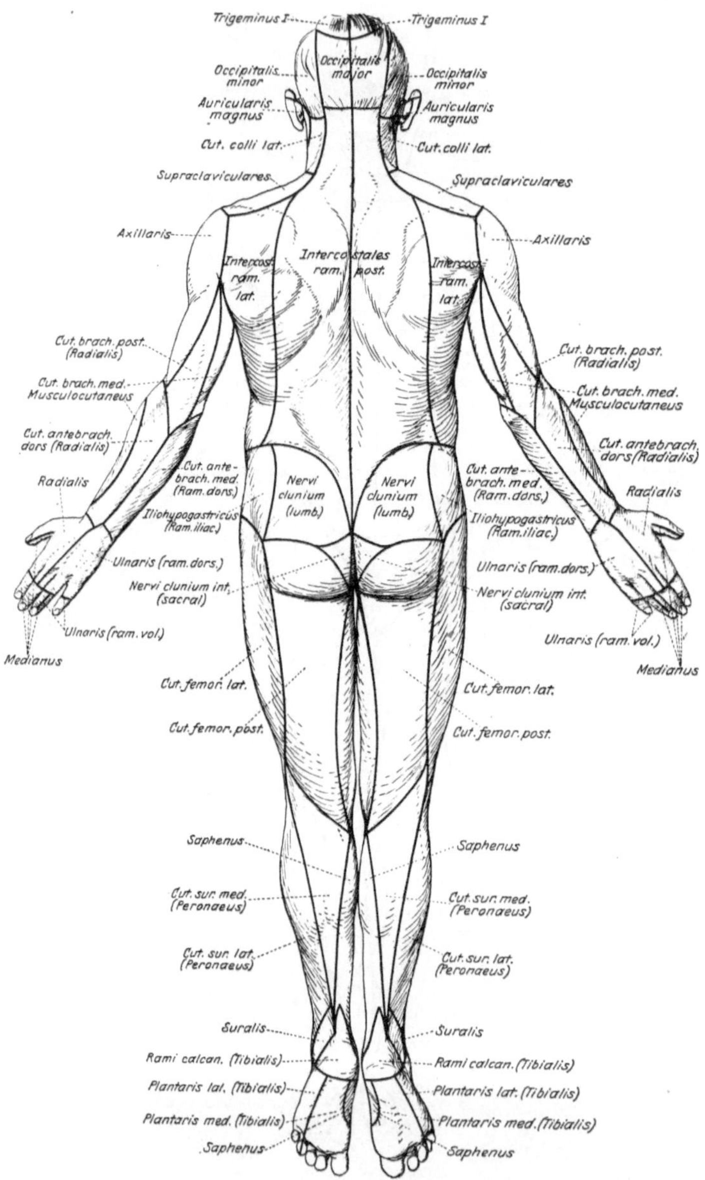

Abb. 84. Nervenversorgungsgebiete der Haut. Nach F. KRAMER, Neurologische Untersuchungsschemata 1927.

a) Syndrome mit besser erhaltener epikritischer Sensibilität.

Seltener geht *nur die protopathische zugrunde und es besteht nur Analgesie mit Herabsetzung der anderen Empfindungsqualitäten* und verhältnismäßig guter epikritischer Sensibilität. Als Beispiel einer peripheren Nervenerkrankung mit *besser erhaltener epikritischer* bei Verlust der Schmerz- und Temperaturempfindung führe ich die *Nervenlepra* an. Ich habe seinerzeit darauf hingewiesen, daß die *Dissoziation der Sensibilität bei Lepra* — erhaltene Tastempfindung bei gestörter Schmerz- und Temperaturempfindung — darauf beruht, daß primär nicht die

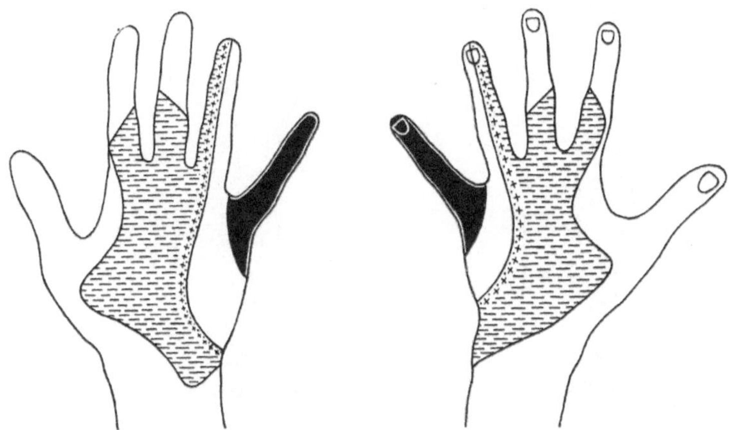

Abb. 85. Distributionsgebiet des sensiblen Ulnaris. Nach SCHWAB, Dtsch. Z. Nervenheilk. 101. Autonome Zone: Schwarz. Mischzone: Grenze der Anästhesie für Warm . . . . . .; Grenze der Anästhesie für Kalt + + + +; Grenze der Anästhesie für Berührung ————. Subsiduärzone: ‒‒‒‒‒.

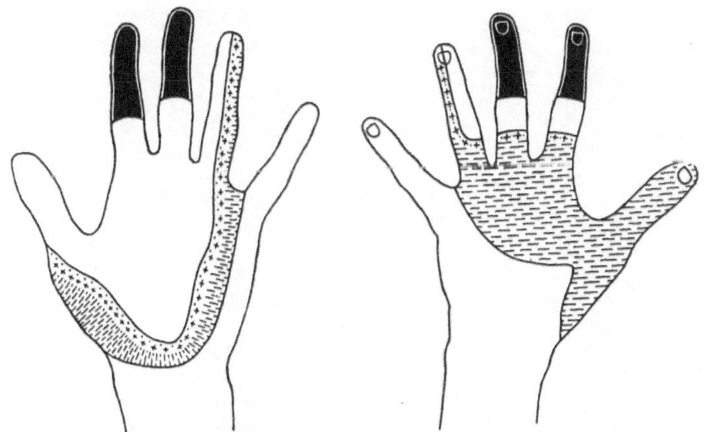

Abb. 86. Kutanes Distributionsgebiet des Medianus. S. Abb. 85. Nach SCHWAB.

Nervenstämme, sondern die Nervenendigungen in der Haut resp. in den Muskeln erkranken. Die Nervenendigungen in der Haut für verschiedene Sinnesqualitäten befinden sich auf verschiedenen Höhen des Hautquerdurchschnittes. Am oberflächlichsten liegen die Endapparate für den Schmerzsinn, dann für den Kälte- und dann den Wärmereiz. In derselben Reihenfolge erkranken bei Nervenlepra die verschiedenen Sinnesqualitäten. In der Tat hat GERLACH nachgewiesen, daß die ältesten histologischen Veränderungen an den Endapparaten der Hautnerven zu finden sind. Dadurch erklärt sich auch die ursprünglich fleckenartige

Verteilung der Sensibilitätsausfälle. Erst später, wenn die HANSENschen *Lepra-bacillen* die Nervenstämmchen oder Nervenäste erreicht haben, erhält die Ausbreitung der Anästhesie den Charakter der Nervenverteilung. Als Gegenstück

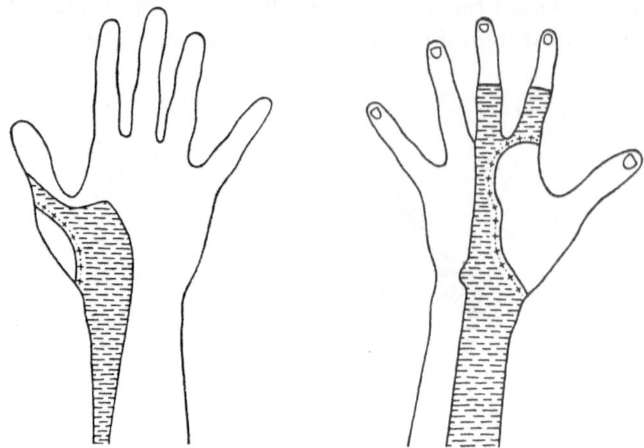

Abb. 87. Kutanes Distributionsgebiet des Radialis. S. Abb. 85. Nach SCHWAB.

der oben erwähnten hypersekretorischen Erscheinungen bei Hyperpathie treten bei Nervenlepra, wo hauptsächlich die protopathische leidet, Hypohidrosis auf, wie auch in dem von mir und *Jordan* beschriebenen Fall. Auch ist es be-

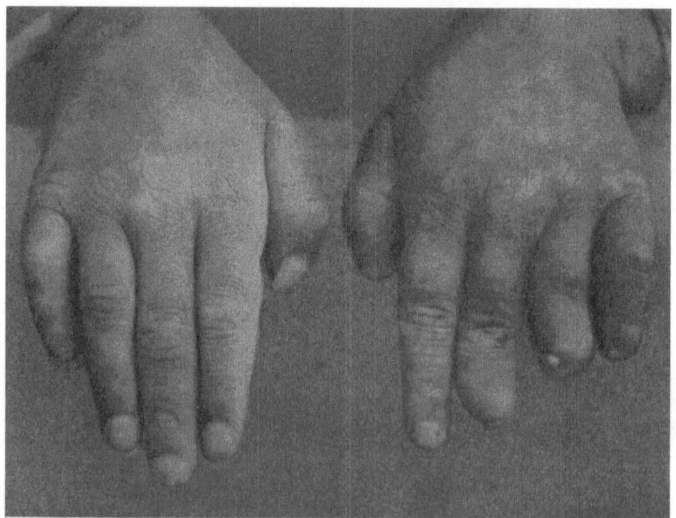

Abb. 88. Trophische Störungen und Mutilationen bei Nervenlepra. Nach A. JORDAN und M. KROLL. Z. Neur. 73

merkenswert, daß bei Nervenlepra nach Wegfall der „Schutzfunktion" der *protectiv elements* von STOPFORD die kolossalen trophischen Störungen mit Pigmentanomalien und Mutilationen ganzer Glieder auftreten, welche die Differentialdiagnose zwischen Lepra und Syringomyelie manchmal äußerst erschweren (Abb. 88). W. ROTH, BERNHARDT u. a. und besonders HOFFMANN haben den Beweis erbracht, daß trophische Störungen mit Mutilationen, die *Morvansche Krankheit*, mit der Rückenmarkserkrankung im Zusammenhang stehen. Damals schien es als erwiesen, daß die Morvansche Krankheit *mit Syringomyelie identisch* ist. Doch als der bekannte Lepraforscher ZAMBACCO PASCHA in der Heimat von MORVAN, in der Bretagne, neue *Lepraherde* entdeckte und bei den Leprakranken das typische MORVANsche Syndrom vorgefunden wurde, identifizierten Lepraforscher den MORVANschen Symptomenkomplex mit Lepra. Am lapidarsten löste die Frage ZAMBACCO PASCHA, der Syringomyelie, Lepra, Sklerodermie, Morvansche Krankheit identifizierte und die Höhlen im Rückenmark als bloße Zufälligkeiten betrachtete. Dieser Standpunkt hat heutzutage nur das Interesse eines Kuriosums. Doch erweckte die Ähnlichkeit des klinischen Bildes von Lepra und Syringomyelie, namentlich der MORVANschen *Form*, derart das Interesse der Verfasser, daß einerseits nach Rückenmarksveränderungen bei Lepra, andererseits bei Syringomyelie nach Veränderungen im peripheren Nervensystem gesucht wurde (SCHULTZE, MARINESCO, JEANSELME, BABÈS, BAELZ, BLASCHKO, BERGMANN, LOOFT, OPPENHEIM u. a.). In keinem Fall von Syringomyelie wurden weder lepröse Veränderungen im peripheren Nervensystem noch Leprabacillen gefunden, einen zweifelhaften Fall von PESTANA-BETTINCOURT ausgenommen, wo im Rückenmark bei Syringomyelie Leprabacillen vorgefunden sein sollen. Bei *Lepra* wurden hin und wieder im Rückenmark Veränderungen nach dem Typus aufsteigender Degenerationen in den Hinterwurzeln und Hintersträngen und mitunter auch Leprabacillen vorgefunden (BABÉS, UHLENHUT-WESTPHAL u. a.). Doch wurden in keinem Falle die für Syringomyelie typischen Veränderungen oder Höhlen im Rückenmark vorgefunden. Meist fehlten bei Lepra jegliche Veränderungen im Rückenmark. Es sind nicht nur *Lepra* und *Syringomyelie* als zwei verschiedene Krankheiten zu betrachten, sondern darüber hinaus sind die typischsten Symptome der Lepra — Sensibilitätsausfälle und Mutilationen — nicht als Folge der sekundären Rückenmarksaffektion aufzufassen, sondern durch die Besonderheiten der leprösen Affektion der peripheren Nerven zu erklären. Von der Gefühlsdissoziation war schon oben die Rede. Auch die Mutilationen bei Lepra habe ich durch Erkrankung der peripheren Nerven zu erklären versucht. Es fehlte in dem von JORDAN und mir beschriebenen Falle das Vibrationsgefühl gerade in den verstümmelten Fingern der Hand und *nur in ihnen* (Abb. 88). Eine derartige Ausbreitung der Anästhesie kann keinesfalls durch Rückenmarksaffektion erklärt werden und muß durchaus auf periphere Nervenläsion zurückgeführt werden. Und da die Mutilationen eben hier am meisten ausgeprägt waren, so ist es natürlich, auch dieselben auf periphere Neuritis zurückzuführen. Ich erwähne hier noch, daß das *Juckgefühl* bei unserer Kranken nicht gelitten hatte auch an Stellen, wo ausgesprochene Anästhesien bestanden. Es war das ein Gegenstück für den Befund von WINKLER, der bei Leprösen das Juckgefühl fehlen sah, wo die Tast- und Schmerzempfindung erhalten war. Bei der *Differentialdiagnose* zwischen Lepra und Syringomyelie ist zu berücksichtigen, daß die Beteiligung des Facialis für Lepra sprechen würde, wie auch das Fehlen der Patellarreflexe oder die Ausbreitung der Sensibilität auf die Extremitäten bei Freilassen des Rumpfes, das fleckenweise Auftreten der Anästhesien am Körper, der Extremitäten und besonders im Gesicht. Auch würde das Fehlen einiger Symptome, welche bei Syringomyelie vorkommen, für Lepra sprechen,

so normale Papillen, wie auch Fehlen der Skoliose. Verdächtig ist auch das Fehlen
der Sohlenreflexe. Bei Syringomyelie betreffen die Muskelatrophien hauptsächlich den Schultergürtel, bei Lepra eher die distalen Teile. Von Wichtigkeit
ist das Vorhandensein einer Perforation im vorderen Teil der Nasenscheidewand,
die Verdickung der Nervenstämme, der Nachweis, daß der Kranke aus einer
lepraverdächtigen Gegend stammt und, last not least, das Auffinden von Leprabacillen in Infiltrationsherden, welche die kleineren Blutgefäße in der Nähe
der MALPIGHIschen Schicht umgeben.

b) Syndrome mit besser erhaltener protopathischer Sensibilität.

Häufiger als der Fall, wie wir ihn bei der Lepra sehen, wo die Schmerz-
und Temperaturempfindung mehr als die Tastempfindung leidet, kommt bei
Erkrankung der peripheren Nerven das Umgekehrte vor. Die *epikritische Sensibilität ist meist herabgesetzt.* In diesen Fällen besteht meist eine außerordentlich
starke *Hyperpathie* mit allen ihren schon mehrmals charakterisierten Eigentümlichkeiten, als Ausdruck der „befreiten" Funktion des protopathischen
Systems. Überaus häufig kommt dies nach traumatischen Erkrankungen vor.
Besonders im Krieg waren die furchtbaren Schmerzen nach peripheren Nerven-
schüssen ein Thema vieler neurologischer Arbeiten. Namentlich Wunden des
Medianus und des *Ischiadicus* führten in den meisten Fällen zu den allerschwersten
Krankheitserscheinungen der *Kausalgie.* In diesen Fällen bestehen neben den
sensiblen Erscheinungen der Hyperpathie nicht selten auch andere Erscheinungen
von seiten der *vegetativen Sphäre*, wie Hyperhidrosis, Hyperämie, Hypertrichie
und andere trophische Defekte. Charakteristisch für die Kausalgie, die ihren
Namen von dem brennenden Schmerz hat, ist ferner, daß der Kranke das Bedürfnis hat, seine kranke Hand immerfort mit kaltem Wasser zu netzen. Die
Kranken tragen stets ein feuchtes Taschentuch oder Handtuch mit sich und
machen sich dadurch schon von weitem erkenntlich. FOERSTER schreibt dreien
Faktoren das Zustandekommen der Schmerzen bei traumatischen Läsionen zu:
der Reizung der Schmerzfasern des lädierten Nerven an der Läsionsstelle, dem
durch die Nervenläsion hervorgerufenen Krampfzustand der peripheren Arteri-
olen-Gefäßschmerz — und der durch die veränderten peripheren Zirkulations-
verhältnisse hervorgerufenen Reizung der peripheren Schmerzreceptoren. Die
Lerichesche Operation der periarteriellen Sympathektomie soll, wo sie wirkt, dadurch
helfen, daß sie den Krampfzustand der Arterien behebt. Doch glaube ich, daß
wir außer diesen Reizfaktoren, von denen FOERSTER spricht, noch einen Faktor
berücksichtigen müssen, der vielleicht in manchen Fällen die größte Rolle spielt.
Das ist die Läsion der epikritischen Nervenfasern, wodurch die protopathische
in Erscheinung tritt.

Besonders starke Schmerzen habe ich in den Fällen *multipler Neuritis* beobachtet, die sich im Anschluß an *Arsenvergiftungen* einstellen. Hier wird das
klinische Bild von Symptomen eines gestörten Gleichgewichts von seiten der
vegetativen Nerven beherrscht. Es liegt nahe, auch in den Schmerzen, die spontan
auftreten und bei der Untersuchung der Schmerzpunkte besonders deutlich zutage treten, das Resultat des gestörten Gleichgewichts auch zwischen den Nervenfasern — epikritischen und protopathischen — zu erblicken. Neben einer
enormen Hyperalgesie — tatsächlich scheint auch die Reizschwelle erniedrigt —

besteht eine Irradiation der Schmerzen, ungenaue Lokalisation derselben, *das Alles-oder-Nichts-Gesetz.* Und daneben eine Reihe vegetativer Symptome, wie kalter Schweiß, trophische Störungen der Haut, oft Ausschläge, Haarwuchsstörungen. An den *Nägeln* konnte ich mehrere Mal die *Meeßschen Streifen* feststellen (Abb. 89). Es besteht ohne Zweifel ein gerades Verhältnis zwischen der Hyperalgesie und der taktilen Hypästhesie. An Stellen, wo die taktile Hypästhesie abnimmt, nimmt auch die Hyperalgesie ab. Mit anderen Worten: Restitution der epikritischen Sensibilität führt zum Verschwinden der protopathischen. Bei toxischer Polyneuritis ist der Ausfall der Sensibilität im Gebiete eines bestimmten Nerven nie besonders ausgeprägt. Es besteht meist ein ausgesprochen distaler Typ.

An einer großen Zahl von Bleiarbeitern, die das Dispensaire der Nervenklinik bediente, konnte ich mich immer wieder davon überzeugen, daß die schweren polyneuritischen Erscheinungen, wie sie früher so häufig bei Setzern, bei Malern auch von mir beobachtet wurden, jetzt überaus selten auftreten. Ob die veränderten Arbeitsverhältnisse daran schuld sind, möchte ich hier nicht beurteilen. Doch konnte ich an einer großen Zahl der Bleiarbeiter Schmerzen konstatieren, die als sympathische qualifiziert werden müssen.

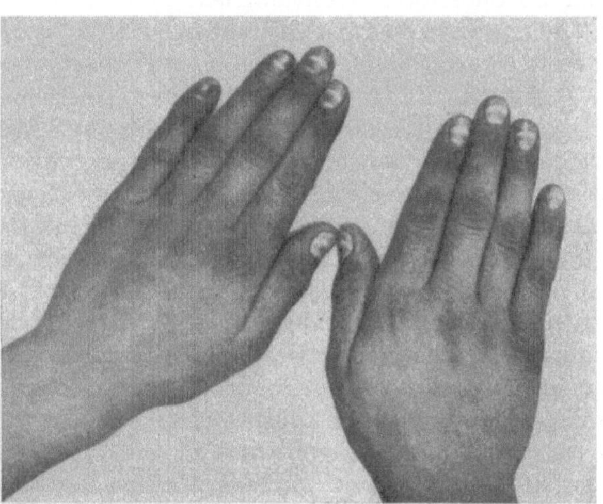

Abb. 89. Meessche Streifen an den Nägeln bei Arsenpolyneuritis. Man sieht hinter den Streifen nahe dem Nagelrand eine zweite Reihe von Streifen erscheinen. In der Tat lösten dieselben die erste Serie ab, nachdem dieselbe mit den Nagelspitzen abgeschnitten waren. Universitätsnervenklinik Minsk.

CHASANOW hat das gesamte Material der Bleikranken bearbeitet und eine Reihe typischer Symptome gefunden, die auf das sensible System bezogen werden müssen und denen sympatische Störungen zugrunde liegen. Er hat auch experimentelle Bleivergiftungen bei Katzen und weißen Ratten hervorgerufen und dabei äußerst interessante vegetative Störungen erhalten. Besonders traten Erscheinungen von seiten der Haut auf in Form von Veränderung der Behaarung. Dann konnte ein wesentlicher Einfluß auf den Verlauf von trophischen Wunden festgestellt werden. Dies alles legt die Vermutung nahe, daß auch die sensiblen Reizerscheinungen mit sympathischen Störungen zusammenhängen. Vielleicht daß es sich um Gefäßspasmen handelt. In diesem Zusammenhang sei noch erwähnt, daß es CHASANOW gelungen ist, durch gleichzeitige Joddarreichung bei Ratten die Bleierscheinungen bedeutend zu verringern. Auch haben wir unseren Patienten gern Jod gegeben. Ob die bei ihnen nicht selten festgestellte *Makrothyrie* als natürliche Kompensationsschutzvorrichtung (Jod!) zu betrachten ist oder auf einer Komplikation beruht, die mit dem Blei nichts zu tun hat, möchte ich hier nicht entscheiden, da die Zahlen für Schlüsse noch nicht ausreichen. Doch möchte ich den Effekt der Jodmedikation auch als Argument benutzen, welches für einen vegetativen Angriffspunkt der Bleivergiftung sprechen kann.

Die Schmerzen und Sensibilitätsstörungen bei der Alkoholpolyneuritis sind allbekannt. Ich möchte hier nur auf den tiefen Druckschmerz hinweisen, der wohl dafür spricht, daß die Nervenendigungen in den Muskeln ganz besonders mitgenommen werden. Bei der Alkoholneuritis treten gewöhnlich auch sehr wesentliche Sensibilitätsausfälle auf, welche die distalen Enden besonders der unteren Extremitäten betreffen und Ursache von Koordinationsstörungen sind, welche der tabischen Ataxie oft sehr ähnlich sind. Das Lage- und Bewegungsgefühl ist oft schwer mitgenommen, und da auch die Fußsohlen anästhetisch sein können, ist der Kranke oft außerstande zu stehen. Der Alkohol spielt auch nicht selten die Rolle eines von *mehreren Faktoren,* welche zu Affektionen einzelner Nerven führen. Es tritt dann mindestens noch ein Konstellationsfaktor hinzu in Form eines Druckes auf oberflächlich liegende Nerven. Von der unter diesen Umständen oft auftretenden Radialislähmung war schon oben die Rede. Von sensiblen Nerven wäre am ehesten der Medianus und besonders der Ischiadicus zu nennen. Meist handelt es sich um eine Konstellation vieler Faktoren, unter denen die Beschäftigung nicht die letzte Rolle spielt. Die einseitige Beanspruchung eines Nerven durch eine gewisse *Profession* schafft nicht selten Schwierigkeiten bei den *Assimilationsprozessen* in dem belasteten Nerv, wenn im Blute Stoffe zirkulieren, welche den Oxydationsprozessen hinderlich sind. Hierher gehören außer den *schweren Metallen,* wie Arsen, Blei, Quecksilber, auch Chloroform, Alkohol, Zucker und wohl auch andere *Stoffwechselprodukte.* Eine große Rolle spielen auch *Infektionen,* bei denen nicht selten Nervenaffektionen vorkommen, deren Lokalisation oft durch die Profession des Kranken determiniert ist. Von akuten Infektionen seien genannt die verschiedenen typhösen Erkrankungen, welche oft Ulnarisaffektionen geben, vielleicht im Zusammenhang mit der häufigen Traumatisation der Nerven durch ungeeignete Bettlagerung. Seltener habe ich Neuritiden nach Grippe gesehen. Malaria scheint eine ganz besondere Affinität zu dem sensiblen Nervensystem zu haben.

c) Neuralgische Syndrome.

Eine große Reihe sensibler Störungen hauptsächlich von Schmerzcharakter treten nach Malaria auf. Dabei fehlen meist Ausfallserscheinungen von seiten der Sensibilität. Die Schmerzen treten anfallsweise auf. Derartige Schmerzattacken sind als *Neuralgien* bekannt. Von Nervenentzündungen unterscheiden sie sich pathologisch histologisch durch das Fehlen nachweisbarer Veränderungen. Klinisch sind sie charakterisiert außer durch die *Schmerzattacken* durch die sog. *Schmerzpunkte,* welche den Stellen entsprechen, wo die Nerven am leichtesten einem Druck ausgesetzt werden können, weil sie den Knochen aufliegen. Es handelt sich um physikalisch-chemische Veränderungen wohl kolloidaler Natur oder um Quellungen temporärer Art, welche unter dem Einflusse bestimmter Konstellationsfaktoren ausgelöst werden, wenn im Organismus die Vorbedingungen für das neuralgische Syndrom geschaffen sind. Oft bestehen bei Neuralgie vasomotorische und sekretorische Störungen. Wo der Angriffspunkt der Noxe ist, welche die Neuralgie hervorruft, ist in jedem Falle schwer zu unterscheiden.

Es ist anzunehmen, daß in der Mehrzahl der Fälle der Angriffspunkt nicht im peripheren Nerven liegt, sondern im Spinalganglion, oder für die Trigeminusneuralgie im Ganglion Gasseri. Oft treten in diesen Fällen *herpetiforme* Ausschläge hinzu. Dazu ist zu bemerken, daß diese Erkrankungen der Ganglien uns schon von den Erkrankungen der peripheren Nerven weiter zentralwärts fortführen. Die Erkrankungen der Ganglien können oft *infektiöser oder toxischer* Natur sein. Eine spezielle Affinität zu den Spinalganglien hat der sog. *Herpes zoster*, eine Infektionskrankheit, deren Virus nach Meinung mancher Verfasser mit dem Virus der epidemischen Encephalitis verwandt ist. Wir dürfen also unter Neuralgien *nicht etwa eine Krankheit* an und für sich verstehen. Es handelt sich hier lediglich um ein *Syndrom*, dessen Ursprung durchaus verschieden sein kann, und welches nicht nur infolge primärer Veränderungen des peripheren Nerven, sondern auch infolge Veränderungen der Ganglien, ja vielleicht noch zentralerer Gebilde auftritt.

Nicht nur akute, sondern in noch stärkerem Maße können *chronische Infektionen* zur Neuralgie führen. Unter ihnen nehmen *Lues* und *Tuberkulose* eine hervorragende Rolle ein. Was die Lues anbetrifft, so müssen die bei ihr auftretenden Neuralgien nicht nur auf toxische Grundlage zurückgeführt werden. Oft handelt es sich um alte luetische Verwachsungen, die das Ganglion umgeben und teils auch angreifen. So entstehen namentlich Neuralgien des Trigeminus, die jeder Behandlung trotzen und oft auch einer antiluetischen Kur gegenüber refraktär sind, infolge alter meningitischer Verwachsungen mit luetischer Ätiologie. So habe ich einen Fall gesehen, einen der ersten, dem F. KRAUSE das Ganglion Gasseri exstirpiert hatte und der trotzdem nach einiger Zeit wieder die rasendsten neuralgischen Attacken bekam, die jeder Kur trotzten. Lues wurde natürlich negiert. Er starb an einer interkurrenten Krankheit. Sein Nervensystem wurde von GRÜNSTEIN und GURWITSCH bearbeitet und beschrieben. Es erwiesen sich im Überbleibsel des operierten GASSERschen Knotens ungefähr ein fünfter Teil normaler Zellen. An der Basis Reste einer chronischen Meningitis. Im Bereiche des Rückenmarks bestanden auch Piaverdickungen auf der Höhe der Sakralsegmente mit Affektion der Hinterwurzeln. Die Verfasser nehmen mit Recht an, daß hier eine alte Lues im Spiel war.

Chronische *tuberkulöse* Infektion führt sehr häufig zu Neuralgien und ganz besonders im Bereich des *Ischiadicus*. Das *Ischiassyndrom* ist eigentlich ein Sammelkasten für die verschiedensten heterogensten Krankheiten geworden. Wenn wir die Ischias streng von der Neuritis des N. ischiadicus auseinanderhalten wollen, dann müssen wir darunter nur diejenigen Fälle verstehen, wo keine Sensibilitätsausfälle bestehen, wo auch keine Lähmungen oder Reflexstörungen da sind. Es sind nur Schmerzen da und die Schmerzpunkte. Was die Schmerzen anbetrifft, so treten dieselben bei weitem nicht so häufig, wie bei anderen Neuralgien, in Attacken auf. Und schon dadurch ist es schwer, die Ischias immer als reine Neuralgie zu qualifizieren. Wir müssen hier Übergänge annehmen zwischen einer echten Neuralgie und einer Neuritis. Die chemischen Veränderungen im Nerven sind bis zu einem gewissen Punkt reversibel, dann ist es noch Neuralgie. Weiter geht die Quantität in Qualität über. Der pathologische Prozeß, der die chemischen Veränderungen hervorgerufen, bringt es schließlich zu histologischen Veränderungen durch Abänderung der Reaktionsweise des Organismus. Es entsteht eine Ischiadicusneuritis mit klinischen *Ausfallserscheinungen*. Die Schmerzen sind außerordentlich heftig. Am typischsten ist ihre Lokalisation. Die Kranken geben meist sehr genau den Verlauf des Nervus ischiadicus an von seinen Wurzeln im Sakralgebiet längs der Hinterfläche der Glutaei, des Ober- und Unterschenkels, dann mehr entlang der äußeren Fläche des Fußes und bis auf seine Vorderfläche. Mitunter irradiieren sie gegen das Perineum, Scrotum, in manchen Fällen auch in die Inguinalgegend. In diesen Fällen ist der Lumbosakralplexus affiziert. Die Schmerzen sind meist fortwährend vorhanden, exazerbieren mitunter bei Nacht, werden nur durch bestimmte Lagerungen gelindert, durch welche der Nerv entspannt wird. Bewegungen verstärken mit geringen Ausnahmen die Schmerzen, auch Husten, Niesen, Lachen, oft auch Defäkationsakt. Bei *Neuritis* ist der Nerv in seinem gesamten Verlauf druckempfindlich, bei der echten *Neuralgie* nur an gewissen Punkten. Doch sind auch hier die Übergänge fließend.

Eine Reihe von Symptomen sind bei Ischias beschrieben, deren Pathogenese in der reflektorischen Muskelanspannung zu suchen ist, welche der Kranke automatisch vollführt, um seinen Ischiadicus vor Zerrungen zu schützen.

1. Das *Laséguesche Zeichen* besteht in einer Anspannung der Kniebeuger bei passiver Streckung im Knie des im Hüftgelenk gebeugten Beins. Daß es sich in diesen Fällen bei der passiven Streckung unter diesen Umständen um eine tatsächliche passive Dehnung des Nerven handelt, ist von BEURMANN bewiesen worden, der ein Stück des Ischiadicus bei der Leiche resezierte und durch einen Gummischlauch ersetzte. In Beugestellung war der Schlauch 11 cm lang, in Streckstellung 15,5 und im Maximum sogar 18 cm.

Zu den *kleinen Ischiaszeichen* gehören ferner:

2. Schmerzhaftigkeit der *passiven dorsalen Beugung des Fußes* bei gestreckter unterer Extremität. Dieselbe passive Bewegung ist bei im Knie gebeugten Bein möglich.

3. Schmerzhaftigkeit im Ischiadicusbereich bei *aktiver oder passiver Bewegung des Kopfes* und *des Rumpfes* des stehenden Kranken.

4. Starke *Adduction des gesunden* Beines ruft Schmerz im Ischiadicusgebiet der kranken Seite hervor (*Bonnetsches Zeichen*).

5. Beim passiven *Strecken im Knie des gesunden*, im Hüftgelenk gebeugten Beins entsteht ein heftiger Schmerz im kranken Ischiadicus. Dieses Symptom trägt den Namen *Bechterews*. Es ist aber schon früher von MONTARD-MARTIN und noch viel früher von FAYERSZTAYN beschrieben worden.

6. Das MINORsche Zeichen ist eines der beständigsten bei ausgeprägter Ischias. Der Patient soll sich aus Rückenlage vom Boden erheben. Bei Ischias tut er das in der Weise, daß er sich aufsetzt, dann die Hände hinter dem Rücken auf den Boden stützt, die Beine im Knie beugt und dann, mit der Hand der kranken Seite balancierend, mit Hilfe des gesunden Armes und unter Streckung des gesunden Beins sich allmählich vom Boden erhebt.

7. Ein überaus wichtiges Zeichen ist die *Skoliose der Lendenwirbelsäule*. Meist neigt sich dabei der Körper der gesunden, in seltenen Fällen der kranken Seite zu. Ich habe auch einige Fälle gesehen, wo der Kranke die Skoliose wechseln konnte — *alternierende Skoliose*. Zur Erklärung der Skoliose sind viele Momente herangezogen worden. Die kontralaterale Skoliose erklärt sich am ungezwungen-

sten dadurch, daß der Kranke sein schmerzhaftes Bein entlastet. Die homolaterale Skoliose hat BRISSAUD dadurch erklären wollen, daß eine reflektorische Anspannung der gleichseitigen Rückenmuskulatur unter dem Einfluß des Schmerzreizes entsteht.

SICARD hat zur Erklärung der kontra- resp. homolateralen Skoliose eine Einteilung der verschiedenen Formen der Ischias vorgeschlagen, die darauf beruht, daß in einzelnen Fällen die Läsion verschieden lokalisiert ist. Er unterscheidet einen *Wurzelabschnitt* zwischen Rückenmark und Ganglion, dessen Verletzung die Symptome einer *Radiculitis* hervorruft, einen *Ganglionabschnitt* — *Ganglionitis*, dann den Abschnitt zwischen Spinalganglion und Plexus, der sich im Bereiche des Intervertebralloches befindet, den er als *Funiculus* bezeichnet, und dessen Erkrankung — *Funiculitis* — die häufigste Form der Ischias sein soll und schließlich den *Plexus, Truncus*, von dem die eigentlichen Nerven den Anfang nehmen und deren Erkrankungen zur *Plexitis, Truncitis* resp. *Neuritis* führen.

Die Wurzelneuritis oder die echte *Radiculitis* — *diese Verhältnisse beziehen sich nicht nur auf den Ischiadicus* — ist nach SICARD verhältnismäßig selten. Die Wurzeln befinden sich in der Rückenmarksflüssigkeit noch vor dem Durchtritt durch die Dura. Meist handelt es sich dabei um *meningitische* Reizerscheinungen mit Veränderungen im Liquor im Sinne einer *Pleocytose*. Oft ist dabei eine luetische Ätiologie zu eruieren. Die klassischsten Neuralgien als Begleiterscheinungen einer Radiculitis treten bei Tabes und bei Herpes zoster auf.

Die *Funiculitis* ist nach SICARD ein Spezialfall einer *Neurodocitis* ($\nu\varepsilon\upsilon\varrho o\nu$-$\delta\delta\delta\varsigma$-Weg). Unter letzterer versteht SICARD die Erkrankung eines Knochenkanals, den ein Nerv durchläuft. Durch mechanischen Druck oder Übergreifen des Prozesses auf den Nerv kommt es dann zu heftigen Schmerzen, wenn der Nerv sensible Fasern enthält. Zu dieser Gruppe gehören viele Neuralgien der einzelnen *Trigeminuszweige*, z. B. des *Supraorbitalis*, dann des *Intermedius* u. a. Nun ist der Funiculus in den Intervertebrallöchern der größten Traumatisation ausgesetzt bei Bewegungen der Wirbelsäule und bei Gelenkerkrankungen rheumatoider, podagrischer oder anderer Herkunft. Auch tuberkulöse oder canceröse Prozesse spielen in der Ätiologie der Funiculitis eine große Rolle. Das Typischste für die Funiculitis ist der Umstand, daß zum Unterschied von der Radiculitis der *Lasègue außerordentlich ausgeprägt* ist. Das *Bechterewsche Zeichen* ist *sehr deutlich*. Die *kontralaterale Skoliose* erklärt SICARD durch das reflektorische Bestreben die Wurzeln in ihrem funiculären Abschnitt vom Drucke zu befreien durch Erweiterung der Foramina intervertebralia. Da jede Bewegung der Wirbelsäule auf die in den Foramina intervertebralia befindlichen Funiculi äußerst schmerzhaft wirkt, so vermeiden die Patienten gerade bei dieser Form jede Bewegung des entsprechenden Wirbelsäulenabschnittes. Es ist dies eigentlich nur ein Spezialfall der *Immobilisierung jedes schmerzhaften Gelenkes* durch Anspannung der zugehörigen Muskeln. Die Funiculitis, welche zur Neuralgia ischiadica führt, muß häufig als Folge einer Arthritis der Wirbelsäulengelenke aufgefaßt werden. Bei der Funiculitis kommt im *Liquor* oft *Eiweißvermehrung* vor. Diese Hyperalbuminose erklärt SICARD durch Kompression der Venen im Intervertebralloch. Auch die Schmerzen, welche beim *Husten* oder *Gähnen* in dem Ischiadicusgebiet entstehen, erklärt er durch Druck der Abdominalmassen auf die Intervertebrallöcher. Bei einseitiger Erkrankung ist meist an Funiculitis und nicht an Radiculitis zu denken.

Bei tieferen oder distaleren Erkrankungen, wenn es sich um eine Affektion des Plexus oder des Truncus oder des Ischiadicus handelt, dann ist die Skoliose, wenn sie besteht, homolateral. Dadurch wird der Nerv am wenigsten gespannt. Hier ist der *Lasègne besonders stark ausgeprägt, das Bechterewsche Symptom dagegen fehlt.*

Für einen Teil der Fälle kann ich an dem Material unserer Klinik die SICARDsche Klassifikation bestätigen. In den Fällen, wo klinisch eine Funiculitis anzunehmen war, sowohl auf Grund der kontralateralen Skoliose als auch der Hyperalbuminose, zeigte die Röntgenaufnahme fast immer Veränderungen in den entsprechenden Wirbelgelenken. Immerhin würde ich doch nicht für alle Fälle das SICARDsche heuristisch sehr interessante Schema gelten lassen.

8. *Sensibilitätsausfälle* sind bei der Ischias verhältnismäßig selten. Doch kommen sie gerade in den Fällen vor, wo die Ursache in einer hochliegenden Läsion (Funiculitis oder Radiculitis) zu suchen ist.

9. Besonders häufig sind die *trophischen Störungen,* namentlich wenn man speziell nach ihnen sucht. So habe ich wirklich häufig genug Veränderungen in der Behaarung gefunden, meist vom Charakter einer Hypertrichose. Doch habe ich nicht selten auch Verminderung der Behaarung feststellen können, wie auch Pigmentstörungen.

10. Es sei schließlich hier noch kurz erwähnt, daß bei Ischialgien resp. bei Neuritis ischiadica recht häufig *Abmagerung der Muskulatur* vorkommt, auch Muskelschwäche. Nicht selten fehlt der *Achillessehnenreflex.*

In bezug auf die *Bedingungen,* unter denen das Ischiassyndrom auftritt, so muß durchaus unterstrichen werden, daß mit der sog. *essentiellen oder idiopathischen Ischias ein für allemal gebrochen* werden muß. Es ist Sache der eingehenden Untersuchung, um alle die Faktoren aufzudecken, welche das Ischiassyndrom in dem konkreten Einzelfall hervorrufen. Und es sind meist mehrere Faktoren, deren Koppelung das Syndrom determiniert. Zu diesen Faktoren zählen *konstitutionelle* Momente nicht nur im Sinne einer ererbten Disposition, sondern auch einer erworbenen chemischen, endokrinen, welche das neuralgische Syndrom begünstigen. Dann muß an *lokale* Prozesse gedacht werden im gesamten Verlauf der den Ischiadicus zusammensetzenden Fasern von den hinteren Wurzeln L_5—S_2 über Ganglion, Plexus, Truncus und Nerv mit allen seinen Verzweigungen. Schließlich müssen auch „zufällige" Konstellationsfaktoren berücksichtigt werden.

Es ist aus einem großen sowohl stationären als auch poliklinischen Material, welches GORELIK an meiner Klinik verarbeitet hat, ersichtlich, daß in einer großen Zahl von Fällen es sich um Personen mit defektem *Stoffwechsel* handelt. Und zwar finden sich darunter sowohl Patienten, bei denen der *Fettumsatz* gelitten hat wie auch besonders häufig namentlich *Podagriker.* Das Ischiassyndrom bei letzteren ist dann bei weitem nicht immer Resultat mechanischer Einwirkung auf die Funiculi (Neurodicitis). Es wirkt die Zirkulation der Abbauprodukte im Blute zweifellos an und für sich auf die normalen Assimilationsprozesse der Nerven überhaupt und derjenigen insbesondere, die besonders durch Arbeit oder Lebensweise in Anspruch genommen werden. Der *Alkohol* spielt ebenfalls eine hervorragende Rolle in der Ätiologie des Ischiassyndroms. Von *chronischen Infektionen* habe ich schon eingangs die *Tuberkulose* erwähnt, und zwar die tuberkulöse Intoxikation, die eine hervorragende Rolle zu spielen scheint. So habe ich in meiner Klinik einen schweren Fall von Ischiadicusneuritis beobachten können, der über furchtbare Schmerzen klagte, seinen Rücken in Skoliosestellung absolut immobilisiert hielt, sowohl beim Stehen als auch im Bett. Die Diagnose einer tuberkulösen Spondylitis oder sogar einer malignen Neubildung war sehr naheliegend. In den Lungen war eine tuberkulöse Pneumonie diagnostiziert. Nun hatten wir dem Kranken absolut nichts mehr als frische Luft, Thiocol und Lebertran verordnet. Mit der Zunahme des Gewichts und Verbesserung der Allgemeinsymptome schwanden vollständig jegliche Schmerzen. Was die *Malaria* anbetrifft, so konnte ich bei derselben meist Exacerbationen der Schmerzen feststellen, auch wo keine aktuelle Malaria bestand. Lediglich eine früher akquisierte Malaria äußerte sich gegenwärtig in neuralgischen Schmerzen. Wenn *Syphilis* im Spiel war, dann handelte es sich meist um spezifische Meningitis mit Wurzelaffektion.

Von Intoxikationen muß ich wieder einen der ersten Plätze nach Alkohol dem Nicotin und dem Blei einräumen. Verhältnismäßig oft konnten wir Ischialgien bei unseren Bleiarbeitern feststellen. Es scheint, daß das vielleicht auch auf die Arbeitsweise zurückzuführen ist. Die Mehrzahl unserer Kranken arbeiteten *stehend*. Von *Gewerben*, für welche das Ischiassyndrom geradezu die Gewerbekrankheit ist, muß ich vor allen Dingen die *Packträger* und *Schwerarbeiter* nennen. Hier haben wir noch das Moment einer Alkoholisation, welche bei ihnen eine gewisse Rolle spielt. Besonders habe ich viele Fälle bei denjenigen Schwerarbeitern gesehen, welche gebückt schwere Lasten *mehrere Stock hoch tragen* oder *Erde schaufeln*. Ich habe schon manchem chronischen Ischiatiker damit geholfen, daß ich ihm durch das Nervendispensaire meiner Klinik eine Bescheinigung ausfertigen ließ, damit er eine andere Beschäftigung bekomme.

Gehen wir nun zu den Faktoren über, welche auf den N. ischiadicus unmittelbar einwirken, so müssen wir vor allen Dingen an die Möglichkeit eines Prozesses im Bereiche der Wirbelknochen und Wirbelgelenke denken. Für eine hohe Lokalisation werden Symptome sprechen, welche auf Beteiligung der Wurzeln hinweisen, was daraus ersichtlich ist, daß die Schmerzen sich nicht ausschließlich auf das Ischiadicusgebiet beschränken, sondern zum Teil auch in andere Nervengebiete ausstrahlen, wie in die Perinealregion oder in Blase und Rectum, die Inguinalfalte, mitunter auch auf die Vorderfläche des Oberschenkels oder unteren Teil der Bauchwand. Doppelseitige Ischias ist auch oft verdächtig im Sinne eines hoch im Wirbelkanal gelegenen Prozesses. Besonders wenn bei doppelseitiger Ischias noch Muskelatrophien mit elektrischer Entartungsreaktion da sind oder die Achillessehnenreflexe fehlen. Wenn das *Röntgenbild* keine *tuberkulösen* Veränderungen der *Wirbelsäule* aufdeckt, auch nicht die in letzter Zeit entschieden häufiger gewordenen *Osteoarthropathien* der Wirbelsäule, auch keine *Sakralisation der Lendenwirbel* oder *Lumbalisation des Kreuzbeins*, dann wird an Prozesse zu denken sein, die innerhalb des Wirbelkanals die Sakralwurzeln traumatisieren können. Hier möchte ich an erste Stelle *umschriebene seröse Meningitis* stellen, welche infolge einer vor Jahren durchgemachten Infektion oder durch traumatische Affektion entstanden ist. In hartnäckigen Fällen derartiger Ischialgien habe ich einigemal statt des vorausgesetzten Tumors im Bereiche der Cauda equina eine

Arachnoiditis adhaesiva cystica circumscripta gefunden, nach deren Aufräumung wesentliche Besserung resp. Heilung eintrat. In einer verhältnismäßig großen Zahl von Fällen, in denen doppelseitige, seltener einseitige Ischialgie bestand, konnte die Röntgenaufnahme einen Spalt in den Wirbelbogen feststellen. In vielen Fällen einer derartigen *Spina bifida occulta* bestand ein recht typisches *Syndrom*, in welchem neben oder auch ohne ischialgische Schmerzen das klinische Bild eine *Enuresis nocturna*, seltener auch diurna beherrschte. DOBRUSSKIN konnte an meiner Klinik im Laufe eines Jahres unter Erwachsenen über 50 Fälle von röntgenologisch bewiesener Spina bifida occulta sammeln. Außer Schmerzen im Gebiete der Ausbreitung der Lumbosakralwurzeln und Enuresis waren besonders typisch vasomotorische Störungen an den unteren Extremitäten entweder in Form von kalten Füßen oder cyanotisch verfärbter, oft ödematöser Haut, zu denen sich nicht selten objektive Ausfälle der Sensibilität und auch Herabsetzung des Achillessehnenreflexes hinzugesellten. Gar nicht selten waren auch die oberen Extremitäten von typisch livider Verfärbung. In einer großen Zahl von Fällen waren Deformitäten von seiten des Fußes zu konstatieren, am häufigsten in Form eines Plattfußes. FOERSTER weist besonders auf die Bedeutung des Plattfußes für das ischialgische Syndrom hin. Beim Plattfuß wird der N. plantaris beim Gehen und Stehen fortwährend traumatisiert, so daß in der Therapie der Ischias nach FOERSTER eine mit Schwammgummi gepolsterte Plattfußeinlage eine gewisse Rolle spielen kann, da sie einen Faktor wegschafft, der die Ischialgie, wenn auch nicht erzeugen, so doch unterhalten kann. In einem Fall, wo ich wegen starker Ischialgie bei Spina bifida occulta operieren ließ, wurde nach Entfernung eines den *Duralsack komprimierenden Bandes*, welches LÉVI als Hauptmoment der Enuresis bei Spina bifida beschuldigt, wesentliche Besserung der Schmerzen erzielt. Die Spina bifida spielt auch eine große Rolle in dem Auftreten lokaler arachnoiditischer Erscheinungen, da das Gewebegleichgewicht hier schwer gestört ist und äußere Traumen größere Wirkung haben. Es ist allerdings zu berücksichtigen, daß in einem hohen Prozentsatz *okkulte Spina bifida* besteht, namentlich im Bereiche des ersten Sakralwirbels, wo außer der röntgenologischen Angabe sonst *keinerlei Beschwerden* bestehen. Wenn dem auch so ist, so würde das nur die Ansicht bestätigen, die ich immer wieder Gelegenheit haben werde zu unterstreichen, daß wir es in der Klinik nie mit *einem* ätiologischen Faktor zu tun haben. MINOR hat dies immer wieder ausgedrückt, wenn er in seinen Vorlesungen wiederholte, daß man nicht so sehr Differentialdiagnose, sondern auch Integraldiagnose treiben muß. Wir müssen tatsächlich auch die Spina bifida lediglich als einen pathoplastischen Faktor betrachten, der Bedingungen schafft, die für das Auftreten gewisser Syndrome von Bedeutung sind.

Bei zentraler Lokalisation im Bereiche des Wirbelkanals muß auch an die Möglichkeit eines *Tumors der Cauda equina* gedacht werden, welche oft jahrelang nur unter dem Bilde einer Ischialgie verlaufen kann. Mitunter bringt das Kompressionssyndrom des Liquors auf die richtige Fährte, wenn ich auch sagen muß, daß dasselbe nicht selten auch bei der circumscripten Meningitis vorgefunden wurde.

Sind alle zentralen Möglichkeiten berücksichtigt und ausgeschlossen worden, namentlich wenn die Ischialgie rein einseitig ist, dann muß an die Möglichkeit eines Prozesses gedacht werden, welcher im Verlauf des Ischiadicus denselben schädigt. Von den *toxischen* und *infektiösen* Faktoren abgesehen, von denen oben bereits die Rede war, kommen hier *Prozesse im kleinen Becken* in Betracht. Mitunter sind es *Tumoren*, die vom Knochen ausgehen, oder *Fibrosarkome*. Gar nicht selten sind *gynäkologische* Faktoren im Spiel. So treten bei manchen Frauen während der Gravidität unerträgliche Schmerzen im Ischiadicusgebiet auf durch Druck des Uterus. Auch Parametritis, Retroflexio uteri können selten *unmittelbar*, *häufig indirekt durch die venöse Stauung* auf den Ischiadicus wirken. Gar nicht selten habe ich auch die Kombination mit *Obstipation und Hämorrhoiden* gesehen. Auch hier spielt weniger die Koprostase als die venöse Stauung eine Rolle. Wichtig ist folglich für die Behandlung der Ischialgie Berücksichtigung aller Möglichkeiten von seiten der Beckenorgane. Auch können *Varices* der Venen, die im Ischiadicus selbst verlaufen, Anlaß zu heftigen ischialgischen Schmerzen geben. Manchmal weisen auf diesen Zusammenhang erweiterte Venen der Haut der unteren Extremität hin. Oft bestehen auch hämorrhoidale Varices. Bemerkenswert ist hierbei für die Diagnose, daß die Schmerzen in diesen Fällen besonders heftig beim Stehen sind und beim Gehen oft abnehmen. Auch hier spielen die Arbeitsbedingungen eine nicht unwichtige Rolle. Bei der *Arteriosklerose* kommen ebenfalls nicht selten Ischialgien vor, teils durch mechanischen Druck, teils durch Ernährungsstörung.

Es müssen schließlich auch *traumatische* Momente berücksichtigt werden, teils akuter, teils chronischer Natur. Die Kriegsverletzungen des Ischiadicus haben uns nicht selten das schwere Bild der Kausalgie gegeben infolge Verletzung der in demselben verlaufenden sympathischen Fasern. Doch standen in der Mehrzahl der Fälle von Kriegsverletzungen des Ischiadicus die motorischen und trophischen Erscheinungen im Vordergrund. Dies ist um so bemerkenswerter, als bei den meisten Friedenserkrankungen des Ischiadicus die sensiblen Symptome und besonders die Schmerzen im klinischen Bilde prävalieren. Wir haben schon mehrmals die Rolle erwähnt, welche Zerrungen und Belastungen des Ischiadicus in manchen Gewerben spielen. Auch konnte ich mich, wie auch andere, überzeugen, daß Sitzen auf harter Unterlage in manchen Fällen traumatisierend wirkt. Ein weiches Kissen soll womöglich ebenfalls in der Ischiastherapie eine Rolle spielen. FOERSTER mißt auch eine Bedeutung der Gewohnheit bei, mit übereinandergeschlagenen Beinen zu sitzen. Dadurch wird auf den Ischiadicus in der Kniekehle ein ständiger Druck ausgeübt, der manchmal auch die Rolle eines belastenden Faktors spielt.

Unter den *Neuralgien* sind besonders hartnäckig die *Brachialgien*, die Schmerzen, welche die Kranken manchmal in das Armgelenk verlegen, manchmal in den Oberarm, manchmal in den Schultergürtel. Die Schmerzen sind oft beständig, tragen einen dumpfen, selten akuten Charakter. Es kommen auch Exacerbationen vor. Besonders sind manche Bewegungen schmerzhaft, ja unmöglich, so die Hand auf das Hinterhaupt oder auf den Rücken legen. Manchmal ist es auch schwer, die Hand in die Hosentasche zu bringen. Nach dem, was über die Ischialgie gesagt ist, braucht über das brachialgische Syndrom nicht mehr viel Worte verloren zu werden. Wir können auch hier von Druckschmerzen sprechen, die oft in der Gegend der Halswirbelsäule an der kranken Seite ihre Druckpunkte haben, dann in der Fossa supraclavicularis, unterhalb des Akromialendes des Schlüsselbeins, in der Gegend des Processus coracoides, der Fossa infraspinata, an der oberen

Grenze des mittleren Drittels des Oberarms. Wir finden hier auch ein Symptom, welches ich mit dem Lasègue analogisieren möchte. Es ist besonders schmerzhaft und stößt mitunter auf unüberwindlichen Widerstand eine passive, besonders brüske Bewegung des abduzierten Oberarms bei gebeugtem Unterarm nach oben oder nach hinten. Auch manche Kopfstellungen sind schmerzhaft. Die Kranken ziehen es vor, den Arm gebeugt und adduziert zu halten, am besten an einer unterstützenden Armbinde. Der herabhängende Arm ist ihnen sehr hinderlich. Sie finden manchmal für den Arm keine richtige Stellung. Auch im Liegen können sie die richtige Lage nicht herausfinden. Auch hier kommt es mitunter, wenn auch seltener als bei der Ischialgie, zu Sensibilitätsausfällen. Mitunter kann sich eine leichte Atrophie, namentlich im Deltoideus, einstellen.

Von ätiologischen Faktoren kommen alle diejenigen Faktoren mutatis mutandis in Betracht, welche wir oben bei Besprechung der Ischialgie berücksichtigt haben. Auch hier spielt die *Stoffwechselstörung* eine besonders wichtige Rolle. Recht häufig kommt die Brachialgie bei Fettsüchtigen und Podagrikern vor, ohne daß im Armgelenk nachweisbare Veränderungen sich vorfinden. Auch *Diabetes* ist oft im Spiel. Von *Infektionen* möchte ich besonders die *Malaria*, dann wieder die *Tuberkulose*, auch *Grippe* hervorheben, von *Intoxikationen* Alkohol, Nicotin und Blei. Von lokalen Faktoren ist, außer an *meningitische, neurodocitische* (Tuberkulose, Krebs, Arthritis, Osteoarthritis deformans der Wirbelsäule), an *Halsrippen zu denken.*

Das *Halsrippensyndrom* offenbart sich nicht selten lange Zeit hindurch ausschließlich durch neuralgische Schmerzen im Arm. Oft treten dabei früher oder später heftige Schmerzen mitunter von protopathischem Charakter auf, welche sich über die gesamte obere Extremität verbreiten. In einem *meiner* von mir veröffentlichten Fälle war die Faktorenkupplung besonders demonstrativ. Die Halsrippen riefen das erstemal die Schmerzen hervor, nachdem der Kranke, damals 14 Jahre alt, bei grimmigem Frost 70 km im Schlitten fahren mußte, dabei den schweren Pelz einer korpulenten Dame anhatte, welcher ihn wenig erwärmte, da er viel zu weit war. Seitdem verblieb der Schmerz und exacerbierte besonders unter gewissen Konstellationen. So rief namentlich die *leichteste Abkühlung schwere Schmerzen* hervor, so daß er sogar im Sommer einen wollenen Strumpf auf dem rechten Vorderarm trug. Besonders wurden die Schmerzen heftig während *seelischer Aufregungen,* z. B. zur Zeit der Prüfungen. Es bestanden in diesem Falle, auch in zahlreichen anderen Fällen von Halsrippe, sehr wesentliche *vasomotorische* und *trophische* Störungen. Die Haut ist blaß, oft cyanotisch und spürt sich kalt an. Oft ist sie tatsächlich um mehrere Grade (bis 5 und mehr) kälter als die gesunde. Der *Pilomotorenreflex* ist meist gesteigert. Die *Behaarung* war in einem meiner Fälle merklich schwächer. Auch bestand eine starke *Hyperhidrose.* Nicht selten kommt es zu *Muskelschwäche und zu Atrophien,* namentlich der kleinen Hand- und Fingermuskeln. Nach meinen Beobachtungen ist nicht selten der *Pectoralis* mitgenommen. *Sensibilitätsausfälle* sind am häufigsten im Bereiche der Verteilung des unteren Teils des Armplexus zu konstatieren, also entsprechend C_7, C_8 D_1. Besonders typisch sind die *Schmerzen,* welche sich nicht auf die hypästhetische Zone beschränken, sondern sich vielmehr meist über der *ganzen Extremität* ausbreiten. Daß in diesen Fällen der Schmerz nicht infolge des Ausfalls der epikritischen Sensibilität auftreten kann, sondern als *Reizsymptom von seiten sympathischer Fasern* aufzufassen ist, davon konnte ich mich in dem erwähnten Falle von Halsrippe überzeugen. Nach der *Operation der Entfernung der Halsrippe* waren die Schmerzen wie weggezaubert und zugleich schwanden auch die vasomotorischen Erscheinungen. Auch die Ausbreitung der Schmerzen über die gesamte Extremität, der Einfluß der Kälte und die Beeinflussung durch psychische Erregungen müssen ebenfalls als Sympathicusreizungssymptome aufgefaßt werden. SARGENT beschreibt ein *fibröses Band*, welches den Rippenfortsatz des siebenten Halswirbels mit dem der oberen Fläche des ersten Brustwirbels verbindet und welches geeignet ist, den unteren Teil des Armplexus zu traumatisieren. Äußeren Schädlichkeiten muß dabei eine hervorragende Rolle zugeschrieben werden: durch Heben von Lasten, bestimmte Armbewegungen, in manchen Fällen auch durch Atembewegungen können die Nervenstämme an das fibröse Band reiben. In solchen Fällen kann das Halsrippensyndrom ohne jegliche Halsrippe auftreten. Umgekehrt habe ich mich nicht selten davon überzeugen können, daß gerade an der Seite, wo die Halsrippe besonders stark ausgeprägt war, keinerlei Symptome bestanden. Und umgekehrt da, wo die Halsrippe besonders kurz war, ja manchmal lediglich ein allzu langer Rippenfortsatz des 7. Halswirbels bestand, war das Halsrippensyndrom besonders ausgeprägt. In dem obenerwähnten Fall war die rechte Halsrippe kurz, doch lief sie in ein spitzes hackenförmiges Ende aus. Links war sie größer und länger. Die Erscheinungen bestanden nur rechts. Auch bei der Mutter des Patienten bestanden beiderseits Halsrippen und leichte Schmerzen brachialgischer Natur nur einseitig. Wo die Halsrippe schlecht entwickelt ist, da verläuft das erwähnte fibröse Band von der Halsrippe zur ersten normalen Dorsalrippe.

Nicht selten werden bei Halsrippen verschiedene *Gefäßsymptome* in den oberen Extremitäten beschrieben, wie Thromben, Aneurysmen, Pulsausfall, lokale Asphyxie u. dgl. Man hat diese Symptome oft auf Druck der Halsrippe auf die Subclavia bezogen. Doch muß ich mich durchaus der Meinung von TODD anschließen, daß es sich in solchen Fällen lediglich um Druck auf Sympathicusfasern handelt. PENFIELD hat an Serienschnitten festgestellt, daß an der Peripherie der Nerven marklose, also sympathische Fasern liegen, die folglich leichter traumatisiert werden. *Pupillenstörungen* sind bei Halsrippen *fast nicht* beschrieben worden. In den wenigen Fällen (MENDEL, DAGNINI), die ich in der Literatur fand, bestanden die kleinsten Halsrippen, so daß die Möglichkeit vorlag, daß die oculopapillären Fasern an der Stelle verletzt waren, wo die 1. und 2. Dorsalwurzel an der Bildung des Armplexus noch keinen Anteil nehmen konnte.

Ausschlaggebend für die Diagnose ist natürlich das *Röntgenbild*. Doch sollen die obenerwähnte Verteilung der Sensibilitätsausfälle, der motorischen Störungen und namentlich die mit sympathischen Störungen einhergehenden „Brachialgien" immer für eine Erkrankung des unteren Brachialplexus sprechen. Nicht immer liegt Halsrippe vor. Oft kann es sich um *Drüsenpakete*, um *Geschwülste* handeln, auch um *Aneurysmen*. Das brachialgische Syndrom ist manchmal Begleiterscheinung von *arteriosklerotischen Erkrankungen*, Aneurysmen der großen Gefäße. Auch *Aortenerkrankung* wird oft bei linksseitiger Brachialgie beschuldigt, ob mit Recht, möchte ich doch bezweifeln. Die Aortenerkrankung ist dann wohl nur als ein der Brachialgie koordiniertes Symptom aufzufassen.

Mehr noch als beim Ischiassyndrom kann bei der Brachialgie der Einfluß psychischer Momente eine Rolle spielen. Das hat vielleicht seinen Grund in der höheren Differenzierung der oberen Extremität, der größeren Individualisierung, welche sie bei den verschiedenen Personen erreicht, in der größeren Rolle, welche sie bei den verschiedenen Verrichtungen des alltäglichen Lebens wie auch in den verschiedenen Gewerben spielt. In engstem Zusammenhang damit befindet sich auch die Blutversorgung der entsprechenden Gebilde der oberen Extremitäten und folglich auch die sympathische Innervation. Dieselbe regelt nicht nur den Zu- und Abfluß zu den arbeitenden Muskeln, sondern spielt auch eine bedeutende Rolle in dem mit der Arbeit in engstem Zusammenhang stehenden steten Tonuswechsel der Muskulatur. Auch ist sie mit verantwortlich für die chemische Reaktion, die für die normale Funktion erforderliche Konzentration, sei es der Wasserstoffionen, sei es anderer Elektrolyten, wie Kalium, Calcium u. a., sei es hormonaler Stoffe. Das *psychische Moment* ist aber eine gewisse *Belastung des vegetativen und endokrinen Apparats*. Ich erwähne nur die *Adrenalinausschüttung* nach Ärger oder Angst, wie sie u. a. experimentell und klinisch von GAKKEBUSCH bewiesen werden konnte.

Wir können in diesem Zusammenhang auf eine Reihe von Schmerzsyndromen eingehen, welche oft als Neuralgien der oberen Extremität aufgefaßt werden und welche eine etwas andere Grundlage haben. Das sind die sog. *Beschäftigungsneurosen*, welche nicht selten mit Schmerzen einhergehen und sich hauptsächlich dadurch auszeichnen, daß sie nur während der Beschäftigung auftreten. Oft werden die Schmerzen wie Krämpfe empfunden. Bekannt sind die Schreibkrämpfe oder Mogigraphie oder Graphospasmus, die Krämpfe der Klavierspieler, der Geiger, der Kapellmeister, Flötisten, Trommler, Telegraphisten, Uhrmacher, Zigarrenwickler, Zeitungsfalzer, Holzsäger, Schlosser, Schuster, Näherinnen, Melker usw. Meist handelt es sich nicht um Krämpfe der am meisten beanspruchten Muskeln, sondern um einen mehr oder weniger heftigen, manchmal dumpfen Schmerz, der oft schon bei Beginn, öfter jedoch nach einer Weile nach Anfang der Arbeit auftritt. CURSCHMANN betrachtet dieselben als Koordinationsneurose und gewissermaßen als Erkrankung „transcorticaler Apparate, der Assoziationszentren", welche die Bewegung regeln. Ich glaube, daß wir keinen Grund haben, eine schroffe Grenze zwischen der hauptsächlich auf neuropathischer Grundlage sich entwickelnden Beschäftigungsstörung im engeren Sinne und denjenigen Formen zu ziehen, wo die Arbeit gestört wird infolge Erkrankungen des sympathischen Apparats und die manchmal als *Dyspraxia angiospastica* oder *vasomotoria* oder *intermittens* bezeichnet werden. Der heftige Schmerz entsteht infolge Arterienspasmus oder ist der Ausdruck der früh eintretenden Ermüdung der Muskeln. Es handelt sich dabei wahrscheinlich um physikalisch-chemische Veränderungen der Muskelsubstanz, ihrer kolloidalen Eigenschaften, welche am ungezwungensten mit Veränderungen in dem vegetativ innervierten Sarkoplasma zusammengebracht werden müssen. Die Koordinationstörung, wenn es sich um eine solche handeln soll, betrifft folglich nicht das cerebrospinale oder besser animalische motorische System, sondern das vegetative. Daß bei letzteren das psychische und namentlich das affektive Element eine große Rolle spielt, haben wir schon mehrmals erwähnt und werden immer wieder darauf zurückkommen müssen. Als Prototyp müssen wir die *normale Ermüdung* im Muskel

nehmen, bei welcher, wie JEFIMOW in seinem großangelegten Referat gezeigt
hat, dem vegetativen System die größte Rolle beizumessen ist. Bei Personen
mit labilem Nervensystem und namentlich mit Defekten in der vegetativen
Sphäre treten diese Erscheinungen ganz unadäquat mit der verrichteten Arbeit
auf. Es kann sich in solchen Fällen um vegetative Funktionsstörungen auch
in Hirnzentren handeln, welche die Verrichtung verwalten. Ein vasomotorischer
Spasmus, ein pathologischer Chemismus kann ebenso auf das Zentrum,. als auf
das periphere Erfolgsorgan wirken.

Neben neuropathischer Konstitution, Aufregungen spielen auch hier eine
große Rolle Intoxikationen, Infektionen. Wir konnten an unserem hierher-
gehörendem Material besonders die Rolle des Alkohols, des Nicotins festlegen.
Auch an den unteren Extremitäten sind *Dyspraxien* beschrieben worden, deren
wesentlichstes Symptom Schmerzen sind, die während der Arbeit auftreten
und dieselbe schließlich unmöglich machen. Hierher gehören die Beschäftigungen
der Fußmaschinennäherinnen, der Handwerker, die ein Gebläse zu treiben haben,
der Tänzer oder Tänzerinnen, der Soldaten usw. Es sind hierher auch manche
Sprechfehler zu rechnen, wenn auch hier der Schmerz meist keine Rolle spielt.
Doch gehören ungezwungen in dieselbe Kategorie die Schmerzen und Spasmen
in den Lippenmuskeln bei Bläsern, in der Zunge bei Klarinettenspielern, vielleicht
auch bei Rednern.

Mit dieser Form muß eine andere *differenziert* werden, welche ebenfalls mit
Schmerzen verläuft, die gleichfalls nur auftreten, wenn das betreffende Glied
durch Arbeit in Anspruch genommen wird. Es handelt sich um das sog. *intermittierende Hinken oder Claudicatio intermittens*. Ursprünglich wurde dasselbe
an den unteren Extremitäten beschrieben, nachdem CHARCOT durch Beobachtungen eines kranken Pferdes darauf gekommen war. Der Kranke ist sonst
wohl, es sind bei der objektiven Untersuchung meist keine motorischen oder
sensiblen Ausfallserscheinungen zu entdecken. Nur wenn er eine Weile gegangen
ist, dann stellen sich Schmerzen im Beine ein, welche mit Parästhesien, wie
Kribbeln, Ameisenlaufen, verbunden sind. Die Schmerzen treten in den Sohlen,
Zehen, Fußwaden auf, die Füße werden kalt, gefühllos. Der Schmerz steigert
sich, der Kranke ist nicht mehr imstande, weiter zu gehen. Er muß ein paar
Minuten ausruhen, dann kann er wieder weiter, bis sich bald ein nächster Anfall
einstellt. Diese ursprüngliche einseitige Störung tritt manchmal, jedoch bei
weitem nicht häufig, später auch doppelseitig auf. Wird der Kranke zwischen
den Anfällen untersucht, dann kann in einer verhältnismäßig kleinen Zahl, nach
IDELSON in 21% der Fälle, eine „sog. *neurovasculäre Diathese*" festgestellt werden.
So besteht manchmal eine deutliche *Differenz der Radialispulse:* auf der Seite
des erkrankten Fußes ist er meist schwächer, zuweilen fehlt er ganz. Nach
längerer Bewegung der Finger tritt *Akrocyanose* resp. *Synkope* der Finger auf.
IDELSON konnte oft isolierte oder multiple Phlebitis feststellen, die manchmal
der Claudicatio intermittens vorauseilte. Die *Fußarterien pulsieren oft nicht,*
weder die Arteria dorsalis pedis noch die A. tibialis postica. In manchen Fällen
fehlt auch der Puls in der A. poplitea und sogar femoralis. IDELSON erwähnt
auch *Thrombosierungen* der A. temporalis, der A. centralis retinae, profuse Magen-
blutungen, Lungeninfarkt. Von seinen 358 Patienten sind, soviel IDELSON bekannt geworden ist, 24 eines *plötzlichen Todes* gestorben. Viele der Kranken

leiden an *anginösen Erscheinungen*, an abnorm *hohem Blutdruck*. Bei der histologischen Untersuchung erweist sich an den Gefäßen die Media stark verdickt, die Intima stark gewuchert, die Elastica in zahlreiche Lamellen gespalten und in ihrer Kontinuität vielfach unterbrochen. Das Primäre sieht IDELSON in der Anomalie der Elastica, wodurch eine Unterernährung des Gewebes, des Nervenapparats und der Muskulatur verursacht wird, der sich eine kompensatorische Hypertrophie der Media anschließt mit Bildung endarteriitischer Auflagerungen, die zur Thrombenbildung Anlaß geben.

Wenn auch IDELSON durchaus zuzugeben ist, daß in einer großen Mehrheit der Fälle in der Tat das Gefäßsystem weitgehende Anomalien aufweist, so kommen doch immerhin genug Fälle vor, wo diese Veränderungen in den Hintergrund treten und vor allen Dingen angiospastische Erscheinungen in die Augen fallen. Es hat schon ERB darauf hingewiesen, daß in Fällen von intermittierendem Hinken während der Bewegung die Erweiterung der Gefäße ausfällt und umgekehrt eine *paradoxe Vasokonstriktion* auftritt. Jedenfalls scheint es, daß die Gefäßveränderung nicht als typische Arteriosklerose qualifiziert werden kann. Es handelt sich um eine *Kombination angiosklerotischer und angiospastischer Momente*. Wo der Gefäßkrampf vorherrscht, da steht das klinische Bild der *Raynaudschen Krankheit* nahe. In anderen Fällen sind doch Arterienveränderungen sui generis das Wesentlichste. Während der Bewegung tritt dann eine weitere Belastung hinzu, wodurch das Intermittierende der Erscheinung erklärt wird.

Intermittierendes Hinken ist nicht nur in den Beinen, sondern auch auf anderen Gebieten festgestellt. In den Oberextremitäten, in den Visceralorganen, ja in manchen Fällen von seiten des Herzens können anfallsweise auftretende Erscheinungen als intermittierendes Hinken aufgefaßt werden. Namentlich müssen dabei solche Fälle in Betracht gezogen werden, in welchen das „Hinken" erst eine Weile, nachdem die Funktion mehr oder weniger normal vonstatten gegangen, eintritt. Auch kommen Fälle von intermittierendem Hinken corticaler Gebiete vor, wo sich eine Aphasie, eine Hemiparese ausbildet, um dann wieder zurückzugehen. Allerdings trat in einer Reihe von Fällen später eine echte Hemiplegie auf, was wohl vollkommen der Auffassung entspricht, daß es sich auch in solchen Fällen um Kombination eigenartiger Gefäßveränderungen mit schließlicher Thrombenbildung und angiospastischer Zustände handelt. Da außer der angiospastischen Komponente die angiosklerotische eine hervorragende Rolle spielt, hat die *Lerichesche Operation* der periarteriellen Sympathektomie wenig Erfolg. Wenigstens sind die meisten mir bekannten Fälle von intermittierendem Hinken durch die Operation nicht gebessert worden.

Über die Bedingungen, unter welchen sich die Claudicatio intermittens entwickelt, ist nur soviel zu sagen, daß eine allgemeine neurovaskuläre Disposition wohl auch dann vorliegt, wenn sie noch durch die objektive Untersuchung auch nicht festgelegt werden kann. Jedenfalls tritt in einer großen Zahl von Fällen die Minderwertigkeit des gesamten Gefäßsystems doch hervor. Es war seit den ersten Beschreibungen angenommen, daß das Leiden fast ausschließlich Juden betrifft. Nun hat IDELSON in seiner letzten Statistik über 118 Nichtjuden und 240 Juden berichtet. Auch ich konnte mich an meinem Material hier davon überzeugen, daß in der nichtjüdischen Bevölkerung das intermittierende Hinken doch immerhin häufiger vorkommt, als allgemein angenommen. Die überaus große Prävalenz des männlichen Geschlechts muß ich durchaus bestätigen. Tabakmißbrauch steht fast in allen Statistiken an erster Stelle. Doch kommen Fälle vor, wo tatsächlich nicht geraucht wurde. Lues ist oft im Spiel. Auch scheint hier das Blei eine gewisse Rolle zu spielen.

Ich möchte doch diese Fälle von intermittierendem Hinken von den Fällen einer *Endarteriitis obliterans* streng auseinanderhalten. In letzteren, wo eine *luetische Ätiologie* fast immer nachweisbar ist, konnte ich durch spezifische Behandlung oft noch gute Resultate erzielen. Klinisch ist die Endarteriitis obliterans dadurch ausgezeichnet, daß hier die Schmerzen unabhängig von der Arbeit auftreten. Allerdings in Fällen, wo ursprünglich typisches intermittierendes Hinken bestand, wo der Spasmus der Gefäße die Muskeln bloß für eine Weile außer Arbeit setzte, tritt mit der Zeit auch Thrombose auf und das Krankheitsbild verliert dann seinen typisch intermittierenden Charakter und nähert sich dem Bilde der Endarteriitis obliterans, wo die Schmerzen einen konstanten Charakter haben und ebenfalls die Pulse fehlen. Der Schmerz hängt in beiden Fällen ab: erstens von dem Krampf der Gefäßwandungen und zweitens von der durch den Gefäßkrampf und die schlechte Durchblutung hervorgerufene Anämie der Gewebe, welche einen nociceptiven Reiz für die Schmerzreceptoren darstellt. Drittens ist auch die Erkrankung der Wandung selbst, nach FOERSTER, eine Quelle des Schmerzes.

Unter den Neuralgien nimmt die *Trigeminusneuralgie* eine hervorragende Rolle ein. Auch hier gibt es *keine essentielle oder idiopathische Neuralgie*, welche der symptomatischen entgegengestellt werden muß. Wir haben es auch hier mit dem *neuralgischen Syndrom im Bereiche der Trigeminus* zu tun, welches unter verschiedenen Bedingungen, unter dem Einfluß verschiedener Faktoren, auftritt. Wir verweisen auf alle die Faktoren physikalisch-chemischer, toxischer, infektiöser Natur, auf die Bedeutung der Stoffwechselstörungen, welche in bezug auf die Ischialgie erörtert wurden. Hier seien nur diejenigen Momente unterstrichen, welche für die Trigeminusneuralgie besonders charakteristisch sind. Symptomatologisch handelt es sich selten um Schmerzen im gesamten Trigeminusgebiet, meist nur im Bereiche des einen oder anderen Astes. In den Intervallen zwischen den Schmerzparoxysmen sind oft die *Valleixschen Schmerzpunkte* nur das einzige Zeichen. Dieselben befinden sich an den Foramina supraorbitale, infraorbitale und mentale. Ausfallserscheinungen bestehen nicht. Unter dem Einfluß einer Noxe treten dann von Zeit zu Zeit furchtbare Schmerzattacken auf, die reißenden, bohrenden oder auch brennenden Charakter tragen. Es ist dann oft unmöglich, das Gesicht zu berühren. Auf der Höhe des Paroxysmas tritt dann mitunter auch der Facialis ins Spiel. In einzelnen Gesichtsmuskeln, dem Risorius, Levator palpebrae, depressor anguli oris beginnen zuerst leichte Zuckungen, die in schweren Fällen in klonische ausarten. Dann ist das Acme erreicht, das allerdings oft nicht nur Minuten, sondern auch Stunden dauert. Es treten ferner vegetative Symptome auf, wie Rötung und Schwellung des Gesichts, Injektion der Conjunctiva, Tränenfluß, Speichel- und Nasensekretabsonderung. Dann ist es vorbei. Es verbleibt nur die schreckliche Angst, daß der paroxystische Anfall wiederkehrt. Um ihn aufzuschieben, um keinerlei Anlaß zu geben, ihn zu provozieren, sind die Kranken ängstlich darauf bedacht, ihr Gesicht vor jeder Berührung zu schützen. Sie fürchten sich vor jeder Erschütterung, sie gehen vorsichtig, vermeiden das Gespräch, sind ängstlich jedem starken Reiz gegenüber, fürchten sich zu kauen, zu schlucken. Sie leben unter einem beständigen Damoklesschwert.

Es erinnert in der Tat in diesen Fällen an einen lokalen epileptischen Anfall, weshalb die Bezeichnung epileptische Neuralgie für manche Fälle gut zutrifft. Oft nennt man auch diese Fälle mit Beteiligung des Facialis: Tic douloureux. Bei weitem nicht immer sind die Paroxysmen so heftig, wie eben geschildert. Von ätiologischen Faktoren ist stets, besonders in den typischen Fällen, die mit den schwersten Paroxysmen einhergehen, zu denken an eine Erkrankung des *Gasserschen Knotens*. Ich habe oben einen Fall erwähnt, wo die anatomische Untersuchung des Nervensystems in einem Falle von Trigeminusneuralgie alte luetische Veränderungen aufgedeckt hat und auch in der Umgebung des Gasserschen Knotens Veränderungen da waren, welche als luetische betrachtet werden konnten. Auf Grund meines Materials muß ich die Rolle der luetischen Infektion sehr hoch anschlagen. Krause hat in Fällen von Trigeminusneuralgie in dem exstirpierten *Gasserschen Knoten* meist parenchymatöse Veränderungen in den Zellen gefunden, die stärker als diejenigen des interstitiellen Gewebes ausgeprägt waren. Andere Verfasser haben dagegen bedeutende Veränderungen auch im interstitiellen Gewebe gefunden. Die Zellen befanden sich im Zustande der verschiedensten Alteration. Es unterliegt keinem Zweifel, daß es sich in diesen Fällen um Residuen einer abgelaufenen akuten oder chronischen Entzündung des Gasserschen Knotens handelte. Unter dem Einfluß der verschiedenen Noxen, die die Erregungsschwelle des Nervensystems erniedrigen, kommt es von Zeit zu Zeit zu Schmerzattacken. Zu diesen Schädlichkeiten gehören vor allem Alkohol, Obstipation, Ermüdung, Aufregung, leichte Infektionen, Katarrhe der Nebenhöhlen.

Von anderen Faktoren, welche Bedingungen für das neuralgische Syndrom schaffen, müssen erwähnt werden *Prozesse an der Hirnbasis*, wie tuberkulöse, luetische Meningitis, Krebs im Bereich des Ganglion Gasseri. In den *Anfangsstadien* können sie alle unter dem klinischen Bild einer Trigeminusneuralgie verlaufen mit Paroxysmen ohne jede Ausfallsymptome. Besonders möchte ich hier auf *Tumoren in der mittleren Schädelgrube* hinweisen. Alle diese ebengenannten Erkrankungen verursachen im weiteren Verlauf Krankheitsbilder, die mit der Trigeminusneuralgie nichts mehr Gemeinschaftliches haben. Die Schmerzen im Bereiche des Trigeminus werden konstant. Es treten Sensibilitätsausfälle auf. Es kommen noch andere Symptome von seiten der benachbarten Hirnnerven hinzu. Zu Beginn der Krankheit ist jedoch das neuralgische Syndrom oft in klassischer Weise ausgeprägt. Auch bei *Tumoren der hinteren Schädelgrube* sind Trigeminusneuralgien zu beobachten. Davon sind noch Tumoren zu erwähnen, welche vom Trigeminus selbst ihren Ausgang nehmen — Trigeminusneurinome — und die dann in die hintere Schädelgrube hereinwachsen können. Einen sehr instruktiven Fall habe ich beobachten können. Nicht selten weisen Veränderungen im Liquor darauf hin, daß die Meningen beteiligt sind.

Wenn wir nun von den toxisch-infektiösen Momenten, unter denen ich Malaria und Tuberkulose neben Syphilis, Nicotin und Alkohol an nächster Stelle rechnen muß, absehen, dann kommt die echte, die „essentielle" Trigeminusneuralgie bei weitem nicht so häufig vor, wie allgemein angenommen wird. In einer großen Zahl von Fällen mit Gesichtsschmerzen und mit Beteiligung des Trigeminus fehlen die hauptsächlichsten Zeichen der Neuralgie: das attackenweise Auftreten und das Fehlen von Sensibilitätsstörungen. Wir sollten eigentlich diese Fälle auseinanderhalten und nicht in einen Topf mit der Neuralgie Erkrankungen des Trigeminus werfen, wie Neuritis, Neurodocitis, wo der Trigeminus oder seine Äste durch einen Knochenkanal ziehen und derselbe entzündet ist und auf den Nerv drückt, Erkrankungen der Nebenhöhlen, der Zähne usw. Doch haben wir schon in bezug auf die Ischialgie diesen Unterschied mit der Ischiasneuritis nicht so genau genommen. Auch bei der Trigeminusneuralgie haben wir ja gesehen, wie ein Prozeß mit Läsion der Trigeminus zuerst mit neuralgischen Symptomen beginnt. Es seien deshalb hier noch kurz einige Krankheiten erwähnt, bei denen der Trigeminusschmerz in den Vordergrund rückt: Erkrankungen der Nebenhöhlen besonders eitrigen Charakters, Sinusitis frontalis, maxillaris, ethmoidalis, Erkrankungen der Nase, nicht selten Polypen des Rachenraums, der Augen, wie Glaucom. Herpes der Conjunctiva ist oft eine Begleiterscheinung der typischen Trigeminusneuralgie. Dann gewisse Otitiden, schließlich Erkrankungen der Zähne und des Zahnfleisches sind auch nicht selten im Spiel. Ich habe mehreremal Fälle von Trigeminusneuralgie gesehen, welche von einem Zahn auszugehen schien, und wo auch nach Extraktion des betreffenden Zahns die Schmerzen fortbestanden. In einem Falle wurde operativ eingeschritten, und es erwiesen sich innerhalb des Narbengewebes in der Alveola Nervenfasern.

Der Trigeminus reagiert nicht selten mit Schmerzen auch bei Erkrankung zentraler nervöser Gebilde. So kommen schwere Schmerzen im Trigeminusgebiet bei spinalen Erkrankungen vor, welche die spinale Wurzel des V. angreift. Bei Syringomyelie, bei intramedullären Tumoren sind solche Gesichtsschmerzen beobachtet worden. Desgleichen kommen bei Thalamuserkrankung oft furchtbare Schmerzen im Gesicht vor, zusammen mit derartigen Schmerzen in der ganzen Körperhälfte. Von diesen „zentralen Schmerzen" wird noch unten die Rede sein.

Nach allem Gesagten ist es klar, daß die *Behandlung* vor allen Dingen die konkreten Bedingungen zu beseitigen hat, welche eine Rolle im neuralgischen Syndrom spielen. Erst wenn dies nicht gelingt, kommen *chirurgische Maßregeln* an die Reihe. Sie werden in großem Umfang gerade bei der Trigeminusneuralgie angewandt, wie Exstirpation des Gasserschen Knotens, Resektion der gesamten Trigeminuswurzel, der sensiblen Wurzel, dasselbe unter Schonung der innersten Faszikel, die den ophthalmischen Fasern entsprechen. Durch letztere Modifikation wird das nach Trigeminuslähmung oft auftretende Ulcus corneae verhindert. Ferner sind Nervendurchschneidungen, Alkohol- oder Novocaininfiltrationen Mittel, die allerdings ebenfalls nicht immer wirken. Es hängt dies davon ab, daß die chirurgische Intervention an einer Stelle angewandt wurde, die peripher von der Läsionsstelle des Trigeminus gelagert ist.

Von den echten Neuralgien des Trigeminus müssen diejenigen Schmerzen unterschieden werden, welche bei verschiedenen *inneren Krankheiten* auftreten und sich in den sog. *Headschen Zonen* im Bereiche des Kopfes und Gesichtes lokalisieren. Die afferenten Bahnen für das Schmerzgefühl innerer Organe zieht nach FOERSTER im *Vagus* und im *Phrenicus* in das Zentralnervensystem. Der viscerale Vagus findet sein Ende im Nucleus fasciculi solitarii, der Oblongata und im oberen Halsteil des Rückenmarks. Die im Phrenicus verlaufenden afferenten Fasern treten in das Rückenmark durch die C_3, C_4 und C_5. Hier treten sowohl die durch den Vagus als auch die durch den Phrenicus eintretenden visceralen Fasern in Kommunikation mit dem Trigeminuskern und dem Hinterhorn des zweiten Cervicalsegments. Dadurch entsteht in Fällen, wo ein Krankheitsprozeß einen permanenten Reizzustand in irgendeinem visceralen Organ auch ohne Schmerz in demselben unterhält, ein dauernder Erregungszustand entsprechend der Höhe, auf welcher die aus den verschiedenen Organen eintretenden Fasern mit den hier befindlichen Teilen des Trigeminuskernes korrespondieren. Diese von HEAD beschriebenen und nach ihm benannten Zonen sind dadurch charakterisiert, daß bei der Prüfung mit einer Stecknadel in ihnen lebhafter Schmerz auftritt. Ja, auch leichtes Erfassen oder Drücken einer Hautfalte, Berühren mit einem kalten Gegenstand rufen in manchen Fällen eine überaus unangenehme Sensation hervor. Behaarte Körperstellen sind besonders empfindlich. Die Kranken können sich dann nicht kämmen, noch waschen. Von der echten Neuralgie unterscheiden sich also diese HEADschen Zonen dadurch, daß in ihrem Bereich eine dauernde Hyperalgesie oder Überempfindlichkeit überhaupt besteht und der Schmerz ebenfalls immer da ist. Andererseits fehlen bei ihnen die VALLEIXschen Schmerzpunkte.

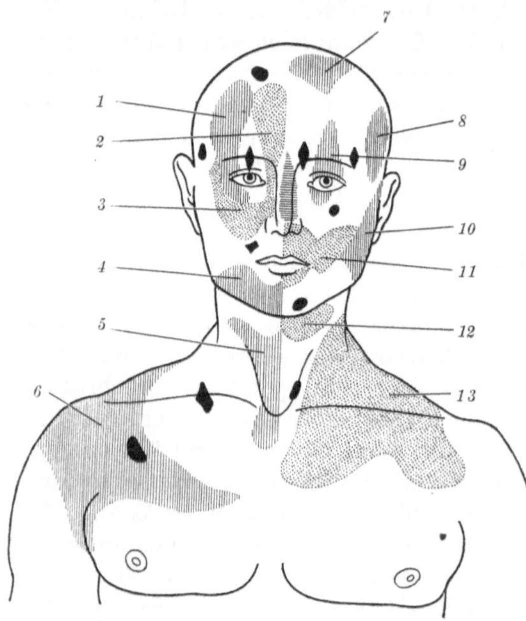

Abb. 90. HEADsche Zonen. Frontalansicht.

1 Brustorgane, Iris, Glaucoma. *2* Cornea, vordere Augenkammer. Nasengang, obere Schneidezähne. *3* Glaukom, Zähne. *4* Vordere Zungenhälfte, untere Vorderzähne. *5* Larynx. *6* Brust- und Bauchorgane. *7* Hypermetropie. *8* Glaukom, Caries der oberen Zähne, Magen. *9* Hypermetropie. *10* Molarzähne. *11* Respiratorischer Teil der Nase, Zahncaries. *12* Untere Weisheitszähne, hinterer Teil des Zungenrückens. *13* Brustorgane, Lungentuberkulose usw.

In den hier abgebildeten Schemen der HEADschen Zonen ist bemerkenswert, daß sie außer dem Trigeminusgebiet noch besonders auffallend dem Verbreitungsgebiet von C_2 und C_1 entsprechen, was für einen funktionellen Zusammenhang der visceralen Fasern des Vagus mit den Hinterhörnern der oberen Halssegmente spricht (Abb. 90 u. 91).

Wir führen hier die HEADschen Punkte am Körper nicht an, die ebenfalls bestimmten Erkrankungen der inneren Organe entsprechen und dieselben Eigenschaften besitzen, wie die HEADschen Zonen am Kopf und Gesicht. Diese HEADschen Punkte entsprechen denselben spinalen Segmenten, wie die inneren Organe. Auf der entsprechenden Tabelle (s. unten) ist die Segmentinnervation der inneren Organe angegeben. Auch lokalisieren die Kranken häufig bei Erkrankung der inneren Organe den Schmerz in die Bauch- und Brustdecken. FOERSTER weist darauf hin, daß hier oft keine Irradiation im engsten Sinne zustande kommt, sondern eine fehlerhafte Lokalisation des Schmerzgefühls durch den Kranken. Dies ist verständlich, da die Sensibilität der visceralen Organe am wenigsten mit der Hirnrinde zu tun haben und ihnen deshalb die Lokalzeichen abgehen. Diese HEADschen Maximalpunkte entsprechen den Dermatomen und in ihnen lokalisiert oft der Kranke mit einer großen Hartnäckigkeit den Schmerz, nicht nur aus dem diesem Dermatom entsprechenden Organ,

sondern auch aus den entsprechenden Wurzeln. In gewissem Maße haben wir also hier eine *sympathische* (Körpermaximalpunkte) und eine *parasympathische* Projektion (Kopf- und Halsregion).

Bei der großen Rolle, welche Schmerzen und namentlich Kopf- und Gesichtsschmerzen in dem Klagenregister nervöser Kranker spielen, ist es von größter Wichtigkeit, sich auch über die Möglichkeit einer visceralen Genese dieser Schmerzen in jedem Einzelfall zu orientieren. Von einer absoluten Gültigkeit kann keine Rede sein. Doch haben sie mir schon oft nützlichen Fingerzeig gegeben, in welcher Richtung die Ursache der Schmerzen zu suchen ist. In diesem Zusammenhang möchte ich noch bemerken, daß ich in einigen Fällen zusammen mit I. BEILIN deutliche Hyp- ja auch Anästhesien in Segmentverteilung gesehen habe, welche dem Segment des erkrankten innern Organs entsprach.

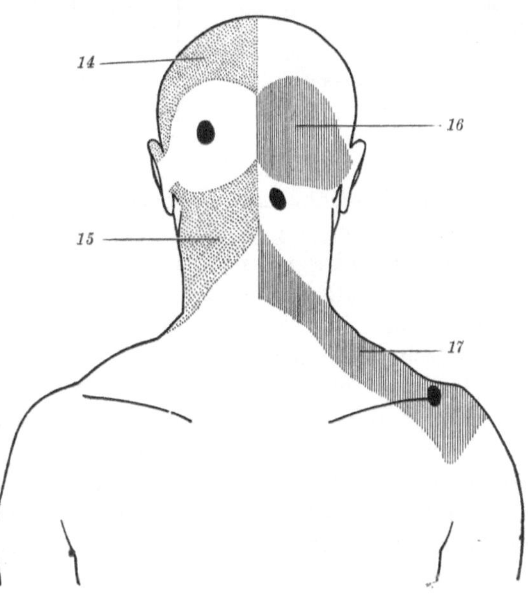

Abb. 91. HEADsche Zonen. Occipitalansicht.
14 Ohrenkrankheit. *15* Brustorgane, Lungentuberkulose.
16 Hinterer Teil des Zungenrückens, Bauchorgane. *17* Organe
der Brust und Bauchhöhle usw.

Zur besseren Orientierung gebe ich hier nach FOERSTER die HEADsche Lokalisation der visceralen Organe wieder (s. oben S. 146):

Daß bei *Facialislähmungen* nicht selten Sensibilitätsstörungen vorkommen, sowohl *Schmerzen* als auch *Hypästhesien* ist seit langem bekannt und wurde oft auf Miterkrankung des Trigeminus bezogen. Nachdem nun der manchmal bei Facialislähmung auftretende *Herpes zoster* die Aufmerksamkeit der Kliniker auf sich gelenkt, war es naheliegend, den Facialis, wie auch alle übrigen Nerven, als gemischten zu betrachten. Eine Reihe von Verfassern haben seit langem Herpes zoster als zufällige Komplikation der Facialislähmung beschrieben. Erst KLIPPEL und AYNAUD haben einen causalen Zusammenhang angenommen. HUNT hat das *Syndrom der Neuralgie des Ganglion geniculi n. facialis* geprägt. In einem gewissen Teil von Kranken mit Facialislähmung bestehen in der Tat

	Sympathicus	Phrenicus	Vagus
Herz	D_1-D_3, $(D_4, D_5, D_6, D_7, D_8)$	C_3, C_4 (C_5)	C_2 Gesicht
Aorta ascendens, Arcus aortae	D_1-D_3	C_3, C_4 (C_5)	C_2 Gesicht
Bronchien, Lunge	(D_1), D_2-D_5, (D_6, D_7, D_8, D_9)	C_3, C_4 (C_5)	C_2 Gesicht
Oesophagus	(D_5), D_6-D_8	?	?
Magen	(D_6), D_7-D_9	C_3, C_4 (C_5)	C_2 Gesicht
Darm	D_9-D_{12}	—	C_2 Gesicht
Rectum	S_2-S_4	—	—
Leber und Gallenblase	D_6, (D_2-D_{10})	C_3, C_4 (C_5)	C_2 Gesicht
Niere und Ureteren	$D_{10}-D_{12}$, L_1, L_2	—	—
Blase	$D_{11}-L_1$, (S_1), S_2-S_4	—	—
Prostata	$D_{10}-D_{11}$ (D_{12}), (L_5), S_1-S_3	—	—
Hoden und Nebenhoden	D_{10}, D_{11}, D_{12}, (L_1)	—	C_2
Ovarium und Adnexe	$D_{10}-L_1$, (L_2)	—	C_2
Uterus	$D_{10}-L_1$, (L_2), (S_1), S_2-S_4	—	—
Mamma	D_4-D_5 (D_6)	—	—

heftige Gesichtsschmerzen mit herpetischen Blasen im äußeren Ohrgang, manchmal auch an der Zunge. HUNT hat nun dargelegt, daß es sich in diesen Fällen um eine *Erkrankung des N. intermedius Wrisbergii* handelt, welcher mit dem Ganglion geniculi als ein dem 9. Nervenpaare zugehörendes System betrachtet werden muß. Sein Kern befindet sich in der Medulla oblongata in nächster Nachbarschaft mit dem Kern des Glossopharyngeus. Der Nerv ist ein Analogon der Hinterwurzel, das Ganglion den Spinalganglien gleichzustellen. Ganz wie die Hinter- mit der Vorderwurzel, verbindet er sich im FALLOPIschen Kanal mit dem Gesichtsnerven, um denselben als *Chorda tympani* zu verlassen und sich dann mit dem N. auriculotemporalis an der sensiblen Versorgung der Schleimhaut und der vorderen zwei Drittel der Zunge, der Haut des äußeren Hörgangs und des Trommelfells zu beteiligen. Er enthält auch vasomotorische, sekretorische und wahrscheinlich auch Geschmackfasern. Das *Huntsche Syndrom* charakterisiert sich also durch *Herpes im äußeren Hörgang* oder an der Zunge, *Schmerzen* und *Gesichtslähmung*. Oft tritt noch hinzu *Herabsetzung des Gehörs* auf dem entsprechenden Ohr wie auch leichte *Hypästhesie des Gehörgangs und der Zunge*. Von diesen Symptomen sind es Schmerzen im Ohr, die besonders häufig die Gesichtslähmung begleiten. Oft werden sie als *primäre Erkrankung des Ohres* gedeutet, dem sich *sekundär die Facialislähmung* anschließt. Oft sind sie lediglich der Ausdruck einer „*rheumatischen*" Erkrankung des N. facialis im *Fallopischen Kanal* und der in ihm verlaufenden sensiblen Fasern. HUNT faßt auch den mitunter nach Facialislähmung auftretenden *Tic* im Facialisgebiet als *reflektorisch* bedingt auf infolge Reizung der afferenten Bahn. Es ist wohl möglich, daß auch der so lästige Spasmus des Facialis, der nach nicht vollkommen ausgeheilten Facialislähmungen auftritt, ebenfalls sich auf Grund der Reizung sensibler Fasern des Intermedius entwickeln. Dafür würde vielleicht der Umstand sprechen, daß der Facialisspasmus nur in den Fällen auftritt, wo sensible Störungen im Gesicht, sei es Schmerzen, sei es Hypästhesie, bestanden haben.

Die HUNTsche Ansicht von der Genese der Schmerzen bei der Gesichtslähmung kann ich ebenfalls durchaus bestätigen. Ich habe einige Fälle gehabt, die ohne weiteres als *Huntneuralgie* aufgefaßt werden mußten. Auch FOERSTER erkennt sie durchaus an. Es sei noch erwähnt, daß TAYLOR in einem Falle von hartnäckiger Intermediusneuralgie die *Resektion des N. intermedius* mit Erfolg ausgeführt hat. Allerdings ist die HUNTsche Lehre nicht unbestritten geblieben. In allerletzter Zeit hat FUCHS wieder die Frage von den Schmerzen bei Facialislähmung revidiert und ist zum Schlusse gekommen, daß ein Beweis für sensible Fasern im Facialisstamm nicht erbracht ist. Die Schmerzen, die selbständig meist zu Beginn der Lähmung oder noch vor derselben auftreten und die Druckempfindlichkeit des Facialis bei seinem Austritt aus dem Foramen styloideum erklärt FUCHS durch Schmerzhaftigkeit und Druckempfindlichkeit der Lymphdrüsen und -stränge. In der Norm befindet sich entsprechend dem Foramen stylomastoideum eine kleine Lymphdrüse, welche in pathologischen Fällen anschwillt und äußerst schmerzhaft wird. Nun nimmt FUCHS auf Grund anatomischer Untersuchungen an, daß das im *Canalis Fallopii* gelegene lockere Bindegewebe nichts anderes als Lymphspalträume darstellt, welche das innere Ohr mit den regionären Lymphknoten verbinden. Es beginnt also mit einer Lymphadenitis und Lymphangoitis und dann wird das infektiöse Material zum N. facialis gebracht, der dann sekundär erkrankt. Wenn auch für manche Fälle die FUCHSsche Ansicht zu Recht bestehen mag, so sehe ich nicht ein, warum sie die Möglichkeit einer Neuritis des Intermedius ausschließen soll. Ich habe doch recht häufig schmerzhafte Facialislähmungen gesehen und doch bei weitem nicht immer lymphadenitische oder lymphangoitische Symptome finden können, obschon ich nach solchen suchte. Das *Huntsche Syndrom* mit Herpes kommt allerdings vielleicht noch seltener vor. Doch konnte ich immerhin gar nicht so selten im Gegensatz zu FUCHS Hypästhesien bei schmerzhaften Facialislähmungen feststellen. Der Herpes soll ja auch nur auftreten, wenn das Ganglion geniculi erkrankt. Betrifft jedoch die Läsion den Facialisstamm mit dem in ihm verlaufenden N. Wrisbergii, dann entstehen die Symptome einer gewöhnlichen Neuritis. Ich erwähne hier noch die Ansicht von LESCHTSCHENKO, der die Frage von dem sekundären Spasmus der Gesichtsmuskulatur bei protrahierten Facialislähmungen aufwirft. Er erklärt ihn nicht durch reflektorische Beeinflussung des motorischen Facialis durch Reizung der sensiblen zentripetalen Fasern, sondern durch sarkoplasmatische Veränderungen unter dem Einflusse vegetativer Impulse. Auch P. STEWART spricht sich in dem Sinne aus. Es sei zum Schluß nur noch darauf hingewiesen, daß MENDEL ein *Auricularissymptom* bei *Meningitis der hinteren Schädelgrube* beschrieben hat, welches darin besteht, daß bei Druck mit dem Finger auf die Vorderwand des äußeren Hörgangs heftiger Schmerz entsteht. Nun glaubt FOERSTER, daß dieser Schmerz manchmal mit größerer Wahrscheinlichkeit auf Reizung des Intermedius zurückgeführt werden muß.

Ich übergehe die *Neuralgien des Glossopharyngeus, des Phrenicus*, die keinen großen klinischen Wert haben, und gehe zur *Occipitalneuralgie* über, die verhältnismäßig oft vorkommt. Die Nn. occipitales major et minor versorgen die Haut des Hinterhauptes. Ihre Erkrankung ruft heftige Schmerzen im Hinterkopf hervor. Sie nehmen ihren Ursprung in C_2—C_3 und werden sehr häufig ergriffen bei allen den Prozessen, die sich hier lokalisieren sowohl in der *Wirbelsäule* als auch im *Rückenmark*. Auch die allgemeinen Faktoren der Neuralgie, von denen schon mehrmals oben die Rede war, sowohl toxischer, infektiöser und pathologischer Stoffwechselnatur, spielen auch in dem Entstehen der Occi-

pitalisneuralgie eine große Rolle. Die Häufigkeit, mit der die Patienten aber
gerade über Schmerzen im Hinterkopfe klagen, stehen wohl in Zusammenhang damit, daß gerade die Hinterkopfnerven *im zweiten Halssegment* ihren
Ursprung nehmen, wo die *Endigungen des visceralen N. vagus* mit den Zellen
des Hinterhornes kommunizieren. In einer großen Zahl von Fällen handelt es
sich also um HEADsche Zonen, über deren Bedeutung auf dem in Abb. 90 u. 91
gegebenen Schema Näheres nachzusehen ist. Interessant sind die Hinweise
FOERSTERS auf Occipitalneuralgie bei *Diabetes*, welche er als HEADsche Zone
bei *Pankreaserkrankung* auffassen will. Schwieriger ist die Erklärung, weshalb
Hinterkopfschmerz häufig bei Pes planus vorkommt, wie FOERSTER angibt.
Korrektur des Plattfußes soll wohltuend auf die Occipitalneuralgie wirken.

Wir gehen nun zu den Sensibilitätsstörungen über, welche im Gefolge von
Erkrankungen der *Spinalganglien* abhängen. Hier haben wir es meist mit *Reizerscheinungen* zu tun in der Form von furchtbaren meist brennenden Schmerzen,
welche dem Ausbreitungsgebiet der zugehörigen Hinterwurzel entspricht. Es
tritt hinzu ein *Herpes zoster*, der sich auf das zugehörige Segment beschränkt.
In den meisten Fällen fehlen dann jede Ausfallserscheinungen. Oft haben wir
es mit einer Erkrankung sui generis zu tun, und zwar mit einer infektiösen Krankheit, welche eine spezielle Affinität zu den Spinalganglien besitzt. Nicht selten
tritt sie epidemisch auf. Auch ich habe eine derartige Epidemie beobachten
können, welche mit Exacerbation der epidemischen Encephalitis zusammen-
fiel. Von mancher Seite und namentlich von LEVADITI ist auf die Zusammen-
gehörigkeit dieser *neurotropen Ektodermose* mit *epidemischer Encephalitis* hingewiesen. Doch kann auf diese Verhältnisse hier nicht näher eingegangen werden.
Von vielen Nachuntersuchungen ist diese Annahme doch nicht bestätigt worden.
Auch mit der *Varicella* soll der *Herpes zoster* ätiologisch zusammenhängen. Jedenfalls handelt es sich um ein ultravisibles Virus, dessen Eindringen in den Organismus von heftigen akuten Erscheinungen begleitet wird, wie hohe Temperatur,
Abgeschlagenheit, Lymphdrüsenschwellung, Leukocytose. Es soll nach ihr eine
Immunität zurückbleiben.

Ich möchte hier nur die Einschränkung machen, daß das Herpes zoster-
Syndrom nichts weiter als ein Syndrom der Spinalganglien und der ihnen analogen
Ganglien der Hirnnerven ist (Herpes corneae, Herpes trigeminalis, geniculatus,
petrosus, jugularis) und durchaus nicht ausschließlich auf einer Erkrankung
infolge Ansteckung mit dem ultravisiblen Virus zu beruhen braucht. Im Gegenteil, es ist aller Grund da anzunehmen, daß die verschiedenen Infektionen und
namentlich die *ektodermatropen*, zu denen außer *Varicella* noch die Virus der
Heine-Medinschen Krankheit, der *v. Economoschen, Masern, Scharlach* und noch
andere gehören, geeignet sind die Spinalganglien zu affizieren und das beschriebene
Syndrom hervorzurufen. Es kann von diesem Standpunkt aus auch keine Rede
von einer Immunität sein. Ich habe eine Patientin beobachtet, bei der nach
Ablauf von mehreren Jahren die Gürtelrose rezidivierte unter den nämlichen
akuten Erscheinungen.

Das Syndrom der Spinalganglien kann natürlich auch durch jede andere
Erkrankung derselben hervorgerufen werden: wie Syphilis, Tuberkulose, Krebs,
sowie auch Allgemeinerkrankungen, wie Stoffwechselkrankheiten, toxische und
infektiöse.

4. Hinterwurzelsyndrome.

Das *Syndrom der Hinterwurzeln* ergibt sich von selbst nach alledem, was über den Verlauf der Bahnen in denselben auf S. 104 gesagt worden ist. Daß *Schmerzen* dabei eine Hauptrolle spielen, ist verständlich. Doch tragen sie hier meist den Charakter eher eines Reizsymptoms als wie bei Erkrankungen der peripheren Nerven, wo, wie wir gesehen haben, die Schmerzen als positives Symptom einer Funktion betrachtet werden müssen gewisser phylogenetisch alter Systeme, die nach Untergang der jungen Systeme sich offenbart. Die Schmerzen werden dabei meist gut lokalisiert, zum größten Teil im Bereiche des Verteilungsgebietes der entsprechenden Wurzel. Mitunter werden jedoch die Schmerzen in einem inneren Organ lokalisiert, nach den Regeln der Verteilung der visceralen Fasern in den Hinterwurzeln nach HEAD. Die Schmerzen tragen oft einen *lancinierenden Charakter.* Doch muß wohl dieser für *Tabes* typische Schmerz eher auf die Besonderheiten des pathologischen Prozesses bei Tabes bezogen werden als auf Lokalisation in den Hinterwurzeln. Denn bei anderen Hinterwurzelaffektionen scheint er nicht so häufig vorzukommen. Das Typischste für die Reizerscheinungen bei Hinterwurzelerkrankungen ist ihre Ausbreitung im Gebiete eines bestimmten Segments. HEAD hat auf Grund der *Herpes zoster-Lokalisationen* die Zugehörigkeit eines jeden *Dermatoms* zu einem Ganglion bestimmt. FOERSTER macht zu dieser Methode nur die Bemerkung, daß der Herpes lediglich die Verteilung der trophischen Nerven charakterisiert, obwohl die Übereinstimmung eine große ist. Nun hat FOERSTER mit seiner *Methode der faradischen Reizung* des *peripheren* Stumpfes durchschnittener hinterer Wurzeln ausgesprochene *vasodilatatorische Erscheinungen* auf der Haut hervorgerufen und auf diese Weise die Grenzen der Ausbreitung einer jeden Wurzel auf genaue Weise bestimmt. Eben die Kenntnis der Grenzen eines jeden Wurzelgebietes gibt uns die Möglichkeit, die Schmerzen oder andersartigen Reizerscheinungen (Parästhesien, Hyperalgesien) in pathologischen Fällen lokalisatorisch zu verwerten. So kommen bei Querdurchtrennungen des Rückenmarks mit völliger Gefühlslosigkeit in den unteren Abschnitten größtenteils heftige Schmerzen oder Hyperästhesie an der oberen Grenze der Anästhesie vor. Diese hyperästhetische Zone entspricht dann der oberen Grenze der Erkrankung im Wirbelkanal.

Daß bei der *Tabes* auch die *visceralen Krisen* auf Hinterwurzelläsion zu beziehen ist, ist wohl kaum zu bezweifeln. Es ist mir schon oft, wie auch anderen Neurologen, passiert, daß ein Kranker zu mir gekommen ist, dem eine Magenoperation gemacht worden war, bald ein Ulcus, bald ein Cancer angenommen worden war und in der Tat es sich um *gastrische Krisen* gehandelt hatte. Auch eine Appendicitisoperation habe ich erlebt, wo die Schmerzen auch nach der Operation unverändert blieben, da sie auf tabische Hinterwurzelaffektion zurückzuführen waren. Daß die *Hinterwurzeldurchschneidung* nicht in allen Fällen die Krisen beseitigt, findet wohl seine Erklärung in der oben diskutierten Möglichkeit, daß die viscerale Sensibilität sich noch teils der Vorderwurzeln, teils der sympathischen Bahnen und Stränge bedient. Auch scheint man jetzt von der Resektion der Hinterwurzeln bei tabischen lancinierenden Schmerzen abgekommen zu sein.

Häufiger bestehen bei Hinterwurzelerkrankungen Ausfallserscheinungen in dem entsprechenden Segment. Dank dem Umstand, daß die verschiedenen

Segmente einander überlagern, führt nur Läsion mehrerer benachbarter Wurzeln zu Ausfallsymptomen. Dieser Umstand muß bei der genaueren Lokaldiagnose durchaus in Betracht gezogen werden. Fehlt im Bereiche eines Hautdermatoms die Sensibilität, dann muß die oberste Grenze der Erkrankung etwas höher angenommen werden, denn nur nach Wegfall auch der höheren Wurzeln tritt völlige Anästhesie in dem entsprechenden Bezirk auf. In manchen Fällen, wo ein Teil der Sensibilität erhalten ist, muß noch damit zu rechnen sein, was oben über die Rolle der Vorderwurzeln in der Sensibilitätsleitung gesagt worden ist. Allerdings spielt dieser Umstand in der Klinik gewöhnlich keine große Rolle, da ja Prozesse, welche die hinteren Wurzeln angreifen, nicht selten auch die Vorderwurzeln in Mitleidenschaft ziehen. Die reinste Form von Anästhesie infolge von Wurzelaffektion ist die tabische. Radikuläre An- resp. Hypästhesien sind für dieselbe geradezu typisch, besonders wenn sie an mehreren voneinander durch gesunde Areale getrennten Zonen sich befinden. Die typischste Stelle ist die Gegend von $D_3 - D_6$, auch nach meinen Beobachtungen, wie es scheint, häufiger links als rechts. Ob nicht diese Lokalisation der Hypästhesie — HITZIG-sche Zone — etwas damit zu tun hat, daß diesen Segmenten die Lokalisation des unaufhörlich arbeitenden Herzens entspricht? Infolgedessen tritt gerade in diesen Hinterwurzeln am ehesten eine Erschöpfung ein, welch letztere bei Tabes für die Lokalisation der Symptome wohl mit von bestimmender Bedeutung zu sein scheint.

Auch an anderen Stellen, besonders häufig an der oberen Extremität, trägt die *An-* resp. *Hypästhesie* einen ausgesprochen *radikulären Charakter*. Hier ist am häufigsten die ulnare Seite am meisten betroffen. Nicht selten kommen überdies auch Parästhesien von radikulärem Typus vor, sowohl im Gebiete des Ulnaris als auch besonders an den unteren Extremitäten, namentlich an den Fußsohlen, wo oft ein filziges oder taubes Gefühl besteht.

Bei Wurzelerkrankungen werden als Regel alle sensiblen Qualitäten angegriffen. Doch gibt es von dieser Regel recht viel Ausnahmen. So kommt bei der Tabes oft eine bemerkenswerte *Dissoziation* vor, indem die taktile und tiefe Sensibilität gestört ist, die Schmerzempfindung oft erhalten oder weniger ergriffen ist, die Wärmeempfindung und besonders die Kälteempfindung sogar gesteigert sein können. Dies ist wohl nicht so sehr der Läsion der Hinterwurzeln zuzuschreiben, wie dem Fortfall der langen Bahnen im Hinterstrang. Auch durch letzteres sind auch die mangelhafte Lokalisation, die Inkoordination, die Diskriminationsfehler zu erklären.

Eine besondere Besprechung verdient das *Syndrom der Cauda equina*, welche ja nichts anderes ist als Wurzeln, die sich aber von den anderen dadurch unterscheiden, daß sie erstens eine kompakte Masse bilden und zweitens auch Fasern für die Beckenorgane enthalten. In der Cauda equina sind Hinter- und Vorderwurzeln vereint. Und schließlich ist für das Verständnis der Läsionen der Cauda wichtig, daß sie unten keine Rückenmarksabschnitte mehr umfaßt, da das Rückenmark, wie bekannt, auf der Höhe des zweiten Lendenwirbels mit dem Conus terminalis sein Ende findet, während die Wurzelbündel im Duralsack nach unten ziehen müssen, damit jede Wurzel den Wirbelkanal durch das ihr entsprechende Foramen intervertebrale verlassen könne. Allerdings ist die Cauda schon im Bereiche des ersten Lendenwirbels ausgebildet, so daß Krankheitsprozesse im Bereiche der beiden obersten Lendenwirbel sowohl den Pferdeschweif als auch den Rückenmarkskonus schädigen können. Näheres weiter unten.

Besonders oft wird das Hinterwurzelsyndrom durch *Knochen- resp. Gelenkerkrankungen* im Bereiche der Wirbelsäule hervorgerufen. Teils war davon schon oben die Rede. Ich möchte hier nochmals erwähnen, daß in letzter Zeit scheinbar die *Osteoarthropathien der Wirbelsäule* zugenommen zu haben scheinen. Oder ob daran die Fortschritte der Röntgendiagnostik Schuld tragen? Bei der *Spondylose rhizomelique* treten die Wurzelsymptome besonders hervor. Es handelt sich in diesem Falle um eine ätiologisch nicht ganz klare Erkrankung, deren Beschreibung mit den Namen STRÜMPELL, P. MARIE und BECHTEREW verknüpft ist. Obwohl in manchen Punkten die Beschreibungen der eben erwähnten Verfasser voneinander abweichen, handelt es sich doch wesentlich um dieselben oder ähnlichen Krankheitsbilder. Die Wirbelsäule und ursprünglich gewisse Teile derselben verlieren ihre Beweglichkeit und zwar meist der *Hals-* resp. *Lendenteil* derselben. Die *Wirbelsäule* erfährt eine *kyphotische Krümmung* besonders im Dorsalabschnitt. Der Kopf wird nach vorn geneigt und erscheint gesenkt. Von seiten der Hinterwurzeln treten heftige Schmerzen auf, die sich zuerst im Lendengürtel noch vor Versteifung der Lendenwirbelsäule bemerkbar machen, um mit Auftreten der Versteifung meist zu verschwinden. Dann gehen sie auf den Halsteil über, der dann ebenfalls der Versteifung anheimfällt. Manchmal beginnt übrigens der Prozeß von den Halswirbeln und erst später geht er auf den Lendenteil über. In gar nicht seltenen Fällen bleibt es bei der Affektion der Lendenwirbelsäule. In vielen Fällen tritt noch hinzu Unbeweglichkeit in den großen Gelenken des Schulter- und des Hüftgelenks. Dann treten auch Sensibilitätsausfälle auf, die einen ausgesprochen radikulären Charakter tragen. Das typischste Bild ist die sich allmählich einstellende *Immobilisation der Wirbelsäule.* Erst dann kann mit Sicherheit die Diagnose gestellt werden, namentlich wenn im *Röntgenbild* wesentliche Anomalien der Wirbelsäule in Form von chronischen Prozessen an den Wirbelknochen, den Knorpeln und Gelenken festgestellt werden. Doch lenken auch schon die heftigen Schmerzen oft schon lange den Verdacht auf diese Erkrankung, noch bevor die Immobilisation wesentlich fortgeschritten ist. *Schmerzen und Parästhesien* sind vielleicht noch häufiger als die Bewegungsstörungen. Leider ist infolge der Rückenmarksverkrümmung das Röntgenbild nicht immer leicht zu erhalten und zu lesen. In der Ätiologie spielt nach vielen Verfassern das *Trauma* eine große Rolle. Auch Infektionen u. a. *Gonorrhöe* sollen eine ätiologische Bedeutung haben. BECHTEREW hat auch *Heredität* in seinen Fällen gefunden. Ich möchte mich doch dahin äußern, daß eine wesentliche Rolle *endokrinen* Einflüssen zuzuschreiben ist, wenn auch ich nicht selten diese Formen im Anschluß an *Infektionen* und namentlich *Typhus* sich entwickeln sah. Von einer seltenen Form, bei der auch die *kleinen Gelenke* an der *Immobilisation* Anteil nehmen, der BECKschen Krankheit, wird sofort die Rede sein.

Die Merkmale, welche nach BECHTEREW die von ihm beschriebene Form von der STRÜMPELL-MARIEschen unterscheiden sollen, sind, wie eben gesagt, nicht wesentlich. Bei der STRÜMPELL-MARIEschen Form soll der Prozeß von oben nach unten wandern, statt der *Kyphose* soll die Wirbelsäule sich in *Streckstellung* immobilisieren. Die kleineren Gelenke sollen auch Anteil nehmen.

Nervensymptome fehlen. Doch treten stärkere Muskelatrophien auf. Das Hauptgewicht scheint nicht in diesen Modifikationen zu liegen. Untersuchungen von A. FRAENKEL, SIMMONDS und anderen haben zur Unterscheidung von zwei Typen geführt, und zwar der *Spondylarthritis ankylopoetica,* der *Wirbelversteifung* und der *chronischen Spondylitis deformans,* die nichts anderes als eine *Osteoarthritis deformans* ist. Bei der Wirbelversteifung sind die Gelenke zwischen den Wirbeln im Verlaufe der gesamten Wirbelsäule erkrankt. Sie bieten das Bild einer einfachen Atrophie. Die Gelenkknorpel werden usuriert, dann verwachsen die Gelenkknochen derart miteinander, daß die Spalten zwischen den Gelenken nicht mehr erkennbar sind. Schließlich verknöchern auch die Ränder der Wirbelsäule. Auch die Gelenke zwischen Rippen und Wirbeln erfahren dieselben Veränderungen. Diese Form ist der BECHTEREWschen am ähnlichsten.

Bei der *Spondylitis deformans* dagegen handelt es sich um Erkrankung der *Wirbelkörper,* der *Zwischenwirbelscheiben* und der *Gelenkfortsätze.* Der Knorpel wird aufgefasert und teilweise erweicht. In das erweichte Knorpelgewebe wächst Markgewebe herein, der Knorpel wuchert und wird ossifiziert (PLESCH). Am Knochen entwickeln sich *Exostosen,* mit Vorliebe am Rande des Gelenkes. Die Synovialbänder und Gelenkkapseln, auch der größeren Gelenke der Extremitäten, werden verdickt, die Gelenke zerstört. Die STRÜMPELLsche Form nähert sich der *Spondylitis deformans.* Da sowohl die deformierende Spondylitis als auch deformierende Spondylarthritis zur Immobilisation der Wirbelsäule führen, so

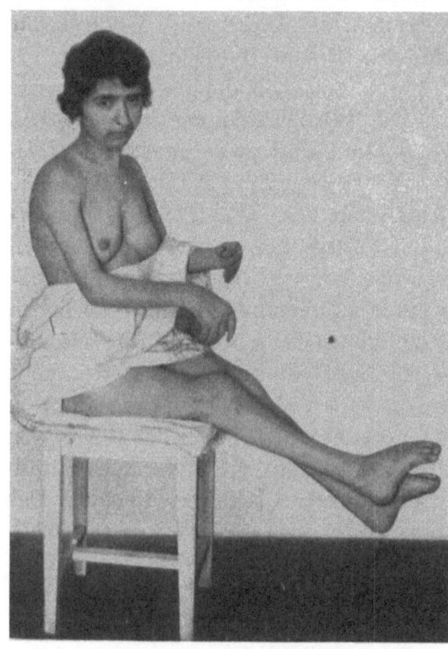

Abb. 92. BECKsche Krankheit. Sämtliche Gelenke ankylosiert, auch die kleinen Gelenke der Extremitäten. Die Kniegelenke sind operativ — aus orthopädischen Gründen — aus der Immobilisation in Beugestellung in Streckstellung gebracht worden. Nach CHASANOW. Universitätsnervenklinik Minsk.

ist in diesem Endzustande es fast unmöglich, sie voneinander zu differenzieren. Von Wichtigkeit ist, daß die Spondylitis deformans meist im *Greisenalter* vorkommt, es sich bei ihr um senile Gelenkveränderungen handelt, um Abnutzung der Gelenke, Trauma, schlechte Lebensverhältnisse. Das Röntgenbild entdeckt eine mit Osteophyten einhergehende Osteopathie, Verschmälerung der Räume zwischen den Wirbelkörpern, brückenartige knöcherne Verbindungen der Wirbelkörper. Die Spondylarthritis ankylopoetica dagegen ist keine Abnutzkrankheit, kommt meist in jugendlichem Alter vor. Das Röntgenbild weist keine bedeutenden Osteophyten auf, oft sind Verödungen der Gelenke zu sehen. Ist das *Ligamentum longitudinale verknöchert,* so bestehen nur zarte Brücken zwischen den einzelnen Wirbeln. LEVI resumiert das Wesentlichste bei der *Spondylose rhizomelique* in dem Sinne, daß es sich dabei um Rarefizierung der Knochen gleichzeitig mit Verknöcherung der Bänder handelt. Letzteres ist als reparatorische Adaptationsreaktion aufzufassen.

Chasanow hat aus meiner Klinik unter dem Namen *Becksche Krankheit* eine progressierende ankylosierende Erkrankung der Wirbelsäule und sämtlicher Gelenke beschrieben, die durchaus als Arthritis ankylopoetica aufgefaßt werden kann (Abb. 92 u. 93). Sie betraf auch in großem Maße die Wirbelsäule. In Transbaikalien tritt diese Krankheit endemisch auf und geht mit hypothyreotischen Erscheinungen einher.

Auch in dem von Chasanow beschriebenen Falle bestanden Insuffizienzerscheinungen von seiten der Schilddrüse und der Ovarien. Ich habe ferner durch Chasanow *Gelenkveränderungen bei Encephalitis epidemica* beschreiben lassen,

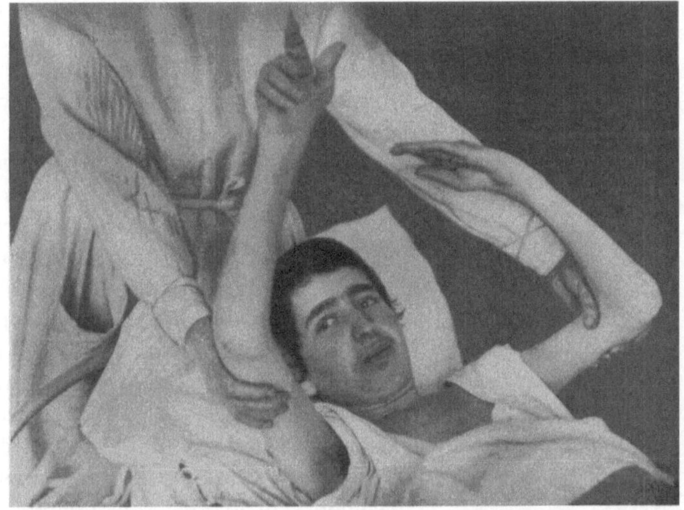

Abb. 93. Becksche Krankheit. Ankylosierung sämtlicher Gelenke. Nach Chasanow.

die ebenfalls durchaus das Bild einer deformierenden Arthropathie darboten. Von Interesse ist in diesen Fällen, daß die Arthropathie in denjenigen Gelenken am meisten ausgeprägt ist, welche den vom Parkinson am stärksten befallenen Gliedern entsprechen. Es ist durchaus anzunehmen, daß Erkrankung des striären Systems geeignet ist, deformierende Arthropathien hervorzurufen, ob unmittelbar, ob über Störungen endokriner Funktionen, ist natürlich schwer zu sagen.

Die großen in die Augen springenden *Syndrome der Wirbelsteifigkeit*, wie sie seinerzeit von den Klassikern beschrieben worden sind (Strümpell, Marie, Bechterew), kommen in ihrer vollen Ausprägung nicht häufig vor. Jedoch muß man zahlreiche Fälle mit umschriebenen *radikulären Symptomen* und *isolierten Veränderungen in einzelnen Wirbeln, resp. den Wirbelgelenken*, die auch die Bewegung beeinträchtigen, meiner Meinung nach derselben Gruppe zuzählen. Die Spondylose rhizomélique ist nur der Spezialfall einer deformierenden Spondylitis oder Spondyolarthritis, an deren Auftreten wohl mancherlei Bedingungen Anteil nehmen. Außer traumatischen, toxisch-infektiösen, professionellen Belastungsmomenten spielen dabei endokrine zweifellos eine Rolle, wobei auch der Einfluß krankhaft veränderter nervöser Apparate im Striatum oder anderen Zentren, von denen die normale Trophik und der normale Chemismus abhängt, nicht außer acht gelassen werden darf.

Die *Prognose* ist in weit fortgeschrittenen Fällen schlecht, in den Anfangsstadien oder den leichten, nicht generalisierten Fällen vielleicht besser. Die Krankheit kann in seltenen Fällen teils durch physiotherapeutische Prozeduren teils organtherapeutische, teils durch moderne oder „modische" unspezifische Proteintherapie mehr oder weniger günstig beeinflußt werden.

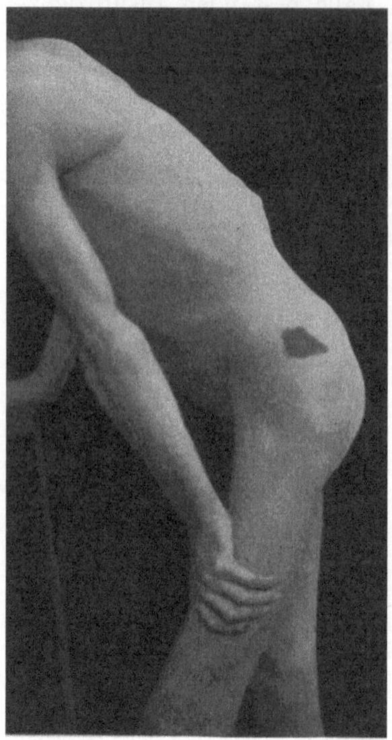

Abb. 94.   Tabische Osteoarthropathie der Wirbelsäule.
Universitätsnervenklinik Minsk.

Ziemlich selten sind die *Osteoarthropathien der Wirbelsäule bei Tabes.* Ich habe einen schönen solchen Fall erst unlängst in meiner Klinik gehabt, wo die Tabes sich in typischer Weise manifestierte durch Argyll-Robertson, Sensibilitätsausfälle, Lues in der Anamnese. In der unteren Brust- und oberen Lendenwirbelsäule bestand eine beträchtliche Deformität, welche auf dem Röntgenbilde als typische Osteoarthropathie imponierte (Abb. 94). Interessant an dem Falle war die Lokalisation der Arthropathie in der Lendenwirbelsäule, so daß das Fehlen der Sehnenreflexe vielleicht nicht unmittelbar von dem tabischen Prozeß, sondern von der Arthropathie abhängen konnte. Andererseits darf aber angenommen werden, daß gerade in dem Lendenteile, wo der tabische Prozeß am stärksten ausgeprägt ist, sowohl die Arthropathie wie auch das Westphalsche Zeichen sich lokalisieren müssen.

Bei akuten rheumatischen Wirbelgelenkentzündungen spielen Wurzelsymptome meist keine Rolle. Dagegen treten sie bei *gichtichen Arthritiden* sehr in den Vordergrund. Ich habe einen Fall gehabt, wo die furchtbarsten Wurzelschmerzen bestanden und wo von erfahrenen Ärzten die Diagnose Wirbelkrebs in Anbetracht des hohen Alters, der Schmerzen und der Abzehrung gestellt worden war. Eine energische Atophanbehandlung mit Diät und Mineralwasserkur brachte sämtliche Erscheinungen zum Schwinden.

Zu den ernstesten Wurzelschädigungen zählen ferner *Knochengeschwülste* meist metastatischer Natur. Das hintere Wurzelsyndrom ist bei ihnen besonders ausgedrückt: *Schmerzen* von segmentärem Charakter, seltener auch Sensibilitätsausfälle. Durch Druck oder Perkussion des Wirbels werden die Schmerzen gesteigert. Befindet sich der Prozeß im Brustteil der Wirbelsäule, dann entstehen furchtbare Schmerzen, welche an *Intercostalneuralgien* erinnern. Bei Lokalisation im Lendenteil beginnt das Bild mit einer schweren *doppelseitigen Ischias.* Die Schmerzen und Hyperalgesie bestehen manchmal fort, wenn auch schon die taktile Sensibilität zugrunde gegangen ist. *Doppelseitiger Herpes* ist keine Seltenheit. Dringen die Geschwulstmassen in den Wirbelkanal, dann entstehen rasch Erscheinungen der *Kompression des Rückenmarks*. Dieselben können übrigens auch auftreten, ohne daß eine unmittelbare Rückenmarkskompression stattgefunden hat. Durch Verlegung der Lymphbahnen auf der Höhe der *Geschwulst entstehen auch im Rückenmark Erweichungserscheinungen mit Lähmungen usw.* In den seltensten Fällen verlaufen die Geschwülste ohne Wurzelschmerzen, wenn sie sich ausschließlich oder lange Zeit auf die vordere Fläche des Rückenmarks beschränken. Als Ausnahme sind die Fälle zu betrachten, wo sie sich zwischen beiden Hinterwurzeln befinden und dieselben allmählich zur Seite drängen, ohne sie zu infiltrieren.

Außer *metastatischem Carcinom, Hypernephrom* u. a. können von den Wirbeln selbst *Sarkome* oder *Osteosarkome* ausgehen, noch häufiger nehmen sie ihren Ausgang in der Nachbarschaft, um dann auf die Wirbelsäule überzugreifen. Von anderen Geschwülsten seien genannt *Osteome, Enchondrome, Myelome.* Auch *Echinokokken* können sich hier und namentlich im Bereiche der Brustwirbelsäule vom hinteren Mediastinum aus entwickeln. Schließlich gehören in diese Gruppe Tumoren, die von den Wurzeln selbst, und zwar ihrem extraduralen Abschnitt oder vom Spinalganglion ausgehen. Das sind *Neurinome, Fibrome* oder *Neurofibrome.*

Was die *intraduralen Tumoren* anbetrifft, so treten bei den *extramedullären* fast stets heftige Wurzelschmerzen auf, die sich je nach der Höhe entsprechend dem Ausbreitungsgebiet der Wurzeln lokalisieren. Immerhin ist es hier nicht selten, daß ein extramedullärer Tumor keine Schmerzen macht. FOERSTER erwähnt 9 von 21 operierten Fällen von intraduralem, extramedullärem Tumor, wo keine Schmerzen da waren. Das *Hinterwurzelsyndrom* ist, wenn es auftritt, *nur in den ersten Stadien* vorhanden. Später und verhältnismäßig früh kommt es dann zum *Kompressionssyndrom des Rückenmarks.*

Am häufigsten ist bei bestehenden Wurzelschmerzen an *tuberkulöse Spondylitis* zu denken. Auch wenn das Röntgenbild vollständig normal ist, schließt das eine tuberkulöse Spondylitis nicht immer aus, wie ich mich einigemal davon habe überzeugen können.. Erreicht die Wirbelaffektion noch keine große Ausdehnung, so kann sie dem Röntgen entgehen und doch Wurzelschmerzen erzeugen. Es spielt in diesen Fällen nicht die Verschiebung der Wirbel gegeneinander eine Rolle, als vielmehr die Granulationswucherungen, die auf die äußere Fläche der harten Rückenmarkshaut übergehen und die Hinterwurzeln erst „reizen" und allmählich dieselben mit bindegewebigen Proliferationen durchsetzen. Auch braucht der Prozeß nicht unmittelbar auf die Rückenmarkshäute überzugehen. Durch Verlegung der Lymphgefäße, der Blutgefäße kommt es mitunter zur serofibrinösen Arachnitis mit Cystenbildung, welche ebenfalls Wurzelsymptome hervorrufen können. Am häufigsten entwickelt sich die tuberkulöse Spondylitis als Caries des Wirbelkörpers in dem Lendenteil. Jedoch in Fällen, wo es zu spinalen Erscheinungen kommt, ist die Erkrankung weitaus am häufigsten im Brustteil lokalisiert. In fortgeschrittenen Fällen entsteht die typische Deformität der Wirbelsäule in Form einer *spitzwinkligen Kyphose, des Pottschen Buckels.* Doch ist sie bei weitem nicht immer da. Der Prozeß verrät sich dann nur in *Gürtelschmerzen,* leichten *Hypästhesien radikulärer Natur, Klopfempfindlichkeit* des erkrankten Wirbels, in manchen Fällen überaus großer Empfindlichkeit, wenn mit heißem Schwamm oder mit der Kathode über den kranken Wirbel gefahren wird. Manchmal tritt ein heftiger Schmerz in dem entsprechenden Wirbel auf, wenn der Untersuchende seine Hände auf Scheitel oder Schulter des Kranken legt und dann kräftig nach unten drückt. Auffallend ist ferner immer die *Unbeweglichkeit der Wirbelsäule* entsprechend dem Segment des erkrankten Wirbels. Bei der Prüfung bleibt beim Bücken nach vorwärts oder rückwärts der entsprechende Teil absolut unbeweglich. Auch schont der Kranke ihn beim Gehen, Niedersetzen. Soll er sich beugen, um etwas vom Boden aufzuheben, dann tut er dies auf die Weise, daß er die Knien beugt und den affizierten Teil des Rückens unbeweglich steif hält.

Praktisch wird beim Wurzelsyndrom immer zuerst an *Caries der Wirbelsäule* zu denken sein. Es ist die *häufigste Erkrankung, die das Wurzelsyndrom hervor*ruft. Nur bei älteren Personen, namentlich wenn bei ihnen früher ein Tumor operiert worden war, muß man an die Möglichkeit eines Tumors denken. Dann kommen ferner in Betracht *meningitische* Erscheinungen, welche oft sich streng auf einen kleinen Rückenmarksabschnitt begrenzen und lange Zeit nur mit Wurzelsymptomen einhergehen. Hierher gehören *syphilitische* Prozesse der Rückenmarkshäute, dann die *Arachnoiditis serosa circumscripta*, welche nach infektiösen Erkrankungen oder auch nach Traumen auftreten kann, und schließlich diejenigen Veränderungen an den Häuten oder ihrer Umgebung, die wir oben kennengelernt haben, als Komplikationen bei Spina bifida.

Was die syphilitische Wurzelerkrankung anbetrifft, so verläuft sie oft unter dem Bilde der *Pachymeningitis cervicalis hypertrophica*, die, wenn genügend ausgebildet, von Druckerscheinungen von seiten des Rückenmarks begleitet wird, in den *Anfangsstadien jedoch nur unter Wurzelerscheinungen* verlaufen kann. Es muß übrigens zugegeben werden, daß sich eine Pachymeningitis hypertrophica auch auf nichtsyphilitischem Boden, sondern nach akuten Infektionskrankheiten entwickeln kann. Jedenfalls trotzt häufig die Erkrankung jeglicher Behandlung. Auch waren die serologischen Befunde in manchen meiner Fälle negativ. Dann verläuft die Meningomyelitis luetica überaus häufig mit Wurzelsymptomen. Müssen wir doch annehmen, daß auch die *Tabes* sich schließlich aus einem Prozeß an oder in den Hinterwurzeln entwickelt. Während RICHTER an der Austrittsstelle der Wurzeln aus dem Duralsacke Veränderungen von ausgesprochen *entzündlichem Charakter* vorgefunden hat, betont SPIELMEYER hauptsächlich auf Grund seiner Experimente mit Wurzelveränderungen bei Trypanosomen, daß es sich um eine *Wurzelerkrankung sui generis* handelt, die nicht sekundär durch den entzündlichen Prozeß in der Umgebung hervorgerufen wird. *Praktisch* sind wir oft nicht in der Lage, zu entscheiden, ob in dem konkreten Fall eine *beginnende Tabes oder eine luetische Radiculitis* vorliegt. Und es liegt im Wesen der Sache, daß *derartige Haarspaltereien ihren klinischen Wert verloren haben, seit wir auch die Tabes als luetische und nicht metaluetische Erkrankung* auffassen. Meist bestehen ja *gleichzeitig* Symptome von typischer Tabes mit echten syphilitisch-meningitischen Erscheinungen. Allerdings ist die Prognose und Behandlung der tabischen Symptome eine andere, da es sich um Prozesse handelt, die sich in *Nervenparenchym*, in den *ektodermalen* Teilen des Nervensystems abspielen. Nun sind dieselben von dem Blutgefäßsystem, mit dessen Hilfe die üblichen Medikamente oder die im Körper entstandenen Schutzstoffe an das pathologische Gewebe herankommen, durch die sog. *hämato-encephalische Barrière*, die *Blutliquorschranke*, getrennt, dessen anatomische Charakteristik nicht deutlich genug ist, die jedoch in dem Sinne funktioniert, daß sie nicht alle Stoffe und nicht unter allen Umständen in das Nervensystem durchläßt. Anders die syphilitischen Prozesse, welche sich in den *mesenchymalen* Teilen des Nervensystems, den Häuten und den Blutgefäßen abspielen. Die letzteren sprechen auf spezifische Behandlung viel leichter an. Es ist also darin gewissermaßen ein Kriterium gegeben, mit dessen Hilfe es gelingt, den Wurzelschmerz als Symptom einer luetischen Erkrankung des *ektodermalen* oder des *mesodermalen* Gewebes aufzufassen. Auch liegt in dem Charakter des Schmerzes ein gewisser Unterschied, indem der tabische Schmerz meist von den Patienten als lanzinierend, schußähnlich bezeichnet wird. Doch ist dies nicht immer der Fall.

Eine interessante Erkrankung, die mit Wurzelsymptomen lange Zeit verlaufen kann, ist die *Meningitis serosa circumscripta* oder *Arachnitis serofibrosa adhaesiva cystica*. Es scheint, daß die Erkrankung in letzter Zeit häufiger auftritt. Mitunter gelingt es, am Anfang des Prozesses eine leichte Temperatursteigerung zu konstatieren. Doch ist das nur überaus selten der Fall. Meist handelt es sich um ein chronisches Leiden, daß in seiner Progredienz sich nicht selten durch Remissionen auszeichnet. Besonders erscheint es typisch für das Leiden, in dem *zu Anfang fast nur das Wurzelsyndrom* besteht, daß nach einer *Lumbalpunktion*, durch die oft viel Liquor entleert werden kann, die Symptome sich bedeutend bessern. Ich habe einen Fall beschrieben, wo es sich bei einer *Spina bifida occulta* im 5. Lendenwirbel um eine seröse Meningitis im Bereiche der Cauda equina handelte und wo diese Diagnose auch richtiggestellt war, trotzdem die Zone der Hypästhesie sich viel weiter nach oben bis C_5—C_8 sogar in das Bereich der oberen Extremitäten erstreckte. Die Hypästhesie wurde nach oben immer geringer. In diesem großen Bezirk waren deutlich Segmente zu unterscheiden, in denen die Sensibilität in ihrer Intensität wechselte. Es bestand ein *Hornerschca Syndrom*, das, ebenfalls wie auch der Charakter der Sensibilitätsstörung, für ein radikuläres Syndrom sprach. Außer erhöhten Sehnenreflexen waren sonst keinerlei Symptome von seiten des Rückenmarks. In dem Bereich der Ausbreitung der Caudawurzeln bestanden radikuläre Schmerzen, im Bereiche des Körpers und teilweise der Oberextremitäten radikuläre Hypästhesien. Nach jeder Punktion wurde die obere Grenze der Sensibilität niedriger, die Kopfschmerzen geringer. Im Liquor war nichts Pathologisches. *Laminektomie* der 4. und 5. Lenden- und des 1. Sakralwirbels. Es quoll in enormer Menge nach Duraeröffnung Liquor ab. Die weiche Rückenmarkshaut war mit einem trüben Belag bedeckt, dessen obere Grenze dem 4. Lendenwirbel entsprach, nämlich der Zone, wo die Sensibilität etwas besser war. Nachdem die Verwachsungen entfernt worden waren, wurde nach guter Toilette des Pferdeschweifes die Wunde geschlossen. Nach einer Fangokur waren die Schmerzen vollkommen geschwunden. Das Wesentliche an diesem Falle ist nun die Schlußfolgerung, daß es einen Zustand von erhöhtem Druck nicht nur in der Schädelhöhle, sondern auch in der Wirbelsäulenhöhle gibt, der hauptsächlich auf die hinteren Rückenmarkswurzeln wirkt und radikuläre Erscheinungen weitab von dem eigentlichen Hauptherd hervorruft. Man muß mit diesen Symptomen rechnen, um sich unter Umständen nicht durch die obere Grenze der Sensibilität irreführen zu lassen.

In manchen Fällen ist jedoch die umschriebene seröse Meningitis nur eine *konsekutive Erscheinung,* die nicht an und für sich selbständig auftritt, sondern lediglich mit anderweitigen Prozessen zusammenhängt. Daher können die durch dieselbe hervorgerufenen Wurzelsymptome mitunter das klinische Bild wesentlich beeinflussen und verwischen. Sie kann z. B. bei tuberkulöser Spondylitis und ganz besonders bei extramedullärem Tumor auftreten und dann mitunter zu falscher Lokalisation Anlaß geben. Ich habe schon früher als wesentliches Symptom auf das Wandelbare in den Wurzelerscheinungen bei umschriebener seröser Meningitis hingewiesen, und namentlich auf den Einfluß der Lumbalpunktion in dieser Beziehung. Nun ist es wichtig, unter diesen wandelbaren Symptomen das Unwandelbare herauszufinden und durch Gegenüberstellung der Symptomreihen der richtigen Lösung entgegenzugehen.

Die seröse circumscripte Meningitis kommt auch bei *intramedullären Prozessen* vor, beim *Tumor,* ja recht häufig nach meiner Erfahrung bei der *multiplen Sklerose,* besonders bei derjenigen Form, die mit Schmerzen einhergeht, mit Kopfschmerz und Exacerbationen aufzeigt. In diesen Fällen ist die Lumbalpunktion von großem wohltuenden Effekt, während sonst die an multipler Sklerose Leidenden dieselbe nicht gut vertragen. Ich habe schon mehrere Fälle gehabt, wo ich die Besserungen, die Remissionen den Lumbalpunktionen zuschreiben und die Schmerzen als radikuläre auffassen könnte, trotzdem sie gewöhnlich als zentrale qualifiziert werden.

Daß *Syringomyelie* von Wurzelerscheinungen begleitet ist, ist schon lange bekannt. Findet man ja recht häufig bei der Sektion von Fällen von Gliose auch Veränderungen in den Meningen. Es will mir auch hier scheinen, daß wenigstens in einem Teil der Fälle die Schmerzen bei der Gliose Wurzelschmerzen sind. Daß in den akuten Stadien der *Poliomyelitis,* der *Encephalitis epidemica* meningitische Erscheinungen auftreten, sollte mehr bekannt sein, als es wirklich ist. Es ist schon nicht selten die Diagnose einer Meningitis gestellt worden, wo in der Tat eine Krankheit des Nervenparenchyms vorlag und die Meningitis nur Begleiterscheinung war. Es erübrigt sich, noch hier kurz die *infektiösen purulenten Meningitiden* zu erwähnen, die cerebrospinale epidemische, die purulente infolge Komplikationen bei Ohrenleiden oder bei Durchbruch eines Abscesses aus einer Nebenhöhle. Hier spielen die *Hinterwurzelsymptome* eine große Rolle. Beruht ja der *Opisthotonus, das Kernigsche Symptom,* auf Reizung der Hinterwurzeln. Auch die Schmerzen, die spontan und namentlich häufig beim Druck auf die Hals- und Lendengegend auftreten, sind radikulärer Natur.

Was sich auf die Hinterwurzeln des Rückenmarks bezieht, hat auch mutatis mutandis auf die *sensiblen Wurzeln des Hirnnerven* Bezug. Alles, was sich in der Schädelhöhle vom Durchbruch des Hirnnerven aus dem Duralsack an und bis zu ihrem Austritt aus der Schädelhöhle abspielt und die Hirnnerven in Mitleidenschaft zieht, das entspricht durchaus dem, was über das Hinterwurzelsyndrom gesagt wurde. Zum größten Teil war davon schon die Rede, als Neuralgien und Neuritiden besprochen wurden. Wir werden uns damit noch weiter unten zu beschäftigen haben, da gewöhnlich nicht nur ein einzelner Nerv bei Hirnprozessen befallen wird, sondern das gesamte Organ oft in Mitleidenschaft gezogen wird. Doch sei hier darauf hingewiesen, daß Prozesse an den Hirnhäuten oft umschrieben auftreten und dann ausschließlich die sensiblen Nervenwurzeln schädigen können. Ich erwähne die *Meningitis serosa circumscripta der hinteren Schädelgrube*, die sowohl selbständig, aber hier noch viel häufiger im Anschluß an andere Erkrankungen, meist Tumoren, auftreten kann. Sie führt oft zu Schmerzen im Trigeminusgebiet. Und noch viel häufiger wird der sensible Trigeminus geschädigt, wie schon früher erwähnt, durch *Prozesse in der mittleren Schädelgrube*. Luetische Prozesse, Tumoren, Cysticerken, tuberkulöse, akute Erkrankungen der Hirnhäute, alle können sie Symptome sensiblen Charakters im Bereiche des Trigeminus, Intermedius, Glossopharyngeus, Vagus hervorrufen.

5. Syndrome der Hinterstrangbahnen.

Wir gehen nun zu den *Syndromen der sensiblen Bahnen des Rückenmarks* über. Es war schon oben auseinandergesetzt worden, daß nach Zerstörung der Hinterwurzeln eine *Desintegration der Sensibilität* auftritt. Am augenfälligsten ist bei dem *Syndrom der Hinterstrangbahnen* der Verlust der Empfindung der Lage und der Bewegungsrichtung des Körperteils. Doch ist auch die Tastempfindung der Haut meist mehr oder weniger mitgenommen. Jedenfalls ist die Diskrimination und feine Lokalisation beeinträchtigt. Auch gehen das zweidimensionale Formerkennen, die dreidimensionale Stereognose, der Kraftsinn und der Raumsinn zugrunde. Andererseits tritt nicht selten eine wesentliche Hyperpathie auf, deren Kennzeichen wir oben schon wiederholt zusammengestellt haben und die sich auf einen Mechanismus beziehen, welcher der „Kritik" und der Regulierung von seiten der höheren Zentren beraubt ist. Er vermag sich nur grob in der Umwelt zu orientieren und nur so viel, damit dem Organismus oder seinen Teilen nicht allzu grober Schaden zugefügt werde. Es kommt auch manchmal zu selbständigen Schmerzen, die durch *große Empfindlichkeit der peripheren Receptoren* zu erklären ist infolge der durch Wegfall der Hinterstrangsysteme aufgetretenen *Umstimmung*. v. WEIZSÄCKER sieht in dieser Umstimmung das Wesentlichste an der Erkrankung der Hinterstränge. Die gewöhnlichen Reizschwellen verlieren ihre Bedeutung. Durch fortlaufende Untersuchung der Sensibilität ist dies leicht zu beweisen. Derselbe Reiz wird vom Kranken bald besser, bald schlechter, bald gar nicht wahrgenommen. Die *Reizschwelle wird labil* (STEIN). Dies imponiert uns immer bei der Untersuchung solcher Kranker und wir deuten es häufig als Zerstreutheit, Unaufmerksamkeit. Es ist tatsächlich etwas, was mit diesen Qualitäten zu tun hat und war als Folge des *Ausfalls zentrofugaler Bahnen* zu betrachten ist.

a) Tabes.

Zu den Erkrankungen, bei denen das Hinterstrangsystem defekt wird, gehört vor allen Dingen die *Tabes*. Wir haben schon oben gesehen, daß die Hinterwurzeln bei Tabes leiden. Mit anderen sensiblen Systemen, die durch dieselben in das Rückenmark ziehen, wird auch das Hinterstrangsystem als eines der Fortsetzungen der Hinterwurzeln Veränderungen aufzuweisen haben. Ein Teil der hauptsächlichsten Symptome der Tabes findet ihre Erklärung in der Hinterstrangerkrankung, so vor allen Dingen die Ataxie, die Koordinationsstörung. Vielleicht ist es auch berechtigt, den so spezifischen Charakter der *tabischen lancierenden Schmerzen durch den Wegfall der Hinterstrangsysteme* zu erklären, der auf den Wurzelschmerz modifizierend einwirkt. Auch die tabischen visceralen Krisen müssen vielleicht ebenfalls nicht als Reizsymptom aufgefaßt werden. Sie beruhen teils auf Wegfall der in den Hintersträngen verlaufenden moderierenden resp. hemmenden Systeme.

In der größten Mehrheit der Fälle sind am meisten die unteren Extremitäten mitgenommen. Der Patient kann mit geschlossenen Augen weder stehen (Romberg) noch gehen. Passive Bewegungen der Zehen, manchmal auch des Fußes, sogar des Unter- und manchmal auch des Oberschenkels werden nicht oder fehlerhaft wahrgenommen. Der Kranke ist mit geschlossenen und oft auch mit geöffneten Augen nicht imstande, seine Hacke auf das andere Knie zu legen. Oft sind auch die oberen Extremitäten ataktisch. Tschlenow aus der Minor-schen Klinik hat eine gute Methode angegeben, um die *Bewegungsempfindung der Rumpfmuskulatur oder des Gesichts* zu prüfen. Es wird eine Falte der Haut hochgehoben und dann dieselbe nach verschiedenen Richtungen, nach rechts, links, oben, unten bewegt und der Kranke muß über die Richtung aussagen. Ich habe an vielen Kranken diese *Kinästhesie der Haut* (Tschlenow) nachgeprüft und konnte mich davon überzeugen, daß mit derselben sehr brauchbare Resultate zu erzielen sind. Bei der Tabes speziell habe ich die Hautkinästhesie nicht nur im Bereiche der Extremitäten, sondern auch an Körper und Gesicht gestört vorgefunden. In der Gesichtsmuskulatur besteht manchmal auch eine Ataxie, welche ebenfalls auf Untergang von Systemen beruht, welche in den Proprio-receptoren der Facialismuskulatur ihren Anfang nehmen und sich dann später der Fortsetzung der Hinterstrangsysteme im verlängerten Mark anschließen. Die Ataxie in der Facialismuskulatur offenbart sich manchmal beim Mund-schließen, manchmal beim Stirnrunzeln. Auch macht in manchen Fällen die Bewegung der Augäpfel den Eindruck eines etwas Inkoordinierten.

b) Friedreichsche Krankheit.

Bei der *Friedreichschen Krankheit* bestehen neben Störungen der Klein-hirnsysteme auch Affektionen der Hinterstränge. In der Symptomatologie der Krankheit ist die *Ataxie, die Koordinationsstörung*, das hervorragendste Sym-ptom. Demgegenüber fällt es auf, daß in der Literatur verhältnismäßig wenig Störungen der Tiefensensibilität registriert sind. Auch anderweitige Störungen der Sensibilität werden bei der Friedreichschen Krankheit lange nicht so oft gefunden, wie es eigentlich den Tatsachen entspricht. Seit Friedreich heißt es immer wieder, daß Sensibilitätsstörungen bei der Friedreichschen Krankheit selten vorkommen. Nun häufen sich doch die Fälle, wo dieselben konstatiert wurden. So habe ich schon vor Jahren (1914) mit Terentjew einen Friedreich-fall veröffentlicht, in welchem nur bei speziellen Prüfungen Sensibilitätsdefekte auftraten. Die taktile und thermische Sensibilität war normal, die Lokalisation der Reize denselben entsprechend. Das Schmerzgefühl war im großen ganzen bei der Untersuchung mit Nadelstichen ebenfalls normal. Bei der Untersuchung mit faradischem oder galvanischem Strom konnte eine Verspätung der Emp-findung um 8—9 Sekunden beobachtet werden. Das Schmerzgefühl beim Reize durch den faradischen Strom trat an den unteren Extremitäten bei einem Rollen-abstand von 50 mm, an den oberen Extremitäten von 45 mm auf (Schmerz-schwelle nach Bernhardt 93—102 mm). Bei Applikation des galvanischen

Stromes trat Schmerz erst bei 35—40 Milliampère auf. Namentlich war diese *Herabsetzung der Schmerzempfindung an den Fußsohlen und den Fußrücken* ausgeprägt. Bei der üblichen Prüfung der *Lageempfindung* erwies sich dieselbe normal. Bei der Prüfung *mit dem faradischen resp. galvanischen Strom* konnte dagegen der Kranke nur mangelhaft, mit Verspätung oder fehlerhaft angeben, wann die Zuckung im Muskel auftritt. Zuckungen, die mit bloßem Auge wahrzunehmen sind, empfindet der Kranke nicht. Erst bei Rollenabstand von 50 mm gibt er das Gefühl der Muskelzuckung an den Beinen mit Verspätung von 8 bis 9 Sekunden an. An den oberen Extremitäten nimmt er die Muskelzuckung schon bei 70—75 mm Rollenabstand mit einer Verspätung von 2—3 Sekunden wahr. Die Zuckung nach einem galvanischen Strom nimmt er an den unteren Extremitäten bei 10—15 Milliampère mit Verspätung von 7—8 Sekunden wahr, an den oberen bei 5 Milliampère nach 3—4 Sekunden. Das Vibrationsgefühl war herabgesetzt.

Das Eigenartige ist die Herabsetzung der elektrocutanen Empfindung. Wir hätten nach allem früher über die Läsion der Hinterstränge Gesagten eine gesteigerte Schmerzempfindlichkeit und namentlich auf nocizeptive Reize bei Erkrankung der Hinterstränge bei FRIEDREICHscher Krankheit erwarten sollen. Nun ist es noch eigenartig, daß gerade in diesem Falle die *Abwehrreflexe* sehr ausgesprochen waren, also eine primitive automatische Reaktion auf nocizeptive Reize bestand, trotzdem die Reize auch nicht oder mangelhaft empfunden wurden. Mit anderen Worten, bei *erhöhter Reizschwelle für Schmerzreize erhöhte Reaktion auf Schmerzreize.* Ich möchte an diesem Beispiel gezeigt haben, daß wir oft bei der schablonenhaften Sensibilitätsprüfung keinen rechten Einblick in die pathologischen Verhältnisse bekommen. v. WEIZSÄCKER betrachtet den *Funktionswandel für das Typischste bei Hinterstrangerkrankungen.* Nicht die *quantitative* Herabsetzung oder Steigerung der Empfindung ist wesentlich, die *veränderte* Funktion ist für die Diagnose ausschlaggebend. In diesem Sinne könnte man den angeführten Fall für die v. WEIZSÄCKERsche Anschauung verwerten. Bei normalem Resultat der Prüfung der Bewegungsempfindung bestand Herabsetzung bei der Prüfung der „Tiefensensibilität" mit Hilfe des faradischen resp. galvanischen Stromes. Wir haben zwar keine Dauerprüfungen vorgenommen und Angaben über Labilität der Schwellenreize fehlen. Doch glaube ich, daß auch unser Prüfungsresultat als *Funktionswandel* geschätzt werden darf.

Nun ist allerdings nicht jeder Friedreichkranke dem anderen ähnlich. Wir haben es wohl immer mit einer Kombination von Degenerationen mehrerer Systeme zu tun. Bei dem soeben erwähnten Kranken *fehlten die Sehnenreflexe,* doch konnte manchmal ein Babinski erzielt werden, rechts mehr, links weniger konstant. Die bedeutende Ataxie sowohl im Liegen als auch beim Stehen und noch mehr beim Gehen — *Démarche tabéto-cérébelleuse* — (Abb. 95) sprach für Beteiligung der *Hinter- und Kleinhirnstränge.* Ohne Autopsie ist es unmöglich, etwas über den Zustand der Seitenstränge zu sagen. Doch kommen zweifellos in Fällen von hereditärer Ataxie Degenerationen auch der Seitenstränge vor. Ich habe von EINHORN eine Friedreichfamilie beschreiben lassen, in der zwei Brüder fast identische Krankheitsbilder aufwiesen, die Schwester nur Andeutungen einer hereditären Degeneration hauptsächlich im *Cochlearissystem* hatte. Nun bestanden bei den Brüdern hochgradige *Störungen der Sensibilität.* Es waren die Lageempfindung und Bewegungsempfindung so gut wie abhanden. Im Dunkeln „sucht“ Patient seine Hände und kann sie kaum finden. Auch die Pallästhesie oder Vibrationsempfindung war gestört, wie auch der zweidimensionale Raumsinn und die dreidimensionale Stereognose. Demgegenüber ist besonders bemerkenswert, daß die galvanische Zuckung von den Kranken tadellos empfunden wurde. Auch die Lokalisation war gut. Berührungsempfindlichkeit war herabgesetzt. Was die Schmerzempfindung anbetrifft, so entsprachen die Verhältnisse durchaus den für Hinterstrangsysteme typischen. Nadelstiche wurden überall schmerzhaft empfunden, an den unteren Extremitäten wohl etwas geringer als normal. An der ganzen Körperoberfläche merkliche Nachdauer der Schmerzempfindung nach Aufhören des Reizes. Anders an den distalen Extremitätenteilen. Hier verspätete sich die Empfindung um mehrere Sekunden. Die Temperaturempfindung war sowohl für mittlere als auch exzessive Reize herabgesetzt. Es bestanden also bei *herabgesetzter Reizschwelle Anzeichen einer Hyperpathie.*

Bei der Sektion des älteren Bruders erwiesen sich nun im Rückenmark folgende Ausfälle. Sehr geschädigt war das Hinterstrangsystem, sowohl in bezug auf die GOLLschen als auch BURDACHschen Säulen. Auch im Bereiche der ventralen Kleinhirnbahn bestand eine merkliche Lichtung auf Weigertpräparaten und Färbung auf Gliapräparaten.

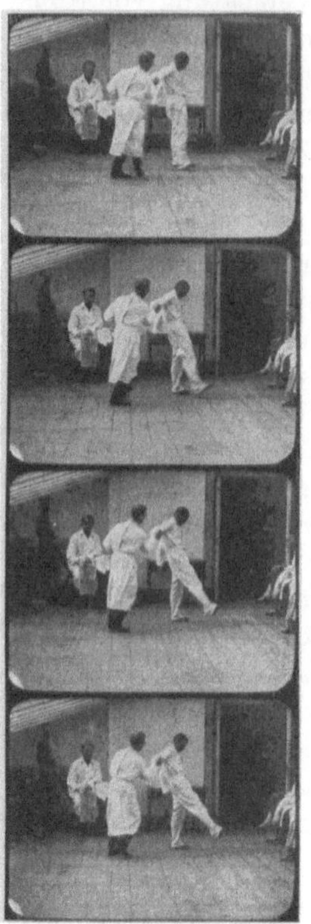

Abb. 95. FRIEDREICHsche Ataxie. Kinoaufnahme. Universitätsnervenklinik Minsk.

c) Kombinierte Strangdegeneration.

Die reinsten Fälle von Hinterstrangerkrankungen sind natürlich nicht die Systemerkrankungen. Dieselben greifen oft auch auf andere Gebiete über. In reinster Ausprägung, die einem Experiment nahekommen, sind sie bei chirurgischen Erkrankungen, bei Messerwunden oder nach Operationen der Durchschneidung der Hinterstränge. Sie sind von FOERSTER oft zitiert und seiner oben oft angeführten Beschreibung der Befunde bei Hinterstrangerkrankung zugrunde gelegt worden. Wir werden uns deshalb nicht mehr dabei aufhalten und zu einem Syndrom übergehen, welches als *kombinierte Erkrankung der Hinter- und Pyramidenseitenstränge* beschrieben wird. Es handelt sich um die sog. *funikuläre Myelitis* oder die *kombinierte Strangsklerose.* Das Syndrom besteht in Sensibilitätsstörungen und mehr oder weniger ausgesprochenen Pyramidensymptomen. Es kombinieren sich in typischen Fällen *Ataxie* und *spastische Lähmungen* in den verschiedensten Proportionen. Es ist meist nicht möglich, die Krankheitserscheinungen durch einen Herd zu erklären. Die Symptome sind diffus und können auf Affektion der langen Systeme bezogen werden. Das allmählich sich entwickelnde Bild wird öfter von den Hinterstrangsymptomen beherrscht, zu denen sich dann allmählich Paraplegien oder wenigstens *Babinski* zugesellt. Nach Déjérine ist das Hauptgewicht auf die Erkrankung der langen Bahnen in den Hintersträngen zu legen, und zwar auf den Ausfall der Tiefensensibilität. Doch ist das Vorkommen von Parästhesien nach *meinen* Beobachtungen eines der ersten und auffallendsten Symptome der Krankheit. Ich habe eine Reihe von Fällen beobachten und teils auch beschreiben können, wo die subjektiven Sensibilitätsstörungen überaus quälend waren und dabei meist einen segmentären Charakter trugen. Ich lasse gegenwärtig dahingestellt, ob es sich hier um Ausfall nicht nur langer, sondern auch mittellanger endogener Fasern im Rückenmark handelt, die als afferente Systeme für die Tastempfindung funktionieren oder aber wir es mit dem uns schon bekannten Symptom der Hinterstrangsystemaffektion zu tun haben, bei welchem ja Sensibilitätsstörungen vom Reizcharakter vorkommen. Wo es sich nur um Parästhesien handelt, da können sie durch die Hinterstrangaffektion erklärt werden und durch den Ausfall von hemmenden Fasern. Wir können Collier durchaus nicht beistimmen, wenn er die Parästhesien als funktionell, hysterisch betrachtet. Wo sich Hypästhesien hinzugesellen, da sind auch noch andere Systeme zugrunde gegangen. So hat Jumentié darauf aufmerksam gemacht, daß im anatomischen Bild auch die mittleren Bahnen des Hinterwurzelsystems ergriffen werden. Henneberg nimmt an, daß es sich um *einzelne Herde* in der ganzen Ausdehnung der langen Bahnen handelt, die *später konfluieren* und auf diese Weise gewissermaßen eine Systemerkrankung vortäuschen. Denselben Standpunkt vertreten Nonne, Wohlwill, Long, Jumentié u. a. Auf diese Weise können auch die Segmentausfälle der Sensibilität erklärt werden, da, wie wir schon oben gesehen, kleine Herde, die nicht die gesamte Strangbahn zerstören, nur diejenigen Fasern in ihrem Bereiche lädieren können, welche aus einem beschränkten segmentären Bezirk ziehen.

Das Syndrom der kombinierten Degeneration der Rückenmarksstränge wird mitunter auch von *psychischen* Störungen begleitet. Namentlich Wohlwill hat unsere Kenntnisse in dieser Beziehung bereichert. In einem Fall von Psychose mit klinischen Erscheinungen *von seiten der Hinter- und Seitenstränge* erwiesen sich bei der Autopsie Veränderungen in den *Hinter-, Vorder- und Seitensträngen.* Auch die Clarkeschen Säulen waren geschädigt, wie auch die *Zellen in der Hirnrinde.* Trotz negativen Ausfalls der serologischen Reaktionen wurde immer wieder die Diagnose *Paralyse* erwogen. In der Literatur sind seitdem noch wenige Fälle dieser Art beschrieben worden, unter anderem von Lurie, von Jones und Raphael und *mir* mit Sektionsbefunden. Nach Pfeifer kommt die kombinierte Strangsklerose auch bei der *Dementia paralytica* vor.

Bei den *verschiedensten Krankheiten* kann dieses *Syndrom* auftreten. Die klassischen Fälle sind stets mit einer *perniziösen Anämie* verknüpft. Dem *Botriocephalus latus,* der angeblich in der Ätiologie der perniziösen Anämie eine große Rolle spielt, soll einerseits die hämatopoetischen Organe, andererseits das Zentralnervensystem angreifen. Nach Hurst ist eine große Rolle der *oralen Sepsis* zuzuschreiben. In 100% aller Fälle von kombinierter Strangdegeneration besteht nach Hurst eine *Achylie* und ebenso oft auch in Fällen von perniziöser Anämie. Zum Vergleich bestand Achylie bei sonst Gesunden in 4%, bei Magenkrebs in 60%, chronischer Appendicitis in 33%, Gallenstein in 49%, bei Gelenkrheumatismus in 40%, bei Tabes in 7,7%, bei multipler Sklerose in 0%.

Fehlen der Salzsäure soll nun nach BELL und HURST die Entwicklung der bei oraler Sepsis in den Magendarmkanal eindringenden Bakterien begünstigen. Die dadurch entstehenden Toxine rufen pathologische Veränderungen der Blutorgane und des Zentralnervensystems hervor. Es ist diese Theorie nicht unwidersprochen geblieben. Ich habe allerdings in einer großen Zahl meiner Fälle Achylie vorgefunden. Doch fehlt sie auch mitunter. Es bleibt jedoch die Frage offen, ob die Achylie Ursache der Strangdegeneration ist, oder ob sie nicht auch wie die kombinierte Strangdegeneration lediglich ein Symptom von Erkrankung gewisser Systeme des Gehirns und Rückenmarks ist. Jedenfalls haben BURDENKO und MOGILNITZKI durch Experimente an Hunden bewiesen, daß durch Schädigungen des Mittelhirns sekretorische Hyperfunktion des Magens hervorgerufen werden kann. *Endogenen* Faktoren ist eine Rolle zuzuschreiben. Dafür spricht schon das Auftreten der Achylie, perniziösen Anämie und kombinierten Strangdegeneration bei Mitgliedern derselben Familie. Von exogenen Momenten spielen eine Rolle alle die noch nicht klaren Faktoren, welche es zu einer Anämie, wenn auch nicht perniziösen, führen. Hierher gehören *Blutverluste, Helminthiasis, tropische Malaria, Eiterprozesse, Kachexien* heterogener Herkunft, in manchen Fällen *Lues*. Für die Diagnose kommen in Betracht frühe subjektive Klagen über *Parästhesien*. Sie sollten stets Untersuchung des Blutbildes und des Magensaftes veranlassen. Dann Symptome der langen Bahnen, vor allen Dingen der Hinterstränge. Es treten *vage Sensibilitätsstörungen* vom Segmenttypus auf, oft auch mit *herabgesetzten Sehnenreflexen*. In anderen Fällen bestehen Pyramidensymptome. Der Liquor ist stets normal. In vielen Fällen ist der Blutfärbeindex > 1; auch besteht Achylie. Das ätiologische Moment ist zu berücksichtigen. Wenn man in nichttypischen Fällen öfter und aufmerksamer untersucht, stellt es sich heraus, daß das Syndrom häufiger ist als gewöhnlich angenommen wird. Auch hat es scheinbar in den letzten Jahren zugenommen. Zu differenzieren ist mit der multiplen Sklerose und Lues cerebrospinalis. Die Prognose ist nicht so schlecht, wie oft behauptet wird. Außer der kausalen Therapie der der Erkrankung zugrunde liegenden Defekte soll namentlich Salzsäuretherapie von Erfolg sein. Auch die Lebertherapie wurde erfolgreich angewendet.

6. Syndrome der grauen Substanz des Rückenmarks.

Da die Bahnen für Schmerz- und Temperatursinn aus den Hinterwurzeln in die *Hinterhörner* ziehen, führen Affektionen der letzteren zu Störungen dieser Sensibilitätsqualitäten, wie auch schon oben erwähnt. Am häufigsten wird das *Syndrom der grauen Rückenmarkssubstanz* durch *Syringomyelie* hervorgerufen. Dieselbe besteht in Bildung langgestreckter Hohlräume, die sich meist in der grauen Substanz des Rückenmarks bilden und häufiger das Hinterhorn einnehmen, jedoch auch in das Vorder-, noch häufiger in das Seitenhorn wachsen und nicht selten auch auf die weiße Substanz übergehen. Sie sind verschiedener Herkunft. Am häufigsten handelt es sich um den Endzustand eines *gliösen Prozesses*, der vom Zentralkanal seinen Ausgang nimmt. Ihm liegt zugrunde eine Anlagestörung der um den Zentralkanal gelagerten Zellen (Spongioblasten), welche unter dem Einfluß unbekannter Faktoren zu wuchern beginnen. In dem neugebildeten Gliagewebe tritt dann Zerfall auf und es bilden sich die typischen Höhlen. Dasselbe Bild der Syringomyelie kann auch eine *Blutung* in der Umgebung des Zentralkanals (*Hämatomyelie*) hervorrufen. Doch ist in letzterem Fall der Anfang *brüsk*, das klinische Bild entwickelt sich mit einemmal, während es bei der *Gliose* eine allmähliche *chronische* Entwicklung aufweist. Bei Hämatomyelie gehen dann die Krankheitserscheinungen zurück, bei Gliose schreiten sie langsam, aber unaufhaltsam vorwärts. Es ist übrigens von MINOR immer wieder darauf hingewiesen worden, daß eine Hämatomyelie unter gewissen Umständen in eine progressierende Gliose übergehen kann. Allerdings muß mit der Möglichkeit zu rechnen sein, daß die Blutung in ein gliös verändertes Gewebe stattgefunden hat. Klinisch ist es allerdings nicht leicht, einwandfreie Fälle zu bringen. Doch habe ich einen Kranken beobachtet, bei dem die Krankheit akut als Hämatomyelie — nach einer Kontusion des Rückens — begann, sich dann allmählich besserte, um sich auf lange Zeit zu stabilisieren, ohne den Mann an seinem Gewerbe zu hindern. Nach mehreren Jahren entwickelten sich nun an seinen Fingern schwere, für Gliose typische trophische Störungen, welche auf eine Progression des Prozesses schließen ließen und die dann auch im weiteren das progressierende Bild einer Gliose einleiteten. Von der Gliose ist das *Gliom* weder klinisch noch pathologisch anatomisch zu differenzieren. Von vielen Verfassern (CREUTZFELD u. a.) wird die Syringomyelie als Produkt eines gliomatösen Prozesses betrachtet.

Das Hauptmerkmal des Syndroms des Hinterhorns ist die sog. *Dissoziation der Sensibilität*. Die Schmerz- und Temperaturempfindung geht verloren, der Tastsinn bleibt erhalten oder wird nur sehr wenig mitgenommen. Meist beginnt der Prozeß im unteren Hals- und oberen, resp. mittleren Brustmark. In manchen Fällen beschränkt er sich nicht auf das Rückenmark, sondern geht auf den Hirnstamm über. Hier ergreift er das Gebiet der sensiblen Kerne der Hirnnerven und ruft Sensibilitätsstörungen im Bereiche der Stimmbänder wie auch motorische Störungen im Bereiche des Innervationsgebietes der Bulbärnerven hervor (*Syringobulbie*). Der Trigeminus ist oft mitbetroffen, und zwar wird der spinale Trigeminusanteil in der *Substantia gelatinosa* affiziert. Die Sensibilitätsveränderungen entwickeln sich am Anfang, solange der Prozeß die graue Substanz noch nicht überschritten und er, wie häufig, einseitig ist, auf derselben Seite. Im Anfangsstadium bestehen oft starke Schmerzen infolge Reizung der Schmerzbahnen. Nicht selten klagen die Kranken über Parästhesien, wie Ameisenlaufen, Kriebeln, Einschlafen, die sowohl selbständig auftreten, als auch bei der Prüfung empfunden werden. Diese Klagen führen den Kranken verhältnismäßig selten zum Arzt, wie auch die sich dann als typische syringomyelitische Dissoziation entwickelnde Sensibilitätsstörung. Im Anfangsstadium ist nun manchmal eine Dissoziation auch zwischen der Schmerz- und Temperaturempfindung oder zwischen Kalt- und Warmempfindung zu vermerken. Die Ausbreitung der Sensibilitätsstörung ist meist segmentär, entspricht dem Wurzelsegment, dessen Fasern in dem erkrankten Hinterhorn zugrunde gegangen sind. Doch kommen immer wieder Fälle vor, wo eine segmentäre resp. radikuläre Ausbreitung nicht festgestellt wird, wo die Störung nur die distalen Teile in Form von Manschetten, Armbändern, Handschuhen, Strümpfen betrifft. Es ist über die Pathogenese derartiger Anästhesieverbreitung von nicht radikulärem Typus viel geschrieben worden. Am ungezwungensten erklärt sich diese Erscheinung dadurch, daß im Bereich des Hinterhorns der gliöse Prozeß sich unter Umständen als dünner

Stift nicht flächenhaft verbreitet, sondern nach oben oder unten in andere Segmente übergeht. Nun nimmt BROUWER an, daß die distalen Extremitätenabschnitte im Hinterhorn vorn median, die proximalen hinten lateral vertreten

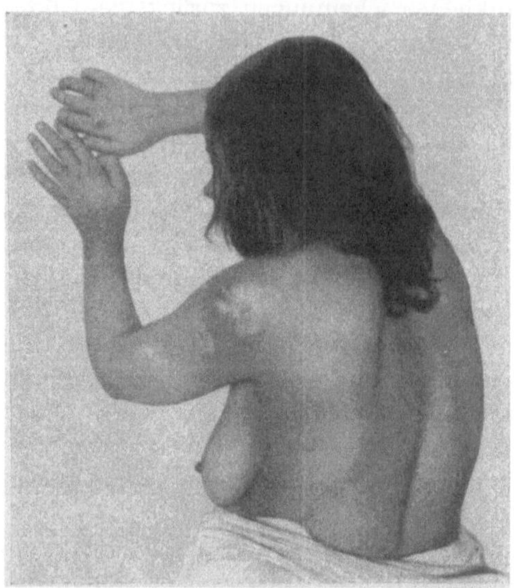

Abb. 96. Gliosis spinalis. Brandwundennarben. Skoliose. Serratusparese. Krallenstellung der Finger. Trophische Störungen der Nägel. Universitätsnervenklinik Minsk.

sind. Auf diese Weise kann bei Beschränkung der Lokalisation im vorderen medialen Teil nur in den distalen Teilen der Extremität eine Dissoziation eintreten. Der Verlust der Temperaturempfindung bringt es mit sich, daß die Patienten sich oft, ohne es zu spüren, schwere Brandwunden zufügen, welche in den meisten Fällen den Gedanken an einen gliösen Prozeß nahelegen. Allmählich geht der Prozeß auch auf die *Vorderhörner* über. Erst dann, wenn die Funktionsstörung einsetzt, findet der Kranke Veranlassung den Arzt aufzusuchen. Er spürt anfangs eine Schwäche meist in den Fingern der Hand. Die kleinen Muskeln magern ab. Es entwickelt sich meist eine Tendenz zur Krallenhand, da an der Atrophie hauptsächlich die Interossei und Lumbricales teilnehmen. In diesem Stadium kommt es mitunter vor, daß die Krankheit für eine spinale Muskelatrophie gehalten wird. Eine weitere Reihe von Symptomen bezieht sich auf die Ausbreitung des Prozesses auf *vegetative Apparate der grauen Substanz.* Auf solche Weise sind die *trophischen Erscheinungen* zu erklären, welche dem syringomyelitischen Krankheitsbild sein eigentliches typisches Gepräge verleiht. Es treten Blasen, vasomotorische Veränderungen, Ödeme, Hautveränderungen, wie Hyperkeratose, manchmal Urticaria und andere Ausschläge an

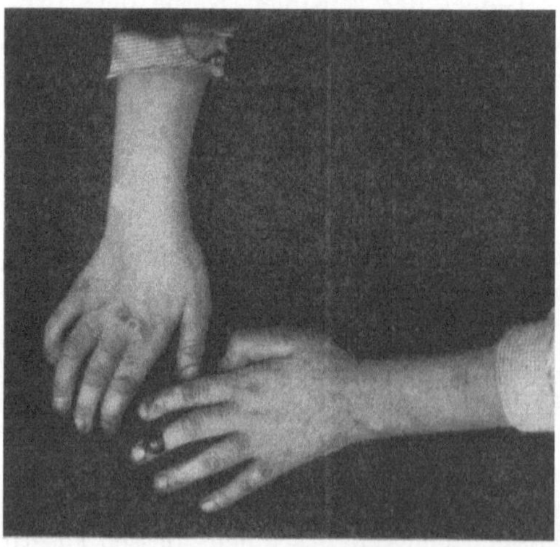

Abb. 97. Gliosis spinalis. Krallenstellung der Finger. Trophische Störungen. Universitätsnervenklinik Minsk.

den Händen auf, welche mit den Brandwunden und der Krallenstellung den Händen ein genügend typisches Aussehen verleihen (Abb. 96 u. 97). Dann treten Panaritien auf. Die Nägel werden brüchig. Es kommt zu *Mutilationen* der Phalangen, zu Verunstaltungen infolge Verdickungen derselben usw. Manchmal bekommen die

Hände ein Aussehen, welches an Akromegalie erinnert. Doch unterscheidet es sich von der echten Akromegalie dadurch, daß nicht nur die distalen Teile, sondern die ganze Hand massiv und plump vergrößert ist, die Weichteile nicht weniger als die Knochen. Die Gliedmaßen sind mehr breit als lang. Solche Formen werden zweckmäßig *Cheiromegalie* genannt, an den Füßen führen ähnliche Prozesse zur *Podomegalie* (Abb. 98 u. 99). Dann kommt es zu schweren trophischen Störungen in den Gelenken mit Gelenkergüssen und Spontanluxationen. Letztere tritt manchmal ganz unerwartet auf und gibt manchmal Anlaß zu gerichtlichen Beschwerden. So wurde zu meiner Begutachtung ein Patient geschickt, der sich darüber beklagte, daß er in der Straßenbahn durch einen plötzlichen Ruck des Wagens an dem Arm, mit dem er sich, im Innern des Wagens stehend, an dem Riemen festgehalten, eine starke Zerrung erhielt. Folge des Unfalls war angeblich die Luxation des Armes. Es handelte sich in der Tat um eine schwere Arthropathie im Schultergelenk, in welchem durch den kleinsten Stoß eine Luxation entstehen konnte. Zu den trophischen Störungen sind wohl auch manche Erscheinungen von seiten der Wirbelsäule zu zählen. So ist für Syringomyelie durchaus typisch eine *Skoliose oder Kyphoskoliose*, welche der Seite zugewandt ist, wo die schwereren Erscheinungen bestehen. Man kann übrigens die Skoliose auch auf Erkrankung der tiefen Rückenmuskeln zurückführen. Von vegetativen Symptomen sei noch das *Hornersche Syndrom* genannt, welches bei der Syringomyelie um so häufiger auftritt (Abb. 100), da der Prozeß meist in den unteren Hals- und oberen Brustsegmenten beginnt, welche dem Augensympathicus seinen Anfang geben.

In vielen Fällen geht der Prozeß auch auf die *weiße Substanz* über, und es entsteht das Bild einer

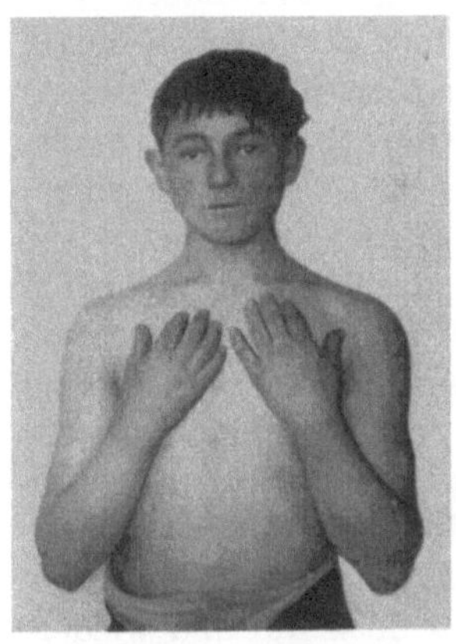

Abb. 98. Syringomyelie. Horner doppelseitig. Cheiromegalie. Universitätsnervenklinik Minsk.

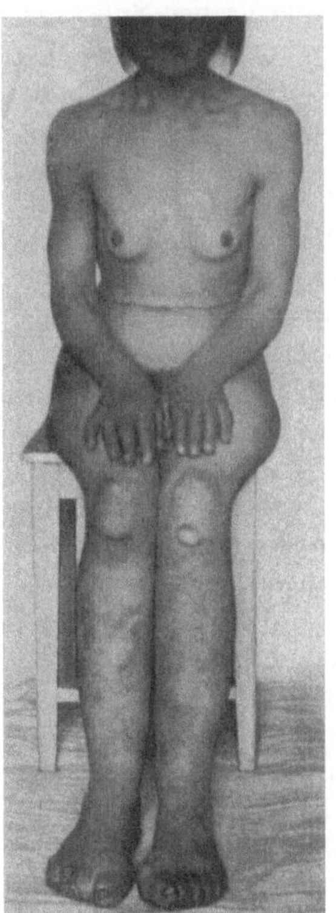

Abb. 99. Trophische Störungen bei Syringomyelie. Narben an den Beinen. Cheiro- und Podomegalie. Universitätsnervenklinik Minsk.

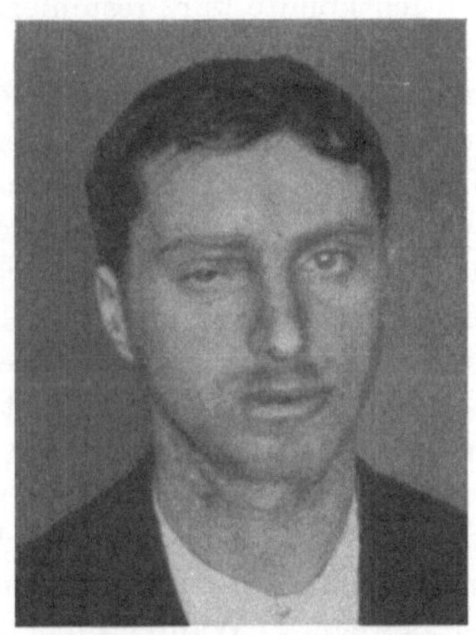

Abb. 100. Hornersches Syndrom rechts bei spinaler Gliose. Universitätsnervenklinik Minsk.

Pyramidenläsion und einer *Läsion der langen sensiblen Bahnen.* Meist erweist sich auch der Tastsinn geschädigt, und die Dissoziation verrät sich dann nur dadurch, daß der Schmerz- und Temperatursinn mehr gelitten haben als die anderen Sinnesqualitäten. Oft gelingt es nur an einzelnen Stellen eine mehr oder weniger überzeugende syringomyelitische Dissoziation zu finden. Werden die spinothalamischen Bahnen im Seitenstrang in den Prozeß einbezogen, dann nimmt die Sensibilitätsstörung, die auch dadurch nicht den Charakter einer Dissoziation verliert, die Form einer Leitungsanästhesie an. Das ganze Gebiet vom Niveau, welches dem Herd entspricht, bis nach unten zu wird gegen Schmerz- und Temperaturreize unempfindlich. Und zwar wird natürlich die entgegengesetzte Körperhälfte befallen. Über Ausnahmen von dieser Regel wurde oben erwähnt. Sie betreffen die Fälle, wo der Krankheitsprozeß allmählich die langen Fasern ergreift, so daß nach dem Gesetz der exzentrischen Lagerung der längsten Bahnen die unteren Körperabschnitte erhalten bleiben können, da der Prozeß zuerst die medialen Partien ergreift. Ein ausschließlicher Hemitypus mit syringomyelitischen Erscheinungen kommt doch hin und wieder vor. Doch ist er dann meist durch Erkrankung der grauen Substanz von oben bis unten zu erklären. Solche lange Spaltbildungen, die sich über das ganze Rückenmark erstrecken, sind anatomisch bewiesen.

Ich könnte kurz resumierend sagen, daß das Syndrom der grauen Substanz des Rückenmarks und das verhältnismäßig häufige syringomyelitische im speziellen eine Affektion phylogenetisch ältester Systeme darstellt, deren Funktion darauf abgestimmt ist, dem Organismus in der groben Orientierung in bezug auf die Umwelt zu verhelfen und ihn und seine einzelnen Teile durch die primitivsten Mechanismen vor Schädlichkeiten zu schützen. In der Tat ist der Organismus bei dem Syndrom der grauen Substanz teilweise dieser primitiven Schutzvorrichtungen beraubt. Es besteht ein Ausfall zahlreicher Receptoren, eine Rarefizierung des gesamten Receptorenapparats, und zwar besonders schädlichen Noxen gegenüber. Hierin ist gewissermaßen ein Gegensatz zu dem gegeben, was wir in dem Syndrom der Hinterstränge gesehen haben. Da ist eine phylogenetisch jüngere Qualität zugrunde gegangen, die mehr das Animalische, weniger oder gar nicht das Vegetative beherrscht. Es resultieren infolgedessen Störungen im Animalischen, im Bewegungsablauf, in der räumlichen und zeitlichen Ordnung der Bewegung. Während das Hinterstrangsystem, ein Neuerwerb, mit den phylogenetisch jungen Territorien des Großhirns der Parietalgegend korrespondiert, ihnen fortwährend Erregungen zuleitet und von ihnen solche zur Peripherie zurückleitet, hat das System der grauen Substanz es vorzüglich mit subcorticalen Mechanismen, dem Thalamus, zu tun, noch mehr mit dem Hypothalamus und anderen vegetativen Zentren im Zwischen- und Mittelhirn, am meisten wohl mit Apparaten und Mechanismen, die in der grauen Substanz des Rückenmarks selbst gelegen sind.

Außer der Gliose kommt das Syndrom der grauen Rückenmarkssubstanz bei einer Reihe anderer Krankheiten vor, von denen ich hier nur anführe die Hämatomyelie, den intramedullären Tumor.

7. Thalamussyndrome.

Wir haben oben gesehen, daß der Thalamus der Hauptkollektor aller sensiblen Qualitäten ist. Wir müssen deshalb in seiner Funktion den *Dualismus* wiedererkennen, der uns bei der Analyse des sensiblen Systems immer wieder imponiert: epikritische Sensationen und protophatische oder „dyskritische" Empfindungen. Der Thalamus empfängt ferner optische, akustische, olfactorische Erregungen. Er steht in engstem Zusammenhang mit den striopallidären Stammganglien. Mit dem Pallidum bildet er gewissermaßen einen Reflexbogen, in dem er selbst das sensible Stück abgibt, welches afferente Reize meist propriozeptiver Natur dem motorischen Anteil im Pallidum übermittelt. Auf diese Weise wird die reflektorisch ablaufende Tätigkeit des Pallidums gewährleistet. Verbindungen mit dem Striatum regulieren die Tätigkeit dieses Reflexbogens, indem sie, wie es scheint, auf denselben einen hemmenden Einfluß ausüben. Die innige Zusammenarbeit des Thalamus mit dem strio-pallidären System wird nicht nur durch strio- und pallidothalamische, sondern auch durch thalamostriäre und thalamopallidale Verbindungen gewährleistet. Im Thalamus enden propriozeptive Systeme aus dem Bindearm und der rubrothalamischen Bahn. Der Thalamus hat seinen Stabkranz, der ihn mit der Rinde sowohl durch afferente, als auch efferente Bahnen verbindet, und zwar mit dem Stirnhirn, den Zentral- und Parazentralwindungen, dem Scheitel-Hinterhauptslappen und den Schläfenwindungen. Auf diese Weise ist der Thalamus der große Knotenpunkt, in dem wir einzelne „Relais" feststellen können: ein *optisches* im Gebiete des Pulvinar und dem äußeren Kniehöcker zwischen dem Tractus opticus und den GRATIOLETschen Sehstrahlungen, ein *olfactives* im Vorderkern und der Habenula, ein *sensitives* im hinteren Drittel des äußeren Kernes zwischen der Schleifenendigung und der thalamocorticalen Bahn, ein *cerebelläres* wohl in demselben Gebiet zwischen Bindearmsystem und corticalen Fasern, und noch andere, von deren anatomischen Verbindungen wir wenig wissen, welche aber mit dem *Hypothalamus* und anderen *vegetativen* Zentren zusammenhängen. Schließlich stehen die zahllosen Thalamuskerne durch *interthalamische Bahnen* miteinander in Verbindung.

Nach der klassischen Beschreibung von DÉJÉRINE und seiner Schule (EGGER, ROUSSY) besteht das *Thalamussyndrom* aus folgenden Symptomen: 1. Verlust der oberflächlichen Sensibilität in der kontralateralen Körper- und Gesichtshälfte sowohl auf taktile als auch auf Schmerz- und Temperaturreize. Die „Tiefensensibilität" leidet noch bedeutend stärker. 2. Leichte Hemiataxie und mehr oder weniger ausgeprägte Asterognosie oder Verlust des Vermögens, Gegenstände nur durch das Betasten zu erkennen. 3. Akute Schmerzen von unerträglichem Charakter, die sich zeitweise bis zu Paroxysmen steigern. 4. Leichte vorübergehende Hemiplegie ohne Contractur. 5. Choreiforme und athetotische Bewegungen. ROUSSY schreibt nur die Sensibilitätsstörungen, sowohl vom Ausfalls- als auch Reizcharakter, der Thalamusläsion zu, die anderen Symptome bezieht er auf Affektion der umgebenden Teile.

HEAD und HOLMES haben, wie schon erwähnt, vielleicht als erste auf den affektiven Charakter der Thalamuserregungen und das Benehmen („behaviour") der Thalamuskranken die Aufmerksamkeit gelenkt und namentlich *Reaktionen auf „unangenehme" (nociceptive) und „angenehme" Reize* unterschieden. Die Reaktionen auf unangenehme Reize decken sich reichlich mit dem, was wir schon mehrmals als Hyperpathie beschrieben haben. Die Schmerzempfindungen auf Stich sind besonders heftig, werden schlecht lokalisiert, sind dem „Alles-oder-Nichts"-Gesetz unterworfen. Schmerzhaft ist der tiefe Druck nicht selten bei

erhöhter Reizschwelle, Temperaturreize, die oft, dem Empfinden des Kranken
nach, nicht Temperaturqualitäten, sondern lediglich Schmerzqualitäten besitzen.
Auch die *viscerale Sensibilität*, z. B. die Druckempfindlichkeit der Hoden, ist
gesteigert. Reaktionen negativer Natur werden auch durch Kratzen, Kitzeln,
rauhe Flächen, Vibration hervorgerufen. „Angenehme" Reize werden auf der
kranken Seite „angenehmer" empfunden als auf der gesunden, wie warme
Prozeduren, sanftes Streicheln. Auch im „Benehmen" äußert sich die Thalamus-
störung in dem Sinne, daß die kranke Seite auf jeden äußeren Reiz, z. B. Musik,
anders reagiert als die gesunde. So konnte ein Patient mit seiner kranken Seite
die Nationalhymne nicht vertragen. Er rieb dabei fortwährend seine kranke
Seite. Ein anderer verspürte mit seiner kranken Seite unbeschreibliches Entsetzen.
Ein dritter verlangte mit seiner kranken Seite nach Zärtlichkeit. Auch Sensibilitätsausfälle sind fast immer zu konstatieren, wenigstens Erhöhen der Reizschwelle. Die
Bewegungs- und Lageempfindung leiden ganz besonders. Weniger leidet die Diskrimination — eine wesentliche Eigenschaft der Hirnrinde.

HILLEMAND hat monographisch die Erkrankungen des Thalamus bearbeitet und
Gesichtspunkte entwickelt, die darauf hinausgehen, mehrere Thalamussyndrome zu
unterscheiden und dieselben mit *Erweichungen verschiedener Bezirke des Thalamus* in
Zusammenhang zu bringen. Der Thalamus (Abb. 101) wird nach FOIX und HILLEMAND
von *sechs Arterienstämmchen* versorgt, von denen das erste — Ramus praemamillaris —
aus der A. communicans posterior, das zweite — Ramus postmamillaris — und dritte —
Ramus thalamogeniculatus — am äußeren

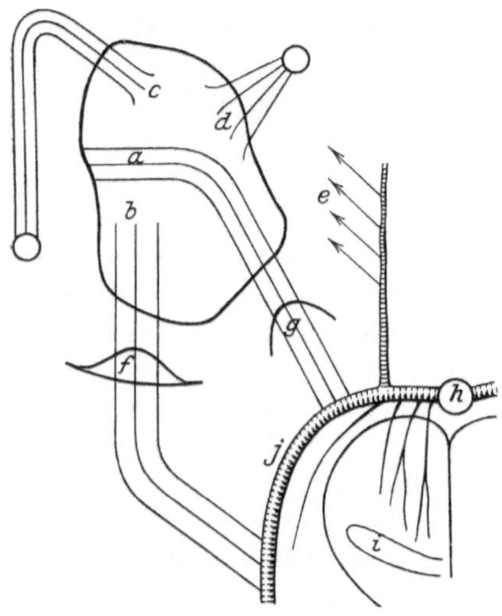

Abb. 101. Blutversorgung des Thalamus opticus nach HILLEMAND.
a – Ramus thalamoperforatus, *b* – R. thalamogeniculatus, *c* – R. lenticuloopticus, *d* – R. chorideus, *e* – R. prämamillaris, *f* – Corpus geniculatum laterale, *g* – Nucleus ruber, *h* – A. basilaris, *i* – Substantia nigra, *j* – A. cerebri posterior.

unteren Thalamusrand zwischen den Corpora geniculata — aus der *A. cerebri
posterior* — entspringen. Der Ramus chorioideus an der Ventrikeloberfläche und
Ramus pulvinarius sind Zweige der *A. choroidea* und der Ramus lenticuloopticus
der *A. fossae Sylvii*. Diese Arterien versorgen die verschiedenen Thalamusteile
auf folgende Weise: den lateralen Kern — die Rami thalamogeniculatus, thalamoperforatus — ein Zweig des Ramus retromamillaris und lenticuloopticus. Der
innere Kern wird von den Rami thalamoperforatus und chorioidei gespeist, der
Vorderkern von dem Ramus lenticuloopticus. Der Thalamuskopf erhält seine
Blutversorgung aus der Praemamillaris und der A. fossae Sylvii, der Pulvinar
aus der Chorioidea und teils dem Ramus thalamogeniculatus. Letzterer speist
auch das Zentrum Luysii und den Nucleus semilunaris von FLECHSIG. Die
hypothalamische Region wird zum größten Teil von der A. chorioidea anterior,
teils dem R. thalamoperforatus und dem R. praemamillaris versorgt. Der Hypothalamus wird durch die Chorioidea anterior, Communicans posterior und Cerebri

posterior versorgt. Die hauptsächlichste Arterie des Thalamus ist die A. cerebri posterior und die aus ihr entspringenden Äste: R. thalamogeniculatus und postmamillaris, die unmittelbar aus der Arterie entspringen, und der Ramus praemamillaris, der aus dem großen Ast der A. cerebri posterior, der A. communicans posterior, entspringt. Jeder Ramus besteht aus einer großen Anzahl kleiner Arteriolen, die in ihrem Ursprung etwas variieren, jedoch sich mit großer Beständigkeit in ihrem Endgebiet ausbreiten. Die Thalamussyndrome hängen nun nach HILLEMAND von Veränderungen der Wandungen der A. cerebralis posterior ab. Je nachdem, an welcher Stelle sie obliteriert wird, vor oder nach dem Abgang der A. communicans, tritt das eine oder andere Syndrom auf.

Das Syndrom von DÉJÉRINE-ROUSSY, das oben beschrieben worden ist, hängt von der Erweichung des vom Ramus thalamogeniculatus versorgten Gebietes ab und entsteht bei *Obliteration der A. cerebri posterior* im Bereiche des R. thalamogeniculatus und bei Veränderungen der Wandungen des letzteren. Je nach der Ausbreitung der Läsion erweist sich das Syndrom als „rein" oder als „typisch". In „reinen" Fällen beschränkt sich die Erweichung *ausschließlich auf den Thalamus*. In dem „typischen" Syndrom dagegen bestehen noch Herdchen im Bereiche des *Balkenspleniums* und der *Occipitalwindung* entsprechend dem *Cuneus*. In diesen Fällen treten noch hinzu *hemianopische Störungen* und, bei linksseitigen Störungen, *Alexie* und *Sprachstörungen*, die auf Balkensplenium-affektion zurückzuführen ist. Zwischen diesen *typischen* Formen und *reinen* Formen gibt es *Mischformen* und schließlich „fruste" Formen, wo nur das eine oder andere Symptom in den Vordergrund tritt, entweder die Schmerzen, oder die choreo-athetotischen Phänomene oder Contracturen oder die Hemianopsie oder sogar die Sprach- und Lesestörungen. Wenn nicht speziell danach gefahndet wird, dann können die Thalamussymptome unbemerkt vorübergehen. Von dem klassischen Thalamussyndrom von DÉJÉRINE-ROUSSY unterscheidet sich das von HILLEMAND festgelegte *Syndrom des Ramus thalamogeniculatus* nur in folgenden Punkten.

Es treten verhältnismäßig starke Contracturen hauptsächlich während der Bewegung und ferner auch Synkinensien auf. Die Contractur trägt aber keineswegs den Charakter der Contractur der Hemiplegiker. Besonders ist meist die obere Extremität betroffen. Die sog. *Thalamushand* hat ein ganz typisches Aussehen. Ihre stereotype Haltung kann folgendermaßen beschrieben werden: Der Vorderarm ist gebeugt und proniert. Im Handgelenk besteht ebenfalls Flexion. Die Pronation ist nicht in allen Fällen gleichmäßig ausgesprochen. Die Hand ist weniger mitgenommen als bei der gewöhnlichen Hemiplegie. Sie ist nicht geschlossen. Die Finger sind verlängert, wenig contracturiert. Oft sind die Grundphalangen mäßig im Grundgelenk gebeugt, während die Mittel- und Endphalangen fast vollkommen gestreckt sind. Die Finger sind nicht unbewegt und starr. Im Gegenteil, sie befinden sich in fortwährender Bewegung, wenn auch nicht sehr lebhaften. Doch am typischsten an den Bewegungen ist die Unabhängigkeit eines Fingers von dem anderen, so daß ungewohnte bizarre Stellungen entstehen, die gewissermaßen an *athetotische* erinnern. Es ist nicht immer leicht, diese Hand zu fixieren. Die thalamische Contractur ist folglich nicht die fixierte Contractur der Hemiplegiker, sie wechselt an Intensität.

Diese Beschreibung von HILLEMAND entspricht in der Tat der Pose, welche die obere Extremität bei Thalamusherden annimmt. Ich habe in manchen

Thalamusfällen die Thalamushand gut ausgeprägt gesehen. Doch will mir scheinen, daß diese Hand der athetotischen überaus nahesteht. Besonders nähert sie sich der athetotischen Bewegung durch die seltsame *Mischung von Hypotonie und Hypertonie*, was von HILLEMAND wenig berücksichtigt ist.

Das zweite Thalamussyndrom nach HILLEMAND ist das *Syndrom des Ramus thalamoperforatus*, eines Zweiges der A. retromamillaris. Es entspricht dem von CHIARY, FOIX und NICOLESCU beschriebenen *rubrothalamischen Syndrom* oder dem *oberen Syndrom des roten Kernes*. Hier stehen im Vordergrund motorische Symptome teils von *cerebellarem* Charakter und ganz besonders der *Hemitremor*, der oft einen intentionellen Charakter trägt. Die Gefühlsstörungen sind oft weniger ausgeprägt, die choreo-athetotischen wechseln. Die Thalamushand kommt vor. Dieses Syndrom kommt eher als andere isoliert vor. Die anderen Symptome, die von einer Läsion der *A. cerebri posterior* abhängen, werden hier fast nie beobachtet, weil die Blutzirkulation sich mit Hilfe der A. communicans posterior sehr rasch und gut ausgleicht.

Nicht selten ist eine Kombination beider Syndrome. Es treten dann sämtliche Thalamussymptome in wechselnder Dosis auf. Was die Syndrome betrifft, welche von Läsionen anderer Stellen des Thalamus abhängen, so ist die Funktion des Vorderkernes, des oberen und vorderen Teiles des lateralen Kernes, eines großen Teiles des inneren Kernes weniger klar. Es sind Fälle beschrieben worden mit Läsionen der vorderen Anteile des Thalamus, wo psychische Störungen vorherrschten, wo die Hemiplegie im Vordergrund stand. In diesen Fällen beschränkt sich der pathologische Prozeß nicht auf die obenerwähnten Territorien, sondern nimmt weitere Teile des Thalamus ein oder überschreitet seine Grenzen. Es muß deshalb nur bei obliterierenden Prozessen im Bereiche der obengenannten Äste der A. cerebri posterior ein mehr oder weniger ausgesprochenes Syndrom entstehen, welches einem der obenerwähnten entspricht. Die A. lenticulo-optica spielt keine bedeutende Rolle in der Blutversorgung des Sehhügels. Verschluß der *A. fossae Sylvii*, aus welcher die lenticulo-optische Arterie entspringt, führt zu keinerlei Störungen der Thalamusfunktion.

Wenn wir uns nun die Frage vorlegen, welche Kennzeichen für ein Thalamussyndrom am typischsten sind, so müssen wir an erster Stelle doch diejenigen hervorheben, welche schon DÉJÉRINE und ROUSSY besonders unterstrichen haben, und zwar vor allem die *Hyperpathie*. Sie unterscheidet sich von der Hyperpathie im Geleite von peripherer Nervenerkrankung, von Erkrankung der Leitungsbahnen im Rückenmark, dadurch, daß das spezifische protopathische Schmerzgefühl in der *ganzen kontralateralen Körperhälfte* lokalisiert wird. Der Thalamus bildet, wie FOERSTER besonders betont, eine funktionelle Einheit für eine Körperhälfte und sogar für den ganzen Körper. Bei jedem lokalisierten Herd im Thalamus bringt eine jede ihm von irgendwo zugeführte pathologische Erregung es mit sich, daß der Schmerz auf die gesamte Körperhälfte ausstrahlt. Auch die namentlich von HEAD und HOLMES angeführten „affektiven" Obertöne einer jeden Sensation von positivem oder negativem Gefühlston sind für einen Thalamusherd sehr typisch, besonders wenn sie nicht nur infolge Reizes eines Tangoreceptors, sondern auch eines Distanzreceptors (Auge, Ohr, Geschmack, Geruch) auftreten. Dann treten bei Thalamusherden besonders oft viscerale Schmerzen auf, die schon nicht selten die Diagnose auf falsche Fährte führte. So habe ich besonders Kranke mit *Encephalitis epidemica* gesehen, welche wegen angeblicher Appendicitis, Cholecystitis, Ulcus ventriculi u. dgl. ähnlichen Krankheiten operiert wurden. Ich habe noch unlängst eine junge Patientin in der Klinik gehabt, die man in einer Klinik wegen Appendicitis, in der anderen wegen Gallensteine operieren wollte, die über furchtbare Schmerzen in der rechten Seite klagte. Sie wurde vor dem Messer nur dadurch gerettet, daß sie Anfälle bekam, die als hysterische gedeutet wurden, da sie aus unwiderstehlichen Lachkrämpfen bestanden, die nicht selten in Weinkrämpfe übergingen. Daraufhin wurde die Vermutung ausgesprochen, daß es sich um Hysterie handelte, um so mehr als es irgendwie gelang, ein „psychisches Trauma" zu entdecken. Daraufhin kam sie in die Nervenklinik, wo Fehlen des Achillessehnenreflexes und schlechte Pupillenreaktion die Diagnose sofort für epidemische Encephalitis entschied und die „hysterischen" Anfälle als Zwangslachen und Zwangsweinen, wie auch die Schmerzen als von typisch thalamischer Genese stempelte. In der Anamnese erwiesen sich auch Schlafstörungen. Sie wurde energisch mit Urotropin behandelt und nach einigen Monaten wesentlich gebessert entlassen. Es bestanden absolut keine Anhaltspunkte für Hysterie.

Einen schönen Fall von *Thalamussyndrom* hat in meiner Klinik ESTHER MINKIN beobachtet und beschrieben. Sie hat ihn mit Recht als *rubrothalamisches Syndrom* gedeutet, obwohl nicht alle Symptome in die von HILLEMAND geprägte Schablone paßten. Es handelte sich um eine Schädelwunde, die der Kranke in der Scheitelgegend erhielt. Er verlor nicht das Bewußtsein. Am nächsten Tag traten Übelkeit und Erbrechen auf. Erst am vierten Tag verspürte er Schwäche und taubes Gefühl in der rechten Hand. Am selben Abend mußte er sich niederlegen und lag 8—10 Wochen mit hoher Temperatur ohne Bewußtsein. Aus der Wunde am Schädel entleerte sich Eiter. Allmählich kehrte das Bewußtsein wieder. Die Sprache war erschwert. Der rechte Arm konnte nicht bewegt werden. Das rechte Bein war nur wenig mitgenommen. Gelitten hatte auch der rechte Mundwinkel, der ebenso wie die rechte obere Extremität und der obere Teil der rechten Hälfte des Brustkorbes hypästhetisch war. Allmählich wurde die Sprache besser. Auch die Bewegungen in der rechten Hand stellten sich ein. Doch zu dieser Zeit begann er einen Tremor in derselben zu bemerken, der immer zunahm. Außerdem traten starke Schmerzen in der rechten Körperhälfte auf, die er ungenau lokalisierte und nicht selten in die Lebergegend und das Hypochondrium verlegte. Dem Status entnehme ich: Klagen über Schmerzen in der rechten Körperhälfte, ausgeprägte Hypästhesie aller Qualitäten in der rechten Gesichtshälfte und Fehlen jeglicher Sensibilität um den rechten Mundwinkel. Die schwersten Erscheinungen bestanden in der rechten Hand. Hier war eine vollkommen schlaffe Parese mit typischer Hängehand wie bei Radialislähmung. Die Trophik der Muskeln war etwas unterhalb der Norm mit quantitativer Herabsetzung der elektrischen Erregbarkeit. Schwere Koordinationsstörung im rechten Arm mit starkem Intentionstremor. Bei Augenschluß wurde die Ataxie noch stärker. Bei vorgestreckten oberen Extremitäten hängt die Hand nach unten. Der ganze Arm vollführt im Schultergelenk bei leicht gebeugtem Vorderarm tremorähnliche Bewegungen in der horizontalen Fläche. Bei geschlossenen Augen werden diese Bewegungen bedeutend ausgiebiger mit großen Schwingungen. Beim Liegen mit passiv auf das Bett gelagerter Extremität fehlt jeder Tremor,

resp. er nimmt bedeutend ab. *Imitationssynkinesie* in der rechten Hand schwach
ausgeprägt. Beim Sichaufrichten aus Rückenlage manchmal cerebellare Asynergie
im rechten Bein. Rechts Adiadochokinese. Leichte cerebellare Katalepsie.
Merkliche Herabsetzung der Sensibilität an der rechten Körperhälfte und fast
völliges Fehlen derselben in der rechten oberen Extremität und um den rechten
Mundwinkel. Die zweidimensionale Empfindung, die Lokalisation, die Kinästhesie der Haut hatten am meisten in der rechten oberen Extremität und auf
der Brust auf dem Niveau der Brustwarzen gelitten. Das Vibrationsgefühl war
auf der gesamten rechten Körperhälfte herabgesetzt. Die Lageempfindung war
in allen Gelenken der rechten oberen Extremität herabgesetzt. Sehnen- und
Periostalreflexe waren an der oberen rechten Extremität fast verschwunden.
Pathologische Reflexe fehlten. Von vegetativen Symptomen bestand fortwährendes Schwitzen der Hände, Speichelfluß. Die funktionellen Leberproben
(Galaktose, Diathermie u. a.) verhielten sich normal. Liegt fortwährend mit
heißen Wärmeflaschen in der Lebergegend und dem Hypochondrium. An diesen
Hautstellen Spuren von Brandwunden und Pigmentverlagerung. In der linken
Scheitelgegend ein Knochendefekt.

Man wird E. MINKIN durchaus zustimmen müssen, wenn sie eine post-
traumatische Encephalitis annimmt. Auf mehr Widerspruch kann schon ihre
Ansicht stoßen, daß die Encephalitis von den Zentralwindungen resp. auch
Scheitellappen ihren Ausgang genommen hatte und dann in die Tiefe bis zum
Thalamus gedrungen ist. Und doch muß man zugeben, daß das gesamte Bild
durch eine Rindenerkrankung allein nicht erklärt werden kann. Die besonders
stark ausgeprägte Anästhesie um den Mundwinkel mit der Anästhesie der rechten
Hand, die ursprüngliche Sprachstörung, scheinbar auch mit sensorischem Charakter, die merklich geschwächte Psyche — das alles würde für einen Rinden-
herd sprechen. Doch die schwere ausgebreitete Hypästhesie, die Schmerzen,
namentlich auch visceralen, und besonders der Tremor von Intentionscharakter,
das alles spricht für eine Lokalisation im Bereiche des Thalamus, und zwar wo
die rubrale Faserung einstrahlt. Bei einer eiterigen Encephalitis kann man
allerdings ein isoliertes Beschränken des Prozesses auf das Gebiet einer der von
FOIX und HILLEMAND beschriebenen Arterien nicht erwarten. Immerhin ist es
bemerkenswert, daß gerade in diesem Fall der Krankheitsprozeß sich doch ungefähr im Gebiete des Ramus thalamoperforatus entwickelt hatte. Allerdings
auch das Gebiet des R. thalamogeniculatus war geschädigt, mit anderen Worten,
das Gebiet, das hauptsächlich durch Zweige der Cerebri posterior versorgt wird.

Die HILLEMANDschen Thalamussyndrome können die möglichen Kombinationen nicht erschöpfen, welche im Gefolge der Läsionen des Thalamus auftreten,
da ja diese sich nicht immer auf ein Arteriengebiet beschränken. Doch kommt
es vor, daß gerade eitrige Entzündungsprozesse hauptsächlich sich im Bereiche
bestimmter Gefäße abspielen. Ich habe mich bei dem E. MINKINschen Fall
eben deshalb etwas ausführlicher aufgehalten, weil er gestattet, trotz der ursprünglichen Ausbreitung des Krankheitsprozesses doch ein Thalamussyndrom
durchaus überzeugend herauszuschälen. Wir können aber den E. MINKINschen
Fall noch etwas weiter aufs Korn nehmen, wenn wir in Betracht ziehen, daß
innerhalb des Thalamus von WALLENBERG eine präzisere Lokalisation für die
Endigungen des Trigeminus angegeben worden ist, und zwar in den medialen

Teilen. Andererseits sollen gerade die unteren Extremitäten lateral von den oberen im Thalamus repräsentiert sein. Man sollte in Anbetracht dieses berechtigt sein, in dem E. Minkinschen Fall eine mehr mediale Lokalisation im Thalamus anzunehmen, da die untere Extremität weniger betroffen ist, die Gesichtshälfte neben der oberen Extremität jedoch in den Prozeß einbezogen ist. Nun haben Marinesco und Nicolesco als Gegenstück ganz unlängst einen Thalamusfall beschrieben, wo die Gesichtshälfte verhältnismäßig frei geblieben war und bei der Sektion die medianen Teile des äußeren Thalamuskerns, des Nucleus semilunaris, Flechsig und der periphere Teil des Centre médian de Luys verschont waren. Marinesco und Nicolesco nehmen gleichfalls an, daß Zerstörungen des Nucleus externoventralis thalami (Gebiet des Ramus thalamogeniculatus) hauptsächlich sensible Schädigung der Regio rubrohypothalamica und ventromedialer Teile (Gebiet des R. thalamoperforatus), wo die Endkerne der *dentato-rubrothalamischen Bahn sich befinden, cerebellare resp. rubrale Symptome hervorrufen.* Wir zählen hierzu die bemerkenswerte *Steigerung der Psychoreflexe*, das exzessive Lachen und Weinen, welches wohl durch Enthemmung des thalamo-pallidären Reflexbogens hervorgerufen wird. Bei der obenerwähnten Patientin mit epidemischer Encephalitis entstanden die als hysterisch betrachteten Lach- und Weinanfälle immer im Anschluß an einen wenn auch minimalen Reiz. Doch waren die Erlebnisse der Patientin während dieser Anfälle denselben durchaus nicht adäquat. Der affektive Ton war weder lustbetont beim Lachen, eher schon unlustbetont beim Weinen.

Wir müssen auch die mangelhafte Mimik in einem Teil der Fälle nicht nur auf Striatumstörungen beziehen, sondern auch auf Läsionen des Sehhügels, der als wichtigstes afferentes System des Reflexbogens für automatische Reaktionen von emotionellem Charakter funktioniert.

In vielen Fällen wird das Thalamussyndrom nicht durch Veränderungen der Wandungen der Arterien und vor allem der *Arteria cerebralis posterior* hervorgerufen, sondern durch diffusere Prozesse, wie Tumoren, Blutungen, Entzündungen. Dann ist es nicht zu erwarten, daß wir ein scharfumrissenes Syndrom eines Thalamusabschnittes im klinischen Bilde finden. Wir haben dann im Gegenteil eine große Zahl verschiedener Thalamussymptome vor uns, welche der Vielheit der Verbindungen des Thalamus mit Rinde, strio-pallidärem System, rubro-cerebellaren Kernen, Schleifensystem, hypothalamischen Organen entspricht. Bei weitem nicht alle von diesen Symptomen sind schon heute pathogenetisch klargelegt. So hat Kleist in jüngster Zeit auf Thalamusherde ein Syndrom bezogen, welches uns noch weiter unten bei Beschreibung der Frontalsyndrome beschäftigen wird. Es handelt sich um das Symptom eines motorischen Negativismus, welches Kleist als *Gegenhalten* bezeichnet. Es besteht im Widerstreben gegenüber Lage und Haltungsänderungen. Jeder Versuch, die Haltung des Körpers oder eines seiner Teile durch passive Bewegungen zu ändern, führen zu Spannungen in den Muskeln, welche die Haltung befestigen. Je stärker die angewandte Kraft anwächst, desto stärker die Muskelspannung. Am häufigsten findet sich, nach Kleist, das Gegenhalten am Unterkiefer. Doch auch in den Halsmuskeln, besonders den Beugern, den Muskeln des Stammes, den Muskeln der proximalen Enden der Extremitäten, namentlich den Adductoren der Oberarme und der Oberschenkel. Das Gegenhalten kann sich auch ausschließlich auf bestimmte Körperteile beschränken. Das Gegenhalten läßt sich durch gewisse Manipulationen, z. B. durch leichte wiederholte Dehnungen der untersuchten Muskeln hervorlocken. Kleist unterscheidet ein reaktives und ein spontanes Gegenhalten. Ersteres tritt bei passiven Bewegungen auf, letzteres bei unbeeinflußten Kranken, obwohl auch hier eine Beeinflussung durch die Schwerkraft z. B. nicht von der Hand zu weisen ist. Auch taktile und innere Reize, krankhafte Sensationen und Gefühle veranlassen Haltungen, die ebenfalls durch Entgegenhalten befestigt werden. Nun findet Kleist bei Kranken mit Gegenhalten auch *Greifreflexe* der Hand und *Saugreflexe* der Lippen. Dieselben veranlassen dann, daß das Gegenhalten besonders stark ausgeprägt ist. Nun hat Kleist bei 10 Arteriosklerotikern mit Gegenhalten, darunter 9 mit Greifreflex, stets ,,doppelseitige größere oder kleinere Erweichungsherde, Lacunen und Kriblüren in den Sehhügeln gefunden, deren Erkrankung in den meisten Fällen auch noch zu anderen affektiven Störungen geführt hatte (Zwangsweinen u. ä.)". Kleist faßt das Gegenhalten als Symptom auf, welches auf die Funktion niederer affektiver Hirngebiete im caudalen Teil der Oblongata hinweist, welche von der Wirkung des höheren affektiven Zentrums im Thalamus befreit werden. Der *Greifreflex* kommt vermutlich im Halsmark zustande. Dies beweisen Fälle von Oblongatawesen oder Mittelhirngeschöpfen, wie der von Gamper beschriebene.

Es ist nicht leicht, das von Kleist beschriebene Symptom des Gegenhaltens, das ich auch in einer Anzahl meist schwerer Hirnkranker sowohl mit Tumoren als auch mit Gefäßläsionen konstatieren konnte, ausschließlich als Thalamussyndrom zu betrachten. Ähnliche Zustände haben C. Mayer und Reisch bei Frontalherden beobachtet. Auch in den Fällen von Kleist bestand schwere allgemeine Arteriosklerose, welche die Rinde nicht unverschont lassen konnte. Nun ist es ja durchaus möglich, daß das Gegenhalten sowohl bei Thalamus- als auch bei Frontalherden vorkommen kann. Dafür spricht der Umstand, daß der Thalamus mit der Rinde aufs intimste korrespondiert und andererseits die niederen ,,affektiven Zentren" in Oblongata und Rückenmark sowohl mit dem Thalamus als auch mit der Hirnrinde in Verbindung stehen. Jedenfalls ist dieses interessante Symptom nicht ein Ausfallssymptom, nicht ein Minussymptom, sondern ein Hervortreten neuer Reaktionsweisen, die auf phylo- und ontogenetisch alten Mechanismen und Automatismen beruhen. Näheres darüber im Abschnitt Frontalsyndrome.

Über corticale Syndrome der Sensibilitätsstörung s. in den Abschnitten über Syndrome der hinteren Zentralwindung und der Parietalwindung.

III. Syndrome der Reflexstörungen.

1. Allgemeines.

Wie in der Physiologie, so hat auch in der Klinik der Reflexbegriff eine gewisse Evolution durchgemacht. Es kann heutzutage nicht mehr von Reflexen als von absolut stereotypen Antworten auf Reiz gesprochen werden, die *ausschließlich* und *eindeutig* durch den anatomischen Reflexbogen determiniert sind. Bleibt der anatomische Reflexbogen auch unverändert, so können doch die Reflexe erhebliche Veränderungen erfahren, und sogar in entgegengesetztem

Sinne. Diese biologisch ganz selbstverständliche Tatsache — ist ja die Reflexbewegung Reaktion des Organismus auf die mannigfaltigsten oft entgegengesetzten Reize der Umwelt unter den mannigfaltigsten Situationen des Lebewesens — hat erst in neuester Zeit hauptsächlich dank Untersuchungen von SHERRINGTON, MAGNUS, PAWLOW u. a. auch in der Klinik Würdigung und praktische Anwendungsmöglichkeiten gefunden. Wenn wir durch Schlag auf die Patellarsehne einen Kniereflex hervorrufen, so ist der letztere allerdings an den anatomischen Reflexbogen gebunden und durch denselben determiniert. Jedoch können die verschiedenen Veränderungen, die im Organismus selbst oder in der Umwelt vorgehen, zu Veränderungen auch des Kniesehnenreflexes führen, ohne daß der Reflexbogen desselben sich irgendwie verändert. Wir können darüber hinaus sagen, daß prinzipiell jede Veränderung in einem Teil des Organismus oder in der ihn umgebenden Umwelt *Umschaltungen, Umstimmungen* in dem gesamten Organismus hervorruft, die *unter gewissen Umständen* auch durch die klinische, künstlich isolierende Untersuchung eines Reflexes aufgedeckt werden können. Man spricht heutzutage in der Klinik in gewissem Sinne vom Gestaltwandel der Reflexe, von alliierten und antagonistischen Reflexen, von induzierten Reflexen. Der künstliche Reiz, der in der Klinik zur Hervorrufung eines Reflexes angewandt wird, führt unter Umständen bei derselben Versuchsperson zu verschiedenen Resultaten, je nach Lagerung des Körpers oder seiner einzelnen Teile, u. a. auch des zu untersuchenden Gliedes. Besonders unter *gewissen patholo-gischen* Bedingungen tritt diese *dynamische* Charakteristik der Reflexe in Erscheinung, mit anderen Worten unter solchen Umständen, wo der Organismus in seiner Reaktionsweise mehr an niedere Lebewesen erinnert, die *unmittelbarer, mehr automatisch* auf den Situationswechsel reagieren. Meist handelt es sich bei diesen Reaktionen um präformierte Stellungen, Bewegungen und Veränderungen des Tonus, welche je nach der Situation in abgeänderter Weise als *Reflexbewegungen, reflektorische Stellungen* oder *Tonusreflexe* auftreten können.

Die Qualität und noch mehr das Ausmaß der Reflexbewegungen hängt in großem Maße von dem Tonus ab, unter welchem sich die einzelnen Teile des Reflexbogens, u. a. auch des efferenten Teiles desselben befinden. Derselbe ändert sich mit der Lageänderung des zu untersuchenden Gliedes. Der Tonus eines Muskels steigert sich bei Dehnung desselben (UEXKÜLL). Es sei hier nur auf die klassischen Versuche SHERRINGTONS an *decerebrierten Tieren* verwiesen, wie auch auf die MAGNUSschen Untersuchungen an dem herunterhängenden Katzenschwanz. Je nachdem die decerebrierte Katze auf der linken oder rechten Seite liegt und in einem Falle die rechten, in anderen die linken Schwanzabductoren gedehnt werden, entsteht beim Kneifen des Schwanzes eine Bewegung nach rechts oder nach links, in beiden Fällen von dem Reize fort nach oben. Auch die Lage des Körpers übt einen Einfluß auf den Tonus der Muskeln aus, teils durch den *vestibulären* Apparat, teils durch die Halsreflexe, teils durch die von MAGNUS entdeckten *Körperstellreflexe,* die durch Reizung nichtsymmetrischer Körperteile entstehen und anatomisch das Aufrichten des Körpers aus nichtnormaler Lage verwirklichen. Auch Lagerungen einzelner Körperteile beeinflussen den Tonus der verschiedenen Muskeln, wohl der gesamten Muskulatur. Besonders Bewegungen des Kopfes, Wendung desselben, Neigung u. dergl. führen zu Veränderungen der Lage der einzelnen Glieder, zu Tonusverschiebungen

in denselben und demgemäß zu Änderungen der Reflexe. Allerdings sind diese
Einflüsse am besten in bestimmten pathologischen Fällen klinisch zu konstatieren.
Doch muß hier ganz besonders unterstrichen werden, daß wir uns noch ganz
in den Anfängen befinden, die an decerebrierten Tieren festgestellten Verhältnisse
für die Klinik brauchbar zu machen. Die Arbeit ist noch ganz im Fluß, und es
muß noch viel tatsächliches Material herangeschafft werden, um die Gesetzmäßigkeiten am Krankenbett zu entdecken, welchen diese erwähnten Reflexe
unterworfen sind.

Ist die *Reflexbewegung* Antwort auf bestimmte Reize, so möchte ich, um
Mißverständnissen vorzubeugen, vorwegnehmen, daß nur solche Bewegungen
als Reflexe aufgefaßt werden müssen, die als *Antwort auf Reize zentripetaler
Apparate resp. Mechanismen* erfolgen. So ist natürlich eine Bewegung infolge
elektrischer Reizung eines motorischen Nerven keine Reflexbewegung. Wohl
aber ist diejenige Bewegung des Beines als reflektorisch aufzufassen, die infolge
Reizung der Fußsohle auftritt. Das Wesentliche ist folglich die Applikation des
Reizes an einen Receptor, von dem eine zentripetale Bahn ihren Anfang nimmt.
Durch diese wird der Reiz fortgeleitet und an einer bestimmten Stelle zu zentrifugalen Bahnen übergeführt. Ein Teil dieser fortgeleiteten Erregung erreicht
naheliegende motorische Neurone, ein anderer wird *weiter* zentripetal geleitet,
um auf den verschiedenen Etagen des Zentralnervensystems mit anderen motorischen Elementen in Kontakt zu treten und auf diese Weise den Tonus ferner-
gelegener Muskeln zu beeinflussen.

Ganz unklar ist die klinische Bedeutung der sog. *Axonreflexe* LANGLEYS.
Erregungen, namentlich im vegetativen System, sollen unter gewissen Umständen von der zentripetalen Faser unmittelbar auf die zentrifugale übertragen
werden können, ohne daß die Erregung eine Nervenzelle im Zentralorgan erreicht.

Ist, wie oben angedeutet, eine jede Reflexbewegung die Funktion einer
ganzen Reihe von tonusbestimmenden Faktoren und sind zwischen dem einzigen
afferenten Reflexschenkel und der *gemeinsamen Endstrecke*, dem *efferenten* Reflex-
bogenschenkel, eine große Menge einander in den verschiedenen Etagen über-
lagernder *Reflexbogenzwischenstücke* oder *Kollateralen* eingeschaltet, so spielt
doch in der klinischen Untersuchung zum größten Teil die Bestimmung des
Zustandes desjenigen Reflexbogens die allergrößte Rolle, der durch die kürzeste
Kollaterale geschlossen wird. Es ist deshalb von größter Wichtigkeit, sich Rechen-
schaft abzugeben, auf welcher Höhe im Zentralnervensystem die verschiedenen
Reflexe ihre kürzesten Kollateralen haben. Gerade dieser Reflexbogen besitzt
natürlich auch biologisch die allergrößte Bedeutung, da nach dem *Kapperschen
Gesetz der Neurobiotaxis* (s. u.) die *zeitlich* am häufigsten zusammenarbeitenden
Gebilde sich auch *räumlich* infolge *galvanotaktischer Prozesse* einander nähern.

Es entspricht durchaus dem Wesen der Reflexe als Antworten auf Reize,
wenn auch der Kliniker, gleich dem Physiologen, dieselben je nach dem Charakter
des Untersuchungsreizes in *Eigenreflexe* oder *propriozeptive* und *Fremdreflexe*
oder *exterozeptive* teilt. Zu den ersteren gehören die *Sehnenreflexe*, die infolge
plötzlicher Dehnung der Muskeln auftreten, die *Tonusreflexe*, zu denen
Hals- und *Labyrinthreflexe*, ferner *Dehnungs-, Adaptations- und Fixationsreflexe*
gehören. Zu den *Fremdreflexen* gehören diejenigen Reflexe, welche infolge

Reizung von *Exteroceptoren* entstehen, d. h. von Nervenendigungen in Haut, Schleimhäuten, Cornea u. dgl., in den Sinnesorganen, wie optischen, akustischen, olfaktorischen usw.

Wie schon oben erwähnt, haben noch bei weitem nicht alle Reflexe eine klinische Bedeutung erlangt. Am längsten bekannt und am meisten studiert sind die Sehnenreflexe. Von ihnen wird hier unmittelbar die Rede sein. Dann werden wir die Tonusreflexe besprechen, die Vestibularis- oder Labyrinthreflexe und schließlich die wichtigsten Fremdreflexe erörtern.

2. Sehnen-, Periostal-, Gelenkreflexe.

Störungen der Sehnenreflexe können sich auf verschiedene Weise offenbaren. Die Reflexe können *fehlen* resp. *herabgesetzt* sein. Das spricht meist für eine Läsion im Bereiche des primitiven Reflexbogens. Derselbe kann verletzt sein: im Bereiche des peripheren Nerven bei Neuritis, Polyneuritis, traumatischer Schädigung der Hinterwurzeln, bei circumscripter spinaler Meningitis, Tabes, Lues, Wirbelcaries u. dgl., bei Myelitis oder Gliose, Hämatomyelie im Bereiche des entsprechenden Reflexsegments, bei akuter oder chronischer Poliomyelitis, Muskeldystrophien, hereditären Erkrankungen, wie Friedreichsche Ataxie. Das Fehlen der Sehnenreflexe spielt in der klinischen Neurologie eine große Rolle und ist oft für die Lokaldiagnose ausschlaggebend. Es sei deshalb hier unterstrichen, daß das Fehlen der Sehnenreflexe und besonders der Kniereflexe nicht immer den Krankheitsprozeß im Bereiche des Reflexbogens zu lokalisieren zwingt. Der Knie- resp. Achillessehnenreflex kann auch fehlen, wenn eine Hirnkrankheit vorliegt, und namentlich bei Geschwülsten oder Hydrocephalus, die zur Drucksteigerung im Schädel führen. Besonders häufig scheint dies der Fall zu sein bei Lokalisationen im Kleinhirn. Ob es sich in solchen Fällen um Fortleitung des Hirndruckes auf den Druck im Wirbelkanal handelt, durch den die austretenden Wurzeln geschädigt werden, ob toxische Einflüsse auf die Vorderhornzellen eine Rolle spielen, ist nicht ganz klar. Im epileptischen Anfall, auch im urämischen, sind die Sehnenreflexe meist erloschen. Möglich ist auch die Einwirkung beider Faktoren. In manchen Fällen fehlen die Sehnenreflexe, ohne daß sonst etwas Pathologisches zu eruieren ist. Mitunter handelt es sich um *Formes frustes von Familienkrankheiten*, die bei den anderen Familienmitgliedern vollauf ausgesprochen sind. Hierher gehören manche Fälle von *Friedreichscher Krankheit*, von *Myopathien* u. dgl., in einem Teil der Fälle um abortive Tabes, wo sonst tatsächlich nichts mehr vorzufinden ist.

Von diesen Fällen, wo die Sehnenreflexe tatsächlich fehlen, sind diejenigen zu unterscheiden, wo die Reflexe nur scheinbar fehlen, weil es nicht immer leicht fällt, sie zu erzielen. Verhältnismäßig leicht sind die Knie-, Achillessehnen-, Humeroscapular-, Radiusreflexe zu erhalten, die anderen sind oft sehr schwer auszulösen, weil es dem Kranken oft schwer fällt, die zu untersuchenden Muskeln genügend zu entspannen.

Die Steigerung der Sehnenreflexe tritt oft ohne jede organische Erkrankung bei depressiven Kranken wie auch bei Hysterie oder Neurasthenie auf. Sind jedoch Symptome einer organischen Erkrankung vorhanden, dann ist vor allen Dingen an eine Affektion der Pyramidenbahnen zu denken. Allerdings gehen auch extrapyramidale Erkrankungen mit Steigerung der Sehnenreflexe einher.

	Auslösungsmodus	Reaktion	Lokalisation im Zentralnervensystem
Masseter	Schlag auf einen Spatel, der auf die Zähne des Unterkiefers bei halbgeöffnetem Mund gelegt wird	Heraufziehen des Unterkiefers	Pons varolii
Bicepsreflex	Beklopfen der Bicepssehne bei leicht gebeugtem und supiniertem Vorderarm	Beugung des Unterarmes	C_5, C_6
Supinator- oder Radiusreflex	Beklopfen des Processus styloideus radii bei rechtwinklig gebeugtem Ellbogen und halbsupiniertem Vorderarm	Kontraktion des Supinator longus	C_5, C_6
Scapulo-humeral- oder Infraspinatusreflex	Beklopfen einer Stelle des Schulterblattes, die 2—3 cm nach außen von dem Winkel liegt, den die Spina scapulae mit dem inneren Rande des Schulterblattes bildet	Adduction und Rotation der herabhängenden oberen Extremität	C_5, C_6
Pronatorreflex	1. Beklopfen der Ellbogenbeuge lateral vom Epicondylus medialis 2. Schlag auf den Pronator teres am Unterarm	Pronation der Hand und des Vorderarmes	C_6
Tricepsreflex	Beklopfen der Tricepssehne bei leicht gebeugtem Ellbogen	Streckung des Vorderarmes	C_6, C_7
Carpo-meta-carpalreflex	Beklopfen des Handrückens	Beugung der Finger	C_8, D_1
Rippen-Bauchreflex	Beklopfen des Rippenrandes	Einziehen des Nabels in Richtung des Reizes	D_8, D_9
Medio-pubesreflex (GUILLAIN)	Schlag auf die Symphysis pubis	Kontraktion der Bauch- und der Adductorenmuskeln	D_{10}—D_{12}
Kniephänomen od. Patellarreflex	Beklopfen der Quadricepssehne	Streckung im Kniegelenk	L_3, L_4
Adductorenreflex	Beklopfen des inneren Randes des Knies	Adduction des Oberschenkels	L_2, L_3
Gekreuzter spino-adductorischer Reflex	Beklopfen der Spina ossis ilei sup.	Adduction des kontralateralen, seltener des homolateralen Oberschenkels	D_{12}, L_1
Biceps femoris-Reflex	Beklopfen der Sehne des Biceps femoris in Seitenlage des Kranken	Beugung des Unterschenkels	S_1
Achillessehnenreflex	Schlag auf die Achillessehne in Kniestellung mit herabhängendem Fuß	Dorsalflexion des Fußes	S_1, S_2
Lérisches Phänomen oder Vorderarmreflex	Maximale Beugung und Einrollen der Finger und der Hand bei kaum gebeugtem Ellbogen	Beugung des Ellbogens	von C_4 bis zur Rinde
C. Mayerscher Fingergrundgelenkreflex	Maximale Beugung des 4. resp. 3. Fingers im Grundgelenk	Adduction und Opposition des Daumens	C_6, C_7, C_8, D_1

Doch erreicht diese Steigerung nie einen allzu hohen Grad. Dagegen ist bei Pyramidenbahnerkrankung neben der Lähmung die Steigerung der Reflexe das hervorragendste Zeichen. Ein besonders gutes Pyramidenzeichen ist die Steigerung des Pronatorenreflexes (Abb. 102). Nicht selten kann man aus der *Asymmetrie der Patellarreflexe*, bei der der Reflex auf der einen Seite stärker ist, eine Pyramidenerkrankung vermuten. Bei sehr gesteigerten Reflexen kommt es zum Klonus der Patella oder des Fußes, der in Erscheinung tritt bei manueller Dehnung der entsprechenden Sehne durch Drücken auf Patella oder Fußsohle oder auch beim Beklopfen mit dem Perkussionshammer. An welcher Stelle die Pyramidenbahn geschädigt ist, kann man auf Grund der erhöhten Reflexe nicht sagen. Immer sind die Reflexe gesteigert, wo sie auch geschädigt ist, von ihrem Beginn von der vorderen Zentralwindung an bis zu den Zellen der Vorderhörner. Lediglich aus der Reflexsteigerung auf den organischen Charakter der Erkrankung zu schließen, ist nur in solchen Fällen möglich, wo ein echter Klonus besteht, der übrigens manchmal durch einen hysterischen vorgetäuscht werden kann. Doch ist letzterer nicht so stereotyp und gleichmäßig.

Besteht eine Steigerung der normalen Sehnenreflexe, dann treten

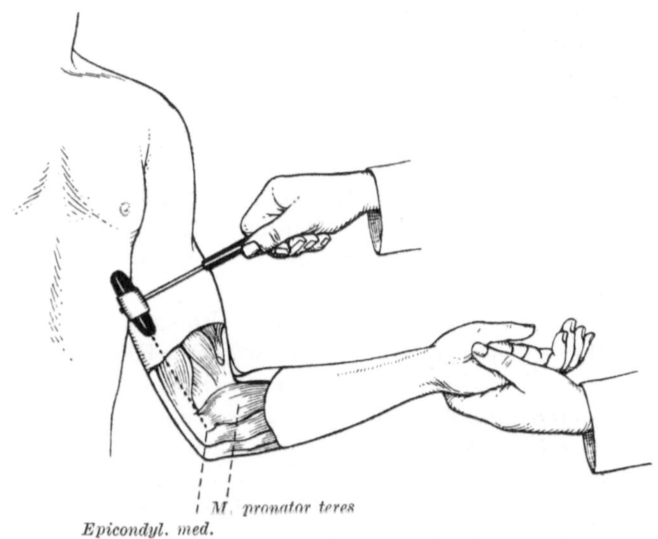

Abb. 102. Zur Untersuchung des Pronatorenreflexes. Nach MARKOW.

auch manchmal Sehnenreflexe auf, welche im normalen Zustand nicht zu erzielen sind. Ich erwähne hier nur den von TSCHLENOW aus der MINORschen Klinik beschriebenen *dorsalen Adductorenreflex*. Seine receptorische Zone befindet sich auf dem Rücken an der Mittellinie vom Kreuz und dann an beiden Seiten der Wirbelsäule, paravertebral, und in vielen Fällen noch mehr lateral. Ist die reflektorische Erregbarkeit bedeutend gesteigert, dann ruft Beklopfen dieser Gegend pathologischen Adductorenreflex eines oder beider Oberschenkel hervor. Bei Hemiplegikern ist dann der Adductorenreflex einseitig. Bei Paraplegikern kommt es nun oft vor, daß die obere Grenze der receptorischen Zone dem unteren Niveau der Rückenmarksläsion entspricht. Es ähnelt in dieser Beziehung der dorsale Adductorenreflex den Abwehrreflexen und wird er auch von TSCHLENOW mit vielem Recht als Fremdreflex aufgefaßt. Da er aber *morphologisch* mehr an einen *Sehnenreflex* erinnert und sein Auftreten an Tonussteigerung der Adductoren gebunden ist, in diesem Sinne also den propriozeptiven Reflexen näher ist, erwähne ich ihn an dieser Stelle. Es muß in Sitzlage des Kranken geprüft werden, die Beine im Knie rechtwinklig gebeugt, der Oberkörper, um den Reflex zu verstärken,

spitzwinklig nach vornüber gebeugt. Dann wird der Rücken von unten
nach oben, am besten paravertebral perkutiert und beobachtet, entweder mit
Hilfe eines Spiegels (MINOR), oder eines Assistenten, oder auch ohne jede Hilfe,
ob eine Adduction auftritt. Handelt es sich darum, um die Grenze des Herdes
zu bestimmen, dann muß wiederholt von unten nach oben und umgekehrt in
der sagittalen oder parasagittalen Fläche der Rücken perkutiert werden. In vielen
Fällen hat sich auch mir der *Tschlenowsche Reflex* nützlich erwiesen.

Es muß noch kurz die Frage gestreift werden, ob eine Pyramidenläsion
immer von Sehnenreflexsteigerung begleitet ist. Die alte BASTIANsche Anschauung, daß bei vollständiger Rückenmarksdurchtrennung die Sehnenreflexe infolge Abtrennung von den hemmenden und erregenden Zentren verlorengehen,
ist nunmehr zu den Akten gelegt. Immerhin kommt es vor, daß bei Rückenmarksläsionen, die zweifellos die Pyramidenbahn treffen, die Sehnenreflexe nicht nur
nicht erhöht, sondern abgeschwächt sind resp. fehlen. Es wird sich in solchen
Fällen wohl um komplizierte Bedingungen handeln, zu denen wir Zirkulations-
veränderungen in der Substanz des Rückenmarks, in den Vorderhörnern, den
Vorderwurzeln, Stauungen des Lymphstroms, Störungen der Zirkulation der
Cerebrospinalflüssigkeit, Intoxikationen und ähnliche Faktoren rechnen müssen.
Doch spielt hierbei eine wesentliche Rolle, daß außer der Pyramidenbahn auch
andere zentrifugale Bahnen, die auf den Tonus mitbestimmend wirken, verloren-
gehen.

Etwas anders müssen die Verhältnisse in bezug auf den LÉRIschen und den
C. MAYERschen Reflex beurteilt werden. Hier handelt es sich um etwas kompliziertere Erscheinungen. Der Reflexbogen für diese Phänomene scheint nicht
nur durch die entsprechenden Halssegmente, sondern auch bis zur Rinde zu ziehen.
*Verlust dieser Reflexe kann deshalb nicht nur für Läsion im Bereiche der peripheren
Strecke des Reflexbogens sprechen, sondern auch für Affektion der Pyramidenbahnen.*
Bei *Medianuslähmung* fehlt der MAYERsche Grundgelenkreflex infolge Ausfalls
der Opponenswirkung. Auch Ulnarisaffektion kann den MAYERschen Reflex
beeinträchtigen, da der sensible, der afferente Schenkel des Reflexes dabei zugrunde geht. Bei Pyramidenbahnläsion fehlt der Grundgelenkreflex ebenfalls.
Dies ist eines der konstantesten Zeichen derselben. Auch prognostisch kann es
verwertet werden. Mit Besserung der Lähmung kehrt der normale Grundgelenkreflex wieder. Allerdings hat das *Fehlen* des LÉRIschen und des MAYERschen
Phänomens keinen absoluten Wert, da sie manchmal auch bei Gesunden
fehlen. Klinisch ist deshalb die *Anwesenheit* des normalen Reflexes von größerer
Wichtigkeit als sein *Fehlen*.

Schließlich muß noch die *Steigerung des Grundgelenkreflexes* erwähnt werden.
Die Erhöhung äußert sich nicht nur darin, daß der Daumen bei leichtester passiver
Beugung der Grundphalangen adduziert und opponiert wird, sondern auch im
Auftreten einer Kontraktion der Unterarmbeuger, Deltoideus, vielleicht auch
des Pectoralis minor. Es kann in seltenen Fällen allerdings auch bei Gesunden
zur Mitbeteiligung proximal gelegener Muskeln an der Reflexbewegung kommen.
Doch muß dabei kräftig gedrückt werden, so daß die Einwirkung des Schmerzes
nicht ganz ausgeschlossen werden kann (MAYER und REISCH). Bei Erhöhung
des Grundgelenkreflexes tritt die Mitwirkung proximaler Muskeln bei leichter
passiver Beugung der Finger auf. Die genannten Reflexe erwiesen sich gesteigert

bei *Stirnhirnlokalisation* (STIEFLER), allerdings bei Geschwülsten, wo eine Fernwirkung nicht auszuschließen war. Bemerkenswert ist ferner die Steigerung des Grundgelenkreflexes an der dem Herde *homolateralen*, also nichtgelähmten Extremität. In dem durch die Ausschaltung von Teilen einer Hemisphäre verkleinerten Arbeitssystem der unversehrten werden wohl auch Störungen in den Systemzusammenhängen (K. GOLDSTEIN) auftreten, die sich u. a. *durch homolaterale Steigerung des Grundgelenkreflexes offenbaren können.*

3. Tonische Hals- und Labyrinthreflexe.

Die von MAGNUS und DE KLEYN an Tieren studierten *tonischen Reflexe* haben auch in die Klinik Eingang gefunden. An Tieren wurden sie am besten nach *Decerebrierung* derselben studiert, d. h. nach Durchtrennung des Hirnstamms oberhalb des verlängerten Marks. In pathologischen Fällen treten sie auch dann auf, wenn nur gewisse, freilich genau bisher nicht festgelegte Bahnen geschädigt sind, ohne daß es zur „völligen Decerebrierung" kommt. Wie schon erwähnt, ist das Gebiet der Tonusreflexe für die Klinik noch immer Neuland. Es mehren sich jedoch auch die diagnostischen Möglichkeiten derselben. Bei den Tonusreflexen handelt es sich hauptsächlich um reflektorische Veränderungen des Tonus unter dem Einflusse gewisser propriozeptiver Reize, was sich vor allen Dingen in gewissen Haltungen und Stellungen kundgibt und außerdem durch Veränderung der Reflexbereitschaft bewiesen werden kann. Die *Halsreflexe* werden am besten durch passive Bewegungen des Kopfes untersucht. Es gelten dabei folgende Regeln. Bei passiver, manchmal auch aktiver *Kopfwendung nach rechts streckt* sich im Ellbogengelenk der *rechte* und *beugt* sich der *linke* Arm, und umgekehrt, bei *Wendung* des Kopfes nach *links* wird der *linke gestreckt*, der *rechte gebeugt*. Es tritt folglich eine *Steigerung des Strecktonus* in der Extremität auf, zu welcher sich der Kopf wendet (Abb. 103 u. 104). Diese Steigerung des Tonus kann unter Umständen auch in Steigerung des Patellarreflexes auf dieser Seite festgestellt werden. Allerdings muß hier unterstrichen werden, daß in manchen Fällen die stereotypen Bewegungen anders, ja umgekehrt ausfallen. Woran das in den einzelnen Fällen liegt, ist vorläufig bei unseren ungenügenden Kenntnissen der Bahnen dieser Reflexe schwer zu sagen. Auch den BABINSKIschen Reflex habe ich manchmal deutlicher gefunden bei Wendung des Kopfes der gesunden Seite zu. In fraglichen Fällen ist dieser Kunstgriff von Nutzen.

Um *tonische Labyrinthreflexe* zu untersuchen, muß die Wirkung der Halsreflexe ausgeschaltet werden. Dies ist nur dann möglich, wenn der Kopf in bezug auf den Körper unbeweglich bleibt und beide ihre Lage im Raume ändern, z. B. der Kranke aus der Rückenlage in Bauch- oder Seitenlage gebracht wird. Auch dann gelingt es, wie beim decerebrierten Tier, in manchen pathologischen Fällen Veränderungen des Tonus in den Extremitäten festzustellen.

SIMONS hat gezeigt, daß bei Hemiplegikern durch einen bestimmten Kunstgriff die Tonusreflexe manchmal sehr gut sich demonstrieren lassen. Er benutzte zu diesem Zwecke die *Mitbewegungen, Synkinesien*, die in der gelähmten Extremität auftreten bei kräftiger Innervation der gesunden Hand, z. B. bei kräftigem Faustschluß oder Beugung resp. Streckung im Ellbogengelenk gegen Widerstand. Meist tritt dabei in der gelähmten Extremität Beugung im Ellbogengelenk auf. Wird nun der *Kopf* passiv oder aktiv *der hemiplegischen Seite zugewendet*, dann fällt diese *Beugung schwächer* aus. Das Umgekehrte ist der Fall bei *Kopfwendung von der hemiplegischen Seite fort*. Ich habe diese hemiplegische Mitbewegung als *Indicator* für die Tonusverschiebung infolge Kopflageveränderung bezeichnet.

WALSHE betrachtet die hemiplegische *Mitbewegung* selbst als *tonischen Reflex* auf propriozeptiven Reiz, der bei der Innervation des gesunden Körperteils entsteht. Sie hat auch die anderen Eigenschaften des Tonusreflexes: die Reaktion

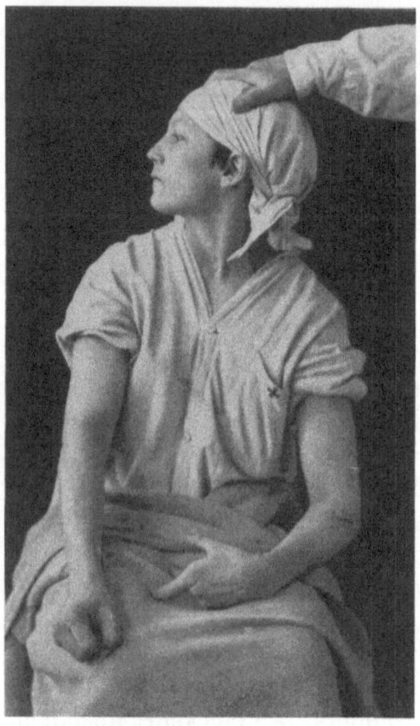

Abb. 103. Tonischer Halsreflex bei doppelter Athetose. S. Text. Universitätsnervenklinik Minsk.

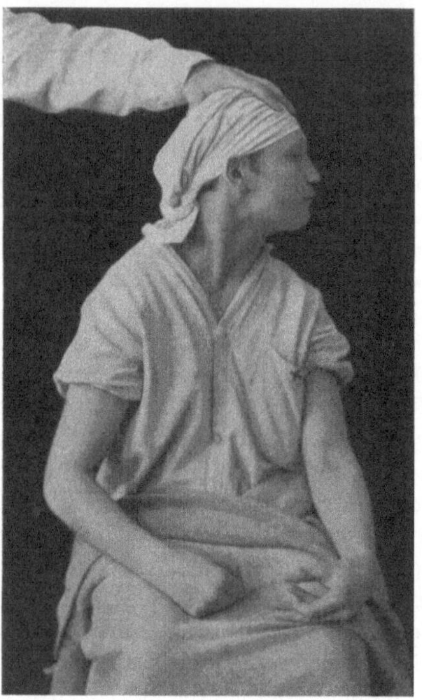

Abb. 104. Tonische Halsreflexe bei doppelter Athetose. S. Text. Universitätsnervenklinik Minsk.

entwickelt sich langsam, nach einer verhältnismäßig langen Latenz, und hält so lange an als der Reiz währt, und manchmal noch länger. WALSHE hat die Wechselwirkung zwischen Labyrinth-Halsreflexen und der Mitbewegung selbst auf folgende Weise zusammengestellt:

Patient, *rechts* gelähmt, kräftige aktive Innervation des *linken* Armes.

I. Position: Pat. *steht.*

Kopf in Mittelstellung (Km) — leichte reflektorische Beugung im rechten Ellbogen.

Kopf nach rechts (Kr) — Reflektorische Streckung, Pronation, Vorwärtsheben der r. Extremität.

Kopf nach links (Kl) — Beugung im r. Ellbogen.

II. Position: Pat. *liegt auf dem Rücken* (maximale Wirkung der Labyrinthreflexe).

Km — leichte Extension, Pronation und Adduction der kranken Hand.

Kr — kräftige Extension und Pronation derselben.

Kl — Flexion bis zum rechten Winkel.

III. Position: Pat. *liegt auf dem Bauch* (minimale Wirkung der Labyrinthreflexe).

Km — Beugung bis zum rechten Winkel mit leichter Adduction des r. Armes.

Kr — mäßige Streckung mit ausgeprägter Adduction des r. Armes.
Kl — kräftige Streckung mit Pronation und leichter Adduction des r. Armes.
IV. Position: *Rechte Seitenlage.*
 Km — Beugung des kranken Armes im Ellbogen.
 Kr (Gesicht dem Kissen zu, Hinterkopf nach oben) — Streckung des Armes im
  Ellbogen.
 Kl (Gesicht oben, Hinterkopf unten) — Streckung.
 V. Position: *Linke Seitenlage.*
 Km — Beugung.
 Kr — Streckung.
 Kl — Beugung des r. Armes.

Durch Einfluß der Labyrinthtonusreflexe ist es auch zu erklären, daß der *Babinski* in Bauchlage oft verschwindet (BYCHOWSKY), während er in Rückenlage gut ausgeprägt ist. Auch der BRUDZINSKISCHE Reflex bei Meningitis — Beugung der Beine im Knie bei passiver Kopfbeugung — ist durch Tonusveränderungen in den unteren Extremitäten infolge des propriozeptiven Reizes der Halsmuskulatur zu erklären. Die Verstärkung der Ataxie beim Kopfheben bei Tabes hat wohl auch hierin ihren Grund.

Die reflektorische Tonusveränderung ist nicht nur an den Extremitäten, sondern auch an den Augenmuskeln festzustellen. Klinisch ist es bisher in den seltensten Fällen gelungen, die Tonusreflexe auf die Augen bei Kranken zu konstatieren. So habe *ich* einen Kranken mit postencephalitischer Bewegungsstörung beschrieben, bei welchem bei aktiver oder passiver Wendung des Kopfes um die Vertikalachse die Augen zwangsweise in die entgegengesetzte Richtung gingen. Dasselbe geschah auch bei Bewegungen des Kopfes nach oben oder unten. Die Deviation konnte vom Kranken willkürlich keineswegs überwunden werden. Dies gelang nur durch aktive oder passive Kopfbewegung. P. SCHUSTER hatte früher Ähnliches als ,,Puppenkopfphänomen" beschrieben.

Die *lokaldiagnostische* Verwertung der Tonusreflexe vom Hals oder Labyrinth steckt noch in den Kinderschuhen. Nach MAGNUS liegen die Zentren für Haltungsreflexe im Hirnstamm. Vom Vestibulariseintritt caudalwärts bis zu den obersten Cervicalsegmenten befinden sich die Zentren für die Labyrinth- und Halsreflexe auf die gesamte Körpermuskulatur. Zwischen Octavuseintritt und Augenmuskelnerven liegen die Zentren der Labyrinthreflexe auf die Augen. Wesentlich ist aber der Umstand, daß die tonischen Reflexe beim Gesunden trotz erhaltenem Reflexbogen nicht hervorgerufen werden können. Allerdings haben GOLDSTEIN und RIESE ,,induzierte Tonusveränderungen" auch bei Gesunden beschrieben. Dieselben traten in Form unwillkürlicher Bewegungen unter bestimmten Bedingungen bei gewissen Bewußtseinslagen auf, die jedoch schwer von suggerierten Bewegungen zu unterscheiden sind. Wenigstens konnte ihre Existenz bei Gesunden eigentlich noch nicht in unzweideutiger Weise festgestellt werden. Im Anfang des Narkosezustandes können sie doch konstatiert werden, wie sowohl ROTHFELD als auch ich mich überzeugen konnten.

Es ist nun unbedingt notwendig, damit die tonischen Reflexe bei Menschen auftreten, daß nicht nur der Reflexbogen derselben (propriozeptive Reize der Halsmuskeln resp. des Labyrinths — Hinterwurzeln resp. N. VIII — obengenannte Zentren in Halsmark resp. Hirnstamm und von hier zentrifugale Bahnen zu den verschiedenen motorischen Gebilden, letzten Endes zu den

Vorderhornzellen) *tadellos funktioniert,* sondern daß auch *gewisse Systeme zugrunde gehen,* damit in der peripheren Muskulatur eine gewisse „Bewegungsbereitschaft", eine Tonusveränderung auftritt, die durch Untersuchung auf Tonusreflexe unter dem Einfluß propriozeptiver Reize (Halsbewegungen, Otolithenreize) in Form von oben beschriebenen Haltungen oder Funktionswandel (Wechsel des Babinski, quantitative Abänderung des Kniereflexes) festzustellen ist. Bei Tieren schafft die Decerebrierung für das Auftreten der tonischen Reflexe die günstigsten Bedingungen. Auch bei Kranken konnten sie ebenfalls da am besten konstatiert werden, wo es sich um weitgehende „Decerebrierung" resp. Zerstörung des Zentralnervensystems handelte, wie bei dem GAMPERschen Mittelhirnwesen und vielen anderen Fällen (MAGNUS-KLEYN, BROUWER, BÖHME und WEILAND, DE BRUIN, DOLLINGER). Doch häufen sich die Beschreibungen von Tonusreflexen bei Kranken mit Läsionen nur einzelner Systeme (SIMONS, FREEMAN-MORIN, GOLDSTEIN-RIESE, ZINGERLE, HOFF-SCHILDER). Ich habe ebenfalls eine Reihe klinischer Fälle beschrieben, wo deutliche Tonusreflexe bestanden. Die Ansichten gehen weit auseinander, Läsionen welcher Systeme die Tonusreflexe in Erscheinung bringen, dieselben gewissermaßen enthemmen. Sowohl das Pyramidensystem (SIMONS, PETTE u. a.) als auch Kleinhirn (GOLDSTEIN-RIESE, ZINGERLE, ROTHFELD) waren in den Fällen geschädigt, wo die Tonusreflexe gut entwickelt waren. Für meine Fälle schien mir die Annahme einer Schädigung der Stirnhirnkleinhirnsysteme in ihren verschiedenen Abschnitten für das Auftreten der Tonusreflexe am plausibelsten. Ich habe sie bei Athetose, Chorea, epidemischer Encephalitis, tuberkulöser Meningitis, FRIEDREICHscher Krankheit gesehen. Bei einem Friedreich-Kranken bestanden bei Augenschluß und vorgestreckten Armen langsame tonische Zwangsbewegungen in den Oberarmen, die in Streckstellung nach oben und der Mittellinie zugeführt wurden. Ich habe sie mit den *Stellreflexen* von MAGNUS identifiziert. In Anlehnung an DUSSER DE BARENNE glaube ich, daß diejenigen Bewegungskomplexe als Stellreflexe aufzufassen sind, wo die „Symptomatologie der reaktiven Bewegungserscheinungen am ärmsten, am einförmigsten ist". Sie müssen wenigstens einen zur *Stellfunktion zweckmäßigen* Charakter tragen. Der Streckcharakter der Bewegungen der oberen Extremitäten in unserem Friedreichfall verlieh ihnen in der Tat eine gewisse Ähnlichkeit mit phylogenetischen Bewegungskomplexen, die der Stellfunktion dienen. BABINSKI, KLEIST u. a., wie wir noch weiter im Abschnitt über Kleinhirnsyndrome sehen werden, beziehen manche hypertonische Zustände auf Schädigung der fronto-ponto-cerebellaren Systeme. Bemerkenswert erschien uns besonders der Einfluß des Augenschlusses auf das Auftreten der Extensionsphänomene. Erst durch denselben wurde die Bewegungsbereitschaft in Bewegung umgesetzt. Auf Grund meiner Fälle und der von anderen Verfassern beschriebenen glaube ich annehmen zu müssen, daß ein Ausfall verschiedener cerebraler Systeme imstande ist, die Tonusreflexmechanismen des Hirnstammes zu entfesseln. Zu denselben gehört vor allen Dingen das *fronto-cerebellare* System, welches mit dem *roten Kern, der im Mittelpunkt der Tonusregulierung* steht, korrespondiert. In manchen Fällen wird dadurch nur eine erhöhte Tonusreflexbereitschaft geschaffen. Kommt dann noch der Ausfall anderer hemmender Bahnen hinzu, wie dies z. B. durch Augenschluß verwirklicht wird, dann erst treten die pathologischen tonischen Reflexe auf. Auch das Fehlen der tonischen

Halsreflexe kann manchmal lokaldiagnostisch verwertet werden. Es ist klar, daß sie in den Fällen fehlen werden, wenn der obenerwähnte periphere Reflexbogen zerstört ist. Das ist der Fall bei tuberkulöser Meningitis, wenn die oberen cervicalen Hinterwurzeln zerstört sind oder bei Friedreich mit Affektion der Hinterstränge aus dem Halsgebiet. So habe ich in einigen schweren Fällen von tuberkulöser Meningitis beobachten können, wie die ursprünglich stark ausgeprägten Halsreflexe allmählich schwanden und mit ihnen auch die Rigidität des Halses. Vor dem Exitus waren der Opisthotonus und mit ihm auch die Halsreflexe vollständig geschwunden.

4. Stützreaktion.

Zu den tonischen Reflexen ist noch die sog. *Stützreaktion* zu rechnen. Sie wurde von Magnus an Versuchstieren, sowohl beim normalen als auch beim

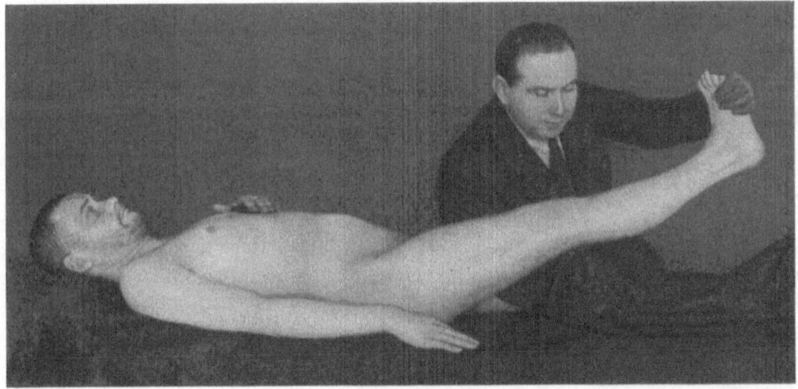

Abb. 105. Positive Stützreaktion bei passiver Dorsalflexion des Fußes. Friedreichsche Krankheit. Nach Markow. Universitätsnervenklinik Minsk.

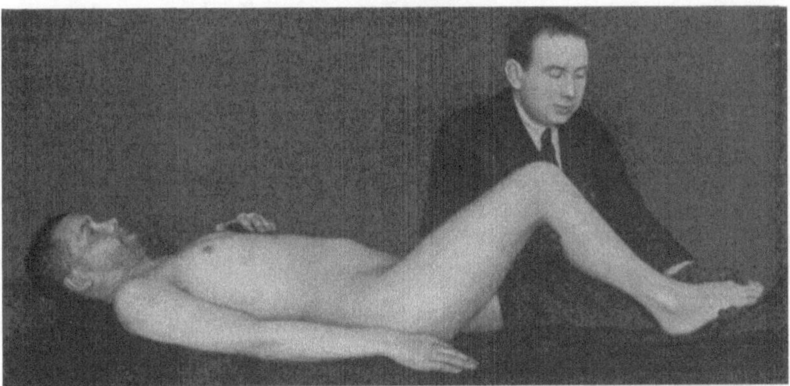

Abb. 106. Negative Stützreaktion bei passiver Plantarflexion des Fußes. Nach Markow.

Thalamustier, und von Rademaker besonders an kleinhirnlosen Tieren beschrieben. Diese statokinetischen (Foerster) Reaktionen bestehen in folgendem: Bei passiver Dorsalflexion der Zehenballen erfolgt eine ausgesprochene Fixation

der Extremität in Streckstellung (positive Stützreaktion). Bei passiver Plantarflexion der Zehen resp. des Fußes wird im Gegenteil die starre, unbewegliche
Säule in ein bewegliches Instrument verwandelt (negative St.R.). Auch bloße
Berührung des Fuß- resp. Zehenballens ruft in manchen Fällen eine schwer zu
bezwingende Extension der un-
teren Extremität hervor (*Magnet-
reaktion*). Schon früher hatte
FOERSTER gefunden, daß bei
totaler Durchtrennung des
Rückenmarks nicht nur der
MARIE-FOIxsche Handgriff —
passive Plantarflexion der Zehen
— reflektorische Beugung im
Hüft- und Kniegelenk bei spastischen Paraplegien herbeiführt,
sondern auch, daß passive Dorsalflexion der Zehen und des
Fußes energische Streckbewegung des vorher im Knie gebeugten Beins verursacht. SCHWAB
aus der FOERSTERschen Klinik

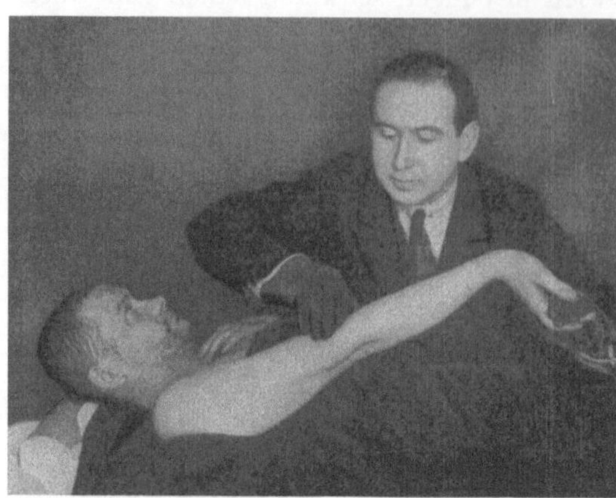

Abb. 107. Positive Stützreaktion bei dorsaler Flexion der Hand.
Nach MARKOW.

hat als erster die Stützreaktion am Menschen untersucht und dieselbe sowohl
an der oberen als auch unteren Extremität festgestellt. An der *oberen Extremität* muß zur Erzielung einer *positiven Stützreaktion* eine energische passive
Extension der Hand am besten in Supinationsstellung vorgenommen werden.

Umgekehrt wird eine *negative
Stützreaktion* durch kräftige Flexion der Finger und der Hand
hervorgerufen, wie beim LÉRI-
schen Zeichen, mit dem die negative St.R. nach SCHWAB ebenso
verwandt ist wie das MARIE-
FOIxsche Zeichen. SCHWAB hat
die St.R. in Fällen von Klein-
hirnschädigung auf der Seite der
Erkrankung gefunden. Auch bei
Stirnhirntumoren hatte sie FOER-
STER gesehen, und zwar homolateral. Es ist dann noch von
PARKER und STENGEL die St.R.
beschrieben worden in Fällen von

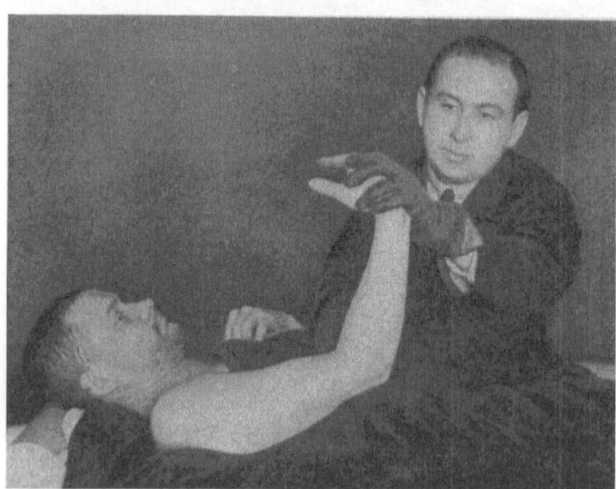

Abb. 108. Negative Stützreaktion bei volarer Flexion der Hand.
Nach MARKOW.

Frontalhirntumor (homolateral; es bestand starker Druck auf das Stirnhirn der
anderen Seite), Kleinhirntuberkel (homolateral), multiple Sklerose, Chorea, Athetose. Ich habe auch in meiner Klinik ausgesprochene Stützreaktion beobachtet und
durch MARKOW beschreiben lassen: bei Friedreich (positiv und negative), doppelter
Athetose, Kleinhirncyste und -tumor (Abb. 105, 106, 107 u. 108). Auch bei *Chorea*
konnten wir reflektorische Tonusverstärkungen bei passiver Extension feststellen.

Doch sind in diesen Fällen die brüsk auftretenden Spasmen oft schwer von denjenigen auseinanderzuhalten, welche bei der Chorea „spontan" auftreten. Allerdings können ja auch letztere durch aktive Überstreckungen der distalen Teile der Extremitäten hervorgerufen werden. Wir besitzen jedenfalls in der Stützreaktion ein Zeichen, welches in gewissem Maße lokaldiagnostisch verwertet werden kann.

Zu dieser Gruppe von Eigenreflexen, die mit Tonusverschiebung einhergehen, gehören vielleicht auch das paradoxe Phänomen von STRÜMPELL, das darin besteht, daß in manchen pathologischen Fällen hauptsächlich striärer Genese, bei passiver Dorsalbeugung des Fußes eine Contractur der Dorsalbeuger auftritt, und das von PÖTZL beschriebene Symptom einer *Stirnhirnpolerkrankung*. Letzteres besteht in einer „blitzartig einschießenden Kontraktion" der Hüftbeuger bei passiver Beugung im Hüftgelenk und gestrecktem Kniegelenk. Dieses Symptom tritt stärker kontralateral, weniger deutlich homolateral auf.

5. Dehnungsreflexsyndrome.

Wir können in gewissem Sinne hierher eine ganze Reihe von tonischen Eigenreflexen bei Gesunden zählen, die während eines jeden Bewegungsablaufes auftreten. Der *Dehnungsreflex* besteht in einer Tendenz des durch die aktive oder passive Bewegung gedehnten Muskels (meist ist es der Antagonist), dieser Dehnung Widerstand zu leisten und sich zusammenzuziehen. Durch die Dehnung werden die im Muskel liegenden Receptoren auf dieselbe Weise gereizt wie beim Schlage auf die Sehne des leicht gespannten Muskels. Dieser Reiz wird durch die zentripetale Bahn via Hinterwurzeln in das Rückenmark geleitet. Hier wird dieser Reiz nicht nur unmittelbar auf die motorischen Apparate desselben Segmentes übertragen, um zum Muskel zurückzukehren, sondern im Sinne der oben dargelegten Gesetzmäßigkeiten nach den verschiedenen Etagen des Zentralnervensystems (Hirnstamm, Kleinhirn, Stammganglion, Cortex) geleitet, um von hier aus wieder zur *gemeinsamen Endstrecke* zurück in den Muskel zu kommen. Ist der Dehnungsreflex in gewissem Maße bei Gesunden durch Palpation mit der Hand festzustellen und auch mit Hilfe der *Aktionsstromaufnahme* zu registrieren, so erscheint er bei gewissen pathologischen Zuständen ganz besonders erhöht. Der gesteigerte Tonus nach Unterbrechung der langen motorischen Bahnen des Rückenmarks (Pyramidenbahn, rubro-spinale, vestibulo-, reticulospinale u. a. Bahnen) und die bei demselben auftretende wesentliche Steigerung des Dehnungsreflexes sind allbekannt und sprechen von der Bedeutung des Rückenmarksbogens für den Dehnungsreflex. Auch Läsionen des Hirnstammes führen zur Verstärkung des Dehnungsreflexes. Letzterer wird ganz besonders stark bei der *Enthirnungsstarre*, die im Tierexperiment infolge *Schnittes hinter den Vierhügeln* auftritt. Nach RADEMAKER handelt es sich um Abtrennung des roten Kerns, der für eine richtige Tonusverteilung verantwortlich ist. Bleibt der *rote Kern* unversehrt, dann fehlt die Enthirnungsstarre. Nach FOERSTER hemmt der rote Kern die Reflextätigkeit der Pons- und Oblongatazentren. In der Tat hat SHERRINGTON gezeigt, daß beim Schnitt im caudalen Teil des verlängerten Marks in der Ebene des Calamus scriptorius die Enthirnungsstarre fehlt. Auch beim Menschen spielt der rote Kern zweifellos eine Rolle in der normalen Tonusverteilung, wenn auch nicht außer acht zu lassen ist, daß durch den *aufrechten Gang* und die Differenzierung der *Vorderextremitäten die Tonusverteilung beim Menschen wesentlich modifiziert* ist und dementsprechend auch die Rolle der entsprechenden Nervenapparate. Immerhin ist es außer Zweifel, daß bei Zerstörungen des Hirnstammes bei Menschen, namentlich bei solchen, die den roten Kern treffen resp. ihn von den subrubralen Gebilden abtrennen, Enthirnungsstarre auftritt und damit auch Steigerung des Dehnungsreflexes. Daß auch bei Erkrankungen des *Kleinhirns* der *Dehnungsreflex* wie auch der Tonus der Muskulatur Veränderungen unterliegt, ist klinisch durchaus festgestellt. *Doch liegen hier die Dinge nicht so durchsichtig.* Einerseits tritt bei *Kleinhirnläsionen* sehr häufig *Hypotonie* auf und *Beeinträchtigung des Dehnungsreflexes.* Andererseits aber haben wir schon oben gesehen, daß gerade bei *Kleinhirnläsionen die Stützreaktion besonders ausgeprägt ist.* Mit anderen Worten, bei bestimmter Lage des distalen Teils der Extremität entsteht ein nicht, zu überwindender Dehnungswiderstand der Muskulatur. Ich habe mich oft davon überzeugen können, wie bei Kleinhirnkranken und namentlich bei Friedreichkranken bei der Untersuchung *im Bett* eine ausgesprochene *Hypotonie* besteht. Wird nun aber der Kranke *auf den Boden gestellt,* so imponiert die außerordentlich *stark ausgeprägte Streckerstarre, der fast unüberwindliche Dehnungswiderstand der Standmuskeln.*

Eindeutiger ist der Anteil an den Dehnungsreflexen des *striären* resp. *pallidären* Systems. Bei Erkrankungen des Pallidums tritt meist eine außerordentlich starke Rigidität auf — der *pallidäre* Rigor. Seine Komponenten sind klassisch von FOERSTER analysiert und ein erhöhter Dehnungswiderstand von ihm in demselben entdeckt worden. Auch bei Erkrankungen des Striatums im engeren Sinne (*Putamen* und *Nucleus caudatus*), bei denen das hervorragendste Symptom allerdings eine Athetose ist, kann cum grano salis eine Erhöhung des Dehnungsreflexes festgestellt werden. Doch ist hier in Anbetracht des ewig wechselnden Spiels der Muskulatur (*Spasmus mobilis*) nur unter bestimmten Bedingungen während der Bewegung eine Erhöhung des Dehnungswiderstandes zu konstatieren, während umgekehrt beim Sistieren der Bewegung eine ganz außerordentliche *Hypotonie* in die Augen springt.

Daß auch die *Hirnrinde* einen Anteil an dem normalen Dehnungsreflex hat, folgt ja schon aus der Steigerung desselben nach Unterbrechung der Pyramidenbahn. Auch Hirnläsionen im Bereiche der vorderen Zentralwindung führen nach anfänglicher Tonusverminderung zu wesentlicher Tonussteigerung und Erhöhung des Dehnungsreflexes. Wir ersehen auch hier, welche mannigfache und komplizierte Einflüsse auf das Erfolgsorgan wirken, um nicht nur eine normale Bewegung, sondern auch einen normalen Tonus in demselben zu realisieren. Auch hier hat das Gesetz der gemeinsamen Endstrecke SHERRINGTONS die allergrößte heuristische Bedeutung.

Wir müssen der Vollkommenheit wegen nur noch erwähnen, daß auch Verletzungen der peripheren afferenten und efferenten reflektorischen Bahnen zu Tonusverschiebungen führen, zu Veränderungen der propriozeptiven Tonusreflexe. Häufiger haben wir es bei Erkrankung des peripheren afferenten Teils des Reflexbogens, der peripheren Nerven, der Hinterwurzeln mit merklicher Herabsetzung des Tonus zu tun. Doch können auch Reizungen der peripheren Nerven zu Steigerung des Dehnungswiderstandes führen. Ich erwähne hier nur das LASÉGUEsche Zeichen bei Ischias. Dasselbe beruht auf Steigerung des Dehnungsreflexes der Kniebeuger bei passiver Erhebung der im Kniegelenk gestreckten unteren Extremität. Dasselbe ist vom KERNIGschen Symptom zu sagen, das auf einer Irritation der Hinterwurzeln beruht und gleichfalls in Steigerung des Kniebeugerdehnungsreflexes bei passiver Bewegung im Hüftgelenk des im Knie gestreckten Beines besteht. Dieselben Erscheinungen können auch in anderen Gebieten auftreten bei Irritation der entsprechenden Nerven resp. *Hinterwurzeln.*

In den meisten Fällen ist es nicht schwer, mit Hilfe *passiver Bewegungen* den Grad des Dehnungsreflexes zu beurteilen. Noch besser gelingt dies, wenn die eine Hand des Untersuchers dabei auf dem zu dehnenden Muskel ruht. In ausgesprochenen Fällen ist dieses überflüssig, da der Dehnungswiderstand so stark ist, daß er die passive Bewegung beeinträchtigt. FOERSTER hat darauf hingewiesen, daß bei der *Pyramidenerkrankung* der Muskelwiderstand bei Beginn der Dehnung besonders groß ist und dann später fast verschwindet oder von Stößen und Rückschlägen begleitet ist. Beim *Pallidumrigor* ist der Dehnungswiderstand während des gesamten Verlaufes der passiven Bewegung gleichmäßig, er ist nicht elastisch federnd, sondern wie wächsern. FOERSTER nennt ihn *plastischen Dehnungswiderstand,* im Gegensatz zum *elastischen* bei der Pyramidenrigidität. Herabsetzung des Dehnungsreflexes resp. Dehnungstonus bei Erkrankungen der afferenten Bahnen (Tabes!), der peripheren efferenten Bahn, bei Chorea, bei hypotonischen hyperkinetischen Syndromen bei Striatumerkrankungen, bei Kleinhirnerkrankungen, wie Friedreichsche Krankheit, ist ohne weiteres bei der Untersuchung passiver Bewegungen durch die Möglichkeit von Überstreckung, durch das Fehlen jeglichen Widerstandes leicht zu entdecken.

Es sei nur angedeutet, daß der Dehnungsreflex auch im Aktionsstrombild untersucht werden kann, wobei das verschiedene Verhalten desselben bei den verschiedenen Krankheitszuständen recht typische Bilder zeigt (FOERSTER, ALTENBURGER u. a.).

6. Sehnen- und Dehnungsreflexe.

Wie verhalten sich gegenseitig die *Dehnungs-* und die *Sehnenreflexe?* Wenn auch im größten Teil der Fälle durch Schlag auf die Sehne eine Dehnung oder Erschütterung des Muskels stattfindet, dadurch Proprioceptoren in demselben gereizt werden und so der Eigenreflex in Ablauf versetzt wird, so wäre es doch falsch anzunehmen, daß in der Klinik die Phänomene: Sehnenreflex und Dehnungsreflex immer parallel gehen. Allerdings nimmt HOFFMANN an, daß nicht nur die Sehnen-, sondern auch die Periostreflexe Eigenreflexe der Muskeln sind. Beim Schlag auf das Periost, z. B. auf das distale Ende des Radius, wird nach HOFFMANN der Vorderarm passiv brüsk bewegt, wodurch eine Dehnung des Supinators und als Antwort der Radiusreflex auftritt. Daß dies nicht für alle Fälle zutrifft oder vielleicht nicht das einzige auslösende Moment ist, beweisen die sog. *paradoxen Reflexe,* die darin bestehen, daß bei Lähmungen eines Muskels bei Schlag auf seine Sehne nicht der übliche Reflex auftritt, sondern eine reflektorische Zuckung seines Antagonisten oder eines anderen Muskels. So kann bei Lähmung des Triceps ein Schlag auf seine Sehne zur Bicepszuckung führen. Auch bei *Tabes* sind solche Reflexe namentlich im Anfangsstadium vorzufinden. Dann ruft ein *Schlag auf die Patellarsehne keine Streckung, sondern Beugung des Unterschenkels* hervor. Diese Tatsachen wie auch der Umstand, daß manche Sehnen- resp. Periostreflexe beim Schlag auf solche Knochenpunkte entstehen, von denen aus keine Dehnung oder Erschütterung der reflektorisch zuckenden Muskeln hervorgerufen werden kann (Schlag auf die Spina scapulae beim Auslösen des Humero-Scapularreflexes, Schlag auf die Rippen, die Bauchmuskelreflexe, pathologische Reflexe, wie der Mendel-Bechterewsche u. a.) sprechen doch dafür, daß außer den Proprioceptoren in den Muskeln auch Receptoren der benachbarten Gebilde Reize aufnehmen können, um sie in das Zentralnervensystem zu leiten und hier auf efferente Bahnen überzuführen.

Bei verschiedenen pathologischen Zuständen finden wir, wie gesagt, durchaus nicht in allen Fällen eine Kongruenz zwischen Sehnen- und Dehnungsreflexen. So ist bei manchen Rückenmarksläsionen der Dehnungsreflex herabgesetzt, während die Sehnenreflexe noch gesteigert sein können. Bei *Kleinhirnläsionen* und besonders auch bei *Striatumerkrankungen* ist diese Inkongruenz manchmal auffallend. Bei ersteren herabgesetzter Dehnungswiderstand bei erhöhten Sehnenreflexen, bei letzteren umgekehrt.

7. Reflexbereitschaft und ihre Steigerung.

Bei einigen pathologischen Reflexen, namentlich bei Pyramidenläsionen, entspricht ihr Verhalten ganz genau der Verschiebung der Dehnungsreflexe in den verschiedenen Muskeln. So ist für die Pyramidenläsion, wie schon oben auseinandergesetzt, der sog. WERNICKE-MANNsche Prädilektionstypus eigentümlich. An der *unteren* Extremität besteht eine *gesteigerte Rigidität*, d. i. *ein erhöhter Dehnungsreflex in den Verlängerern der Extremität*, dem Quadriceps, dem Gastrocnemius, den *Plantarbeugern* der Zehen, an der *oberen* umgekehrt in den *Verkürzern* der Extremität. Infolgedessen ist auch die *Reflexbereitschaft* in diesen Mus-

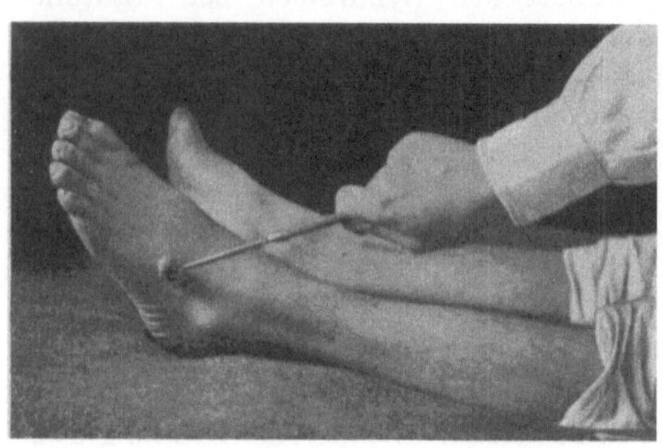

Abb. 109. Zur Auslösung des MENDEL-BECHTEREWschen Reflexes.

keln größer als in ihren Antagonisten. Auf diese Weise ruft ein Schlag auf den Fußrücken (Abb. 109) im Bereiche seines äußeren hinteren Teils (os cuboideum et cuneiforme III) nicht wie in der Norm eine Reflexbewegung der Dorsalbeuger der Zehen hervor, sondern einen Reflex von seiten der Plantarbeuger (*Mendel-Bechterewsches Phänomen*). In manchen Fällen ist die Spannung, mit anderen Worten, der Dehnungsreflex, namentlich der Plantarbeuger der Zehen, so stark ausgeprägt, daß die reflexogene Zone eine besondere Ausbreitung erhält und ein Plantarbeugereflex der Zehen von höhergelegenen Teilen des Unterschenkels erzielt werden kann. MARKOW hat in meiner Klinik umfassende Untersuchungen über Morphologie und klinische Bedeutung der Zehenreflexe mit Plantarbeugung angestellt. Es sei hier nur erwähnt, daß eine erweiterte reflexogene Zone für den Plantarbeugereflex bei pyramidalen Erkrankungen vorkommt, so daß er vom Unterschenkel, Oberschenkel, Körper und sogar vom Kopfe (MARKOW) hervorgerufen werden kann. Mitunter ist von dieser erweiterten Zone der Plantarbeugereflex nicht ohne weiteres zu erzielen, wohl aber nach gewisser „*Bahnung*" (MARKOW): der Reiz (Beklopfen) wird ursprünglich distal und dann erst allmählich immer mehr proximalwärts appliziert. Manchmal trägt eine „Sensibilisierung" durch Wärmeprozeduren, Massage usw. dazu bei (MARKOW), daß nicht nur die reflexogene Zone sich erweitert, sondern daß auch der früher *nur angedeutete* Reflex in bedeutend *stärkerer Ausprägung* auftritt. Ja in manchen Fällen gelingt es erst nach solcher Bahnung bzw. Sensibilisierung den pathologischen *Mendel-Bechterew* zu provozieren.

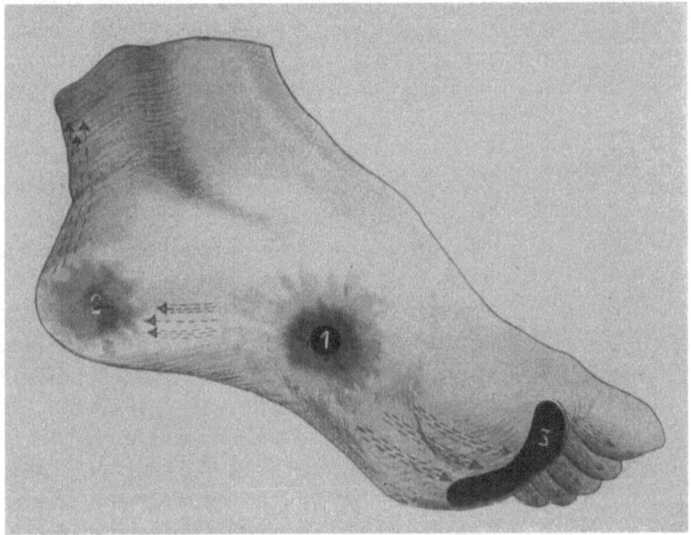

Abb. 110. Erweiterung der reflexogenen Zone bei gesteigerter Reflexbereitschaft der Plantarbeuger der Zehen. Von 1 (Reflex von SHUKOWSKI) erweitert sie sich nach hinten 2 (BECHTEREWscher Fersenreflex) bis zum Unterschenkel hinauf und nach vorn bis zu den Zehenballen (Reflex von ROSSOLIMO). Nach MARKOW.

In den meisten solcher Fälle ist erst recht beim Beklopfen des Fußballens eine Plantarbeugung der Zehen zu erzielen, die ja auch übrigens bei Normalen auftritt, wenn auch nicht in dem Maße, wie bei Pyramidenläsionen, wo der Dehnungsreflex und die Reflexbereitschaft besonders erhöht ist. In solchen Fällen tritt nicht nur beim Beklopfen der Mitte des Fußballens, sondern auch beim Beklopfen in der Nähe der Ferse oder nahe an den Zehen eine reflektorische Zehenbeugung auf (*Reflex* von SHUKOWSKI-KORNILOW). Besonders verständlich von dem hier dargelegten Gesichtspunkt eines gesteigerten Dehnungsreflexes ist es, daß ein kurzer Schlag auf den Zehenballen bzw. auf den Ballen der großen Zehe eine reflektorische Beugung sämtlicher Zehen hervorruft, wenn es sich um eine Pyramidenschädigung handelt (ROSSOLIMOsches Zehenphänomen, Abb. 110). In allen diesen reflektorischen *Beugereaktionen der Zehen* ist nach MARKOW eine *interosseale Komponente* enthalten, die sich darin äußert, daß bei Plantarflexion der Zehen vorwiegend die Grundphalangen gebeugt, die Endphalangen hingegen gestreckt werden. Ein derartiger *Interosseireflex* ist in der Norm beim Beklopfen eines Punktes zu erhalten, der sich *mehr nach vorn, besonders zwischen drittem und viertem Interossealraum* befindet. Dieser *normale distale* Fußrückenreflex (Markow) ist von dem *pathologischen proximalen* Mendel-Becherew-schen Fußrückenreflex zu unterscheiden. In pathologischen Fällen von Steigerung des Dehnungsreflexes der Zehenbeuger ist auch dieser *normale* Reflex natürlich *erhöht* (Abb. 111 u. 112).

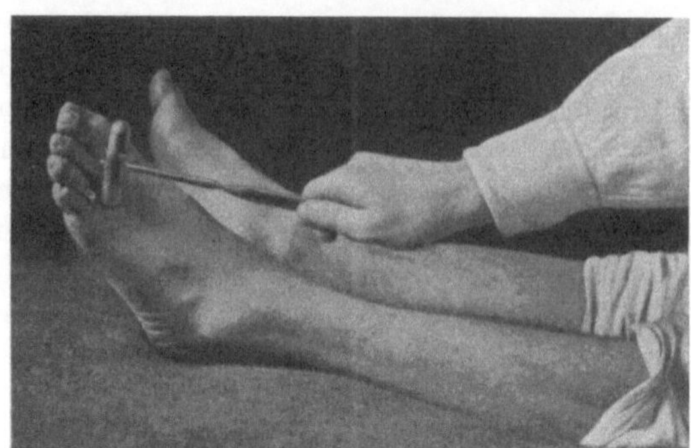

Abb. 111. Normaler distaler Plantarbeugereflex der Zehen.

Die stereotype Plantarflexion der Zehen bei verschieden lokalisierter Applikation des Reizes (Fußballen, Fußrücken, Unter- oder Oberschenkel, Körper, Kopf usw.) ist lediglich als Resultat einer Erweiterung der normalen reflexogenen Zone bei gesteigerter Dehnungsreflexivität der Zehenbeuger mit Vorwiegen der Interossei aufzufassen. Die große Zahl der klinischen *„pathologischen"* Reflexe *mit Plantarflexion der Zehen* (Mendel-Bechterew, Shukowski, Kornilow, Bechterew, Rossolimo u. a.) sind folglich nur als Modifikationen aufzufassen, in denen *verschieden lokalisierte Reize dieselbe gemeinsame Endstrecke beeinflussen.* Ihr Prototyp ist nach Markows Untersuchungen der normale distale Fußrückenreflex (Markow). Besonders eindrucksvoll ist die morphologische Identität auf den Markowschen Kymogrammen zu sehen. So vergleiche man Abb. 114 mit 115 oder 116 mit 117.

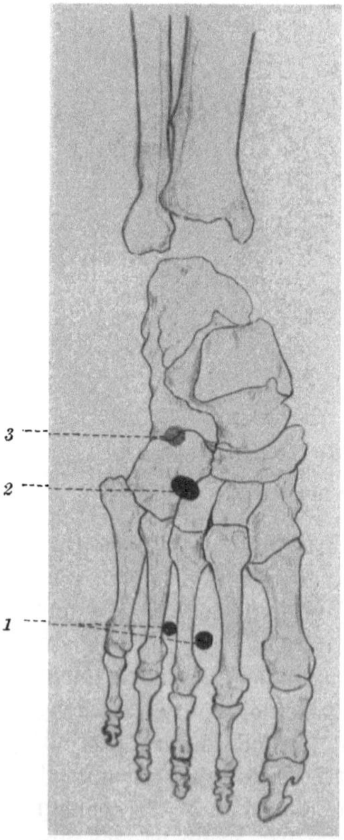

Von diesem für eine Pyramidenläsion typischen Reflexphänomen ist ein anderes zu unterscheiden, welches sich ebenfalls in Plantarflexion der Zehen äußert, bei der jedoch *nicht die Interossealkomponente* in den Vordergrund rückt, sondern eine *Flexion der distalen Phalangen.* Dieser Zehenbeugereflex wird durch Beklopfen des mittleren Bereiches des Unterschenkels hervorgerufen (Markow), kann übrigens nach Bahnung und Sensibilisierung auch von einer nach oben oder unten zu erweiterten Reflexzone hervorgerufen werden. In Ausnahmefällen gelingt es auch ihn von der klassischen Mendel-Bechterewschen Stelle zu erhalten, jedoch in diesen Fällen stets in schwächerer Ausprägung als von dem Unterschenkel. Dieses Phänomen ist am besten in Fällen von Pallidumrigor zu erhalten und auf Steigerung des Dehnungsreflexes des M. flexor digitorum zurückzuführen (Abb. 113).

Abb. 112. Plantarbeugereflexe mit interossealer Komponente. Nach Markow.
1 Normaler distaler Fußrücken-reflex (Markow). *2* Pathologischer proximaler Fußrückenreflex (Mendel-Bechterew). *3* Erweiterung der reflexogenen Zone proximalwärts.

Markow hat ferner umfangreiche Untersuchungen an Neugeborenen und Geschöpfen intra partum bei Steißlage angestellt, wobei er bestätigen konnte, daß der Plantarbeugereflex der Zehen außerordentlich früh auftritt.

Bei Kindern bis zu 12 Monaten konnte Markow alle beschriebenen Varianten der Reflexe mit Plantarflexion der Zehen feststellen. Bei Frühgeburten, bei Schwergeburten (*Asphyxie, Narkose*), während der Geburt kann Reizung der Fußsohle anfangs gar keinen motorischen Effekt hervorrufen oder Flexion der großen und der übrigen Zehen mit sehr langsamem Be-

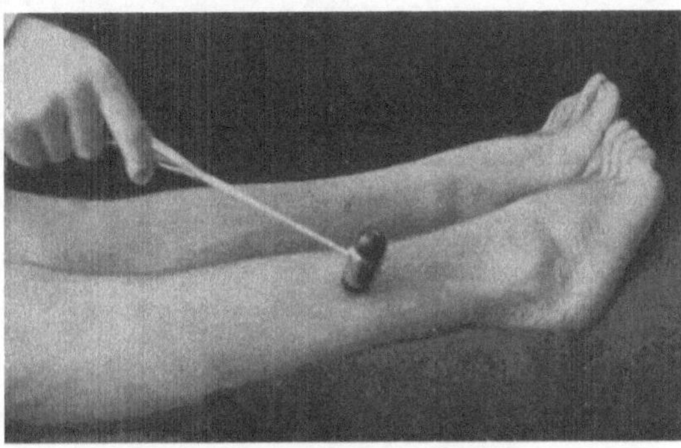

Abb. 113. Primärer Unterschenkel-Zehen-Reflex (M. flexor digitorum-Reflex).

wegungstempo (schlaffer Plantarreflex). Nicht selten fehlen während dieses Zeitraums auch die Reflexe vom Typus der Zehenplantarflexion (Rossolimo, Mendel-Bechterew). Sie treten bemerkenswerterweise später auf als die

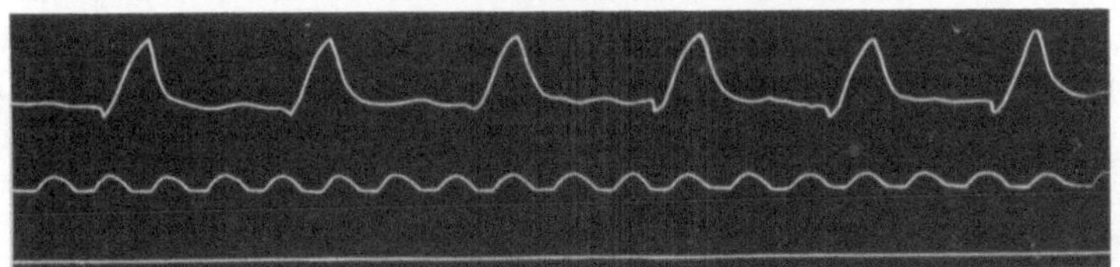

Abb. 114. Kymogramm des Phänomens von Shukowski bei einem gesunden Menschen. Unten Zeit $^1/_2$ sec. Nach Markow.

Verkürzungssynergien der unteren Extremitäten (s. Fremdreflexe) auf Reiz der Fußsohle oder die kontralaterale Synergie. Sehr früh tritt das Rossolimosche Phänomen auf, regelmäßig vor dem *Babinskischen*. Das Mendel-Bechterewsche Phänomen erscheint gewöhnlich später. *Babinski* tritt hier meist nach allen

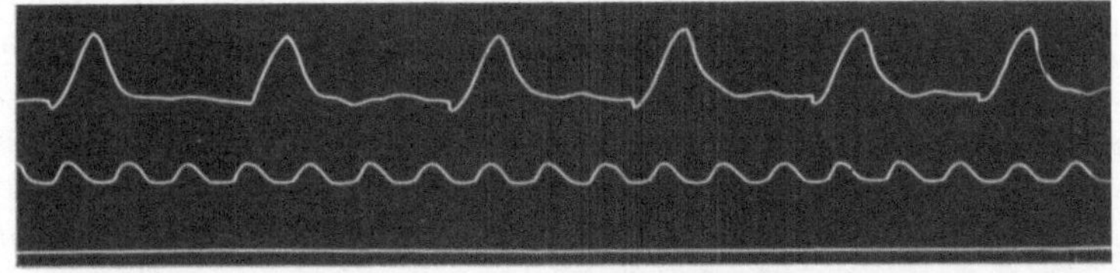

Abb. 115. Kymogramm des Phänomens von Shukowski bei Pyramidenerkrankung. Nach Markow.

anderen auf, vor ihm kommt es zu gemischten und unbestimmten Reaktionen vom Flexions-Extensionstypus.

Ich führe hier die von Markow erhaltenen Kymogramme an, welche sehr eindrucksvoll die Zehenplantarflexionsreflexe charakterisieren (Abb. 114—125). In bezug auf den distalen Reflex des Fußrückens sind die Markowschen Resultate insofern bemerkenswert, als sie Ermüdungserscheinungen aufdecken, welche dafür sprechen könnten, daß es sich hier um idiomuskuläre Reizung handeln könnte. Für diese Auffassung spricht die Tatsache, daß MARKOW

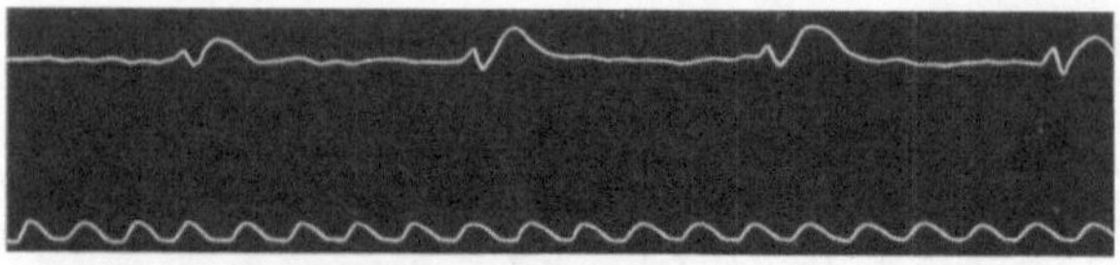

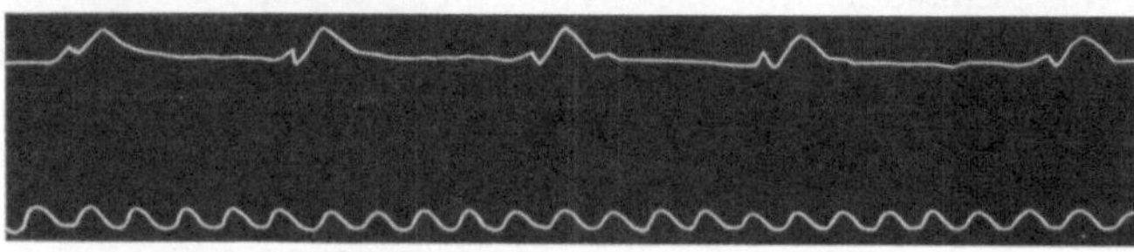

Abb. 116. Distaler Dorsalreflex der Zehen bei schneller Umdrehung der Kymographentrommel.

diesen Reflex auch noch nach dem Exitus erhalten konnte.

Auch an den *oberen Extremitäten* ist eine Reihe pathologischer Reflexphänomene festzustellen, welche den soeben beschriebenen Reflexen der unteren Extremität analog sind und ebenfalls auf erhöhten Dehnungswiderstand gewisser Muskeln zurückzuführen sind. Vor allen Dingen sei hier die Steigerung der

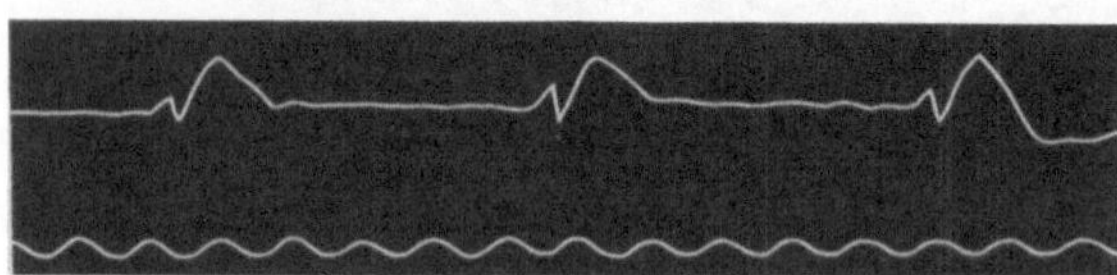

Abb. 117. Kymogramm des MENDEL-BECHTEREWschen Phänomens bei schneller Umdrehung der Kymographentrommel. Untere Kurve Zeitmesser ¹/₅ sec.

früher angeführten Sehnenreflexe erwähnt, welche natürlich auf pathologischer Steigerung des Dehnungswiderstandes beruhen. Es sei hier noch hinzugefügt die bei Steigerung der Reflexivität leicht zu erzielende reflektorische Beugung

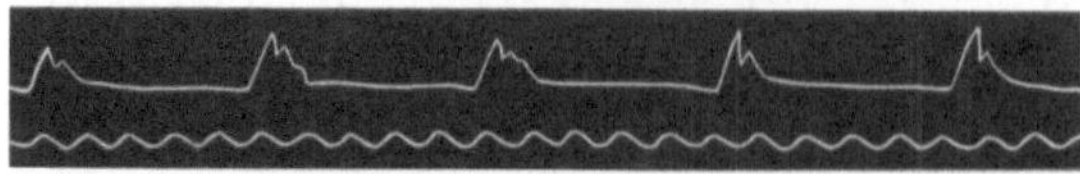

Abb. 118. Distaler Reflex des Fußrückens vor Ermüdung. Kymogramm.

der Hand und der Finger bei Schlag auf die Sehnen der Beugemuskeln an der Handwurzel. Schlag auf die Fingerbeere ruft eine reflektorische Beugung aller Finger hervor (TRÖMNER), eine Reflexbewegung, die dem ROSSOLIMOschen Phänomen analog ist. Infolge Steigerung des Dehnungswiderstandes der Pronatoren, die neben den Flexoren der oberen Extremität bei Pyramidenläsionen mitgenommen sind, entsteht das sog. *Pronationsphänomen* (GIERLICH). Soll der Kranke bei adduziertem Oberarm den gebeugten Vorderarm supinieren, so gelingt es ihm nicht infolge

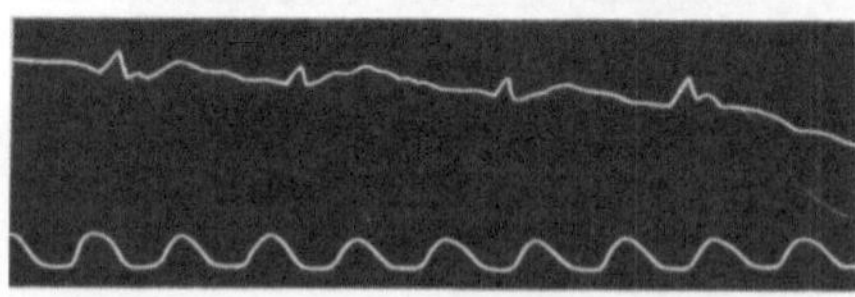

Abb. 119. Distaler Reflex des Fußrückens nach einigen Minuten intensiverer Perkussion. Die erste Zacke ist größer geworden — Aufnahme des Perkussionsreizes, die zweite Zacke — Reflexbewegung — kleiner. Kymogramm.

Abb. 120. Der distale Reflex erlischt nach mehreren Beklopfungen von derselben Stärke. Die erste Zacke — Schlag, die zweite kaum bemerkbare — der erlöschende Reflex. Kymogramm.

des erhöhten Dehnungswiderstandes des Pronators. MARKOW hat bestätigen können, daß bei *Kindern Pronationstendenzen vorherrschen* und sogar eine passive Supinationsbewegung auf Widerstand stößt. Nach GIERLICH und FOERSTER wird auch hier ein phylogenetisch alter Mechanismus durch die Pyramidenläsion befreit, der u. a. im Fortbewegen der Fische und einiger Reptilien eine allergrößte Rolle spielt.

Gelingt es dem Kranken in leichten Fällen von Hemiplegie den ausgestreckten Arm zu supinieren, so tritt bei Beugung des Armes eine Pronation desselben auf (STRÜMPELL). Bei passiver Streckung der Finger tritt im Daumen eine reflektorische Beugung auf (KLIPPEL-WEIL). Beim Erheben des Armes tritt häufig eine Spreizung der Finger auf.

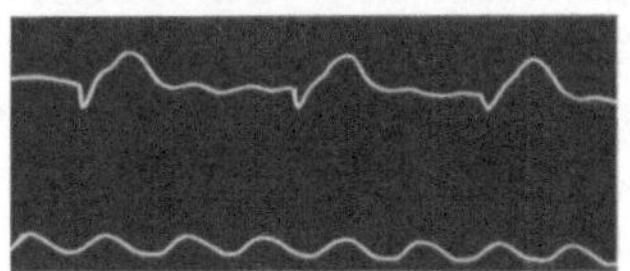

Abb. 121. Phänomen von ROSSOLIMO beim Schlag auf die Plantarfläche der großen Zehe. Kymogramm. Erste Zacke nach unten zeigt auf die Schlagrichtung von unten nach oben. Die zweite Zacke nach oben — Reflexbewegung von oben nach unten. Kymogramm.

WARTENBERG hat folgenden Reflex an der oberen Extremität bei Pyramidenläsion beschrieben, der in gewissem Sinne an den KLIPPEL-WEILschen erinnert. Werden die letzten 4 Finger gegen Widerstand stark gebeugt, so verstärkt sich die Beugestellung des Daumens, besonders im Grundgelenk. Werden die letzten 4 Finger gegen Widerstand gestreckt, so wird der Daumen ebenfalls gestreckt. Besonders demonstrativ ist die reflektorische Beugung des Daumens bei aktiver Beugung der Finger gegen Widerstand, der entweder durch die einhakenden Finger des Untersuchers oder durch einen befestigten Stab geleistet wird.

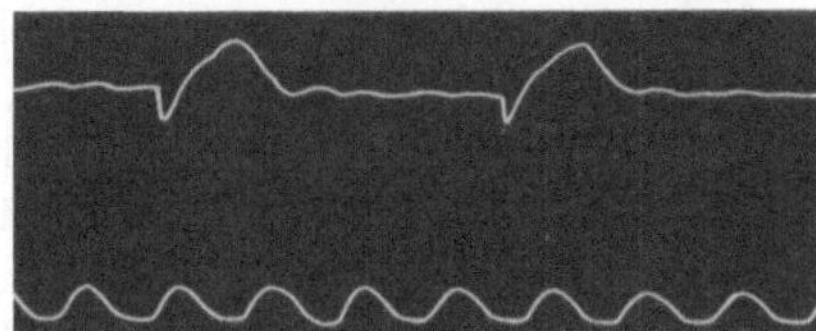

Abb. 122. ROSSOLIMOsches Phänomen beim tangentialen Beklopfen der Seitenfläche der Zehen. Kymogramm.

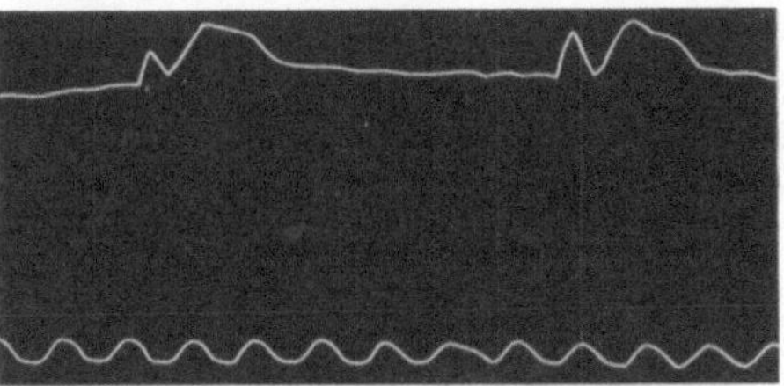

Abb. 123. Dasselbe beim tangentialen Beklopfen der Dorsalfläche der Zehen. Die erste Spitze nach oben zeigt auf die Schlagrichtung hin — von oben nach unten. Kymogramm.

Ferner müssen zu den tonischen Reflexverschiebungen diejenigen *Mitbewegungen* gerechnet werden, welche in Form von *Synkinesien* bei Pyramidenläsionen auftreten. Wird eine Extremität kräftig innerviert oder auf irgendeine andere Weise eine Muskel-

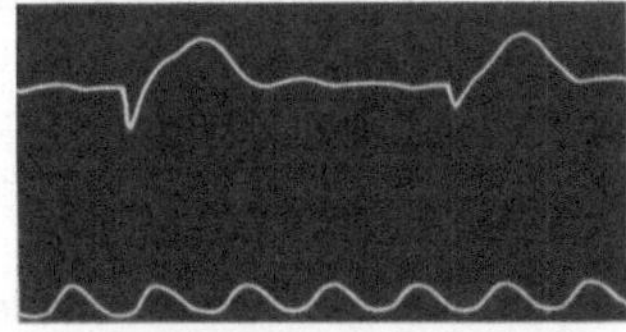

Abb. 124. ROSSOLIMOsches Phänomen bei Perkussion der ersten Grundphalangen von der Plantarfläche aus. Kymogramm.

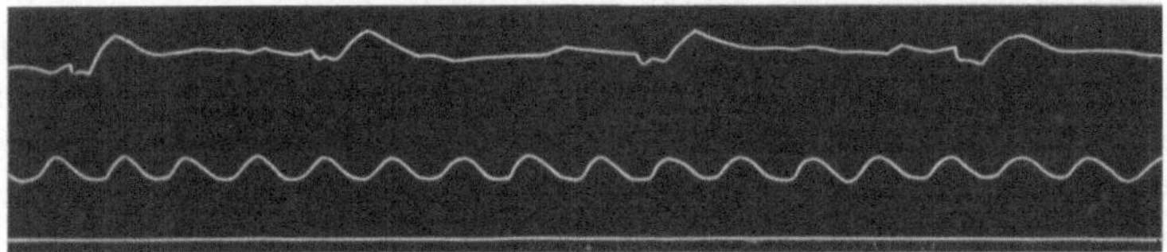

Abb. 125. Primärer Unterschenkel-Zehenreflex. Kymogramm.

innervation hervorgerufen (*Husten, Niesen, Gähnen*), dann tritt in den Extremitäten, wo ein erhöhter Tonus besteht, eine Bewegung auf, deren Unterlage

eben in dem erhöhten Widerstandstonus zu suchen ist. Hierher gehört u. a.
auch das RAIMISTsche Zeichen. Wird das gesunde Bein vom Patienten unter
größtem Widerstand des Untersuchers an einer aktiven Abduction verhindert,
dann tritt in dem kranken Bein eine reflektorische Abduction ein. Dasselbe
geschieht auch bei der verhinderten Adduction. Dann wird das kranke Bein
kräftig adduziert (RAIMIST).

8. Adaptations- bzw. Verkürzungsreflexe. Fixationsreflexe.

Wir haben uns nun dem *Adaptationsreflex* (FOERSTER) oder *Verkürzungsreflex* (SHERRINGTON) zuzuwenden. Werden die beiden Insertionspunkte eines
Muskels aktiv oder auch passiv genähert, dann entstehen reflektorische Tonusveränderungen nicht nur in dem gedehnten Antagonisten, sondern auch in dem
sich *verkürzenden Agonisten.* Durch Untersuchung der Aktionsströme läßt sich
diese reflektorische Innervation auch bei passiven Bewegungen nachweisen.
Durch diese reflektorische Tonusveränderung paßt sich der Muskel während
der Bewegung den jeweiligen sich ändernden Verhältnissen an. *In der Norm*
ist der Adaptationsreflex weder zu palpieren noch zu sehen. Lediglich der *glatte
Ablauf der aktiven und passiven Bewegung* gestattet uns auf den normalen Zustand
dieses Reflexes zu schließen. Dagegen tritt er in *gesteigertem* Maße in Erscheinung
in Fällen von *Erkrankungen der Pyramidenbahn oder des striären Systems.* Dann
gelingt es nicht nur durch Analyse der Aktionsströme, sondern ohne weiteres
durch Prüfung des Widerstandes und durch Palpierung des Muskels zu konstatieren, daß beim Annähern seiner Insertionspunkte eine Spannung in ihm
auftritt, die manchmal so intensiv wird, daß die passive Bewegung in entgegen-
gesetzter Richtung erschwert wird. Mitunter ist dieser Reflex so stark ausgeprägt, daß er das passiv bewegte Glied in eine Stellung bringt, die die ursprünglich beabsichtigte noch überschreitet. Besonders deutlich ist der Adaptationsreflex im *Biceps femoris* in Bauchlage, oder im *Quadriceps femoris.* Besonders
gesteigert ist der Adaptationsreflex beim *Pallidumsyndrom.* Hier tritt vom Anfang der Bewegung an eine Spannung der Muskeln auf, deren Insertionspunkte
passiv genähert werden. Es resultiert daraus ein *katalepsieähnliches* Phänomen,
welches SHERRINGTON als *plastischen Muskeltonus* beschrieben hat. Bei extrapyramidalen Erkrankungen ist es stärker ausgeprägt als bei Pyramidenbahnläsion.

Mit dem Adaptationsreflex verwandt ist der *Fixationsreflex,* der sich darin
äußert, daß die Annäherung der Insertionspunkte der Muskeln nach genügender
Dauer zu einer Steigerung der Tonusspannung in diesen Muskeln führt, wodurch
das Glied in dieser neuen Lage festgehalten wird. Daß es sich auch in diesem
Falle um reflektorische Nerveneinflüsse handelt, kann am objektivsten durch
Untersuchung der Aktionsströme festgestellt werden. In pathologischen Fällen
ist die Steigerung des Fixationsreflexes sehr leicht festzustellen durch Palpation
wie auch durch Prüfung des Widerstandes bei passiven Bewegungen. Besonders
bei Erkrankungen der Pyramidenbahnen führt längerdauernde Annäherung der
Insertionspunkte eines Muskels zur Steigerung seines Dehnungsreflexes, infolgedessen entsteht eine Fixation der einmal eingenommenen Lage. Es ist anzunehmen, daß eine Reihe posthemiplegischer oder pallidärer Stellungen der Glieder
in einer Steigerung des Fixationsreflexes ihren Grund hat.

Umgekehrt *fehlen* bei Erkrankungen *des afferenten Schenkels* des Fixationsreflexes wie auch der *„gemeinsamen Endstrecke"* der *Adaptations-* wie auch der *Fixationsreflex*. Dadurch werden die Bewegungen *brüsk*, sie *verlieren* ihren *federnden, elastischen Charakter*. Auch bei Läsionen *langer* Bahnen, die zum *Kleinhirn* und den *subcorticalen Tonuszentren* führen, wie auch von diesen zur Peripherie leiten, fällt der Adaptations- und Fixationsreflex wie auch der Dehnungsreflex aus. Bei *akut einsetzender Pyramidenläsion* ist im Anfangsstadium dasselbe der Fall. *Der hypotonische Charakter einer Lähmung wie auch die Hypotonie nicht gelähmter Muskeln beruhen eben auf dem Fehlen bzw. der Herabsetzung dieser Tonusreflexe.*

9. Syndrome der Vestibularreflexstörungen.

Zu den *proprioceptiven Reflexen*, den Eigenreflexen im strengsten Sinne des Wortes, sind diejenigen Bewegungen bzw. Veränderungen der Lage oder des Tonus zu zählen, die durch Reiz des vestibulären Apparates hervorgerufen werden. Der *adäquate Reiz des Vestibularis* und seiner Endigungen im Labyrinth sind einerseits *Änderung der Bewegungsschnelligkeit* und *Bewegungsrichtung*, andererseits eine bestimmte *Lage, welche die Labyrinthorgane der horizontalen Ebene gegenüber einnehmen*. In ersterem Falle werden die *Bogengangapparate* (*Bogengangreflexe*), in letzterem die *Otolithen* (*Otolithenreflexe*) gereizt. In beiden Fällen handelt es sich darum, daß der Körper *durch Verteilung des Tonus der Muskulatur* sich der neuen Lage im Raume anpasse (*Lagereflexe—Otolithenreflexe*) oder durch richtige *Gleichgewichtsbalancierung bei Winkelbeschleunigungen* bzw. *Progressivbewegungen* den nötigen Halt und das nötige Gleichgewicht findet. Bei *Störung dieser Reflexfunktion* kommt es zu *Störungen des Tonus* und zu *Störungen des Gleichgewichts*.

Der *vestibuläre Reiz* löst *auch Reflexe von seiten der Augen aus*, indem eine jede Lage, wie auch jede Winkelbeschleunigung Reaktionsbewegungen von seiten der Augen hervorrufen (Lage- und Bewegungsreflexe auf die Augen). Die letzteren werden hauptsächlich in der Klinik durch die Drehung des Körpers um seine Achse entweder im Stehen oder auf dem Drehstuhl untersucht. Es tritt dann *in der Norm* ein *Nystagmus* auf, von dem oben die Rede war (s. Nystagmus). Was die Labyrinthlagereflexe auf die Augen anbetrifft, so spielen sie in der Nervenklinik keine Rolle, da meist bei Änderungen der Lage auch der Kopf mit gewendet wird und außer den *Labyrinthreflexen* noch die *Halsreflexe* mitspielen. Auch von den *inadäquaten Reizen des Vestibularis* — den *galvanischen und kalorischen*, welche entsprechenden *Nystagmus* hervorrufen, war oben die Rede, und wir werden uns hier deshalb nicht wiederholen.

Von den *Labyrinthreflexen auf den Tonus* der übrigen Muskulatur war zum Teil auch schon die Rede in dem Abschnitt über tonische Reflexe. Hier seien nur noch einige klinisch wichtige Tatsachen angeführt, von denen dort nicht die Rede war.

Zu diesen Reflexen gehört vor allem das *Vorbeizeigen*. Läßt man die Versuchsperson den ihr vorgehaltenen Finger des Untersuchers mit geschlossenen Augen mit dem Zeigefinger berühren, und dann wieder auf das Knie senken, und erzeugt man dann einen kräftigen Nystagmus, z. B. nach rechts, sei es durch Drehen, durch Warm- oder Kaltspülen oder durch den galvanischen Strom, dann weicht die Hand, wenn sie dieselbe Stelle berühren soll, nach links ab und umgekehrt. Den Ablauf dieses vestibulären Reflexes auf die Muskulatur, nicht nur der oberen, sondern auch der unteren Extremitäten, beeinflussen noch außerdem die verschiedensten Faktoren, die tonusverteilend wirken. GOLDSTEIN und RIESE haben als induzierten Tonus die Erscheinung zusammengefaßt, welche darin besteht, daß jeder irgendeinen Körperteil treffende Reiz Tonusverschiebungen in sämtlichen Körperteilen hervorruft. Sie haben u. a. gefunden, daß *Vorstellung eines Gegenstandes* in einer bestimmten Richtung ebenfalls imstande ist eine *Abweichungsreaktion* der Extremitäten hervorzurufen. Es können auch andere *extralabyrinthäre* Reize im Sinne einer *Abweichung der Hände* wirken, so die Stellung der Augen, auch psychische Faktoren, wie Suggerierung der Bewegung der Umgebung usw. Wir berühren hier dieses Thema nur insoweit, als wir nochmals unterstreichen möchten, daß auch hier und *besonders* hier der Kampf um die gemeinsame Endstrecke, d. i. den zentrofugalen peripheren Apparat, der in letztem Sinne die Bewegung der Extremität ausführt, zwischen den verschiedensten tonusbestimmenden Faktoren geführt wird. Die richtige Äquilibrierung — und durch sie wird ja die richtige Bewegung, das richtige Treffen des Punktes gewährleistet — ist eine Funktion, die nicht ausschließlich von dem Vestibularsystem abhängt. Hier spielen noch andere Systeme mit, die der Sicherung des für das Leben so wichtigen Gleichgewichts dienen, die *Kleinhirnbahnen*, die *Bahnen der Tiefensensibilität* und wohl noch andere. Eine jede intendierte oder unbewußte Bewegung ist nur dann „normal", wenn alle auf dieselbe einwirkenden Faktoren normal funktionieren. Wird einer dieser Faktoren übermäßig erregt oder umgekehrt, fällt seine Funktion aus, dann entstehen gewisse Dekompensationserscheinungen von seiten der Augen, die in der Orientierung die größte Rolle spielen — *Nystagmus* — wie auch von seiten des Muskeltonus. Allerdings ist hier Regel, daß beim Ausfall einer für die normale Bewegung maßgebenden Komponente eine gewisse Kompensation von seiten der anderen auftritt. Infolgedessen ist bei der objektiven Beobachtung der gewöhnlichen Bewegungen bei Erkrankungen des Vestibularsystems oft keine Abweichung zu entdecken. Das gelingt nur bei speziellen Laboratoriumsuntersuchungen und Prüfungen, zu denen die oben erwähnten Prüfungen gehören.

Bei der Prüfung des Vestibularapparates durch Drehung, kalorische und galvanische Reize treten noch *andere Reflexe* auf, und zwar von seiten vegetativer Organe. So tritt *Erblassen oder Erröten auf, Schweißausbruch, Herzklopfen, Pulsverlangsamung, Zittern, Veränderung der Atmung, Übelkeit und Erbrechen.* Diese Symptome sind als *Reflexe von seiten des Vagus* auf Vestibularreize aufzufassen. Mitunter kann es auch zur Bewußtlosigkeit kommen. Allen diesen Symptomen begegnen wir auch bei der *Seekrankheit,* wie auch beim „Fliegen". In diesem Falle sind es die adäquaten Reize des Labyrinthapparates, die durch Schwanken, Schaukeln aus einer Ebene in die andere, „Stampfen", Beschleunigungsveränderungen u. dergl. diese Symptome hervorrufen. Diese Reaktionen kommen auch bei vollkommen Gesunden vor, doch besonders bei Personen mit leicht erregbarem Labyrinthapparat. Daraus folgt die Notwendigkeit, besonders die *Flieger* auf die *Labyrinthfunktion* hin zu untersuchen.

Ist der Labyrinthapparat defekt, dann klagen die Kranken auch nicht selten über *Kopfschwindel* und anfallsweise auftretende Gleichgewichtsstörung.

Während dieser Anfälle, die unter dem Namen des *Menièreschen Syndroms* bekannt sind, stürzt der Kranke unter heftigem Schwindelgefühl zu Boden, die Umgebung scheint sich ihm zu drehen. Nach einiger Zeit treten die soeben erwähnten Vagussymptome hinzu. In diesen Fällen handelt es sich um temporäre Störung der Kompensation unter dem Einfluß der verschiedenen Konstellationsfaktoren wie *Ermüdung, Intoxikation*, endogene oder exogene, zur letzteren gehört Alkohol und ganz besonders Nicotin. Bei dieser Dekompensation spielt das gesunde Labyrinth wohl die größte Rolle. Nach kurzer Zeit tritt wieder völlige Kompensierung auf.

Im Anschluß an das letzte *Erdbeben in der Krim* hatte ich die Möglichkeit, einige Patienten mit schweren neurotischen Erscheinungen zu beobachten. Im Mittelpunkt des klinischen Bildes standen Symptome funktioneller Art, deren Pathogenese auf *Fixierung subjektiver Erlebnisse der Kranken* — es waren sämtlich Frauen von mittlerem Lebensalter — *im Momente des Erdbebens* zurückgeführt werden konnte. Diesen subjektiven Erlebnissen lagen zweifellos zum großen Teil auch Erregungen des Labyrinthapparates zugrunde und durch dieselben hervorgerufenen Reflexe auf die tonusverteilenden und vegetativen Apparate in den subcorticalen Ganglien, im Mittelhirn und Oblongata (BRUSSILOWSKI, BRUCHANSKI und SEGALOW). Die plötzlich aufgetretene Dekompensation und Desäquilibrierung hielt nicht lange an. Sie wurde späterhin tatsächlich reguliert. Bei der objektiven Untersuchung der Patientinnen 2—3 Monate nach der Katastrophe konnte ich außer einer etwas gesteigerten Erregung des Vestibularapparates nichts objektiv Pathologisches nachweisen. Das ganze neurotische Syndrom mußte ich folglich lediglich als *pathologische Fixierung normaler Reaktionen* von seiten des Gesamtorganismus auffassen, auf eine Reihe von Erregungen, in die derselbe versetzt wurde und unter welchen Vestibularerregungen eine große Rolle spielten.

Ich möchte in diesem Zusammenhange noch auf gewisse *hysterische funktionelle Syndrome* hinweisen, wo *Verlust des Gleichgewichts* im Mittelpunkt des klinischen Bildes steht. Diese, unter *Astasie-Abasie* bekannten Formen erinnern lebhaft an Personen, welche, wie beim Erdbeben, den „Boden unter den Füßen zu verlieren" fürchten. Er „schwankt" ihnen unter den Füßen. Werden sie gezwungen, sich aufrecht zu halten, so treten alle die Reaktionen auf, welche wir oben bei der Vestibularreaktion gesehen haben. Allerdings unterscheiden sie sich wesentlich von diesen dadurch, daß sie nicht plötzlich zu Boden stürzen, sondern sich krampfhaft an die umgebenden Gegenstände klammern und sich vor einem Sturz nur dann ganz sicher fühlen, wenn sie sich mit den Händen an dem Boden festhalten (Abb. 126 u. 127). In der Anamnese finden wir bei diesen meist neuropathisch veranlagten Kranken starke Erregungen und psychische Traumen, welche sie aus dem Gleichgewicht gebracht hatten. Vgl. auch das Kapitel: Neurotische Syndrome.

Das Studium der künstlich bei der Vestibularprüfung hervorgerufenen Desäquilibrierungen in Form von *Abweichungsreaktionen* der Extremitäten und des Körpers oder von *Nystagmusreaktion* hat den innigen Zusammenhang zwischen Vestibularapparat einerseits und Augenmuskeln und peripherer Muskulatur andererseits ganz besonders klar gemacht. Anatomisch liegen diesen Funktionsverknüpfungen Reflexbogen zugrunde, die ihren *afferenten* Schenkel in den

Endapparaten des Vestibularis in den Bogengängen und dem Otolithenapparat, weiter im N. vestibularis, seinem Kerne in der Brücke und dann dem *System des Fasciculus longitudinalis posterior*, welches die Vestibularkerne mit den Augenmuskelkernen verbindet und dann caudalwärts bis in die Halsregion des Rückenmarks zieht. Andererseits stehen die Vestibularkerne durch das System des Tractus vestibulospinatus mit den Vorderhornzellen in Verbindung. (Siehe auch Abb. 1.) Es ist dies eines der phylo- und ondogenetisch ältesten Systeme, welches namentlich bei Tieren, die in Luft oder Wasser leben, besonders entwickelt ist.

Tritt nun im Verlauf einer Erkrankung Betriebsstörung in Form von Unterbrechung des Reflexbogens ein, so läßt sich nun dies teils durch die Analyse der subjektiven Klagen des Kranken, teils durch die objektive klinische Vestibularprüfung ermitteln. Ist der *Aufnahmeapparat*, das Labyrinth, mit den Vestibularendigungen zerstört, dann ruft weder die Drehungsprüfung noch die kalorische normale Reaktionen hervor. Galvanische Reizung kann in Fällen, wo der vestibuläre Nerv heil ist auch bei Labyrinthzerstörung Nystagmus und die Abweichreaktionen beim Zeigeversuch hervorrufen. Aufgehoben ist er dagegen bei Läsionen des Deiterskerns und des hinteren Längsbündels. Natürlich fehlt er auch bei Zerstörung der Augenmuskelkerne. Differentialdiagnostisch ist dabei das Resultat der Untersuchung der Augenbewegungen zu verwerten.

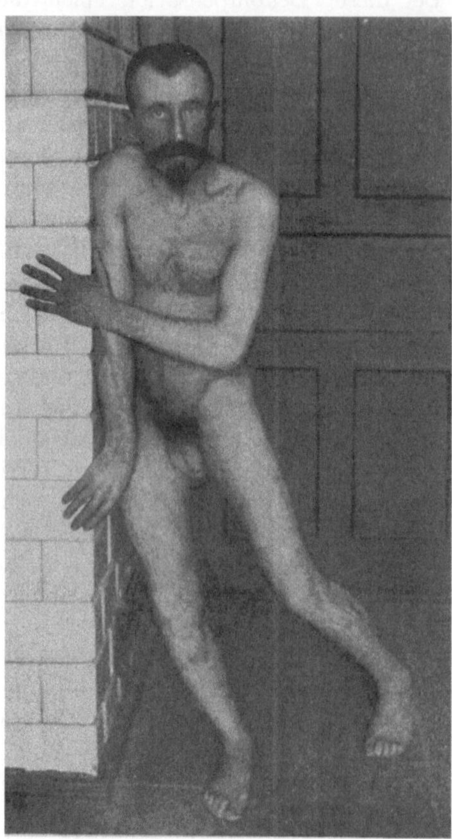

Abb. 126. Hysterische Astasie-Abasie.
Universitätsnervenklinik Minsk.

Bei Prozessen im Bereiche des Hirnstamms, welche die Augenmuskelkerne oder die dieselben untereinander verknüpfenden Fasersysteme zerstören, kommt es zu Störungen der Augenbewegungen, wie sie oben beschrieben worden sind, entweder vom nucleären Typus oder vom Charakter dissoziierter Blicklähmungen. Manche Verfasser nehmen an, daß Erkrankungen des Vestibularapparates an und für sich genügen, um die Augenbewegungen zu beeinträchtigen, was auch schon ohne Prüfung auf Nystagmus festgestellt werden kann. So ist eine *konjugierte Deviation* der Augen bei Erkrankung der zentralen Vestibularsysteme beschrieben. BRUNNER äußert sich darüber in dem Sinne, daß nur akute Erkrankungen der Vestibularkerne meist vasculärer Natur eine allerdings auch nur vorübergehende Deviation der Augen hervorrufen könne. Wo eine länger währende

Deviation besteht, da handelt es sich meistens um chronische Prozesse, häufig um Tuberkel, die auf benachbarte Systeme, z. B. das Pyramidensystem, Druckwirkung ausüben und dadurch und nicht infolge der Vestibularläsion die konjugierte Deviation hervorrufen.

Auch *Kleinhirnerkrankungen*, *Abscesse*, *Geschwülste*, *Blutungen* führen zu temporärer Deviation. Die Frage von den Blicklähmungen infolge Vestibular-

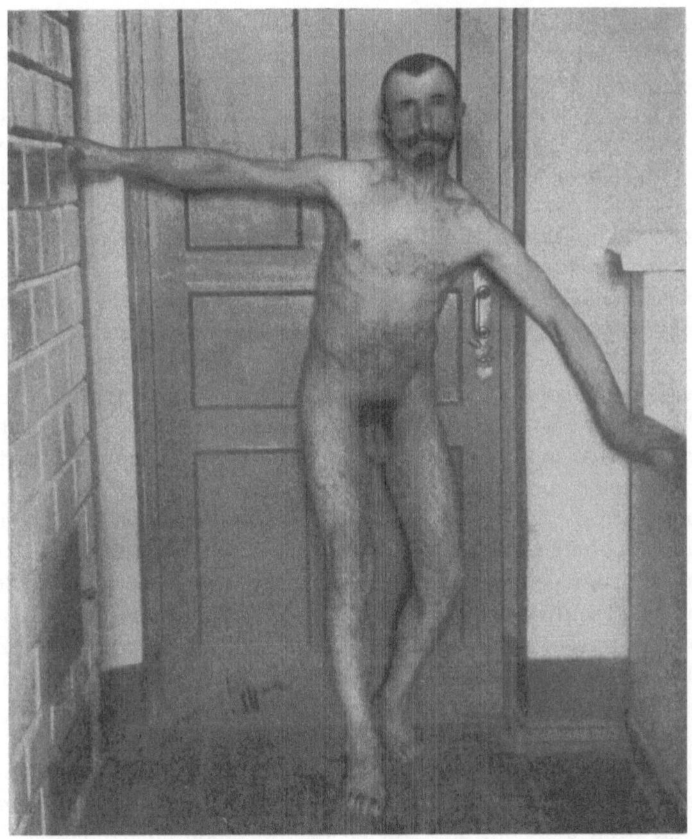

Abb. 127. Hysterische Astasie-Abasie.
Universitätsnervenklinik Minsk.

erkrankung kann nicht ohne weiteres bejaht werden. In den meisten Fällen, die in der Literatur beschrieben sind, ist eine gleichzeitige Unterbrechung der cerebralen Blickbahn neben der labyrinthären nicht auszuschließen. Ob auch Lähmungen einzelner Augenmuskelnerven mit Strabismus durch Erkrankungen des vestibulären Apparates hervorgerufen werden können, ist recht zweifelhaft, obwohl in der Literatur immer wieder solche Fälle beschrieben werden. Wir müssen aber dem entgegenhalten, daß es sich dann meist um encephalitische Prozesse im Hirnstamm handelt, welche gleichzeitig Vestibularis und Augenmuskelnerven schädigen können. H. FEDOROFF hat am Material meiner Klinik eine ganze Serie von Fällen epidemischer Encephalitis vom vestibulären Typus gesammelt und bei manchen Kranken mit zweifelloser *vestibulärer Läsion Störungen der Augenbewegungen* gefunden. Meist handelte es sich um *erschwerte Konvergenz.* Sie kommt zum Schlusse, daß für die meisten der in der Literatur beschriebenen Fälle von Augenbewegungsstörungen bei gleichzeitigen Symptomen von seiten des Vestibularis *Erkrankungen des Systems des hinteren Längsbündels anzunehmen ist.*

H. Fedoroff hat ferner bei Erkrankungen des Vestibularis Augenmuskelsymptome beobachtet und beschrieben, welche sie durch Reiz von seiten des Vestibularsystems erklärt. So sah sie einen Fall von doppelseitiger Labyrinthitis, in dem die Seitwärtswendung beider Augen ungestört von statten ging. *Doch blieb das eine Auge zurück, wenn die Augen aus der Endstellung wieder in die Ausgangsstellung zurückkehren mußten.* Dieses Symptom war beiderseits zu konstatieren. Allerdings bestanden in dem Falle auch Erscheinungen von seiten des Kleinhirns. Doch ist dieses bemerkenswerte Symptom eigentlich durch nichts anderes, als nur durch einen immer wieder auftretenden *Spasmus* zu erklären, der in dem Musculus rectus internus jedes Auges einsetzte, wenn die Augen aus ihrer Endstellung herauskommen mußten. Es ist wohl kaum anzunehmen, daß es sich da um eine isolierte myotonische Reaktion handelt. Ich nehme ebenfalls an, daß dieses H. Fedoroffsche Symptom auf Vestibularreiz beruht.

Daß der *Vestibularreiz* einen *Konvergenzspasmus* hervorrufen kann, ist sowohl von Barré und Reyss, wie auch von Margulies und Model beobachtet worden. Bei der vestibulären Form der epidemischen Encephalitis tritt tatsächlich dieses Symptom auf.

Bei Kalorisation solcher Kranken wird ebenfalls in diesen Fällen ein Konvergenzkrampf beobachtet. Auch finde ich in dem groß angelegten Referat von Barré über die Untersuchungstechnik des vestibulären Apparates die Bemerkung, daß man bei der Prüfung des kalorischen Nystagmus den Kranken nicht allzusehr zur Seite blicken lassen soll, da diese Position leichte nystagmoide Zuckungen hervorrufen kann. Dazu macht Barré noch die Anmerkung, daß eine *Seitwärtswendung der Augen* vielleicht an und für sich eine *Reizquelle für den Vestibularis* liefert, von der aus okulo-vestibuläre Reflexe auftreten können.

Daß vestibuläre Reize in der Tat Muskelkrämpfe hervorrufen können, ist auch genügend durch manche Fälle von *Torticollis bei Labyrintherkrankung* erwiesen. Es ist wohl möglich, daß es sich da um einen *labyrinthären Tonusreflex* im Sinne Magnus handelt.

Es muß schließlich noch erwähnt werden, daß manche Formen von pathologischem spontanem Nystagmus auf Erkrankungen des vestibulären Apparates zurückzuführen sind. Es gibt zweifellos einen *Nystagmus* infolge *Labyrintherkrankungen,* vielleicht auch bei *isolierter Neuritis des Nervus vestibularis* nach Infektionen oder Intoxikationen. Allerdings muß man in diesen letzten Fällen immer auch an die Möglichkeit denken, daß außer dem N. vestibularis noch andere nervöse Elemente mit angegriffen sind. Erkrankungen des Hirnstamms geben bestimmt Nystagmus infolge Erkrankung des Vestibularsystems. So tritt derselbe sehr häufig bei *Verstopfung der A. cerebelli inferior posterior* auf, bei der Marburg stets Mitbeteiligung der Acusticuswurzel fand. Prozesse im Gebiete des Deitersschen Kerns führen auch gewiß zum Nystagmus, und zwar zum *rotatorischen* bei caudaler Lokalisation des Prozesses, *horizontalem* bei mittlerer, *vertikalem* bei oraler Lokalisation. Daß auch der *Nystagmus bei multipler Sklerose* auf Läsion des Vestibularsystems beruht, ist mehr als wahrscheinlich.

Weniger durchsichtig liegen die Dinge mit dem Nystagmus infolge *Kleinhirnerkrankungen*. Es scheint jetzt allgemein anerkannt, daß der bei Kleinhirnprozessen auftretende Nystagmus ebenfalls nur auf Druck auf den Hirnstamm und Reizung des N. vestibularis beruht. Ebenfalls können auch *Prozesse im Großhirn*, die den Schädelraum beschränken, durch Fernwirkung auf den Vestibularis Nystagmus hervorrufen.

Gesteigerte Erregung von seiten des Vestibularapparates kommt meist bei *Neurotikern* vor. Besonders habe ich dies während des Weltkriegs an vielen *Hirntraumatikern* gesehen, die über Kopfschwindel und vagotonische Erscheinungen klagten. Minimalste Mengen von Flüssigkeit riefen beim Ausspülen der Ohren lebhaften Nystagmus, lebhafte Abweichreaktionen sowohl der Extremitäten als auch des Körpers hervor.

Es bleibt noch übrig einige andere pathologische Reflexerscheinungen kurz zu erwähnen, welche im Gefolge von Vestibularerkrankungen auftreten. Hierher gehört das ROMBERGsche Symptom und namentlich der taumelnde Gang. Das ROMBERGsche Phänomen — Schwanken beim Stehen mit geschlossenen Beinen nach Augenschluß — beruht auf Störungen des komplizierten Mechanismus, der zur Erhaltung des Gleichgewichts dient. FOERSTER hat in seiner klassischen Arbeit über die Koordination 8 Anteile dieses Mechanismus unterschieden, durch welche die Receptoren im Auge, Labyrinth und anderen Organen mit den Zentren im Rückenmark, Klein- und Großhirn verknüpft sind. Der vestibuläre Apparat im Hirnstamm steht durch den Fasciculus Deitersospinalis mit dem Rückenmark in Verbindung. Direkte Fasern aus dem Vestibularis in das Kleinhirn werden behauptet, sind doch noch sicher nicht erwiesen (MARBURG). Doch bestehen sowohl homo- als auch kontralaterale Verbindungen des Kleinhirns mit dem Deitersgebiet, und zwar bestehen sie sowohl aus *nucleocerebellaren* als auch aus *cerebellovestibularen* Bahnen. Verbindungen mit dem Großhirn (Schläfen-Scheitellappen!) sind anzunehmen, doch anatomisch noch nicht sichergestellt. Schließlich entspringt dem Vestibularkern im Hirnstamm das hintere Längsbündel, welches das Vestibularsystem mit den Augenkernen und motorischen Gebilden im Rückenmark verbindet. Es sind also Gleichgewichtsstörungen bei Erkrankungen der aufgezählten vestibulären Teile des Koordinationsmechanismus zu erwarten. Doch fällt das ROMBERGsche Phänomen bei Kranken mit zerstörtem Labyrinth fast stets negativ aus. Ich nehme an, daß wir daraus lediglich folgern müssen, daß das ROMBERGsche Phänomen ein viel zu primitives Zeichen ist, welches nicht imstande ist, leichte Koordinationsstörungen aufzudecken. Untersuchungen des Ganges decken in diesen Fällen doch leicht die vestibuläre Ataxie auf. Dasselbe ist von den Erkrankungen des zentralen Vestibularsystems zu sagen. In akuten Fällen kommt es auch zu einem Romberg. In chronischen wird die Koordinationsstörung hauptsächlich beim Gehen manifest. Es gibt hier nicht eindeutige Tatsachen. Man muß wohl nicht nur mit individuell verschiedenen, konstitutionell bedingten Kompensationsmöglichkeiten zu rechnen haben, sondern vielleicht in noch größerem Maße mit dem Umstande, ob die Erkrankung sich ausschließlich auf den *Vestibularis* beschränkt oder auch andere an der integralen Koordinationsfunktion beteiligten Anteile wie *Kleinhirn, sensible*

Bahnen in Mitleidenschaft zieht. Es ist von mancher Seite versucht worden (BARÁNY u. a.), die Koordinationsstörung in Fallrichtungen aufzulösen und durch Untersuchungen bei verschiedener Kopfhaltung die Komponenten der Fallreaktion näher zu bestimmen. Es muß dem entgegengehalten werden, daß hier allzu mannigfache Faktoren mitspielen und auch die MAGNUSschen Reflexe mit eingreifen, um in jedem Fall allein aus dieser Untersuchung der Koordinationsstörung den Anteil einer jeden Komponente bestimmen zu können. Wir müssen dazu die anderen Symptome berücksichtigen und aus ihrer Gegenüberstellung lokaldiagnostische Schlüsse ziehen. Ich habe Kranke mit vestibulärer Form der epidemischen Encephalitis beobachtet, wo ein leichter Nystagmus bestand, wo die kalorische, galvanische und Drehprüfung des Labyrinths keinerlei Reaktion hervorrief und wo eine derart starke Starre beim Gehen bestand, daß die Patienten lange Zeit nicht imstande waren, ohne Unterstützung zu gehen und erst nach Jahren mühsam mit einem Stock zu holpern begannen. Es fehlten sonst alle Zeichen einer Kleinhirnerkrankung. Ich fühlte mich berechtigt, diese Koordinationsstörung durch *Vestibularaffektion* infolge überstandener epidemischer Encephalitis zu erklären. Allerdings besteht im großen ganzen die Regel, daß bei akuten Erkrankungen des Labyrinths das Fallen zur Seite der langsamen Komponente des Nystagmus stattfindet und durch die Kopfhaltung beeinflußt werden soll. Bei akuten Erkrankungen des zentralen Teils des Vestibularsystems kommt manchmal Fallen in der Richtung der schnellen Komponente zustande, wobei die Kopfstellung keine Rolle spielt.

Um beim ROMBERGschen Phänomen zu entscheiden, ob es sich um eine *vestibuläre* Erkrankung oder um eine solche in *anderen* Gebieten des oben angedeuteten komplizierten Koordinationsapparates handelt, ist es, wie eben gesagt, notwendig, andere Symptome heranzuziehen. Doch ist die Art des Fallens an und für sich mitunter geeignet, in dieser Beziehung diagnostische Fingerzeige zu geben. Der *Tabiker*, bei dem das ROMBERGsche Phänomen infolge Störungen der Tiefensensibilität auftritt, schwankt hauptsächlich mit den Beinen, es gelingt ihm, über das Schwanken Oberhand zu gewinnen, wenn er sich mit einem Finger an der Wand hält (ERBEN). Der *Vestibularkranke* neigt sich mit dem Oberkörper zur Seite des kranken Vestibularis, wobei er einen intensiven Zug spürt. Das Berühren der Wand hilft ihm dabei gar nicht. Beim Tabiker spielt gewöhnlich der Augenschluß eine größere Rolle als beim Vestibularkranken.

Auch der *Neurastheniker* schwankt mitunter mit geschlossenen Beinen nach Augenschluß. Doch wird dieses Schwanken nicht mit Unrecht als *Pseudo-Romberg* qualifiziert. Es handelt sich hier lediglich um eine Verstärkung des Schwankens, welches wir gelegentlich auch bei gesunden Menschen finden. Die Schwankungen haben nur eine größere Exkursion. Auch fehlt bei ihnen die eigentliche Fallrichtung. Auch bei *Hysterie* tritt manchmal bei der Rombergstellung ein Fallen auf, jedoch meist nach hinten und ohne jede Andeutung von kompensierender Äquilibrierung.

Wir müssen noch in aller Kürze auf ein subjektives Symptom eingehen, welches als Reaktion auf Reize des pathologisch veränderten Vestibularsystems auftritt und das jedoch seine Wurzeln auch in einer Reaktion des normalen Labyrinths auf gewisse künstliche Reize hat. Ich habe die Erscheinung des *Schwindels* im Auge, welcher oft den Kern der Klagen der Vestibularkranken bildet. Wir verstehen unter *Schwindel* ein eigentümliches Erlebnis, welches mit Empfindungen oder Wahrnehmungen von Bewegungen des eigenen Körpers oder Kopfes oder der umgebenden Gegenstände verbunden ist und einen mehr oder weniger lebhaften Unlustcharakter trägt. Der *adäquate Reiz*, der den Schwindel erzeugt, ist *Störung* des *Gleichgewichts*, und zwar infolge Läsion desjenigen Hauptsystems, welches in der Orientierung in bezug auf den Raum die hervorragendste Rolle spielt, des vestibulären Systems. Gleichgewichtsstörungen, die wie beim Tabiker nur von Störungen der tiefen Sensibilität abhängen, rufen keinen Schwindel hervor, doch aber diejenigen, welche bei Läsionen des Augenmuskelapparates entstehen. Auch in letzterem Falle müssen wir in Anbetracht der intimen Zusammenhänge zwischen Labyrinth und Augenmuskeln die labyrinthogene Entstehung des Schwindels anerkennen.

Es ist ohne weiteres klar, daß das Unlustgefühl beim Schwindel nicht nur Reaktion auf den Vagusreflex ist. Die ungeordneten Bewegungen und Bewegungsempfindungen, die beim Schwindel vorkommen, sind an und für sich ebenfalls von Unlusterlebnissen begleitet.

Am meisten trägt die Bewegungsempfindung beim vestibulären Schwindel den Charakter eines *Drehschwindels*. BRUNNER will zwei Ausnahmen gelten lassen: luetische Erkrankungen des Innenohrs und multiple Sklerose. In diesen Fällen soll trotz Erkrankung des vestibulären Apparates das Schwindelgefühl fehlen. Doch muß ich demgegenüber behaupten, daß in den seltensten Fällen von *multipler Sklerose* das Symptom vermißt wird. Es ist entweder in der Anamnese oder im Status zu konstatieren. Zur Differentialdiagnose des *labyrinthären* Schwindels vom Schwindel *anderer* Provenienz wird der Umstand zu berücksichtigen sein, daß ein echter Drehschwindel nur vestibulärer Herkunft ist. Allerdings klagen auch *Kleinhirnkranke* oft über Drehschwindel. In Fällen von Tumor kann ein Druck auf den Vestibularis angenommen werden. Doch kommt er auch bei *akuten* Erkrankungen des *Kleinhirns* vor. Bei Erkrankungen des *Großhirns* ist dagegen Drehschwindel nicht zu konstatieren, wenigstens nicht als Herdsymptom. Durch Fernwirkung kann es allerdings auch bei Großhirntumoren zum Drehschwindel kommen.

STEWART und HOLMES haben ein Symptom angegeben, dank welchem es möglich ist, bei Geschwülsten in der hinteren Schädelgrube zu unterscheiden, ob sich die Geschwulst extra- oder intracerebellar befindet. Der Drehschwindel, der in diesen Fällen auftritt, hat die Eigenschaft, daß die Scheinbewegung der *Objekte von der kranken zur gesunden Seite* stattfindet. Die scheinbare *Eigenbewegung* dagegen geschieht bei *intracerebellaren* von der *kranken zur gesunden Seite*, bei *extracerebellaren* von der *gesunden zur kranken* Seite. Nachdem schon OPPENHEIM, MARBURG und RANZI u. a. dieses Symptom nicht bestätigen konnten, hatte ich wieder neulich die Gelegenheit, mich zu überzeugen, daß das Symptom nicht immer brauchbar ist.

In manchen Fällen tritt der Schwindel nur bei bestimmten Kopfhaltungen oder bei Veränderungen der Lage auf. Gar nicht so selten entsteht das Schwindelgefühl beim Blick nach oben, selten beim Blick zur Seite, wie ich mich immer wieder davon habe überzeugen können.

Wenn wir früher dem häufig auftretenden Schwindel, besonders in der Anamnese des Kranken eine wichtige diagnostische Bedeutung für die multiple Sklerose beigemessen haben, so müssen wir jetzt mit Bestimmtheit sagen, daß das Schwindelgefühl auch bei epidemischer Encephalitis eine hervorragende Rolle spielt. Ich habe es, seitdem ich danach suche, in einem größeren Prozentsatze feststellen können als Erscheinungen von seiten anderer Hirnnerven. Der Drehschwindel kann jede klinische Form der epidemischen Encephalitis begleiten. Er kann auch das fast einzige übriggebliebene Symptom oder mit anderen Vestibularerscheinungen vergesellschaftet sein.

Von organischen Erkrankungen mit Drehschwindel seien noch erwähnt arteriosklerotische Erkrankungen namentlich im Bereiche der A. cerebelli posterior inferior. Doch können auch Hypertonien, Mitralstenose Schwindel sowohl labyrinthären als auch zentralvestibulären Ursprungs hervorrufen. Manchmal wird der Schwindel als „Aura" beim epileptischen Anfall beschrieben. Auch bei funktionellen Nervenleiden — der Neurasthenie und Hysterie — können Klagen über Schwindel vorkommen. Es bleibt doch immer schwer zu entscheiden, ob nicht eine Gefäßerkrankung oder ein Gefäßpasmus des Labyrinths zu dem „neurasthenischen" Syndrom führt bzw. am Hysteriebild pathoplastisch mitwirkt.

10. Syndrome der Fremdreflexstörungen.

Unter *Fremdreflexen* faßt P. HOFFMANN im Gegensatz zu den *Eigenreflexen* diejenigen reflektorischen Muskelkontraktionen zusammen, welche dann auftreten, wenn der auslösende Reiz nicht unmittelbar die sensiblen Endigungen des Muskels selbst angreift, sondern wenn er an die Haut oder anderen Organe appliziert wird. Da sie infolge äußerer Reize auftreten, liegt es nahe, sie als Abwehr- oder Greifreflexe zu betrachten. SHERRINGTON betrachtet sie als „nociceptive", als Reflexe auf schädliche Reize.

Nebenstehend auf S. 209 gebe ich eine Übersicht über die klinisch wichtigsten Fremdreflexe.

In pathologischen Fällen sind *quantitative und qualitative Veränderungen der Hautreflexe* zu beobachten. Die Reflexe können *fehlen*, wenn der elementare Reflexbogen an irgendeiner Stelle lädiert ist. Oft fehlen sie auch, wenn das Zentralnervensystem auf einem höheren Niveau lädiert ist. Es unterliegt keinem Zweifel, daß die Haut- wie die Sehnenreflexe ebenfalls vom Zentren im Hirnstamm und in der Rinde kontrolliert werden. Bei Ausfall der Rindenkontrolle gehen die Hautreflexe recht oft verloren. Doch verwaltet das Rückenmark ebenfalls souverän die Hautreflexe, die auch nach totaler Rückenmarksdurchtrennung immer wiederkehren können. Ausfall der Reflexe spielt eine große diagnostische Rolle in der Lokalisation des Krankheitsprozesses nach Segmenten. Für manche Krankheiten ist das Fehlen aller oder einiger Bauchreflexe besonders typisch (*multiple Sklerose*). *Asymmetrie der Bauchreflexe* bei Reizung der Bauchwand, (oder beim Schlag auf die Symphysis pubis) hat auch eine Bedeutung zur Bestimmung schwach ausgeprägter einseitiger Hirnläsionen. Das Fehlen der Hautreflexe spricht eben nicht immer für eine Segmenterkrankung. Nicht selten muß auch die Möglichkeit einer Zerstörung zentripetaler, zentrofugaler oder zentraler Mechanismen erwogen werden. Im Bereiche des Kopfes fallen oft die Fremdreflexe aus (*Cornealreflexe, Lidreflexe* u. dergl.), nicht nur bei einem Krankheitsprozeß im Bereiche des elementären Reflexbogens. Es muß immer damit gerechnet werden, daß bei Prozessen im Schädelinnern, die von den Reflexbogen ent-

fernt liegen, Fernwirkungen auf den Reflexapparat ausgeübt werden können,
die denselben außer Funktion setzen. Die Funktion der einzelnen Teile des Bogens
kann unversehrt sein, so die Sensibilität im Bereiche des Trigeminus, die Motilität
im Bereiche des Facialis. Der Reflex jedoch kann dabei fehlen, da er am wenigsten widerstandsfähig zu sein scheint.

Als Regel gilt für die Hautreflexe, daß sie sich entgegengesetzt wie die
Sehnenreflexe verhalten.

	Auslösungsmodus	Reaktion	Anatomische Angaben
Gaumenreflex	Berührung des weichen Gaumens	Hebung des Gaumens	Sensibler Schenkel: 2. Ast d. V., motorischer: n. X
Würgreflex	Berührung der hinteren Rachenwand oder Druck auf die Zungenwurzel	Würgbewegungen	sensibel: V, IX, X, motorisch: X
Nasenschleim- hautreflex	Kitzeln der Nasenschleim- haut	Lidschluß, Verziehung des Mundwinkels, Niesen, Tränen	sensibel: V, motorisch: VII
Conjunctival- reflex	Berührung der Bindehaut des Auges	Lidschluß	sensibel: V, motorisch: VII
Cornealreflex	Berührung der Cornea	idem	idem
Blinzelreflex	Belichtung des Auges, plötzliches Erscheinen eines Gegenstandes im Gesichts- feld	Zuckungen im Orbicu- laris oculi	sensibel: II, motorisch: VII
Gehörreflex	Starker akustischer Reiz (Lärmtrommel)	Lidschluß	sensibel: VIII, motorisch: VII
Gehörgangreflex	Taktile oder kalorische Rei- zung des Gehörgangs	Lidschluß, Tränenfluß	sensibel: V, motorisch: VII
Cornea-mandi- bularisreflex	Reizung der Cornea bei halbgeöffnetem Mund	Seitwärtsschiebung des Unterkiefers mit leichter Hebung	sensibel: V, motorisch: V
Nasopalpebraler Reflex	Nasenstüber	Lidschluß	sensibel: V, motorisch: VII
Fingerreflex (Greifreflex)	Streichen der Innenfläche der Hand	Beugung der Finger	Metencephale Zentren
Palma-mandi- bularreflex	Reiz der Handfläche	Zuckung des Kinns	sensibel: Nn. ulnaris et medianus, motorisch: VII
Bauchdecken- reflexe (oberer, mittlerer, unterer)	Reiz der Bauchwandungen	Einziehen des Nabels nach oben, zur Seite, nach unten	$D_7 - D_9$ $D_8 - D_{10}$ $D_{10} - D_{12}$
Cremasterreflex	Bestreichen der inneren Fläche des Oberschenkels	Heraufziehen des Hodens	$L_1 - L_2$
Glutäalreflex	Bestreichen der Nates	Kontraktion der Glutäalmuskulatur	$L_4 - L_5$
Fußsohlenreflex	Bestreichen der Fußsohle	Plantarflexion der Zehen	$S_1 - S_2$
Analreflex	Stechen des Dammes	Kontraktion des Sphincter ani externus	S_5

Steigerung der Hautreflexe spielt in der Klinik bei weitem nicht die Rolle wie die Steigerung der Sehnenreflexe. Oft finden wir eine derartige *Steigerung* bei *funktionellen Erkrankungen.* In gewissem Sinne kann man die unten zu besprechenden *Abwehrreflexe* als *gesteigerte Fremdreflexe* betrachten. Sie sind dann aber nicht auf ein bestimmtes Segment beschränkt, sondern haben eine überaus große reflexogene Zone und einen recht ausgiebigen motorischen Effekt.

Eine große Rolle spielt in der Pathologie die *qualitative Veränderung* der Reflexe und namentlich *des Plantarreflexes.* Wir können auch in diesem Falle von einem *paradoxen Reflex* sprechen analog dem MENDEL-BECHTEREWschen. Bei Erkrankung der Pyramidenbahn ruft Bestreichen der Fußsohle nicht Plantarflexion der Zehen hervor, sondern den sog. *Babinskischen Reflex,* der in Dorsalflexion der großen Zehe besteht, die mitunter von einer Spreizung der übrigen 4 Zehen begleitet ist. Über die Genese dieses pathologischen Reflexes ist viel geschrieben worden. Hier sei nur soviel gesagt, daß er einen primitiven Bewegungsmechanismus präsentiert aus einer Periode phylogenetischer Entwicklung, wo der aufrechte Gang es noch nicht zu einer Greif-, d. h. Beugetendenz der Fußzehen

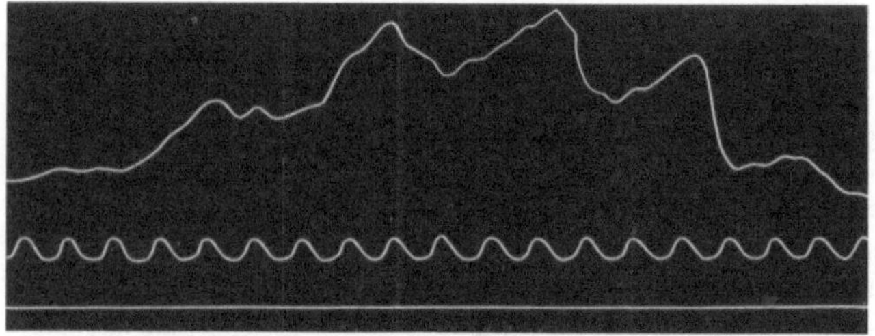

gebracht hatte, vielmehr die Dorsalflexion der großen Zehe zusammen mit der Spreizbewegung der übrigen einen Teil eines Bewegungsmechanismus ausmachte, der für die Fortbewegungsart (Klettern?) eines phylogenetisch älteren Ge-

Abb. 128. Phänomen von BABINSKI bei Pyramidenläsion. Unten Zeit $^1/_5$ Sec. Kymogramm. Nach MARKOW.

schöpfes von Wichtigkeit war. Es wird meist angenommen, daß bei Säuglingen, die noch nicht den aufrechten Gang erlernt haben, bei Reizung der Fußsohle eine Dorsalflexion der großen Zehe auftritt. Nun haben eingehende Studien von CATTANEO, WOLPERT und in meiner Klinik von MARKOW erwiesen, daß die Dorsalflexion beim Kleinkind nach Fußsohlenreiz bei weitem nicht in allem dem *Babinski* beim pyramidenkranken Erwachsenen gleicht. Die Latenzzeit fehlt oft, die Reflexbewegung kommt oft zustande, ohne daß noch die genügende Reizzeit verstrichen. Oft fällt der Reflex plantar aus, oft resultiert eine Dorsalflexion ohne jeden Reiz. Dank der fortwährenden Bewegungen der Füße und der Beine beim Kinde ist es nicht leicht die einzelne Bewegung der großen Zehe mit dem Reiz in Übereinstimmung zu bringen. Es imponiert vielmehr der gesamte Bewegungskomplex des Säuglings als hyperkinetisches Syndrom, als Athetose, welche nicht mit Unrecht den Säugling zum Thalamus-Pallidumwesen (FOERSTER) stempelt. MARKOW hat bei 30% der Kindergruppe das BABINSKIsche Phänomen vorgefunden. Dabei bestand nicht selten ein spontaner Babinski als Komponente der oben erwähnten eigentümlichen choreoathetotischen Bewegungen des frühen Alters. Außerdem vollzieht sich das BABINSKIsche Phänomen bei gesunden Kindern in rascherem Tempo und ist weniger „tonisch" als in Fällen von Pyramidenläsion. Das kommt auf dem Kymogramm sehr deutlich zum Ausdruck (Abb. 128 u. 129). Auch möchte ich für den Erwachsenen annehmen, da der

BABINSKISche Reflex durchaus nicht immer oder für eine jede Pyramidenerkrankung charakteristisch ist. Wenigstens ist es auffallend, daß er gerade bei der exquisiten Pyramidenerkrankung, der amyotrophischen Lateralsklerose fast immer fehlt. Dann muß mit FOERSTER darauf hingewiesen werden, daß die Ausgangsstellung der Extremität von großem Einfluß auf den Reflexerfolg ist. Die Dehnung eines Muskels oder umgekehrt die Annäherung seiner Insertionspunkte schafft verschiedene Bedingungen, verschiedene Reflexbereitschaft, welche den Reflexerfolg auch bei den Fremdreizen modifiziert, wie wir es oben bei den Sehnenreflexen sahen. So konnte ich bei systematischen Untersuchungen mich davon überzeugen, daß der BABINSKISche Reflex bei gestrecktem Bein eher zu erzielen ist als beim gebeugten. Die Kopfhaltung spielt ebenfalls eine Rolle, indem bei Wendung des Kopfes von der gelähmten Seite weg der Reflex verstärkt wird, wie außer *mir* auch WALSHE beschrieben hat. Bauchlage hebt manchmal den BABINSKISchen Reflex auf (GUILLAIN, BARRÉ, BYCHOWSKI). Mit anderen Worten: in Anbetracht von Untersuchungen an Säuglingen und einer unvoreingenommenen Analyse unseres Krankenmaterials darf man die Ansicht aus

sprechen, daß in dem BABINSKIschen Reflex *nicht nur der Ausfall der Pyramidenbahnen* eine Rolle spielt, sondern daß auch gewisse noch nicht ganz übersichtliche *Pallidumeinflüsse* ebenfalls an ihm beteiligt sind. Infolgedessen möchte ich nicht die Analogie zwischen Babinski bei Pyramidenkranken und dem Säuglings-Babinski ver

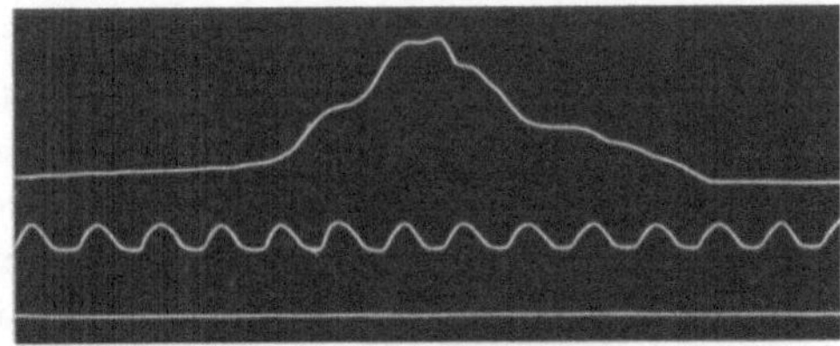

Abb. 129. Kymogramm des BABINSKISchen Phänomen bei einem gesunden 9 monatigen Kinde. Unten Zeit ¹/₅ Sec. Nach MARKOW.

werfen, sondern vielmehr den ersteren auf Grund der Tatsachen, die wir beim Säugling, dem Pallidum-Thalamusgeschöpf, gefunden, von einem etwas anderen, etwas „revidierten" Standpunkt aus betrachten.

Wie wir auch schon bei den Eigenreflexen sahen, kann unter Umständen die reflexogene Zone, von der aus der BABINSKISche Reflex hervorgerufen wird, sich erweitern und von der Planta pedis auf die hintere Fläche des Unterschenkels übergehen, ja, weiter auch auf seine vordere Fläche. Auf diese Weise kann eine Dorsalflexion der großen Zehe durch kräftigen Druck auf die Achillessehne (SCHÄFER), auf den Gastroknemius (GORDON), unteren Teil der Tibiavorderfläche (OPPENHEIM) hervorgerufen werden. Das Wesentliche ist die erhöhte *Reflexbereitschaft* von seiten *des Extensor hallucis.* Hierher gehört auch das *kontralaterale Babinskische Phänomen*, d. i. die Dorsalflexion der großen Zehe des *kranken* Fußes bei Bestreichen der Sohle der *gesunden* Seite. Einige Verfasser, wie BOEHME, BRUNSCHWEILER, weisen darauf hin. Doch habe ich persönlich bei kontralateralen Fußsohlenreflexen von der gesunden Seite aus an der hemiplegischen *nie einen Babinski,* sondern stets eine *Plantarbeugung* der großen Zehe beobachten können, auch natürlich da, wo bei Reizung der Fußsohle der kranken Seite ein prächtiger Babinski bestand. Ich habe diesen Umstand auf diese Weise zu erklären versucht, daß der Reiz der gesunden Fußsohle in die kontralaterale Hirnhemisphäre gelangt und von hier aus durch homolaterale ungekreuzte, normale Pyramidenbahnfasern den Impuls zentrifugal in das Rückenmark befördern. Ob das für alle Fälle gilt, ist fraglich. Ich habe diesen Erklärungsmodus für Hemiplegien vorgeschlagen, die außerdem auch spinale Erscheinungen hatten. Doch kommt ein kontralateraler Fußsohlenreflex von Plantarflexionscharakter auch bei Paraplegien vor.

Spricht also im großen ganzen das BABINSKISCHE Zeichen für eine Läsion der Pyramidenbahn, so folgt daraus natürlich nicht, daß bei seinem Fehlen die Pyramidenbahn intakt ist (amyotrophische Lateralsklerose u. a.). Es können immer noch andere Faktoren mitspielen, deren Auftreten oder deren Abwesenheit auf den Babinskireflex mit einwirken. Daß das BABINSKISCHE Phänomen bei epileptischen Anfällen, urämischer Koma, auftritt, steht wohl ohne weiteres mit dem Ausschalten von Hirnbezirken in Zusammenhang, unter anderem auch der vorderen Zentralwindung.

In Ausnahmefällen besteht das *Babinskische Zeichen, ohne* daß es sich unzweideutig um *Pyramidenbahnausfälle* handelt. So sah ich mehrere Fälle von spinaler Kinderlähmung, wo eine Lähmung der Zehenbeuger wohl die Ursache des Fehlens des normalen Plantarreflexes war und wo bei verhältnismäßig gut erhaltenem Extensor hallucis Bestreichen der Fußsohle eine Dorsalflexion der großen Zehe hervorrief. Bemerkenswerterweise konnte ich auch in einem Fall von Muskeldystrophie in meiner Klinik das Babinskische Phänomen feststellen. In diesem Falle waren die Zehenbeuger sehr schwach. Allerdings bestand bei dem Kranken mit deutlicher Muskeldystrophie (auch bei der Schwester!) eine kongenitale Lues mit positiver WaR. im Liquor und im Blute. Auch von SOUQUES ist ein Fall von Muskeldystrophie mit BABINSKISCHEM Phänomen beschrieben worden. Andererseits bestanden bei einem meiner Myopathen, den MARKOW und WERA SCHEINJUK beschrieben haben, MENDEL-BECHTEREW, ROSSOLIMO, SHUKOWSKI, mit anderen Worten, eine erhöhte Reflexbereitschaft der Plantarbeuger der Zehen. In diesem Falle war die grobe Kraft der Dorsalbeuger bedeutend herabgesetzt. Es ist eben dadurch erklärlich, warum bei Reizen, die den Fuß treffen, diejenigen Muskeln antworten, welche infolge Abschwächung der Antagonisten sich in einem *erhöhten Spannungszustand* befanden. Dieselbe Erklärung ist auch auf den SOUQUESSchen Fall mit Babinski bei Muskelatrophie auszudehnen. Es fehlt zwar die Autopsie in allen diesen Fällen, so daß für manche Fälle eine Mitbeteiligung der Pyramidenbahnen nicht auszuschließen ist. Immerhin muß in manchen Fällen mit Babinskiphänomen auch die Möglichkeit in Betracht gezogen werden, daß gewisse Verteilung von peripheren Lähmungen eine Dorsalbewegung der großen Zehe bei Sohlenreizung hervorrufen kann.

Zu den *Fremdreflexen* sind diejenigen *Reflexsynergien* (FOERSTER) zu zählen, welche bei den verschiedensten organischen Erkrankungen des Zentralnervensystems im Anschluß an einen nocizeptiven Reiz auftreten und als *Abwehrreflexe* besonders von BABINSKI gewürdigt worden sind. Ich habe bereits 1914 für diese Reflexe die Bezeichnung *Synergiereflexe oder reflektorische Synergien* vorgeschlagen, um die teleologische Bezeichnung Abwehrreflex zu vermeiden. Schon der BABINSKISCHE Reflex besteht nicht ausschließlich aus einer isolierten Dorsalbeugung der großen Zehe. Bei Bestreichung der Fußsohle kommt es auch in der Norm nicht nur zur reflektorischen Bewegung der Finger, sondern auch zur Kontraktion des Tensor fasciae latae, bei stärkerem Reize zur Beugung in Hüft- und Kniegelenk, dorsalen Flexion des Fußes, kurz und gut zu einer Synergie, die zur Verkürzung der ganzen Extremität führt. In pathologischen Fällen tritt noch manchmal hinzu eine Kontraktion der Handmuskulatur, der Blase, des Mastdarms und manchmal mit Schweißausbruch. Dieser *Massenreflex* (HEAD, RIDDOCH) soll für eine Querläsion des Rückenmarks sprechen. Nun treten reflektorische Synergien in Form von Verkürzung des Beines nicht nur nach Reiz der Fußsohle auf, sondern auch beim Reizen der Haut der verschiedenen Körperteile. Die Reize müssen nocizeptiven Charakter tragen, wie diejenigen, welche den BABINSKIschen Reflex hervorrufen. Am besten eignen sich brüskes Streichen, Kneifen, Kälte in Form von Ätherträufeln oder Eisstückchen. Am bequemsten hat sich mir der faradische Strom erwiesen. In verschiedenen Fällen konnte ich nur durch ganz bestimmte Reize die *Verkürzungsreflexe* hervorrufen. Als erster hat wohl GOLDFLAM diesen Ausdruck benutzt. Es scheint, daß in Fällen, wo eine bestimmte Gefühlsqualität, z. B. Kälte- oder Schmerzempfindung ausgefallen ist, gerade dieser adäquate Reiz am meisten geeignet ist, einen Abwehrreflex hervorzurufen (FILIMONOFF). Am gewöhnlichsten treten die Verkürzungsreflexe beim Reiz der unteren Extremität auf. Das klassischste Beispiel ist der BECHTEREW-MARIE-FOIXsche Handgriff, der mit der *negativen* Stützreaktion identisch ist; passives Beugen der Zehen löst die gesamte Reflexenergie der Beugung, d. i. „Verkürzung" des Beines aus. Doch können auch andere Reize, die an den Extremitäten appliziert werden, denselben Effekt hervorrufen. Ich habe mich immer wieder davon überzeugen können, daß bei der Untersuchung im Sitzen die Verkürzungssynergie besonders demonstrativ ist. Allerdings muß in Fällen, wo der Abwehrreflex sich nur in den Fußzehen offenbart, der Patient liegend untersucht werden. Es soll hier nochmals betont werden, daß die Abwehrreflexe resp. Synergiereflexe der unteren Extremitäten besonders gut ausgeprägt sind in Fällen, wo die Sensibilität gelitten hat.

Die *Synergie- resp. Abwehrreflexe* der unteren Extremitäten sind in denjenigen Fällen besser ausgeprägt, wo in den Beinen eine Tendenz zur Flexion resp. Verkürzung existiert. Es besteht in diesen Fällen eine gesteigerte Reflexbereitschaft der Verkürzer der Beine. Ziehen wir die Arbeiten von RADEMAKER in Betracht über die Bedeutung der roten Kerne für die Beugefunktion, dann müssen wir für diese Fälle eine Prävalenz rubrospinaler Bahnen annehmen. Diese Prävalenz äußert sich einerseits in der Tendenz zur *Flexionscontractur der Beine anstatt der üblichen Streckcontractur,* andererseits in den flektorischen Reflexsynergien, die bei jedem nocizeptiven Reiz auftreten. Oft, nicht immer, sind bei Beugungscontractur die Sehnenreflexe im Verhältnis zu den Hautreflexen schwächer als bei der gewöhnlichen Streckcontractur. Auch scheint der Babinskireflex nicht immer so gut auslösbar. BABINSKI u. a. haben gezeigt, daß in manchen Fällen, wo der Abwehrreflex nicht nur durch Reizung der Beine, sondern auch durch Reize der Haut des Rumpfes hervorgerufen wird, eine Grenze festgestellt werden kann, oberhalb welcher Reizung der Haut keinen Abwehrreflex mehr hervorruft. Manchmal stimmt diese obere Grenze der Abwehrreflexe mit der Grenze der Anästhesie überein. Manchmal ist sie jedoch niedriger. In letzteren Fällen handelt es sich meist um einen *Krankheitsprozeß* im Rückenmark, der eine *gewisse Ausdehnung* in der Höhe des Rückenmarks einnimmt, dessen *obere Grenze der Grenze der Anästhesie resp. Hypästhesie entspricht,* dessen *untere Grenze aber mit der oberen Grenze der Synergiereflexe* der unteren Extremitäten zusammenfällt. BABINSKI und JARKOWSKI haben behauptet, daß *extradurale Tumoren* eine größere *Längsausdehnung* erreichen, infolgedessen sich die Grenze der Anästhesie um viele Segmente höher befinde als die Grenze der Abwehrreflexe. Bei einem neulich in meiner Klinik beobachteten Fall konnte ich diese Regel wieder bestätigen. Zwischen der Anästhesiegrenze und der Grenze der Abwehrreflexe befanden sich 6—7 Segmente. Bei der Operation erwies sich ein extraduraler langgestreckter Tumor. Von Interesse ist der Hinweis von MARIE und FOIX, daß bei intramedullären Tumoren Amyotrophien unterhalb der oberen Grenze der Abwehrreflexe bestehen, bei extramedullären dagegen werden durch den Tumor Wurzeln lädiert, welche von höheren Segmenten stammen. Wir finden infolgedessen hier Amyotrophien oberhalb der Grenze der Synergiereflexe. Bei Pottscher Krankheit, wie auch bei spinalen Tumoren, sind die Synergiereflexe besonders gut ausgeprägt. Bemerkenswert ist, daß in manchen Fällen von FRIEDREICHscher Krankheit sie ganz besonders ausgesprochen sind, wobei sie durch Reize der verschiedensten Körperteile zu erhalten sind (BABINSKI und JARKOWSKI). Ich habe sie bei FRIEDREICHscher Krankheit sogar auch vom Ohrläppchen erzielen können.

In manchen Fällen und unter manchen Bedingungen tritt anstatt des *Verkürzungsreflexes* ein *Verlängerungsreflex* auf. Oft gelingt es ihn hervorzurufen, wenn die untere Extremität vorher in Beugestellung gebracht worden ist, und der Reiz mehr proximalwärts appliziert wird. Nicht selten bestehen dabei kontralaterale Reflexe, die sich dann meist als Verlängerungsreflexe offenbaren, während gleichzeitig homolateral der Verkürzungsreflex besteht. Es entsteht so eine Analogie mit dem Gehautomatismus, wie er von SHERRINGTON bei seinem *Crossedreflex* beschrieben worden ist. Bei genügend starken Reizen, am besten mit dem faradischen Pinsel, konnte ich alternierend wechselnde Beuge- und Streckbewegungen in beiden Beinen feststellen. Ob diese Gangbewegungsautomatie besonders bei völliger Durchtrennung des Rückenmarks vorkommen kann, wie BÖHME annimmt, möchte ich hier nicht entscheiden. Jedenfalls habe ich sie z. B. bei Kombinationen von luetischer Hemiplegie mit Tabes sehr gut beobachten können und beschrieben, dabei allerdings nur bei Reizung der Sohle der nicht hemiplegischen Seite. Auf derselben bestand übrigens auch ein *Babinski*, der von einer Läsion auch dieser Seite sprach.

Die Abwehrreflexe sind hauptsächlich an den unteren Extremitäten studiert und beschrieben worden. Sie werden auch Flucht-, Schutz-, Automatie- und, wie oben mehrfach erwähnt, auch Synergiereflexe (mihi) oder Reflexsynergien (FOERSTER) benannt. MARIE und FOIX haben sie als „medullären Automatismus" beschrieben, doch scheint mir diese Bezeichnung nicht sehr glücklich, da es sich nicht nur um Rückenmarkssymptome, sondern auch um mesencephale, vielleicht auch metencephale Reflexe handelt. Es gibt auch Abwehrreflexe der oberen Extremitäten (MARINESCO). Bei Läsionen oberhalb von C_5 treten dann ebenfalls Verkürzungsreflexe bei distaleren Reizen, Verlängerungsreflexe bei proximalen Reizen auf. In manchen Fällen kann im Daumen ein Symptom beobachtet werden, welches dem BABINSKIschen Phänomen analog ist. Auch kontralaterale Reflexe von einer oberen Extremität auf die andere sind beschrieben worden.

GUILLAIN hat als „*wahre*" *Abwehrreflexe* zum Unterschied von den oben beschriebenen „sogenannten" Abwehrreflexen Bewegungen besonders bei Erkrankungen der Hirnhaute (Hämorrhagie, Entzündung) beschrieben und die darin bestanden, daß beim Kneifen einer Hautfalte auf der einen Seite das kontralaterale Bein oder bei mehr oralwärts applizierten Reizen der kontralaterale Arm sich beugt und die gereizte Gegend heftig gerieben wird wie zum Entfernen des traumatisierenden Reizes. Es sieht wie ein absichtliches Kratzen aus, ist es aber nicht, da der Kranke ohne Bewußtsein daliegen kann. Andererseits unterscheidet es sich auch durch seine Kompliziertheit von den soeben beschriebenen Reflexsynergien.

11. Syndrome vegetativer Reflexstörungen.

Wir wenden uns schließlich den Reflexen im Bereiche des *vegetativen Nervensystems* zu. Hier können wir in bezug auf die auslösenden Reize nicht immer das propriozeptive Moment von dem exterozeptiven auseinanderhalten. Bei einem jeden Geschehen im Organismus wird schließlich das vegetative Nervensystem mit erregt, sei es in Form von Veränderung in der Blutverteilung, sei es in Form von Drüsenfunktion, sei es in Pupillenerweiterung u. dergl. mehr. Kein Abschnitt des Nervensystems arbeitet so reflexartig wie das vegetative. Wir müssen darüber hinaus noch in Betracht ziehen, daß auch bei enterozeptiven Reizen, die von den inneren Organen ausgehen, vegetative Reflexe auftreten. Wir können jedoch hier nicht die gesamte Physiologie und Pathologie des vegetativen Nervensystems aufrollen und begnügen uns lediglich damit, hier nur die hauptsächlichsten Reflexe im Bereiche des vegetativen Systems zu beschreiben, die eine mehr oder weniger wichtige klinische Bedeutung erhalten haben (s. umstehende Tabelle auf S. 216).

Bei der Analyse der vegetativen Störungen ist es nicht immer so leicht, wie bei den animalen zu eruieren, ob die Störung auf *Reizung* oder auf *Ausfall* beruht. Dies kommt daher, daß fast alle, wahrscheinlich sogar alle vegetativen Organe eine Doppelinnervation besitzen, sowohl vom Sympathicus als auch vom Parasympathicus und deren Einfluß auf das Erfolgsorgan mitunter einander entgegengesetzt ist. Unter *sympathischer Innervation* wird diejenige Nervenversorgung verstanden, die zum größten Teil aus dem *unteren Halsmark* (C_8), dem Dorsalmark und dem oberen Lumbalmark, L_1—L_2 (L_3?), und zwar aus den Zellen des Seitenhornes stammt. Zu dem Gebiete des *Parasympathicus* gehören fast sämtliche *Hirnnerven*, namentlich der *Oculomotorius*, *Trigeminus*, *Intermedius*, *Glossopharyngeus* und *Vagus* und ferner diejenigen Nerven, die aus dem *Sakralmark* (S_2—S_4) stammen. Nun stehen diese spinalen und bulbären Zentren unter der Kontrolle *höherer Zentren* in der *Oblongata*, *Substantia reticularis* um den *dritten Ventrikel* herum, in dem *Tuber cinereum*, den *Hypothalamuskernen*, der *Substantia nigra*, dem *Striatum* und ohne Zweifel auch in der *Rinde*. Besonders für die *Harnblase* sind Rindenzentren, namentlich auf Grund der Kriegserfahrungen, exakt erwiesen, und zwar für das *Harnlassen* nahe der Hüftgegend, für die *Harnhemmung* nahe dem Beinzentrum. Doch sind auch für die anderen vegetativen Organe Hirnzentren teils bewiesen, teils wahrscheinlich. Die Besonderheit des vegetativen Nervensystems besteht hauptsächlich darin, daß eine jede Faser, die zu den Erfolgsorganen zieht, ihren Ursprung von einem *außerhalb des Zentralnervensystems gelagerten Ganglion* nimmt (*postganglionäre Fasern*). Diese Ganglien bilden teils den *sympathischen Grenzstrang* zu beiden Seiten der Wirbelsäule,

	Auslösungsmodus	Reaktion	Anatomische Angaben
Lichtreflex der Pupille 1. direkt, 2. konsensuell	Beleuchtung der Pupille	Verengerung 1. der belichteten Pupille 2. der kontralateralen Pupille	Kerngebiet des N. III
Konvergenz- resp. Akkommodations-reaktion der Pupille	Konvergenz resp. Akkommodation	Verengerung d. Pupille	Idem
Orbicularisphäno-men der Pupille (WESTPHAL-PILTZ)	Kräftiger Lidschluß in wenig hellem Zimmer oder bei Verhinderung desselben durch Auseinanderhalten der Lider	Idem Bei Augenöffnung fällt dann die Erweiterung der Pupille auf	Afferent: Trigeminus? Efferent: N. III
Oculopupillarreflex	Thermische oder taktile Reizung der Cornea, Conjunctiva, der Lider und der weiteren Umgebung der Augen	Verengerung der Pupillen	Afferent: N. V Efferenz: N. III
Galvanischer Pupillarreflex (BUMKE)	Anodenreizung (0,3 mA über dem Auge oder 2,4 mA an der Schläfe)	Idem	Afferent: N. II Efferent: N. III
Psychoreflex der Pupille	Schreck, unlustbetonte Affekte	Erweiterung der Pupille	Veget. Zentren N. sympathicus
Sensible Reaktion der Pupille	Stechreize oder andere Schmerzreize	Idem	Sensible Bahnen, N. sympathicus
Sensorische Reaktion der Pupille	Starke akustische, visuelle und ähnliche Reize	Idem	Sensor. Bahnen, N. sympathicus
Lokale Piloarrektion	Reizung der Haut an um-schriebener Stelle durch Streichen, Elektrisieren usw	Lokale Gänsehaut	Piloarrectoren des umschriebe-nen Gebietes
Spinale Piloarrektion	Starker Hautreiz (Kneifen, Kälte, elektr. Strom) in der Halsgegend, im Nacken bis zum oberen Rand des Trapezius oder unterhalb der Achselhöhle	Gänsehaut über die gesamte Körperhälfte bis zur Mittellinie, von oben nach unten fortschreitend	$D_1 - L_2$
Brustwarzenreflex	Idem	Kontraktion der Brustwarzenmuskeln	$D_2 - D_6$
Oculokardialer Reflex (DAGNINI-ASCHNER)	Druck auf die Augäpfel	Pulsverlangsamung um 5—10 Schläge Herabsetzung des arteriellen Druckes	Vagus
Solarreflex	Druck auf das Epigastrium	Pulsverlangsamung	Vagus
Schweißreflex	Erwärmung (heißer Tee, Schwitzkasten), Aspirin, Pilocarpin	Schweißausbruch an den verschiedenen Arealen	Unteres Hals- bis Sakralmark
Entleerungsreflex der Blase	Dehnung der Blasenwand	Harnlassen	Sakralmark
Entleerungshem-mungsreflex d. Blase	Reiz des Sphincters	Harnretention	Lumbosakral-mark
Mastdarmreflex	Dehnung des Mastdarmes	Stuhlentleerung	Idem
Erektionsreflex	Reiz des Glans penis, Überfüllung der Samen-blase, psychische Reize	Kontraktion des Bulbocavernosus Erektion u. Ejaculation	S_4, S_5

teils die peripheren *prävertebralen* Ganglien, wie *Ganglion coeliacum, Ganglion mesentericum inferius, Plexus hypogastricus, Ganglion ciliare, Ganglion sphenopalatinum, Ganglion oticum* u. a. und teils sind sie in den Wandungen der Erfolgsorgane selbst (terminale Ganglien), wie Speicheldrüsen, Herz, Magen, Darm usw. gelagert. Auf diese Weise ist die periphere Funktion der vegetativen Organe in gewissem Grade von dem Zentralnervensystem unabhängig, autonom. Andererseits wird durch die präganglionären Fasern, die zu jedem vegetativen Ganglion in geringerer Zahl ziehen, als aus demselben austreten, eine Verbindung mehrerer peripherer Einheiten geschaffen, eine Koordination ihrer Funktion gewährleistet. Nach LANGLEY äußert sich die Autonomie des peripheren Teils des vegetativen Systems auch in den sog. *Axonreflexen.* Dieselben bestehen, wie schon oben erwähnt, darin, daß ein Reiz, der eine efferente Nervenfaser trifft, unter Umständen, z. B. nach Durchschneidung, entgegen der gewöhnlichen Leitungsrichtung (*antidrom*) zentralwärts geleitet werden kann, um dann in einer Gabelung auf einen zweiten Ast überzuspringen und von hier aus wieder zentrifugal geleitet zu werden. Ob derartige Reflexe unter normalen Umständen eine große Rolle spielen, ist nicht bewiesen, doch würde durch dieselbe eine weitgehende Selbständigkeit der peripheren vegetativen Gebilde wie auch ihre Koordination in weitem Maße gefördert. Von manchen Verfassern (SCHILF) werden auch einige klinische Erscheinungen durch derartige Axon- oder Pseudoreflexe erklärt. So werden die cutanen Erscheinungen, die viscero-cutane Reflexhyperästhesie auch lokalisierte Anämien an der Haut mit pathologischen Reizzuständen in den entsprechenden Eingeweidenerven in Zusammenhang gebracht. Die sog. HEADschen Punkte hängen vielleicht teilweise auch davon ab.

Die (*präganglionären*) Fasern verlassen das Rückenmark hauptsächlich durch die *vorderen Wurzeln.* Doch scheint es auch, daß vegetative zentrifugale Impulse auch auf dem Wege der *Hinterwurzeln* geleitet werden können. Wenigstens wird dies für die *Vasodilatatoren* angenommen. Allerdings bleibt die Frage offen, ob es sich um tatsächliche zentrifugale Bahnen oder lediglich um eine *antidrome* Leitung handelt. Auch die Frage afferenter Bahnen von den vegetativen Organen ist noch immer umstritten. FOERSTER behauptet *afferente* (sympathische) Magendarmfasern in den *hinteren Wurzelfasern,* nimmt aber auch eine *Hilfsbahn* an, welche durch die *Vorderwurzeln* zieht. Ob auch der *Vagus* und *Phrenicus zentripetale sympathische Fasern* enthält, ist noch nicht erwiesen. FOERSTER erwägt noch die Möglichkeit, daß *zentripetale* (Schmerz-) Fasern der visceralen Organe in den *periarteriellen sympathischen Geflechten* der Eingeweidegefäße verlaufen, in den Plexus aorticus gelangen und von hier aus in das Rückenmark zwischen C_8 und L_3 treten.

Bevor wir uns nun den *vegetativen Reflexstörungen* zuwenden, nur einige Bemerkungen über die sog. *antagonistische Wirkung* auf das *Erfolgsorgan,* des *sympathischen* und *parasympathischen Systems.* Als bekannteste Beispiele seien hier angeführt: die verengernde Wirkung des Oculomotorius und erweiternde des Halssympathicus auf die Pupille, die pulsverlangsamende des Vagus und beschleunigende des Sympathicus, die fördernde Wirkung des Vagus und hemmende des Sympathicus auf Darm, Bronchen u. dergl., die Blasenentleerungsinnervation durch die Nn. pelvici (parasympathisch) und Harnzurückhaltungsinnervation durch die Nn. hypogastrici (sympathisches System). Doch hat es sich heraus-

gestellt, daß von dieser Regel viele Ausnahmen existieren. Es gilt von dem
vegetativen System in noch ausgiebigerem Maße als vom cerebrospinalen, daß
der Reflex, die Reaktion hauptsächlich von dem Zustand, der Bereitschaft des
Erfolgsorgans abhängt. Die Wirkung der Nerven wird durch Änderung dieses
Zustandes wesentlich beeinflußt. So kann bekanntlich der *Vagus* auf den *Herz-*
muskel erregend wirken, wenn derselbe mit einer *Calciumlösung bearbeitet* wird.
Ich habe in der Klinik nicht selten beobachten können, daß beim Druck auf die
Augäpfel keine Verlangsamung, sondern eine Beschleunigung des Pulses eintritt. Ob bei dieser Umstimmung der *Elektrolyte* (Ca oder K), die *chemische*
Reaktion (die Wasserstoffzahl) *oder hormonartige Substanzen* (LÖWI) eine Rolle
spielen, diese Fragestellung finden wir wenig berechtigt, da die verschiedensten Konstellationen zu Erregungsverschiebung in gleicher Richtung führen
können.

BEILIN hat an einem großen Material meiner Klinik die verschiedensten
Nervenkrankheiten vom Standpunkt des vegetativen Systems allseitig geprüft
und wieder bestätigen können, daß von einer allgemeinen vagotonischen oder
sympathicotonischen Reaktionsweise, wie sie EPPINGER und HESS postuliert
haben, in den seltensten Fällen zu sprechen ist. Die *einen* Abschnitte des vegetativen Systems desselben Individuums können unter dem Einfluß von *sympathi-*
cotropen, die *anderen* unter dem Einfluß *parasympathicotroper,* chemischer oder
physikalischer Reize stärker erregt werden. In manchen pathologischen Fällen
besteht gleichzeitig eine Hypotonie, eine schwere Reflexerregbarkeit durch
Reize (chemische, physikalische, biologische) beider Abschnitte, eine *Ampho-*
hypotonie, in anderen eine *Amphohypertonie.* Durch physiologische Experimente
ist immerhin festgestellt, daß eine Erregung der sympathischen Innervation
eines Erfolgsorgans von Hemmung der parasympathischen begleitet wird
(BAYLISS, ASHER) und umgekehrt, ganz im Sinne der reziproken Innervation der Agonisten und Antagonisten im Bereiche der quergestreiften Muskulatur.

Von den vegetativen Reflexen hat in der Nervenklinik der *Pupillenreflex*
eine besonders große Bedeutung erhalten. Schon die bloße Betrachtung der
Pupille kann dem geübten Kliniker einen Fingerzeig für die Diagnose geben.
Die Entrundung der Pupille, die auf Tonusverlust der Irismuskulatur beruht,
die pathologische Verengerung derselben (*Miosis*) resp. Erweiterung (*Mydriasis*),
die Starrheit, das Fehlen des lebhaften reflektorischen Pupillenspiels bei der
Unterhaltung, bei psychischen Reizen, noch mehr bei Belichtung, Konvergenz,
Akkommodation und anderen oben angeführten Reizen legt den Verdacht auf
eine Erkrankung nahe, welche sich im Bereiche des Pupillenreflexbogens abspielt. Handelt es sich um eine Erkrankung der peripheren efferenten Bahn
im Bereiche des peripheren Oculomotoriusstammes, um traumatische Lähmung
desselben, Druck durch Geschwulst, luetische oder andersartige meningitische
Erkrankung u. dergl., dann ist das Fehlen sämtlicher Verengerungsreflexe der
Pupille auf sämtliche Reize verständlich. Es ist eben die *gemeinsame Endstrecke*
außer Betrieb gesetzt. Ist der periphere Oculomotoriusstamm nicht total zerstört,
dann kann es in diesen Fällen zu einer gewissen Dissoziation im Bereiche der Verengerungsreflexe der Pupillen kommen. Es kann der Lichtreiz keine Verengerung
hervorrufen, wohl aber die Konvergenzbewegung. Ich habe derartige Dissoziation

bei Geschwülsten in der mittleren Schädelgrube gesehen, und zwar in Anfangsstadien, wo dieses *besonders für luetische Erkrankung typische Phänomen* mitunter
die Diagnose in falsche Bahnen geleitet hatte. Klinisch ist die Dissoziation in dem
eben erwähnten Sinne — Fehlen des Lichtreflexes bei erhaltener Pupillenreaktion
auf Konvergenz resp. Akkommodation (*Argyll Robertson*) bei *Tabes* und *progressiver
Paralyse* zu beobachten. Ob es sich in diesen Fällen um Störungen in den Kollateralen handelt, welche von den Sehzentren im Corpus quadrigeminum zu den
Oculomotoriuskernen zieht, oder ob es sich wiederum, wie in den oben erwähnten
Fällen, um eine Erkrankung der gemeinsamen Endstrecke handelt und *ver-
schiedene Reize verschieden stark* auf dieselbe wirken, diese Frage ist meines
Erachtens bisher anatomisch doch noch nicht gelöst. In den letzten 10 Jahren
haben wir gelernt, das Argyll Robertsonsche Phänomen nicht nur als *luetisches
Mene Tekel und Phares* aufzufassen. Bei der *epidemischen Encephalitis*, die das
Kerngebiet des Oculomotorius mit Vorliebe befällt, haben wir gar nicht so selten
Pupillenstörungen auch in diesem Sinne beobachten können. Dann konnte ich
an einem aus meiner Klinik von AFONSKI beschriebenen Fall mit ausgiebiger
Schädelverletzung und „Hirnkommotion" ohne weiteres die Befunde von ROEM-
HELD bestätigen, daß auch *Schädeltrauma* einen echten Argyll Robertson hervorrufen kann, was seinerzeit von vielen Seiten bestritten worden ist. Allerdings
lag in unserem Fall auch *Alkoholmißbrauch* vor. Doch war Lues durchaus auszuschließen. Wir stellen uns hierbei auf den Standpunkt, daß das Schädeltrauma,
sei es durch Gefäßverletzung, sei es durch Verschiebung des Wassergehalts und
Quellung, zu degenerativen Veränderungen besonders leicht lädierbarer Gebilde
führt. Nun wissen wir durch GAMPER, daß bei chronischen Alkoholikern eine
elektive Erkrankung des Hirnstamms nicht nur der Gefäße, sondern auch des
Parenchyms vorliegt, welche sich vom caudalen Abschnitt des verlängerten
Marks bis in die Gegend der vorderen Commissur erstreckt und auch die
medialen Anteile des Oculomotorius ergreift. GAMPER nimmt eine besondere
Prädilektion des Krankheitsprozesses für vegetative Apparate des Hirnstamms
an. Auf diese Weise wird auch die Bevorzugung des vegetativen Anteils des
Oculomotoriuskernes besonders verständlich. Wir haben bei *chronischen Alkoholikern* in der Tat häufig auch Pupillenveränderungen feststellen können,
wenn auch von einem ausgesprochenen *Argyll Robertson* nur in den paar
Fällen gesprochen werden konnte, wo es sich außerdem noch um ein Schädeltrauma gehandelt hat.

Wir haben bei epidemischer Encephalitis einigemal auch einen *inversen
Argyll Robertson* gesehen: erhaltene Lichtreaktion der Pupille bei aufgehobener
Reaktion bei Konvergenz. In diesen Fällen muß übrigens berücksichtigt werden,
daß die Konvergenz und namentlich die Akkommodation bei Encephalitikern
häufig gelitten hat. In diesen Fällen darf natürlich nicht von einem herabgesetzten Konvergenz- resp. Akkommodationsreflex der Pupille gesprochen
werden.

Weniger bedeutend in diagnostischem Sinne ist Weitendifferenz beider
Pupillen, die sog. *Anisokorie*. Wo sie neben einer Areflexie oder Hyporeflexie
der Pupille besteht, da ist dieses Symptom selbstverständlich als Zeichen einer
organischen Nervenerkrankung zu verwerten. Doch gibt es Fälle, wo die Anisokorie lediglich durch *Prozesse* wie geschwollene Drüsen, Verwachsungen und

ähnliches hervorgerufen werden, welche *auf den Sympathicusstamm drücken* während seines Verlaufes vom oberen Halsganglion bis zur Orbita. Auch können bekanntlich Prozesse, die sich weit ab von dem Nervengebiet befinden, welches die Pupille versorgt, Anisokorie hervorrufen, wohl infolge von reflektorischer Beeinflussung des homolateralen Sympathicus. So kommt *Anisokorie bei Spitzenkatarrh, bei Erkrankungen der Leber, des Appendix und auch der Bauchhöhlenorgane* vor. Auch können entfernte *Erkrankungen des Großhirns*, wie Geschwülste, Anisokorie erzeugen. In letzterem Falle allerdings ist auch die Möglichkeit einer unmittelbaren toxischen Beeinflussung der Oculomotoriuskerne nicht von der Hand zu weisen.

In manchen Fällen von Anisokorie, die gleichfalls von einer Sympathicusverletzung abhängt, bestehen noch andere Symptome von seiten des vegetativen Systems im Bereiche des Augenastes derselben. So kommt es bei Erkrankungen des Rückenmarks im Bereiche von C_8 und D_1 (Gliose) oder auch derselben Wurzeln oder des Sympathicusastes am Halse zu dem sog. *Claude-Bernard-Hornerschen Syndrom*: *Miose* Verengerung der Lidspalte infolge Parese des Müllerschen Lidhebers (*Ptose*) und *Enophthalmus*. Diesen Symptomen schließen sich an eine *Vasomotorenlähmung und Anhidrosis* des Gesichtes. Auch *Depigmentierung der Iris* wurde mitunter beobachtet.

Zu den Syndromen vegetativer Art, bei denen ebenfalls nicht selten auch oculopupilläre Symptome vorkommen, gehören bemerkenswerte Reflexstörungen im Bereiche der Schweiß- und Gefäßinnervation des Gesichts. Unter bestimmten Umständen tritt bei den Kranken *heftiges Schwitzen meist in einer Gesichtshälfte* mit heftiger Rötung derselben auf. Mitunter entsteht dieser Schwitzanfall im Zusammenhang mit der *Speiseaufnahme*. Dann sind es besonders harte, saure oder bittere, auch heiße Speisen, die zu solchem Schweißausbruch führen. LUCIE FREY hat dieses klinische Bild das *Syndrom des Nervus auriculotemporalis* benannt und es mit Verletzungen oder Eiterungen im Bereiche der Parotis in Zusammenhang gebracht. Zweige des N. auriculotemporalis, der die Schweiß- und Gefäßinnervation neben den sensiblen Apparaten der Wange und der Schleimhaut versorgt, werden durch die Narbe in der Parotis einem permanenten Reiz ausgesetzt. Infolgedessen entsteht in demselben eine *erhöhte Reflexbereitschaft*. Durch Irradiation des durch die Speise hervorgerufenen Reizes wird diese Reflexbereitschaft in einen vegetativen Reflex der Schweißabsonderung und des Errötens realisiert. Ich habe im Laufe des letzten Jahres auf meiner Klinik 7 Patienten beobachtet und durch BOGORAD beschreiben lassen, von denen die *lokale Hyperhidrosis und das Erröten* nur bei 3 als *Reflex auf das Essen* auftrat. In den anderen 4 Fällen trat dieses Symptom unter dem Einfluß anderer Reize auf, wie hohe Temperatur und namentlich psychische Erregungen. Den einen Patienten brauchte man nur wenige Minuten in einen Heißluftkasten zu halten, um einen kollossalen Schweißerguß in der *einen Gesichtshälfte* mit Erröten hervorzurufen. Bei einem anderen trat das Schwitzen *im Anschluß an geistige Arbeit* auf. Beim Lesen und Schreiben träufelte ihm der Schweiß auf das Papier und war ihm dadurch bei seiner Arbeit überaus lästig. Ich glaube, daß wir auch dieses interessante pathologische Reflexphänomen als spezielle Illustration des allgemeinen Gesetzes betrachten müssen, welches SHERRINGTON und MAGNUS in bezug auf die größere Reflexbereitschaft der gedehnten Muskeln bewiesen haben.

Ein jedes Geschehen im Organismus führt zu Tonusveränderungen und Tonus-verlagerungen nicht nur im Bereiche des nächsten Reflexbogens, sondern auch in weiterab liegenden Apparaten. Die Reaktion, der Reflex, wird bedingt von dem vorherigen Zustand, der Situation, der Reflexbereitschaft, die von den mannigfachsten Faktoren abhängt, die die Erregbarkeit des lebenden Apparats beeinflussen. So erklärt es sich, daß das von LUCIE FREY beschriebene Syndrom des N. auriculotemporalis nicht nur vom Munde aus durch gewisse Speisen provoziert werden, sondern im Gefolge eines beliebigen tonusumschaltenden Reizes auftreten kann.

Ich möchte hier kurz die Lehre von den *dominanten Prozessen* skizzieren, wie sie der Physiologe UCHTOMSKI formuliert hat. Die Lehre von der *Dominante* kann auch in der Klinik mehrfach zur Erklärung mancher Erscheinungen heran-gezogen werden, so außer den soeben berührten Tatsachen der Reflexbereitschaft zur Deutung der Erscheinungen der Bahnung, Hemmung, Perseveration, Reflex-steigerung, Schwellenlabilität, neurotischer Zustände usw. Besonderes In-teresse gewinnt sie bei Gegenüberstellung mit der *Kapperschen Lehre von der Neurobiotaxis* oder den *galvanotaktischen* Erscheinungen im Nervensystem. UCHTOMSKI hat die sexuelle Erregung von Katzen zur Brunstzeit studiert unter Isolierung derselben vom Coitus. Unter diesen Umständen rief ein jeder Reiz von der allerverschiedensten Art, Tellergeklirr, Speisegerät, Speise usw. nicht mehr das gewöhnliche reflektorische Syndrom des lebhaften Miauens und Speise-verlangens hervor, sondern lediglich eine Verstärkung des Flusses. Auch er-hebliche Bromdosen, die Erscheinungen des Bromismus hervorriefen, waren nicht imstande, die sexuelle Dominante der Nervenzentren zu verwischen. Völlige Erschöpfung konnte sie ebenfalls nicht zugrunde richten. Ja, bei allmählichem Untergang der Nerventätigkeit wird die Dominante immer stärker und erlischt als letzte. J. KAPLAN hat in dem Laboratorium von UCHTOMSKI sehr interessante Versuche an Fröschen angestellt und in den einzelnen Fällen eine *sensible Domi-nante* durch Strychninvergiftung der Hinterwurzeln des Lendenrückenmarks, in anderen Fällen durch Phenolvergiftung der Vorderwurzeln eine *motorische Domi-nante* hervorgerufen. Nun erwies es sich, daß beim Bestehen der sensiblen Domi-nante im Lendenteil ein jeder Reiz einen Abwischreflex hervorrief, der sich jedesmal auf den Bauch, den Schenkel oder die Pfote bezog, unabhängig davon, an welche Stelle des Körpers, des Kopfes, der Vorderpfote usw. der Reiz appliziert wurde. Es bestand also nicht nur eine Herabsetzung der Reizschwelle in den ver-gifteten Zentren, sondern auch eine Umschaltung, dank welcher jeder Reiz durch die Dominante aufgesaugt wurde. Beim Bestehen der motorischen Domi-nante (Phenolvergiftung der Vorderwurzeln) führte jeder Reiz zur Reaktion der vergifteten Pfote, doch war der Abwischreflex immer auf den richtigen Reiz-ort gerichtet. Die HEADschen Zonen, von denen oben die Rede war, die Schmerzirradiationen sind ebenfalls Erscheinungen derselben Kategorie. Nach UCHTOMSKI ist der Funktionswechsel oder Funktionswandel (WEIZSÄCKER) im Zentralnervensystem nicht Ausnahme, sondern Regel. Ich habe schon oben auf den veränderten Standpunkt unserer Ansichten über die Reflexe hingewiesen, welche wir nicht in ihrer Statik, sondern Dynamik zu erfassen suchen. Hier sei noch auf die Arbeiten des Physiologen WEDENSKI hingewiesen, der durch schwache Dauerreize der sensiblen Nerven einen lokalen Erregungsherd hervorrief und in den durch denselben hervorgerufenen Umschaltungen eine Ausnahmeerscheinung, etwas Pathologisches erblickte und ihn als „Hysteriosis" bezeichnete. UCHTOMSKI dagegen betrachtet auch die normale Funktion unter dem Gesichtspunkte der Dominante, welche die Tätigkeit des gesamten Nervensystems umstimmend beeinflussen kann, je nach ihrer Intensität, je nach der Lokalisation. Die früher schon oftmals erwähnten Untersuchungen von SHERRINGTON, MAGNUS, die Ansichten von GOLDSTEIN, WEIZSÄCKER, SCHILDER, teils auch FREUD, berühren sich in hohem Maße mit den Untersuchungen von UCHTOMSKI über die *Dominante*. Was SHERRINGTON über das Wesen der *Distanzreceptoren* sagt, gehört auch hierher. Dieselben, hauptsächlich die optischen, akustischen u. dgl. Receptoren sind dadurch charakterisiert, daß sie die Muskulatur des Organismus als ein einheitliches System kontrollieren und nicht nur einen einzelnen Teil, ein Glied, auch nicht einen Komplex von Organen innervieren, sondern den ganzen Organismus in allen seinen Teilen mehr oder weniger beeinflussen. Die *Dominante* ist, nach UCHTOMSKI, der gesamte Komplex von Symptomen in Muskeln, im sekretorischen Apparat, in der vegetativen Tätigkeit. Die verhältnismäßige Einförmigkeit der Reaktionen des Organismus, die *Syndrome* auf Reize verschiedener Provenienz können in gewissem Sinne auf Wirkung der Dominante zurückgeführt werden.

Ein dem pathologischen reflektorischen Schwitzen verwandtes pathologisches Reflexphänomen habe ich ebenfalls durch BOGORAD als Syndrom der „Krokodiltränen" beschreiben lassen. Bei einem jungen Mädchen trat nach einer gut abgeheilten Facialislähmung ein reflektorischer Tränenfluß jedesmal während des Trinkens und Essens auf, und zwar auf der Seite des früher gelähmten Facialis. Es handelte sich augenscheinlich um einen Erregungszustand, einen dominanten Prozeß, eine reflektorische Funktionsbereitschaft in einem Zweig des Facialis, der die Tränensekretion verwaltet. Während des Speisereizes trat der pathologische Tränenreflex auf, der an die Tränen erinnert, welche das Krokodil beim Verzehren der Beute vergießt. Es tritt hier vielleicht auch ein phylogenetisch alter Mechanismus auf, dem anatomische Verbindungen zwischen den Kernen des Hirnstammes entsprechen. Bemerkenswert war in diesem Falle noch eine Dissoziation der Tränensekretion. Während auf periphere Reize ein pathologisch gesteigerter Tränenreflex bestand, blieb das eine Auge während des Weinens trocken. Es bestand folglich ein Block in dem narbig veränderten Aste der Facialis für affektive Erregungen aus dem Psychoreflexzentrum für Weinen (im Thalamus). Es ist anzunehmen, daß Verletzungen des Facialis zentral vom Abgang des N. petrosus superficialis major zum Versiegen der Tränensekretion führt. BOGORAD spricht mit Recht die Vermutung aus, daß in der Norm ebenfalls in gewissem Maße beim Essen ein vegetativer Reflexvorgang von seiten der Augen anzunehmen ist, wofür die feuchten, schmalzigen Augen mancher während des Essens sprechen. Einen analogen pathologischen Reflex hat SIMONS als „*Miktion unter Tränen*" beschrieben bei einer Patientin, die an multipler Sklerose oder Lues cerebri, eher das erstere, litt. Bei derselben bestand ein doppelseitiges zentrales Skotom und komplette innere Oculomotoriuslähmung, außerdem ein starker imperativer Harndrang. Das Tränen trat bei der Miktion auf. SIMONS nimmt eine pathologische Mitinnervation beim Harnlassen an infolge komplizierter spinaler und subcorticaler Irradiationen. Interessanterweise gelang es, in dem SIMONSschen Falle auch durch hypnotisch hervorgerufene Vorstellung einer vollen Blase schwaches Tränen hervorzurufen. Ursprünglich nur rechts, ward das Tränen später doppelseitig, wenn es auch rechts immer stärker blieb.

Ich habe im Anschluß daran noch von einigen sonst ganz Gesunden erfahren, daß bei ihnen während der Defäkation Tränen fließen. Auch sind nasse Augen als Zeichen einer vollen Blase bekannt.

Es haben ferner von vegetativen Reflexstörungen eine gewisse Bedeutung in der Nervenklinik die Störungen des Schwitzens, der Piloarreaktion und des Gefäßtonus erlangt. Die Untersuchungsmethoden sind allerdings mitunter etwas

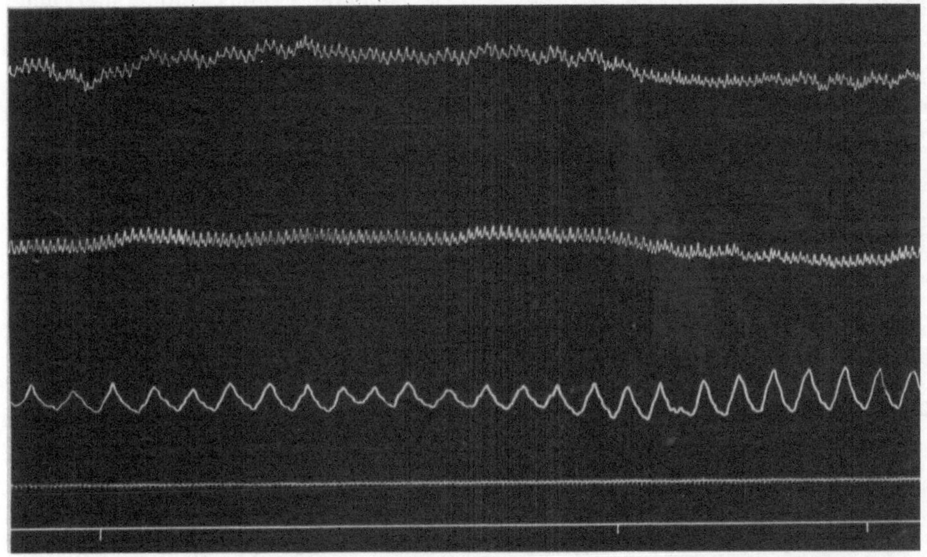

Abb. 130. Alle Plethysmogramme sind von links nach rechts zu lesen. Die oberste Kurve bezieht sich auf die linke Hand, die zweite auf die rechte, die dritte ist die Atmungskurve, die vierte die Zeitmarkierung in ¹/₅ Sec., die fünfte die Reizmarkierung. *Normales Plethysmogramm.* Erste Marke: Stich in die linke Schulter, zweite bis dritte Marke: Eisstückchen auf die Halsgegend links. Doppelseitige Reaktion, stärker links.

kompliziert und die Bewertung der Untersuchungsergebnisse einem gewissen Subjektivismus unterworfen.

Die Gefäßreflexe können am besten plethysmographisch studiert werden. Nach den Arbeiten von SIMONS, KÜPPERS u. a. können in der Tat typische plethysmographische Kurven für Erkrankung bestimmter nervöser Gebiete sprechen. MARKOW hat in meiner Klinik umfangreiche (noch nicht abgeschlossene) plethysmographische Untersuchungen vorgenommen, welche überaus interessante, diagnostisch durchaus verwertbare Resultate in Form von kymographisch aufgenommenen Kurven ergeben haben. Doch muß zugegeben werden, daß derartige Untersuchungen nur unter klinischen Bedingungen fehlerfrei vorgenommen werden können.

MARKOW hat mit dem Lehmannschen Plethysmographen eine große Gruppe von Nervenkranken hauptsächlich mit organischen Erkrankungen des Nervensystems untersucht und die vasovegetativen Reaktionen auf mannigfaltige Erreger studiert (Abb. 130—141). Er unterscheidet neun verschiedene Typen plethysmographischer Kurven:

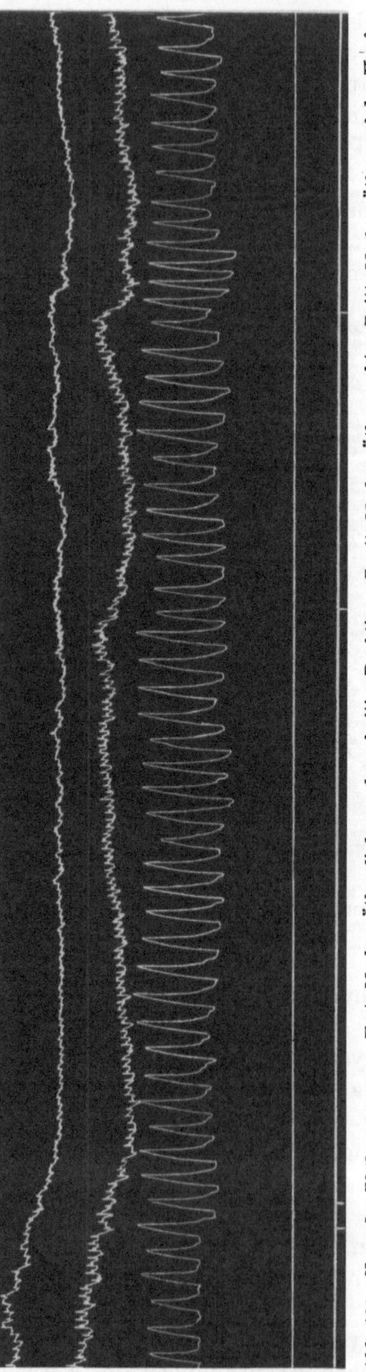

Abb. 131. *Normales Plethysmogramm.* Erste Marke: Äther links — doppelseitige Reaktion. Zweite Marke: Äther rechts. Dritte Marke: Äther auf den Kopf — doppelseitige Reaktion. Bezeichnungen s. Abb. 130.

1. normaler Typus (Abb. 130 u. 131);

2. Mikrotypus mit ausgeprägter Herabsetzung der reaktiven Schwankungen der Kurve; oft ist auch die Höhe der Wellen erster Ordnung herabgestzt (Abb. 136 u. 137);

3. reaktiv-gehemmter Typus mit Verspätung der Vasoreflexe (Abb. 137 u. 138);

4. linearer Typus ohne merkliche aperiodische (reaktive) Schwankungen und mit bedeutend abgeschwächten periodischen Schwankungen (Pulsumfang, respiratorische Schwankungen) (Abb. 132);

5. asymmetrischer Typus (rechts anders als links) (Abb. 134 u. 135);

6. dissoziierter Typus (normale Reaktion auf die einen Erreger: Berührung, Schreck, lustbetontes Gefühl u. dgl. und Fehlen der Reaktion auf andere Erreger: Kälte, Wärme, Schmerz);

7. inverser Typus (Abb. 140 u. 141);

8. reaktiv-labiler Typus;

9. Übergangstypus (Abb. 139).

Diese Typen können bei den verschiedenen Erkrankungen des Nervensystems sowohl isoliert als auch in den verschiedenen Kombinationen auftreten. So hat MARKOW folgende Syndrome unterschieden:

1. Speziell Parkinsonsche Reflexe bei Encephalitis epidemica, die hauptsächlich aus dem Mikrotyp und reaktiver Hemmung — Abb. 136, 137, 138 — bestehen. Bei vorwiegend einseitiger Lokalisation — Tendenz zu entsprechendem asymmetrischem Typus, z. B. asymmetrischer Mikrotypus usw. Die höheren vasovegetativen Reflexe sind nicht selten schlechter ausgeprägt als die niederen.

2. Hemiplegien, Hemiparesen, und zwar Monoparesen zentraler Herkunft besonders mit Anteilnahme des vegetativen Nervensystems geben größtenteils asymmetrische Kurven (Typus 5). In manchen Fällen verlaufen die Gefäßreflexe auf der kranken Seite unregelmäßig schon in den frühesten Stadien. In frischen Fällen von Hemiplegie besteht

mitunter eine Tendenz zu positiv asymmetrischem Typus — stärkere reaktive Schwankungen auf der kranken Seite. In verhältnismäßig frischen Fällen von $1^1/_2$ Monaten sind die vasovegetativen Reaktionen manchmal auch auf der gesunden Seite abgeschwächt. In seltenen Fällen sind die Reaktionen nur auf der kranken Seite herabgesetzt.

3. In Fällen von Poliomyelitis von größerer Extensität (subakute Fälle und verhältnismäßig frische) besteht ein asymmetrischer Typus mit abgeschwächten Schwankungen der Kurve (asymmetrischer Mikrotyp, linearer Typus usw.) (Abb. 134).

4. Bei Syringomyelie besteht hauptsächlich ein dissoziierter Typus, seltener ein inverser. Die höheren Gefäßreflexe sind besser ausgeprägt als die niederen (Stich, Kälte).

5. Bei Polyneuritis sind auf der Höhe der Entwicklung linearer Typus (4) oder ähnliche Formen wie Mikrotyp (2) zu konstatieren (Abb. 132). Bei Regenerationen (Abb. 133) kommt es zum Übergangstypus (9). Bei Plexiten — entsprechender asymmetrischer Typus.

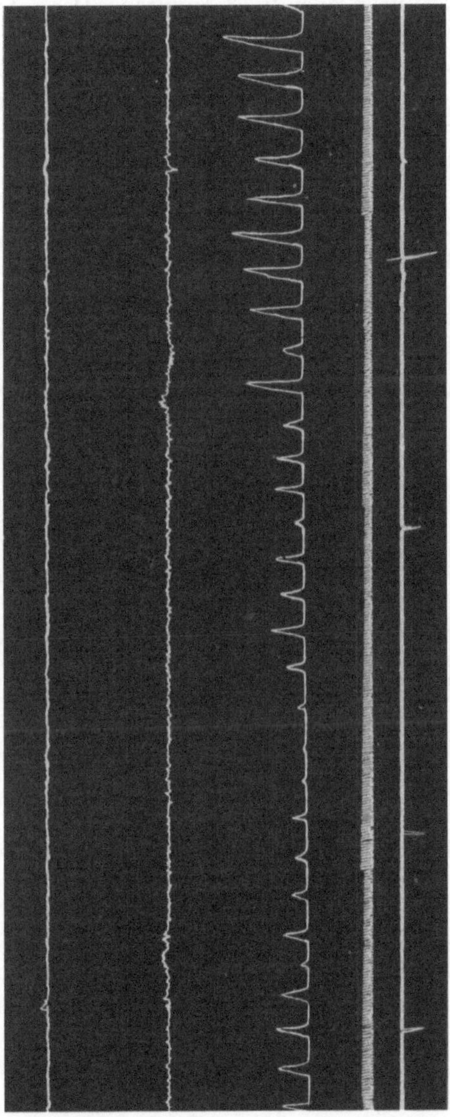

6. Vasomotorische oder trophische Erkrankungen des Nervensystems, wie RAYNAUDsche Krankheit, chronische Akroasphyxie, intermittierendes Hinken, Sklerodermie usw. sind durch Fehlen der normalen Volumschwankungen auch in der interparoxysmalen Zeit charakterisiert. Die Gefäßreflexe werden rasch erschöpft, manchmal weisen sie eine eigentümliche Asynergie der Zentren in Form von inversen Plethysmogrammen auf (Abb. 140 u. 141).

7. Allgemeine Neurosen sind hauptsächlich durch quantitative Besonderheiten ausgezeichnet, wie reaktiv-labile usw.

Alle diese Eigentümlichkeiten können an den angeführten MARKOWSCHEN Kurven illustriert werden.

Abb. 132. *Schwere Polyneuritis. Linearer Typus.* Erste Marke: Starkes Geräusch. — ohne Reaktion. Zweite Marke: Äther rechts — idem. Dritte Marke: Äther links — idem. Vierte Marke: Starker Stich in die Kopfhaut — ohne Reaktion. Auch bei tiefer Atmung fehlen die respiratorischen Schwankungen des Plethysmogramms. Bezeichnungen s. Abb. 130.

Einfacher sind die Gefäßreflexe mit Hilfe des *reflektorischen Dermographismus* zu studieren. Derselbe ist von dem *lokalen* zu unterscheiden. Die lokale Reaktion ist weiß und rot, tritt 10—20 Sekunden nach einem Reiz der Haut mit einem *stumpfen* Gegenstand auf. Der weiße Streifen ist 2—3 mm breit und verschwindet meist nach 2—3 Minuten. Der rote tritt etwas später auf, liegt meist inmitten des weißen anämischen Bandes und kann bis eine Stunde dauern. In manchen Fällen entwickelt sich der lokale Dermographismus zu einer *Urticaria factitia* in Form urticariaähnlicher Schwellung der Haut. Die gereizte Gegend erhebt sich nach einer kurzen Latenzzeit zu einer deutlichen gut palpablen Leiste. Es sind Fälle beschrieben worden, wo die Quaddelhöhe bis 15 mm betrug. Die Quaddeln entstehen meist in einem lebhaft roten Territorium. Diese reflektorische

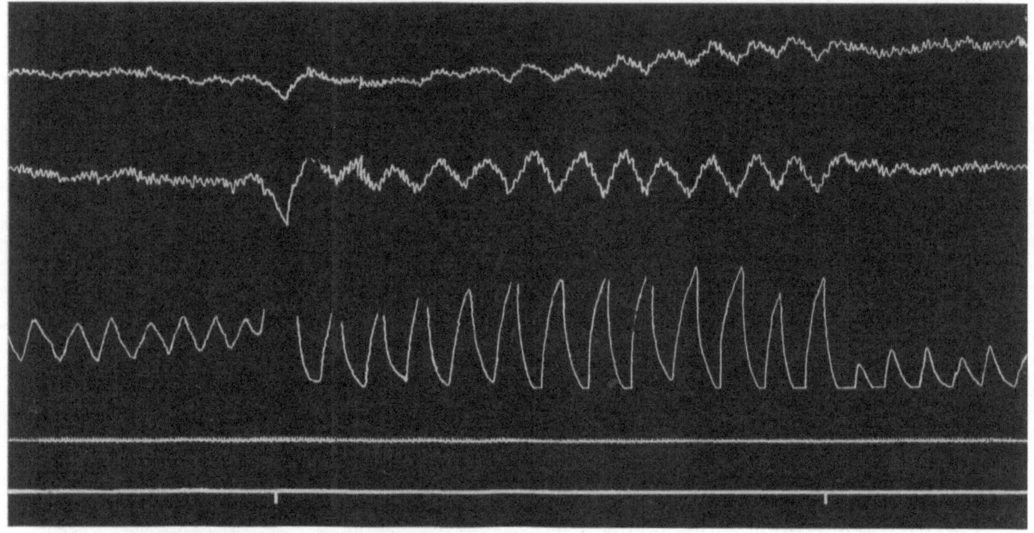

Abb. 133. Derselbe Fall wie auf Abb. 132 (Polyneuritis) im Restitutionsstadium — nach 8 Monaten. Die respiratorischen Schwankungen sind an den Plethysmogrammen deutlich zu sehen. Bezeichnungen s. Abb. 130.

Röte klingt allmählich ab, während die Quaddeln bis zu 10—12 Stunden dauern können. Am besten ist sie vom Rücken auszulösen, doch auch vom Oberarm, Oberschenkel, den Brust- und Bauchdecken. Es besteht eine gewisse Disposition bei manchen Individuen. Mitunter kann sie erworben sein und zeugt von einer besonders starken (allergischen?) Erregung der Endothelien der Hautcapillaren, die, wie es scheint, mitunter durch Kalkdarreichungen beeinträchtigt werden kann.

Im Gegensatz dazu wird der *reflektorische* Dermographismus durch Nadelstiche hervorgerufen. Er ist viel ausgedehnter, ist bis 10—12 cm breit und besteht aus einander abwechselnden Flecken von weißer und roter Farbe. Manchmal überwiegen die einen, manchmal die anderen. Seine Latenzzeit beträgt $^1/_2$—1 Minute.

Der *lokale* Dermographismus bleibt auch nach Verletzung der entsprechenden Nerven bestehen, da er lediglich eine lokale Reaktion der Capillaren darstellt. Demgegenüber besitzt der *reflektorische* Dermographismus einen *lokaldiagnostischen Wert*. Er fällt aus im Gebiete *des verletzten peripheren Nerven,* allerdings nur dann, wenn es sich um vollständige Leitungsunterbrechung handelt. Sein afferenter Schenkel verläuft mit den Schmerz- und Temperaturfasern, sein efferenter mit den Vasodilatatoren. Bei *Querschnittserkrankungen* im Bereiche des Brustmarks kann bei linearer Reizung der Haut durch einen Nadelstich re-

flektorischer Dermographismus auftreten, der jedoch den Teil der Körperhaut frei läßt, welcher der Lokalisation des Rückenmarksherdes entspricht. Bei *Hemiplegien* sind keine deutlichen Veränderungen zu konstatieren. Infolge der Sonderheiten der Haut in den verschiedenen Fällen ist der Dermographismus nicht immer einwandfrei zu beurteilen. Oft bietet die rauhe, trockene oder latente Haut erhebliche Schwierigkeiten in dieser Beziehung. Von größtem Interesse sind auch die capillarmikroskopischen Befunde (O. Müller, Nieckau, Parrisius) bei Nervenkranken und die reflektorisch unter dem Einfluß verschiedener Reize auftretenden Veränderungen. Die Frage von der diagnostischen Verwertung derselben ist trotz der ablehnenden Haltung, die sich aus Untersuchungen von H. Fedoroff aus unserer Klinik ergeben, noch ganz im Fluß. Es fehlt noch an genügendem Material um dieses Feld schon jetzt zu überschauen (s. unten). Auch die Untersuchung mit Senfpflaster kann manchmal deutliche Hinweise geben, an welchen Segmenten die Reaktion fortfällt.

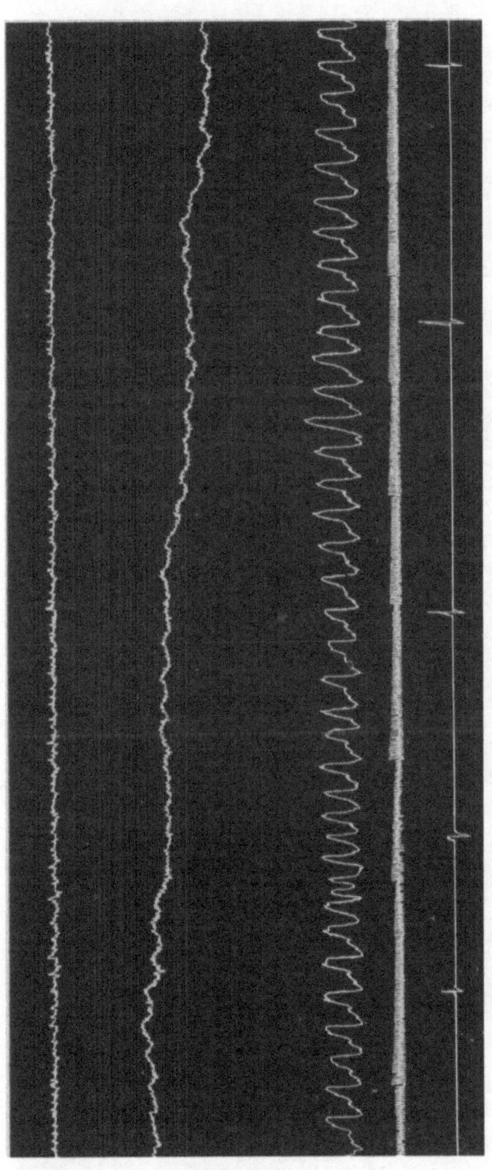

Abb. 134. *Nach Poliomyelitis ant. acut. Asymmetrischer Typ. mit Reaktionslosigkeit* auf der kranken Seite. Erste bis zweite Marke: Äther links — Reaktion nur rechts. Dritte bis vierte Marke: Stiche in die Halsgegend, Mitte — Reaktion nur rechts. Bezeichnung s. Abb. 130.

Die Untersuchung der *Piloarrektion*, der sog. Gänsehaut, und ihre klinische Verwertung ist hauptsächlich von André-Thomas ausgebaut. Auch hier muß wie beim Dermographismus zwischen *lokalem* und *allgemeinem* Reflex unterschieden werden. Unter gewissen Umständen kann an jeder Stelle durch lokalen Reiz eine lokale Piloarrektion hervorgerufen werden, auch nach Zerstörung des

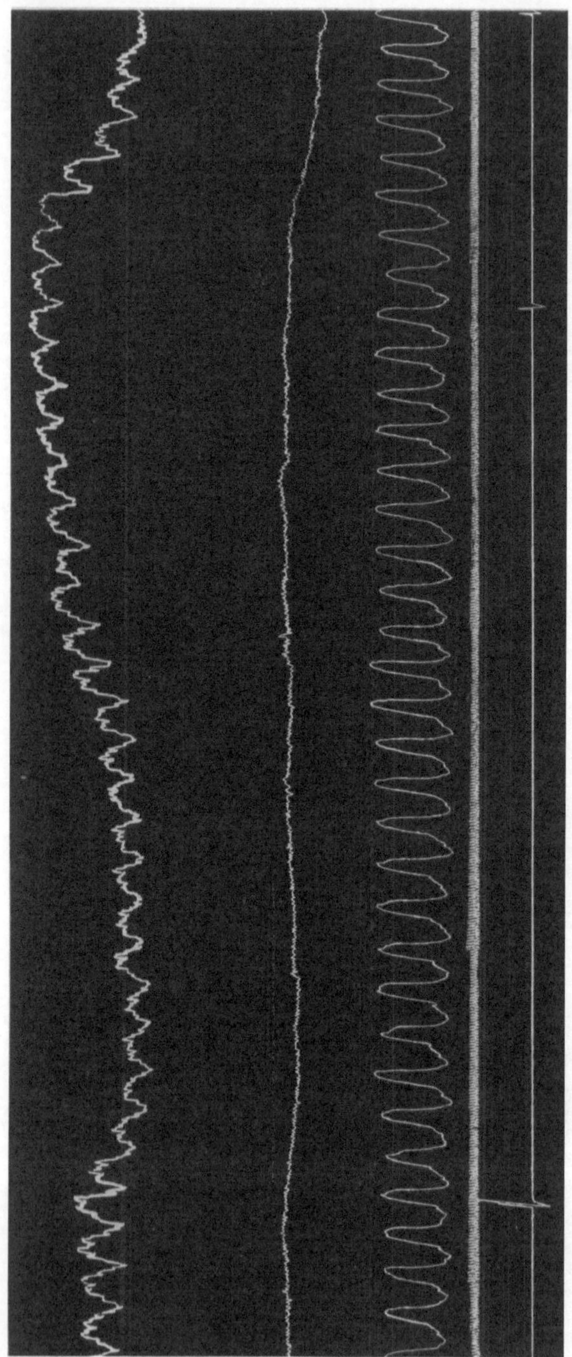

Abb. 135. *Hemiplegia dextra. Stark asymmetrischer Typus.* Erste Marke: Äther auf den Kopf. Zweite Marke: Stiche in die Halsgegend, hinten, in der Mitte.

zugehörigen Nerven resp. der entsprechenden Wurzeln oder des Plexus. Werden aber ganz bestimmte Stellen gehörig stark gereizt, und zwar der Musculus trapezius durch Kneifen der Schulter oder durch Auflegen einer Eisblase, dann verbreitet sich die Gänsehaut allmählich von der Reizstelle auf die ganze Körperhälfte und dann auch über den gesamten Körper. Zur gleichen Zeit ziehen sich auch die Muskeln der Brustwarze und des Scrotums zusammen. Allerdings gehört zur Beobachtung dieses Reflexes eine gewisse Übung. An Handtellern und Fußsohlen, die keine Haarbälge besitzen, bildet sich natürlich keine Gänsehaut. Das Seltsame und Spezifische an diesem Reflex ist seine *wellenartige Ausbreitung*, die von einer Schauderempfindung begleitet wird. Die Welle überschreitet fast nie die Mittellinie. Wenn die Piloarrektion auch auf der anderen Seite auftritt, dann nur in einem gewissen Abstand von der Mittellinie. Oft überschreitet die Arrektionswelle nicht das Schlüsselbein oder nur um einige Zentimeter, wo die Grenze der Versorgung durch den Plexus cervicalis liegt. Nach Böwing handelt es sich um einen Wan-

derreflex, der dadurch hervorgerufen wird, daß das Aufrichten des Haares, d. h. der Reflexerfolg, von neuem als Reiz wirkt und eine neue reflektorische Piloarrektion des Nachbargebietes hervorruft und so fort. Der Reflexbogen geht nach ANDRÉ-THOMAS durch die sensiblen Nerven des Reizgebietes, der zentrifugale Teil beginnt im Seitenhorn des Rückenmarks. Die Zentren für Kopf und Hals liegen in D_1—D_3, für die Arme in D_4—D_7, für die Beine in D_{10}—L_3. Von hier ziehen die Fasern durch die vorderen Wurzeln und weiße Rami communicantes zu den sympathischen Ganglien des Grenzstranges, und zwar sendet jede Vorderwurzel Fasern zu mehreren benachbarten Ganglien. Für Kopf und Hals sind es das Gangl. cervicale inferius und das erste Dorsalganglion, für die Arme das 2.—4. Dorsalganglion, für die Beine die Lumbalganglien. Die postganglionären Fasern ziehen durch den grauen N. communicans zum Spinalnerven und zur Haut.

Der *pilomotorische Reflex* oder die *Piloarrektion* fällt aus, wenn der *periphere Nerv* lädiert ist. Dann springt das freie Feld, welches dem Versorgungsgebiet

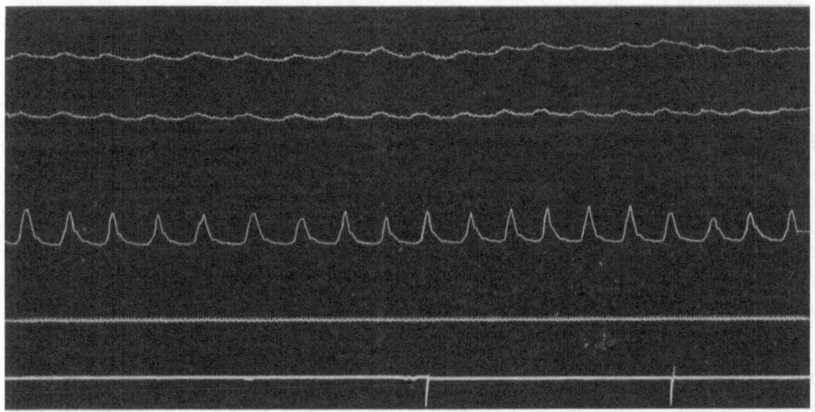

Abb. 136. *Encephalitis epidemica (Parkinsonismus). Mikrotypus.* Äther links — fast keine Reaktion. Bezeichnungen s. Abb. 130.

des Nerven entspricht, auf dem mit Gänsehaut bedeckten Untergrund ganz besonders in die Augen. Auch bei *Rückenmarksquerläsionen* treten manchmal charakteristische Symptome auf, welche darauf beruhen, daß für die Verbreitung der pilomotorischen Welle durch die Querläsion ein Block gebildet wird, welchen dieselben nicht überschreiten kann. In diesem Falle macht die *reflektorische Arrektionswelle*, welche durch Kneifen des Trapezius hervorgerufen wird und von oben beginnt vor der entsprechenden Hautstelle halt, die von dem zerstörten Rückenmarksteil versorgt wird (*encephalischer Reflex nach Thomas*). Ebenso ergeht es auch derjenigen Arrektionswelle, welche durch einen Reiz des unterhalb des Rückenmarksherdes gelegenen Hautteils hervorgerufen wird und die ebenfalls nur bis zur Stelle geht, welche von dem zerstörten Rückenmarksabschnitt versorgt wird (*spinaler Reflex nach Thomas*). Es ist nicht immer leicht, dies mitunter flüchtige Phänomen zu beobachten. In manchen Fällen, z. B. bei der *Hemiplegie* ist der pilomotorische Reflex mitunter erhöht, wie auch in denjenigen Fällen, wo ein Reizzustand im Verlauf der Fasern besteht. Dann ist der Reflex besser zu entdecken, wie auch die ausgesparten Teile leichter zu unterscheiden. In pathologischen Fällen, namentlich bei Rückenmarksläsionen, ist dies allerdings häufig der Fall. Eine derartige gesteigerte sympathische Reflexbereitschaft (*répercussivité* nach THOMA) spielt

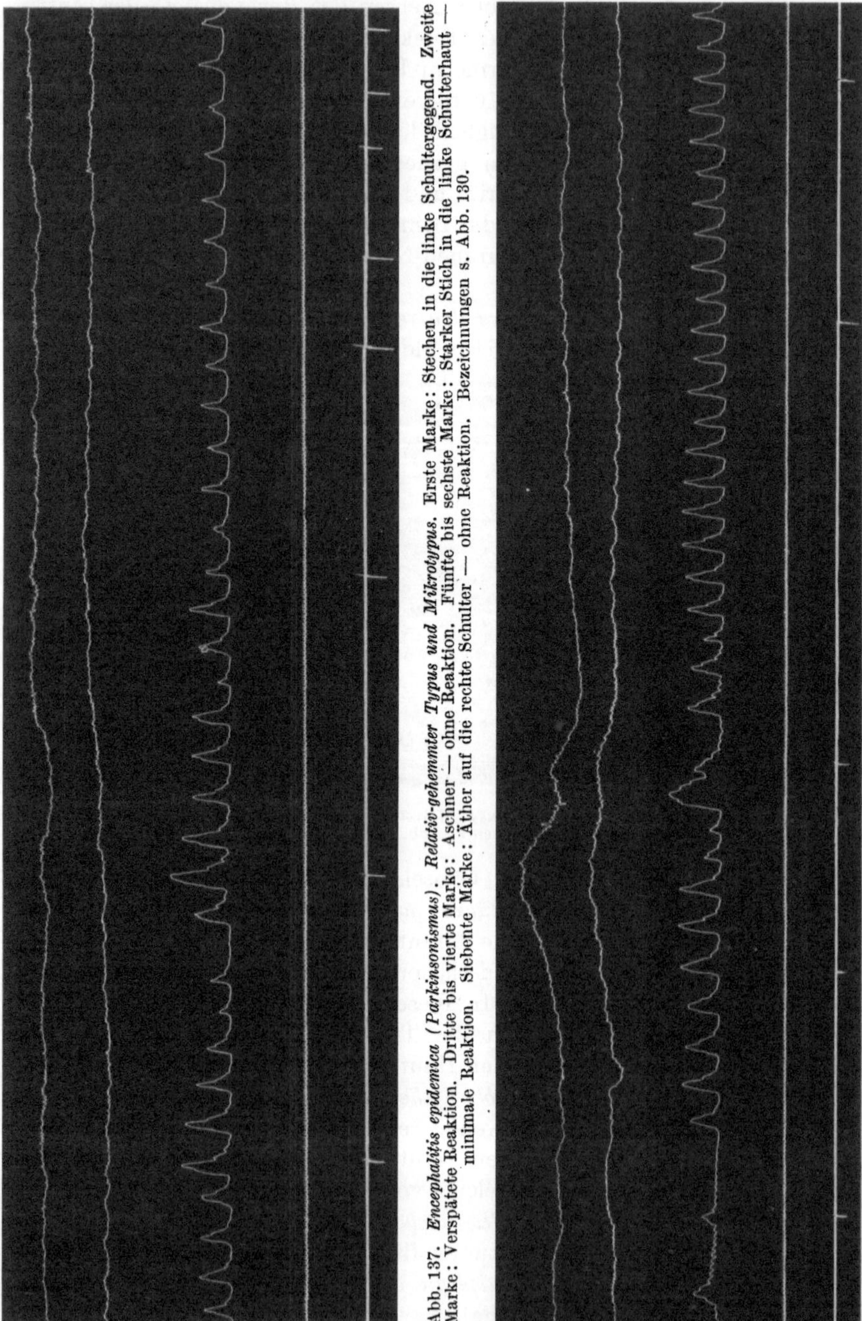

Abb. 137. *Encephalitis epidemica (Parkinsonismus). Relativ-gehemmter Typus und Mikrotypus.* Erste Marke: Stechen in die linke Schultergegend. Zweite Marke: Verspätete Reaktion. Dritte bis vierte Marke: Aschner — ohne Reaktion. Fünfte bis sechste Marke: Starker Stich in die linke Schulterhaut — minimale Reaktion. Siebente Marke: Äther auf die rechte Schulter — ohne Reaktion. Bezeichnungen s. Abb. 130.

Abb. 138. *Encephalitis epidemica (Parkinsonismus). Reaktive Hemmung und Mikrotyp.* Erste bis zweite Marke: Aschner — verspätete Reaktion. Dritte Marke: Äther auf den Kopf — verspätete Reaktion. Vierte Marke: starker Stich links — verspätete und schwache Reaktion. Fünfte Marke: Heftiger Stich rechts — ohne Reaktion. Bezeichnungen s. Abb. 130.

hier wie auch in den früher erwähnten Fällen einer Reflexbereitschaft der cerebrospinalen Muskulatur eine wichtige Rolle in dem Auftreten des Reflexes nach irgendwelchem Reiz. Einschränkend muß jedoch betont werden, daß durchaus nicht immer das beschriebene Reflexphänomen eindeutig ausfällt. Bei manchen Querschnittsläsionen des Rückenmarks kommt es doch zu einem Durchbruch der Blockade. Böwing erklärt diese Fälle dadurch, daß sich die Reflexwelle in Umgehung des Rückenmarks durch den sympathischen Strang fortpflanzen kann.

Die Untersuchung der *Schweißreflexe* ist durch die *Jodstärkemethode* von VICTOR MINOR bedeutend erleichtert. Dieselbe besteht in folgendem: Man bestreicht mit einer Flüssigkeit, die aus Jod, Ricinusöl und Spiritus (Jodi puri 15,0, Olei ricini 100,0 und Spiritus vini 900,0) zusammengesetzt ist, mittels eines Pinsels den Körper. Nach Verdunsten des Spiritus wird die Haut mit feiner Stärke mittels einer Quaste bepudert. Die an der feinen Ölschicht der Haut nicht haften gebliebene Stärke wird weggeblasen, am besten durch einen Fön. Die Stärke muß ganz gleichmäßig verteilt sein. Dann läßt man den Kranken schwitzen, indem man ihn entweder in einen Heißluftkasten bringt oder ihm Aspirin oder heißen Tee verabreicht. Beginnt nun die Schweißsekretion und wird die Stärke feucht, so entsteht infolge der Stärke-Jod-Reaktion eine Schwarzfärbung der entsprechenden Körperteile, die allmählich auftritt und sich allmählich über den ganzen Körper verbreitet. Läßt man nun den Kranken noch weiter

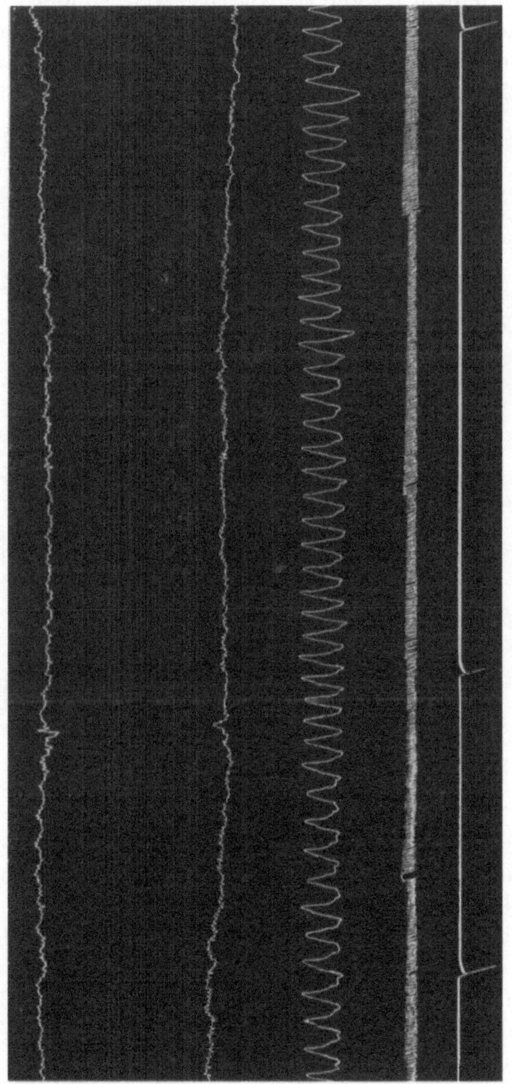

Abb. 139. *Epidemische Encephalitis. Abortive Form.* Übergangstypus zum Mikrotypus mit abgeschwächten Reaktionen. Schwache Reaktionen auf Stiche rechts. Bezeichnungen s. Abb. 130.

schwitzen, so beginnt der herabfließende Schweiß den gesamten Farbstoff wegzuwaschen. Es muß also immer wieder daraufhin kontrolliert werden, ob das Bild freie Stellen aufweist, die sich in einem bestimmten Stadium des Schwitzens noch nicht oder weniger verändert haben im Vergleich mit den anderen schon schwarzen Stellen. Vorbedingung der Verwertung der Methode ist außer der Beobachtung einiger technischer Details Kenntnis der normalen Schweißbilder

der verschiedenen Körperabschnitte. Mit dieser ebenso einfachen wie geistreichen Methode gelingt es in der Tat, in manchen Fällen außerordentlich auffallende Bilder bei einzelnen pathologischen Zuständen zu erhalten, welche diagnostisch gut verwertet werden können. Wir verwenden diese Methode auch in meiner Klinik, und zwar nicht selten auf die Weise, daß wir den Kranken nicht in einem Kasten schwitzen lassen, sondern ihm ein Teillichtbad applizieren und nur *den* Körperteil mit Jod-Stärke behandeln, wo wir Abweichungen von der Norm erwarten. So konnten wir in der Tat VICTOR MINORS Behauptung bestätigen, daß bei einer *Neuritis ischiadica* die Schweißsekretion verändert

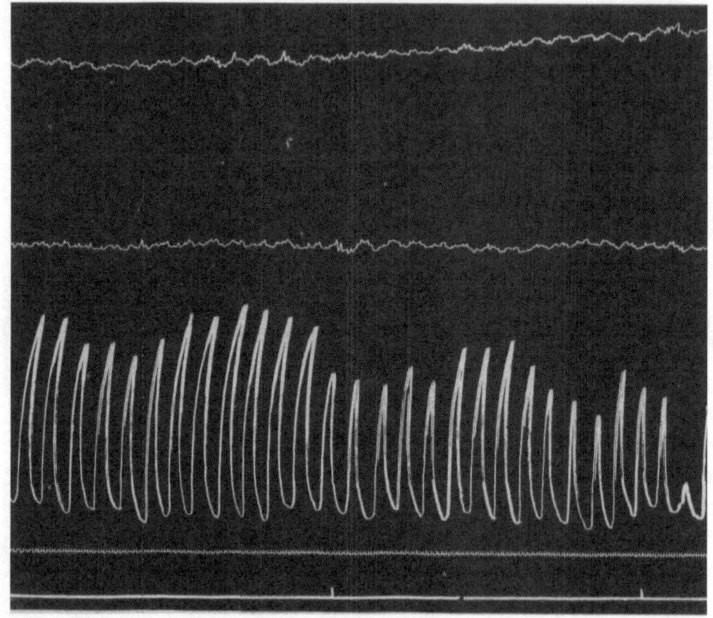

Abb. 140. *Raynaudsche Krankheit. Inverser Typus.* Äther links. Kurvenanstieg statt -abfall. Bezeichnungen s. Abb. 130.

ist, nicht aber bei einer *Radiculitis des Sakralplexus.* Auch bei Rückenmarkserkrankungen gelingt es auf diese Weise sehr gut die Grenzen z. B. einer Geschwulst festzustellen.

Es muß bei Verwertung des Schweißbildes im Auge behalten werden, daß die Zentren für die Schweißfunktion im Rückenmark im großen ganzen mit denjenigen der Pilomotoren zusammenfallen. Dabei tritt häufig im Gebiet unterhalb der Querläsion Hyperhidrosis auf. Auch bei Hemiplegien ist die Schweißabsonderung an den gelähmten Extremitäten gesteigert. Schweißanomalien kommen nicht selten auch bei Gliose vor. Zu bemerken ist, daß einseitige Rückenmarksschädigungen Hyperhidrose auf derselben Seite hervorrufen.

Erkrankungen peripherer Nerven führen gewöhnlich zur Verminderung der Schweißabsonderung im Gebiete des erkrankten Nerven, besonders wenn die Sensibilität geschädigt ist. Doch muß ich hier unterstreichen, daß in manchen Fällen peripherer Nervenlähmung eine ganz besondere Hyperhidrose an den Handflächen und Fußsohle besteht. Doch hat dieser Schweiß ganz andere Eigenschaften als der durch Wärme oder Aspirin hervorgerufene. Ich konnte namentlich bei Arsenvergifteten, teils auch bei Bleiintoxikationen diesen kalten, klebrigen Schweiß an den Handtellern und Fußsohlen feststellen. Gerade in diesen Fällen fand ich auch häufig andersartige vegetative Störungen, namentlich an Haut und Nägeln. An letzteren bestanden die sog. *Meessschen Streifen* (Abb. 89) an den Fingernägeln, welche für Arsenvergiftung typisch sind und mir in einem Fall ermöglichten die Diagnose auf Arsenvergiftung zu stellen, obwohl der Kranke dieses anfangs leugnete. Bei diesem Kranken konnte ich nun auch feststellen, daß die Meessschen Streifen mit der Zeit allmählich mit dem Wachsen

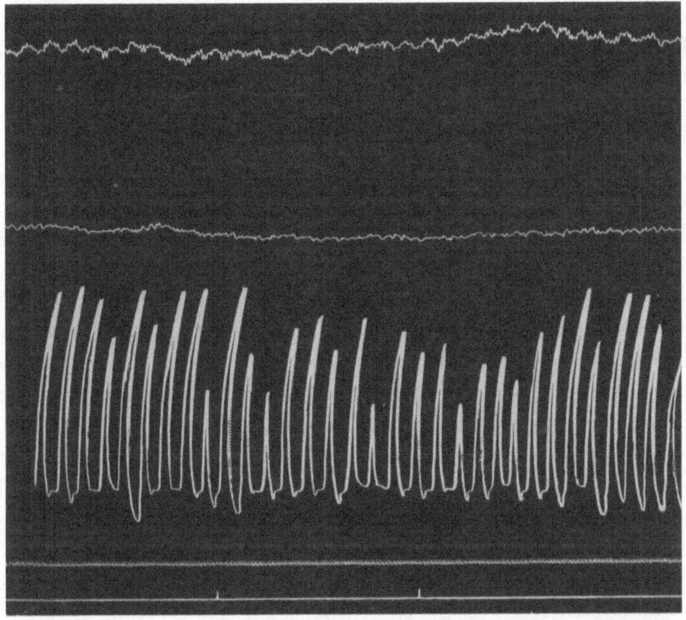

Abb. 141. *Raynaudsche Krankheit. Inverser Typus.* Eis links. Die Kurve geht nach oben statt nach unten. Bezeichnung s. Abb. 130.

des Nagels sich seinem distalen Ende zu näherten, um schließlich abzufallen. Doch rückten den ersten Streifen zweite nach, so daß noch vor dem endgültigen Verschwinden der ersten die zweiten bereits an der Nagelfalz erschienen, um alsdann allmählich wieder dem distalen Ende vorzuschieben. Ähnliche Streifen, allerdings in nicht so guter Ausprägung, habe ich übrigens auch bei anderen Intoxikationen, z. B. Morphium, gesehen. Ich glaube annehmen zu dürfen, daß der kalte Schweiß der Handflächen eher dem psychischen Schweiß zuzurechnen ist, der bei Angstzuständen, Schreck u. dgl. auftritt und dem auch Victor Minor eine andere Genese zuschreibt, als dem durch Erwärmung entstandenen.

Noch einige Worte über Schweißanomalien bei Erkrankung der vegetativen Zentren, z. B. bei der *epidemischen Encephalitis.* Schon Stern hat von Hyperhidrosis bei epidemischer Encephalitis und besonders bei der amyostatischen Form gesprochen und dieselbe als Herdsymptom aufgefaßt in Anbetracht der oft einseitigen Lokalisation im Bereiche des einen oder anderen Gliedes. Ich konnte mich auch von derartig gesteigerten Schweißreflexen bei einer großen

Zahl von Encephalitikern überzeugen, trotzdem die meisten und namentlich deutschen Autoren dieses Symptom selten erwähnen. Doch fiel mir andererseits auf, daß nicht selten gerade bei Parkinsonikern mit Salbengesicht und Speichelfluß nicht nur kein übermäßiges Schwitzen bestand, sondern im Gegenteil eine bemerkenswerte Anhidrose zu verzeichnen war. Auch konnte ich mich nicht selten im Gegensatz zu STERN davon überzeugen, *daß bei Encephalitikern mit starkem Schwitzen und Schweißausbrüchen Pilocarpin oft keinen Schweiß hervorbrachte*. In diesem Zusammenhang sei nochmals auf die obenerwähnten Fälle vom Teilschwitzen im Gesichte hingewiesen und dabei unterstrichen, daß auch in diesen Fällen von intensivem, pathologischem und lokalem Schwitzen Pilocarpin seltsamerweise ebenfalls keinen Schweiß hervorrief. Allerdings stellte sich bei einem der Kranken beim Kauen unmittelbar nach Pilocarpin ein noch stärkerer Schweißausbruch ein als gewöhnlich ohne Pilocarpin. Diese Tatsachen sind so zu deuten, daß Pilocarpin auf die peripheren Abschnitte des Nervensystems wirkt, während die spontane Hyperhidrose zentralen Ursprungs ist.

Es sei hier zum Schlusse noch das höchst interessante *psychogalvanische Reflexphänomen* erwähnt, das von VERAGUTH in die Nervenklinik eingeführt worden ist und ebenfalls mit reflektorischer Schweißabsonderung zusammenhängt. Werden die Handflächen durch Elektroden mit einem sehr sensiblen Galvanometer verbunden, dann können die bei psychischen Vorgängen auftretenden Intensitätsschwankungen des im Körper entstehenden oder besser durch ihn geleiteten elektrischen Stroms registriert und auch diagnostisch verwertet werden. Die Methode hat in der Nervenklinik wenig Anwendung gefunden. Sie kann jedoch für psychoanalytische Zwecke, wie auch diagnostisch als objektive Darstellungsmethode von Sensibilitätsstörungen von großem Nutzen sein.

Störungen des *reflektorischen Ablaufes der Blasenfunktion* spielen in der Nervenklinik eine große Rolle, und doch muß man sagen, daß diese Reflexstörung klinisch noch bei weitem nicht in dem Maße verwertet wird, wie sie vielleicht werden könnte. Andererseits haben aber gerade die neuesten Untersuchungen von DENNIG bewiesen, daß, „obgleich das System an so vielen Orten verletzt werden kann, die Folgen sich doch nur sehr schwer unterscheiden". Entgegen verschiedenen Autoren muß jetzt als sicher erachtet werden, daß die Blase eine selbständig automatisch unabhängig vom Rückenmark funktionierende Innervation besitzt. Der Detrusor wird sowohl vom *Sympathicus* durch den N. hypogastricus und den Plexus hypogastricus, als auch vom *Parasympathicus* durch den Nervus pelvicus versorgt, dessen Fasern teils im Plexus vesicalis, teils in der Blasenwand eine Umschaltung finden. Für die Kontraktion des Detrusors ist hauptsächlich der parasympathische, aus dem Sakralmark stammende N. pelvicus verantwortlich. Der Einfluß auf den Detrusor des sympathischen, aus dem Lumbalmark stammenden N. hypogastricus, der bei manchen Tieren den M. detrusor hemmt, ist beim Menschen nicht klar. Nach DENNIG beschränkt er sich auf eine constrictorische Wirkung auf den unteren Teil des Blasenkörpers. Was den Sphincterapparat anbetrifft, so steht ein Teil desselben mit dem Detrusor in Zusammenhang und infolgedessen in direkter Abhängigkeit vom Detrusortonus. Ist letzterer normal, dann ist eine „mäßige Verschlußwirkung" vorhanden. Bei Kontraktion des Detrusors wird dieser Verschluß geöffnet, bei Dehnung zugezogen (HESSsche Detrusorschlinge nach

DENNIG). Der übrige Teil des sog. Sphincter internus, des Sphincter trigonalis und die glatte Harnröhrenmuskulatur hängt von den Nn. hypogastrici ab. Schließlich wird der quergestreifte Sphincter externus von den „cerebrospinalen" *Nn. pudendi* aus dem Sakralmark versorgt. Fällt der *N. hypogastricus* fort, dann kompensieren die beiden anderen Nerven den Ausfall vollkommen. Der Ausfall der *Nn. pelvici* führt zu einer Vermehrung, später zu einer Verminderung des Verschlusses. Läsion der *Nn. pudendi* wird fast immer kompensiert. Nach Ausfall zweier Nervenpaare funktioniert der Sphincterapparat schlecht. Diese hauptsächlich an Experimenten erworbenen Erfahrungen haben übrigens für den Menschen keine absolute Bedeutung. Nach DENNIG darf aus der Form der Blasenstörung nicht auf den Ort der Läsion geschlossen werden. Eine jede Lokalisation im Rückenmark von S_4 und bis zum Halsmark führt bei akutem Beginn zu anfänglichem Shock und Detrusorlähmung, Überfüllung der Blase und Verstärkung des Verschlusses — zur Retentio urinae. Allmählich kommt es zur automatischen Blasenentleerung, unabhängig davon, ob die Sensibilität erhalten ist oder nicht. Es treten häufige hemmungslose, aber unvollständige Miktionen auf. Besteht nur eine teilweise Läsion, dann kommt es nicht zur Retention, sondern lediglich zu einer Erschwerung der Miktion. Was die subcorticalen Blasenzentren anbetrifft, so sprechen viele Tatsachen für eine Rolle des *Thalamus* und des *Striatums*, namentlich die so häufigen Blasenstörungen bei epidemischer Encephalitis werden dadurch erklärlich in Hinsicht auf die häufige Befallenheit dieser Hirnabschnitte. Die *Blasenzentren in der Hirnrinde* unterliegen keinem Zweifel. Daß ein solches im Lobulus paracentralis im Bereiche des Fußzentrums liegt, scheint nach den Kriegserfahrungen von FOERSTER, KLEIST u. a. sicher, ein zweites in der Hüftregion wahrscheinlich. Über die Funktion dieser Zentren besteht die Ansicht, daß das erstere für die Harnentleerung, das zweite für die Zurückhaltung des Harns in Betracht kommt. Doch bringt die Analyse der Tatsachen DENNIG zu dem Schlusse, daß eine derartige Differenzierung mindestens nicht erwiesen ist. Sicher ist, daß einseitige Hirnläsionen Blasenstörungen setzen *können*, die sich jedoch meist zurückbilden. Doppelseitige Hirnläsionen dagegen führen meist zu andauernden Miktionsstörungen, doch tragen sie denselben Charakter wie nach Rückenmarksläsionen: *anfänglich Retention, dann automatisches Harnlassen.* Tritt die Erkrankung allmählich auf, dann fehlt die meist auf Shockwirkung beruhende Retention, und es tritt schon bald nach Beginn der Erkrankung Inkontinenz auf. Bei akuten Erkrankungen, z. B. bei der epidemischen Encephalitis, habe ich auch in der größten Mehrzahl der Fälle anfängliche Harnretention auftreten sehen. Eine differentialdiagnostische interessante Bemerkung macht DENNIG. *Nach Rückenmarkserkrankung* bleibt nach der Miktion stets *Restharn* zurück, *nach Gehirnerkrankungen* ist die Miktion auf die kindliche Stufe zurückgesunken, es tritt fast *vollkommene Blasenentleerung* auf. In der Tat kann auch ich an einem großen Krankenmaterial bestätigen, daß Hirnerkrankungen bei weitem nicht durch derartige Blasenerkrankungen kompliziert werden wie Erkrankungen des Rückenmarks.

Während die Harnretention oder das erschwerte Harnlassen selten isoliert oder als zentrale Klage des Nervenkranken auftritt, ist die automatische Harnentleerung, das unfreiwillige Urinieren, *die Harninkontinenz* nicht selten die hauptsächliche Klage unserer Patienten. Bei der sog. *Enuresis*, die sehr oft des Nachts, seltener auch am Tage auftritt, handelt es sich oft um psychopathische oder minderwertige Kinder, bei denen der von Natur aus ungenügend entwickelte und deshalb mangelhaft funktionierende Reflexapparat der Blase durch unzureichende Erziehung nicht genügend gekräftigt und geübt wurde. Es ist von manchen und namentlich von FUCHS auf die organischen Bedingungen hingewiesen worden, welche der Enuresis nocturna zugrunde liegen. Entwicklungs-

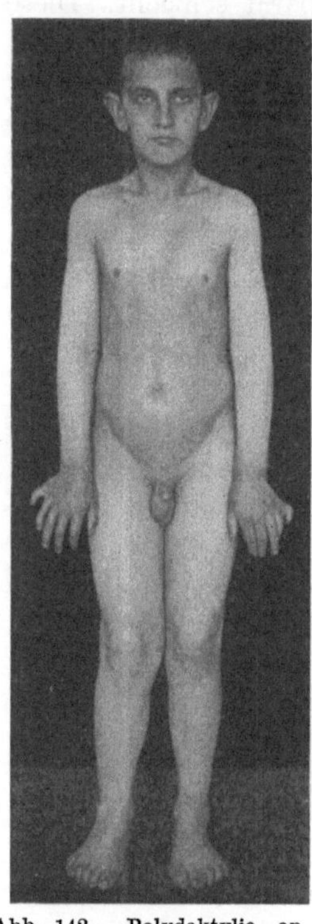

Abb. 142. Polydaktylie an allen 4 Extremitäten bei Enuresis nocturna. Universitätsnervenklinik Minsk.

störungen im Bereiche der unteren Wirbelsäule und des Rückenmarksabschnitts, die sich nicht selten durch eine im Röntgenbild festzustellende fehlende Schließung des Wirbelkanals — eine *Spina bifida occulta* — offenbaren, spielen an diesem Syndrom eine Hauptrolle. Wenn von anderer Seite die Rolle dieser Entwicklungsstörung unterschätzt wird mit dem Hinweis, daß bei einer gewissen Zahl vollkommen gesunder Leute ebenfalls eine Spina bifida occulta vorkommt, so ist dem dagegenzuhalten, daß ja auch bei einer genügend großen Zahl von Kindern, denen keine vollkommen ausreichende „Erziehung" zuteil wurde, doch eine Enuresis nicht auftritt. Es ist eben auch hier an Stelle des „*entweder oder*" auch das „*sowohl als auch*" zu setzen. Nicht aus einer einzelnen Ursache besteht die „Ätiologie", sondern aus einer Faktorenkoppelung, wie wir es schon oben gesehen und wie wir immer wieder noch darauf zurückkommen werden. Nur die Berücksichtigung aller mitspielenden Faktoren, sowohl konstitutioneller, anatomischer, chemischer als auch der Umweltfaktoren, Konstellationsmomente führt zu einer integrierenden, synthetischen Diagnose. Ich kann an einem übrigens großen Material durchaus bestätigen, daß mindestens sowohl der eine Faktor, die Entwicklungshemmung, wie auch der andere — der Erziehungsmangel — eine überaus große Rolle bei der Enuresis nocturna spielen. Die größte Mehrzahl der Kinder entstammt den ärmsten Kreisen, wo von einer systematischen Erziehung keine Rede war. Und schon der Umstand, daß es doch in der größten Zahl der Fälle gelingt, durch konsequente Behandlung dem Übel beizukommen, spricht dafür, daß der funktionellen Seite bei diesem Syndrom eine große Bedeutung beizumessen ist. Konsequentes Wecken der Kinder gewöhnt sie an das Aufwachen zur rechten Zeit und zur Verstärkung der reflektorischen Zurückhaltung des Urins. Andererseits stärkt mitunter eine Gewöhnung der Kinder an seltenes Urinieren im Laufe des Tages die reflektorische Funktion des Verschlußapparates der Harnblase. Daß die anatomischen Veränderungen nur einen Faktor der Enuresis nocturna darstellen und durchaus nicht den einzigen, das erhellt auch aus dem großen Nutzen, den ich nicht selten konstatieren konnte durch Maßnahmen, dank welchen der Reflexapparat weniger in Anspruch genommen wird, wie Beschränkung der Flüssigkeitszufuhr, konzentrierte Zuckerlösung vor dem Schlafengehen,

Erwärmung der Füße und namentlich der Hände, da ein Kältereiz von den Extremitäten auf die Harnblasenentleerung unbedingt anzunehmen ist, vielleicht auch Hochlagerung des Fußendes des Bettes (3—4 Ziegelsteine unter jeden Fuß) u. dgl. Doch hieße es die Augen vor den Tatsachen schließen, wenn wir die Veränderungen ignorieren wollten, die wir bei einer großen Zahl der Bettnässer konstatieren konnten. An einem großen Material von Kindern und von Erwachsenen, besonders Soldaten, von Bettnässern hauptsächlich, bestand in einem großen Prozent der Fälle eine Rhachischisis im Röntgenbild. Eine große Anzahl von Bettnässern

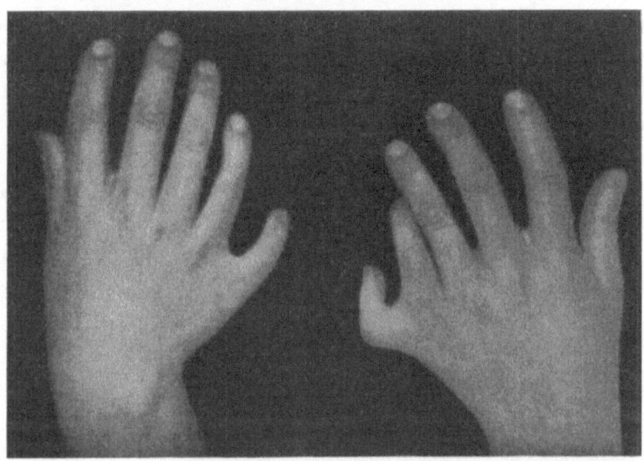

Abb. 143. Polydaktylie. Enuresis nocturna. Universitätsnervenklinik Minsk.

war röntgenologisch allerdings ohne Veränderungen. Doch glauben wir ein gewisses Recht zu besitzen, um auch in diesen Fällen von Entwicklungsstörungen des unteren Rückenmarksabschnitts zu sprechen. Es bestanden in fast allen Fällen, ob mit, ob ohne Rhachischisis, auffallende vasomotorische Erscheinungen an den Füßen, oft auch an den Händen, nicht selten mit livid verfärbter Haut und erniedrigter Hauttemperatur. Oft bestanden objektiv nachweisbare Gefühlsstörungen, mitunter Parästhesien, quälende Schmerzen oder Kältegefühl. In mehreren Fällen fehlte der Achillesreflex, resp. er war einseitig oder doppelseitig herabgesetzt. Gar nicht allzu selten konnte auch eine Reihe anderer Entwicklungsfehler festgestellt werden, wie Polydaktylie an Händen und Füßen (Abb. 142—145), Klauenfuß, Hohlfuß u. dgl. m. In einer Reihe von Fällen bestand auch bei den *Verwandten Enuresis nocturna*

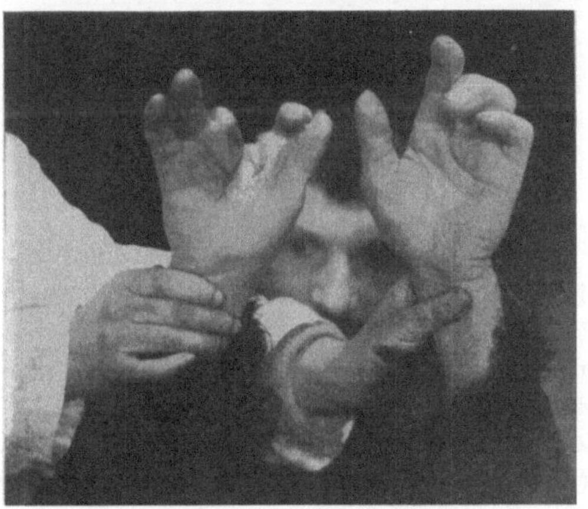

Abb. 144. Mißbildung von Hand und Fingern. Enuresis. Universitätsnervenklinik Minsk.

und in einem Teil von ihnen ebenfalls eine *Spina bifida occulta*. Ob wir diese Tatsachen zu ignorieren berechtigt sind in Anbetracht des von den Verfassern angeführten Umstandes, daß eine Spina bifida auch bei Nichtbettnässern vorkommt, oder daß die nächtlichen Bettnässer tagsüber ihren Blasenreflexapparat beherrschen können, will uns doch überaus fraglich erscheinen. Tritt das Bettnässen nur nachts auf, dann müssen zur Erklärung eben noch die besonderen Konstellationen herangezogen werden, welche den Nachtschlaf begleiten. Ich würde hier nicht anstehen, auch den Umstand gelten zu lassen, daß der Schlafende wohl einen erhöhten Tonus des Parasympathicus besitzt. Wir haben aber oben gesehen, daß gerade der parasympathische N. pelvicus es ist, der den Detrusortonus erhöht und gleichzeitig den Verschlußapparat hemmt. Vielleicht spielt hier auch die Gasstoffwechselumstellung eine Rolle, und vielleicht werden auch adenoide Wucherungen in der Nasenrachenhöhle nicht mit Unrecht mitbeschuldigt, da sie die Gaszusammensetzung des Blutes und der Gewebe und namentlich im Schlaf nicht unwesentlich mitbeeinflussen können.

Es ist von LÉRI darauf hingewiesen worden, daß in manchen Fällen von *Enuresis mit Spina befida occulta* bei der Operation im Bereiche der Spina bifida

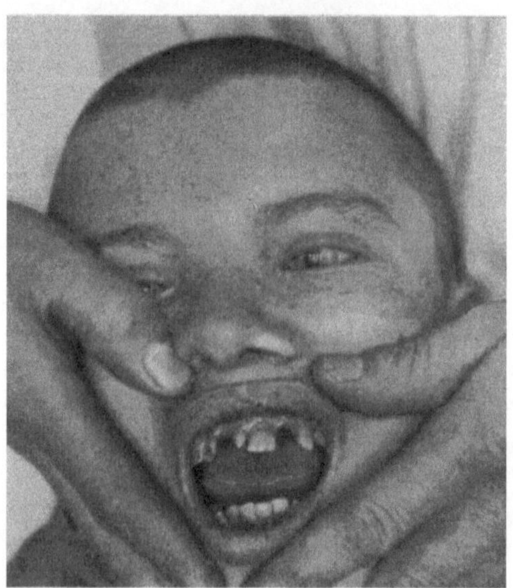

Abb. 145. Zahnmißbildung. Enuresis.
Universitätsnervenklinik Minsk.

ein *transversales dickes Band* von fibrös-knorpeliger Konsistenz und graugelber Farbe vorgefunden wurde, welches den Duralsack und zugleich auch die Cauda equina komprimierte. Oberhalb des Bandes fehlt die Pulsation des Duralsackes. Nach Resektion dieses Bandes („bride") von $1^1/_2$—2 cm Länge und einigen Millimetern Dicke trat die Pulsation des Duralsackes wieder auf. Die Enuresis hörte in einigen Fällen sofort nach der Operation oder nicht lange nachher auf. In manchen Fällen war das Resultat nicht so zufriedenstellend. Doch auch hier trat für eine kurze Zeit wenigstens Besserung ein. Ich habe in 3 Fällen von Enuresis nocturna intervenieren lassen. In allen Fällen fehlte tatsächlich die Pulsation der Dura und konnte auch ein verdächtiges Band vorgefunden werden, nach dessen Resektion die Pulsation sich wieder einstellte. In 2 Fällen war der Erfolg durchaus zufriedenstellend. In dem einen von diesen handelte es sich um einen Milizionär, der unmittelbar im Anschluß an die Operation von der Enuresis befreit worden war. Nachdem er aber seine Beschäftigung wieder aufgenommen hatte und auch die früheren Diätfehler wiederkehrten, stellte sich ein Rezidiv ein, wenn es auch bedeutend schwächer war als vor der Operation. Das Bettnässen trat recht selten auf, um dann nach einiger Zeit vollkommen zu verschwinden. Der Mann geht nun wieder seiner Arbeit nach und ist vom Bettnässen völlig frei. In dem zweiten Fall war das Bettnässen nicht besonders stark, doch trieb der Patient wegen quälender Schmerzen in den Beinen und vasomotorischen Störungen in denselben zur chirurgischen Intervention. Auch in diesem Falle konnte das Band gefunden und excidiert werden. Der weitere Verlauf war anfangs nicht besonders günstig. Es stellten sich neben Blasenstörungen noch Mastdarmstörungen ein. Doch wurden die Schmerzen geringer. Nach einigen Wochen übrigens gingen auch die Beckenorganstörungen zurück. Im dritten Fall hielt die Besserung einen Monat an. Dann trat ein Rezidiv ein, obwohl das Bettnässen auch seltener wurde.

LÉRI betrachtet das Band als *Teil des Ligamentum flavum* und als Zeichen einer Entwicklungsstörung bei Bildung des Sakralkanals. Doch ist wohl das Hauptgewicht nicht so sehr auf das Band zu legen als auf andere lokale meningitische Verwachsungen, die die Zirkulation stören und den unteren Rückenmarksabschnitt belasten. Eine derartige circumscripte Meningitis hat natürlich viel Chancen, sich gerade in den Fällen und an der Stelle zu entwickeln, wo das normale Gleichgewicht infolge der Spina bifida gestört ist. Daß hierbei auch Gewebe anderer Provenienz vorkommen, ist ja bekannt. Doch möchte man meinen, daß darüber hinaus auch Entwicklungshemmungen in den *spinalen Zentren* selbst, abgesehen von der komplizierenden umschriebenen Meningitis, in manchen Fällen eine Rolle spielen können. Immerhin möchte ich nur in hartnäckigen Fällen zur Operation raten, da die Beseitigung *eines* Faktors bessere Aussichten für guten Verlauf verbürgt. Es wäre verfehlt, in allen Fällen von Spina bifida occulta, welche röntgenologisch einen Fall von Enuresis nocturna begleitet, *nur* an die Möglichkeit des „Bandes" („Bride" von LÉRI) oder anderer komprimierender Gewebe im Bereiche des unteren Rückenmarksabschnittes zu denken. In einem großen Teil besteht auch bei sonst Gesunden eine Rhachischisis *des ersten Sakralwirbels.* Es muß aber der Rhachischisis die Rolle eines Faktors der Enuresis besonders in den Fällen zugeschrieben werden, wo sie den unteren Lendenwirbel oder oberen Sakralteil betrifft. Die häufige Rhachischisis des ersten Sakralwirbels erklärt sich durch den Umstand, daß die Wirbelsäule sich allmählich zuerst von oben und von unten dem ersten Sakralwirbel zu schließt, so daß als letzter der erste Sakralwirbel sich schließt.

Haben wir es mit nächtlicher Enurese zu tun, dann dürfen wir nie die Möglichkeit vergessen, daß es sich um epileptische Anfälle handeln kann, die nachts auftreten. Differentialdiagnostisch ist dabei am wichtigsten, daß die „essentielle" Enuresis fast allnächtlich auftritt. Die den *epileptischen* Anfall begleitenden Harnverluste kommen natürlich im Zusammenhang mit den *selteneren* Anfällen nur *ausnahmsweise* vor. Auch bietet die Prüfung des postepileptischen Zustandes am Morgen nach dem Anfall genügende Gewähr, um zu bestimmen, worum es sich handelt.

Es sei hier in diesem Zusammenhang noch erwähnt, daß der Harnverlust für den epileptischen Anfall besonders typisch ist. Er bildet mit ein Hauptsymptom, welches den epileptischen Anfall von anderen, besonders von hysterischen, unterscheiden läßt. Doch darf diesem Symptom nicht absoluter Wert beigemessen werden. Ich habe ein junges Mädchen zu beobachten die Gelegenheit gehabt mit einer Monoplegie und Anästhesie in der unteren Extremität, ohne Pyramidensymptome und ohne Blasenstörungen. Bei derselben traten recht häufig (2—3mal im Monat) Anfälle von Krämpfen mit Bewußtseinsverlust auf, während welcher sie nicht selten Harn unter sich ließ. Der Habitus der Kranken, eine Psychogenie der Erkrankung, die Häufigkeit der Anfälle ohne besonderen Einfluß derselben auf das Befinden der Kranken, das Fehlen der Pyramidensymptome sprachen für eine Hysterie, wenn auch an eine multiple Sklerose mit Plaques in der Beinregion gedacht werden mußte. Nach einer hypnotischen

Suggestion mit nachfolgender recht starker Faradisation verspürte sie den Schmerzreiz und begann unmittelbar darauf zu gehen. Seitdem sind die Anfälle völlig verschwunden und mit ihnen auch das Bettnässen. Es muß also auch an die Möglichkeit gedacht werden, daß ein Bettnässen in Ausnahmefällen auch beim hysterischen Anfall vorkommen kann.

Bei Erkrankungen des peripheren Nervensystems treten Blasenstörungen eigentlich nie auf. Doch kommen in akuten Fällen von Polyneuritis in Ausnahmefällen auch Blasenstörungen vor. Von den Reflexstörungen der Blase bei Rinden- und subcorticalen Erkrankungen, speziell bei epidemischer Encephalitis, war schon oben die Rede. Hier sei nur kurz erwähnt, daß in einem meiner Fälle bei Gliom des Großhirns im Bereiche des Parazentrallappens Paresen in den distalen Teilen der kontralateralen und leichte Schwäche der homolateralen unteren Extremität und daneben Blasenstörungen bestanden. In diesem Falle traten epileptische Anfälle auf, die noch vor dem Bewußtseinsverlust mit Harnlassen eingeleitet wurden.

Über Reflexstörungen anderer visceraler Organe ist an verschiedenen Stellen des Buches abgehandelt.

IV. Die Syndrome der elektrischen Erregbarkeit.

Wie bekannt, entsteht bei der elektrischen Reizung eines Organs in demselben ein Erregungszustand. Dieser Erregungszustand gibt sich u. a. in dem Bewegungsapparat durch Muskelzuckungen, in den Sensibilitätsapparaten durch Auftreten sensibler Erscheinungen kund.

1. Syndrome der galvanischen und faradischen Erregbarkeitsstörung der Muskeln.

Nach der bisher zumeist geübten Methode, die auf den Gesetzen von DUBOIS-REYMOND und der *Lehre vom Elektrotonus von* PFLÜGER basiert, wird einerseits die Stromstärke gemessen, welche einen Effekt im Erfolgsorgan hervorruft, andererseits wird die Eigenart der Zuckung selbst berücksichtigt. Ersteres ist die *quantitative* Seite des Untersuchungsergebnisses, letzteres die *qualitative*. Um eine Vorstellung von der elektrischen Erregbarkeit des Muskels zu erhalten, wird die kleinste Stromstärke notiert, welche zu einer sichtbaren Zuckung führt. In der Norm entstehen Zuckungen bei folgenden Mittelwerten des elektrischen Stromes (nach TOBY COHN), s. nebenstehende Tabelle auf S. 241.

Die Erregbarkeitswerte der Muskeln bei *direkter* Reizung derselben schwanken für die einzelnen Muskeln von 1,0—3,0 Ma. für den *galvanischen* Strom, von 110—125 mm Rollenabstand für den *faradischen*. Um Zuckungen zu erhalten, muß die differente — kleinere — Elektrode auf die elektrischen Reizpunkte den ERBschen Tafeln gemäß gesetzt werden, und zwar bei der indirekten Reizung auf die „Nervenpunkte", bei der direkten auf die Muskelpunkte, welch letztere den Eintrittsstellen der Nerven in die Muskeln entspricht. Die Zuckung tritt bei der *faradischen* Reizung auf bei Schluß des Stromes und hält an, solange der Strom die Strecke durchläuft. Bei der *galvanischen* Reizung besteht folgende Gesetzmäßigkeit:

Bei *schwachen* Strömen tritt nur Zuckung auf beim Reizen mit der *Kathode* und nur im Moment der *Schließung* — KaSZ (Kathoden-Schließungs-Zuckung).

Bei *mittelstarken* Strömen — Zuckung bei Kathodenschließung, außerdem bei Untersuchung mit der Anode bei Ausschaltung, Öffnung des Stromes. Also KaSZ und AnÖZ.

Bei *sehr starken* Strömen tritt bei Kathodenschließung eine Dauerkontraktion, ein Tetanus auf, KaSTe. Bei der Untersuchung mit der Anode tritt sowohl bei Schließung als auch Öffnung Zuckung auf, und sogar bei der Kathodenuntersuchung bei Öffnung des Stromes. Folglich — KaSTe, AnSZ, AnÖZ, KÖZ.

Für normale Verhältnisse ist also KaSZ bei derselben Stromstärke größer als die Anodenzuckungen. Die Zuckung ist *blitzartig*, tritt momentan bei Stromschluß auf, um momentan wieder zu verschwinden. Nur bei sehr starken Strömen tritt, wie oben gesagt, eine Dauerkontraktion auf. Am raschesten ist die Zuckung bei Untersuchung der Gesichtsmuskeln und der kleinen Muskeln überhaupt. Am langsamsten in den großen Muskeln. Bei Kindern in den ersten Lebenswochen ist die Zuckung oft langsam. Abkühlung der Muskeln ruft langsame, „träge" Muskelzuckung hervor. Die *faradische* Zuckung ist immer tetanisch.

Nerv	Galvanische Erregbarkeit (Grenz- und Mittelwerte) Reizschwelle in mA	Faradische Erregbarkeit (Grenz- und Mittelwerte) Reizschwelle in mm-Rollenabstand
N. facialis	1,0 — **1,75** — 2,5	132 — **121** — 110
R. frontalis	0,9 — **1,45** — 2,0	137 — **128,5** — 120
„ zygomaticus	0,8 — **1,4** — 2,0	135 — **125** — 115
„ mentalis	0,5 — **0,95** — 1,4	140 — **132,5** — 125
N. accessorius	0,10 — **0,27** — 0,44	145 — **137,5** — 130
„ musculocutaneus	0,04 — **0,17** — 0,28	145 — **135** — 125
„ medianus	0,3 — **0,9** — 1,5	135 — **122,5** — 110
„ ulnaris oben	0,2 — **0,55** — 0,9	140 — **130** — 120
„ „ unten	0,6 — **1,6** — 2,6	130 — **118,5** — 107
„ radialis	0,9 — **1,8** — 2,7	120 — **105** — 90
„ cruralis	0,4 — **1,05** — 1,7	120 — **111,5** — 103
„ peroneus	0,2 — **1,1** — 2,0	127 — **115** — 103
„ tibialis	0,4 — **1,45** — 2,5	120 — **107,5** — 95
„ axillaris	0,6 — **2,8** — 5,0	125 — **109** — 93
„ thoracicus ant.	0,09 — **1,75** — 3,4	145 — **127,5** — 110

Das *Syndrom der gesteigerten elektrischen Erregbarkeit* der Muskeln besteht in Auftreten von Muskelzuckungen bei Applikation minimaler Ströme. Am typischsten ist das bei dem *Tetaniesyndrom* zu konstatieren (ERBsches Phänomen). Außerdem tritt dabei besonders früh die AnÖZ auf, und KaÖZ bereits bei einer Stromstärke *unter* 5 mA (*Mann-Thiemichsches Phänomen*). KaSTe tritt bei ganz minimalen Strömen auf. Bei der kindlichen *Spasmophilie* sind diese Befunde auch zu erheben. E. STRAUSS und E. GUTTMANN haben dieselben Verhältnisse bei derjenigen Form von *Akroparästhesie* beobachtet, welche keine objektiven Sensibilitätsstörungen aufwiesen und wo auch keine echten vasomotorischen Erscheinungen bestanden. Diese Form bezieht sich hauptsächlich auf klimakterische Frauen und steht nach STRAUSS und GUTTMANN der Tetanie nah. Auch bei der Gravidität wird eine Erniedrigung der Reizschwelle beschrieben. Mitunter soll auch dasselbe bei alten spastischen Lähmungen vorkommen.

Neurotonische Reaktion ist das Auftreten von Dauerzuckung des Muskels (Tetanus) bei *indirekter* Reizung durch minimale Ströme. Dieses Symptom wurde beobachtet bei *progressiver Muskelatrophie* (REMAK), *bei Syringomyelie* (HANDELSMANN). Ich habe es bei *epidemischer Encephalitis* gesehen.

Die *elektrische Erregbarkeit* ist *herabgesetzt* bei sog. einfachen Atrophien, die von arthritischen Erkrankungen abhängen, bei den Atrophien, die im Anschluß an Hirn- oder Rückenmarksleiden von zentralem Charakter auftreten. Ganz besonders herabgesetzt ist sie und kann auch völlig fehlen bei der progressiven Muskelatrophie, der *Dystrophia musculorum progressiva*. Für diese Art des Muskeldystrophie ist die quantitative Herabsetzung der elektrischen Erregbarkeit ohne qualitative Änderung derselben besonders charakteristisch.

Das *Syndrom der Entartungsreaktion* (EaR) besteht darin, daß die faradische und galvanische Erregbarkeit auf *indirekte* Reize und die faradische Erregbarkeit auf *direkte* Reize sinkt und schließlich ganz fehlt. Die galvanische Erregbarkeit auf *direkten* Muskelreiz ist anfangs oft erhöht, um im weiteren Verlauf der Krankheit wieder zu sinken. Noch wesentlicher sind der *träge* Charakter der Zuckung, die sog. wurmartige Zuckung, und die Verschiebung des Zuckungsgesetzes in dem Sinne, daß Anodenreizung bei derselben Stromstärke stärkere Zuckung hervorruft als Kathodenreizung. Bei der *partiellen* EaR ist die faradische Erregbarkeit am Ende der 1. Woche normal, erhöht oder erniedrigt, die galvanische normal oder erhöht, gegen Ende der Woche meist erniedrigt. Von der 2. bis 5. Woche ist die faradische normal oder herabgesetzt, wie auch die galvanische indirekte Erregbarkeit. Die galvanische direkte Erregbarkeit dagegen ist erhöht, die Kontraktion ist träge, An > Ka. Von der 6. Woche an tritt in den gutartigen Fällen allmähliche Rückkehr zur Norm auf, in den prognostisch schlechten Fällen sinkt die elektrische Erregbarkeit bis zum völligen Erlöschen. Dabei besteht träge Reaktion und An > Ka. Bei der *kompletten EaR* ist die elektrische Erregbarkeit gegen Ende der 1. Woche herabgesetzt, in leichten Fällen ist sie während der 2.—5. Woche erloschen, auf faradischen Reiz und auf galvanischen indirekten dagegen erhöht und mit trägen Zuckungen bei An > Ka auf galvanischen direkten Reiz. Von der sechsten Woche an tritt auch hier allmähliche Rückkehr zur Norm ein über ein Stadium An = Ka. Bei mittleren und schweren Fällen bleibt die faradische und indirekte galvanische Erregbarkeit während 2.—15. Woche erloschen, während die direkte galvanische Erregbarkeit noch erhöht sein kann, unter trägen Kontraktionen verläuft bei An > Ka. Nach der 15. Woche und bis zur 30. Woche tritt in mittelschweren Fällen doch noch allmähliche Rückkehr zur Norm ein. In den schwereren Fällen bleibt sie nach der 30. Woche dauernd erloschen.

Die verschiedenen Formen der EaR treten auf bei peripheren Lähmungen der motorischen Nerven, bei nucleären Erkrankungen im Bereiche des Hirnstammes bei der HEINE-MEDINschen Krankheit, bei progressiver spinaler Muskelatrophie, Syringomyelie und Affektion der Vorderhörner, amyotrophischer Lateralsklerose und allen anderen Erkrankungen des peripheren motorischen Neurons. Bei leichteren Erkrankungen des peripheren Neurons kann sie auch fehlen. In manchen Ausnahmefällen soll die EaR auch bei der progressiven Muskeldystrophie beobachtet worden sein, auch bei Trichinose oder in seltenen Fällen von Hemiplegien. TOBY COHN bemerkt mit Recht, daß es sich in diesen

Fällen wahrscheinlich um Abkühlungsreaktion gehandelt hat, die von Grund nachgewiesen wurde und oben erwähnt ist.

Bei der *familiären periodischen Lähmung* sind die gelähmten Muskeln weder durch den faradischen noch galvanischen Strom erregbar, das ist die *Kadaverreaktion*.

Die *myasthenische Reaktion auf faradischen Strom* besteht darin, daß nach anfänglicher befriedigender Zuckung dieselbe allmählich schwächer wird, um schließlich ganz zu verschwinden, so daß auch der stärkste faradische Strom keine Zuckung mehr hervorruft. Nach einigen Minuten kehrt die Erregbarkeit wieder, um sich rasch wieder zu erschöpfen usw.

Die *myotonische Reaktion* besteht darin, daß die Zuckung kurze Zeit anhält, nachdem der *faradische* Strom bereits ausgeschaltet ist. *Galvanischer* Reiz ruft in diesen Fällen oft *Muskelwogen* hervor. Dieses Syndrom kommt bei der *Myotonia congenita* oder der *Thomsenschen Krankheit* vor, ist auch bei Syringomyelie und epidemischer Encephalitis beobachtet worden. Außer der Thomsenschen Form der Myotonie kommt die myotonische elektrische Reaktion auch bei nach Infektionskrankheiten erworbener Myotonie vor und besonders bei dem Curschmann-Steinerschen Syndrom, der *Dystrophia myotonica*: Myotonische Reaktion bei willkürlicher Innervation, Glatzenbildung, Hodenatrophie, Katarakt und dann eine progrediente Muskelatrophie. Bei der *Paramyotonia congenita* (Eulenburg), bei der ebenfalls ein kontrahierter Muskel seine Spannung nicht leicht löst, ist die elektrische myotonische Reaktion nicht vorhanden. Lewandowsky sah ferner *neuro- und myotonische Kontraktionsnachdauer nach galvanischer Reizung* mit gleichzeitigem Sinken der Erregbarkeit bis zum Erlöschen im Kältezustand bei *familiärer Kältestarre*.

2. Syndrome der elektrocutanen Sensibilitätsstörungen.

In seltenen Fällen ist die Sensibilität der Haut und der Muskeln auf den elektrischen Strom untersucht worden. Es muß dabei unterschieden werden zwischen der Wahrnehmung der ersten Muskelzuckung und dem Wahrnehmen des ersten Schmerzgefühls. Die erstere eilt in der Norm der letzteren voraus, so daß ein faradisches Intervall entsteht (Löwenthal). Bei Neurasthenikern erweist es sich verkleinert infolge Erniedrigung der Schmerzquelle, bei Hemiplegikern infolge Erhöhung der Schwelle der Kontraktionsempfindung. Größere Bedeutung haben die Untersuchungen bisher nicht erlangt. Bei Friedreichscher Krankheit habe ich bei Fehlen jedes anderen Anzeichens von Beeinträchtigung der Tiefensensibilität bedeutende Herabsetzung der Kontraktionsempfindung bei der elektrischen Prüfung feststellen können. Bei Neuritiden habe ich nicht selten eine Steigerung der faradocutanen Sensibilität festgestellt.

3. Syndrome des elektrischen Hautwiderstandes.

Vigouroux hat eine *Herabsetzung des galvanischen Hautwiderstandes bei Basedowscher Krankheit* gefunden, was Eulenburg auf verstärkte Schweißabsonderung zurückgeführt hat. Tarchanoff hat dann Veränderungen des Hautwiderstandes gegenüber dem galvanischen Strom unter dem Einfluß von Emotionen festgestellt. L. Minor hat durch eine Versuchsanordnung nach Veraguth (s. u.) *bei traumatischer Affektion des Halssympathicus Störungen*

16*

des Hautwiderstandes an der kranken Hälfte des Kopfes und Halses gefunden. Bei Zerstörung des Halssympathicus trat eine Erhöhung des Hautleitungswiderstandes auf, bei Reizzuständen eine Senkung desselben. Gleichzeitig bestand spontanes Schwitzen oder nach Aspirin nur auf der gesunden Seite in den Fällen, wo der Leitungswiderstand der Haut erhöht war, d. h. wo eine Sympathicuszerstörung vorlag.

Steigerung des elektrischen Leitungswiderstandes ist bei Sklerodermie, Myxödem, in manchen Fällen von infantiler Hemiplegie zu finden.

Das *psychogalvanische Phänomen von* VERAGUTH besteht in Variation der Stromintensität unter dem Einfluß von emotionellen Erregungen der Versuchsperson, die in den elektrischen Stromkreis eingeschaltet ist. Die Stromquelle besteht aus einigen Léclanché-Elementen, außerdem ist in dem Strom ein äußerst empfindliches Galvanometer eingeschaltet, dessen Ausschläge photographiert und in Kurvenformen registriert werden können. Durch diese Versuchsordnung gelingt es nach VERAGUTH organisch bedingte Anästhesie von hysterischer zu differenzieren. Bei organischer Anästhesie ändert sich die Stromkurve nicht, bei hysterischer Anästhesie ändert sie sich in demselben Sinne, wie bei Reizung der normal fühlenden Hautteile. Bestehen VALLEIXsche Schmerzpunkte, so können dieselben ebenfalls durch das psychogalvanische Phänomen kontrolliert werden, da bei Druck auf die Schmerzpunkte das Galvanometer einen bedeutend stärkeren Ausschlag gibt, als beim Druck auf die entsprechenden symmetrischen Stellen der gesunden Körperhälfte.

4. Syndrome der Chronaxie.

Die gebräuchliche Prüfungsmethode der elektrischen Erregbarkeit des neuromuskulären Apparates beruht, wie wir sahen, auf Bestimmung des minimalsten Stromes, der einen sichtbaren Effekt hervorruft. Die klinische Bedeutung der Methode beruht auf der Tatsache, daß in pathologischen Fällen quantitative und qualitative Veränderungen der elektrischen Erregbarkeit durch Ströme verschiedener Intensität auftreten. Für gewisse Fragestellungen genügt die Methode auch heutzutage. Sie bietet die Möglichkeit, das Syndrom einer peripheren Lähmung von demjenigen einer zentralen zu unterscheiden. Sie gibt gewissermaßen Anhaltspunkte auch für die Prognose. Die qualitativen Erregbarkeitsveränderungen, die hauptsächlich durch träge Zuckungen gekennzeichnet sind, können allerdings nicht in Zahlen angedeutet werden. Die Bestimmung des Grades der Trägheit ist einer gewissen subjektiven Wertschätzung unterworfen. Im großen und ganzen muß man sagen, daß die Methode, die auf Bestimmung des Intensitätsgrades des elektrischen Stromes aufgebaut ist, seit ERB bis jetzt keine Fortschritte gemacht hat und bei weitem nicht alle die diagnostischen Möglichkeiten herauszuholen imstande ist, welche durch die Fähigkeit des Organismus gegeben sind, auf elektrischen Reiz mit Erregung zu antworten. Sie hat in letzter Zeit eine wertvolle *Ergänzung* gefunden in der *Bestimmung der Chronaxie.*

Die Messung der *Chronaxie* oder *Kennzeit* (*Nutzzeit* GILDEMEISTER) hat in dieser Beziehung weitere Horizonte eröffnet. Die *Chronaxiemetrie* berücksichtigt nicht nur die *Stromintensität*, sondern auch die *Zeit*, welche der Strom von Schwellenintensität durchfließen muß, um einen Effekt hervorzurufen. Nach LAPICQUE sind durch diese Methode alle wichtigen Faktoren der elektrischen Erregbarkeit des Gewebes berücksichtigt. Ausgangspunkt der Chronaxiemetrie ist die *Rheobase* von LAPICQUE, d. i. die Intensität des minimalsten Gleichstroms, der eben erst genügt, um bei Kathodenschließung einen Effekt hervorzurufen. Unter Chronaxie versteht nun LAPICQUE die *Zeit* in Tausendstelsekunden, σ, gemessen, welche ein *Strom von doppelter Rheobase* fließen muß, um einen Effekt hervorzurufen. Die Apparatur zur Bestimmung der Chronaxie ist verhältnismäßig kompliziert und hat noch lange nicht das Bürgerrecht sich erobert, welches die Methode verdient.

BOURGUIGNON, dem die Klinik der Chronaxie viel wichtige Erkenntnisse verdankt, hat folgende Gesetze aufgestellt, welchen die Chronaxie beim normalen Menschen unterworfen ist:

1. In jedem Segment ist die Chronaxie aller Synergisten, die an einer Funktion teilnehmen, dieselbe.

2. Die Flexoren besitzen eine kleinere Chronaxie als die Extensoren, und zwar im Verhältnis von 1 : 2. Mit anderen Worten für die elektrische Erregung der Flexoren genügt eine doppelt so kurze „Nutzzeit" (GILDEMEISTER), als für die Extensoren (*Gesetz von* BOURGUIGNON).

3. Von den Muskeln, welche an derselben Funktion Anteil nehmen, haben die proximal gelegenen eine kürzere Chronaxie, als die distalen im Verhältnis von 1 : 2,5.

4. Die Extensoren müssen in zwei Gruppen geteilt werden, und zwar in a) Extensoren im wahren Sinne des Wortes, welche, wie erwähnt, eine doppelte Chronaxie besitzen als die Beuger, und in b) Synergisten der Beugebewegung, deren Chronaxie dieselbe ist, wie die der Beuger. So nehmen von den Streckern der Hand die Musculi extensores carpi radiales an dem Faustschluß Anteil (s. Bewegungsstörungen). Ihre Chronaxie entspricht derjenigen der Beuger. Während anatomische Variationen vorkommen, sind Variationen der Chronaxie nach BOURGUIGNON unmöglich, da sie auf Funktionsverhältnissen aufgebaut sind. Ursprünglich glaubte BOURGUIGNON dem radikulären Ursprung der Muskeln eine größere Bedeutung beimessen zu müssen in dem Sinne, daß Muskeln, die denselben Wurzeln entspringen, dieselbe Chronaxie besitzen. Doch hat es sich erwiesen, daß wesentlicher als anatomische Verhältnisse funktionelle sind.

Umstehende Tabellen (s. S. 246) sind auf Grund der Untersuchungen von BOURGUIGNON zusammengestellt.

BOURGUIGNON erklärt die Tendenz der normalen oberen Extremität zur Beugestellung namentlich in Fingern und Handgelenken, teils auch im Ellenbogengelenk durch die Tatsache, daß die Beuger kleinere Chronaxiewerte besitzen, folglich erregbarer sind als die Strecker. Der Chronaxiewert ist folglich ein wesentliches Element des Muskeltonus.

Man kann nach Analogie mit den oberen Extremitäten auch die Extensionstendenz der unteren mit der kleineren Chronaxie, folglich der größeren Erregbarkeit der vorderen Muskeln erklären.

MARKOW hat auf Veranlassung von F. H. LEWY chronaxiemetrische Untersuchungen unter verschiedenen physiologischen Bedingungen vorgenommen, so bei aktiver Bewegung, passiver Dehnung des Muskels usw. Es hat sich u. a. erwiesen, daß die Chronaxie bei aktiver Anstrengung des Muskels um 10mal

Radiculäre und funktionelle Klassifikation der Muskeln nach ihrer Chronaxie.

I. Normale Chronaxien der Muskeln der oberen Extremität beim Menschen.

Wurzeln	Muskeln	Chronaxie-mittelwerte in Sekunden	Gruppe	Chronaxiemittel-wert der Gruppe	Funktion
C_5, C_6	Deltoideus 3. Portion	0,00015			
	Biceps	0,00011	N 1	0,00012	Beugung und Antagonisten
	Supinator longus	0,00011			
	Vastus internus	0,00011			
C_6, C_7	Vastus externus	0,00020			
	Triceps (Caput longum)	0,00022	N 2	0,00021	Streckung
	Extensores carpi radialis	0,00023			
	Palmaris longus	0,00027			
	Flexor superficialis	0,00027			
C_8, D_1	Eminentia thenar	0,00029	N 3	0,00027	Beugung und Antagonisten
	Flexor carpi ulnaris	0,00027			
	Flexor profundus	0,00024			
	Interossei	0,00029			
	Extensor communis	0,00062			
C_7	Extensor pollicis longus	0,00070			
	Extensor pollicis brevis	0,00063	N 4	0,00055	Streckung
	Extensor carpi ulnaris				

II. Normale Chronaxiewerte der Muskeln der unteren Extremität beim Menschen.

Wurzeln	Muskeln	Chronaxie-mittelwerte in Sekunden	Gruppe	Chronaxiemittel-wert der Gruppe	Funktion
	Glutaeus	0,00010			
	Adductor magnus	0,00011			
	Sartorius	0,00014			Bewegung von hinten nach vorn
	Rectus internus	0,00014			
L_2, L_3, L_4	Vastus internus	0,00012	N 1	0,00014	Oberschenkel,
	Rectus anterior	0,00010			Unterschenkel,
	Vastus externus	0,00017			Fuß
	Adductor medius	0,00018			
	Tibialis anticus	0,00025			
	Peroneus longus	0,00027			Bewegung von
L_4, L_5, S_1	Extensor communis	0,00033	N 2	0,00035	hinten nach vorn
	Kleine Fußmuskeln	0,00037			Fuß
	Biceps cruris	0,00055			Bewegung von
	Semimembranosus	0,00050			vorn nach hinten
L_5, S_1, S_2	Wadenmuskeln	0,00060	N 3	0,00058	Oberschenkel,
	Flexor communis	0,00060			Unterschenkel,
	Adductor hallucis	0,00066			Fuß

und mehr die Chronaxie in Ruhestellung übertrifft. Auch die Rheobase steigt dabei ein wenig.

Beim Neugeborenen fand BOURGUIGNON größere Chronaxiewerte als beim Erwachsenen, wie ja auch dies der Tatsache entspricht, daß die Muskelzuckung auf elektrischen Reiz beim Säugling langsamer sich vollführt, als beim Erwachsenen. Erst vom 6. bis zum 16. Lebensmonat vollzieht sich allmählich der Übergang zu den Normalwerten der Erwachsenen. Die Chronaxiewerte der Nerven entwickeln sich rascher und haben schon nach dem 2. Monat die Werte des Erwachsenen erreicht. Die distalen Teile der Extremitäten erreichen den Normalwert des Erwachsenen zwischen 5. und 7. Monat, die proximalen — erst gegen den 16. Dadurch erklärt sich die Tatsache, daß die Kinder am frühesten mit den Finger-

und Zehenbewegungen beginnen und die ersten Steh- und Gehversuche erst viel
später wagen.

LAPICQUE hat ferner gezeigt, daß jeder Muskel den gleichen Chronaxiewert
besitzt, wie der ihm zugehörige Nerv. Die *pathologischen Zustände* sind dadurch
charakterisiert, daß bei Erkrankungen des peripheren Nerven mit der Degeneration des Muskels auch seine Chronaxie steigt. Die Höhe der Chronaxie ist
der Ausdruck des Degenerationsgrades. LAPICQUE hat mit Recht die Chronaximetrie mit der Thermometrie verglichen. Jede Phase der Degeneration und Re-
generation des Muskels hat ihren Chronaxiewert. Ausgangspunkt zur Bestimmung
ist immer der normale Chronaxiewert des Muskels. So ist eine Chronaxie von
0,0003 Sekunden pathologisch für den Biceps und normal für den Beuger der
Finger. In pathologischen Fällen der *Muskeldegeneration entfernen sich die
Chronaxiewerte der Muskeln immer mehr von den Werten des entsprechenden Nerven*.
Die Parese ist desto mehr ausgedrückt, je größer diese Differenz. Beträgt schließlich das Verhältnis zwischen Chronaxie des Muskels und derjenigen des Nerven
2:1, dann vermag die Erregung vom Nerven nicht mehr auf den Muskel über-
zutreten. Dies entspricht der *kompletten Lähmung*. In der Chronaxie ist auf diese
Weise eine Methode zur Prognose und Kontrolle des Behandlungserfolgs gegeben.
STEIN hat in Anbetracht der Tatsache, daß das Verhältnis zwischen Nerven-
und Muskelchronaxie (1:2) bei der totalen Lähmung demjenigen zwischen
Beuger- und Streckerchronaxie entspricht, die Vermutung ausgesprochen, daß
durch dieses Verhältnis gewissermaßen eine physiologische Schranke gegeben
ist, welche es verhindert, daß in der Norm die Erregung auf andere Muskeln
überspringt, die als Antagonisten die intendierte Bewegung verhindern könnten.
In pathologischen Fällen kommt aber dieses Überspringen vor und dann entsteht die Mitbewegung, wie STEIN sich davon bei restituierten Facialislähmungen
hat überzeugen können. Im Frühstadium der Lähmung kommt es ferner mitunter
zur Erniedrigung der Rheobase, während die Chronaxie steigt. Das entspricht
der sog. galvanischen Übererregbarkeit. Die Rheobase sinkt, die Chronaxie
steigt besonders häufig bei peripherer Facialislähmung. „Im erkrankten Muskel
steigt zunächst der Zeitbedarf und später erst der Intensitätsbedarf." Der de-
generierende Muskel reagiert auf geringere Stromstärke als der normale; aber nur,
wenn ihm die Möglichkeit geboten wird, die „*Nutzzeit*" zu verlängern (*Nutz-
zeitbestimmung* von GILDEMEISTER). Im weiteren Verlauf der Degeneration steigt
sowohl Rheobase, als auch Chronaxie.

Bei Erkrankung der *zentralen motorischen Neurone* entstehen ebenfalls
typische *Syndrome der Chronaxie*. Im hypertonischen Muskel nach Pyramidenläsion ist die Chronaxie niedriger als im normalen. In manchen Fällen kann
dieser Befund von diagnostischer Bedeutung sein, wenn keine eindeutigen Hinweise auf Pyramidenaffektion zu konstatieren sind. So macht STEIN darauf
aufmerksam, daß bei der amyotrophischen Lateralsklerose, bei der ja Pyramidenzeichen und auch der Babinski oft fehlen, eine Erniedrigung der Chronaxie
auf Pyramidenläsion hinweist, während die daneben bestehende Chronaxieerhöhung durch die Affektion des peripheren motorischen Neurons seine Erklärung findet. Die Prädilaktionspose der gelähmten Extremität ist unter anderem Funktion auch des Verhältnisses zwischen den Chronaxiewerten der vorderen und hinteren Muskeln.

Durch die Chronaxiebestimmung werden physiologische Verhältnisse in den Vordergrund gerückt, wie ja das auch schon in den Unterschieden der Chronaxiewerte der Beuger und Strecker zum Ausdruck kommt. Bei *Erkrankungen des extrapyramidalen Systems* kommt es nun vor allen Dingen zum *Ausgleich dieser physiologischen Differenzen*. Wird die Chronaxie eines Muskels bestimmt, der keine Willkürbewegung ausführt, dann erhält man einen normalen oder fast normalen Wert. Wird die Untersuchung nach einer Willkürbewegung vorgenommen, dann fällt die Chronaxie der Strecker und steigt die Chronaxie der Beuger. Auf diese Weise verschwindet die so typische Differenz der Chronaxiewerte der Antagonisten. Es kann bei oftmaliger Wiederholung der Bewegung dann zu einem Zustand kommen, wo die Differenz ganz ausgeglichen ist. Dann fließt der Innervationsimpuls annähernd gleichmäßig in Beuger und Strecker und dann ist die Bewegung unmöglich geworden. Das ist der Zustand der pallidären Starre. Er kann die gesamte Muskulatur betreffen. Die Muskelstarre ist also als Störung im peripheren Neuron aufzufassen, die infolge veränderter cerebraler Einflüsse auftritt. ACHELIS hat gezeigt, daß die Erregbarkeit im peripheren Neuron nach operativer Ausschaltung von Gehirnmassen umgestimmt wird. Wenn aber gleichzeitig das sympathische System ausgeschaltet wird, dann tritt diese Umstimmung nicht auf. Das sympathische System ist also sozusagen verantwortlich für die Abstimmung der Erregbarkeit der peripheren Apparate auf den Zustand der zentralen. ACHELIS hat auch das Umgekehrte bewiesen: Veränderungen an dem peripheren Apparat führen zur Umstimmung des zentralen. BOURGUIGNON hat in mehr allgemeiner Form das Gesetz so formuliert, daß eine Veränderung der Erregbarkeit sich vor allen Dingen in der Reaktion aller der Muskeln äußert, die von Nerven versorgt werden, welche *gleiche Chronaxiewerte* besitzen. Diese *Reperkussion* äußert sich auch bei peripheren Erkrankungen, so daß z. B. bei *linksseitiger* Radialislähmung die Chronaxie auch der *rechten* Handstrecker erhöht wird. Besonders hat dies BOURGUIGNON bei Kriegswunden der peripheren Nerven festgestellt.

Bei Hypotonien auch zentralen Ursprungs wird die Chronaxie erhöht, so bei *Hypotonien nach Kleinhirnerkrankungen*. STEIN weist mit vollem Recht darauf hin, daß die Schlüsse, welche aus den Chronaxiebestimmungen gezogen werden, mit größter Vorsicht bewertet werden müssen, da die Werte, die man in manchen pathologischen Fällen erhält, sich um weniges von normalen unterscheiden. Nur Vergleiche mit der normalen Seite oder mit der Chronaxie des erkrankten Muskels *vor* der Erkrankung gestatten es, sichere Schlüsse zu ziehen.

Bei *Erhöhung der Erregbarkeit* der peripheren Nerven infolge inkretorischer oder chemischer Einflüsse, wie bei der *Tetanie*, sinkt die Rheobase und steigen die Chronaxien sowohl des Muskels als auch des Nerven. Das Verhältnis (1:2) bleibt unberührt, daher die erhaltene Leistung. Die erniedrigte Rheobase erhöht die Reiz-Nutzungsmöglichkeit, daher die Tendenz zu Spasmen.

Die Chronaximetrie ist auch auf *Sensibilitätsprüfungen* ausgedehnt worden. Bei Reizung der Hautnerven erhält man dieselbe Chronaxie, wie bei der Untersuchung des aus demselben Spinalsegment versorgten Muskels. Auch hier findet sich in der Norm einer Differenzierung der Chronaxien, die der verschiedenen Funktion entspricht und die von der spezifischen Sinnestätigkeit abhängt.

So sind die Chronaxien des Drucksinns niedriger als die des Schmerzsinns. Auch hier ist das Verhältnis mindestens 1:2 bis 1:4 (STEIN).

In pathologischen Fällen treten auch sehr bemerkenswerte Veränderungen der Chronaxie auf, deren Kenntnis wir in weitgehendem Maße den Arbeiten der *Heidelberger Schule* über Sensibilitätsstörungen und besonders STEIN verdanken. Bei Erkrankungen der *peripheren Nerven* erweist es sich bei der Chronaximetrie des sensiblen Feldes, daß die Chronaxie gar nicht oder wenig von der Norm abweicht. Dagegen findet eine Erhöhung der Rheobasen statt, d. h., um Schwellenerregung zu erhalten, müssen stärkere Ströme genommen werden. Doch ist dabei die Zeit im Vergleich zur Norm unverändert, die ein Strom fließen muß, um wirksam zu werden. In den Fällen *peripherer Sensibilitätsstörung*, wo die Erregungsschwelle nicht erhöht ist und nur eine *Rarefizierung der Sinnespunkte* festzustellen ist, fehlt auch die Erhöhung der Rheobase, was natürlich davon abhängt, daß genügend intakte Fasern vorhanden sind.

Wesensverschieden sind die Verhältnisse bei *zentralen Sensibilitätsstörungen*. Hier ist die Chronaxie immer erhöht, d. h. die Leitungsgeschwindigkeit verlangsamt. Namentlich ist dies der Fall bei Hinterstrangaffektionen und bei Läsionen der hinteren Zentralwindung. Nach Untersuchungen von STEIN steigen bei längerer Reizeinwirkung die Chronaxien, was bei Normalen nie stattfindet. Der Grad der Steigerung hängt von der Schwere der Erkrankung und von der Dauer der Reizung ab. Die Rheobase kann während der Steigerung der Chronaxie fallen, steigen oder auch unverändert bleiben. Doch steigt sie nie in dem Maße wie die Chronaxie. Das ist ein anderer Ausdruck der Schwellenlabilität, die mit dem Reizvorgang verknüpft ist, die für Hinterstrangerkrankung besonders typisch ist und von der genügend in dem Abschnitt über Sensibilitätsstörung abgehandelt wurde. Das entspricht auch der Schwierigkeit, einen Sensibilitätsstatus bei solchen Kranken aufzunehmen, was lapidar als Aufmerksamkeitsdefekt imponiert. „Mit zunehmender Beanspruchung bedarf das Sinnessystem immer größerer Zeiten." STEIN erklärt dadurch auch die Erschwerung der Perzeption frequenter Reize, wie bei der Vibrationsprüfung oder der faradocutanen Prüfung. Auch die Beeinträchtigung der Stereognose führt STEIN darauf zurück, daß der taktilen Gestaltswahrnehmung ein Reizvorgang zugrunde liegt, wo eine unendlich große Zahl von Reizen in kürzester Zeit die adäquate Erregung hervorrufen muß, jedoch infolge der Chronaxieerhöhung diese „kürzeste Zeit" dazu nicht ausreicht. Daß die verlangsamte Sensibilitätsleistung bei Tabes damit zusammenhängt, ist ohne weiteres klar.

Es wird auf diese Weise das *Hinterstrangsyndrom* auch *chronaximetrisch* scharf charakterisiert. Nach STEIN ist bei *spino-thalamischen Störungen* und bei *Hinterhornerkrankungen* keine Veränderung in diesem Sinne zu konstatieren, wohl aber, wie bei peripheren Sensibilitätsstörungen Erhöhung der Rheobase. Bei Zuständen von *Hyperpathie* (FOERSTER) oder *Overreaktion* (HEAD) können die niedrigen Werte völlig verloren gehen und nur die hohen Schwellenwerte übrigbleiben, die dem Schmerzsinn entsprechen. In solchen Fällen steigt die Chronaxie schnell, während die Rheobase niedrig bleibt, und die durch Schwellenreiz hervorgerufenen Empfindungen erscheinen besonders stark und unlustbetont. STEIN führt mit vollem Recht die Analogie mit der galvanischen Erregbarkeit am Muskel durch.

Die Chronaxiemetrie wird auch für Untersuchungen der *sensorischen* Apparate verwendet. So haben BOURGUIGNON, COURLAND und DÉJEAN Veränderungen der Chronaxie bei Läsionen der *Retina und des retrobulbären Abschnitts* konstatieren können. Die Chronaxiemetrie gestattet, den Krankheitsprozeß in die verschiedenen Neurone zu lokalisieren. Es wird die Lichtempfindlichkeit und Adaptionsfähigkeit des Sehapparates geprüft. Auch den *Vestibularapparat* haben BOURGUIGNON und DÉJEAN chronaximetrisch untersucht. Sie haben die Rheobase auf die Weise festgestellt, daß sie durch brüske Schließung des konstanten Stroms bei der in den Stromkreis geschlossenen Versuchsperson einen galvanischen Schwindel hervorriefen. Als Indikator benutzten sie die durch den Strom erzeugte reflektorische Neigung des Kopfes zur Schulter. Die Chronaxie wurde dann auf dieselbe Weise bestimmt, wie die Chronaxie des motorischen und des sensiblen Systems. Sie erwies sich bei normalen Menschen sehr hoch, 50—100 mal größer als die Chronaxie der motorischen Apparate. Sie nähert sich der *Chronaxie des sympathischen Systems der Tiere*, die nach LAPICQUE für die Vasomotoren des Frosches mehreren σ entspricht. Dadurch will BOURGUIGNON den *Vestibularis dem sympathischen Apparat* angliedern. Die interessanten Feststellungen bei normalen Personen weisen auch auf eine bemerkenswerte Eigenschaft des Vestibularis hin, daß bei seiner Erregung auch Nerven ansprechen, die eine andere Chronaxie besitzen, während die cerebrospinalen Nerven, wie wir gesehen, streng „*homochron*" sind. Nach LAPICQUE zeichnen sich die vegetativen Apparate durch „*Heterochronie*" aus. Pathologische Fälle sind noch wenig in Bezug auf Vestibularischronaxie untersucht worden. Bei Erkrankung des einen Vestibularis werden jedenfalls Reperkussionserscheinungen von seiten des anderen Vestibularis festgestellt.

V. Die Syndrome der Cerebrospinalflüssigkeit.

1. Physikalische Veränderungen.

Schon das *Aussehen* des Liquors kann wichtige diagnostische Anhaltspunkte geben. Bei Meningitiden, welche durch starke Zellreaktion sich auszeichnen, kann der Liquor ein *opalescierendes*, leicht *getrübtes* bis *milchiges* Aussehen annehmen, je nach der Zahl der in ihm auftretenden Eiterkörperchen. Doch darf aus einem klaren Liquor nicht geschlossen werden, daß in ihm keine Zellen vorhanden sind. So bleibt oft bei cerebrospinaler Lues, Tabes, bei serösen Meningitiden, häufig bei tuberkulöser Meningitis trotz wesentlicher Zellbeimischung der Liquor durchaus klar. Besonders bei der epidemischen cerebrospinalen Meningitis bekommt der Liquor mitunter ein ganz milchiges Aussehen. Natürlich kann eine durch die Punktion verursachte *Blutung* das natürliche Aussehen verändern. Man muß deshalb immer bei der Punktion darauf achten, ob bei dem Einstich kein Blut abfließt. Ist dies der Fall, dann muß man den Mandrin wieder einstecken und warten, bis die Blutung aufgehört, oder man wechselt die Röhrchen bis der Liquor klar wird. Gelingt dieses nicht, dann geht es durch Zentrifugieren, das Blut von dem Liquor zu sondern, so daß der Liquor doch schließlich noch klar werden kann.

Manchmal jedoch hat eine *Blutung vor der Punktion* stattgefunden. Dann bleibt auch nach dem Zentrifugieren der Liquor verfärbt. Übrigens besteht eine

Rotfärbung nur, wenn es sich um eine frische Blutung gehandelt hat. Nach einer Woche oder sogar noch früher tritt dann eine *Gelbfärbung, Xanthochromie,* auf, die einen äußerst wichtigen diagnostischen Wert besitzt. Außer nach Hämorrhagien in die Hirnsubstanz kann Xanthochromie entstehen bei Blutungen in die Hirnhäute bei Pachymeninigitis und bei Blutungen in Tumoren. SICARD hat das *Syndrom einer xantho-albuminären Dissoziation* beschrieben, welches sich in starker Gelbfärbung des Liquors und unbedeutender Steigerung der Eiweißmenge (nicht über 0,6—0,75 cg) äußert. Dasselbe kommt ohne jede Kompression vor bei Tabes, nach meningealen oder meningocerebralen Blutungen oder nach Hämatorhachis. Auch ist das Syndrom für die *Pottsche Krankheit* typisch. Meist besteht eine mittelstarke Hyperlymphocytose. Die Gelbfärbung ist bei den nächsten Punktionen meist verschwunden.

LANGE hat darauf hingewiesen, daß bei *Hirntumoren* häufiger als angenommen wird Xanthochromie vorkommt. Ich habe den Eindruck erhalten, daß nur in den Fällen von Hirntumor Xanthochromie auftritt, wo in dem Tumor Blutungen aufgetreten sind. Auch bei *Herzinsufficienz, CO-Vergiftung* ist Xanthochromie beschrieben worden. Bei *Icterus* kann es auch manchmal zur Xanthochromie des Liquors kommen. Ich habe außer diesen Fällen Xanthochromie noch in einem Falle von *Hämatoporphyrinurie* gesehen, wo bei der Autopsie sowohl das Gehirn, als auch die inneren Organe gelblich verfärbt erschienen. Allerdings handelte es sich um einen intramedullären Tumor. Doch muß man die Xanthochromie in diesem Falle nicht durch die Kompression, sondern durch das Hämatoporphyrin erklären, da dasselbe, wie gesagt, auch andere Organe und Flüssigkeiten charakteristischerweise verfärbt hatte. Tritt zur *Xanthochromie* noch *Gerinnung des Liquors,* dann entsteht das *Froinsche Syndrom,* welches für einen *Verschluß des Subarachnoidalraums* spricht. Diese Koagulation en masse wird durch Übertritt von Fibrinogen in den Liquor aus dem Serum erklärt. Das Fibrinferment ist in den Formelementen des Liquors vorhanden. Das Auftreten von Xanthochromie wird durch kleine Blutungen erklärt oder durch Übertritt von Blutfarbstoff in den Liquor aus dem Blut infolge der Stauung. Als klassische Ursache des Froinschen Syndroms gilt ein extramedullärer Tumor. Doch kommt das Syndrom auch bei manchen Meningitiden, bei Wirbelcaries vor.

Die *Koagulation en masse* kann auch *ohne Xanthochromie* auftreten. Besonders häufig habe ich dies bei eitriger Meningitis gesehen. Manchmal tritt dann die Gerinnung sofort nach der Punktion auf oder nach einigen Stunden. Man kann dann das Reagensgläschen umkehren, ohne daß ein Tropfen herausfließt. Die Flüssigkeit hat sich in eine feste gallertartige Masse verwandelt. Bei weniger starkem Übertritt des Fibrinogens in den Liquor kommt es nicht zu einer massigen Gerinnung der gesamten Menge, sondern nur zur Bildung eines *zarten Gerinnsels,* das für die Diagnose einer *tuberkulösen Meningitis* von der größten Bedeutung ist. Dieses feine Gerinnsel bildet sich meist erst nach mehreren Stunden. Jedoch kann nach dem Vorgehen von SIROTKO auf der hiesigen Kinderklinik (LEONOW) der Gerinnungsprozeß beschleunigt werden, wenn man einen schmalen Objektträger in das Reagensglas steckt, in welchem der Liquor aufgefangen wird. Dieses Verfahren hat noch den Vorzug, daß es dann direkt gelingt, auf dem Objektträger die Tuberkelbacillen nachzuweisen, die durch das Gerinnsel niedergerissen werden.

Von anderen *physikalischen* Eigenschaften des Liquors haben für die klinische Untersuchung sonst fast keine irgend wesentliche Bedeutung erlangt. Ich habe in meiner Klinik weitgehende *refraktometrische* Untersuchungen durch TURETZKY, GORELIK, MEISELS anstellen lassen, ohne doch zu irgendwelchen wichtigen differentialdiagnostischen Schlüssen gekommen zu sein. Vielleicht, daß bei luetischen Erkrankungen der Brechungsindex höher ist.

2. Chemisches Verhalten.

Das *chemische* Verhalten des Liquors hat eine überaus große klinische Bedeutung, die jedoch nur dann richtig eingeschätzt werden kann, wenn es mit den übrigen klinischen Symptomen zusammengestellt wird. Es wird in dieser Beziehung noch immer *zu viel von den Laboratoriumsbefunden verlangt*. Und stimmt manchmal das Resultat nicht mit dem Erwarteten überein, dann wird die Methode getadelt. In Wahrheit geht es aber nicht an, daß ein Symptom für die Diagnose ausschlaggebend ist. Die wichtigste chemische Probe bleibt immer noch die Bestimmung der Globuline im Liquor. Während sie im normalen Liquor fast gar nicht vorkommen, treten sie dann auf, wenn durch einen pathologischen Prozeß Hirnsubstanz abgebaut wird. Am typischsten ist deshalb ihr Auftreten bei luetischen Erkrankungen, bei multipler Sklerose und anderen organischen Prozessen des Zentralnervensystems. Die klassische Probe auf Globuline ist die NONNE-APELTsche mit heißgesättigter Ammoniumsulfatlösung [$(NH_4)_2SO_4)$], welche — kalt — mit der gleichen Menge von Liquor gemischt wird. Es entsteht dabei Opalescenz von verschiedenem Grade bis größere Trübung (*Phase I*). Wichtig ist, daß die *Ammoniumsulfatlösung neutrale* Reaktion zeigt. Es muß deshalb bei ihrer Herstellung nicht bis zum Kochen erhitzt werden, da sonst durch Entweichung des Ammoniaks Schwefelsäure frei wird. Ist die Lösung sauer geworden, dann kann man sie durch Ammoniakwasser neutralisieren, das man tropfenweise zusetzt. Eine Modifikation der NONNE-APELTschen Probe ist die von ROSS-JONES, die am besten so ausgeführt wird, daß in das schmale Reagensgläschen mit Liquor mit einer kleinen Pipette die Ammoniumsulfatlösung auf den Boden geschüttet wird, so daß sich in pathologischen Fällen dann an der Grenze beider Flüssigkeiten nach 3 Minuten oder früher Opalescenz oder Trübung in Form eines Ringes bildet. Wird nach diesem das Gläschen ausgeschüttelt, dann entsteht die *Nonne-Apeltsche Reaktion* (*Phase I*), wenn die Menge des Globulins das Normale überschreitet. Wird dann das Gemisch angesäuert und erwärmt, dann fällt sämtliches Eiweiß aus (Phase II), was keine diagnostische Bedeutung hat.

Die Reaktion von PANDY mit 1 ccm konzentrierter Carbolsäure, der ein Tropfen Cerebrospinalflüssigkeit zugesetzt wird, zeichnet sich durch allzu große Feinheit aus. Sie hat deshalb hauptsächlich eine Bedeutung nur dann, wenn sie negativ ausfällt. Doch kommt es auch schon vor, daß sie negativ ist bei positivem NONNE-APELT. Nach ZALOZIECKI ist bei negativer *Pandy*reaktion der Eiweißgehalt des Liquors geringer als $^1/_3\,^0/_{00}$, bei positiver NONNE-APELTscher Reaktion beträgt er über $0{,}5\,^0/_{00}$. Sind beide Reaktionen negativ, dann ist der Eiweißgehalt normal, sind *beide positiv, dann ist er pathologisch*.

Die Reaktion von WEICHBRODT mit 0,3 einer 1prom. Sublimatlösung, welche zu 0,7 Liquor in ein kleines Röhrchen gebracht wird, spricht im positiven

Falle, wenn eine Trübung auftritt, für eine Globulinvermehrung. Geringe Opalescenz wird als negativ abgeschätzt. Die Reaktion scheint besonders in Luesfällen positiv auszufallen.

Die NOGUCHIsche Reaktion wird wie folgt ausgeführt: Zu 0,1 Liquor wird 0,5 einer 10proz. Buttersäurelösung hinzugefügt, dann gekocht und 0,2 normale NaOH-Lösung hinzugefügt, nochmals während weniger Sekunden aufgekocht. Die Reaktion ist positiv, wenn sich ein körniger oder flockiger Niederschlag nach 3 Stunden am Boden gebildet hat. Opalescenz und Trübung gilt als negativ.

KAFKA hat versucht, die verschiedenen Globuline *frakturiert* auszuscheiden, indem er den Liquormengen 0,5 resp. 0,6, 0,67 und 0,72 je 0,5 resp. 0,4, 0,033, 0,28 der gesättigten Ammoniumsulfatlösung hinzufügte. Auf diese Weise sollen Pseudoglobulin, Euglobulin, Fibringlobulin oder Fibrinogen ausgefällt werden. Bei akuter Meningitis tritt dann bereits eine Ausfällung bei 33% und sogar 28% Sättigung auf, bei Paralyse bei 33%, in frischen Fällen von Lues bis 33%, bei anderen Erkrankungen erst bei 50% Sättigung.

Einen diagnostischen Wert besitzt die Zuckerlösung im Liquor, wenn sie auch keine allgemeine Verbreitung in der klinischen Praxis erlangt hat. Eine absolute Vermehrung oder Verminderung des Zuckergehalts im Liquor hat wenig Interesse. Wichtig ist es nur, zu bestimmen, wie sich die Menge des Liquorzuckers zur Blutzuckermenge verhält. JOSZOR hat in meiner Klinik diesbezügliche Untersuchungen angestellt und konnte bestätigen, daß bei *Meningitis* das *Verhältnis des Liquorzuckers zum Blutzucker* unter die Norm (50%) *sinkt*. Umgekehrt ist eine *Hyperglykorrhachie* bei der *epidemischen Encephalitis* fast Regel. Es hat aber nur Wert, wenn gleichzeitig mit dem Zuckergehalt im Liquor derselbe auch im Blute bestimmt wird. Den absoluten Zahlen darf keine große Bedeutung beigemessen werden. Nicht so konstant haben wir Veränderungen des Zuckerverhältnisses im Liquor und im Blut bei luetischen Erkrankungen gefunden. Doch scheint auch hier, auch bei der luetischen Meningitis, eine Tendenz zur Erhöhung des Verhältnisses zugunsten des Liquorzuckers zu bestehen. Auch bei Hirntumoren, bei multipler Sklerose kommt eine relative Hyperglykorrhachie vor. Die relative Hypoglykorrhachie bei Meningitis wird von manchen Autoren durch direkte Wirkung der Bakterien oder durch glykolytische Funktion der entzündlichen Meningen erklärt. Den relativ vermehrten Zuckergehalt im Liquor erklären manche durch erhöhte Durchlässigkeit der Meningen. Wir werden auf diesen Punkt noch später zurückkommen.

Auch den *Chloriden* kommt eine große Bedeutung in der Liquorzusammensetzung zu. Bei *Meningitis* findet eine wesentliche Herabsetzung des Gehalts im Liquor statt. Während 0,68—0,72% Normalwerte darstellen, findet man bei Meningitis Werte unter 0,60%. Bemerkenswert ist, daß die Chloride den einzigen Bestandteil darstellen, der im Liquor in *größerem Prozentsatz* vorhanden ist als im Blut. TURETZKY hat in meiner Klinik geringere Werte von Chloriden gefunden bei Kranken, welche große Bromdosen bekamen. Es handelt sich folglich um eine Verdrängung der Chlorverbindungen durch die Bromsalze.

Die p_H-*Bestimmung* im Liquor hat bisher keine große klinische Bedeutung erlangt. Immerhin ist von Interesse, daß LEVINSON bei Untersuchung des Liquors sofort nach seiner Entnahme bei *tuberkulöser Meningitis* normale Werte der aktuellen Reaktion (7,4—7,6) gefunden hatte, während beim Stehenlassen die Alkalescenz desselben auffallend rasch zunahm. Bei *Meningokokken- und Pneumokokkenmeningitis* dagegen schwand die Acidose gar nicht oder sehr langsam.

Die *Kolloidreaktionen* besitzen eine große klinische Bedeutung. Doch muß besonders in bezug auf dieselben das wiederholt werden, was schon oben gesagt wurde, daß man sie nur in Verbindung mit dem gesamten klinischen Bild verwerten kann. Als klassisch muß die *Goldsolreaktion* von C. Lange betrachtet werden. Sie beruht darauf, daß unter dem Einfluß verschiedener pathologischer Produkte, die im Liquor auftreten, das Goldsol ausgeflockt wird, und zwar durch Produkte verschiedener Provenienz bei verschiedenen Verdünnungen des Liquors. Es handelt sich um komplizierte Vorgänge, welche sich zwischen Eiweißkolloiden des Liquors, dem Goldsol und dem zur Verdünnung des Liquors verwendeten Elektrolyten (NaCl) abspielen. Man beschickt eine Reihe von Reagensgläschen von 12—16 Stück mit Liquorverdünnungen derartig verschiedener Konzentration, daß sie eine geometrische Reihe von Verdünnungen bilden, derart, daß im ersten Röhrchen eine Liquorverdünnung von 1:10, in den weiteren 1:20, 1:40 usw., im fünfzehnten 1 : 163840 sich befindet. Im letzten Röhrchen befindet sich zur Kontrolle nur 1 ccm der Kochsalzlösung. Dann wird allen Röhrchen eine gleiche Menge von Goldsol beigefügt. Ist der Liquor normal, dann ändert sich die hochrote Farbe der Lösung kaum. Ist der Liquor pathologisch, dann kann sich der Farbenton unter dem Einfluß der Ausflockung

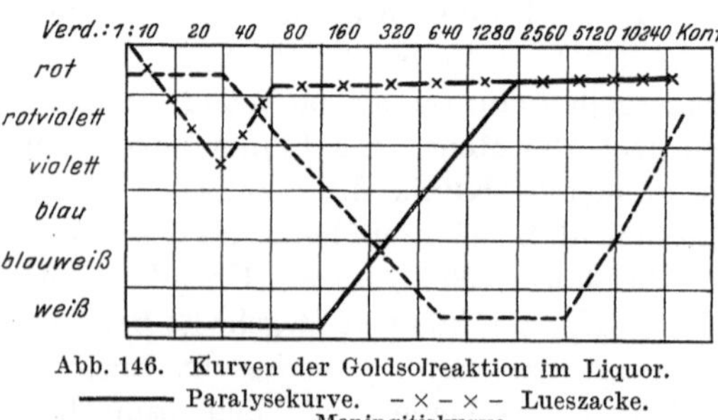

Abb. 146. Kurven der Goldsolreaktion im Liquor.
———— Paralysekurve. – × – × – Lueszacke.
– – – – Meningitiskurve.

verändern, und zwar je nach der Stärke vom Rot über Rotviolett, Blau, Blauweiß bis Weiß. Nun ist das wesentliche dabei der Umstand, daß bei verschiedenen Erkrankungen die verschiedenen Verdünnungen andere Farbenveränderungen aufweisen. Das Resultat wird entweder so registriert, daß die einzelnen Farbentöne mit Zahlen bezeichnet werden: Rot = 1, Rotviolett = 2, Violett = 3, Blau = 4, Blauweiß = 5, Weiß = 6. Dann kann das Resultat so aufgeschrieben werden: 1, 2, 3, 4, 2, 1, 1, 1, 1, 1, 1, d. h. in dem ersten Röhrchen hat sich das Rot nicht verändert, im zweiten ist es rotviolett, im dritten violett, im vierten blau, im fünften rotviolett, im sechsten und allen anderen wieder rot geblieben. Eine andere Registrierungsweise besteht darin, daß man die Resultate in ein Schema einträgt, auf dessen Abszisse die Verdünnungsgrade des Liquors und auf dessen Ordinate die Stärke der Ausflockung des Goldsols verzeichnet werden (Abb. 146).

Andere Kolloidreaktionen sind die von Emmanuel eingeführte *Mastix*- bzw. *Normomastixreaktion* von Jakobstal-Kafka, die *Benzoereaktion* von Guillain, die *Paraffinreaktion* von Kafka, die alle gute Dienste leisten und in der Beziehung vielleicht mit Erfolg mit der Langeschen Reaktion konkurrieren, daß die Herstellung der kolloidalen Reagenzien bei weitem nicht so schwierig ist, wie die Herstellung der Goldsollösung. Die Kurven bei der Normomastix- oder Paraffinreaktion ähneln im großen ganzen den Kurven der Goldsolreaktion.

Es gibt einige *typische Kurven* (Abb. 146), von denen die *Paralysekurve* sich dadurch auszeichnet, daß die Ausflockung schon in dem ersten Röhrchen meist ad maximum stattfindet und sich dann über 5—6 Röhrchen hinzieht, während in den letzten Röhrchen wieder keine Ausflockung stattfindet. Die Formel lautet also ungefähr so: 6, 6, 6, 6, 6, 4, 2, 1, 1, 1, 1, 1. Bei *Lues cerebri* kommt häufig die sog. *Lueszacke* vor, d. h. Ausflockung beginnt im zweiten, dritten Gläschen, um im vierten das Maximum bis Blau oder Weißblau zu erreichen und dann wieder nach oben zu steigen, so daß die Formel lauten würde: 1, 2, 3, 5, 4, 3, 2, 1, 1, 1, 1, 1. Für *Meningitis* ist eine *Rechtsverschiebung der Kurve* typisch, so daß die *Meningitiskurve* etwa so lauten würde: 1, 1, 2, 3, 4, 5, 6, 6, 6, 5, 4, 2 oder ähnlich. Das Typischste für die Meningitiskurve ist das Unverändertbleiben in den ersten drei bis vier Röhrchen. Worauf die Verschiedenheiten der Reaktion bei den einzelnen Erkrankungen beruhen, ist schwer zu sagen. So wird von manchen angenommen, daß *Globuline* diejenigen Reaktionen hervorrufen, welche der Paralysekurve resp. der Lueskurve entsprechen, mit anderen Worten, die mit *Linksverschiebung*. *Albumine*, die aus dem Blut in den Liquor wie bei Meningitis in großer Menge übertreten, sollen für die *Rechtsverschiebung* verantwortlich gemacht werden. In dieser Hinsicht ist es lehrreich, daß *Blutbeimengung* im Liquor ebenfalls zu *Rechtsverschiebungen* führen kann. Auch *Kompressionen*, wie Caries, Rückenmarkstumoren, die mit Stauungen verlaufen, verursachen nicht selten Rechtsverschiebung der Kurve. Andererseits kommt die Paralyse- resp. Lueskurve auch bei anderen Krankheiten vor. Besonders häufig habe ich an einem großen Material meiner Klinik mich überzeugen können, daß die Kurve bei *multipler Sklerose* oft mit wesentlicher *Linksverschiebung* verläuft. Auch bei *epidemischer Encephalitis* ist eine *Linksverschiebung* nicht selten. Man darf deshalb die Kurven durchaus nicht als spezifisch für die eine oder andere Krankheit betrachten.

3. Biologische Reaktionen.

Das Auftreten der positiven *Wassermannschen Reaktion* im Liquor hat eine große klinische Bedeutung erlangt. Ist sie bei einem Luetiker negativ, so brauchen die nervösen Erscheinungen bei ihm nicht auf einen spezifischen Prozeß im Zentralnervensystem zurückgeführt zu werden, namentlich wenn die Wassermann-Reaktion im Blute positiv ist. PLAUT nimmt an, daß nur in einem Falle beim Syphilitiker im Liquor Wassermann-Reagine aus dem Blute auftreten können, wenn es sich, wie bei akuten Meningitiden, um erhöhte Durchlässigkeit der Blutliquorschranke handelt. Sonst sollen die *Wassermann-Körper endogen im Liquor entstehen.* Dies erhärtet PLAUT dadurch, daß nicht selten bei cerebrospinaler Lues ein negativer Blut-Wassermann bei positiver Reaktion im Liquor vorkommt. Allerdings ist die Anschauung von der endogenen Herkunft der Wassermann-Körper im Liquor nicht unbeanstandet geblieben. Wichtig ist es, zu wissen, daß auch die *positive Wassermann-Reaktion* im Liquor nicht spezifisch für Lues betrachtet werden darf. Davon kann man sich immer wieder in Fällen von *Hirntumoren* überzeugen, bei denen ein positiver Wassermann auftreten kann, namentlich wenn die Geschwulst sich in der hinteren Schädelgrube befindet. Ich habe erst unlängst bei einem jungen Mädchen mit Kleinhirngeschwulst und positiver Wassermann-Reaktion im Liquor mich bei der Autopsie davon überzeugen können, daß keinerlei Hinweise auf Lues da waren. Es kann dies nicht genug unterstrichen werden, denn ein positiver Wassermann verleitet allzu oft zu einer spezifischen Kur. Da nun letztere auch bei Hirntumoren für eine kurze Weile einen palliativen Nutzen bringt, so wird der Zeitpunkt der Operation nicht ohne Schaden für den Kranken hinausgeschoben. Ich komme noch später darauf zurück, wenn von dem Liquorsyndrom bei Hirntumoren resp. Hirnsyphilis die Rede sein wird[1].

Selbstverständlich darf nie eine Lues cerebrospinalis ausgeschlossen werden auf Grund einer negativen Wassermann-Reaktion. Dieser Fehler unterläuft einem jedenfalls seltener als das Umgekehrte.

In der *Hauptmannschen Auswertungsmethode* besitzen wir die Möglichkeit einer im gewissen Sinne quantitativen Bestimmung der Wassermann-Körper im Liquor. Es kann vorkommen, daß die Wassermann-Reaktion negativ ausfällt, wenn sie mit der üblichen Liquormenge von 0,2 angestellt wird und positiv, wenn größere Liquormengen genommen werden. Diese Tatsache hat einen gewissen klinischen Wert, da sie eigentlich nicht selten bei Lues cerebrospinalis und Tabes vorkommt.

Einen gewissen Wert haben auch die *Ausflockungsmethoden* von SACHS und GEORGI mit cholesterinisiertem alkoholischen Herzextrakt und die *dritte Meinickesche Reaktion* mit Pferdeherzextrakt. Im größten Teil der Fälle findet sich eine Übereinstimmung der Resultate der Wassermann-Reaktion und der SACHS-GEORGIschen resp. MEINICKEschen Trübereaktion. An einem großen Material hat ELBERT (Minsk) sich ebenfalls davon überzeugen können. Doch scheint in bezug auf den Liquor doch ihr Wert hinter der Wassermann-Reaktion zurückzustehen.

4. Cytologische Syndrome.

In einem normalen Liquor finden sich bei der *mikroskopischen Untersuchung* gewöhnlich keine *Formelemente*. Höchstens 6—9 Zellen im Kubikmillimeter dürfen noch als normal gelten, und auch nur dann, wenn es kleine Lymphocyten sind. Die Zählung geschieht am besten in der *Fuchs-Rosenthalschen Kammer*, die aus 16 großen Quadraten besteht, von denen jedes wieder in 16 kleine eingeteilt ist. Da jedes große Quadrat 1 qmm Flächengröße besitzt, beträgt der Flächeninhalt des gesamten Netzes 16 qmm. Folglich ist der Rauminhalt der ganzen Kammer bei 0,2 mm Tiefe = 3,2 cmm. Um nun die Zellzahl in einem Kubikmillimeter zu bestimmen, muß man die ganze Kammer durchzählen, die gewonnene Zahl durch $9/_{10}$ dividieren, da der Liquor verdünnt genommen ist, und dann noch durch 3,2 teilen, da die erhaltene Zahl der Zellmenge in 3,2 cmm entspricht. Mit anderen Worten, die erhaltene Zahl m muß, da $\dfrac{m \cdot 10}{3,2 \cdot 9} = \dfrac{m}{2,88}$, durch 2,88 oder der Einfachheit wegen, durch 3 dividiert werden.

Vermehrung der Zellenzahl — *Pleocytose* — wird allgemein auf *meningeale Infiltration* zurückgeführt mit der Ausnahme, daß eine *Blutung* oder der *Durch-*

---

[1] Ich habe ferner in einigen Fällen von akuter Meningitis grippösen Ursprungs positiven Wassermann im Liquor gesehen, wo für eine spezifische Infektion absolut keine Anhaltspunkte da waren. Mit Abklingen der Meningitis ohne spezifische Behandlung wurde auch der Wassermann wieder negativ. Ich möchte deshalb PLAUTS Behauptung nur mit Reserve annehmen, daß nämlich der bei akuten Meningitiden im Liquor auftretende positive Wassermann aus dem Blute von Syphilitikern stammt.

bruch eines Abscesses stattgefunden hat. Es braucht sich dabei nicht nur um eine spinale Infiltration zu handeln, sondern auch cerebrale piale umschriebene Infiltrate können eine Pleocytose im Liquor hervorrufen. Untersuchungen von Lumbalpunktat aus verschiedenen Höhen (WEIGELT) sprechen dafür, daß der Zellengehalt des Liquors durchaus nicht ausschließlich von der meningealen Infiltration des unteren Rückenmarksabschnittes abhängt. Bei akuten Entzündungen der Hirnhäute bei *epidemischer Cerebrospinalmeningitis* ist die Zahl der Formelemente so enorm, daß eine spezielle Zählung derselben überflüssig erscheint. Doch ist es von Nutzen, die Zählungen periodisch vorzunehmen, um eine Vorstellung von dem Verlauf der Krankheit zu bekommen. Wichtig ist dabei auch der Charakter der Zellen. Während im *akuten* Stadium *Polynukleare* überwiegen, werden sie beim Abklingen der Erscheinungen durch *Lymphocyten* ersetzt.

Besonders wesentlich ist die *Pleocytose* für die Diagnostik der *luetischen* Erkrankungen. WIDAL, SICARD und RAVAUT haben auf die Pleocytose bei Lues cerebrospinalis hingewiesen. Meist handelt es sich dabei um Lymphocyten. Die hauptsächlichste Form der *Lues des Nervensystems*, bei welcher Pleocytose vorkommt, ist die meningo-myelitische oder meningo-encephalitische Form. Bei Gefäßlues des Zentralnervensystems kann *jede Pleocytose fehlen. Von großer Bedeutung ist die systematische Zelluntersuchung bei Frühluetikern.*

DREYFUS u. a. haben bewiesen, daß im Liquor sich schon im Sekundär-, ja im Primärstadium eine Pleocytose vorfinden kann, ohne daß im klinischen Bild ein sonstiger Hinweis auf Erkrankung des Zentralnervensystems vorliegen muß. Es hat sich erwiesen, daß bei Frühsyphilis in 80% der Fälle latente syphilitische Meningitis besteht. Die antiluetische Behandlung soll dann unter Kontrolle dieser Pleocytose vorgenommen werden. Für den Neurologen sind diejenigen Fälle von Pleocytose von größerer Wichtigkeit, in welchen organische Symptome von seiten des Zentralnervensystems bestehen. In diesen Fällen muß die Pleocytose von ausschlaggebender Bedeutung sein. Jedenfalls muß ihr Fehlen die Diagnose einer Lues etwas schwankend machen. Ich weise darauf hin, daß in den Fällen von Hirntumor, wo eine positive Wassermann-Reaktion im Liquor bestand, das Fehlen der Pleocytose gegen die Luesdiagnose hätte eingesetzt werden können. Bei Tabes und Paralyse können die Zahlen der Formelemente ziemlich hoch sein, doch übersteigen sie selten die Zahl 100.

Nach JEANSELME und CHEVALLIER ist eine Pleocytose von 3—4 Lymphocyten besorgniserregend, als leichte Lymphocytose 4—7, mittelstarke 7—25, starke von 15—30 Zellen, darunter Poly- und Mononucleare und Plasmazellen, zu rechnen. Sind über 30 Zellen vorhanden, dann ist die Pleocytose intensiv. Die *leichten* Fälle werden oft erst nur durch die Punktion aufgedeckt. Es handelt sich um *stabilisierte ausgeheilte* Zustände, die jedoch immer wieder aufflackern können. Die *mittelstarken* Reaktionen weisen auf *chronische tertiäre Zustände,* manchmal auf *Tabes* hin. Die *starken* Reaktionen entsprechen *heftigen Erscheinungen* von seiten des Zentralnervensystems; entweder handelt es sich um *Lähmungen,* um *Iritis, Augenmuskellähmungen, Facialisparesen* usw. Es sollte also in solchen Fällen, wo eine scheinbar periphere Erkrankung vorliegt, eine Lumbalpunktion nie unterlassen werden.

Bei gewissen Formen von *multipler Sklerose* kommt eine recht wesentliche Vermehrung der Zellen vor. In diesen Formen handelt es sich um akute Zustände, welche nach meiner Erfahrung meist eine *gute Prognose* geben. Auch in manchen Formen der *epidemischen Encephalitis* besteht Pleocytose.

5. Die Blutliquorschranke.

Die Liquoruntersuchung ist imstande, uns Aufschluß zu geben nicht nur über die Stoffe, welche sich in pathologischer Weise in der Cerebrospinalflüssigkeit befinden, sondern auch darüber, welche Stoffe in ihr *auftreten können*, wenn wir dieselben dem Organismus auf irgendwelche Weise einverleiben. Es handelt sich um die Prüfung der *Funktion* eines anatomisch noch nicht ganz klargelegten Apparates, dessen Aufgabe es ist, *zwischen Blut und Liquor gewissermaßen eine Schranke* zu bilden, durch welche bestimmte Stoffe nur unter gewissen Umständen aus dem Blut in den Liquor und auch umgekehrt gelangen. Es ist die Frage von der *Blutliquorschranke* in gewissem Maße die Frage von der Bildungsstätte des Liquors. Trotz vieler Arbeiten auf diesem Gebiete, sowohl von Physiologen als auch Klinikern, scheint die Frage bis heutzutage noch strittig. Als *hauptsächlichster* Ort der Liquorbildung werden die *Plexus chorioidei* angesehen, und zwar glauben die einen, daß es sich um den *Sekretionsvorgang* einer Drüse handelt, die anderen nehmen an, daß der Liquor nicht so sehr ein *Sekret* ist als ein *Dialysat* (MESTREZAT). Hier scheint die Hauptregulierung des Übertritts von Stoffen aus dem Blute in den Liquor stattzufinden. Grundlegend sind namentlich die *vitalen Farbstoffversuche* von GOLDMANN. Wurde intravenös Trypanblau einverleibt, dann sammelte sich dieser Farbstoff in den Epithelien des Plexus chorioidei. Er wurde weder in der Pia, noch im Zentralnervensystem entdeckt, mit Ausnahme der Hypophyse. Nur bei recht hohen Dosen konnte Farbstoff in dem Liquor nachgewiesen werden. Dieselben Beobachtungen machte KAFKA mit Uranin, welches ebenfalls vom Plexusepithel zurückgehalten wurde. Doch ist damit die Frage von der Liquorbildung durchaus nicht erledigt. Auch an dem Ventrikelependym sind Sekretionserscheinungen beobachtet worden. Doch auch außerhalb der Ventrikel, in den Subarachnoidealräumen soll nach verschiedenen Autoren Liquor „produziert" werden. Auch das nervöse Parenchym soll sich an diesem Prozeß beteiligen. LINA STERN hat auf Grund zahlreicher Versuche bewiesen, daß von den in die Blutbahn gebrachten Stoffen nur diejenigen sich im Liquor vorfanden, welche auch im Nervensystem nachweisbar waren. Sie vertritt deshalb die MONAKOWsche Anschauung, daß der Liquor in die Ventrikel eintritt, dann das Nervenparenchym durchströmt, ihm die nötigen Produkte resp. Inkrete zuführt, resp. die Abbauprodukte aus ihm entfernt und erst dann den Subarachnoidealraum erreicht. Wir müssen annehmen, daß an der Liquorproduktion nicht nur Plexus und Ependym, sondern auch das gesamte Blutgefäßsystem, wenigstens die Arteriolen und vielleicht auch Capillaren (SEPP hat den Capillaren derartige Funktionen abgesprochen), und auch das Nervenparenchym sich beteiligen. Wir müssen die Blutliquorschranke nicht nur in die Plexus chorioidei verlegen, sondern allgemein in die Umgebung der Hirngefäßwandungen. Diesen Standpunkt vertritt auch SPATZ. MESTREZAT betrachtet den Liquor als „*Serum minéral*", dessen chemische Zusammensetzung die optimalen Bedingungen für die normale Tätigkeit des Zentralnervensystems schafft. Dieser

Gesichtspunkt kann aber nur dann aufrecht gehalten werden, wenn zwischen Blutgefäßsystem und Liquorsystem eine Barrière automatisch funktioniert, um die Zusammensetzung des Liquors von den Bestandteilen des Blutes weitgehend unabhängig zu machen. Ich betone nochmals, daß wir hier uns durchaus auf dem Gebiete des Hypothetischen bewegen und viele errungenen Tatsachen einander zu sehr widersprechen, als daß wir die Möglichkeit hätten, ein abschließendes Bild von der Entstehung, der Zirkulation des Liquors, seiner Funktion und Resorption zu zeichnen. Es sei hier noch registriert, daß nach CUSHING, FRAZIER u. a. der Liquor zur Aufnahme des Hypophysensekrets dient. Nach MOTT gibt der Liquor an das Blut Wasser und Kohlensäure ab und nimmt von ihm Sauerstoff und Zucker auf. KAFKA nimmt an, daß im Liquor fermentative Prozesse vor sich gehen. PLAUT drückt sich äußerst reserviert aus, daß vorläufig nur die passive Rolle des Liquors festgestellt ist, welche er als mechanischer Schutz und Druckregulator spielt.

Wie dem auch sei, als festgestellt muß gelten, daß unter bestimmten Bedingungen im Liquor Stoffe auftreten können, welche dem Organismus einverleibt werden. Mit anderen Worten, es besteht die Möglichkeit, die Funktion der *Blutliquorschranke, der Barrière hématoencéphalique von* LINA STERN, zu prüfen. Diese *Blutliquorpassage* oder wie sie noch genannt wird, die *Permeabilität der Meningen,* ist nicht nur in letzter Zeit zu diagnostischen Zwecken ausgenutzt worden, sondern auch aus therapeutischen Rücksichten ist ihr die größte Aufmerksamkeit zu schenken. Ist es doch von größter Wichtigkeit, zu wissen, ob und welche Stoffe in den Liquor aus dem Blute übergehen und unter welchen Umständen. So konnte von manchen Experimentatoren der Übergang von Jod festgestellt werden, nicht jedoch von SICARD, auch nicht von LINA STERN und GAUTIER, und zwar bei Meerschweinchen, Katzen und Hunden. Brom, Salicylsäure gehen über, auch Strychnin, Alkohol, Chloroform und Hexamethyltetramin. Negativ waren die Befunde mit Arsen, Ferrocyannatrium, wechselnd mit Pikrinsäure. STERN und GAUTIER, die ihre Versuchstiere vor den Injektionen nephrektomierten, erhielten mit Adrenalin und Curare negative, mit Atropin, Morphin und Santonin positive Resultate. Von Farbstoffen und Immunkörpern ist eine ganze Reihe ausprobiert worden mit scheinbar bestem Resultat. In dieser bunten Tatsachenreihe haben WITTGENSTEIN und KREBS wichtige Gesetzmäßigkeiten festgestellt. Es hat sich erwiesen, daß alle *Anionen,* sowohl anorganische, wie Brom, Chlor, Jod, Nitrat, als auch organische, wie Uranin, Säurefuchsin, Salicylsäure, saure Teerfarbstoffe, nach einmaliger intravenöser Injektion in den Liquor übertreten können. Dagegen konnten Kationen, wie Safranin, Neutralrot, Methylenblau, Alkaloide, nicht in dem Liquor nach intravenöser Einführung festgestellt werden. Die Anionen wurden auch in höheren Dosen vom Organismus gut vertragen, während die Kationen in größeren Mengen, die aber noch um vieles hinter denjenigen der Anione zurückblieben, toxische Erscheinungen hervorriefen und zum Untergang des Tieres führten.

Kolloidale anionische Substanzen treten in den Liquor nicht so leicht wie die anionischen krystallinischen. Die Blutliquorpassage für einen Stoff hängt folglich nicht nur von der elektrischen Ladung (Anion oder Kation), sondern auch von der Dispersität des Ions ab. So treten in den Liquor unter normalen Verhältnissen weder Eiweiß und Lipoide noch Kongorot, Trypanblau, Immunkörper, Salvarsan usw. über. Beim Menschen scheinen die Verhältnisse ebenso zu liegen. Beim gesunden Menschen ist die Blutliquorpassage nur für wenige Stoffe frei, so für Äther, Alkohol, Urotropin, Chloroform, Brom und wahrscheinlich auch Jod. Salicylsäure ist nicht nachgewiesen worden, auch nicht Blei, wohl aber Thallium und Lithium.

Was den Übergang von Quecksilber, Arsen, Methylenblau anbetrifft, so handelt es sich meist um pathologische Fälle, in welchen in kleinen Dosen dieselben im Liquor doch noch nachgewiesen werden konnten (BRAHME). Es hat sich nun erwiesen, daß unter pathologischen Umständen die Blutliquorpassage für besondere Stoffe erhöht sein kann. So haben Versuche von BIELING und WEICHBRODT erwiesen, daß bei Paralytikern mit künstlich erzeugter Recurrensmeningitis Agglutinine gegenüber Proteusbacillen bei aktiver Immunisierung in den Liquor übergingen. In den Kontrollfällen von Paralytikern, die nicht mit Recurrens geimpft waren, traten die Agglutinine nicht in den Liquor über. Es ist schon BATAARD gelungen zu beweisen, daß Alkohol, Morphium und Arsen bei längerem Gebrauch die Resistenz der Blutliquorschranke steigern, wodurch BATAARD und STERN die Tatsache erklären, daß man sich an diese Gifte gewöhnt. Im Gegenteil konnten sie durch Tuberkulose-, Tetanus- und Diphtherietoxin die Blutliquorpassage erleichtern. E. FLATAU konnte keinen Einfluß der Erwärmung, von CO, hypertonischen Lösungen und Extrakten der Inkretdrüsen auf die Blutliquorpassage feststellen. HEILIG und HOFF stellten eine gesteigerte Blutliquorpassage unter dem Einfluß von Thyreoidin fest, auch bei der Menstruation, was durch BENDA bestätigt werden konnte.

Von größter therapeutischer Bedeutung wäre die Möglichkeit, durch gewisse Faktoren die Blutliquorpassage für bestimmte Arznei- oder Immunstoffe, die im Blute zirkulieren, zu erleichtern und umgekehrt für gewisse schädliche Stoffe den Übergang in den Liquor zu verhindern resp. zu erschweren. So verleibten amerikanische Verfasser vor der Salvarsaneinspritzung intravenös hypertonische Salzlösungen ein. HALL, CALLENDER und HOLMBLAD führten vor der intravenösen Salvarsaninjektion endolumbal Pferdeserum ein, wodurch es ihnen gelang, den Arsengehalt des Liquors zu steigern. DERCUM und EARLY und vor ihnen BARBAT, HOFER haben der Lumbalpunktion den Wert eines Reizmittels für die Meningen beigemessen, welches den Übertritt von Salvarsan in den Liquor erleichtert. SPERANSKI hat die Idee von DERCUM von dem Ablassen von Lumbalflüssigkeit zur Verstärkung der Blutliquorpassage aufgenommen und weitergeführt. Er hat ausgiebige Lumbalpunktionen bei den verschiedenen Infektionskrankheiten vorgeschlagen zum Zwecke, durch diese Drainage die Immunstoffe in den Liquor und in das Nervensystem zu buchsieren. Auch kann die gute Wirkung der endolumbalen Behandlung mit Salvarsan darauf zurückzuführen sein, daß das gleichzeitig intravenös verabfolgte Salvarsan infolge des erzeugten meningealen Reizzustandes leichter in den Liquor übergeht. RODE und KATZENELLENBOGEN haben Encephalitikern endolumbal Casein eingeführt mit gutem Effekt, welcher darauf zurückzuführen sei, daß die Blutliquorpassage für die Antikörper erleichtert wird. Auch die *Wagner-Jaureggsche Paralysetherapie* mit *Tuberkulin, Typhusvaccine, Recurrens* und *Malaria* muß wohl auch vielleicht auf *Erhöhung der Durchlässigkeit der Blutliquorschranke* zurückzuführen sein.

Es war nun naheliegend, die Blutliquorschranke mit Hilfe eines Indicators zu untersuchen, den man ohne Gefahr dem Organismus einverleiben könnte, und darauf sein Auftreten in dem Liquor bei den mannigfaltigen Erkrankungen zu bestimmen. MESTREZAT hat intravenös Natriumnitrat eingeführt und dann dasselbe im Liquor auf kolorimetrische Weise bestimmt. Es erwies sich, daß bei Meningitis seine Menge im Liquor auf ein Bedeutendes stieg im Vergleich zur Myelitis, Tabes und beim normalen Menschen. KAFKA benutzte zu demselben Zwecke *Uranin*, welches beim Auftreten in dem Liquor denselben gelb färbt. Bei Paralyse fand er eine intensive Färbung der Cerebrospinalflüssigkeit, bei anderen Erkrankungen war das Resultat negativ. LEONOW hat in der hiesigen Kinderklinik die Uraninprobe bei Kindern verschiedenen Alters vorgenommen. Es erwies sich dabei die interessante Tatsache, daß bei Kindern im ersten Lebensjahre die Blutliquorpassage größer ist als beim älteren Kinde. Für genauere Prüfung der Passage sind jedoch diese Methoden ungenügend. Von den Ausscheidungsbedingungen hängt es ab, in welchen Mengen der Stoff im Blut konzentriert ist. Man muß eine Zahl besitzen, welche von dem Verhältnis des Stoffes im Blut zu demjenigen im Liquor Aufschluß gibt. WALTER hat zu diesem Zwecke empfohlen, Bromnatrium per os zu geben und dann seine Menge im Blut und im Liquor zu bestimmen. Das Bromnatrium zeichnet sich durch seine Konstanz aus und ist dem Organismus nicht fremd. Der Kranke bekommt während 5 Tage ungefähr je 4 g Bromnatrium pro Tag und dann wird die Brommenge im Blut und im Liquor bestimmt, am besten mit dem BÜRKERschen Kolorimeter. Die Zahl der Brommenge im Blut wird durch diejenige im Liquor geteilt; so erhält man den von WALTER sog. *Permeabilitätsquotient* oder *PQ*. In der Norm ist PQ = 3 mit Schwankungen nach oben und unten, so daß die normale Grenze zwischen 2,9 und 3,3—3,4 liegt. Mit anderen Worten, im Blute ist dreimal soviel Brom enthalten als im Liquor. WALTER, HAUPTMANN, JACOBI und KOLLE, HENDELEWITSCH und GÜNSBURG, unter COLANTS Leitung, haben mit dieser Probe hauptsächlich psychiatrische Fälle geprüft und gefunden, daß bei *luetischer* Genese der *PQ erniedrigt*, bei *Dementia praecox erhöht* ist.

HELENA FEDOROFF hat in meiner Klinik an einem Material von über 250 Nervenkranken die WALTERsche Brommethode angewandt. Die Ergebnisse haben keinen Anspruch auf absoluten Wert, wie ja schließlich keine Methode an und für sich für absolute Schlußfolgerungen taugt. Doch habe ich den Eindruck erhalten, daß *wir in der Brommethode eine wertvolle Bereicherung unserer klinischen Untersuchungsmittel besitzen.* Ich habe mich seitdem immer wieder davon überzeugen können, daß die Zahlen, welche wir nach dieser Methode bekommen haben, in zweifelhaften Fällen eine große Bedeutung erlangen können. Bei *Encephalitis epidemica* erscheint nach den FEDOROFFschen Untersuchungen der *PQ* erhöht, was aus einer Untersuchungsreihe von 35 Kranken unzweideutig hervorgeht. Je nach der Schwere des Falles ist der PQ höher oder niedriger. Nach *Thyreoidin*gaben wurde er niedriger, d. h. die Blutliquorpassage besserte sich und näherte sich der Norm. In einer Untersuchungsreihe von 34 Kranken mit *luetischer Erkrankung* des Zentralnervensystems erwies sich der PQ entweder herabgesetzt oder an der unteren Grenze der Norm (1,9—2,17). Ein wesentlicher Unterschied zwischen Lues cerebri, Tabes und progressiver Paralyse konnte nicht festgestellt werden. In der *Epileptikergruppe* (25 Kranke) hielten sich die Zahlen ungefähr in normalen Grenzen. Wo eine wesentliche Erniedrigung des PQ bestand, war der Verdacht auf Lues nicht von der Hand zu weisen. Bedeutend herabgesetzt erwies sich der PQ bei *Meningitis.* Hier bestanden Zahlen von 1,11—3,12. Die letztere Zahl bezog sich auf einen Kranken, bei dem der PQ ursprünglich 1,65 betrug bei einer Pleocytose von $^{4548}/_3$; bei Besserung der Krankheitserscheinungen nach einem Monat war PQ = 3,12 bei einer Zellenzahl von $^{107}/_3$ im Kubikmillimeter. Von Interesse ist ein Fall von *Cysticercus,* der einen PQ = 2,76, d. h. eine erhöhte Passage, aufwies. Bei der Schwierigkeit der Diagnose ist auch dieses Zeichen von einigem Nutzen. In einer Reihe anderer Krankheiten, wie *multiple Sklerose, Gliose,* war der PQ ungefähr *normal.* In zwei Fällen mit Residua nach *infantiler Encephalitis* mit bedeutender geistiger Stumpfheit war der PQ erhöht: 4,0 resp. 3,47. In einem Falle mit Erscheinungen der Kompression des Rückenmarkes war der PQ = 2,19. Infolge des negativen Röntgenbefundes neigte sich die Diagnose zu einem Rückenmarkstumor. Bei der Autopsie erwies sich tuberkulöse Spondylitis und Myelitis. Von Interesse ist, daß in Fällen von *chronischer Bleiintoxikation* der PQ erhöht erschien resp. an der oberen Grenze sich befand. In einem Falle von *Arsenpolyneuritis* war der PQ am Beginn der Erkrankung sehr niedrig = 2,29. Nach 5 Monaten, als wesentliche Besserung eintrat, wurde er normal = 3,04. In den Versuchen von STERN und GAUTIER wurde nach Arsen eine Verminderung der Permeabilität konstatiert. Es ist wohl anzunehmen, daß bei *chronischen* kleinen Gaben, wie im Experimente, die Verhältnisse der Passage andere sind als bei akuten Vergiftungen in der Klinik. In Fällen von *Diphtheriepolyneuritis* erwies sich der PQ in Grenzen der Norm. In der *Ischiasgruppe* (17) waren die Zahlen bunt, da ja das Wesentliche die Ätiologie des Ischias ist. Bei den übrigen Krankheitsgruppen konnten keine wesentlichen Schlußfolgerungen gezogen werden.

FEDOROFF hat es versucht, einige Korrelationen zwischen dem PQ und anderen Eigenschaften des Liquors festzustellen. So konnte sie einen vollständigen Parallelismus bei Meningitis feststellen zwischen dem niedrigen PQ, d. h. der erhöhten Permeabilität, der Pleocytose und der Eiweißvermehrung. Dieses Syndrom, welches auch WALTER aufstellen konnte, ist in der Tat von großem Interesse. Die Veränderungen in jedem Falle verlaufen auch streng parallel. Bei *Polyneuritis* und bei *Hirntumor* konnte nun WALTER viel Eiweiß, keine Pleocytose und normalen PQ feststellen. Auch FEDOROFF konnte dieses Syndrom bestätigen. Nun hat *sie* versucht, noch ein *Syndrom für multiple Sklerose* aufzustellen, wo bei normalem PQ ohne Eiweißvermehrung eine Pleocytose bestand. Von Interesse ist ferner die *Gegenüberstellung der Resultate der Zuckeruntersuchung und der Permeabilität für Brom.* Während bei Encephalitis *das Verhältnis des Liquorzuckers zum Blutzucker gesteigert* war, war der PQ erhöht, mit anderen Worten, *die Permeabilität für Brom herabgesetzt.* Das Umgekehrte war bei Meningitis der Fall: der Bromgehalt im Liquor näherte sich demjenigen im Blute, der Zuckergehalt war dagegen bedeutend niedriger, meist war er völlig abhanden.

KANT hatte sich dahin geäußert, daß die Blutliquorpassage nicht so sehr von dem Zustand der Schranke abhängt als von den *Kolloiden des Plasmas.* Wo die Permeabilität erschwert ist, handelt es sich um Erhöhung der Stabilität des Plasmas. Auch die *Senkungsgeschwindigkeit der Erythrocyten,* welche für eine gesteigerte Labilität des Plasmas sprechen soll, ist in den Fällen gesteigert, wo die Permeabilität der Blutliquorschranke gesteigert ist, so bei der Gravidität, bei Ovariin- resp. Thyreoidinverfütterung. FEDOROFF hat nun dies nachgeprüft und parallel mit der Blutliquorpassageprüfung auch die *Kolloidstabilität des Plasmas* und die *Senkungsgeschwindigkeit der Erythrocyten* durch WERA SCHEIN-JUK nachprüfen lassen. In 70 % der Fälle erwies sich ein Parallelismus zwischen Kolloidstabilität des Plasmas und der Senkungsgeschwindigkeit. In den übrigen Fällen konnte absolut kein Zusammenhang festgestellt werden. Was nun den Zusammenhang zwischen Kolloidstabilität und Blutliquorpassage anbetrifft, so konnte hier kein Parallelismus festgestellt werden. In Fällen von Meningitis schien in der Tat mit Besserung des Zustandes auch die Blutliquorschranke weniger durchlässig zu werden und die Labilität des Plasmas abzunehmen. Doch muß noch bewiesen werden, daß die Blutliquorpassage eine Funktion der Kolloidstabilität des Plasmas ist und nicht so, daß beide Erscheinungen von einem dritten Moment abhängen.

MORGENSTERN und BIRJUKOW haben Untersuchungen angestellt, um die Rolle der *Entzündung* für die Permeabilität zu bestimmen. Sie führten unter die Dura Celloidinstückchen, um eine lokale Entzündung hervorzurufen. Dann führten sie in das Blut der Kaninchen Trypanblau ein. In den entzündeten Stellen resultierte eine Färbung sowohl der Glia- als auch der Ganglienzellen. Daraus ist zu folgern, daß der Farbstoff durch die inflammatorisch veränderten Capillaren geht, während in der Norm dieselben eine undurchdringbare Schranke darstellen.

Zu den Permeabilitätsprüfungen gehört auch die *Hämolysinreaktion* von WEIL-KAFKA. Allerdings spricht WALTER der Reaktion die Bedeutung einer Permeabilitätsprüfung ab, da die Hämolysine sich im Liquor selbst bilden sollen. Da uns aber hier die praktische Seite interessiert, so genügt es, zu unterstreichen, daß in gewissen Fällen Komplement und hammelblutlösende Normalambozeptoren aus dem Blut in den Liquor übergehen. So finden sich bei akuter Meningitis Komplement und Ambozeptor im Liquor, während bei der Paralyse nur der Ambozeptor in 80—90%, bei Hirnlues nur der Ambozeptor, jedoch nur in seltenen Fällen im Liquor vorkommt. KAFKA bringt den Übertritt des Ambozeptors bei Paralyse mit einer spezifischen Gefäßläsion in Zusammenhang.

Auch die Frage von den Antikörpern im Liquor ist noch ungelöst. Der Anschauung, daß sie sich im Liquorraum bilden, steht die Ansicht entgegen, daß sie infolge erhöhter Permeabilität aus der Blutbahn in den Liquor übertreten. Es wurden Präcipitine gegenüber Tuberkulin, Antimeningokokkenserum gefunden, Agglutinine gegenüber Tuberkelbacillen, ferner bei Abdominal- und Flecktyphus.

Es sei hier noch kurz auf die Schlußfolgerungen hingewiesen, welche LEONOW auf Grund seiner *Uraninprüfungen bei Kindern* machen konnte. Da er die Durchlässigkeit der hämato-encephalischen Barrière bei Kindern im *ersten Lebensjahre erhöht* fand, so nimmt er an, daß die Prädisposition der Kinder für meningitische Erkrankungen und Meningismus teilweise auch auf dieser Minderwertigkeit der Blutliquorschranke beruht. Rachitis und Spasmophilie soll die Durchlässigkeit der Schranke schädigen, doch tragen diese Schädigungen keinen tiefen und ständigen Charakter. Pneumonie, Ascaridose, akute und chronische Infektionen führen zur funktionellen Schädigung der Barrière, so daß die Toxine leichten Zutritt zu den Gehirnelementen erhalten. Auch die Urämie hängt von der Schädigung der Blutliquorschranke durch Stickstoffzerfallprodukte ab. Es sei hier noch auf die Feststellungen von ROBERTS bei *Neugeborenen* hingewiesen. Es konnte bei denselben bei Punktionen während der ersten 36 Stunden eine leichte *Xanthochromie* vorgefunden werden, welche mit dem Vorkommen von Bilirubin im Serum Neugeborener zusammenhängt infolge Zerstörung der Formelemente des Blutes.

Wir können nunmehr folgende Syndrome der Cerebrospinalflüssigkeit aufstellen, welche mehr oder weniger den verschiedenen Krankheitsformen entsprechen.

6. Einzelne Liquorsyndrome.

Das *Meningitissyndrom des Liquors* zeichnet sich aus durch starke Pleocytose, viel Eiweiß, Rechtsverschiebung der Kolloidreaktionen. Das Auftreten von Fibrinogen gibt sich durch Koagulieren kund. Bei der cerebrospinalen Meningitis kommt eine Koagulation en masse vor — das FROINsche Syndrom, bei tuberkulöser ein feines Gerinnsel. Die Permeabilität der Blutliquorschranke ist gesteigert, der PQ folglich herabgesetzt, der Zuckergehalt erniedrigt, wie auch die Menge der Chloriden. Manchmal kommt es zur Xanthochromie. Bei tuberkulöser Meningitis sind Tuberkelbacillen zu finden. Die Zellen sind meist Lymphocyten. Oft ist die Flüssigkeit klar, und das Gerinnsel bildet sich erst später. Bei der epidemischen cerebrospinalen Meningitis bilden das Gros der Zellen Polynucleare. Bei tuberkulöser Meningitis normale p_H bei rasch zunehmender Alkalescenz beim Stehenlassen (LEVINSON), bei epidemischer Meningitis oder Pneumokokkenmeningitis bleibt die bestehende Acidose für längere Zeit. In den meisten Fällen entfließt der Liquor unter starkem Druck. Doch kommt es in Fällen von fibrinös-eitriger Meningitis vor, daß sich mit Mühe zäher, eitriger Liquor entleert. Die Proben von NONNE-APELT, PANDY, NOGUCHI, ROSS-JONES sind stark positiv. In Ausnahmefällen kann auch die Wassermann-Reaktion positiv ausfallen.

Es gibt eine akute syphilitische Meningitis mit hoher Temperatur, erhöhtem Druck, viel Eiweiß, Pleocytose mit 60—80% Lymphocyten. Die Kolloidreaktionen weisen dabei eine Verschiebung eher nach links, wie bei Lues, statt nach rechts, wie bei Meningitis auf. Außerdem konnte FEDOROFF in einem Falle von akuter luetischer Meningitis eine weniger starke Permeabilität der Blutliquorschranke feststellen, wie es bei der Meningitis gewöhnlich nicht der Fall ist. Allerdings muß dieses Syndrom noch nachgeprüft werden.

Das Syphilissyndrom des Liquors kann ungefähr wie folgt umrissen werden: Pleocytose, hauptsächlich Lymphocyten, positive Globulinreaktionen, positiver Wassermann. Diese drei Tests mit samt der positiven Wassermann-Reaktion im Blut bilden die klassischen NONNEschen „4 Reaktionen". Seitdem haben sich die Reaktionen vermehrt. Vor allen Dingen wird auf die Lueszacke bei den Kolloidreaktionen zu achten sein, auf die Paralysekurve. Die Permeabilität der Blutliquorschranke ist etwas gesteigert, mehr als bei der multiplen Sklerose, wo sie normal ist und bei der epidemischen Encephalitis, wo sie vermindert ist. Der Zuckergehalt ist fast normal.

Das *Encephalitis epidemica-Syndrom* zeichnet sich durch leichte Eiweißvermehrung aus, leichte Pleocytose. In akuten Fällen ist der Druck oft erhöht. Der Zuckergehalt ist gesteigert, die Chloridenmenge etwas gesteigert oder normal. Die Kolloidreaktionen geben manchmal eine Ausflockung in der „Lueszone". Doch betont GUILLAIN, daß hier zum Unterschied von der multiplen Sklerose die Benzoereaktion stets negativ ist. Die Permeabilität ist herabgesetzt, der PQ gesteigert, jedoch bei weitem nicht in dem Maße, wie bei der chronischen Form. In der letzteren sind die Globulinreaktionen wenig ausgeprägt, auch die Kolloidreaktionen wenig typisch, der PQ fast immer gesteigert.

Das *Sclerosis multiplex-Syndrom*. Es wird meist angenommen, daß die Cerebrospinalflüssigkeit bei multipler Sklerose keine besonderen Veränderungen aufweist. Für einen Teil der Fälle stimmt dies. Bei dem Polymorphismus der multiplen Sklerose ist es nicht zu verwundern, daß auch im Liquor die verschiedensten Syndrome vorkommen können. GUILLAIN hat als besonders typisch für multiple Sklerose einen Befund bezeichnet, der sich durch positive Benzoereaktion in der Lueszone auszeichnet bei negativem Wassermann. Bemerkenswert ist dabei außerdem der Umstand, daß die Reaktion sich in den Reagensröhrchen nach rechts fortsetzt. Ich kann auch in bezug auf die Mastix- resp. Goldsolreaktion dasselbe bestätigen. Verhältnismäßig häufig erhielten wir Lueskurven und sogar Paralysekurven bei multipler Sklerose. GUILLAIN hat dann besonders die negative Wassermann-Reaktion betont und in dieser Dissoziation zwischen positiver Kolloidalreaktion und negativer Wassermann-Reaktion das Wesentliche im Liquorbild der multiplen Sklerose betont. Nun muß ich außer diesem GUILLAINschen Syndrom noch ein anderes Syndrom (H. FEDOROFF) für manche Fälle der multiplen Sklerose charakteristisch erachten. Das ist eine Pleocytose, die manchmal recht erheblich ist, bis 100 und mehr Zellen in 1 cmm, wenig oder fast kein Eiweiß und eine normale Permeabilität der Blutliquorschranke. Meist bestehen in diesen Fällen akute Erscheinungen, Schmerzen, akute Ataxie, und nach meiner Erfahrung haben diese Fälle eine günstige Prognose.

Das *Polyneuritissyndrom* des Liquors (WALTER, H. FEDOROFF) ist in manchen Fällen recht typisch. Viel Eiweiß, nicht selten viel Fibrinogen, so daß es auch zur Koagulation kommt, fast keine Zellen und normale Permeabilität der Blutliquorschranke. Es kann auch zur Xanthochromie kommen. Diese merkwürdige cyto-albuminäre Dissoziation kommt ferner auch beim

Kompressionssyndrom des Liquors vor. Für dasselbe ist die Dissoziation zwischen positiver Eiweißreaktion und negativem Zellenbefund ganz besonders charakteristisch. Nur daß die Xanthochromie stärker und häufiger auftritt. Die Kolloidreaktionen geben ein deutlich positives Resultat in der rechten Zone. Dieses Blocksyndrom kommt nicht nur beim *Spinaltumor*, sondern auch bei *Hirngeschwülsten* vor. Es sei noch daran erinnert, daß die Wassermann-Reaktion in seltenen Fällen positiv ausfallen kann. Es können auch Zellen im Liquor auftreten, welche bei der mikroskopischen Untersuchung sich in manchen Fällen als Tumorzellen erwiesen haben.

Ein bemerkenswertes *Liquorsyndrom* habe ich in Fällen von *Cysticercus* gefunden. Die Globulinreaktionen, besonders die PANDYsche, waren stark ausgeprägt. Die Pleocytose betrug $^{134}/_3$, die Kolloidreaktionen wiesen eine Ausflockung vom zweiten bis zum siebenten Röhrchen auf. Die Blutliquorpassage war gesteigert (PQ = 2,76). Es muß natürlich abgewartet werden, ob es sich um eine Gesetzmäßigkeit handelt, da die Zahl der Fälle allzu wenig war.

Das *Poliomyelitissyndrom* im Liquor ist nur während des akuten Stadiums ausgeprägt. Es besteht Eiweißvermehrung; die Kolloidreaktionen sind in der Lueszone ausgeprägt in Form der sog. Lueszacke, später manchmal meningitische Kurve. In den ersten Tagen besteht eine Pleocytose, wobei die Zellen anfangs Polymorphnucleare sind, die später durch kleine Mononucleare abgelöst werden.

Das *Hirnabsceßsyndrom* im Liquor zeichnet sich meist durch völlig normalen Zustand aus. Es besteht nur eine unbedeutende Globulinvermehrung und 10 bis 15 kleine Lymphocyten in 1 cmm. Hat sich der Absceß geöffnet, dann entsteht das Bild einer eitrigen Meningitis mit milchweißem Aussehen des Liquors, vielen Tausend Polynuclearen, ansehnlicher Globulinvermehrung. Die Kolloidreaktionen nehmen den Charakter der meningitischen Kurve an.

H. FEDOROFF und LÖWENBERG haben an meiner Klinik in Fällen von *menschlicher Lyssa* den Liquor untersucht. Es erwies sich in einem Falle ein völlig normaler Liquor. Das Zentralnervensystem wies histologisch schwere degenerative Störungen auf. In einem anderen Falle, in dem histologisch die schwersten entzündlichen Erscheinungen im Mittelhirn bestanden, war die Zellzahl nicht erhöht, von den Globulinreaktionen nur schwacher WEICHBRODT, Normomastix schwache Ausflockung im dritten und vierten Röhrchen. Im dritten Fall, bei dem die Autopsie die Erscheinungen einer akuten eitrigen Meningitis aufwies, war der Liquor leicht getrübt, Zellen $^{1032}/_3$, fast ausschließlich Leukocyten. Normomastix wie im vorigen Fall, Paraffin: zweites und drittes Röhrchen plus. Goldsol: zweites bis viertes Röhrchen blau. In einem weiteren Falle handelte es sich um eine abgeschwächte Form der Lyssa mit Lähmungen beider unterer Extremitäten. Die Globulinreaktionen waren positiv, Kolloidreaktionen negativ, Zellzahl $^{27}/_3$.

Beim *Flecktyphus* besteht ein bemerkenswertes Liquorsyndrom: Starke Pleocytose, positive Globulinreaktion und positive WEIL-FELIXsche Reaktion. Von Wichtigkeit ist die starke Vermehrung des Liquors. Ich habe mich dabei oft überzeugen können, daß Lumbalpunktionen den Kranken ungemein angenehm sind und ohne Zweifel auch auf den Verlauf der Krankheit günstig einwirken.

EMDIN, GARKAWI, SCHÄFER und MINIOWITSCH haben bei einer großen *Abdominaltyphus*epidemie in *Rostow* bei 66 Kranken mit „Neurotyphus" den Liquor studiert. Es erwies sich neben einer starken Steigerung der Liquormenge eine ganz unbedeutende Erhöhung des Eiweißgehalts, der immer unter 0,05% bei normalem 0,025% war. Die Lymphocytose war nie höher als 9. Positive Mastixreaktion bestand in 58% der Fälle. Agglutinine wurden 8mal vorgefunden (von 47). Von Interesse ist, daß alle diese unbedeutenden Veränderungen in den Fällen auftraten, wo schwere Erscheinungen von seiten des Zentralnervensystems bestanden. Es muß hier also eine akute Hydrocephalie und Intoxikation der Nervenzellen vorliegen.

7. Dynamik der Liquorstörungen.

Die Liquoruntersuchung kann vielleicht noch mehr geben, als sie gibt, wenn wir uns nicht damit begnügen, sie lediglich zur Feststellung des Status zu benutzen. DATTNER hat sehr richtig darauf hingewiesen, daß es überaus wichtig ist, von dem Liquor nicht nur einen Querschnitt zu bekommen, sondern auch einen Längsschnitt, d. h., in gewissen Zwischenräumen denselben zu kontrollieren. Einen besonderen Wert haben diese fortlaufenden Liquoruntersuchungen nach DATTNER — etwa zweimal jährlich — in Fällen von Malariabehandlung der progressiven Paralyse. Es haben sich dabei höchst interessante Tatsachen ergeben. Zwischen klinischem Status und Liquorbefund hat DATTNER keinen unmittelbaren Parallelismus gefunden, wohl aber eine deutliche Konvergenz. Mit anderen Worten, durch die Behandlung ist schon *klinische* Besserung erzielt, im *Liquor* aber geht die Sanierung langsamer vonstatten. Hat nun der Liquor die *Tendenz* zur Besserung, dann ist die Prognose des Falles im Sinne einer Dauerhaftigkeit der Remission nach Malaria gut. Besteht das Liquorsyndrom ohne viele Veränderung über lange Zeit hindurch, trotz guter klinischer Besserung, dann ist die Prognose trübe. DATTNER nennt diesen Zustand die *zweite Latenz*: klinisch kein Befund, Liquorsyndrom positiv. Wert hat aber nur der Längsschnitt. Man sollte derartige „Längsschnitte" nicht nur bei Malariageimpften anlegen, sondern in vielen Fällen kann nur die *Untersuchung nicht nur des Status, sondern mehr noch der Dynamik* uns über den Charakter, die Intensität des Prozesses Aufschluß geben. Derartige *dynamische Syndrome des Liquors* sind besonders wertvoll bei Lues. Hier sollten fortlaufende Liquoruntersuchungen alle 4—6 Monate stattfinden. Allerdings ist die Frage nach der praktischen Verwertung derartiger Liquorogrammen noch umstritten. Doch ist es klar, daß hier *ein Weg* gegeben ist, um zu bestimmen, wann und welche spezifische Behandlung aufgenommen werden muß, wann und welche nicht. So hat DATTNER hingewiesen, daß bei den Liquorkontrollen in guten Fällen zuerst die Zellen verschwinden, dann erst die Globulin- und Eiweißreaktionen, zuletzt Wassermann und Goldsol. Nun kommt er zum Schlusse, daß in manchen Fällen der *Spätlatenz*, d. h. bei fehlenden klinischen Erscheinungen und positivem Liquor in den ersten Stadien der Lues, eine energische Quecksilber- oder Salvarsankur eine Gleichgewichtsstörung hervorruft, da „das feine Spiel reparatorischer Vorgänge" durch eine spezifische Therapie gestört wird entweder dadurch, daß sie „nicht toleriert wird oder ihrem Ausmaß nach unzulänglich ist". Für diese Fälle empfiehlt DATTNER, der Vertreter der Wiener Schule, eine vorausgehende Behandlung mit Malaria, oder, wo das aus äußeren Gründen nicht möglich ist, eine Alttuberkulinkur.

8. Cisternenpunktion.

Es wird von vielen Seiten empfohlen die *Lumbalpunktion durch die Cisternenpunktion* zu ersetzen oder wenigstens zu ergänzen. Doch scheint in letzter Zeit die überschwengliche Hochpreisung der Cisternenpunktion abgeflaut, und es sind bestimmte Indikationen geblieben, bei welchen man die Cisternenpunktion oder den suboccipitalen Stich anstatt oder neben der Lumbalpunktion ausführen soll. Hierher gehören vor allem die Fälle, wo der spinale subarachnoidale Raum blockiert ist durch Tumor oder Verwachsungen. Ferner ist es der Weg, Lipiodol in die Cisterna magna einzuführen, welches dann nach unten fällt, um durch einen Block aufgehalten zu werden, wenn ein solcher existiert. Es muß sich also dieser Lipiodolinjektion eine Röntgenaufnahme anschließen, um die Stelle des Blocks zu bestimmen. Ferner wird empfohlen, in Fällen von eitriger Meningitis das Rückenmark zu durchspülen, indem die Durchspülungsflüssigkeit durch das obere Punktionsloch eingeführt, durch das Lumbalpunktionsloch entfernt wird. Auch sollen Antimeningokokkenserum resp. spezifische antiluetische Mittel mit mehr Erfolg durch die Cisterne appliziert werden. Es wird noch gepriesen, daß bei der Zisternenpunktion mehr Liquor erhalten werden kann und die Folgen der Punktion weniger lästig sind als nach der Lumbalpunktion. Was die Technik anbetrifft, so ist sie in geübter Hand tatsächlich ungefährlich. EMDIN und GARKAWI, die über eine große Erfahrung auf diesem Gebiet verfügen, haben eine Punktionsnadel mit Ansatzstück angegeben, um in jedem individuellen Falle dieselbe zwischen Occiput und Atlas bis zur nötigen Tiefe einzuführen, um in die Zisterne, nicht jedoch in die Fossa rhomboidea zu gelangen. Da in der Zisterne ein negativer Druck herrscht, muß der Liquor aspiriert werden. EMDIN und GARKAWI erzielen positiven Druck in der Zisterne durch doppelseitigen Druck auf die Venae jugulares oder dadurch, daß sie den Kranken sich aufzublähen veranlassen.

Die Unterschiede in der Zusammensetzung des Zisternenliquors und des Lumbalpunktats sind nicht so wesentlich, daß aus ihnen wichtige diagnostische Schlüsse gezogen werden müssen.

Die *Zisternenpunktion zur Einverleibung des Lipiodols* bedeutet einen Fortschritt in der neurologischen Diagnostik. Das Jodöl kann übrigens auch durch den Lumbalstich eingeführt werden. Entweder benutzt man dann das sog. aufsteigende Lipiodol — auch Jodipin wird benutzt — oder durch entsprechende Lagerung des Kranken wird das eingeführte Jodöl bis zu der Stelle gebracht, wo eine Blockade vermutet wird. SICARD, der die Lipiodolmethode eingeführt hat, hält die Einführung des Öles durch die Zisterne vorteilhafter als durch die Lumbalpunktion. Das aufsteigende Lipiodol ist dadurch unangenehm, daß es in normalen Fällen in den Ventrikel steigen kann und stärkere Reaktion hervorruft. SICARD und FORESTIER haben mit dieser Methode Rückenmarksprozesse genau lokalisieren können, wo noch keine Lähmungen bestanden, ja fast keine objektiven Sensibilitätsstörungen da waren. Für extramedulläre Tumoren ist der *komplette Stop* charakteristisch, wobei das Lipiodol den oberen Pol umrandet oder eine gerade horizontale Begrenzung zeigt. Bei intramedullären Tumoren kann ebenfalls ein Stop auftreten, doch fließt dabei das Lipiodol in Strähnen zu beiden Seiten des Kanals herab und umrandet so die entsprechenden Segmente. Bei meningitischen Prozessen bleiben Tropfen hängen. Auch durch technische Fehler können unregelmäßige Öltropfen an verschiedenen Stellen, meist im unteren Hals- und oberen Brustmark, hängen bleiben. Das Lipiodol kann entweder bis zu dem Lumbalsack fallen. Dann ist der Durchgang frei. Das Hängenbleiben einiger Tropfen an den Wurzeln braucht keine pathologische Bedeutung zu besitzen. Oder es kommt zum *partiellen Stop*. In zwei Fällen kann der partielle Stop nicht von pathologischer Bedeutung sein: 1. Wenn er unmittelbar an der Einstichstelle stattfindet. Das passiert bei nicht korrekter Einführung der Nadel. Es klemmt sich dann das Lipiodol zwischen den Tonsillen des Kleinhirns ein. Auch kann 2. das Lipiodol an einer engen Stelle zwischen siebentem Hals- und sechstem Brustwirbel auch bei normalen Menschen teilweise stecken bleiben. Es soll deshalb das Lipiodol erst 10 Tage nach der letzten Lumbalpunktion eingeführt werden. Sonst entstehen Fehldiagnosen, weil der Duralsack zusammengefallen ist.

Ein *Partialblock* entsteht infolge: 1. chronischer Meningitis spezifischer oder nichtspezifischer Herkunft, 2. chronischer Pachymeningitis, 3. eitriger Epiduritis, 4. beginnender extra- oder intraduraler Kompression, 5. intramedullären Tumors. *Kompletter Block* tritt auf bei intra- oder extramedullärem Tumor oder bei extraduralen Kompressionen durch POTTsche Krankheit, Wirbelkrebs, Wirbelsäulenbruch.

Trotzdem die Lipiodol- resp. Jodipineinverleibung eine bemerkenswerte Bereicherung der Diagnostik ist, so empfehlen NONNE, FOERSTER u. a. mit vielem Recht nur dann die Jodipineinführung vorzunehmen, wo es für die Diagnostik unbedingt notwendig ist. Daß die Methode nicht absoluten Wert besitzt, ist selbstverständlich. Die Schwierigkeit besteht darin, daß nicht nur extra-, sondern auch intramedulläre Tumoren den Stop verursachen können. Nach FOERSTER kann das Öl sich auch in diesen Fällen in Kappenform um das erkrankte Segment lagern. Dann braucht andererseits ein intramedullärer Tumor das Jodipin auch nicht aufzuhalten. VERAGUTH hat nicht vollständigen Stop bei multipler Sklerose gesehen. Andererseits kann eine circumscripte seröse Meningitis keinen Stop hervorrufen.

9. Encephalo- und Myelographie.

Es sei hier nur kurz ein anderes Verfahren erwähnt, welches gleichfalls auf Kontrastwirkung beim Röntgen beruht, das ist die *Myelo-* resp. *Encephalographie* durch in den Lumbalsack resp. die Zisterne oder in den Ventrikel eingeführte Luft. Diese von DANDY und BINGEL eingeführte Methode ist verhältnismäßig einfach, wenn es sich um einen Kranken handelt, der ruhig sitzen kann und nicht desorientiert ist. Der diagnostische Wert derselben ist außerordentlich hoch. Es wird zuerst Lumbalflüssigkeit abgelassen und dann fast dieselbe Menge Luft durch eine Rekordspritze oder eine spezielle Vorrichtung mit Druckflasche und WARTENBERGschem Dreiwegehahn eingeführt. Die Luft füllt sowohl den Subarachnoidalraum als auch die Hirnventrikel. Auf diese Weise ist es möglich, durch Röntgen Prozesse festzustellen, die zur Verlegung der Ventrikel resp. zu Veränderungen der Subarachnoidealräume führen. Wir verdanken KOSCHEWNIKOW sehr interessante Angaben über subjektive und objektive Ergebnisse der encephalographischen Untersuchung, die er an sich selbst vorgenommen hat. Kopfschmerzen und Erbrechen als Begleiterscheinung der Encephalographie treten seiner Meinung nach nur bei denjenigen auf, die zu denselben neigen. Es soll 90—100 ccm Luft eingeblasen werden, um gute Resultate zu bekommen. Flüssigkeit muß immer etwas mehr abgelassen werden, da die eingeführte Luft Tendenz zur Erweiterung besitzt.

Zur Verlegung der Ventrikel und zu Veränderungen der Subarachnoidealräume führen Geschwülste und ferner meningeale Verwachsungen. Von Interesse sind die Befunde von SCHWAB aus der FOERSTERschen Klinik, wo bei Kranken mit sog. *traumatischer Neurose* Verklebungen und Verwachsungen in den Subarachnoidealräumen durch die Encephalographie festgestellt werden konnten. Außerdem ist charakteristisch, daß der Ventrikel in der Richtung der traumatischen Veränderung „wächst".

Die Encephalographie leistet gute Dienste auch in Fällen von *Epilepsie*. Namentlich ist sie in den Fällen von Wichtigkeit, wo keine Ausfallserscheinungen bestehen und wo auch der Anfall oft keinen Hinweis auf irgendwelche Lokalisation gibt. Dann bekommt man mitunter mit Hilfe der Encephalographie Hinweise auf den Ort des Hirnprozesses. Bei *Hirntumoren* ist die übliche Schmetterlingsfigur der Seitenventrikel verloren gegangen. Der Ventrikel der kranken Seite ist meist nicht sichtbar, der Ventrikel der gesunden Seite stark von der Medianlinie weg verdrängt.

FOERSTER hat ferner auch bei epidemischer Encephalitis Erweiterung der Ventrikel gefunden und dieselbe mit Passagebehinderung und Störungen der Liquorresorption in Zusammenhang gebracht. Eine große Reihe von häufigen Beschwerden bei Encephalitis, auch die im Anschluß an dieselbe auftretende Epilepsie, Augenhintergrundveränderungen und andere Erscheinungen, die für gesteigerten Hirndruck sprechen, können auf Störungen der Liquorzirkulation zurückgeführt werden, was durch die encephalographische Untersuchung sehr gut bewiesen werden kann. KOSCHEWNIKOW und FRÄNKEL haben ebenfalls bei Encephalitis Veränderungen der Ventrikel festgestellt, wie auch bei multipler Sklerose.

Besonders wertvoll erscheint die Encephalographie in Fällen von *Hydrocephalus*, wenn bestimmt werden soll, ob es sich um einen *Hydrocephalus occlusus* oder um einen *Hydrocephalus aresorptorius* handelt. Im ersten Falle besteht keine Kommunikation zwischen Ventrikelsystem und Subarachnoidealraum. Im zweiten Fall ist die Verbindung erhalten, der Hydrocephalus ist dagegen auf mangelhafte Resorption des Liquors durch das Venensystem infolge Erkrankung in erster Linie der *Pachionschen Granulationen* zurückzuführen. O. FOERSTER hat zum Zweck die *Kommunikationsverhältnisse* zu studieren, 2 ccm einer 10proz. *Jodnatronlösung* empfohlen. Wird das Jod in den Ventrikel eingeführt und es erscheint nach 10—15 Minuten im Duralsack, dann ist die Verbindung zwischen Ventrikel und Subarachnoidealraum normal. Bei Einführung des Jods in den Lumbalsack ist bei normalen Kommunikationsverhältnissen das Jod im Ventrikelliquor auszutitrieren. Durch die *Jodprobe* untersucht FOERSTER auch die *Resorption des Liquors*. Die Jodlösung wird in die Liquorräume eingeführt. Bei normalen Resorptionsverhältnissen muß das Jod sich bereits nach $^1/_2$—$^3/_4$ Stunden im Urin nachweisen lassen. Ist das Jod im Laufe der ersten Stunde im Urin nachweisbar, dann ist die Liquorresorption normal. Anstatt der Jodlösung kann 0,006 Phenolsulphonphtalein in genau neutralisierter Lösung verwendet werden, sowohl zur Bestimmung der Passagehindernisse zwischen Ventrikelsystem und Subarachnoidealraum als auch zur Aufklärung der Resorptionsverhältnisse.

Dringt die in den Lumbalsack eingeführte Luft in die Ventrikel, so daß letztere auf dem Röntgenbild mit Luft gefüllt erscheinen, dann ist die Passage vom spinalen Subarachnoidealraum durch das *Foramen Magendie* frei. Allerdings weist FOERSTER darauf hin, daß diese Passage für Luft undurchgänglich sein kann, während Jod oder Phenolsulphonphtalein, wenn auch verzögert, so doch noch hindurchpassieren können. FOERSTER spricht dann von *relativen Passagehindernissen*, welche nur durch Gegenüberstellung der Prüfungsresultate nach Encephalographie und denjenigen mit Jod oder Phenolsulphonphtalein bestimmt werden können. Die Resultate der Prüfung haben ein praktisches Interesse insofern, als durch sie die therapeutischen Maßregeln bestimmt werden. Besteht ein Hydrocephalus aresorptivus, dann hat es keinen Sinn, durch Nackenstich eine Verbindung zwischen Ventrikel und Subarachnoidealraum herzustellen, da diese Verbindung normal funktioniert, wie einerseits durch die Füllung der Ventrikel, andererseits durch die Jodprobe bewiesen werden kann. In solchen Fällen, wo der Hydrocephalus durch Atresie der liquorresorbierenden Organe hervorgerufen wird, ist, nach FOERSTER, die einzige rationelle Behandlungsmethode Schaffung eines Resorptionskanals durch Einführung einer Vene der Kopfhaut in den *extraventrikulären Subarachnoidealraum* über der Hirnkonvexität. Die PAYRsche Implantation der Vene in das *Ventrikelinnere* erachtet FOERSTER in Fällen mit normalen Kommunikationsverhältnissen zwischen Ventrikel und Subarachnoidealraum als überflüssig. Dagegen ist der Balkenstich da indiziert, wo das Innere der Seitenventrikel durch Verlegung des dritten Ventrikels, des Aquädukts, des vierten Ventrikels, der Foramina Magendie und Luschka von den Subarachnoidealräumen abgesperrt ist.

IRGER und SOKOLOWSKI haben zur Drainage beim Hydrocephalus vorgeschlagen, in das Unterhorn des Seitenventrikels Fettgewebe aus der Wangengegend einzuführen und auf diese Weise eine Kommunikation der Ventrikel mit Hilfe der Lymphgefäße des BICHATschen Fettpolsters mit den Lymphgefäßen und dem Venensystem des Halses herzustellen.

O. FOERSTER unterscheidet folgende Formen von Hydrocephalus: 1. *H. occlusus*, 2. *H. aresorptivus*. Von ihnen war die Rede. Sie hängen entweder von meningitischen Verklebungen ab oder von Obliteration resp. Atresie der aufsaugenden Apparate. 3. *H. hypersecretorius*, der in manchen Fällen vielleicht von einer Atrophie der *Epiphyse* abhängt. Wenn die *Hypophyse die Liquorsekretion fördert*, so ist es berechtigt anzunehmen, daß die *Epiphyse*, als antagonistisch funktionierende Drüse, *die Liquorsekretion hemmt*. Bei ihrem Ausfall entsteht nun eine Hypersekretion. Es kann zur Hypersekretion des Liquors auch infolge *irritativer Entzündungsprozesse* kommen. Rasches Zunehmen des Ventrikelinhalts kann nach BÖNNINGHAUS an und für sich aktiven automatischen Abschluß der Abfuhrwege des Liquors hervorrufen. 4. *H. concomitans ex vacuo* infolge kongenitaler Hirnatrophie. 5. *H. ex vacuo reactorius* infolge Schrumpfung des Hirngewebes im Anschluß an irgendeinen pathologischen Prozeß, sei es Zirkulationsstörung, sei es Encephalitis. Der entsprechende Ventrikel vergrößert sich dann, wie auf dem Encephalogramm zu sehen, streng in der Richtung der Hirnnarbe. FOERSTER spricht von dem Ventrikel als von einem äußerst „feinen Reagens" auf einen Krankheitsprozeß in einer Hemisphäre.

Abgesehen von dem typischen Encephalogramm und den Resultaten der Jodprüfung, die uns näheren Aufschluß über den Charakter des Hydrocephalus geben, zeichnet sich das *hydrocephalische Syndrom* durch überaus typische klinische Zeichen aus. Am auffallendsten ist der *Schädelumfang*, der bei Neugeborenen anstatt 34 cm bis 60—70 und bis über 100 cm betragen kann. Das Gesicht bleibt dabei in kolossalem Kontrast mit dem Schädel und fällt meist durch dreieckige Form gegenüber der Hirnform des Schädels auf. Die Schädelknochen sind dünn, die Haut atrophisch. Das Orbitaldach drängt die Augäpfel nach unten und vorne (Abb. 147). Die psychische Tätigkeit ist merklich beeinträchtigt. Ja zu einem großen Teile sind die Kinder angeborene Idioten, die oft auch nicht reden lernen. Allerdings können sich in leichten Fällen auch normale Intelligenz,

ja bedeutende Begabung entwickeln, wie immer wieder unter Hinweis auf HELM-
HOLTZ, CUVIER, MENZEL und EDDISON betont werden muß. Von Interesse ist,
daß in manchen Fällen der Hydrocephalus durch einseitig entwickelte Fähigkeiten
sich auszeichnen kann. So hat TATJANA SIMSON einen bemerkenswerten Fall
demonstriert und beschrieben, wo bei einer geistesschwachen Person mit einem
Schädel von 68 cm Umfang auffallendes Sprachtalent und gutes mechanisches
Gedächtnis für Gelesenes und Verse bestand. Auch sind bei imbecillen Hydro-
cephalen gute musikalische Befähigungen beschrieben worden (CHRISTIAN).
Oft kommt es zu Wachstumshemmungen, zur Dystrophia adiposogenitalis, zur
Maturitas praecox. Mißbildungen, wie Klumpfuß, Spina bifida, Gliose, Ver-
bildungen der Ohren, des Gaumens
u. dgl., kommt häufig dabei vor. Gar
nicht selten sind epileptische Anfälle,
spastische Lähmungen der Extremitäten, Atrophie des Opticus oder es
besteht Stauungspapille. Häufig ist ein
langsamer, undulierender Nystagmus.
Auch können die einen oder anderen
Augenmuskeln gelähmt sein. Recht
häufig treten unwillkürliche Zwangsbewegungen auf, Grimassieren im Gesicht oder Zittern oder athetotische
resp. choreatische Bewegungen in den
Extremitäten. Das muß als Resultat
der Atrophie oder Erkrankung der
striären Apparate aufgefaßt werden.

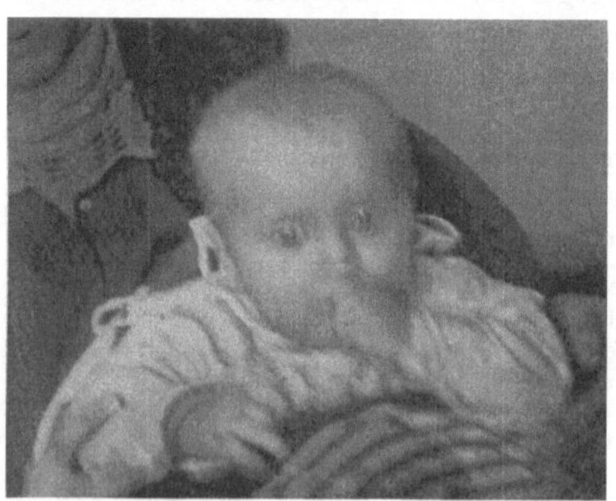

Abb. 147. Hydrocephalus.
Universitätsnervenklinik Minsk.

Ätiologisch muß noch auf die große Häufigkeit der kongenitalen Lues hingewiesen werden, welche neben Meningitis, Schwergeburten, Traumen am häufigsten in der Ätiologie figuriert.

VI. Kleinhirnsyndrome.

Wie der Thalamus so ist auch das Kleinhirn der *Knotenpunkt vieler afferenter
und efferenter Bahnen*, die ihn mit den verschiedensten Apparaten der Peripherie
und des Zentralnervensystems verbinden. Die Ausschaltung des Kleinhirns
oder seiner Teile schafft neue Bedingungen hauptsächlich im Bewegungsmechanismus. Die Bewegungen verlaufen fehlerhaft. Es entsteht eine Reihe typischer
Syndrome, welche eine wesentliche diagnostische Bedeutung haben. Die letztere
wird aber dadurch eingeschränkt, daß der Bewegungsmechanismus in demselben
Sinne defekt wird sowohl in Fällen, wenn Teile des Kleinhirns erkranken, wie
auch in denen, wo die afferenten resp. efferenten Bahnen geschädigt werden,
welche sich auf dieselben Teile beziehen.

1. Anatomische und physiologische Vorbemerkungen.

Zu den *afferenten Kleinhirnsystemen* gehören Bahnen aus dem Rückenmark,
dem Hirnstamm und dem Großhirn. Aus dem *Rückenmark* stammen folgende:

1. Die *Foville-Flechsigsche Bahn* oder die dorsale Kleinhirn-Seitenstrangbahn nimmt ihren Ursprung aus den STILLING-CLARKEschen Kernen. Dieselben nehmen Hinterwurzelfasern auf, von der fünften Lumbalwurzel und höher. Nicht ausgeschlossen ist, daß auch caudalere Abschnitte der unteren Extremitäten sich an der dorsalen Kleinhirnseitenstrangbahn beteiligen. Die STILLING-CLARKEschen Säulen finden in den Dorsalsegmenten ihr Ende. Es sind aber auch im Halsmark Zellen vorhanden, welche als Analogon der CLARKEschen Säulen aufgefaßt werden müssen, so daß auch aus den oberen Extremitäten durch die dorsale Kleinhirnbahn dem Cerebellum Impulse zufließen. Durch das *Corpus restiforme* derselben Seite dringt die Bahn in das Kleinhirn, um hier in der Rinde, hauptsächlich homolateral zu endigen, und zwar hauptsächlich in der Rinde des Wurms des Lobus anterior.

2. Die *Gowerssche Bahn* oder das *ventrale Kleinhirn-Seitenstrangbündel* nimmt im Rückenmark ihren Anfang in der grauen Substanz zwischen Hinter- und Vorderhörnern, bereits schon vom Niveau der unteren Lendenmarksegmente an. Sie erfährt im Brustmark eine wesentliche Vergrößerung. In der Brücke, etwa auf der Höhe des Trigeminusaustritts, biegt sie dorsalwärts ab, um ins Kleinhirn nicht durch die unteren Kleinhirnarme, die Corpora restiformia, sondern die oberen, die *Brachia conjunctiva*, einzutreten. Hier endigt sie ebenfalls hauptsächlich in der Rinde des Wurms im Bereiche des vorderen Lobus. Ein kleiner Teil der Fasern kreuzt die Mittellinie.

3. Auch aus den Hintersträngen stammen Fasern, die zum Kleinhirn ziehen, sowohl direkt aus den Wurzeln (*Fibrae radiculo-cerebellares spinales*), als auch aus den Hinterstrangkernen (*Fibrae nucleo-cerebellares Winkler*). ANDRÉ THOMAS nimmt an, daß diese letzteren Fasern, die die Halsmarkwurzeln mit dem Kleinhirn verbinden, dem dorsalen Kleinhirnseitenstrang homolog sind und die oberen Extremitäten ebenfalls unter Kleinhirnkontrolle stellen.

Aus dem *Hirnstamm* zieht zum Kleinhirn der *Tractus olivocerebellaris* aus der unteren Olive durch den kontralateralen unteren Kleinhirnarm. Der größte Teil der Fasern endigt in der Rinde der Hemisphären, ein kleiner Teil im Wurm. Diese mächtige Bahn, über deren Endigung im Kleinhirn noch keine Einstimmigkeit herrscht, leitet von den Oliven Impulse, welche dieselben durch die *zentrale Haubenbahn* aus dem *strio-thalamischen System* und dem Mittelhirn erhalten. Weitere Bahnen aus dem Hirnstamm haben Beziehung zum *vestibulären System*. Einige von ihnen beginnen direkt vom Vestibularis, andere von seinen Kernen, den *Nuclei Deiters, Bechterew* und *triangularis*. Sie ziehen durch das Corpus restiforme in das Kleinhirn, um in phylogenetisch ältesten Teilen desselben, den Uvula, Nodulus, Lingula und Flocculus, zu enden.

Außer den Vestibularisbahnen sollen zum Kleinhirn noch andere nucleo-cerebellare Fasern aus dem Trigeminus und Vagus ziehen.

Aus der *Großhirnrinde* ziehen zum Kleinhirn Bahnen, die im ventralen Abschnitt der Brücke unterbrochen werden. Es handelt sich um die funktionell sehr wichtigen phylogenetisch jungen frontopontinen, temporopontinen und parietopontinen Bahnen, welche das Kleinhirn mit den jüngeren Systemen, den Systemen der Großhirnrinde, verbinden. Aus den Nuclei pontis, wo diese Bahnen endigen, entspringen die frontocerebellaren Bahnen, welche die mittleren Kleinhirnstiele, die Crura cerebelli ad pontem, das Kleinhirn, erreichen, um in den phylogenetisch jungen Teilen des Kleinhirns, in den Hemisphären, zu endigen.

Auf welche Weise die zentripetalen Systeme in der Rinde des Kleinhirns endigen, steht noch zur Diskussion. Nach Cajal sollen die vestibulären und pontocerebellaren Fasern, als sog. Kletterfasern, um die Dendriten der Purkinjeschen Zellen endigen derart, daß jede Kletterfaser ihre Erregung „individuell" direkt auf je eine Purkinjesche Zelle überträgt. Die olivocerebellaren und spinocerebellaren Bahnen sollen als Moosfasern enden. Doch scheinen darüber die Akten nicht abgeschlossen. In bezug auf die olivocerebellare Bahn nimmt Brouwer an, daß sie ebenfalls um die Ausläufer der Purkinjeschen Zellen als Kletterfasern endigt.

Von den zentropetalen Bahnen des Kleinhirns endigen also in der *Wurmrinde*, dem *paläocerebellaren Teil*, diejenigen phylogenetisch alten Bahnen, welche Impulse aus dem Körper und den Extremitäten — spinocerebellare — und dem Vestibularisapparat — vestibulocerebellare — führen. Sie ziehen durch die unteren Kleinhirnstiele. Die Großhirnrindenbahnen gehen zur *neocerebellaren Rinde der Hemisphären* durch die Brückenarme. Schließlich ziehen aus den phylogenetisch älteren Teilen der unteren Olive Bahnen zu paläocerebellaren Anteilen, aus ihren phylogenetisch jüngeren Teilen zu neocerebellaren Abschnitten. Die Kleinhirnrinde sendet ihre effektorischen Bahnen alle zu den Kleinhirnkernen, in denen die Axone der Purkinjeschen Zellen ihr Ende finden.

Die *efferenten Kleinhirnbahnen* nehmen ihren Ursprung aus den Kleinhirnkernen. Aus dem *Nucleus dentatus* entspringt die Bahn, welche durch die *Bindearme*, Brachia conjunctiva, die oberen Kleinhirnarme im gekreuzten *roten Kern*, und zwar in seinem kleinzelligen Anteil, endet, nachdem sie in der *Wernekinkschen Commissur* die Mittellinie überschritten. Durch das *rubrospinale Bündel* steht auf diese Weise die Kleinhirnrinde mit der homolateralen Körperhälfte in Beziehung, da die rubrospinale Bahn, die aus dem großzelligen Anteil des Nucleus ruber entspringt, nach Kreuzung in der Mittellinie in die kontralaterale Rückenmarkshälfte zieht. Ein Teil der Bindearmfasern zieht zum Sehhügel der kontralateralen Seite, wo sie im lateralen und medialen Kern, nach André Thomas auch im Hypothalamus endigen. Auf diese Weise können der Großhirnrinde Impulse aus dem Kleinhirn durch die thalamocorticalen Bahnen übermittelt werden.

Ein anderer Weg vom Kleinhirn zur Körpermuskulatur führt von *paläocerebellaren Rindenanteilen über paläocerebellare Kerne*, den Nucleus tecti festigii, den Nucleus globosus und den Nucleus emboliformis zu den Kernen von *Deiters*, *Bechterew* und dem *Triangularis*. Die aus dem Dachkern entspringenden Fasern kreuzen die Mittellinie, ziehen kranialwärts um die *Brachia conjunctiva* herum und dann caudalwärts zu den vestibularen bulbären Kernen. Die anderen ziehen zu den vestibularen Kernen über die unteren Kleinhirnstiele. Aus den Vestibulariskernen ziehen die vestibulospinalen Bahnen zum Rückenmark, die vestibulomesencephalen Bahnen und der Fasciculus longitudinalis posterior zu den Augenmuskelkernen.

Es ist nicht schwer aus allen diesen Angaben zu ersehen, daß *das Kleinhirnsystem ein Reflexapparat* ist. Ihm fließen Erregungen von allen beweglichen Körperteilen zu. Aus ihm entspringen Bahnen zu den motorischen Kernen sämtlicher Bewegungsorgane. Doch ziehen die efferenten Kleinhirnbahnen nicht unmittelbar zu diesen motorischen Kernen, sondern zu Apparaten im Hirnstamm, dem System des roten Kerns und dem Vestibularapparat, von wo aus Bahnen entspringen, die unmittelbar die *gemeinsame motorische Endstrecke* beeinflussen. Verbindungen mit der Großhirnrinde, dem Thalamus via olivocerebellare Bahn, dem roten Kern, dem striären System gewährleisten die Regulierung der Kleinhirnfunktion durch die dem primären Kleinhirnreflexbogen übergeschalteten Apparate. Nach GOLDSTEIN besteht die hauptsächlichste Funktion des Kleinhirns in einer Unterstützung der den primären motorischen Zentren zufließenden Erregungen. Die *paläocerebellaren* Anteile (spinocerebellare, vestibulospinale Systeme — Wurmrinde — Bindearm resp. cerebello-vestibulare Bahn) regulieren die *primitive Gleichgewichtserhaltung*. Die *neocerebellaren* Anteile (fronto-ponto-cerebellare Bahn — Kleinhirnhemisphären über Nucleus dentatus und Nucleus ruber) stehen den *Einzelinnervationen* vor. SVEN INGVAR, dem wir die wohl jetzt am meisten anerkannte Klassifikation der Kleinhirnteile verdanken, betrachtet als *älteste* Apparate des Kleinhirns diejenigen, in welchen die *proprioceptiven* Bahnen ihr Ende finden. Und zwar enden die *vestibulären* in einer ventralen Etage — in Flocculus, Uvula, Nodulus und Lingula, die *spinocerebellaren* in einer zweiten Etage, die dem Lobus anterior, Lobus simplex, der Pyramis und der Nebenflocke entspricht. Die *cerebralen* Fasern schließlich endigen im Lobus medianus, welcher gewissermaßen eine *neocerebellare*, eine neue, dritte Etage darstellt. Im wesentlichen entspricht diese Einteilung der KAPPERS-schen. KAPPERS unterscheidet ebenfalls eine *Pars somatica* für die spinocerebellaren Systeme, eine *Pars statica* für die vestibulären Fasern, und eine *Pars postuma*, dessen Mittelstück Fasern aus der Olive und der Brücke, d. h. aus dem Thalamussystem und der Hirnrinde, aufnimmt. Es entspricht deshalb nicht den Tatsachen, wenn wir das Kleinhirn lediglich als einen mächtig entwickelten Teil des Vestibularapparates betrachten werden. Beim Menschen treten die Vestibularisbeziehungen des Kleinhirns hinter den cerebralen und spinalen ganz bedeutend zurück. GOLDSTEIN weist mit Recht darauf hin, daß bei Tieren mit kompliziert gebauten Extremitäten die von diesen ausgehenden Erregungen es sind, welche vor allen Dingen das Kleinhirn beeinflussen. Aus den anatomischen Verbindungen müssen wir schließlich mit BOLK folgern, daß der *Wurm* hauptsächlich der *allgemeinen Gleichgewichtserhaltung* dient, namentlich des Körpers und der Wurzeln der unteren Extremitäten. Die Hemisphären dagegen beeinflussen die Bewegung und die Stellungsänderung eines jeden Gliedes. Doch muß das gesamte Kleinhirn als ein einheitlich arbeitender Apparat betrachtet werden. Jeder Abschnitt desselben ist nicht ein selbständig arbeitender Mechanismus, der bloß mit den anderen Abschnitten zusammengeschweißt ist. Im Gegenteil, die Funktion eines Teiles determiniert die Tätigkeit aller anderen. Im Sinne GOLD-STEINs, dem man sich in dieser Beziehung nur anschließen muß, führt die Ausschaltung eines Teiles immer zur Veränderung der Gesamtleistung des Kleinhirns, welche verschieden ist, je nachdem, welcher Teil ausfällt.

Das Kleinhirn wie auch das Striatum beeinflussen die spinalen Vorderhornzellen, mit denen die gemeinsame Endstrecke beginnt, auf dem *Wege über den roten Kern*. Es ist deshalb von allergrößter Wichtigkeit, sich über die Bedeutung des roten Kerns im klaren zu sein. Wenn uns nun die epochemachenden Arbeiten von Magnus und de Kleijn, wie auch diejenigen von Rademaker über die *Funktion des roten Kerns* wichtige Aufschlüsse gegeben haben, so dürfen wir nicht vergessen, daß es sich um *Tierexperimente* handelt. Beim *Menschen* liegen die Dinge wesentlich anders. Wie bekannt, haben Magnus und de Kleijn bewiesen, daß bei Thalamus- und decerebrierten Tieren Rigidität auftritt und die Stellreflexe verloren gehen, wenn die Forelsche Kreuzung oder die roten Kerne zerstört sind. Ist die Forelsche Kreuzung und der rote Kern unversehrt, dann bleibt der Muskeltonus normal und die Stellreflexe unverändert. Nun haben Mussens Experimente andere Resultate ergeben nach Zerstörung sowohl des groß- als auch des kleinzelligen Anteils des roten Kerns. Es trat keine Enthirnungsstarre auf. Mussen experimentierte an Tieren, die nicht wie die Magnusschen Tiere decerebriert waren, sondern bei denen das übrige Zentralnervensystem nicht zerstört war. Im Cerebellum, ebenso wie in den roten Kernen, wie auch im Striatum sind entwicklungsgeschichtlich alte und neue Teile zu unterscheiden. Diese Entwicklung hängt von den veränderten Bedingungen der Außenwelt ab, die stets eine feinere Differenzierung der Bewegung erfordern. Die älteren Verbindungen entsprechen gröberen, einfacheren Bewegungen. Man nimmt an, daß das Paläocerebellum sich vor dem Paläostriatum entwickelt hat, das Neostriatum früher als das Neocerebellum und die jüngeren Anteile des roten Kerns. Nach Kappers ist eine weitere Entwicklung charakterisiert durch gleichzeitiges Auftreten der Hirnhemisphären, des kleinzelligen Anteils des roten Kerns und der Seitenteile des Kleinhirns.

Bemerkenswert sind weitere Ergebnisse von Experimenten von Mussen. Nach Zerstörung des hinteren Pols des roten Kerns auf einer oder auf beiden Seiten trat eine doppelseitige symmetrische Degeneration des rubrospinalen Traktus auf. Nach Zerstörung des vorderen Pols, d. i. des kleinzelligen Anteils des roten Kerns, degenerierte eine andere Bahn, die sich sofort kreuzte und lateral im Bereiche des rubrospinalen Feldes verlief, um in den unteren Cervicalsegmenten zu endigen. Mussen schreibt diesem *rubrocervicalen* Bündel eine von dem rubrospinalen verschiedene Provenienz zu.

Was die Funktion der einzelnen Teile des Kleinhirns anbetrifft, so muß man mit Jelgersma annehmen, daß dieselbe lediglich durch die Verbindung mit dem peripheren Endorgan bestimmt wird. Die einförmige histologische Struktur der verschiedenen Teile der Kleinhirnrinde, in welcher von einer architektonischen Gliederung, wie in der Großhirnrinde, nicht die Rede ist, spricht in diesem Sinne. Wie schon erwähnt, hat Bolk eine Gliederung nach Körperteilen in dem Sinne angenommen, daß im Vermis die Körpermuskulatur, in den Hemisphären die Extremitäten, namentlich die distalen Teile, vertreten sind. Nach Weisenburg sind im Oberwurm die Bewegungen des Schultergürtels, im Unterarm des Beckengürtels lokalisiert. Auch die Bewegungen der Augen und der Sprachwerkzeuge liegen mutmaßlich im Oberwurm. Die Bewegungen der oberen Extremitäten sind in der oberen Hälfte der Kleinhirnhemisphären, diejenigen der unteren in der unteren Hälfte derselben lokalisiert. Barany nimmt außerdem an, daß in dem Kleinhirn Bewegungsrichtungen lokalisiert sind nach außen, innen, oben und unten. An der lateralen Ecke der Hemisphären soll ein Zentrum für den Auswärtstonus des Armes gelegen sein, auf der unteren Fläche ein Zentrum für den Einwärtstonus medial für das Handgelenk, lateral für den Arm.

Am hinteren Ende der Hemisphäre im medialen Teil des Lobus semilunaris superior und inferior soll sich ein Zentrum für den Abwärtstonus finden.

GOLDSTEIN spricht sich gegen die BARANYsche Ansicht, die sonst vielen Anklang gefunden hat, aus sowohl auf Grund experimenteller Tatsachen als auch auf Grund der klinischen Fakta. Die Methode, mit der BARANY seine Untersuchungen angestellt hatte, die Abkühlung der Kleinhirnrinde mit Chloräthyl, ist nicht geeignet, isolierten Ausfall einer begrenzten Stelle hervorzurufen. Vielmehr wird dadurch ein großer Abschnitt der Kleinhirnrinde diffus abgekühlt. In der Tat erweist sich nach GOLDSTEINs Analyse der von BARANY mitgeteilten Tatsachen, daß das Abweichen nach Abkühlung, d. i. nach Außerfunktionsetzung bestimmter Rindenteile, *stets nach außen* vonstatten geht. Dieser Umstand spricht nach GOLDSTEIN nicht dafür, daß das Zentrum für die Einwärtsbewegung ausgeschaltet wurde und das Zentrum für die Auswärtsbewegung die Oberhand erhält. GOLDSTEIN macht vielmehr das Abweichen nach außen bei Läsion der entsprechenden Kleinhirnhälfte zum Ausgangspunkt seiner Theorie von der allgemeinen Funktion des Kleinhirns. Dasselbe soll nämlich die Bewegungen unterstützen, welche vom Großhirn angeregt werden und die hauptsächlich darauf gerichtet sind, den *primitiven Automatismen entgegenzuarbeiten, welche durch den Hirnstamm gelenkt werden.* Letztere haben die Tendenz zu einer *Streck- und Auswärtsbewegung.* So kommt es bei *Decerebrierung*, wenn der Schnitt caudal vom roten Kern geführt wird, zur sog. *Hirnstarre (decerbrate rigidity)*, die sich hauptsächlich durch kolossale Steigerung des Strecker- und Abductorentonus charakterisiert. Tatsächlich besteht in allen Fällen, wo die primitiven Automatismen auffallender auftreten, eine Streck- und Abductionstendenz. So ist es bei der Pyramidenläsion in den unteren Extremitäten. Die oberen Extremitäten befinden sich weniger unter dem Einfluß primitiver Mechanismen, da sie beim Menschen für komplizierte Bewegungen corticaler Provenienz differenziert sind. Bei cerebraler Kinderlähmung tritt jedoch auch in den oberen Extremitäten nicht selten eine Streck- und Abductionstendenz zutage. Auch beim Gähnen und Sichstrecken manifestiert sich die Funktion der primitiven Automatismen in demselben Sinne. GOLDSTEIN weist auch auf das Totstellen niederer Tiere hin, das sich auch hauptsächlich Streck- und Abductionsmechanismen bedient. Ich könnte dem hinzufügen, daß auch bei hysterischen und epileptischen Anfällen die Strecker und Abductoren meist prävalieren. POLIMANTI hat die Abduction und Extension mit der Inspiration in Zusammenhang gebracht, mit anderen Worten, mit Mechanismen von durchaus primitivem Gepräge. So geht auch beim Menschen die Inspiration leichter vonstatten bei Abduction und Extension der Extremitäten. Ich habe bei Kranken mit epidemischer Encephalitis nicht selten myoklonische Zuckungen in den Extremitäten auftreten gesehen, bei denen die Zuckungen in den Extremitäten isochron mit der Inspiration auftraten. Es tritt also auch hier dieser primitive Mechanismus in Erscheinung.

2. Theoretisches.

Man könnte aus diesem folgern, daß, wenn bei Läsion, sei es des Großhirns, sei es des Kleinhirns, primitive Tendenzen, wie Strecken und Abduction, hervortreten, diesen Organen eine Funktion zukommt, welche diesen Tendenzen entgegenwirkt, und zwar die Funktion der Adduction und des Beugens. In der

Tat scheint es, daß bei elektrischer Reizung der *Kleinhirnrinde meist Beugung und Adduction auftritt. Auch bei der Willkürbewegung spielen die Beuge- und Adductionsbewegungen eine größere Rolle.* Umgekehrt bei Bewegungen, die keine Differenzierung, sondern mehr Kraftleistung erfordern, die also mehr *automatisch* sind, spielen *Abduction und Streckung* eine größere Rolle, so beim Lastheben, Stoßen.

Nun folgert GOLDSTEIN, daß die Beuge- und Adductionsbewegungen, welche auf größere Präzision abgerichtet sind, die in bestimmtem Maße der automatischen Tendenz entgegenarbeiten, einer größeren Unterstützung bedürfen, welche durch die Funktion des Kleinhirns gewährleistet wird. Daher sieht er die Funktion des Kleinhirns in Mitinnervation der motorischen Apparate, denen cerebrale Direktiven zufließen. Durch die propriorezeptiven Erregungen, die in das Kleinhirn gelangen, wird das Maß dieser Mitinnervation reguliert. Sie ist desto stärker bei den Adductions- und Beugebewegungen, die gegen den Widerstand der Abduction und Extension zu wirken haben. Abweichen nach außen bei Kleinhirnläsion ist als Folge der befreiten automatischen Abductionstendenz zu betrachten. Ich kann zur Bestätigung der GOLDSTEINschen Anschauung noch auf einige Fälle von Kleinhirnläsion hinweisen, von denen einer von mir beschrieben worden ist, wo in der Tat die Streck- und Abductionstendenz in solchem Maße prävalierte, daß es unter Umständen unmöglich war, dieselbe durch passive Bewegungen zu überwinden. So traten bei einem Kleinhirnkranken in Rückenlage bei Augenschluß in den vorgestreckten Armen unfreiwillige Bewegungen auf im Sinne einer starken Streckung und Abduction. Passive Beugung in den Ellbogengelenken war dabei fast unmöglich.

ANDRÉ THOMAS hat angenommen, daß den Cerebellarsymptomen eine *Anisosthenie* zugrunde liegt. Die Kleinhirnläsion führt zur ungleichmäßigen Tonusverteilung, zum Tonusverlust in den einen und Tonuserhöhung in den anderen Muskeln. Deshalb tritt bei Verletzung z. B. der rechten Kleinhirnhälfte ein Abweichen nach rechts auf infolge Verlust des Tonus der Linkswender und Erhöhung des Tonus der Rechtswender. Es soll also eine Läsion der rechten Kleinhirnhälfte zur Tonisierung der Rechtswender führen. Diese Ansicht widerspricht der H. JACKSONschen Theorie vom Abbau der Funktion. Geht eine Funktion durch Kleinhirnläsion zugrunde, dann müssen wir alle positiven Erscheinungen, welche wir bei dem Kranken finden, als Ausdruck der Funktion der übriggebliebenen Teile des Nervensystems betrachten, als Funktion der Großhirnrinde und der anderen Anteile des Nervensystems und namentlich der automatischen Mechanismen im Hirnstamm. In dieser Beziehung entspricht die GOLDSTEINsche Auffassung durchaus der H. JACKSONschen Theorie. LUCIANI hat, wie bekannt, den Kern der Kleinhirnsymptome auf motorischem Gebiete gesehen, in der Atonie, Asthenie, Astasie der Muskeln, LEWANDOWSKY im Gegenteil auf sensorischem Gebiet im *Verlust der Tiefensensibilität.* MUNK hat diese beiden Ansichten vereint, indem er die Störung als *sensomotorisch* auffaßt in dem Sinne, daß die Motilitätsstörung auf neuromuskulärer Atonie und Asthenie beruht, die ihrerseits die Folge von Sensibilitätsstörung sind. Die spezifische Funktion des Kleinhirns nach MUNK ist die Gleichgewichtsregulierung. Von der BARANYschen Auffassung von der Richtungsfunktion des Kleinhirns war schon oben die Rede, wie auch von den Widersprüchen dagegen von seiten GOLDSTEINS.

GOLDSTEIN stützt seine Auffassung von der Kleinhirnfunktion durch seine allgemeine Auffassung des Wesens der Reaktionen auf äußere Reize. Jeder Reiz führt vor allen Dingen zur *Zuwendung des Organismus zum Reiz.* Dadurch wird der Reiz „*erfaßt*". Das nächste Glied ist die aufnehmende oder abstoßende Reaktion. Die *Reizerfassung* geschieht vom Gesamtorganismus heraus, nicht von dem Teile, an dem der Reiz angreift. So geschieht die Reizerfassung (apprehendere, apprendre) beim normalen Menschen hauptsächlich durch Bewegungen des Kopfes, der Augen, seltener der oberen Extremität, mitunter bei Ortsveränderung auch durch Beinbewegung. Ist nun durch *Kleinhirnerkrankung* ein *Glied* vom Gesamtorganismus *isoliert,* dann tritt in ihm diese „Erfassungs-" oder „Zuwendungstendenz" in größerem Maße auf. Bei Kleinhirnkranken äußert sich diese Erfassungstendenz darin, daß eine Abneigung des Körpers wie der einzelnen Glieder nach außen stattfindet. Auch hat GOLDSTEIN konstatieren können, daß bei Kleinhirnkranken Hautreize, die auf beiden Seiten gleichzeitig einwirken, auf der kranken Seite mehr nach außen verlagert werden. Auf diese Weise gewinnt das Kleinhirn die Bedeutung eines Organs, welches durch Unterstützung der cerebralen Impulse imstande ist, „die geordnete Einheit des Organismus im Ansturm der auf ihn einwirkenden Reize aufrechtzuhalten und so seine Zersprengung zu verhindern". Nach GOLDSTEIN ist also das Kleinhirn kein selbständig funktionierender Apparat, sondern es wird erst durch das Großhirn in Funktion gesetzt.

Nach MAGNUS und RADEMAKER stehen die Rückenmarkszentren unter einem „Streckzügel" in der Oblongata und einem Beugezügel im roten Kern. Gleichmäßige Tonusverteilung hängt von der normalen Funktion beider Apparate ab. Nun scheint also das normale Großhirn, wie auch das Kleinhirn im Sinne eines Beugezügels zu wirken. Fällt die Funktion des Kleinhirns aus, dann bekommt der Streckzügel Überhand. Der „Streckzügel" ist der Ausdruck der primitivsten Erfassungsreaktion, der „Beugezügel" entspricht einer „epikritischen" Auffassung der Umwelt.

Die von mir oben auseinandergelegten Ansichten von dem Wesen der Kleinhirnfunktion, die sich an GOLDSTEINs Theorie anlehnen, haben jedenfalls einen gewissen heuristischen Wert. Doch erschöpfen sie bei weitem nicht alle Symptome, welche bei Störungen des Kleinhirns auftreten. Zu mannigfaltig sind seine Verbindungen, zu kompliziert seine Phylo- und Ontogenese, welche durch die mannigfaltigsten Umwelteinflüsse determiniert sind, als daß die gesamte Funktion des Kleinhirns lediglich unter dem Gesichtspunkt einer Kooperation, einer Synergie mit dem Großhirn betrachtet werden darf. Das Kleinhirn hat in seiner Entwicklung die mannigfachsten Etappen durchgemacht, von denen sowohl anatomisch als auch funktionell ein gewisser Niederschlag übriggeblieben ist. Geht durch einen Prozeß ein Kleinhirnabschnitt zugrunde, so ist es zu vereinfacht, in der Funktion der übriggebliebenen Anteile eine eindeutige Tendenz herauszulesen.

Von klinischer Bedeutung erscheint uns in diesen theoretischen Auseinandersetzungen vor allen Dingen der Gesichtspunkt, daß bei einer Kleinhirnläsion die auftretenden pathologischen Reaktionen vom Standpunkte der Funktion der unversehrt gebliebenen nervösen Apparate abgeschätzt werden müssen. Ferner ist das Kleinhirn als Organ zu betrachten, welches keine selbständigen

Funktionen besitzt, sondern lediglich mit anderen motorischen Apparaten in der Hirnrinde, im Hirnstamm und Rückenmark zusammen synergistisch oder koordiniert funktioniert. Bei Ausfall des Kleinhirns oder seiner einzelnen Abschnitte müssen wir in Anlehnung an die schon oft von uns herangezogene Lehre von H. Jackson zweierlei Arten von Symptomen unterscheiden. Zu den negativen müssen wir die Unfähigkeit zählen, Muskelbewegungen auf koordinierte, synergistische Weise zu vollführen. Zu den positiven — im Sinne H. Jacksons — gehören alle diejenigen Symptome, wie Hypotonie, Dysmetrie, Adiadochokinesis und viele andere, die als Funktion der von dem Einfluß des Kleinhirns befreiten Apparate der unteren Etagen, aber auch als Funktion von Hirnterritorien betrachtet werden müssen, die sich alle durch die gemeinsame Endstrecke im peripheren motorischen Neuron auswirken. Da das Kleinhirn in großem Maße die Funktion des Großhirns, sowohl der Hirnrinde als auch der subcorticalen Apparate unterstützt, so sind die Syndrome, welche bei Kleinhirnläsion auftreten, durchaus für diese nicht ausschließlich charakteristisch. Dieselben Symptome können auftreten bei Erkrankung auch anderer Systeme, mit denen das Kleinhirn synergistisch arbeitet. Viele von den Symptomen, welche früher ausschließlich als Kleinhirnsymptome aufgefaßt wurden, müssen gegenwärtig auch auf Läsion anderer Hirnteile bezogen werden. Schließlich muß man immer im Auge behalten, daß eine Erkrankung des Kleinhirns keine Symptome zu machen braucht, wenn die mit ihm synergistisch und im selben Sinne arbeitenden Hirnteile genügende Kompensationsmöglichkeiten besitzen. Gerade in bezug auf Kleinhirnerkrankungen müssen diese klinisch negativen Fälle im Auge behalten werden, da sie nicht selten zu Fehldiagnosen führen könnnen.

3. Symptomatologie.

Die hauptsächlichsten Symptome des Kleinhirnsyndroms äußern sich auf verschiedenste Weise:

1. Von der *Kleinhirnataxie* war schon im Kapitel über die ataktische Bewegungsstörung die Rede. Es waren da auch die Besonderheiten der Kleinhirnataxie erwähnt. Einige Eigenschaften der Ataxie werden als Hypermetrie, Hypotonie, Asynergie bezeichnet, was einem pedantischen Klassifikationsbedürfnis entspricht, jedoch am Krankenbett tatsächlich schwer auseinanderzuhalten ist. Am ehesten könnten alle Symptome unter dem Gesichtspunkt einer Asynergie betrachtet werden, eines Ausfalls der Mitarbeit der nötigen Mitinnervationen cerebellarer Provenienz. Dies äußert sich durch Ataxie beim Stehen (Romberg), Gehen (Gang des Betrunkenen), durch *Rumpfataxie*, die für Kleinhirnläsion besonders typisch ist und die meist für *Erkrankung des Wurms* spricht. Auch die *Extremitäten* können ataktisch sein, wenn die Kleinhirnhemisphären miterkrankt sind. In diesen Fällen ist die Einseitigkeit der Ataxie besonders charakteristisch, was sich im Hacken-Knie-Versuch oder bei der Finger-Nasenspitze-Prüfung äußert. Ich habe Kranke mit Kleinhirnprozessen gehabt, deren erste Klagen darin bestanden, daß es ihnen auf der Straße schwer war, auszuweichen.

Die Ataxie ist, wie gesagt, nicht nur für Kleinhirn typisch. Abgesehen vom Vestibularis, Hintersträngen usw. führen auch Erkrankungen des Großhirns zur Ataxie und namentlich der Rindenteile, welche, wie die Stirn- oder Parietalgegend mit dem Kleinhirn korrespondiert. Das Frontalgebiet ist mit der kontralateralen Kleinhirnhemisphäre verbunden. Die Ataxie bei Frontalherden ist kontralateral, bei Kleinhirnherden homolateral.

2. Es sind spezielle Proben angegeben, die meisten von BABINSKI, welche die *Asynergie* besonders aufdecken. Bei einer jeden Bewegung müssen die verschiedensten Muskelgruppen innerviert werden. Diejenigen Synergien, die als „Schibolet" benutzt werden, zeichnen sich nur dadurch aus, daß ihre Störungen sehr demonstrativ sind. So kann der Kranke aus Rückenlage sich nicht aufrichten, ohne die Hände zu gebrauchen. Oft gehen in diesen Fällen die Beine in die Höhe, manchmal nur das eine auf der Seite der Läsion. Auch wenn das Aufrichten gelingt, geschieht es weitläufig: erst geht das Bein hoch. Soll der Kranke sich nach hinten beugen, dann tut er das, ohne die Beine im Knie zu beugen und ohne den Kopf nach hinten zu strecken. Es kommt infolgedessen der Schwerpunkt des Körpers weit hinter der Basis zu liegen, welche von den Füßen gebildet wird, und der Kranke fällt rücklings. Dasselbe Phänomen passiert auch beim Gehen. Die Beine werden vorwärtsgestellt. Doch der Ileopsoas, der zur gleichen Zeit sich anspannen muß, um den Körper nach vorn zu bringen, tut es nicht in genügendem Maße, der Körper bleibt zurück. Auch dies spricht meist für eine Wurmläsion. Soll der Kranke sich vom Stuhl erheben, dann gelingt ihm dies nicht, weil er die Beine im Knie nicht genügend beugt, dadurch die Füße zurückzieht und auf die Weise die Basis zurückverlegt. Beim Blick nach oben wirft er den Kopf nicht synergistisch zurück. Auch fehlt dabei das Stirnrunzeln. Auch an der oberen Extremität kann sich eine Asynergie entpuppen, wenn der Kranke z. B. einen festen Handdruck ausüben soll. Es fehlt dann die synergistische Extension des Handgelenks. Dadurch wird die Faust nicht so fest geschlossen, wie sie es könnte. Dies letzte Beispiel lenkt zu einer anderen Gruppe von Symptomen über, die darauf beruhen, daß das Spiel zwischen Agonisten und Antagonisten gestört ist.

3. Die *Adiadochokinese* ist die Unmöglichkeit, in geschickter und rascher Weise abwechselnd Bewegungen in entgegengesetztem Sinne zu vollführen, z. B. die Hand zu pronieren und zu supinieren oder die Finger zu beugen und zu strecken. Es werden die Antagonisten nicht genügend rasch entspannt und die Bewegungsfolge hapert. Die Prüfung kann auch auf die unteren Extremitäten ausgedehnt werden. Selbstverständlich ist weder die Asynergie, noch die Adiadochokinese nur für Kleinhirnkrankheit typisch. Auch beim striären Syndrom begegnen wir diesen Symptomen.

4. Zu den Defekten der antagonistischen Innervation können auch Symptome gerechnet werden, wie das *Fehlen des Rückstoßes*, wenn der Kranke unter Widerstand z. B. seinen Unterarm beugen soll. Wird beim Gesunden der Widerstand des Untersuchers plötzlich aufgehoben, dann tritt ein Rückschlag in Form einer kurzen Streckung des Vorderarms ein. Bei Kleinhirnkranken schlägt der Vorderarm mit aller Wucht auf die Brust. Soll der Kranke ein Glas ergreifen, dann spreizt er seine Finger ad maximum, wie es gar nicht für die Ausführung der Bewegung nötig ist. In diesen Defekten ist ein Moment enthalten, welches als Symptom aufgefaßt wird, das für Kleinhirnläsion besonders typisch ist, nämlich die *Hypotonie*.

5. Wie wir oben gesehen haben, hatte LUCIANI die *Atonie* als eine der kardinalsten Eigenschaften des kleinhirnkranken Tieres aufgefaßt. DUSSER DE

BARENNE hat in einer eingehenden Analyse alle Tatbestände und auf Grund eigener Experimente *das Dogma von der Kleinhirnatonie sehr angegriffen.* Andererseits haben gerade Kliniker, wie HOLMES, BING, der *Atonie* resp. der Hypotonie bei Kleinhirnkranken eine besondere Rolle zugemessen, und sie fast *in den Mittelpunkt des Kleinhirnsyndroms* gestellt. Zweifellos liegen die Sachen hier ungemein kompliziert. Oft findet man tatsächlich eine Hypotonie beim Kleinhirnkranken. Doch ist dabei gar nicht selten ein Tumor im Spiel, und daß bei einem Tumor, namentlich der hinteren Schädelgrube, die Hinterwurzeln nicht selten miterkranken ist eine Erfahrung, die auch ich im Laboratorium meiner Klinik habe bestätigen können. Andererseits finden wir Atonien auch bei Kleinhirnkranken ohne Tumor, so z. B. bei der FRIEDREICHschen Krankheit. Doch sind ja in diesen Fällen auch die Hinterstränge defekt. Die Erkrankung der letzteren ist aber immerhin für eine Atonie zur Verantwortung zu ziehen. Nun habe ich oft feststellen können, daß bei Kleinhirnkranken in Gliedern, die bei der Untersuchung durch passive Bewegungen Hypotonie aufweisen, unter gewissen Umständen eine kolossale Hypertonie auftritt, die buchstäblich unmöglich zu lösen ist. Manchmal habe ich diese Hypertonie bei Kleinhirnkranken gesehen, welche die Hände nach Augenschluß vorstrecken sollten. Es traten dann in denselben unfreiwillige und unbewußte Bewegungen auf unter starker Anspannung der Vorderarmstrecker. Diese Anspannung trotzte ebenfalls jedem Widerstand. Ich habe dem Augenschluß eine gewisse Bedeutung beigemessen im Mechanismus des Entstehens dieser automatischen Bewegung überhaupt und der Hypertonie im speziellen. Es scheint eine zentrifugale Bahn aus dem optischen Zentrum einen hemmenden Einfluß auf das Extensorenzentrum in der Oblongata, von dem oben die Rede war, auszuüben. Ist nun das Kleinhirnsystem intakt, dann führt Augenschluß zu keiner merklichen Veränderung des Tonus. Bei lädiertem Kleinhirn dagegen kann der Tonusreflexmechanismus im Hirnstamm entfesselt werden. In manchen Fällen entsteht dadurch nur eine Tonusreflexbereitschaft. Kommt dann noch der Ausfall anderer hemmender Bahnen hinzu, wie dies z. B. durch Augenschluß verwirklicht wird, dann erst treten die pathologischen tonischen Reflexe auf. Auch BABINSKI und KLEIST haben hypertonische Zustände bei Kleinhirnkranken auf Läsionen der frontocerebellaren Systeme bezogen. Und ich schließe mich dieser Ansicht vollauf an.

Ich habe ferner bei Kleinhirnkranken, bei denen die objektive Untersuchung *im Bette auffallende Hypotonie* konstatieren konnte, *beim Hinstellen auf den Boden eine überaus starke Hypertonie der Extensoren* feststellen können. Dieses paradoxe Phänomen habe ich besonders bei Friedreichkranken gesehen und demonstriert. Es entsteht eine ausgesprochene partielle Enthirnungsstarre in den unteren Extremitäten. Der Wegfall der cerebellaren Komponente führt zur Enthemmung der Extensionsmechanismen im verlängerten Mark, welche unter bestimmten Bedingungen bei Reiz der Fußsohle zu einem intensiven „*standing reflex*" führt. Am richtigsten scheint es mir, dieses interessante Phänomen, auf welches auch FOERSTER hingewiesen hat, auf

6. die *Stützreaktion* von MAGNUS zu beziehen, welche bei Kleinhirnkranken besonders gut ausgesprochen ist. Passive Dorsalflexion des Fußes und der Zehen führen zur Versteifung des Beines im Knie- und Hüftgelenk. Ebenso ruft eine heftige Dorsalflexion der Finger und der Hand zu einer Versteifung der oberen

Extremität im Schulter- und Ellbogengelenk. Die Extremitäten werden in unbewegliche Stützapparate verwandelt. Dieser *positiven Stützreaktion* steht eine *negative* entgegen, welche umgekehrt durch passive Flexion der Zehen und des Fußes, resp. der Finger und der Hand, in einer Umwandlung der Extremitäten in frei bewegliche Instrumente besteht. Der letztere Kunstgriff, der schon seit langem von BECHTEREW und seitdem von MARIE und FRIX beschrieben worden ist, tritt besonders deutlich in Fällen von pyramidaler Extensorenrigidität auf. Die positive Stützreaktion ist auch bei Cerebellarkranken sehr deutlich ausgeprägt. SCHWAB hat aus der FOERSTERschen Klinik sehr lehrreiche Fälle beschrieben. Auch ich habe solche demonstriert und durch MARKOW beschreiben lassen (s. S. 187). In einem Falle handelte es sich um doppelseitige Kleinhirncyste. Die Stützreaktion war deutlicher links ausgeprägt, obwohl sonst alle anderen Symptome auf die rechte Seite hinwiesen und die rechtsseitige Cyste von bedeutend größerem Umfang war. Auch die Stützreaktion ist kein spezifisches Symptom für Kleinhirnerkrankung. FOERSTER hat dieselbe auch bei *Stirnhirntumoren* gesehen, wie auch bei Temporalherden und bezieht dies auf die Ausschaltung der fronto- und temporocerebellaren Bahnen. Bemerkenswert ist, daß sie bei *Frontalherden herdgleichseitig* stärker ausgeprägt ist als kontralateral.

7. Vom Auftreten von *Tonusreflexen* bei Kleinhirnkranken war schon oben die Rede. Auch die Veränderungen im Extensorentonus, wie auch die unfreiwilligen Bewegungen der Extremitäten bei Kleinhirnkranken, wie sie GOLDSTEIN und RIESE, ZINGERLE (*Automatose*), HOFF und SCHILDER beschrieben, gehören hierher. GOLDSTEIN behauptet, daß diese Bewegungen auch bei Gesunden vorzufinden sind. Passive Bewegungen eines Fingers z. B. induzieren Tonusveränderungen in den verschiedensten Körperteilen. Die seltsamen Bewußtseinszustände, die GOLDSTEIN bei seinen Versuchspersonen beschreibt, ähneln nach manchen Verfassern dem hypnotischen Zustand. ZINGERLE meint, daß die Automatosen Reaktionen sind, die den Zweck haben, den Körper aus abnormen Lagen in Normalstellung zurück zu bringen. Die von mir bei Friedreichkranken beobachteten und beschriebenen automatischen Bewegungen haben mit den MAGNUSschen *Stellreflexen* überaus viel Gemeinsames. Ich habe für das Auftreten derselben beim Menschen der Läsion des frontocerebellaren Systems eine besondere Rolle eingeräumt. FOERSTER dagegen nimmt an, daß durch Stirnhirnprozesse die Stützreaktion vermittelnden Reflexzentren enthemmt werden, jedoch nicht die der tonischen Reflexe.

8. Wir wenden uns nun den Reaktionen zu, welche als *Abweichreaktionen* bei Kleinhirnkranken beschrieben werden, die mit den Tonusänderungen einen inneren Zusammenhang zu haben scheinen und die für GOLDSTEIN der Ausgangspunkt waren für seine Theorie von der Kleinhirnfunktion. Wie bekannt, hat BARANY die sehr wichtige Untersuchung der Kleinhirnkranken mit Hilfe des sog. *Zeigeversuchs* ausgearbeitet. Während ein normaler Mensch den zuerst bei offenen Augen berührten Zeigefinger des Untersuchers dann bei geschlossenen Augen mit seinem Finger prompt wiederfindet, findet bei Kleinhirnkranken ein Vorbeizeigen statt, und zwar auf der Seite des erkrankten Kleinhirns. Es ist dabei gleichgültig, ob die Hand mit der Vola nach unten oder oben schaut. Es handelt sich deshalb nach BARANY nicht um Innervationsstörung bestimmter Muskeln, sondern um gewisse *Richtungsbeeinträchtigung*. Deshalb kam BARANY

zu dem Schluß, daß im Kleinhirn Zentren für die Bewegungsrichtung nach rechts, links, oben und unten existieren.

Bei normalen Personen kann ein Vorbeizeigen durch Labyrinthreizung hervorgerufen werden, sei es durch Drehung oder galvanischen Strom oder Kalt- oder Warmspülung. Es wird dann nach der Seite vorbeigezeigt, auf der die Labyrinthreizung stattgefunden hat. Bei Cerebellarkranken findet nun das Vorbeizeigen spontan und fast immer nach außen statt; in seltensten Fällen, nach GOLDSTEIN in reinen Kleinhirnfällen nie, nach innen. In allen Gelenken besteht dabei eine Abweichungstendenz nach derselben Richtung. Oft ist sie gleichzeitig nach außen und unten, seltener nach außen und oben. Die Halsreflexe haben auf die Intensität der Ablenkung bei Kleinhirnkranken einen gewissen Einfluß. Darüber war schon bei den Tonusreflexen abgehandelt.

Nun kann anstatt des Zeigeversuchs die Abweichungstendenz der Kleinhirnkranken mittels des Abweichungsversuchs geprüft werden. Läßt man die Patienten die Arme horizontal nach vorn halten, so weicht der herdgleichseitige Arm allmählich nach außen ab, besser erst bei geschlossenen Augen. GOLDSTEIN findet dieses Abweichen in der gesamten Körperhälfte, was sich im Herabsinken der Schulter und Verbiegung der Wirbelsäule mit der Konkavität nach der Herdseite offenbart, wie auch in Neigung des Kopfes zur herdgleichen Seite und zum Abweichen der herausgestreckten Zunge. GOLDSTEIN hat gefunden, daß bei Fixation des Oberarms der Arm im Ellbogengelenk abweicht, bei Fixation des Unterarms die Hand, bei Fixation der Hand die Finger. Sitzt der Kranke frei, dann senken sich Rumpf und Kopf. Ist der Rumpf fixiert, dann weicht der Kopf ab. Die Abweichbewegung ist leicht gleitend, wenn auch zwischen einzelnen Bewegungsteilen kurze Unterbrechungen zu konstatieren sind. Der Kranke merkt von den Bewegungen nichts und ist immer erstaunt, den Arm nicht da zu finden, wo er ihn zu haben glaubte.

HOFF und SCHILDER haben auch bei normalen Personen diese *Abweichtendenz* festgestellt, und zwar in Form einer *Divergenzbewegung*. Die Bewegung mißt meist nur wenige Zentimeter und tritt nur dann auf, wenn die ausgestreckten Arme einander parallel stehen. Bilden sie einen Winkel von etwa 45—60° nach auswärts, dann tritt das Auseinandergehen der Arme nicht auf, sondern manchmal auch eine Konvergenz. FISCHER und WODAK haben dasselbe Phänomen als spontane symmetrische Abweichreaktionen überschrieben. HOFF und SCHILDER betrachten nun die bei Kleinhirnkranken auftretende Abweichung des herdgleichseitigen Armes als Ausdruck einer Enthemmung dieser auch dem Gesunden eigentümlichen Tendenz. In einem Fall von Kleinhirnatrophie, der klinisch als FRIEDREICHsche Krankheit imponierte, bestand beim Heben der Arme über die Horizontalebene ein Abweichen nach außen, beim Senken unter die Horinzontalebene ein Abweichen nach innen. Dieselben Verhältnisse waren auch bei dem Zeigeversuch zu konstatieren.

Bemerkenswert ist der Fall von FISCHER und PÖTZL, wo bei einem angiomatösen Tumor der rechten Kleinhirnhemisphäre eine Abweichreaktion der Arme nach rechts mit Linksneigung und Linksdrehung von Kopf und Rumpf bestand. Nach paramedianer Resektion der rechten Kleinhirnhemisphäre lateral vom Nucleus dentatus kam es zu spontaner Abweichreaktion der Arme nach links, während die übrigen Symptome verschwanden. Abkühlung der Haut über der Seite der erhaltenen Kleinhirnhemisphäre führte zur Abweichreaktion der Arme nach rechts. Erwärmung derselben Stelle mit der Solluxlampe verstärkte die spontane Abweichreaktion nach links. Bei Doppelspülungen der Ohren in Mittellage des Kopfes trat ein Nystagmus auf entsprechend der überschüssigen Erregung des rechten Labyrinths. Die bestehenden Asymmetrien der Tonusverteilung beruhen, nach FISCHER und PÖTZL, auf einer neuen Nullstellung der Gleichgewichtslage, welche von einem asymmetrischen Einfluß des Kleinhirns auf die beiden roten Kerne abhängt.

Daß die Abweichreaktionen wie auch das Vorbeizeigen wesentlich von den Halsreflexen beeinflußt werden, ist selbstverständlich.

Bedeutend häufiger als in den Extremitäten ist die Abweichungstendenz beim Kleinhirnkranken im Gehen zu beobachten. Bei Erkrankung des Wurmes zieht es ihn meist nach hinten, bei Erkrankung der Hemisphären nach der homolateralen Seite.

9. Die *Abweichreaktion* offenbart sich nicht nur in der fehlerhaften Bewegungsrichtung, sondern manchmal auch darin, daß der Kranke ihn treffende *Reize*, nicht nur taktile, sondern auch Distanzreize, *in der Richtung*, nach der das Abweichen vonstatten geht, *verlagert, also meist nach außen*. Es handelt sich dabei um eine *Veränderung des Körperschemas.* Der äußere Rand des Körpers erscheint lateral verlagert und dementsprechend erscheinen auch alle Punkte mehr nach auswärts verschoben. Ich habe bei meinen Kleinhirnkranken diese von GOLDSTEIN beschriebene Eigenschaft nie gefunden.

10. Das *Hyperflexionsphänomen* (WEISMANN) besteht darin, daß bei dem Versuch, die Ferse auf das Knie zu legen, der Kranke mit der Ferse meist gegen die Hüfte zu abweicht, so daß er über das Ziel hinausschießt. SCHILDER hat gezeigt, daß dies nicht nur ein Über-das-Ziel-Hinausschießen ist, sondern daß die Ferse der Hüfte zu abweicht auch in den Fällen, wo das Knie aus der extremen Bougestellung des Beins heraus erreicht werden soll, oder wenn die Ferse sich an einem Punkt vertikal über dem Knie befindet.

11. Das *cerebellare Imitationsphänomen von Schilder* besteht darin, daß der Kranke bei geschlossenen Augen beim Versuch, die Lage des leicht im Knie- und Hüftgelenk gebeugten Beines mit dem kranken zu imitieren, dasselbe immer stärker flektiert. Dabei scheint es dem Kranken, daß beide Beine sich gleich hoch befinden. Dieselbe übermäßige Beugung nimmt das kranke Bein an, wenn es die Stellung des gesunden nachmachen soll aus einer extremen Beugestellung.

12. Eine weitere Reaktion bei Kleinhirnkranken ist wohl lediglich als Verstärkung normaler Tendenzen bei gesunden Personen zu betrachten, die darauf hinauslaufen, den Extremitäten die „*bequemste Stellung*“, die Normalstellung, wiederzugeben. Es handelt sich um die *Pronationstendenz.* Bei Vorstrecken der Hände mit der Handfläche nach oben resp. nach unten wird die Hand bei geschlossenen Augen stärker proniert eingestellt. In manchen Fällen geht die herdgleichseitige Hand allmählich in maximale Pronationsstellung über mit dem Daumen nach unten. Dieses von GIERLICH bei Pyramidenerkrankungen beschriebene und von MARKOW in meiner Klinik nachgeprüfte Phänomen hat auch seine phylogenetischen Wurzeln. Die Supination ist Neuerwerb. Sowohl bei Fischen als auch Reptilien und bei anderen Tieren ist ja die übliche Stellung die Pronationsstellung. MARKOW hat nachgewiesen, daß auch bei Säuglingen

die normale Pose die Pronationsstellung ist. Da nun das Kleinhirn das Großhirn in der Ausübung der Supinationsbewegungen unterstützt und gewissermaßen der natürlichen Pronationstendenz widerstrebt, ist es verständlich, daß bei Ausfall seiner Funktion die Pronationstendenz auffallender wird. Am Material meiner Klinik habe ich diese Pronationstendenz doch nicht allzu oft bei Kleinhirnkranken gesehen. Diesem Symptom ist wohl das von ANDRÉ THOMAS und JUMENTIÉ beschriebene verwandt. Es besteht darin, daß der Kranke die in Supinationsstellung vorgestreckten Hände umdrehen soll. Dann tritt an der kranken Hand die Pronationsstellung stärker auf, so daß der Daumen der kranken Seite sich mehr nach unten befindet. ROSSI hat in weitem Sinne von primitiven Haltungsasymmetrien bei Kleinhirnkranken gesprochen, was eine Reihe der oben angeführten Symptome vereint.

13. Unter *Grundversuch* verstehen HOFF und SCHILDER folgendes Phänomen: Läßt man die Versuchsperson bei geschlossenen Augen die Hände grade vorstrecken, ohne dieselben zu spannen, dann tritt bei aktiver oder passiver Drehung des Kopfes nach rechts ein Abweichen beider Arme in der Richtung des Kinns auf. Dabei steigt der rechte, sinkt der linke leicht ab. Auch der Rumpf dreht sich in gleichem Sinne. Die Abweichung bleibt so lange bestehen, als die Kopfwendung innegehalten wird. Dasselbe geschieht natürlich auch bei Kopfwendung nach links, nur in entgegengesetztem Sinne. Es handelt sich zweifellos um Tonusreflexe. Bei *Kleinhirnkranken* treten diese Tendenzen *nicht* immer hervor. So habe ich Kleinhirnkranke gesehen, bei denen die Hand der herdgleichen Seite immer nach außen ging unabhängig davon, nach welcher Seite der Kopf gedreht wurde. Auch scheint beim Ausstrecken der Arme die herdgleichseitige Hand nicht nur zu divergieren, sondern auch nach oben zu steigen. Nach längerer Zeit dagegen besteht in der kranken Hand die Tendenz, nach unten abzusinken.

14. Unter *Lagebeharrungsversuch* haben HOFF und SCHILDER folgende Phänomene bei Gesunden beschrieben. Die Versuchsperson streckt beide Arme nach vorn. Dann wird der eine Arm aktiv oder passiv nach oben um 60° gehoben und in dieser Lage etwa 30 Sekunden belassen. Soll darauf die Versuchsperson die Arme in gleiche Höhe stellen, dann bringt sie den früher erhobenen Arm in eine höhere Stellung. War ursprünglich der Arm niedriger gestellt gewesen, dann vollführt der Kranke den Auftrag, die Arme gleich hoch zu halten, ebenfalls fehlerhaft mit dem Unterschied, daß nun der früher gesenkte Arm ebenfalls niedriger gestellt wird. Wir haben diese Phänomene bei Kleinhirnkranken immer wieder nachgeprüft und können nur sagen, daß wir sie ungefähr in demselben Prozentsatz wie bei Gesunden konstatieren konnten.

15. LOTMAR hat gezeigt, daß Kleinhirnkranke auf der erkrankten Seite *Gewichte unterschätzen.* Das wird auf die Weise geprüft, daß bei rechtwinklig gebeugtem und supiniertem Vorderarm in die Hohlhand beiderseits verschiedene oder gleiche Gewichte vorsichtig gelegt werden. Der Patient muß dann vorsichtig die Hand heben, um die Gewichte abzuschätzen. Eine relative Methode der Gewichtsschätzung besteht darin, daß der Kranke einzeln mit jeder Hand den Zuwachs an einem gegebenen Gewicht feststellen muß. In einer aus meiner Klinik erschienenen Arbeit von EINHORN ist der Untersuchung der Gewichtsschätzung besondere Aufmerksamkeit geschenkt worden. EINHORN konnte sich auch davon überzeugen, daß der Schwellenwert bei Kleinhirnkranken bedeutend steigt.

Immerhin darf die Schwierigkeit im Abschätzen von Gewichten nicht als Resultat des Verlustes einer oder mehrerer Elementarfunktionen betrachtet werden. Vielmehr müssen wir darin neu aufgetretene Funktionen erblicken, einen Funktionswandel im Sinne der obenerwähnten Anschauungen von WEIZSAECKER. Wir möchten bei dieser Gelegenheit darauf hinweisen, daß derartige Fehlschätzungen nicht nur bei Kleinhirnkranken, sondern auch bei rein motorischen Erkrankungen, wie Poliomyelitis, Dystrophien u. a. m. beschrieben worden sind.

16. *Kataleptische Zustände* werden bei Kleinhirnkranken verhältnismäßig selten beobachtet, jedenfalls seltener, als nach der Beschreibung von BABINSKI anzunehmen ist. Am besten geht die Prüfung in Rückenlage des Patienten vonstatten. Man beugt das Bein in Knie und Hüfte unter geradem Winkel. Der Kranke ist imstande, das Bein sehr lange, solange als beliebig, zu halten. Es ist dazu notwendig, daß der Kranke von seinen Gliedern abgelenkt wird, am besten läßt man ihn die Augen schließen. Die Beine muß er nicht willkürlich anspannen. Bei den unwillkürlichen Innervationen, die auf sympathischer, sarkoplasmatischer Funktion beruhen, tritt kein Ermüdungsgefühl auf. Der Tonus wird in diesen Fällen nicht durch Verbrauch von Kohlehydrate, sondern von Eiweißstoffen unterhalten. Auch soll dabei keine Wärme entwickelt werden. Bei willkürlicher Innervation ermüdet dagegen der Kleinhirnkranke recht rasch.

17. Das *cerebellare Zittern* ist recht häufig bei Kleinhirnkranken zu konstatieren. Es trägt *statischen* oder *kinetischen* Charakter. Im ersten Fall tritt es in Ruhelage des Kranken auf, wenn der Kranke seine Hand oder Finger nicht bewegt. Der kinetische Tremor dagegen trägt den Charakter eines *Intentionstremors*. Er tritt nur dann auf, wenn der Kranke eine Bewegung vollführt. Er unterliegt einer Beeinflussung durch emotionelle Momente. Oft wird der Tremor, der in diesen Fällen meist grobschlägig ist, stärker, je mehr die Hand sich dem Ziele nähert. Auch hier sei betont, daß es nicht nur Kleinhirnprozesse sind, die zu einem Tremor auch von intentionellem Charakter führen.

18. Auch der *Nystagmus* wird nicht von allen als Kleinhirnsymptom aufgefaßt. HOLMES ist der Meinung, daß er rein cerebellaren Ursprungs sein kann. In akuten Fällen, in Anfangsstadien, ist er häufiger. Er wird deutlicher beim Blick zur Seite des Herdes. Wenn er auch in vielen Fällen ausgedehnter Kleinhirnerkrankung fehlt, so muß doch sein Auftreten, namentlich als spontaner Nystagmus und wenn er recht deutlich ist und beim Blick nach einer Richtung besonders sich verstärkt, immer eine Kleinhirnerkrankung zu vermuten Anlaß geben.

19. Die *Sprache des Kleinhirnkranken* ist oft gestört. Es unterliegt keinem Zweifel, daß nicht nur die Körper- und Extremitätenmuskulatur, sondern auch die gesamte Muskulatur, die von den Hirnnerven versorgt wird, ebenfalls mit dem Kleinhirn in engstem Zusammenhang steht. Jede willkürliche Innervation von der Hirnrinde aus wird durch Kleinhirnimpulse unterstützt. Sind die letzteren mangelhaft, dann treten bei der Funktion der Sprachmuskulatur diselben Störungen auf, wie wir sie auf dem Gebiete der Körper- und Extremitätenmuskulatur gesehen haben. Hierher gehören ataktische, adiadochokinetische, asynergistische u. dgl. Erscheinungen, welche der Sprache des Kleinhirnkranken oft ein eigentümliches Gepräge verleihen. Sie wird *monoton, sakkadiert, skandiert, explosiv, verlangsamt*. Bei der laryngoskopischen Untersuchung gelingt es manchmal, ein Zittern der Stimmbänder festzustellen.

20. Auch die *Schrift Kleinhirnkranker* ist oft gestört. Infolge der Koordinationsdefekte oder des Fehlens des feinen Maßes der Bewegung oder des Zitterns gelingt es dem Kranken oft nicht, einen fehlerlosen Punkt zu machen oder einen geraden Strich zwischen zwei Linien zu ziehen, ohne sie zu überschreiten u. dgl.

21. Schilder und noch vor ihm Söderbergh haben bei Kleinhirnkranken eine Bewegungsstörung beschrieben, die oft vorkommt und die darin besteht, daß kurz vor Erreichen des Zieles die Bewegung gehemmt, das Bewegungstempo verlangsamt wird, ja manchmal die Bewegung aufhört, um erst dann von neuem einzusetzen, um das Ziel zu erreichen. Besonders deutlich ist das beim Finger-Nasenversuch. Soll der Finger an die Nase gebracht werden, dann bleibt er kurz vor der Nase stehen oder verlangsamt seine Bewegung (*Bradyteleokinesie*). Das Symptom tritt auch auf, wenn *Intentionstremor* besteht.

22. Es muß noch auf die *Herabsetzung der groben Kraft* bei Kleinhirnkranken hingewiesen werden, die manchmal als Hemiparese imponiert und lediglich Ausdruck einer Hypotonie ist. Von der Herabsetzung resp. dem Fehlen der Sehnenreflexe bei Kleinhirnkranken war schon früher die Rede. Es will mir scheinen, daß dies meist der Ausdruck eines raumbeschränkenden Prozesses in der hinteren Schädelgrube ist, der zu Drucksteigerungen auch im Wirbelkanal führt und Funktionsstörung, oft auch materielle Veränderungen in den Hinterwurzeln verursacht.

23. Es werden mitunter auch *Krämpfe* bei Kleinhirnkranken beschrieben, meist von tonischem Charakter. Doch kommen sie meist nur in Fällen von Geschwülsten vor, wo die Frage schwer zu entscheiden ist, ob sie nicht auf Nebenwirkung oder auf Hydrocephalus beruhen.

24. Von dem *Schwindel* beim Kleinhirnsyndrom war schon die Rede. Hier sei nur nochmals darauf hingewiesen, daß das von Stewart und Holmes beschriebene Phänomen (Scheindrehung der Außenwelt von der kranken Seite zur gesunden, Scheindrehung des Kranken von der kranken Seite zur gesunden bei intracerebellaren und von der gesunden zur kranken bei extracerebellaren Prozessen) bei weitem nicht immer sich bewahrheitet. Wesentlich ist in dem Kleinhirnsyndrom jedoch der Schwindel für alle Fälle. Er wird selten vermißt, wenn er auch nicht immer konstant ist, sondern manchmal nur anfallsweise auftritt. Manchmal erinnern diese Anfälle an Menièresche Anfälle. Sie gehen dann mit Ohrensausen und Erbrechen einher und enden mit Bewußtseinsverlust.

4. Diagnostisches.

Was die ätiologische Diagnose anbetrifft, so handelt es sich in einer großen Zahl von Fällen um *Geschwülste*. Bei diesen ist außer den typischen Kleinhirnsymptomen noch meist das *Hirndrucksyndrom* vorhanden mit Stauungspapille, Liquorveränderungen, Kopfschmerzen, Erbrechen. Dann werden dabei meist auch die naheliegenden nervösen Apparate mitgenommen und unter ihnen am ehesten der Trigeminuskern in der Brücke. Eins der frühesten Symptome ist das Fehlen des Cornealreflexes, besonders dem Herde homolateral. Oft wird diese Areflexia corneae erst entdeckt bei bestimmter *Lagerung des Kranken* (Oppenheim). Gewöhnlich ist bei Seitenlage die Hyporeflexie der Cornea deutlicher ausgeprägt, wenn der Tumor dabei oben zu liegen kommt. Dieser Umstand, daß manche Symptome von der Lagerung des Kranken abhängen, ist für die Tumordiagnose von besonderer Bedeutung, namentlich für intracerebellare Cysten, die mit Flüssigkeit gefüllt sind. In solchen Fällen bereitet namentlich die Veränderung der Lage dem Kranken kolossale Qual. Von anderen Nachbarsymptomen seien genannt Erscheinungen von seiten des N. facialis, wie auch des Gehörnerven, die bei manchen Kleinhirngeschwülsten mit der Zeit in Mitleidenschaft gezogen werden können. Andererseits beginnt das klinische Bild mit Acusticus- und Facialissymptomen in den Fällen, wo die Geschwulst, wie nicht selten, nicht vom Kleinhirn, sondern vom Acusticus ihren Ausgang nimmt. Dann sind die ersten Symptome des *Neurinoms des Acusticus*, der *Kleinhirnbrücken*

winkelgeschwulst, subjektive und dann auch objektive Störungen von seiten des Cochlearis und Vestibularis, dem sich bald Erscheinungen von seiten des Facialis hinzugesellen. Die Symptome von seiten des Facialis bei Acusticustumoren im Kleinhirnbrückenwinkel haben manchmal ganz typische Besonderheiten, die sich durch *Kombination von Spasmus und Lähmung* charakterisieren. Oft kommt hier auch eine Dissoziation in der Funktion des

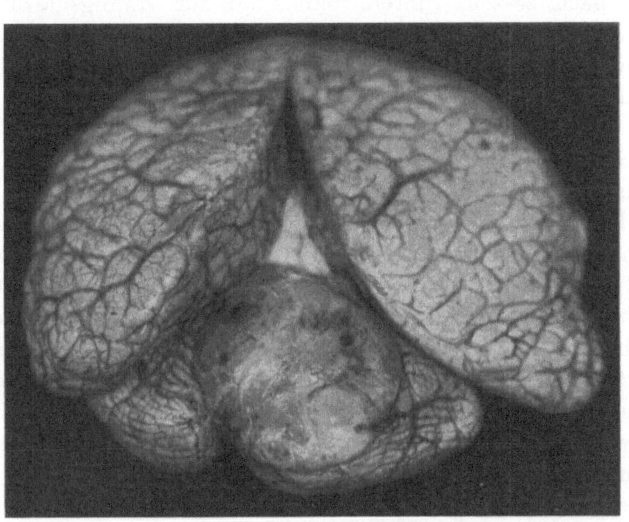

Abb. 148. Großer Tumor des Kleinhirns.
Universitätsnervenklinik Minsk.

Facialis vor, indem *bei der willkürlichen Innervation die Facialismuskulatur schwächer anspricht als bei der mimischen oder affektiven* (Abb. auf S. 56). Das Bild wird noch verwischter, wenn sich Erscheinungen vom anderen Gesichtsnerven hinzugesellen, was nicht so selten vorkommt, da die Geschwulst den Facialis der entgegengesetzten Seite an den Knochen drücken kann. Bei der Kleinhirnbrückenwinkelgeschwulst treten die Erscheinungen folglich in umgekehrter Reihenfolge auf als bei dem Kleinhirntumor. Die eigentlichen Kleinhirnsymptome kommen erst in einem späteren Krankheitsstadium. Erscheinungen von seiten der Augenmuskelnerven sind nicht häufig, am häufigsten schon von seiten des Abducens. Treten Oculomotoriussymptome auf, dann handelt es sich meist um eine Geschwulst in der Nähe des Vierhügels. In diesen Fällen kann auch die sog. *Magendiesche Schiefstellung* vorkommen: Abweichen des einen Auges nach oben, des anderen nach unten. Drückt der Tumor auf die Medulla oblongata, dann können neben Erscheinungen von seiten der Hirnnerven leichte spastische Paresen mit asymmetrischen Reflexen, pathologischen Reflexen, Fehlen der Bauchreflexe und ähnliche Symptome auftreten.

Wesentlich ist die *Lokalisation des Kopfschmerzes,* der sich oft nicht auf den Hinterkopf beschränkt, sondern auch auf Nacken und sogar auf den Rücken übergeht. Heftige Schmerzen in der Stirn haben schon manchmal bei sichergestellter Kleinhirndiagnose dieselbe ins Schwanken gebracht. Größeren Wert hat die unmittelbare Perkussion des Hinterhauptsknochens. Schließlich sei noch auf die Bedeutung der Kopfhaltung für die Diagnose hingewiesen. So hat STENVERS behauptet, daß Tumoren, welche zu einem Verschluß des Aquaeductus Sylvii Anlaß geben können, zu einer Zwangshaltung des Kopfes nach rückwärts führen können. Diejenigen Tumoren der hinteren Schädelgrube, welche die Verbindung zwischen dem vierten Ventrikel und der Kleinhirnzisterne unter Schach setzen, führen manchmal zur Zwangshaltung des Kopfes vornüber. Von noch größerer Wichtigkeit ist die Haltung des Kopfes im Bette. Dann ist meist der Kranke bestrebt, daß der Tumor unten zu liegen kommt, da dadurch der Druck desselben auf die nervösen Apparate am kleinsten ist.

Häufiger, als wohl angenommen wird, sind die „serösen" *Kleinhirncysten.* Sie geben meist dieselbe Symptomatologie wie die Hirngeschwülste. Vielleicht ist differentialdiagnostisch zu verwerten, daß die Druckerscheinungen von seiten der Hirnnerven weniger ausgesprochen sind, trotzdem daß Stauungspapille und allgemeine Drucksymptome wie auch Kleinhirnsymptome außerordentlich auffallend sind. Ich möchte dann noch auf die häufige Doppelseitigkeit der Cysten hinweisen, die sich im klinischen Bild dadurch offenbart, daß Symptome an beiden Körperhälften auftreten. Schließlich scheint von Wichtigkeit, daß gerade der Lagewechsel bei Kleinhirncysten besonders schwer fällt. WERSILOFF hat es versucht, die Kleinhirncysten, die als embryologische Mißbildung aufgefaßt werden müssen, symptomatologisch zu erfassen. Die ersten Symptome treten meist zwischen 20 und 30 Jahren auf. WERSILOFF hat aus der Literatur 3 Fälle von 10 Jahren, 7 zwischen 10 und 20, 9 zwischen 20 und 30, je 4 Fälle zwischen 30 und 40 und zwischen 40 und 50 Jahren gefunden. In dem Falle von KANTOR aus meiner Klinik war die Kranke 16 Jahre alt. In allen Fällen bestanden Kopfschmerz, Kopfschwindel, Erbrechen, Pulsverlangsamung, Stauungspapille, Kleinhirnsymptome, Paresen von Hirnnerven nur gegen Ende der Erkrankung (VI, VII, VIII oder XII), Nystagmus, unbedeutende Hemiparese. Der Verlauf ist recht stürmisch, währt von 3 Monaten bis zu 2 Jahren. Von Tumoren unterscheiden sie sich durch Schwankungen, Remissionen im klinischen Bild. Doch ist das nicht die Regel. Ich würde hauptsächlich das Fehlen resp. das späte Auftreten von Hirnnervenaffektionen trotz intensiver Kleinhirnsymptome verwerten. Den serösen Kleinhirncysten liegt ein Prozeß zugrunde, der mit der Syringomyelie vielleicht identisch ist. Die Wandungen der Cysten sind mit Ependymzellen ausgelegt, man findet auch in den Ventrikeln Hyperplasien der Ependyme, oft auch glimatöse Neubildungen. Es handelt sich folglich um Entwicklungsstörungen, die der Gliose verwandt sind.

In manchen Fällen entsteht das typische Bild eines Kleinhirn- resp. Kleinhirnbrückenwinkeltumors bei Meningitis serosa circumscripta. Aus unbekannten Gründen, oft im Anschluß an eine Infektionskrankheit, an ein Trauma, entwickeln sich in der hinteren Schädelgrube im Bereiche der Cisterna cerebellomedullaris oder der Cisterna acusticofacialis arachnoidale Verwachsungen. Dadurch entstehen lokale cystenähnliche Ansammlungen wäßriger Flüssigkeit. Schon in der

Norm befinden sich an diesen Stellen einige Kubikzentimeter Flüssigkeit. Manchmal erreichen dann die Meningealcysten eine recht ansehnliche Größe und üben auf die benachbarten Teile des Kleinhirnes, der Oblongata, des Facialis und Acusticus beträchtlichen Druck aus. Es besteht dann eine Indikation zur Operation wie beim Tumor. Leider ist oft die Cyste nur ein Symptom eines sich in der Tiefe befindlichen Tumors. Und oft hat man das schon erlebt, wie der Triumph, eine Cyste in der hinteren Schädelgrube gefunden und entfernt zu haben, sich wieder durch die Enttäuschung ablöst, daß die Causa peccans, die Geschwulst, an Ort und Stelle geblieben ist und ihr böses Werk weiter treibt.

Ich habe in einer Arbeit über diagnostische Irrtümer darauf hingewiesen, daß die Cysten in der hinteren Schädelgrube manchmal auf fatale Weise den Nervenarzt und den Chirurgen auf die falsche Fährte führen können. Ich habe da kurz die Krankengeschichte einer jungen Ärztin beschrieben, die sich an mich in den Anfangsstadien ihrer Krankheit gewandt hatte mit Klagen über Kopfschmerzen und epileptische Anfälle, denen Geruchshalluzinationen vorausgingen. Auf Grund herabgesetzten Geruchssinnes in der linken Nasenhälfte, zweifelhafter Parese des unteren Facialis rechts, Klopfschmerzhaftigkeit in der linken Stirnhälfte stellte ich die Diagnose auf Tumor des linken Stirnlappens, obwohl damals noch keine Augenhintergrundveränderungen bestanden. Quecksilberkur ohne Erfolg. Die Kopfschmerzen wurden stärker, es traten Erbrechen und Übelkeit auf. Im Anschluß an einen Anfall im Laufe einer Stunde Aphasie und Alexie. Es trat Ohrensausen rechts auf, beim Blick nach oben manchmal Diplopie. Die Tiefensensibilität am 4. Finger der rechten Hand herabgesetzt. Die Operation wurde immer mehr aufgeschoben. Der Visus wurde schlechter. Endlich entschloß man sich, nach Berlin zu fahren, wo sechs Monate nach Beginn der Krankheit und vier Monate nach meiner ersten Untersuchung auf OPPENHEIMS Veranlassung (25. Okt. 1913) in der hinteren Schädelgrube operiert wurde. Es fanden sich tatsächlich „eine pflaumengroße und zwei kleinere Cysten", wie auch eine große Menge von Cerebrospinalflüssigkeit vor. Dies wurde entfernt. Der Kranken wurde etwas besser. Doch nach etwa zwei Wochen wurde sie wieder operiert, dieses Mal über dem linken Stirnlappen, wo sich eine kolossale Geschwulst vorfand. Der Fall ist dadurch überaus instruktiv, daß er zeigt, wie Prozesse in anderen Hirngebieten und namentlich im Stirnhirngebiet tatsächlich zu Cystenbildung in der hinteren Schädelgrube Anlaß geben können. Infolgedessen entsteht das Syndrom der hinteren Schädelgrube, und zwar Kombination von Kleinhirnerscheinungen mit Brückensymptomen und Symptomen von seiten des Gesichts- und Hörnerven. Nur eine fehlerlose Anamnese, welche die allerersten Symptome berücksichtigt, kann uns den Ariadnefaden geben, der aus dem Labyrinth der Symptome führt, von denen ja keines, wie ich oben mehrmals zu unterstreichen die Gelegenheit hatte, mit absoluter Sicherheit nur für das Kleinhirn z. B. spricht, sondern auch bei Schädigung der zahlreichen Apparate vorkommen kann, mit denen das Kleinhirn korrespondiert. Und unter ihnen spielt ja das Stirnhirn mit der fronto-ponto-cerebellaren Bahn eine sehr große Rolle. Leider kommen die Kranken oft zu uns in einem fortgeschrittenen Stadium, und es ist dann oft schwer, aus der Anamnese die ersten Erscheinungen herauszufischen und nachträglich den Beginn und den allmählichen Verlauf des Leidens zu rekonstruieren.

19*

Von Erkrankungen des Kleinhirns und der hinteren Schädelgrube muß noch natürlich an Lues gedacht werden, welche mitunter eine lokale Erkrankung der Hirnhäute im Bereiche des Kleinhirns hervorrufen kann. Die Symptomatologie ist dabei oft dem Kleinhirntumor oder dem Kleinhirnbrückenwinkel überaus ähnlich. Wo in der Anamnese Lues ist, da wird das Bestreben bestehen, auch den Krankheitsprozeß in der hinteren Schädelgrube als luetischen zu qualifizieren, in einer großen Zahl der Fälle durchaus mit Recht. Doch muß immer zu bedenken sein, daß Lues nicht gegen einen Tumor immunisiert. Und ich habe es auch schon erlebt, daß sich bei einem Luetiker ein echter Kleinhirntumor entwickelte. Die Sache wird nun oft dadurch noch verwickelter, daß bei einem Hirntumor gelegentlich eine positive Wassermannreaktion im Liquor auftreten kann, was ich unlängst bei einem jungen Mädchen gesehen habe, bei welchem ein großer Kleinhirntumor sich vorfand und bei dem keine Spur von Lues in der Anamnese war, noch bei der Autopsie irgendwas in diesem Sinne Verdächtiges gefunden werden konnte. Es besteht in solchen Fällen immer die Gefahr, daß man sich dem Banne: „in dubio respice luem" ergibt, mit antiluetischer Behandlung dem Leiden Vorschub leistet, was manchmal um so eher getan wird, daß auch beim Tumor eine eingeleitete Behandlung am Anfang einigen Nutzen bringt. Hier heißt es zwischen Szylla und Charybdis zu manövrieren, sich durch die Luesdiagnose nicht verlocken zu lassen und andererseits doch auch da an sie denken, wo keine besonderen Anhaltspunkte vorliegen. Ich persönlich stehe jetzt auf dem Standpunkt, sowohl in bezug auf Kleinhirngeschwülste wie auch Geschwülste an anderen Hirngegenden, daß durch antiluetische Kur keine Zeit verlorengehen soll, namentlich wenn drohende Allgemeinsymptome von seiten des Opticus bestehen. Man sollte dann so früh als möglich einschreiten, sei es denn auch nur, um eine Explorationstrepanation über der fraglichen Stelle auszuführen. Je nachdem kommt es dann zur radikalen Operation, oder aber der Eingriff behält lediglich den palliativen Charakter einer Dekompression.

Das Kleinhirnsyndrom kommt beim Kleinhirnabsceß vor, an den besonders dann gedacht werden muß, wenn ein eiterndes Ohrenleiden vorliegt. Nach Eagletons Statistik hatte er unter 117 Protokollen von Kleinhirnabsceß in 99 Fällen eine otitische Grundlage vorfinden können, in zwei Fällen ging der Absceß vom Sinus sphenoidalis aus, je zweimal war er metastatischer, traumatischer resp. tuberkulöser Natur, je einmal cancrösen resp. luetischen Charakters. Meist entwickelt sich der otitische Absceß im Kleinhirn, wenn es sich um eine Ohrenerkrankung, wie Labyrintheiterung, oder andere Prozesse in der Pars petrosa des Schläfenbeines handelt, die den Weg zur hinteren Fläche des Felsenbeines finden, welche die vordere Wand der hinteren Schädelgrube bildet. Die Differentialdiagnose wird dann dadurch erschwert, daß eine Reihe von Symptomen des Kleinhirns dieselben sind, welche auch bei Labyrintherkrankungen vorkommen. Hierher gehören der Kopfschwindel, die Koordinationsstörung, der Nystagmus, das Vorbeizeigen, die Anfälle. Für Kleinhirnabsceß werden Symptome von allgemeiner Drucksteigerung im Schädelinnern sprechen, wie Stauungspapille. Außerdem wird eine Reihe von Symptomen zu bewerten sein, welche für Labyrintherkrankung nicht typisch sind und für Läsion derjenigen Kleinhirnapparate sprechen, die nicht mit dem Vestibularis, sondern mit anderen nervösen Mechanismen zusammenhängen. Hierher gehören die zahlreichen

Symptome, welche auf Enthemmung primitiver Tendenzen beruhen, wovon oben die Rede war, so daß es erübrigt, hier dies alles nochmals vorzubringen. Der Absceß kann sich auf die Hirnhäute beschränken, oder aber er kann intracerebellar sein. Was die genauere Lokalisation des Abscesses anbetrifft, so befindet er sich *bei Erkrankung des Felsenbeines* in dem *vorderen* Teil des Kleinhirns. Nimmt dagegen der Eiter seinen Ausgang vom *Sinus lateralis*, dann lokalisiert sich der Absceß in den *hinteren zwei Dritteln des Kleinhirns*. Nach EAGLETONS Statistik nahm von 125 Fällen von Kleinhirnabsceß 56mal der Krankheitsprozeß seinen Ausgang unmittelbar vom Labyrinth, 41mal von einer Thrombose des Sinus lateralis, der ebenfalls sich einer Labyrinthitis angeschlossen, 22mal von Caries des Felsenbeins, die auch eine Labyrinthitis zum Ausgangspunkt hatte.

Für die Differentialdiagnose eines *Kleinhirnabscesses* gegenüber einer anderen Kleinhirnerkrankung kommen in Betracht alle diejenigen Symptome, die das Absceßsyndrom bilden ohne Hinsicht auf die Lokalisation und ohne Hinsicht auf die allgemeinen Hirndrucksymptome. Hierher gehören, abgesehen von der Anwesenheit eines Eiterherds im Labyrinth oder an einer anderen Stelle, wie Nase, Lungen, u. a. diejenigen Erscheinungen, welche für einen cerebralen Eiterprozeß sprechen. Es beginnt meist mit einem vagen Frösteln oder einem Kältegefühl. Wird der Kranke gut ausgefragt, was allerdings in den seltensten Fällen möglich ist, da er meist in schlechtem Zustand zum Arzte kommt, dann stellt es sich heraus, daß er sich nicht so parat wie früher fühlte. EAGLETON mißt eine große Bedeutung bei das Datum des Krankheitsbeginnes exakt zu bestimmen, da man aus der Krankheitsdauer Schlüsse ziehen könne bezüglich der Virulenz des Eitererregers, der Membrana limitans usw. Stellt sich nach dem Auftreten dieses vagen Fröstelns ein heftiger Kopfschmerz ein, so ist bei Anwesenheit einer Eiterquelle in Ohr oder Nase an einen Hirnabsceß zu denken. Treten noch dazu Erbrechen und Übelkeit ohne Hinsicht auf Speiseaufnahme, allgemeine Abgeschlagenheit, Appetitverlust, belegte Zunge, trockene Haut, Abmagerung, dann ist auch ohne spezielle Lokalsymptome oder anderweitige Hirndruckerscheinungen die Diagnose Hirnabsceß zu erwägen. Allerdings können alle soeben erwähnten Symptome auch bei einer Exacerbation des chronischen eitrigen Prozesses auftreten, dessen Anwesenheit ganz besonders den Verdacht auf eine cerebrale Eiterung lenken soll. Es ist deshalb wichtig, sich davon zu überzeugen, daß die Symptome fortbestehen, trotzdem eine mögliche Ausräumung des Eiterherdes stattgefunden hat. Dann kommen Reizerscheinungen von seiten der Meningen hinzu. Dieselbe äußert sich in Pleocytose im Liquor. Doch muß auch hier berücksichtigt werden, daß eine seröse Meningitis auftreten kann als Reaktion auf einen Eiterherd außerhalb der Schädelhöhle. Hält jedoch die Zellenvermehrung im Liquor an nach Ausreinigung des Eiterherdes, dann ist das ein wichtiges Symptom, welches für eine intrakranielle Eiterung spricht. Veränderungen der Cerebrospinalflüssigkeit kommen nur zu Beginn der Erkrankung vor, noch ehe sich der Absceß als solcher geformt hat, noch bevor er von einer Membrana limitans umgeben ist. Später geht die Pleocytose verloren, wenn nur der Absceß sich nicht der Hirnoberfläche nähert. Normaler Liquor spricht also nicht gegen Absceß. Eine große Bedeutung muß dem Blutbild beigemessen werden, welches ich stets beim Hirnabsceß verändert gefunden habe, wo es untersucht wurde. Typisch ist die Neutrophilie mit Hyperleukocytose, oft mit Lymphopenie und Monocytose. Allerdings kommt in seltenen Fällen auch Hypoleukocytose vor. Die Temperatur ist selten hoch, meist sogar subnormal.

Erst mit der Zeit gesellen sich zu diesem *Absceßsyndrom* Erscheinungen eines erhöhten Hirndrucks. Außer Verstärkung des Kopfschmerzes, des Erbrechens treten manchmal Krämpfe auf, sehr häufig Pulsverlangsamung, dann kommt es häufig zu Erscheinungen von seiten des Augenhintergrundes. Meist besteht hier eine Kombination von Neuritis und Stauungspapille. Auch Hirnnerven können gelähmt werden als Folge eines allgemein gesteigerten Hirndruckes. Allerdings wird noch in solchen Fällen, wie in allen Fällen der Hirndrucksteigerung, zu berücksichtigen sein, daß es sich dabei nicht um mechanischen Druck eines um das Volumen des Abscesses resp. des Tumors vergrößerten Hirns handelt, sondern um kompliziertere biologische Prozesse, die sich hauptsächlich außer Ödem um den Absceß herum im internen Hydrocephalus äußern infolge verhinderten Abflusses aus den Ventrikeln oder Druck auf die GALENsche Vene, was zur Hyperämie der Plexus chorioidei führt und zu erhöhter Produktion des Liquors. Letzteres ist namentlich der Fall bei Prozessen, die auf das Tentorium cerebelli drücken. In demselben verläuft der Sinus rectus, in dessen vorderes Ende die Vena magna Galeni mündet. Auch kann dabei das Foramen magnum blockiert werden. Eine große Bedeutung ist in dem Hirnkompressionssyndrom auch der Hirnschwellung zuzuschreiben.

Es liegt in der Natur des Hirnabscesses, der sich allmählich entwickelt, ohne das umgebende Gewebe allzusehr zu schädigen, daß er lange bestehen kann, ohne irgendwelche Lokalsymptome hervorzurufen. Und dann heißt es, daß die Diagnose Hirnabsceß nicht gestellt werden konnte, weil Hirnsymptome fehlten. Es muß deshalb in solchen Fällen das Fehlen von Hirnsymptomen nicht gegen einen Hirnabsceß sprechen, wenn das Absceßsyndrom vorhanden ist und namentlich eine Eiterquelle besteht, welche meist einem Hirnabsceß den Ursprung gibt. Auch ein längere Zeit zurückliegendes Trauma, namentlich mit Schädelbruch, ist für die Wahrscheinlichkeitsdiagnose Hirnabsceß von großem Wert. Besteht eine chronische Eiterquelle, dann ist es meist auch ein Trauma, welches dieselbe aktiviert. Auch können andere Bedingungen mitspielen, welche die Widerstandsfähigkeit des Organismus abschwächen, wie Infektionskrankheit, Strapazen, Alkoholismus u. dgl. Die schlummernde Eiterquelle wird rege. Betont muß hier werden, daß zwischen dem Moment des Traumas viele Jahre verstreichen können, ehe die ersten Symptome des Abscesses auftreten. Sind sie aber schon da, dann schreitet die Krankheit verhältnismäßig rasch fort, um, wenn sich selbst überlassen, mit dem Tode zu enden. Deshalb ist die Indikation für eine chirurgische Intervention bei einem jeden Abceß schon an und für sich gegeben. Die Aussichten sind allerdings nicht allzu ermutigend. Nach HEIMANNS Statistik war in 37% der Fälle Heilung erzielt, nach EAGLETONS Angaben nur in 25%. Nach NIEHSMANN geben die Schläfenabscesse in einem Drittel der Fälle Heilung, die Kleinhirnabscesse in $10^1/_2$%. In letzter Zeit, wo man frühzeitiger interveniert, sollen sich die Chancen gebessert haben. Bei KÖRNER und GRÜNBERG findet man folgende Angaben: Von 126 Großhirnabscessen wurden 24 nicht aufgefunden, 102 operiert mit einer Mortalität von

59%. Von 07 Kleinhirnabscessen wurden 30 nicht aufgefunden, 37 operiert mit einer Mortalität von 81%. Noch trauriger sind die Angaben von BECK. 82 Großhirnabscesse gaben 24,30% Heilungen, 41 Kleinhirnabscesse 0%. KÖRNER kommt zu dem Schlusse, den man nicht genug beherzigen kann, daß auf sichere Absceßsymptome zu warten mit den größten Gefahren verbunden ist. Er führt auch den Vortrag von MURRI in Bologna an, über die Gefahr des Zauderns bei bloß vermutetem Absceß. Ein Anonymus hat folgendes Wortspiel darauf geprägt: „waiting for more dates means waiting for more deaths", oder in KÖRNERS Übersetzung: „auf mehr Zeichen warten, heißt auf mehr Leichen warten". Die Frühdiagnose der Abscesse wie auch der Hirntumoren bleibt noch immer die aktuellste Frage der Nervenpathologie, deren Lösung wir nur entgegen gehen können durch durchdachteste Untersuchung, Analyse aller Symptome und Synthese der Ergebnisse der Anamnese und des Status.

Zu den Kleinhirnerkrankungen exogenen Ursprungs ist die sog. *akute Ataxie von* LEYDEN-WESTPHAL zu zählen, die von manchen Autoren, namentlich von DAWIDENKOFF, als auf toxischem Boden ohne anatomische Veränderungen entstanden betrachtet wird. Es scheint doch, daß in einer bestimmten Zahl von Fällen ein infektiöser Prozeß zugrunde liegt, der manchmal das Rückenmark, manchmal das Kleinhirn oder den Hirnstamm betrifft und der sich namentlich durch akuten Beginn auszeichnet. In allem anderen aber erinnert er an *multiple Sklerose*. In dem Krankheitsbild der *multiplen Sklerose*, welches allerdings überaus mannigfaltig sein kann, je nach der Lokalisation der Plaques, spielen Kleinhirnsymptome eine große Rolle und namentlich in den Fällen mit akutem Beginn. Es ist kein Zweifel, daß es solche gibt, die als Encephalomyelitis disseminata acuta beginnen, dann allmählich besser werden, um nach Jahren zu rezidivieren, um das typische, häufig progrediente Bild der multiplen Sklerose zu bieten. Auch habe ich in den Fällen von multipler Sklerose, die besonders mit Exacerbationen verlaufen, selten Kleinhirnsymptome vermißt. Oft besteht bedeutende Ataxie, Intentionszittern, skandierende Sprache, Nystagmus, welch letztere Symptome die klassische *Trias von* CHARCOT bildeten. Es muß folglich beim Kleinhirnsyndrom an die Möglichkeit einer multiplen Sklerose gedacht werden. Es können bei ihr auch viele von den Symptomen auftreten, welche oben erwähnt worden sind, wie Vorbeizeigen, Tonusreflexe usw.

Auch *Malaria, Typhus, Influenza* und andere Infektionskrankheiten, von speziellen Nervenkrankheiten auch die *epidemische Encephalitis*, können das Kleinhirn schädigen und akut ein typisches Kleinhirnsyndrom hervorrufen. Von Intoxikationen sei vor allem der *akute Alkoholismus* genannt, bei dem die Anteilnahme des Kleinhirns durch die Koordinationsstörungen ganz besonders in die Augen fällt. Bei *chronischem Alkoholismus* können schwerere Schädigungen des Kleinhirns auftreten, die sämtliche Elemente, besonders jedoch die PURKINJEschen Zellen betreffen.

Das Kleinhirn ist Sitz vieler *Entwicklungshemmungen* als auch *abiotrophischer Prozesse*, d. h. solcher Störungen, die erst in späterem Alter auftreten, da die angeborenen Defekte in einer verminderten Resistenzfähigkeit oder einem frühen Altern der Gewebe oder Organe bestehen. Zu letzteren gehören die familiären Krankheiten, welche unter dem Namen der *Friedreichschen Krankheit* oder hereditären Ataxie von PIERRE MARIE bekannt sind. Obwohl es sich bei der Friedreichschen Krankheit hauptsächlich um Degenerationen der Rückenmarkssysteme, bei der Marieschen um Kleinhirndefekte handeln soll, so ist doch tatsächlich keine gute Grenze zwischen diesen beiden Krankheiten weder klinisch noch pathologisch-anatomisch zu ziehen. Ein großer Teil der oben beschriebenen Kleinhirnsymptome findet sich bei der Friedreichschen Krankheit. Da bei ihr aber außer den Kleinhirnsystemen noch andere zugrunde gehen, findet man oft bei derselben auch Pyramidensymptome, Fehlen der Sehnenreflexe und häufiger, als gewöhnlich angenommen wird, auch Sensibilitätsstörungen. Oft sind sie sehr prägnant. Oft jedoch können sie nur mit Hilfe besonderer Methoden entdeckt werden. So ist es mir in einigen Fällen gelungen, die Sensibilitätsstörung durch die faradische resp. galvanische Prüfung festzustellen, indem der Kranke die Muskelzuckung nicht wahrnahm. Auch die Tschlenowsche Methode der Kinästhesieprüfung der Haut erlaubt in den meisten Fällen, Störungen der Sensibilität zu entdecken. Ich habe wie auch Babinski und Jarkowski bei Friedreichkranken *Fluchtreflexe* von einem jeden Teil der Haut erzielen können, sogar vom Ohrläppchen aus. Reizung derselben mit Äther, noch besser mit dem faradischen Strom, ruft bei ihnen einen typischen Abwehrreflex hervor in Form von Beugung der unteren Extremität (Verkürzungsreflex). Ferner habe ich bei keiner anderen Krankheit so gut die Stellreflexe in der besonderen Weise feststellen können, wie sie an die automatischen Bewegungen von Goldsteins Kranken erinnerten. Allerdings fehlte bei ihnen die psychische Komponente, welche bei Goldsteins Kranken da war. Auch waren die Bewegungen nicht so bizarr, sondern überaus stereotyp, indem eine starke Strecktendenz in allen vier Extremitäten auftrat. Im übrigen verweise ich auf das früher Gesagte.

Typisch für die Friedreichsche Krankheit ist noch die *Deformität der Füße*. Dieselben haben die Form eines Equinovarus mit Hohlfuß kombiniert. Die großen Zehen befinden sich in Hyperextension der ersten und Flexion der beiden anderen Phalangen. Besonders typisch ist die Hyperextension der Grundphalange. Wenn auch psychische Störungen nicht obligatorisch sind, so kommen sie doch beim Friedreich manchmal vor.

Die Krankheit ist schwer zu verwechseln. Man könnte an *multiple Sklerose* denken. Auch war in einem meiner Fälle, wo starke Sensibilitätsstörungen bestanden, von kompetenter Seite an eine Polyneuritis gedacht worden. Doch besteht fast immer die Möglichkeit den familiären Charakter der Krankheit zu beweisen. In einem meiner Fälle, wo außer dem mir vorgezeigten Patienten alle Kinder angeblich gesund gewesen sein sollten, konnte ich bei persönlicher Untersuchung sämtlicher Kinder bei einigen einen typischen Pied bot feststellen, bei einem anderen fehlten die *Sehnenreflexe*, ein dritter hatte die Tendenz, beim Stehen die große Zehe im Grundgelenk zu hyperextendieren. Es muß angenommen werden, daß manche Fälle mit *fehlendem Kniereflex* fruste Fälle von familialer Erkrankung sind, vielleicht verwandt der Friedreichschen Ataxie.

Für die *Hérédo-ataxie cérébelleuse* sollen zum Unterschied von der Friedreichschen Form Steigerung der Sehnenreflexe, Atrophie der Sehnerven und Augenmuskellähmungen typisch sein. Sensibilitätsstörungen sollen durchaus fehlen. Doch habe ich auch in typischen Friedreichfällen Sehnervenatrophie gesehen bei abhandenen Sehnenreflexen. Umgekehrt habe ich bei gesteigerten Sehnenreflexen Sensibiltätsstörungen beobachten können.

Zur Ätiologie sei noch bemerkt, daß das familiale Auftreten der Erkrankung gar nicht so selten auch von luetischen Symptomen bei Vater oder Mutter begleitet ist. Ich konnte in einigen Fällen positiven Wassermann bei der Mutter oder dem Vater feststellen. Es entsteht dabei die Frage, ob es sich in diesen Fällen um echten Friedreich handelt oder um eine cerebrospinale Lues von so seltsamer Lokalisation. Ich glaube auch hier die Alternative verwerfen zu müssen. Es handelt sich in diesen Fällen um genotypisch defekte Systeme, welche bei Gliedern der Familie nach MENDELschen Regeln vorhanden sind und zu deren Offenbarung manchmal noch ein exogener Faktor — die Lues — nötig ist. Nur so kann man es erklären, daß dasselbe Krankheitsbild bei mehreren Familienmitgliedern mit der erstaunenswertesten Identität auftritt, im selben Alter, in denselben Etagen des Nervensystems, in denselben Apparaten.

Von Anomalien des Kleinhirns seien noch erwähnt: vollständige und teilweise Agenesien, die meist noch schwere andere Hirnsymptome hatten und meistens auch psychisch sehr zurück waren, und Kleinhirnatrophien. Von letzteren sind die merkwürdigsten die sekundäre oder gekreuzte *Hemiatrophie* und die *olivo-ponto-cerebellare Atrophie*. Die gekreuzte Kleinhirnhemiatrophie findet sich bei Kindern mit cerebraler Hemiplegie, bei denen die gekreuzte Kleinhirnhemisphäre ebenfalls sich atrophisch erwies. Häufiger kommt die Form bei Erwachsenen vor, und wir verdanken ELISABETH KONONOFF eine schöne These über diese Erkrankung. Sie hat einen großen Wert, da sie uns über die Zusammenhänge zwischen Groß- und Kleinhirn aufklärt. Nach KONONOFF erweist sich dabei der Vermis intakt und nur die Kleinhirnhemisphäre ist mitgenommen, von ihr hauptsächlich Rinde und namentlich der Lobus quadrilateralis anterior. Von den Kleinhirnkernen sind ausschließlich der Nucleus dentatus und der Embolus atrophisch. Der Globulus und der Nucleus tecti sind meist unversehrt. KONONOFF (1912) hatte die Atrophie als „transneurale" aufgefaßt im Zusammenhang mit der Pyramidenläsion, der Atrophie der grauen Brückensubstanz und der mittleren Kleinhirnschenkel. In einem weiteren Fall von CLAUDE und LOYEZ entwickelte sich die Hemiplegie bei einem 13jährigen nach Kopfschuß. Bei der nach Jahren erfolgten Autopsie erwies sich Atrophie und Sklerose der rechten Stirnhirnwindungen, Teile des Thalamus und Caudatum und innere Kapsel (Schußwunde), der direkten und gekreuzten Pyramidenbahnen und der linken Kleinhirnhemisphäre mit dem entsprechenden Dentatus. Auch die entgegengesetzte untere Olive war etwas atrophisch. Diese Fälle sind auch klinisch insofern von Interesse, als wir in der in frühester Jugend oder bei Kindern entstehenden hemiplegischen Bewegungsstörung auch cerebellare Komponenten suchen müssen und manche von der Hemiplegie der Erwachsenen abweichenden Symptome durch die sekundäre gekreuzte Atrophie oder besser Aplasie des Kleinhirns erklären können.

Die *olivo-ponto-cerebellare Atrophie* ist eine seltene Erkrankung von nicht ganz klarem und wahrscheinlich heterogenem Charakter, die auch bei älteren Patienten vorkommt, sich allmählich entwickelt und die gesamte Tonleiter der Kleinhirnsymptome aufweisen kann. Oft zeichnen sich diese Kranken schon seit früher Jugend durch motorische Ungeschicklichkeit aus.

VII. Die aphasischen Syndrome.
1. Allgemeines.

Das Wesen der aphasischen Störung besteht in der Unmöglichkeit resp. Erschwerung, die Sprache als symbolischen Ausdruck für verschiedenes Geschehenes und Gedachtes zum Zwecke gegenseitigen Verständnisses der Mitglieder einer Gemeinschaft zu benutzen. Das Hauptgewicht wird auf den Umstand gelegt, daß beim Sprechen etwas *gemeint* wird, die Sprache sich also tatsächlich konventioneller symbolischer Zeichen für das Gemeinte bedient. Die Ausdrucksmittel der Sprache sind *Sätze, Worte, mündliche wie schriftliche, ferner die sog. musischen Elemente, wie Intonation, Pausen, Wortfall, Rhythmus*, denen in der Schriftsprache *Interpunktionszeichen* entsprechen.

Man muß den *musischen* Elementen, zu denen die Rhythmik, die Satzmelodie gehören, einen entschieden großen Wert beimessen. Sogar die Pausen sind nicht als etwas Passives, Negatives aufzufassen, sondern als ein aktiver Hemmungsprozeß, dessen Störung nicht nur zur Monotonie führen kann, sondern auch zur Entstellung des gesamten Satzbaues durch Durchlässigkeit für andere nicht mehr hierher gehörige Worte, die z. B. soeben ausgesprochen wurden (*Verbigeration, Perseveration, Palilalie*). Die musischen Elemente haben den größten Zusammenhang mit dem *Erlebnis* des Kranken, mit seiner *Stellungnahme* dem Inhalt des Gesagten gegenüber. Sie kennzeichnen seinen *affektiven* Zustand und sind zweifellos phylo- und ontogenetisch älter als die *artikulierte Lautsprache*, welche als *intellektueller* Teil der Sprache aufzufassen ist. Nach dem JACKSONschen Gesetz geht deshalb bei Aphasie, die infolge corticaler Herde entsteht, meist der später sich entwickelnde corticale Teil der Sprache zugrunde, während der emotionelle, als phylo- und ontogenetisch alter Erwerb meist nicht übel erhalten bleibt. Der *intellektuelle* Teil ist zweifellos vorzüglich an die linke Hemisphäre gebunden, während der *emotionelle* in der weniger differenzierten rechten Hemisphäre zu lokalisieren ist. Ja ein großer Teil der rein musischen Elemente steht offenbar mit den subcorticalen Ganglien in Zusammenhang. Wenigstens ist es zur Genüge bekannt, daß gerade bei Erkrankung derselben, wie z. B. bei der epidemischen Encephalitis, die Rede monoton, modulationsunfähig wird, und der Hörer über die Stellungnahme des Redners auf Grund des Tonfalls u. dgl. seiner Rede nichts erfahren kann. Allerdings muß betont werden, daß zu den Sprachelementen, welche den *emotionellen* Teil der Rede ausmachen, nicht nur die *musischen* im engeren Sinne gehören, sondern auch gewisse *grammatische* und *syntaktische* Formen, wie die Modi, Wortfolge im Satze u. a. Gerade dieser Anteil der Sprache hat vielleicht am meisten mit der rechten Hemisphäre zu tun.

Ich vermeide hier alle theoretische Auseinandersetzung, die uns besonders in der Aphasiefrage allzuweit führen würde. Ich muß mich hier nur damit begnügen, zu betonen, daß die von den klassischen Aphasieforschern aufgestellten Schemen heutzutage nur historisches Interesse haben. Ihr klinischer Wert ist um so anfechtbarer, als sie alle auf dem Begriff der Vorstellungsbilder aufgebaut sind, und die Forschungen, u. a. auch meine eigenen, bewiesen haben, daß in dem Spracherlebnis die Vorstellungsbilder und noch dazu von Buchstaben, Interpunktionszeichen u. dgl. gar keine Rolle spielen und nicht spielen können.

Wir werden die aphasischen Syndrome nur *phänomenologisch* betrachten und ihren klinischen resp. lokalisatorischen Wert zu bestimmen haben.

2. Phänomenologisches.

Es liegt in der Natur der Dinge, daß bei den aphasischen Störungen das Wesen, die biologische Bedeutung der Sprache als Verkehrsmittel sich ganz besonders offenbart. Da sie nur *dadurch* zum Verkehrsmittel wird, daß die Symboläußerungen nicht nur *produziert* werden, sondern auch *verstanden* werden müssen, so ergibt sich daraus ungezwungen, daß wir bei aphasischen Sprachstörungen Defekte auf dem Gebiete sowohl des Expressiven als auch des Rezeptiven finden. Der expressive Teil der Sprache ist in dem Sinne gestört, daß der Kranke nicht imstande ist, spontan etwas zu erzählen. Er findet nicht die Worte. In schweren Fällen ist sein Sprachschatz bis auf einige unartikulierte Laute, Silben, hin und wieder auch Worte, stereotype Sätze, die ihm als „Verkehrsmittel" dienen müssen, zusammengeschrumpft. Es wird behauptet, daß diejenigen Worte oder Sätze, welche im Moment der Erkrankung, die zum Sprachverlust geführt, besonders affektbetont vom Kranken produziert wurden, ihm verbleiben und gewissermaßen nun, einem *Embolus* gleich, jeglichen Redefluß verhindern. Dies trifft allerdings für einen großen Teil der Fälle, doch nicht für alle zu. Mit den übrig gebliebenen Sprach- bzw. Wortresten gelingt es dem Kranken oft leidlich, sich mit der Umwelt zu verständigen. Mit einigen Silben, die in den verschiedensten Tonarten produziert werden, drückt dann der Kranke die gesamte Tonleiter seiner Gefühle aus, seine Stellungnahme zu den angebrochenen Themen, Wünsche, Ärger, Freude, Mißgunst, Zustimmung, Verwunderung, Überraschung, Erwartung, Spannung, Gleichgültigkeit, Liebe, Haß usw. Es ist dieses Syndrom: völliges oder fast völliges Fehlen der „intellektuellen" Sprache bei gut erhaltener „emotioneller", als wichtiges Lokalsymptom zu verwerten, welches meistens für eine Erkrankung der *linken dritten Frontalwindung*, der sog. *Brocaschen Stelle*, spricht. Wir müssen in diesen Fällen nicht nur das Fehlen, den Defekt der Sprache berücksichtigen, sondern auch das, was zurückgeblieben, bewerten. Es gelingt in manchen Fällen zu beweisen, daß eine *Hemmungsstörung* vorliegt. *Der Kranke wird das sich ihm immer wieder aufdrängende Wort nicht los.* Es ist gewissermaßen das *Pedall* permanent hochgehoben, so daß das *Emboluswort* immerfort resoniert und *nicht fortgewischt* werden kann, infolgedessen andere Worte nicht „durchgelassen" werden. Diese mehr oder weniger ausgeprägte oder vollständige *Sprachstummheit* (*Mutitas verbalis*) ist für die sog. *Brocasche Form der Aphasie* sehr charakteristisch. Nicht nur beim *spontanen* Sprechen, beim Erzählen, Antworten tritt dieser Defekt auf. Soll der Kranke ihm vorgezeigte *Gegenstände benennen*, auch dann gelingt es ihm nicht infolge des immerwährenden Hervordrängens des nachgebliebenen Wortes. In manchen Fällen gelingt es mit einer gewissen Hartnäckigkeit bei dem Kranken den Hemmungsapparat in Bewegung zu setzen und das störende Wort zu „verwischen". Er wird aufgefordert, lieber zu schweigen, als das „residuale" Wort zu gebrauchen. Dann ist man oft erstaunt, daß es dem Kranken gelingt, einen vorgezeigten Gegenstand zu benennen. Auch das Nachsprechen von Worten ist in solchen Fällen gestört, und nicht nur das Nachsprechen von schweren oder unbekannten, sondern sehr häufig auch von einfachsten einsilbigen, sogar von Buchstaben. Besonders paradoxal sieht es aus, wenn der Kranke, der beispielsweise immerfort nur das Wort „nein" wiederholt, nun ratlos dasteht, wenn er das Wort „nein" nachsprechen soll. Manchmal gelingt es solchem Kranken ganz unerwartet, ganze Wortreihen zu produzieren, wenn er es nicht speziell darauf absieht, sondern unter den Einfluß eines Affektes kommt. Dann kann er lange Flüche oder Segenssprüche oder andere automatisch vor sich gehende Wortfolgen produzieren, die eben nicht mit der intellektuellen, sondern der emotionellen Sprache zusammenhängen. Es scheint, daß gerade in den Fällen, wo die musischen, mit anderen Worten die emotionellen Elemente der Sprache gut erhalten sind, auch die automatische Produktion besser gelingt. Dies ist besonders dann ersichtlich, wenn der Kranke erlernte und automatisch gewordene Wortfolgen produzieren muß, z. B. Gedichte, Gebete, Zählen, Monate, Wochentage u. dgl. In diesen Fällen hat der Kranke die Worte des Textes, wenn er z. B. singen soll. Ohne zu singen kann er dabei den Text nicht hersagen. Ob daraus zu schließen ist, daß das Singen — ein emotioneller Besitz — phylogenetisch und ontogenetisch älter ist als die Sprache?

Das Verständnis der Sprache ist in diesen Fällen ungestört. Andererseits ist es zur Differenzierung von dem *dysarthrischen* Syndrom wichtig, daß die übrig gebliebenen Worte gut, überraschend gut produziert werden. Die peripheren nervösen und muskulären Apparate, von denen die richtige Konfiguration von Mund, Kehlkopf, Zunge, Gaumen, Lippen abhängt, um die Buchstaben gut auszusprechen, sind nicht gestört. Der Kranke benutzt sie auch meist gut und korrekt für alle anderen mit der Sprache nicht zusammenhängenden Handlungen, wie Küssen, Lecken, Zungezeigen usw. Bei der Aphasie vom BROCAschen Typus bestehen als typisches Symptom auch Lese- und Schreibstörungen. Die *Lesestörungen* — *Alexie* — zeigen sich besonders dann, wenn der Kranke laut lesen muß. Das Verständnis der Schriftsprache ist selten erheblich gestört. Dagegen besteht in vielen Fällen der BROCAschen Aphasie eine erhebliche *Schreibstörung* — *Agraphie*. Sowohl das *Diktatschreiben* wie auch das *spontane Schreiben* ist geschädigt, bedeutend weniger das *Kopieren* resp. *Abschreiben*. Es besteht in diesen Fällen meist ein gewisser Parallelismus zwischen der Stärke der Aphasie und derjenigen der Agraphie. Die BROCAsche Aphasie ist weitgehend restitutionsfähig. In den verschiedenen Stadien der Wiederherstellung kann das aphasische Bild mehr oder weniger modifiziert werden. Teils hängt dies von den individuellen Besonderheiten der Struktur des „Aphasiegebietes" wie auch von dem Alter des Kranken ab. Teils steht es im Zusammenhang mit dem Charakter und der Ausbreitung der Läsion. Besonders variabel ist der agraphische Anteil an der Sprachstörung. Anzunehmen ist, daß derselbe besonders stark ist, resp. in Ausnahmefällen im Vergleich zur Aphasie sogar prävaliert, wenn die Verbindungen zwischen der dritten und zweiten Stirnhirnwindung, und zwar die kurzen Assoziations-, die sog. U-Fasern, mitgeschädigt sind.

Viel schwerer ist die Restitution in solchen Fällen von Aphasie, wo nur das Sprechen gestört ist, das Schreiben und Lesen dagegen völlig intakt ist. Meist handelt es sich in diesen Fällen um Zerstörung des Stabkranzes der dritten linken Stirnwindung.

Eine andere Aphasieform ist hauptsächlich durch *Störung des Sprachverständnisses* gekennzeichnet (*Wernickescher Typus*). Auch in manch anderer Hinsicht ist sie das Gegenstück zur Brocaschen Aphasie. Während bei letzterer die Kranken meist nur klägliche Überreste der Sprache in Form von einzelnen Worten, Silben, seltener Sätzen stereotyp produzieren, sind die Aphasiker von dem Wernickeschen Typus, die sog. *Worttauben (Surditas verbalis)* oft sehr redselig. Doch besteht ihre Sprache meist aus ganz unverständlichen Worten, aus einem Kauderwelsch (*Jargonophasie*), welches manchmal den Eindruck macht, als ob die Kranken eine gänzlich unbekannte Sprache reden. Es scheinen hier ebenfalls gewisse Hemmungen oder Denervationen zu fehlen, doch in einem anderen Sinne, als bei der Wortstummheit beim Brocaschen Typus. Dort besteht eine Erschwerung der Durchlässigkeit für Worte. Hier handelt es sich im Gegenteil um eine erhöhte Durchlässigkeit. Bei der Brocaschen Aphasie gelingt es nicht, das sich immer wieder aufdrängende Wort zu hemmen, die aktivierten Hirnteile zu denervieren. Bei der Wernickeschen Aphasie ist die Hemmung der sinnlosen Worte unmöglich. Es handelt sich dabei um Herde an der Wernickeschen Stelle in der *linken oberen Schläfenwindung*, durch welche andere Hirnteile (rechter Schläfenlappen?) enthemmt werden und vollkommen „unkontrolliert" funktionieren. In leichteren Fällen und späteren Stadien kann man noch aus wenigen entstellten Worten, die von der ursprünglichen Jargonophasie übriggeblieben, auf einen Herd im Temporallappen schließen. Das Lesen und Schreiben ist unmöglich. Es fehlt nicht nur das Sprach-, sondern auch das Schriftverständnis. Charakteristisch für die Wernickesche Form der Aphasie ist die *weitgehende Restitutionsfähigkeit namentlich der Worttaubheit*. Nicht selten tritt während des Restitutionsstadiums eine Sprachstörung hervor, die sich besonders durch fehlerhaften Satzbau kennzeichnet. Manchmal ist es ein Depeschenstil ohne Bindewörter, gekürzt, ein anderes Mal ein Negerstil, wo die Zeitwörter nur in Infinitiven gebraucht werden. Sehr häufig verbinden sich die *aphasischen* Störungen auch mit Störungen der *musikalischen* Auffassung resp. der *musikalischen* Reproduktionsfähigkeit (*Amusie*). Auch die Mimik, die Gestikulation ist oft gestört.

Ein dritter Typus von Aphasie ist in der sog. *amnestischen Aphasie* gegeben. Dieselbe zeichnet sich hauptsächlich dadurch aus, daß die spontane Sprache verhältnismäßig gut vonstatten geht, keine oder fast keine Worttaubheit besteht. Erschwert ist dagegen das Wortfinden meist, wenn der Kranke einen Gegenstand benennen soll, oder eine Frage beantworten muß. Er hat scheinbar das Wort vergessen. In solchen Fällen genügt es, oft eine Silbe, ja einen Buchstaben vorzusagen, mitunter auch nur dem Munde die zum Aussprechen nötige Form zu geben, damit der Kranke fehlerlos das ihm entfallene Wort findet. Beim spontanen Sprechen gelingt es diesem Kranken meist, die Klippen zu umgehen, das „vergessene" Wort zu umschreiben. Er macht dann den Eindruck eines zerstreuten oder vergeßlichen Menschen, dem man im Gespräch das schwer zu findende Wort immerfort vorsagen muß und der dann auf dasselbe sofort „einschnappt". Meist ist diese Form mit Störungen des Schreibens, oft auch des Lesens verbunden, die hier gewöhnlich in den Vordergrund treten und keineswegs der wenig ausgeprägten Aphasie entsprechen, sondern im Gegenteil bedeutend über die aphasischen Erscheinungen prävalieren. Der amnestischen Aphasie liegen Herde im Scheitellappen zugrunde. Der Scheitellappen ist gleich dem Frontalgebiet ein Neuerwerb des Menschen, bei dem er sich hauptsächlich

auf Kosten des Occipitalgebietes entwickelt hat. Bei seiner Läsion leidet die
Funktion, welche die Voraussetzung der Sprache ist, und zwar das Zusammenfassen der einzelnen Eigenschaften oder Erscheinungen in ein einziges Wort-
symbol. Infolgedessen kommt es zu Umschreibungen, da der Kranke nicht das
Wort findet, z. B. anstatt „Bürste“ — „womit man reinigt“ u. dgl. Die Sprache
wird primitiver, nach GOLDSTEIN „konkreter“. Es leidet die Ökonomie des
Ausdruckes.

Wir müssen folglich *drei hauptsächliche Aphasiesyndrome* unterscheiden: *ein
frontales, ein temporales und ein parietales.* In bemerkenswertem Gegensatz zu
der eben beschriebenen amnestischen Aphasie kommt eine Aphasieform vor,
bei der gerade das Wiederholen von Worten besonders gelitten hat und jedenfalls auffallend mehr gestört ist, als die Sprache unter anderen Bedingungen
(Spontansprache, Benennen von Gegenständen usw.). Meist besteht ausgesprochene Jargonophasie oder Paraphasie. Diese Form, die als *Leitungsaphasie*
bekannt ist, wird durch Zerstörung von Verbindungen zwischen BROCASCHEM
und WERNICKESCHEM Zentrum erklärt. GOLDSTEIN nennt sie zentrale Aphasie
und lokalisiert sie im Inselgebiet. Ich glaube mit LIEPMANN annehmen zu
müssen, daß es sich in diesen seltenen Fällen um Läsionen im temporalen Felde
handelt, die jedoch nicht große Ausfälle geschaffen, sondern sich auf ganz bestimmte Teile des Temporallappens beschränkt haben. Das *gute Sprachverständnis* kann durch hervorragende individuelle Beteiligung des rechten Schläfenlappens an diesem Akt erklärt werden, die Paraphasie und namentlich das
schlechte Nachsprechen aber dadurch, daß in der *Produktion der Sprache* das
linke Schläfenhirn sich in weitaus größerem Maße beteiligt.

Die *Störungen des Lesens und des Schreibens*, welche die aphasischen Störungen häufig *begleiten*, können auch *selbständig auftreten* oder wenigstens, wie
schon in Anlaß der amnestischen Aphasie angedeutet wurde, im Mittelpunkt
des Krankheitsbildes stehen. Die *Alexie* ist ein Spezialfall einer *agnostischen
Störung*, einer Störung des Erkennens, einer *Agnosie für Geschriebenes oder Ge-
drucktes*, oder wie sie auch genannt wird, eine *Wortblindheit*. Manchmal tritt
sie als *litterale*, manchmal als *verbale Alexie* entgegen. In erstem Falle ist das
Erkennen von Buchstaben unmöglich, im zweiten Falle erkennt der Kranke die
Buchstaben, jedoch nicht *die aus ihnen* gebildeten Worte. Tritt sie selbständig
als „*reine Alexie*“ ohne sonstige aphasische Störung auf, dann handelt es sich
meist um Herde im Bereiche des Parietallappens in der Nähe des Hinterhauptlappens oder im Gyrus angularis. Auch die *Agraphie* kann „*rein*“ auftreten,
ist freilich oft mit *Alexie* verbunden und dann Resultat einer Schädigung des
Gyrus angularis beim Übergang in die zweite Occipitalwindung. Bei dieser
parietalen Alexie (PÖTZL) ist das Kopieren besser erhalten als in Fällen von
reiner Wortblindheit, die infolge Zerstörung von mehr ventral gelegenen Bahnen
und Zentren im Occipitalhirn hervorgerufen werden. In solchen Fällen von
Alexie wirkt die Vorlage beim Kopieren störend.

Die üblichen Anschauungen von den physiologischen Zusammenhängen
zwischen Sprechen, Lesen und Schreiben, von den Assoziationen zwischen Zentren
für motorische, akustische, visuelle u. dgl. Erinnerungsbilder besitzen keinerlei
klinischen Wert. Nicht richtig ist es, die Agraphie resp. Alexie aus der Aphasie
abzuleiten, ebensowenig wie die Agraphie aus der Alexie u. dgl. Es handelt

sich um Herde, die verschiedene, wenn auch benachbarte Regionen zerstören, die zu allen den aufgezählten Symptomen Bezug haben. Gleichzeitige Zerstörung der dritten Stirnhirnwindung mit der zweiten oder bloß mit den Verbindungen zwischen diesen führt neben BROCAscher Aphasie auch zu Agraphie. Näheres darüber im Abschnitt über Syndrome des Scheitellappens.

Das Auffassen resp. Produzieren von *Zahlen* und *Ziffern* ist mit der Sprache und Schrift nicht immer kongruent. Nicht selten besteht eine bemerkenswerte *Dissoziation zwischen der Aphasie für Worte, Sätze usw. und dem guten Erhaltensein des Verständnisses resp. des Produktionsvermögens für Zahlen* und umgekehrt. Nach HENSCHEN befinden sich die Herde, welche das arithmetische Vermögen beeinträchtigen (*Akalkulie*), gesondert von denjenigen der Aphasieherde, jedoch in ihrer nahen Nachbarschaft. Es seien hier nur noch die genaueren Angaben angeführt für die Herde, welche die verschiedensten aphasischen Syndrome hervorrufen. Die Lokalisation nach Hirnlappen muß eigentlich jetzt, wo die Rindenfelderung nach den Arbeiten von BRODMANN, VOGT, v. ECONOMO und KOSKINAS so große Fortschritte gemacht, durch Bezeichnung der Felder ersetzt werden. Dem *Brocaschen motorischen Sprachfeld* in der Stirnhirngegend entspricht das *Feld 44* nach BRODMANN oder *FCBm* nach v. ECONOMO und KOSKINAS (s. S. 308, 310—311). Das *Feld 45* (BRODMANN) oder *FDA* (v. ECONOMO und KOSKINAS) ist das *Gesangszentrum*. Auch nach HENSCHEN wird hier die stimmliche motorische Amusie lokalisiert. Dem *Wernickeschen* „*sensorischen*" *Sprachfeld* entspricht in der oberen *Schläfenwindung* das *Feld 41* oder *TC, dem Musikverstehen im Schläfenlappen die Area 22* (BRODMANN) *oder TA$_2$* nach v. ECONOMO und KOSKINAS. *Das Agraphiezentrum im G. angularis* entspricht dem Feld 19 (BRODMANN) oder OAm (ECONOMO), das *Agraphiezentrum* von WERNICKE-PICK (nach PÖTZL) an der Grenze des *G. supramarginalis* dem *Felde 22* oder *TA* nach v. ECONOMO und KOSKINAS (vgl. Syndrome des Scheitellappens).

3. Methodologisches.

Auf den JACKSONschen Lehren und den Schlußfolgerungen der englischen Physiologen von der „*Integrität der nervösen Prozesse*" fußend, hat HEAD seinen Standpunkt ausgearbeitet, nach welchem die Aphasie eine Störung des einheitlichen Aktes der symbolischen Formulierung und des symbolischen Ausdruckes (*Symbolic formulation and expression*) ist. Sie kann nicht in motorische und sensorische Formen geteilt werden, noch in einzelne Elemente der Sprache, des Lesens und des Schreibens. In einem jeden Fall handelt es sich um eine *einheitliche Reaktion des Organismus*, als Ganzen auf eine abnorme Situation, die durch den pathologischen Prozeß hervorgerufen wird, welcher den Ablauf der komplizierten sprachlichen resp. „symbolischen" Formulierung beeinträchtigt. HEAD hat eine rein deskriptive Einteilung der aphasischen Störungen in *verbale, syntaktische, nominale* und *semantische Aphasie* vorgeschlagen. Die *verbale Aphasie* ähnelt am meisten der BROCAschen Aphasie der Klassiker, wird durch Herd im unteren Teil der Zentralwindungen hervorgerufen, wie auch der tieferen Teile. Die *syntaktische Aphasie* zeichnet sich aus durch Jargonophasie, Unvermögen den Wortschatz zu benutzen, durch leichte Störung des Wortverständnisses, besseres Erhaltensein der Schrift. Sie entspricht leichten Formen der klassischen sensorischen Aphasie und wird durch Herd im Schläfenlappen hervorgerufen.

Bei der *nominalen Aphasie* fehlen das Verstehen der Worte, das Erfassen ihres Sinnes, das Benennen und Zeigen verlangter Gegenstände. Auch das „Reihensprechen‟ und Verstehen des Gelesenen ist gestört. Kartenspielen, welches an die „symbolische Formulierung‟ größere Anforderung stellt, ist gestört, Damen- oder Dominospiel ist erhalten. Sie wird durch Angularisherd hervorgerufen. Die *semantische Aphasie* zeichnet sich durch Verlust der Fähigkeit aus, den Wortsinn zu verstehen, obwohl der Kranke zu sprechen imstande ist. Er verliert sich in Kleinigkeiten, versteht zu zählen, erkennt Zahlen und Münzen. Kann nicht rechnen, noch irgendwelche Spiele spielen. Herde im Gyrus supramarginalis.

HEAD hat folgende Untersuchungsmethoden auf Aphasie angegeben:

1. Erkennen und Benennen von sechs gewöhnlichen Gegenständen (Bleistift, Schlüssel, Münze, Streichholzkasten, Schere und Messer). Der Kranke soll a) den Gegenstand zeigen, den man ihm kurz vordem vorgewiesen hat, b) ihn benennen, c) auf ihn zeigen auf mündlichen, d) schriftlichen Befehl, e) auf taktiles Erkennen eines ihm in die Hand gedrückten Duplikates, f) wiederholen, g) aufschreiben, h) abschreiben die Bezeichnung des Gegenstandes.

2. Ungefähr auf dieselbe Weise wird sein sprachliches Benehmen in bezug auf Farben untersucht.

3. Test: Mann, Katze, Hund. Es werden diese Bilder in verschiedenen Kombinationen zu zwei gezeigt, und der Kranke soll a) laut lesen, b) nach Diktat schreiben, c) aufschreiben, d) benennen, welche Bilder man ihm gezeigt hat, e) wiederholen, f) abschreiben die Bezeichnung der Bilder.

4. Uhrentest: Dem Kranken werden zwei Zifferblätter mit Uhrenzeigern vorgelegt. Auf dem einen wird der Uhrenzeiger in eine bestimmte Lage gebracht. Der Kranke soll a) auf dem anderen Zifferblatt dieselbe Zeit bezeichnen, b) die Zeit nennen, c) die Zeiger auf mündlichen und d) schriftlichen Befehl stellen.

5. Münzen-Becher-Test: Der Kranke soll eine der vier Münzen in einen der vier Becher legen.

6. Der Kranke soll mit der einen oder anderen Hand das eine oder andere Auge oder Ohr berühren, indem er a) die Bewegung des Untersuchers, b) die Abbildung im Spiegel, c) im Buche, d) die Abbildung des Buches im Spiegel nachmacht, e) nach mündlicher, f) schriftlicher Aufforderung, g) die Bewegungen des Untersuchers und h) seine im Spiegel abgebildeten Bewegungen aufschreibt.

7. Er soll mündlich und schriftlich ein vorgelegtes Bild beschreiben.

8. Er soll bis 100 zählen, Zahlen lesen und schreiben, Rechenaufgaben lösen.

9. Er soll eine leichte Zeichnung a) nach Vorlage, b) nach dem Gedächtnis machen.

10. Domino, Dame, Schach, Karten und Billard spielen.

Durch diese Tests wird nicht nur auf Aphasie, sondern zugleich auch auf Apraxie und Agnosie geprüft. Eine ausführliche Protokollierung gestattet die richtigen Schlüsse in bezug auf alle diese Symptome zu ziehen. Für klinische Orientierung und diagnostische Zwecke genügen elementarere Untersuchungen, welche darauf hinauslaufen, um die oben angeführten Besonderheiten jeder Aphasieform aufzudecken.

4. Pathologisches.

Am häufigsten liegen den aphasischen Syndromen *Gefäßerkrankungen* zugrunde, die bald das eine, bald das andere Gebiet außer Funktion setzen. Die Hauptarterie, welche das gesamte Sprachgebiet ernährt, ist die mittlere Hirnarterie, die *A. fossae Sylvii.* Je nachdem, welcher von ihren Ästen gelitten hat, tritt das eine oder das andere Aphasiesyndrom in den Vordergrund. Bei Erkrankung des ersten langen Astes leidet die BROCAsche Sprachregion, des dritten das parietale Feld, des vierten das WERNICKEsche Sprachfeld. Doch können im Bereiche eines jeden Astes nur einzelne seiner Zweige geschädigt sein. Dann tritt ein klinisches Bild auf, welches nur Elemente der oben beschriebenen Syndrome enthält. Mitunter besteht am Beginn der Erkrankung ein überaus stark ausgeprägtes Bild einer Aphasie, welches sich mit motorischen und sensorischen Ausfallserscheinungen in den Extremitäten kombiniert. Erst nach einigen Tagen reduziert sich das Bild bis zu einer der angeführten Aphasiesyndrome. Handelt es sich um Embolie, dann können solche Fälle dadurch erklärt werden, daß der Embolus ursprünglich in der A. fossae Sylvii stecken blieb und erst später durch den Blutstrom in einen der Äste weitertransportiert wurde.

Von den Gefäßerkrankungen sind *Blutungen* von *Erweichungen* zu unterscheiden. Die Blutung tritt meist plötzlich auf, ist von Bewußtseinsverlust begleitet. Die Erweichung, welche infolge von Blutgefäßverstopfung (Thrombose) auftritt, entwickelt sich meist allmählich. Embolie setzt auch plötzlich ein. Andererseits findet auch die Blutung nicht immer aus großen arteriosklerotisch veränderten Gefäßen statt. Nach Untersuchungen von ROSENBLATH handelt es sich meist um Veränderungen zahlreicher kleiner Gefäße, aus denen gleichzeitig die Blutung stattfindet. Das *umgebende Gewebe wird dabei nicht mechanisch zerstört,* sondern es können in demselben auch weitab von den eigentlichen Blutungen nekrotisierende Prozesse festgestellt werden. Veränderungen der Blutgefäße sind nicht immer eindeutig arteriosklerotischer Natur. Oft bestehen kleine falsche Aneurysmen, die außerhalb der Blutgefäße liegen und als Hämatome aufgefaßt werden müssen. Immerhin ist die Arteriosklerose einer der häufigsten Faktoren, der zu Blutungen im Hirn führt. Nicht selten entspricht der Zustand des Gefäßsystems des Körpers durchaus nicht demjenigen des Gehirns, wovon man sich häufig bei Sektionen überzeugen kann. Die Gehirnarterien arbeiten nicht immer kongruent mit den Gefäßen der übrigen Körperteile. Ihre Inanspruchnahme ist eine andere und hängt von dem Grade der Hirntätigkeit ab. Nicht immer entspricht die Funktionstüchtigkeit der Hirnarterien den an sie gestellten Forderungen. In solchen Fällen kommt es frühzeitig zur Abnutzatherosklerose. Es spielen dabei, wie überall, die mannigfaltigen Faktoren mit, unter denen gerade hier konstitutionelle, hereditäre, familiale Eigenschaften der Hirnarterien eine besonders wichtige Rolle spielen. Doch haben auch erworbene Krankheiten, infektiöse, toxische, endokrine und viele andere, die größte Bedeutung. Auch andere Faktoren konstellativer Natur, Obstipation, Tabak, Alkohol, Blei, Überanstrengungen usw., sind oft ausschlaggebend. Darüber wird, wie auch über spastische Zustände der Gefäße, über Hypertonien, Polycythämie u. dgl., ausführlicher im Abschnitt über Syndrome der Gefäßschädigungen abgehandelt werden. Es seien hier nur noch erwähnt Geschwülste, Parasiten, Traumen, Lues, Encephalitis, besonders nach typhösen Erkrankungen, epidemische Encephalitis, multiple Sklerose, welche ebenfalls bei bestimmten Lokalisationen aphasische Syndrome hervorrufen können. Es sei hier auch nur noch kurz darauf hingewiesen, daß sie auch apoplektiform entstehen können, ohne daß makroskopisch eine Blutung festgestellt werden kann. Es kann sich um Blutungen aus kleinen Hirngefäßen handeln, welche die *oberen Hirnschichten* einnehmen, d. h. diejenigen Teile eines jeden Hirngebietes, welche zentripetale Eindrücke aufnehmen, um dieselben in die tieferen Schichten weiterzusenden und dann durch zentrifugale Bahnen aus der Area weiter zu befördern (*intracorticale Syndrome*). Oft handelt es sich in diesen Fällen um entzündliche Prozesse, die nicht selten von den Meningen ausgehen.

In bezug auf Behandlung ist zu sagen, daß die Prophylaxe der aphasischen Störungen zum großen Teil mit der psychischen Hygiene zusammenfällt. Die Grundkrankheit muß behandelt werden und durch Regelung der Arbeit und Fernhaltung aller schädlichen Faktoren die Hirnarterien soviel als möglich entlastet werden. Die Aphasie selbst muß und kann durch systematische Übungstherapie in vielen Fällen gut beeinflußt werden. Dazu dienen Bilderbücher, Bilderbogen, Fibeln. Es muß mit Abschreiben, wenn nötig mit der linken Hand, von Strichen, Buchstaben und Worten begonnen werden. Es wird dem Kranken vorgemacht, wie die Lippen, Zunge, Gaumen zu halten sind, um einen Buchstaben, eine Silbe, schließlich ein Wort hervorzubringen. Wichtig ist es, den Kranken bei guter Laune zu erhalten, ihm immerfort Hoffnung zu geben, ihn optimistisch zu stimmen, seine Erfolge immerfort zu unterstreichen. Die Behandlung erfordert viel Geduld und Ausdauer vom Patienten, nicht weniger vom Arzt. Vor Übertreiben mit den Übungen ist durchaus zu warnen. Man muß sich immer nach dem Puls, dem Blutdruck, nach anderen Ermüdungserscheinungen richten.

VIII. Die Syndrome der Frontallappen.
1. Anatomisch-physiologische Vorbemerkungen.

Die Stirnhirnlappen gehörten mit Ausnahme der linken dritten Stirnhirnwindung bis verhältnismäßig unlängst zu den dunklen oder „stummen" Hirngebieten, deren Läsion keine deutlichen Lokalsymptome verursachte. Gegenwärtig haben wir jedoch eine Reihe typischer Syndrome, welche bei Stirnhirnerkrankungen beschrieben worden sind. Allerdings darf nicht außer acht gelassen werden, daß manche von diesen Symptomen auch bei Läsion derjenigen Hirnteile vorkommen können, welche mit den Frontallappen korrespondieren. Seit den Arbeiten von Vogt, Brodmann, Elliot Smith, Campbell, Economo und Koskinas ist zwar die Lokalisation nach Hirnlappen und sogar Hirnwindungen als ungenügend zu bezeichnen. Doch genügt es meist für grobe klinische Zwecke ungefähr zu bestimmen, in welcher Hirngegend der pathologische Prozeß lokalisiert ist, um dem Chirurgen z. B. Hinweise für die Intervention zu geben. Manche Verfasser und namentlich Pötzl haben aussichtsreiche Versuche unternommen, im Rahmen einer Windung oder eines Hirnlappens genauer ein klinisches Bild zu lokalisieren, so daß anzunehmen ist, daß ein Fortschritt in diesem Sinne möglich ist und er auch praktische Bedeutung erlangen kann. Von Interesse ist, daß die Rindenfelderung von größerer Konstanz ist, als die Einteilung nach Furchen und Windungen. So konnte Karawaitschik in meiner Klinik an einem Kinderhirn fast normale cytoarchitektonische Verhältnisse feststellen, obwohl auffallende Abweichungen von dem normalen Furchungstypus bestanden. Wie auf Abb. 149 zu sehen, fehlte rechts die Zentralfurche, links war sie zweimal unterbrochen. Schwere Anomalien bestanden auch in anderen Rindenteilen. Doch entsprach der Zellaufbau fast völlig der Norm.

Zur Orientierung sei hier die architektonische Einteilung der Rinde sowohl nach BRODMANN, als auch nach ECONOMO und KOSKINAS gesetzt (Abb. 150—152).

Zu den Erscheinungen, welche bei Stirnhirnerkrankungen zahlenmäßig hervortreten, gehören, nach der FEUCHTWANGERschen Statistik, Störungen der Aufmerksamkeit, euphorische und depressive Verstimmungen, Verlangsamung der Auffassung und Apathie, Überhastung, Witzelsucht und in geringem Maße auch Gleichgewichtsstörungen. Es treten zurück Bewegungs- und Empfindungsstörungen, Sinnesstörungen, Sprachstörungen, Störungen der Gedächtnis- und Denkleistungen. Störungen des Gleichgewichts waren in 44% aller Fälle zu konstatieren, allerdings bei Hirnverletzten mit anderer Lokalisation auch in 36%. Immerhin ist eine frontale Koordinationsstörung außer Zweifel. Zu dem Koordinationsapparat der Extre-

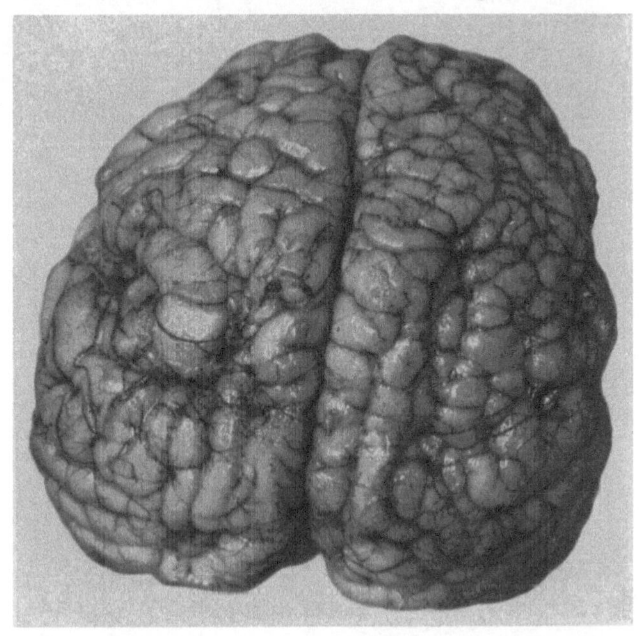

Abb. 149. Entwicklungshemmung eines Kinderhirns mit Fehlen der zentralen Furche rechts und doppelt unterbrochener Furche links. Nach KARAWAITSCHIK. Universitätsnervenklinik Minsk.

mitäten gehört das Stirnhirn jedenfalls, wahrscheinlich hat es auch Beziehung zum Rumpfgleichgewicht. Das Stirnhirn steht in funktioneller Beziehung zur kontralateralen Kleinhirnhemisphäre, teilweise, wenn auch weniger, auch zu der gleichseitigen. Die Defekte drücken sich in Abweichen des Körpers zur entgegengesetzten Seite aus, wie auch in Störungen des Spontanzeigens. Bei der kalorischen Prüfung des Labyrinths kommt es zu manchen Störungen des Vorbeizeigens, doch scheinen hier die Akten nicht abgeschlossen. Innerhalb des Stirnhirns scheinen zu ataktischen Störungen Herde in der Area frontopolaris und der Area orbitalis oder in Feld 10 und 47 nach BRODMANN oder FE und FF nach ECONOMO und KOSKINAS zu führen. In FE beginnt nach ECONOMO die fronto-ponto-cerebellare Bahn. Die Augenbewegungen, die Spähbewegungen, haben im Stirnhirn ein Zentrum, und zwar in der Area frontalis intermedia (8 nach BRODMANN, FC ECONOMO und KOSKINAS). Hier hat FOERSTER im Bereiche der F_2 das von VOGT gefundene Primärfeld für leicht erregbare

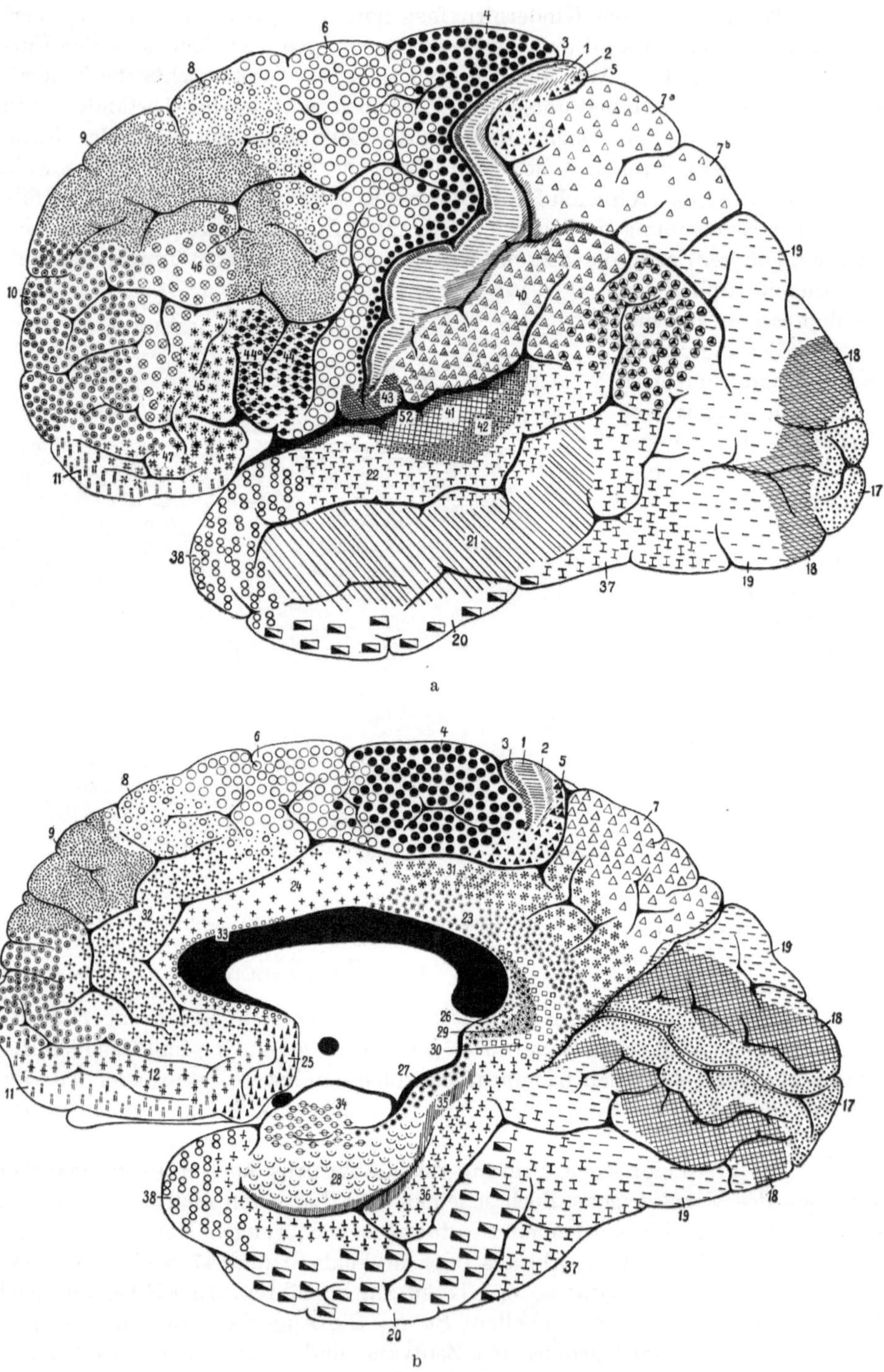

Abb. 150a und b. Die cytoarchitektonische Rindenfelderung vom Menschen. Nach BRODMANN.
a Äußere Fläche. b Mediane Fläche.

Augenbewegungen beim Menschen bestätigen können. Der von hier ausgehende epileptische Anfall beginnt mit Zuckungen der Bulbi nach der Gegenseite. Ein weiteres Augenfeld befindet sich in der Area frontalis granularis triangularis (45 Brodmann oder FDC Economo und Koskinas) und in der Area frontalis agranularis (6 Brodmann oder FB Economo und Koskinas). Nach Foerster treten bei Reizung dieses Feldes Adversivbewegungen auf in Form von Drehung des Körpers und der Augen nach der Gegenseite mit Öffnung der Augen und Pupillenerweiterung. Der von diesem Felde ausgehende epileptische Krampf beginnt nach Foerster mit Drehung der Augen und des Kopfes nach der Gegenseite, dann Rumpfdrehung und tonischer oder tonisch-klonischer Krampf der kontralateralen Extremitäten. Ich und Esther Minkin haben ein großes Material auf optokinetischen Nystagmus hin untersucht und uns überzeugen können, daß bei Stirnhirnerkrankungen der optokinetische Nystagmus fehlen resp. abgeschwächt sein kann.

In bezug auf den Bewegungsapparat, abgesehen von den soeben erwähnten Augenbewegungen, Kopf- und Rumpfbewegungen, wie sie Foerster bei elektrischer Reizung und bei epileptischen Anfällen beobachtet hat, sei hier noch auf die Angabe von Vogt verwiesen, nach denen es bei Läsionen des caudalen Teiles von F_1, von Feld 6 oder FB zur Astasie und Abasie kommt. Das gesamte Feld übt zusammen mit der Regio frontalis granularis eine Hemmung auf die motorischen Leistungen der vorderen Zentralwindungen aus. Herde in Feld 6 oder FB im zweiten Stirnhirnlappen führen zur Agraphie und mitunter zur motorischen Amusie. Schließlich hat Foerster sich über die Funktion des untersten Teils der vorderen Zentralwindung im Operculum centrale dahin geäußert, daß Reizung dieses Feldes beim Menschen rhythmische Kau-, Leck-, Schluckbewegungen und unartikulierte Laute hervorruft. „Der von hier ausgehende epileptische Anfall besteht in oder beginnt mit Kau-, Leck-, Schluck-, Schmatz-, Schnalzbewegungen, ferner klonischen Zwerchfellkrämpfen im Sinne von Singultus" (Foerster). Schließlich sei noch der Brocaschen Stelle in der linken dritten Frontalwindung gedacht, die dem Feld 44 nach Brodmann und FCBm nach Economo und Koskinas entspricht. Die Riechfunktion ist nach Economo an die Area recta, den FG und FH, gebunden, welche dem Feld 11 nach Brodmann entspricht. Die Funktionen der Aufmerksamkeit, des Willens und der Emotion sind nach Economo in FD oder 9 nach Brodmann zu verlegen. Es sind schließlich auch noch vasomotorische Störungen bei Stirnhirnherden beschrieben worden, die sich in ständiger blauer Verfärbung des Gesichts, der Hände und Füße mit gesteigertem Schwitzen äußern.

2. Klinische Bilder.

In manchen Fällen sind Beziehungen des Stirnhirns nicht nur zur *kontra-*, sondern auch zur *homolateralen* Körperhälfte festgestellt. So hat Sittig in mehreren Fällen von Stirnhirnverletzungen Fehlen der gleichseitigen Bauchdeckenreflexe gesehen, was vor ihm schon Schultz konstatieren konnte. Das Vorbeizeigen wurde manchmal in der kontra-, manchmal in der homolateralen Extremität festgestellt. Ich habe dann bereits erwähnt, daß Foerster die *Stützreaktion* nach Magnus bei Stirnhirnherden am ausgeprägtesten an den gleichseitigen Extremitäten feststellen konnte und nur im schwächeren Maße an der kontralateralen. Gross hat zwei Fälle von Stirnhirnepitheliom beschrieben, mit homolateralen Lähmungen. Bemerkenswert ist ein von Pötzl beschriebenes

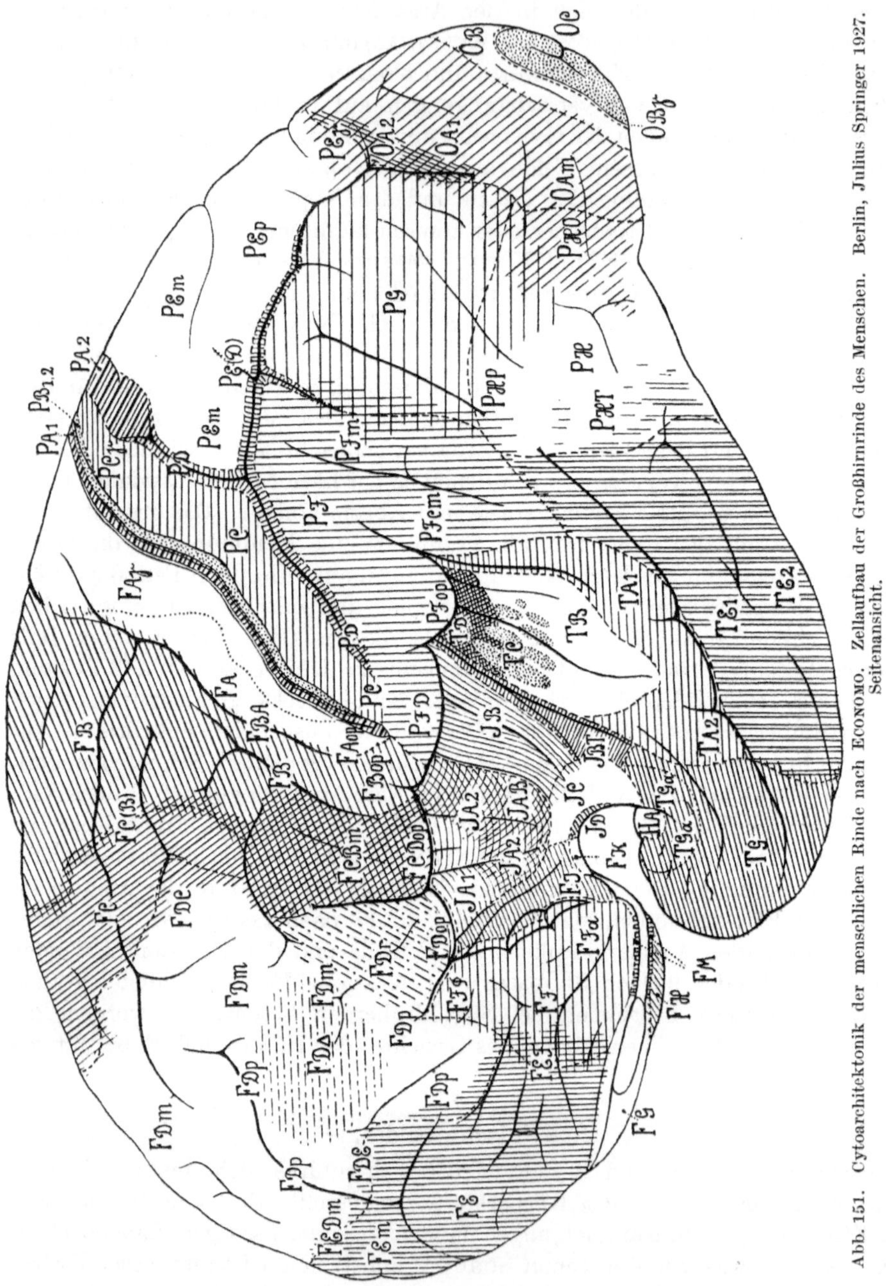

Abb. 151. Cytoarchitektonik der menschlichen Rinde nach Economo. Zellaufbau der Großhirnrinde des Menschen. Berlin, Julius Springer 1927. Seitenansicht.

Stirnhirnsyndrom, welches er auf den äußersten Frontalpol bezog. Hier bestand neben typischer gleichseitiger Hyposmie und Übererregbarkeit des kontralateralen Labyrinths zunächst eine unwillkürliche Beugetendenz im Hüftgelenk,

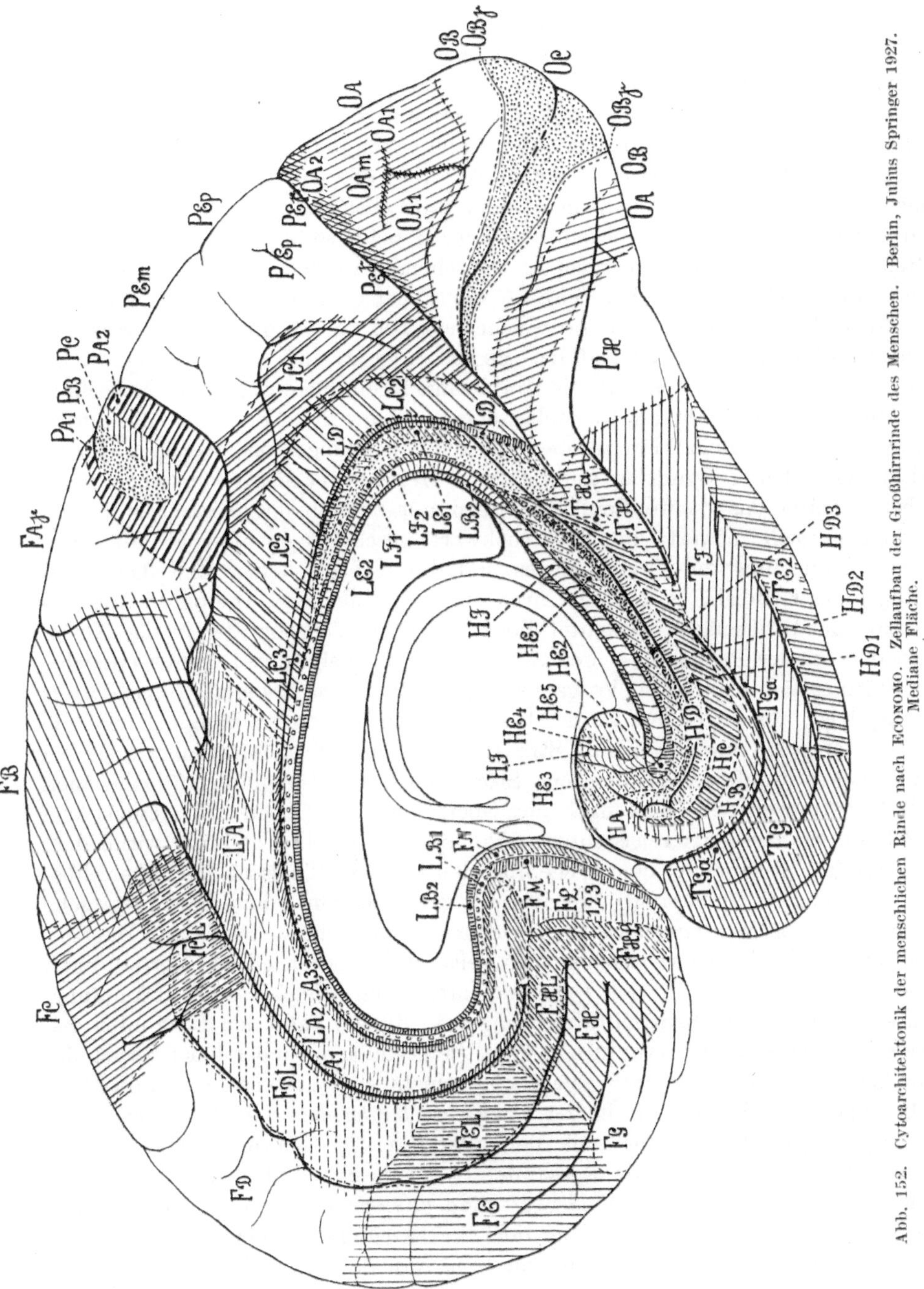

Abb. 152. Cytoarchitektonik der menschlichen Rinde nach Economo. Zellaufbau der Großhirnrinde des Menschen. Berlin, Julius Springer 1927. Mediane Fläche.

die an die *negative Stützreaktion von* MAGNUS erinnerte. In einem Falle von Stirnhirnabsceß war dieses Symptom kontralateral stärker, homolateral schwächer ausgeprägt. Wurde das im Knie gestreckte wie bei der Prüfung des LASÉGUEschen

Zeichens passiv im Hüftgelenk gebeugt, dann trat eine blitzartig einschießende paradoxe Kontraktion der Beuger des Hüftgelenks ein. Des weiteren bestanden in dem einen Fall corticale sensible Erscheinungen, die auf der rechten herdgleichen Seite begannen, dann auf die linke Seite übergingen. Die Anfälle begannen mit Kribbeln im rechten Vorderarm und in der rechten Hand gleichzeitig nicht ganz bis zum Ellbogen. Manchmal verbreitete sich das Kribbeln auch auf die linke Hand, um dann in einem Teil der Fälle auf das rechte Bein überzugehen. Zum Schlusse befiel es manchmal dann auch das linke Bein. Im Stamm und Gesicht war nichts zu spüren. Im Nacken beiderseits Spannungsgefühl. In seltenen Fällen kam es dann noch zu tonischen Krämpfen in den Extremitäten ohne Bewußtseinsverlust. Die Sprache war dabei behindert.

Nach der Operation, während welcher ein Teil des Frontalhirnpols reseziert werden mußte, sistierten die Anfälle. Es kam aber zu einer Gangstörung, die im wesentlichen darin bestand, daß die Kranke mit ihrem rechten Bein die Mittellinie kreuzte und es ungefähr an die Stelle setzte, wo das linke Bein gestellt werden sollte. Das linke Bein kreuzte ebenfalls die Mittellinie, doch weniger. PÖTZL hat dieses seltsame Syndrom auf folgende Weise zu erklären versucht. Beim Gehen arbeitet das rechte Bein zusammen mit dem linken Arm. Sie werden gemeinsam nach vorwärts und nach rückwärts geschwungen. Deshalb die funktionelle Koppelung des linken Armes und des rechten Beines und das Überspringen des Kribbelns vom linken Arm auf das rechte Bein. Die paradoxe Kontraktion der Hüftbeuger betrachtet PÖTZL als einen Vorgang, der in der Norm, besonders in der Pendelphase des Gehens, den Muskelgruppen Tonus entzieht. Bei Störung dieses zentralen Vorgangs, der an die *Eigenleistung des Stirnhirnpols* geknüpft ist, kommt es nun zu der beschriebenen paradoxen Beugung im Knie und zu tonischen Krämpfen mit Strecktypus in den Extremitäten, wie sie bei der Kranken anfallsweise auftraten. Störungen der Enthemmung führten auch zum Überkreuzen der Beine nach der Operation. Das Gehen mit steifem Arm und Bein, wie beim striären Symptomenkomplex, wird eben dadurch vermieden, daß von dem Stirnpol auf dem Wege über den vorderen Thalamusstiel überschüssige Erregungen „aufgesaugt“ werden. In gewissem Sinne hat diese PÖTZLsche Ansicht mit der *Dominantenlehre* von UCHTOMSKI manches gemeinsam. Die Sensibilitätsstörung bei so weit nach vorn gelagerten Herden erklärt PÖTZL durch Störungen der Statik in der Gefühlssphäre durch Wegfall einer Dämpfung. Später hat PÖTZL die Sensibilitätsstörungen in diesem Falle den bekannten Befunden von DUSSER DE BARENNE in Parallele gestellt, der mit lokaler Strychninapplikation an *einem* frontal gelegenen Gebiete eine „crossed sensibility“ — Erhöhungen der Sensibilität in der *gekreuzten Hinterpfote und der gleichseitigen Vorderpfote* erhielt als Ausdruck der alternierenden Zusammenarbeit dieser Extremitäten beim Gang. Dem gesamten Syndrom dieses überaus interessanten Falles legt nun PÖTZL das Wiederauftreten phylogenetisch alter Mechanismen des Vierfüßlerganges zugrunde, bei dem die Erregungen gleichmäßig alle vier Extremitäten betreffen. Beim Menschen nun mit dem aufrechten Gang tut der Stirnhirnpol zunächst die Erregung beim Gehen von den Oberextremitäten teils „abzusaugen“, da sie beim Gehen nicht die Rolle wie beim Vierfüßler spielen. Ferner kommt es infolge der Kreuzungstendenz der Bahnen dazu, daß in der Norm die Erregung, die in das homolaterale Bein schießt, durch die Funktion des Stirnhirnpols „aufgesaugt“ und in andere Bahnen gelenkt wird. Bei Erkrankung des Stirnhirnpols geht nun diese „Aufsaugungsfunktion“ zugrunde und es kommt zur homolateralen Erregung.

Diese ingeniöse Analyse von Pötzl, die hier noch lange nicht erschöpfend wiedergegeben ist, kann in der Tat durch vieles gestützt werden. So spielt der Stirnhirnpol, der letzte Neuerwerb des Menschen, zweifellos in der Organisation des aufrechten Ganges die größte Rolle. Auch hat ja Vogt Läsionen des *Frontalfeldes* mit *Astasie und Abasie* in Zusammenhang gebracht. Was Pötzl „Aufsaugen“ nennt, ist ja nichts anderes als Hemmung oder mit Vogt Denervation, nach Uchtomski Dominantenwirkung. Störungen in der Funktion der Hemmung oder der Denervation führen zu pathologischen Enthemmungen, zu pathologischen Innervationen, u. a. auch phylogenetisch alter homolateraler Apparate. Nun hat ja Vogt auch im Frontalgebiet Denervationszentren gefunden, deren Reizung zu Hemmungen von Erregungen im motorischen Gebiet führt. Ich habe ebenfalls bei Frontalkranken eine ausgesprochene Abasie konstatieren können. In diesem Zusammenhang möchte ich noch auf die funktionelle Astasie-Abasie hinweisen, welche bei Hysterikern auftritt und welche oft mit psychischen Traumen zusammenhängen, bei welchen man „den Kopf verliert“. Es treten dann auch onto- und phylogenetisch alte Mechanismen wieder in die Erscheinung, und es wird dem rezidivierten Vierfüßler wieder schwer, nur auf den Hinterfüßen zu gehen. Er muß mit seinen Händen sich ebenfalls unterstützen. Einen markanten Fall einer derartigen Astasie-Abasie bildet der auf S. 126—127 abgebildete Kranke, in dessen Augen das Entsetzen, nur nicht zu fallen, nur festen Boden mit allen Vieren zu fassen, geschrieben steht. In diesen Fällen handelt es sich zweifellos um eine funktionelle Ausschaltung der höheren Zentren im Stirnhirn.

Wir können nicht alle Schlußfolgerungen Pötzls ohne weiteres anerkennen, wenn er bestrebt ist, zu beweisen, daß das Überkreuzen der Beine mit der Witzelsucht, der sog. Moria des Stirnhirnkranken, etwas zu tun hat („Witzelsucht der Beine“). Er stellt diese Störung in Parallele mit der spielerischen Unart von Kindern, die Beine beim Gehen zu überkreuzen und erinnert an die Auffassung von Freud, der im Witz und im Spiel einen Rückfall in frühere Entwicklungsstadien sieht, den sich die Menschen episodisch erlauben. Beim Abbau von Stirnhirnapparaten kann eine unwillkürliche Rückkehr von Automatismen eintreten, welcher wir uns sonst im Spiel willkürlich bedienen können. Diese Analogie ist, wie verlockend sie auch scheint, nur ein Vergleich. Ob derselbe Mechanismus hier im Spiel ist, scheint mir schwer zu beweisen.

Pötzls Analyse der Funktion des Stirnhirns oder gewisser Teile desselben führt uns zu einer ähnlichen Auffassung eines anderen Stirnhirnphänomens, welches als *Zwangsgreifen* und *Nachgreifen* von Schuster und Pinéas, *Greifreflex* von Kleist, *Greifen* und *Tappen* (*grasping* and *groping*) von Adie und Critchley benannt worden ist und noch früher von Janichewski als *Réflexe de préhension* beschrieben wurde. Es handelt sich um *zwei* Phänomene, die meistens zusammen vorkommen. Das *Zwangsgreifen* äußert sich nach Schuster in folgendem: Bei jeder noch so schwachen Berührung der Hohlhand oder der Hohlhandfläche der Finger tritt unwillkürlich ein sehr fester Faustschluß ein, der so lange fortbesteht, wie die sensible Reizung anhält. Die willkürliche Lösung des Faustschlusses bei fortdauerndem Reize ist unmöglich. Die Leerhand kann dabei willkürlich geöffnet und geschlossen werden. Beim *Nachgreifen* zeigt die Hand das Bestreben, einen in der Nähe befindlichen Gegenstand zu ergreifen. Diese Greiftendenz führt dazu, daß die Hand des Kranken einem ihr nahe gebrachten und dann sich entfernenden Gegenstand unwillkürlich folgt, gewissermaßen einen Tropismus offenbart. C. MAYER findet nicht in jedem Falle das Zwangsmäßige in dem Ergreifen. Er spricht deshalb von einer erhöhten *Greifbereitschaft*, von einem *Greifreflex*. Sehr gut geben ADIE und CRITCHLEY eine Besonderheit dieses Greifreflexes wieder, wenn sie sagen, daß der Kranke den Gegenstand vor dem Ergreifen als wie umarmen wolle. Die Bewegung ist keine reine Beugung, sondern eine Kombination von Beugung und Streckung. Daumen und

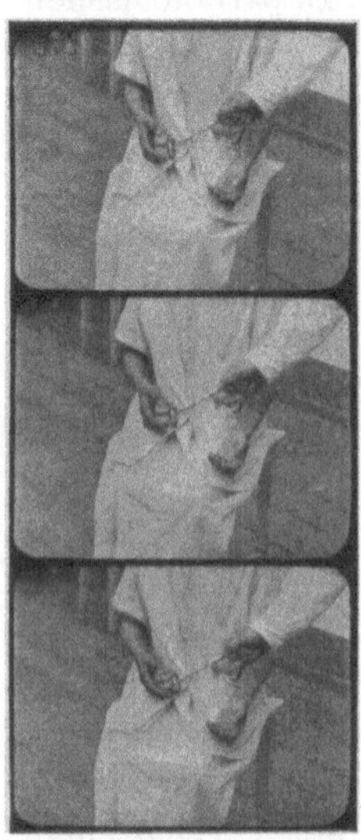

Abb. 153. Nachgreifen bei Frontalherd. Die rechte Hand, leicht paretisch, folgt unwillkürlich dem erhobenen Perkussionshammer. Kinoaufnahme. Universitätsnervenklinik Minsk.

Zeigefinger machen manchmal eine Bewegung wie ein Krebs, der seine Scheren schließt. Der Vorderarm dreht sich, gleich wie von einem Magnet angezogen, um der Bewegung des Erfassens des in die Hohlhand gelegten Fingers oder Gegenstands die bequemsten Bedingungen zu schaffen. Manchmal ist ein etwas stärkerer Schlag nötig, um den Greifreflex auszulösen. Hat der Kranke mit seiner gesunden Hand die Hand des Untersuchers ergriffen, dann greift er oft mit seiner kranken Hand nach.

Das Syndrom kommt bei Läsionen des Stirnhirns vor. Allerdings behaupten manche Beobachter (KLEIST), daß dasselbe von einer Läsion der Stammganglien abhänge. Auch SCHUSTER war früher der Meinung. Sehr energisch wenden sich ADIE und CRITCHLEY dagegen. Sie haben in der Literatur keinen Fall gefunden, in dem die Läsion sich nur auf die Stammganglien beschränkte, und umgekehrt haben sie nie eine Läsion des Stirnhirns vermißt. In manchen Fällen war das Symptom auf der herdgleichen Seite zu beobachten, während die andere Seite hemiplegisch war. In den Fällen, wo das Symptom herdkontralateral war, war der Arm immer weniger mitgenommen als das Bein. Da das Syndrom oft bei Geschwülsten beschrieben ist, kann nicht in Abrede gestellt werden, daß doch ein Druck auch auf die andere Hemisphäre bestand. Doch auch in Fällen von Gefäßerkrankung fanden sich in beiden Hemisphären bei den meist im vorgerückten Alter stehenden Kranken Veränderungen vor. Ich führe hier Ausschnitte aus einem Film an (Abb. 153), der sich auf eine Kranke bezieht, welche aus meiner Klinik H. FEDOROFF beschrieben hat. Die obere Extremität war bedeutend besser als die untere. Der Herd war kontralateral anzunehmen. In der Tat ist das Nachgreifen des Kranken mit einem Magnetphänomen zu vergleichen. Die Kranke ist sich dieses Zwanges bewußt. Sie kann ihn nicht unterdrücken. In einem anderen Falle, den in meiner Klinik CHASANOFF und KANTOR beobachtet haben, war das Phänomen nur vorübergehend zu beobachten. Auch hier bestand eine leichte Parese. In beiden Fällen bestanden keine klinischen Anhaltspunkte für Erweichung der Basalganglien. SCHUSTER scheint nunmehr ebenfalls das Hauptgewicht auf den Herd im Stirnhirn zu legen, wenn auch unerhebliche Veränderungen im Linsenkern vorkommen, aber keine wesentliche Rolle spielen können. Das homolaterale Auftreten des Greifreflexes glaubt C. MAYER auch in ganz reinen einseitigen Herden annehmen zu müssen. BONHÖFFER hat sich dahin geäußert, daß er bei frischer Hemiplegie manchmal durch den auftretenden Greifreflex, den er beim benommenen Kranken feststellen konnte, die Diagnose der Lähmung der anderen Hand stellen konnte. Auch in einem Falle von NOETHE und in den Fällen von C. MAYER und REISCH war das Phänomen homolateral. Die letztgenannten Verfasser erklären das homolaterale Auftreten durch Isolierung der gesunden Hemisphäre. Dadurch treffen die Außenreize in der gesunden Hemisphäre ein verkleinertes System, für dessen Reaktionsart Herabsetzung der Reizschwelle charakteristisch ist (K. GOLDSTEIN). Daher die „erhöhte Eindringlichkeit sensibler Reize" (KLEIST).

Zur Erklärung dieses Phänomens müssen wir wieder auf die oben von PÖTZL betonte hemmende Rolle des Stirnhirns zurückgreifen. Das Greifphänomen spielt, wie bekannt, bei Kindern eine große Rolle. Ein schönes Beispiel finden wir bei ADIE und CRITCHLEY. Ein kleiner Knabe wollte Spulen in eine Kiste legen. Das fiel ihm sehr schwer, da er die Hand nicht öffnen konnte. Die Spulen blieben immer bei ihm. Da wurde er von seiner Schwester angerufen, er drehte sich um und in demselben Moment öffnete sich die Hand und ließ die Spulen in den Kasten gleiten. M. MINKOWSKI hat einen deutlichen Greifreflex an der Hand beim menschlichen Fetus von drei Monaten beobachtet, d. h. in einer Entwicklungsphase, die man als bulbo-spinale bezeichnen kann. Daraus ist zu schließen, daß es sich um einen phylo- und ontogenetisch alten Reflex handelt, der noch vor Entwicklung des Mittel- und Zwischenhirns auftritt. Auch ADIE und CRITCHLEY nehmen ebenso wie C. MAYER und STIEFLER an, daß es sich um eine Enthemmung onto- und phylogenetisch älterer Mechanismen handelt, deren anatomisches Substrat sich in den caudalen Teilen des verlängerten Markes und wahrscheinlich im oberen Halsmark befinden. Die Bahn, auf welcher in der Norm die Funktion dieses Apparates gehemmt oder denerviert wird, ist die fronto-rubro-spinale Bahn. Bei Läsionen des Stirnhirns kommt es zu einer pathologischen Enthemmung des Apparates, infolgedessen die erhöhte Greifbereitschaft auftritt.

Was die nähere Lokalisation anbetrifft, so ist es schwer, etwas darüber bestimmt auszusagen. Das Phänomen ist ebenso oft bei Geschwülsten beschrieben worden, als auch bei Gefäßalterationen. SCHUSTER hat es besonders auf Erkrankung im Bereiche der *Arteria cerebri anterior* bezogen. ADIE und CRITCHLEY nehmen an, daß eine so wesentliche Funktion von einem großen Rindenareal ausgeübt werden muß. Es müssen innerhalb desselben die verschiedenen anatomischen Arrangements bestehen, um alle möglichen Umschaltungen fertig zu bringen, damit auf jeden Impuls mit einer Greifbewegung resp. einem Nachgreifen reagiert werden kann.

Es sei noch hinzugefügt, daß in Fällen, wo das Greifphänomen zu konstatieren war, der MAYERsche Grundgelenkreflex oft gesteigert war.

Diesem Phänomen scheint verwandt der von GAMPER bei seinem Mittelhirnwesen beschriebene „*orale Einstellungsautomatismus beim Säugling*", der gleichfalls in Fällen von Stirnhirnerkrankung, so von SCHUSTER, beschrieben worden ist.

KLEIST, ferner C. MAYER und O. REISCH haben ein Syndrom beschrieben, welches KLEIST zwar mit Läsionen in den Sehhügeln zusammenbringt, welches jedoch in Fällen von MAYER und REISCH bestand, wo Erkrankungen des Stirnhirns vorlagen. Es handelt sich um eine *Widerstandsbereitschaft des Bewegungsapparates* (MAYER und REISCH) oder *Gegenhalten* (KLEIST). Wird gegen einen Körperteil eine Krafteinwirkung entfaltet, die zur Lageveränderung des Körperteils führen würde, dann spannen sich die dieser Kraft entgegengesetzt wirkenden Muskeln an, so daß der Untersucher dabei einen bedeutenden Widerstand verspürt. Diese Widerstandsphänomene treten besonders zutage, wenn die Krafteinwirkung womöglich die ganze Extremität in Mitleidenschaft zieht. MAYER und REISCH unterscheiden eine *Zugreaktion* und eine *Stauchreaktion*. Im ersten Falle entsteht ein widerstrebendes Beugen der Finger und des Unterarmes beim Zug an den leicht gebeugten Fingern. Bei der Stauchreaktion werden die Strecker des Unterarmes und die Abductoren gedehnt und es resultiert eine kräftige Adduction und Unterarmstreckung. Das nämliche geschieht am Beine. Die Verfasser nehmen mit Recht an, daß dies Phänomen in weniger ausgeprägter Weise auch beim Gesunden besteht und bei Kranken nur eine pathologische Steigerung erfährt. Bei Kindern ist es ebenfalls ganz besonders deutlich ausgeprägt. Wesentlich ist der Umstand, daß MAYER und REISCH diese Widerstandsbereitschaft in allen ihren Fällen an der nicht gelähmten Körperhälfte fanden. Manchmal war das Phänomen leicht, manchmal schwerer zu erzielen. Zur Erklärung greifen die Verfasser zu der bekannten Tatsache, daß ein Teil der Pyramidenbahn ungekreuzt verläuft. In einem Teil ihrer Fälle sahen die Verfasser auf der herdgleichen Seite gesteigerte Sehnenreflexe, zweifelhaften *Babinski*, in anderen fehlten diese Symptome. Die Widerstandsbereitschaft erklären MAYER und REISCH als Funktion eines Mechanismus, der die von der Rinde aus in Tätigkeit gesetzte und unterhaltene Willkürinnervation verstärkt und dadurch gewissermaßen der Rinde einen Teil ihrer Arbeit abnimmt, sie sozusagen entlastet. Ein einseitiger Herd kann Bedingungen setzen für das Auftreten der Widerstandsbereitschaft in beiden Körperhälften.

Es ist anzunehmen, daß es sich in dem von MAYER und REISCH beschriebenen Phänomen um einen gesteigerten Dehnungsreflex handelt, wie er besonders bei extrapyramidalen Erkrankungen auftritt. Möglich ist, daß Stirnhirnherde oder Läsionen von Stirnhirnbahnen auch derartige extrapyramidale Erscheinungen hervorrufen können. Da es sich übrigens in fast allen Fällen, wo diese Symptome auftraten, um Erweichungen handelte, ist es sehr schwer, eine Miterkrankung der Basalganglien auszuschließen. Jedenfalls ist es von großem Interesse, daß in manchen Fällen herdgleiche Symptome auftreten. Bei besserem Fahnden nach denselben wird sich die Zahl solcher Fälle und Symptome gewiß vermehren. (Vgl. auch unter Thalamussyndrome.)

Bei Stirnhirnerkrankungen sind ferner gewisse *tonische* Erscheinungen und namentlich *Kontraktionsnachdauer der Muskulatur* beschrieben worden. KLEIST hat diese mit der Verletzung der Stirnhirn-Brücken-Kleinhirnbahn in Zusammenhang gebracht und ausdrücklich von einer Nachdauer der Willkürbewegung gesprochen. Doch kommt Nachdauer der Kontraktion auch bei elektrischer Reizung und bei Reflexbewegungen vor. SCHUSTER hat bei Stirnhirntumoren *Paralysis agitans-ähnliche* Bilder beschrieben, die er ebenfalls einer Schädigung der frontalen Funktion und nicht dem Druck auf die Stammganglien resp. den Veränderungen in denselben zuschreibt. FOERSTER verweist ausdrücklich auf die weitgehende Ähnlichkeit zwischen dem Pallidumsyndrom und dem Syndrom nach Schädigung der fronto-ponto-cerebellaren Bahn. Namentlich bei Prozessen, die die erste und einen kleinen Teil der zweiten Stirnhirnwindung betreffen, sollen nach FOERSTER die für das Pallidumsyndrom typischen Haltungsanomalien an den Extremitäten zu konstatieren sein: deutlicher Dehnungswiderstand, Fixationsspannung, Bewegungsarmut, Mangel an Initiativbewegungen. In der als tonische Nachdauer der Willkürbewegung beschriebenen Erscheinung ist vielleicht die Komponente des Greifreflexes enthalten, in dem erhöhten Dehnungswiderstand, der Steigerung des Dehnungsreflexes ist wohl das Grundelement des von MAYER und REISCH beschriebenen Phänomens der erhöhten Widerstandsbereitschaft. Je nachdem, welche Elemente des Frontalgebiets geschädigt sind, je nach der Extension und Intensivität des Prozesses, ja je nach dem Charakter des Prozesses können die einzelnen Bausteine des Frontalsyndroms in verschiedener, jedoch meist gesetzmäßiger Kombination auftreten. Der Kombination liegen gewisse präformierte Hirnmechanismen zugrunde.

Auf die selbständige Bedeutung der *Akinese* oder *Hypokinese* bei Stirnhirnerkrankungen hat ganz besonders eindringlich KLEIST in seinen grundlegenden Arbeiten hingewiesen, nachdem von einigen Autoren (HARTMANN, GOLDSTEIN) eine *Apraxie* bei Stirnhirnaffektionen beschrieben worden ist. *Ich* habe damals (1911) unter Zusammenstellung der zu jener Zeit erschienenen Fälle und unter Heranziehen eigener Fälle mit Autopsiebefund den Beweis zu erbringen versucht, daß die *Apraxie nicht durch einen Stirnhirnherd*, sondern durch Herd im Gyrus supramarginalis hervorgerufen wird. Die von HARTMANN beschriebene Bewegungsstörung deckt sich durchaus mit dem, was seitdem als *Akinese* oder *Hypokinese* zum Ingredienten eines der Stirnhirnsyndrome geworden ist. Es fehlt der Antrieb zur Bewegung. Die Kranken liegen regungslos da, ohne jegliche Mimik, ohne auf die Umwelt zu reagieren. Es fehlt ihnen die Spontaneität, was sich sogar darin äußert, daß sie die Fliegen vom Gesicht nicht verjagen, auf schmerzhafte Reize gar nicht oder verspätet reagieren. Darin ähneln sie auch der Reaktionslosigkeit des Parkinsonkranken. Auch das Sprechen kommt nicht in Fluß. Auch wo keine Aphasie vorliegt, ist es oft schwer, aus ihnen ein Wort herauszubekommen. In seltenen Fällen beschränkt sich die Hypo- resp. Akinese auf eine Körperhälfte oder gar auf einen Körperteil.

Wir können diese Bewegungsstörung bei Stirnhirnerkrankung auf Zerstörung der Verbindungen zwischen Thalamus und Rinde zurückführen. Damit fällt die unterstützende Wirkung der Stammganglienautomatismen auf den Ablauf der Willkürbewegung fort. Dadurch erklärt es sich, daß wir eine Reihe gemeinsamer Symptome bei Stirnhirnerkrankung und Stammganglienaffektion finden, die teils schon erwähnt wurden, teils noch betont werden müssen, wie Zwangsweinen, Zwangslachen, manchmal auch ein Zittern.

Betrifft die Läsion die untere Stirnhirnwindung links, im Bereiche von FCBm, dann tritt das Bild einer *motorischen Aphasie* auf, von der schon früher die Rede war. Je nach der Ausdehnung des Prozesses, je nach seiner Intensität kann die aphasische Störung mehr oder minder vollkommen sein. Noch mehr wird das mitbestimmt durch die prämorbide Persönlichkeit, das Alter, die

Kompensationsmöglichkeiten, die Verankerungen, die vor der Krankheit in Hirnmechanismen sich gebildet hatten. All dieses bestimmt auch den weiteren Verlauf, die Rückbildungsmöglichkeiten der aphasischen Störungen. Die zusammen mit der aphasischen Störung bei Stirnhirnherden häufig auftretende Agraphie hängt von der Mitbeteiligung des Fußes der zweiten Stirnhirnwindung ab. Isolierte *Agraphie* ohne Aphasie scheint bei Stirnhirnherden nur in Fällen von Tumoren vorgekommen zu sein. Hierher gehört der von WERNICKE zitierte Fall von GORDINIER. HENSCHEN hat sich für die Bedeutung der F_2 für die Schriftstörung hauptsächlich auf Grund der Tatsachen eingesetzt, daß in den Fällen, wo die motorische Aphasie von Agraphie begleitet war, F_2 immer mitlädiert war. Das Agraphiezentrum, das entwicklungsgeschichtlich allerjüngste Hirnzentrum, ist nach PÖTZL hauptsächlich an die oberflächlichen Schichten der zweiten Frontalwindung gebunden. PÖTZL betrachtet die Eigenleistung von F_2, dem sog. EXNERschen *Zentrum*, als einen allgemeinen Transformationsmechanismus von Impulsgruppen aus dem Bereiche der Blickbewegungen auf die Hand. Die einzelnen Fälle von Stirnhirnläsion, wo keine Agraphie vorliegt, können nicht nur durch die Annahme erklärt werden, daß es sich um Linkser handelt, sondern auch dadurch, daß das rechte Stirnhirn noch mehr als für die Lautsprache für die Schriftsprache eine Rolle spielt. Besonders MINGAZZINI ist dafür eingetreten, daß bei Jugendlichen eine Differenzierung der Sprachzentren in der linken Stirnhälfte noch nicht stattgefunden hat. „Erst allmählich wird die Sprachfunktion der rechten Hemisphäre entzogen, um sich in der linken zu konzentrieren." Doch scheint die Literaturdurchsicht zu beweisen, daß ein vikariierendes Einspringen des rechten Stirnhirns in Fällen von Agraphie nur dann stattfindet, wenn es sich um Jugendliche handelt oder wenn die Agraphie zusammen mit einer Aphasie auftritt. Allerdings liegen zu wenig Fälle von unkomplizierter Agraphie bei Stirnhirnherd vor, als daß aus ihnen irgendwelche Schlüsse könnten gezogen werden. HENSCHEN mißt dem rechten Stirnhirn nur eine untergeordnete Bedeutung für den Schreibakt bei.

Was die *Amusie* bei Frontalhirnherden anbetrifft, so sind Fälle beschrieben worden, wo eine rechtsseitige Läsion zur motorischen Amusie geführt hat, d. h. zu Störungen der Fähigkeit, Musik aktiv zu produzieren. Ich habe solche Fälle gesehen. Ich muß auch unterstreichen, daß bei rechtsseitigen Stirnhirnherden die Reaktionen der Kranken auf Reize, ihre Affektivität mehr leidet im Sinne einer größeren Passivität, als bei linksseitigen. So habe ich mich, wie auch andere Neurologen, immer wieder davon überzeugen können, daß bei schwerer Aphasie, wo die Kranken nicht imstande sind, ein Wort hervorzubringen, sie beim Gesang den Text des Liedes fehlerlos singen, aber nicht hersagen können. Als primitivere, phylogenetisch-ältere Leistung scheint das Singen mehr an die rechte Hemisphäre gebunden. Seit ich darauf achtgebe und speziell die Kranken daraufhin untersuche resp. ausfrage, muß ich doch für viele Fälle von rechtsseitigen Stirnhirnherden einen Defekt von musikalischer Ausdrucksfähigkeit annehmen. Für die Instrumentalmusik und namentlich für Streichinstrumente ist die Rolle der rechten Hemisphäre besonders außer Zweifel, da die linke Hand die größere mechanische Arbeit zu tun hat, als die rechte, mit der mehr der affektive Anteil des Spielens verknüpft ist. Die rechte F_2 soll auch bei dem berühmten Violoncellisten COSSMANN eine auffallende Hypertrophie erreicht haben. Schließ-

lich können auch noch Rechenstörungen, *Akalkulie*, bei Stirnhirnläsionen vorkommen im Sinne einer gestörten Fähigkeit, Zahlen zu benennen, mit Zahlen
zu manipulieren, zu rechnen. Oft geht diese Fähigkeit zusammen mit der Sprache
verloren. Oft bleibt sie erhalten bei Verlust der Sprache. In seltenen Fällen geht
sie allein verloren. Henschen nimmt für sie ein getrenntes Zentrum in der dritten
Stirnhirnwindung in Anspruch.

Ich führe schließlich noch die Gruppierung von Choroschko an, welche derselbe den Stirnhirnsymptomen gegeben hat: 1. Psychomotorische Störungen
der Rumpfmuskulatur, des Kopfes, Augen; Katalepsie, 2. asymbolische Störungen
der Sprache, Schrift, des Handelns. 3. Störungen der Affektäußerungen (Physio-
gnomie, Mimik, Zwangslächeln usw.). 4. Störungen des Benehmens (Urinieren
inmitten des Zimmers). 5. Psychische Symptome (Willensprozesse, Aufmerksamkeit, Merkfähigkeit). 6. Störungen der Reflexsphäre (Pupillen, Beckenorgane). 7. Druckerscheinungen von seiten der hinteren Schädelgrube. 8. Lokalsymptome (Kopfschmerz, Perkussionsempfindlichkeit, Hautödem, Exophtalmus,
Geruchstörungen).

Cl. Vincent hat in seinem Referat über Stirnhirntumoren, abgesehen von
den Symptomen des gesteigerten Hirndrucks, folgendes Stirnhirnsyndrom herausgearbeitet: Facialislähmung vom zentralen Typus, mehr oder weniger ausgesprochene Aphasie bei linkshirnigem Herd bei Rechtshändern, bei rechts-
hirnigem Herd bei Linkshändern und psychische Störungen. Dieser Trias
können sich noch zugesellen Augenmuskellähmungen, meist des VI. Paares, und
Ataxie. E. Sachs betrachtet die Stirnhirnläsionen als diagnostisch überaus
schwierig, da sie oft kaum merkliche Symptome hervorrufen. In der Charakteristik, die er gibt, ist sonst nichts Neues im Vergleich zu dem oben Vor-
getragenen.

3. Zusammenfassung.

Wenn wir nun die hauptsächlichsten Bestandteile der Stirnhirnsyndrome
rekapitulieren sollten, so sind sie zum Teil auf Schädigung der Anteile des fronto-
ponto-cerebellaren Systems zu beziehen. Hierher gehören die *Koordinationsstörungen,* die *Störungen des kontralateralen Labyrinths* im Sinne einer gesteigerten
Erregung, vielleicht die *Akinese* resp. Hypokinese, *tonische Nachdauer der Kontraktion,* erhöhte *Widerstandsbereitschaft, Paralysis agitans-ähnliche Symptome,*
für welche vielleicht auch fronto-thalamische, vielleicht auch fronto-rubrale
Bahnen verantwortlich zu machen sind. Es handelt sich um Schädigung des
normalen Willkürablaufs, bei welchem in der Norm die Pyramidenfunktion
durch die Funktion des fronto-cerebellaren Systems weitgehend unterstützt
wird. Wesentlich ist dabei der Umstand, daß die Koordinationsstörung, welche
mit der Kleinhirnataxie manches gemeinsam hat, sich von letzterer dadurch
unterscheidet, daß sie nicht gleichseitig, sondern kontralateral und noch häufiger
bilateral auftritt, wenn sie auch auf der kontralateralen Hälfte stärker ausgeprägt ist. In der *Bilateralität* mancher frontalen Erscheinungen ist auch
ein Merkmal enthalten, welches sich bei Stirnhirnverletzungen mitunter
vorfindet.

Eine fernere Kategorie von Erscheinungen ist durch die spezifische Rolle
gegeben, welche das Stirnhirn in der Entwicklung der spezifischen menschlichen

Funktionen spielt. Hierher gehört erstens der *aufrechte Gang* und zweitens die *Schaffung von Bedingungen,* welche die ursprünglich *zusammenarbeitenden undifferenzierten vier Extremitäten in ein Paar mit Greiffunktionen und ein Paar mit Stand- resp. Gehfunktionen verwandeln.* In dieser Beziehung muß das Stirnhirn die Rolle eines Hemmungs- resp. Denervationszentrums spielen. Seine Läsion äußert sich teils in eigentümlichen Steh- und Gangstörungen, die an *Astasie-Abasie* erinnern, teils in *Greifphänomen,* welche als Enthemmungen präformierter Mechanismen, als *Denervationsstörungen* aufgefaßt werden können. Auch die *Aphasie und Agraphie* sind teilweise *Denervationsstörungen.* In diesem Sinne können die bei der motorischen Aphasie so häufig auftretenden *Wortembolien* gedeutet werden. Es wird immerzu ein stereotypes Wort wiederholt, oft dasjenige, welches im Moment der Erkrankung „auf der Zunge“ war. Diese Perseveration muß als schädlichstes Moment aufgefaßt werden, welches die Sprache mit behindert. Es kann nicht gehemmt werden, wenigstens nicht automatisch. Oft gelingt es erst, den Kranken zum Sprechen zu zwingen, wenn es ihm zuerst gelingt, das perseverierende Wort zu hemmen, den sich vordrängenden motorischen Mechanismus zu denervieren. Auf *Enthemmungen* möchte ich auch das Auftreten von *tonischen Hals- und Stellreflexen,* die *Magnussche Stützreaktion* beziehen, die mitunter bei Stirnhirnherden vorkommen. Schließlich sind noch *Störungen der Spähbewegungen* bei Stirnhirnherden zu verzeichnen, manchmal in der Form einer *Zwangsablenkung der Augen und des Kopfes* zur Seite, manchmal in der Form eines *Unvermögens des spontanen Seitwärtsschauens.* Oft beginnt mit einer Deviatio conjugata ein epileptischer Anfall, infolge Reizung der in der Stirnhirnrinde gelegenen motorischen Apparate, die auch auf elektrische Reize antworten. Dann müssen typische *Geruchsstörungen, Aufmerksamkeitsstörungen, Witzelsucht* nochmals unter denjenigen Symptomen erwähnt werden, die für ein Syndrom des Stirnhirns typisch sind.

Was die Erkrankungen anbetrifft, so sind es außer *Tumoren* ganz besonders *Zirkulationsstörungen,* welche das Stirnhirnsyndrom hervorrufen. Zu den Tumoren zählen, wie auch an anderen Stellen, Gliome, Sarkome, Endotheliome, Angiome. Auch Cysten kommen hier vor, als Resultat früherer Blutungen. Von Blutgefäßen ist es namentlich die *Arteria cerebri anterior,* deren Ausschaltung das typische Syndrom des Vorderteils des Stirnhirns setzt, in welchem Sprach- und Schreibstörungen nicht die Hauptrolle spielen, wogegen die Symptome der Enthemmung, der gestörten Statik im Vordergrund stehen. Ist die Arteria cerebri anterior selbst obliteriert, dann treten noch *Balkensymptome* hinzu, da auch der Balken durch sie versorgt wird. Meist handelt es sich jedoch um Verstopfung ihrer einzelnen Äste. *Abscesse* im Stirnhirn können metastatischer Natur sein von den Lungen aus oder einem anderen Eiterherd im Organismus, oder sie können von einer der *Nebenhöhlen* ihren Ausgang nehmen, der Stirnhöhle oder der ethmoidalen, von der Orbita oder der Nase ausgehen. Auch die *traumatischen* Abscesse lokalisieren sich oft im Stirnhirn. Von anderen Erkrankungen seien genannt die Gummen, von infektiösen Krankheiten epidemische Encephalitis oder typhöse Encephalitis. Doch können auch alle anderen Erkrankungen infektiöser Natur, auch multiple Sklerose oder Parasiten usw. sich im Stirnhirn lokalisieren. Die Behandlung wird sich nach Möglichkeit vor allen Dingen nach der Ätiologie zu richten haben.

IX. Syndrome des Schläfenlappens.
1. Klinische Symptome.

Das Syndrom des *linken* Schläfenlappens wird von der *sensorischen Aphasie* beherrscht, wenn die erste Schläfenwindung in den Prozeß einbezogen ist. Darüber ist im Kapitel über aphasische Syndrome genügend gesagt. Hier sei noch nachgetragen, daß auch sensorische *Amusie* bei Herden im Schläfenlappen vorkommen kann. Der Kranke kann die Musik als Ganzes nicht mehr erfassen, oder es geht ihm die Fähigkeit verloren, die Melodie zu erkennen, oder den Rhythmus oder die Klangfarbe des Instruments. Nicht jede Worttaubheit ist von sensorischer Amusie begleitet. Umgekehrt gibt es sensorische Amusie ohne Worttaubheit. Es ist also anzunehmen, daß verschiedene Areale bei der Worttaubheit und der sensorischen Amusie lädiert werden. Nach BRODMANN ist die eigentliche „Hörrinde" das Feld 41 oder TC nach ECONOMO und KOSKINAS. Was die anderen Störungen anbetrifft, so lokalisiert ECONOMO mit viel Reserve Störungen des Wortlautverständnisses in TB, des Wortsinnverständnisses in TA$_1$, des Musikverständnisses in TA$_2$. Tatsache ist, daß 41 und 42 nach BRODMANN oder TB und TC nach ECONOMO und KOSKINAS bei Tieren keine Homologa besitzen. Es sind ferner vor allen Dingen hier die Ausnahmefälle zu erwähnen, wo eine Läsion des *rechten* Schläfenlappens nicht nur bei Linkshändern, sondern auch bei Rechtshändern sensorische Aphasie hervorrufen. Diese Fälle könnten erklärt werden entweder auf die Weise, daß der linke Schläfenlappen früher lädiert gewesen war und der rechte ihn bis zur erneuten Erkrankung vikariierend ersetzt hatte. Oder die Ventrikel wurden zur Seite gepreßt, so daß ein einseitiger Hydrocephalus in dem entgegengesetzten Schläfenlappen die Funktion des letzteren beeinträchtigen konnte. KNAPP, dem wir sehr viel für den Ausbau der Symptomatologie der Schläfenlappen verdanken, weist ganz besonders auf die *Paraphasie* hin, die das erste Symptom einer Schläfenlappenerkrankung sein kann, sich manchmal mit *Wortkargheit*, meist jedoch mit *Rededrang* verbindet. Was die Schreib- und Lesestörungen anbetrifft, so werden wir darauf noch zurückkommen bei der Beschreibung des Syndroms des Gyrus angularis und des Gyrus occipitotemporalis. Hier sei nur kurz erwähnt, daß auch die *amnestische Aphasie* durch Herde hervorgerufen wird, welche sich der Angularisrinde nähern. Ob die *Apraxie*, wie KNAPP annimmt, ein Schläfenlappensymptom ist, oder, wie ich glaube, durch Druck resp. Mitbeteiligung des Scheitellappens oder des Balkens hervorgerufen ist, ist hier nicht so wichtig wie der Umstand, daß namentlich bei *Geschwülsten* des Schläfenlappens doch hin und wieder apraktische Symptomenbilder vorkommen können.

Sehen wir von diesen aphasischen Störungen ab, so wird gewöhnlich der Schläfenlappen, und ganz besonders der rechte zu den *stummen* Regionen gerechnet, wenn auch mit Unrecht. Jedenfalls sind in letzter Zeit mehrere Schläfenlappensyndrome beschrieben worden, welche die Diagnose doch durchaus möglich machen.

So würde ich an erster Stelle *Gehörshalluzinatioenn* stellen von allerverschiedenster Art. Manchmal klagen die Kranken über verschiedenste Geräusche, fast immer doppelseitig, manchmal über Töne, hohe oder niedrige, seltener über Hören von Worten. Ich habe eine Patientin mit *epileptischen Anfällen* gehabt, die jedesmal vor dem Anfall eine wunderschöne Melodie hörte, die sich jedesmal wiederholte und die auch von *Gesichtshalluzinationen* begleitet war. Manchmal blieb es bei dieser „Musikaura": Der Bewußtseinsverlust blieb dann aus. Es will mir scheinen, daß gerade bei rechtsseitigen Schläfenherden diese musikalischen Halluzinationen häufiger vorkommen. Dann haben wieder KNAPP und in neuerer Zeit STEWART auf die Bedeutung von *Geruchshalluzinationen* hingewiesen, die durch Reizungen der Riechapparate im *Gyrus uncinatus* erklärt werden. STEWART beschreibt als *Uncinatusanfälle* solche, die mit Riech- und Geschmackssensationen einsetzen, von Bewegungen des *Schnüffelns und Riechens begleitet werden oder auch mit Schmatzen des Mundes.* Diese Phänomene sollen mitunter von einem seltsamen *Traumzustand* begleitet sein, während welchem die umgebenden *Gegenstände irreal und weit entfernt* erscheinen und zur gleichen Zeit merkwürdig „familiär", als ob dies alles schon einmal dagewesen wäre („déja vu"). Etwas Ähnliches erlebte auch die oben erwähnte Patientin mit den musikalischen Halluzinationen. Es muß wohl auch als Lokalsymptom des Schläfenlappens aufgefaßt werden. Ihm entspricht als *Ausfallssymptom auffallende Gedächtnisschwäche* der Kranken mit Schläfenlappenerkrankung. Diese Gedächtnisschwäche betrifft zuerst Namen, Bezeichnungen. Dann vergißt der Kranke, wo er etwas hingelegt hat, zu welchem Zwecke er sich wohin begeben hat. Ich habe Fälle gehabt, wo bei Ohreiterung das allererste Symptom eines Schläfenlappenabscesses neben Kopfschmerzen diese *pathologische Vergeßlichkeit* war.

Ein weiteres sehr wesentliches Symptom, dessen Studium wir besonders CUSHING verdanken, sind die *Ausfälle im Gesichtsfeld.* Von Halluzinationen war schon die Rede. Bei manchen Kranken kommt es zu merkwürdigen „*metamorphopsieähnlichen Halluzinationen*". Die Gestalten, welche als Halluzinationen erscheinen, haben oft ein ganz erschreckendes Aussehen. Die Ecken stehen hervor, die Seiten sind schief. Es sind Köpfe von unbekannten Ungeheuern. Oft bewegt sich alles um den Kranken. Ich möchte hier nur die Vermutung aussprechen, ob nicht corticale Vestibularisreize hier mitspielen. Die Halluzinationen befinden sich im kontralateralen Gesichtsfeld. Es kommt dann zu Gesichtsfeldausfällen in der kontralateralen Gesichtsfeldhälfte. Typisch ist der allmähliche Übergang von der Quadrantenhemianopsie bis zur vollständigen Hemianopsie. Bei systematischer Gesichtsfelduntersuchung spricht das allmähliche Zunehmen des Gesichtsfelddefektes (das Gesichtsfeld muß mit einem *kleinsten* Blatt Papier aufgenommen werden) für ein Anwachsen des Druckes auf die in der Tiefe des Schläfenlappens ziehenden Sehstrahlungen. Merkwürdig ist der Unterschied zwischen den Gesichtshalluzinationen bei Schläfenlappenläsion von denjenigen bei Läsion des Hinterhauptlappens. Bei letzteren bestehen meist Funken oder Flimmerskotome.

Verhältnismäßig häufig kommen bei Erkrankungen des Schläfenlappens *epileptische Anfälle* vor, zumeist mit den oben erwähnten Auraformen akustischer, optischer, olfactorischer oder pustativer Art. Auf ihre Häufigkeit bei Schläfenlappentumoren hat besonders ASTWAZATUROW hingewiesen, der sie besonders oft bei rechtshirniger Lokalisation annimmt. KNAPP hat sie bei Geschwülsten an der Spitze des Schläfenlappens nie vermißt. Aus dem, was über die Pathogenese des epileptischen Anfalls im Kapitel über das epileptische Syndrom gesagt ist, ist die Häufigkeit der „temporogenen" Epilepsie verständlich. SPIEL-

MEYER hat bekanntlich bei Epileptikern neben Kleinhirnveränderungen solche besonders im Ammonshorn, einer Formation des Temporallappens, gefunden. Die histologischen Veränderungen hat er auf zirkulatorische Störung zurückgeführt, welche durch die mangelhafte Gefäßversorgung des sog. *Sommerschen Sektors* zu erklären ist. Nach FOERSTER nimmt der epileptische Anfall, wie schon erwähnt, seinen Anfang mit einer Erbleichung und Volumveränderung des Gehirns, die auf Vasokonstriktion an den Gehirngefäßen beruht. Es besteht also im Schläfenlappen (und im Kleinhirn) scheinbar ein Locus minoris resistentiae. Hier setzt die durch chemische, hormonale oder andere konstellative Faktoren ausgelöste Vasoconstriction am ehesten ein. Hier bleiben nach dem Anfall am ehesten organische Veränderungen in der Hirnsubstanz zurück und werden zum Ausgangspunkt weiterer Reizungen des Hirns, zur permanenten epileptogenen Noxe. Da nun der Gyrus hippocampi in funktioneller Beziehung recht dunkel ist, abgesehen von dem Zusammenhang mit Geruchs- und Geschmacksfunktionen, so kommt es auch, daß gerade in Fällen, *wo sonst keine Anhaltspunkte für organische Hirnkrankheit* vorliegt, in Fällen von *sog. genuiner Epilepsie*, immer vor allen Dingen an die *Möglichkeit einer Schläfenlappenerkrankung* gedacht werden muß.

Auch die *Schläfenataxie* muß als feststehendes klinisches Symptom anerkannt werden. Es wird nun von den verschiedenen Autoren dieselbe entweder durch Druck auf die Vierhügel oder aber durch Funktionsstörung von Apparaten, welche in dem Schläfenlappen selbst lokalisiert sind, erklärt. Jedenfalls haben KNAPP, PFEIFER, SPILLER und namentlich SCHUPFER und MINGAZZINI die Schläfenhirnataxie als wichtigstes diagnostisches Hilfsmittel hingestellt. Auch OPPENHEIM hat in Fällen von Schläfenlappenerkrankung typische Ataxie gesehen. SCHWAB hat ein höchst interessantes *Schläfenlappensyndrom* aufgestellt, welches er in mehreren Fällen von Schläfenlappenerkrankung beobachten konnte. In diesem Syndrom spielt die Ataxie eine große Rolle. Ist der Tumor rechtsseitig, dann zeigt die linke Hand beim Fingernasenversuch nach dem Tumor vorbei. Beim exterozeptiven Zeigeversuch besteht Vorbeizeigen nach innen, Fallneigung nach hinten und links. Dann besteht ferner ein linksseitiges Pallidumsyndrom, das sich in mimischer Facialisparese links, Adiadochokinese, Rigidität und Fixationsspannung besonders links äußert. Es sei noch hinzugefügt, daß auch schon KNAPP und SCHUPFER athetotisch-choreatische und Paralytis agitans-ähnliche Bewegungen, gekreuzt mit dem Tumor, beschreiben. Diese Symptome führt SCHWAB auf Druck resp. Einwachsen des Tumors in den rechten Globus pallidus zurück, das Vorbeizeigen auf Schädigung des Feldes 22 nach BRODMANN, das Fallen nach hinten auf Läsion der Ursprungszellen des *Türckschen Bündels*. Das SCHWABsche Syndrom muß auf einen Sitz des Tumors in den caudalen zwei Dritteln des Schläfenlappens zurückgeführt werden, besonders bei subcorticalem Wachstum. Schwierig ist die Differentialdiagnose gegen rechtsseitigen Stirnhirntumor.

Geschwülste im Schläfenlappen rufen nicht selten Erscheinungen von seiten anderer Gebilde in der mittleren Schädelgrube hervor und am häufigsten von seiten des *Oculomotorius*. Besonders verhängnisvoll können mitunter *Pupillenstörungen* sein, welche isoliert ohne andere Störungen der Oculomotoriusfunktion auftreten können und dann den Verdacht auf eine luetische Allgemeinerkrankung hinlenken und nicht auf einen Herd im Schläfenlappen die Aufmerksamkeit konzentrieren können. Am typischsten ist die Mydriasis und die schlechte Pupillenreaktion und ganz besonders das einseitige Auftreten derselben. Vielleicht noch häufiger kommt *Ptosis* vor, während die anderen Augenmuskeln viel seltener erkranken. Wodurch diese Elektivität zu erklären ist, ist schwer zu sagen. Man könnte nur nach EDINGERS Aufbrauchtheorie annehmen, daß gerade diejenigen Nervenäste, welche am meisten aufgebraucht werden, am vulnerabelsten sind. Nun muß ja in der Tat der Levator palpebrae und der Sphincter pupillae fortwährend funktionieren, so daß eine Abnutzung dieser Kerne und der aus ihnen entspringenden Fasern recht wohl möglich ist. Es genügt dann der Druck der Schläfenlappengeschwulst, um sie außer Funktion zu setzen. In seltenen Fällen habe ich auch eine kontralaterale Ptosis und Pupillenstörungen gesehen. Die Erscheinung von seiten des Oculomotorius muß jedenfalls die größte Bedeutung für die Diagnose einer Erkrankung der mittleren Schädelgrube und speziell des in derselben befindlichen Schläfenlappens haben.

Auch der *Trigeminus* fällt nicht selten Prozessen im Schläfenlappen zum Opfer. Meist bestehen heftige „neuralgische" Schmerzen entweder im Gebiet des ersten Trigeminusastes, manchmal auch sämtlicher Äste. Ich habe erst unlängst einen Fall von linksseitigem Schläfenlappentumor ausschließlich auf Grund der Lähmung des motorischen Anteils des Trigeminus bei allgemeinen Drucksymptomen diagnostiziert. Nicht selten kommt *Kribbeln* an der entsprechenden Gesichtshälfte vor und nicht seltener als bei Kleinhirngeschwülsten auch Areflexie der Cornea. Von anderen Hirnnerven ist die Beteiligung des *Abducens*, seltener des *Facialis* zu erwähnen, besonders wenn es sich um Geschwülste handelt. Letztere können auch auf den Hirnschenkel drücken und *kontralaterale Pyramidenerscheinungen*, Hemiparesen resp. Hemihypästhesien hervorrufen.

Wir sehen auf diese Weise, wie es *der neurologischen Forschung der letzten Jahre gelungen ist, diesem klassischen stummen Gebiete eine recht beredte Symptomatologie zu entlocken.* Allerdings kann nicht genug betont werden, daß abgesehen von den sensorisch-aphasischen Störungen, *nicht* eines der Symoptme *spezifisch für das Schläfenlappensyndrom* ist. Viele von ihnen kommen beim Stirnhirn- oder Kleinhirnsyndrom vor. Auch können namentlich Geschwülste an einer beliebigen Hirnstelle durch Druck- oder besser Fernwirkung Schläfenlappensymptome hervorrufen.

2. Pathologisches.

Die verschiedensten Erkrankungen, von denen schon oben die Rede war, können zum Schläfenlappensyndrom führen. Besonders muß an einen *otogenen Schläfenlappenabsceß* gedacht werden, wenn eine chronische eitrige Otitis besteht, und namentlich wenn sie exazerbiert. Der vom Ohr ausgehende temporale Absceß lokalisiert sich am häufigsten in der dritten Schläfenwindung. Es fehlen deshalb auch bei linksseitiger Lokalisation noch lange Zeit typische sensorisch-aphasische Störungen. Allerdings treten auch dann schon leichte Paraphasien auf, und ganz besonders wird über die oben beschriebene Gedächtnisschwäche geklagt. Während, wie oben gesagt, Labyrintheiterungen meist zu Abscessen im Kleinhirn führen, ist Caries des Tegmen tympani et antri der gewöhnlichste Weg, welcher Eiterungen in die mittlere Schädelgrube führt und Schläfenlappenabscesse hervorruft. Wenn der Kranke zum Arzte kommt, in einem Zustande von Bewußtseinsstörung ohne Anamnese und ohne daß ein befriedigender Status gesammelt werden kann, und ein Verdacht auf otogenen Absceß vorliegt, dann wird der Otiater sich meist durch die Lokalisation des Prozesses im Ohre leiten lassen, ob auf das Kleinhirn oder auf den Schläfenlappen loszugehen ist.

Von Interesse sind die Schläfenlappensyndrome, welche infolge *Erweichungen* auftreten im Anschluß an Obliteration der den Schläfenlappen speisenden Arterien. Nach der Klassifikation von Foix und M. Lévy sind es zwei Äste der *Arteria cerebri media* oder der *Sylvischen Arterie*, welche den Schläfenlappen versorgen. Und zwar ist die *vordere Temporalarterie* der erste der Rindenäste, die *hintere Temporalarterie* der dritte, welche von der Arteria cerebri media, beide von der unteren Seite derselben, abgehen. Die vordere Temporalarterie ist mannigfachen Variationen unterworfen: bald ist sie länger, bald kürzer. Dann teilt sie sich wieder auf verschiedene Weise. Es mag sein, daß dadurch die Verschiedenheiten im Auftreten und Verlauf der sensorischen Aphasie bedingt wird. Die Arteria temporalis posterior bildet mitsamt den beiden letzten Ästen der Arteria cerebri media, der Arteria parietalis und der Fortsetzung des Hauptstammes, der Arteria gyri angularis ein besonderes System, welches Maurice-Lévy die *hintere Sylvische Arterie* nennt. In diesem Gefäßsystem kommt es meist zu kombinierter Ausschaltung der Arteria temporalis posterior und der Arteria gyri angularis oder der Arteria parietalis und der Arteria gyri angularis. Seltener sind die reinen Varietäten, die Erweichung ausschließlich der hinteren Parietalis, der hinteren Temporalis oder der Arteria gyri angularis. Hier interessiert uns nur die Erweichung im Gebiete der Arteria temporalis posterior und die Erweichung im Gebiete der Arteria temporalis posterior und Arteria gyri angularis. Über letztere wird an anderer Stelle abgehandelt werden. Erstere bietet das reine Bild der sensorischen Aphasie, welche bei stärkerer Läsion von Hemianopsie begleitet ist.

X. Die Syndrome des Scheitellappens.

1. Klinische Bilder.

Der obere Scheitellappen ist nach Foerster eine corticale Endstätte der sensiblen Leitungsbahnen. Doch unterscheidet er sich von der hinteren Zentralfurche durch Fehlen der somatotopischen Gliederung. Nimmt ein epileptischer Anfall von dieser Stelle aus seinen Anfang, dann beginnt er mit Parästhesien oder Schmerzen im kontralateralen Arm und Bein, häufig auch mit heftigem Leibschmerz. Dann beginnen die kontralateralen Extremitäten zu krampfen, Rumpf, Augen und Kopf drehen sich nach der Gegenseite. Befindet sich die epileptogene Zone mehr nach hinten und unten, dann beginnt der Krampf mit Drehung der Augen und des Kopfes, und dann erst schließt sich der Extremitätenkrampf an. Dies Gebiet entspricht dem Feld 7 nach Brodmann oder PE nach Economo und Koskinas. Von Ausfallserscheinungen bei Läsionen in diesem Gebiete sind zu unterstreichen Störungen der Lokalisation, Astereognosie, Ataxie, bei Erhaltensein der Berührungs- und Schmerzempfindung.

Letztere sind mehr Funktion der primitiveren hinteren Zentralwindung, an welche der obere Scheitellappen grenzt.

Lokalisieren sich Herde im *unteren Scheitellappen*, zu dem der *Gyrus supramarginalis* und *Gyrus angularis* gehören, entsprechend den BRODMANNschen Feldern 40 und 39 oder PF resp. PG nach ECONOMO und KOSKINAS, dann entstehen die verschiedensten Syndrome, welche wie die Stirnhirnsyndrome spezifisch menschlicher Art sind, wenn man sich so ausdrücken darf. Ist ja die Scheitelgegend wie die Stirnhirngegend ein *phylogenetisch junger Neuerwerb*, der architektonisch kein Homologon bei Tieren besitzt, der sich zwischen Hinterhauptlappen und Zentralwindungen einschiebt und sich auf Kosten hauptsächlich der Occipitalformationen entwickelt. Wird also dieses Hirngebiet durch pathologische Prozesse alteriert, so sinkt die gesamte Verhaltungsweise des Kranken auf ein niederes Niveau herab. Der Kranke verliert vor allem diejenigen Fähigkeiten, welche man als *Neuerwerb im Laufe des individuellen Lebens* bezeichnen kann. Die Störungen charakterisieren sich dann durch Beeinträchtigung „höherer" Leistungen, deren man erst während des Lebens mächtig wird. Was dem Kranken dann verbleibt, daß imponiert im klinischen Bild hauptsächlich als *apraktische* oder *agnostische* Erscheinungen.

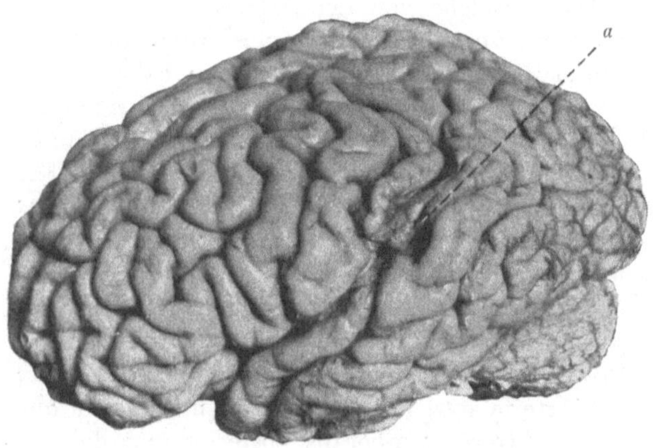

Abb. 154. Eigener Apraxiefall bei Herd im G. supramarginalis (Fall IWANOW). Nach KROLL, Z. Neur. 2 (1910).
a – Herd.

Werden *oberflächliche* Rindenteile des *Gyrus supramarginalis* geschädigt, dann treten, wie bei Störungen des oberen Scheitellappens, *Störungen der Lokalisation, Scheitellappenataxie, Astereognosie* und *Ataxie* auf. Bei Herden, welche die *subcorticalen* Teile des linken Gyrus supramarginalis einnehmen, entsteht *typische motorische Apraxie*. Ich habe als erster darauf hingewiesen, daß der *subcorticale* Herd im linken Gyrus supramarginalis für die motorische Apraxie in Anspruch zu nehmen ist, während Rindenherde dieser Gegend geeignet sind, Muskelsinn- und Lokalisationsstörungen hervorzurufen. Die Fälle, auf welche ich meine Anschauung stützen konnte, waren außer eigenen auch mehrere, die ich in der Literatur gefunden hatte und von denen die Fälle von STROHMAYER und BYCHOWSKY neben *zwei* von *meinen* (Abb. 154 u. 155) damals die *einzigen* waren, bei denen ein ausschließlich linksseitiger Herd *doppelseitige Apraxie* hervorgerufen hatte. In dem LIEPMANNschen Falle (Regierungsrat) bestanden Herde in beiden Hemisphären, darunter in beiden Gyri supramarginales, im Stirnhirn. Für LIEPMANN war die Hauptvoraussetzung der Apraxie eine „mehr minder vollständige Abtrennung des Sensomotoriums von den übrigen Zentren beider Hemisphären". LIEPMANN, der Vater der Apraxielehre, dem wir namentlich die Entdeckung

der Rolle der Balkenläsion für linksseitige Apraxie verdanken und damit unsere
Kenntnis von der Bedeutung der linken Hemisphäre für das Handeln, hatte ursprünglich die Doppelseitigkeit der Apraxie seines Regierungsrats wenig gewürdigt. Erst später, als ihm die Rolle der linken Hemisphäre für das Handeln
auf Grund seiner Studien über die Bedeutung des Balkens klar wurde, hat er auch
Reaktionen der linken Hand seines Regierungsrats als apraktisch bezeichnet.
War für ihn von Wichtigkeit die Isolierung des Sensomotoriums, so hatte er
doch schon als die für die „Praxie" am „vulnerabelsten Stellen: 1. die unmittelbar den Zentralwindungen nach hinten angrenzenden Scheitellappenpartien,
2. die Zentralwindungen und das entsprechende Markgebiet" bezeichnet. KLEIST
war einer der ersten, der auf Grund der damals spärlichen Fälle — es waren

mit meinen drei inzwi-
schen zwölf geworden,
von denen mir besonders
beweisend der STAUFFEN-
BERGsche Fall erscheint
— die Bedeutung von
Herden im linken Supra-
marginalis, wenn auch
mit einiger Reserve, be-
stätigt hat. Der *Gyrus
supramarginalis* war der
einzige, der in *allen* Fällen
erkrankt gefunden wurde.
Allerdings machte KLEIST
die Einschränkung, daß
nur in vier Fällen —
STROHMAYER, BECHTE-
REW, mein Fall I (Iwanow)
und v. STAUFFENBERG —

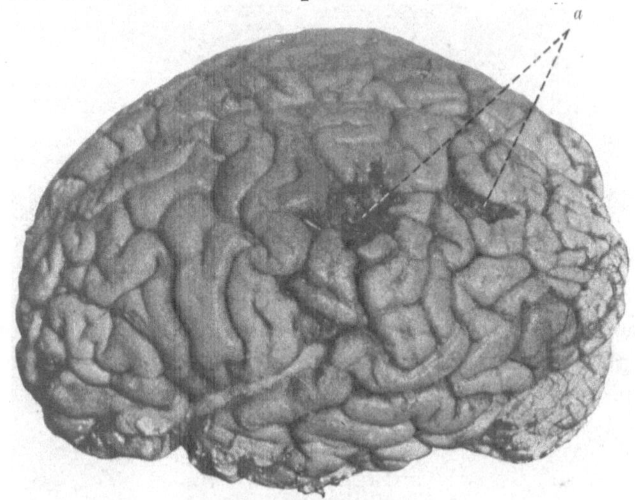

Abb. 155. Apraxie bei Scheitellappenherd (Fall KRJUKOW). Nach KROLL,
Z. Neur. 2 (1910).

die Zerstörung des Gyrus supramarginalis maßgebend gewesen zu sein scheint. Damals war übrigens nur der v. STAUFFENBERGsche Fall auf Serienschnitten untersucht. Seitdem habe ich meine Fälle auf Serienschnitten untersucht und über das Ergebnis seiner Zeit berichtet (Abb. 156—160). In zwei von diesen Fällen erwiesen
sich nun außer dem Supramarginalisherd, der in einem Fall bis zum *Gyrus angularis* reichte, keinerlei Zerstörungen, die Apraxie hervorrufen könnten. In der
Aussprache über meinen Vortrag erwähnte auch A. BLUMENAU einen Fall von
Apraxie, den er auch auf einen Scheitellappenherd beziehen mußte. Seitdem scheint
es, daß die Lokalisation der motorischen Apraxie im Supramarginalis genügend
gestützt worden ist. Auch GOLDSTEIN, der dieser Lokalisation gegenüber anfangs
reserviert war, scheint nun ebenfalls auf dem Standpunkt von der Bedeutung
des Supramarginalis für die doppelseitige Apraxie zu stehen. Daß die klassische,
typische, motorische Apraxie von LIEPMANN durch *tiefere* Herde im Gyrus
supramarginalis hervorgerufen wird, wie ich angenommen hatte, und wie ich
auch jetzt behaupten möchte, wird nun ebenfalls von GOLDSTEIN zugegeben.
Daß in meinen Fällen außerdem noch die Rinde defekt war, spricht natürlich
nicht gegen die Bedeutung für die Apraxie der tieferen Teile, da in diesem

Falle *neben* der Apraxie auch Lokalisationsstörungen, Ataxie bestanden, für die die oberflächlichen Schädigungen verantwortlich zu machen sind. Ich möchte nicht mit GOLDSTEIN annehmen, daß oberflächliche Rindenschädigung

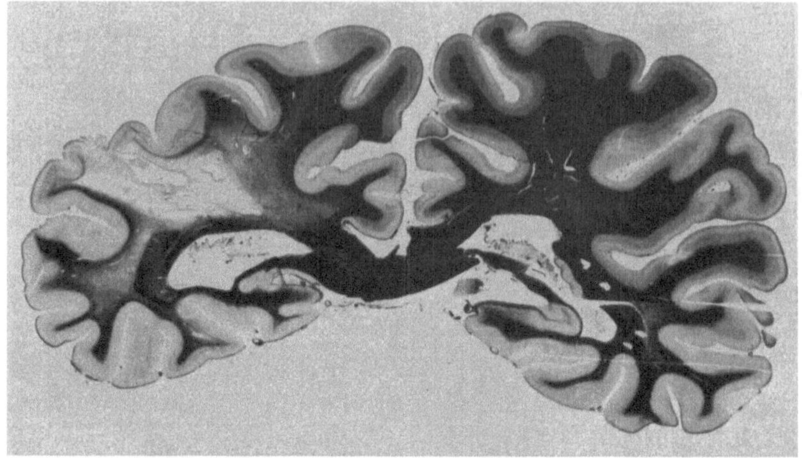

Abb. 156. Serienschnitt meines Falles IWANOW. Apraxie. Herd im G. supramarginalis.

des Gyrus supramarginalis *ideatorische* Apraxie hervorruft. Auch in meinem Fall II bestanden typische motorische Störungen, wie sie klassischer gar nicht vorkommen können. Es bestanden *amorphe Bewegungen, tiefe Störungen des*

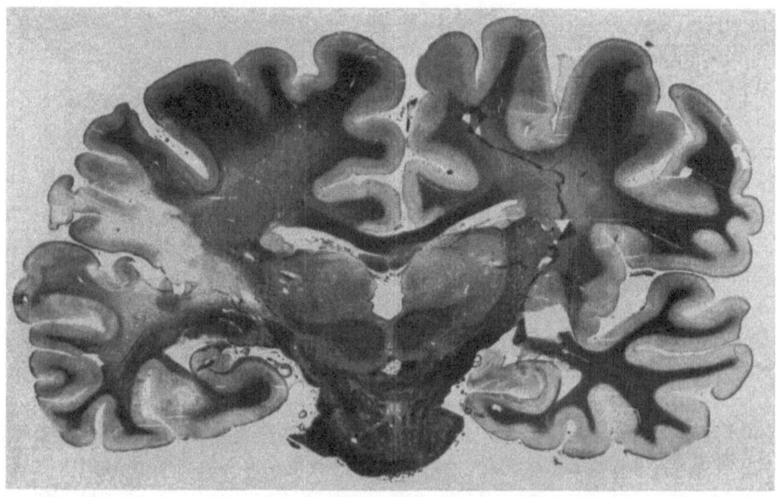

Abb. 157. Serienschnitt meines Falles KRJUKOW. Apraxie. Herd im G. supramarginalis.

Nachmachens, Entgleisen bei einfachsten Handlungen usw. Auf das Vorkommen *sekundärer ideatorisch-apraktischer Störungen* bei motorischer Apraxie hat schon LIEPMANN hingewiesen. An einem großen Apraxiematerial von über 30 Fällen, darunter 10 mit anatomischem Befund, habe ich mich immer wieder von der Rolle

des Gyrus supramarginalis für die motorische Apraxie überzeugen können,
wie auch davon, daß die ideatorische Apraxie meist eine motorische kompliziert,

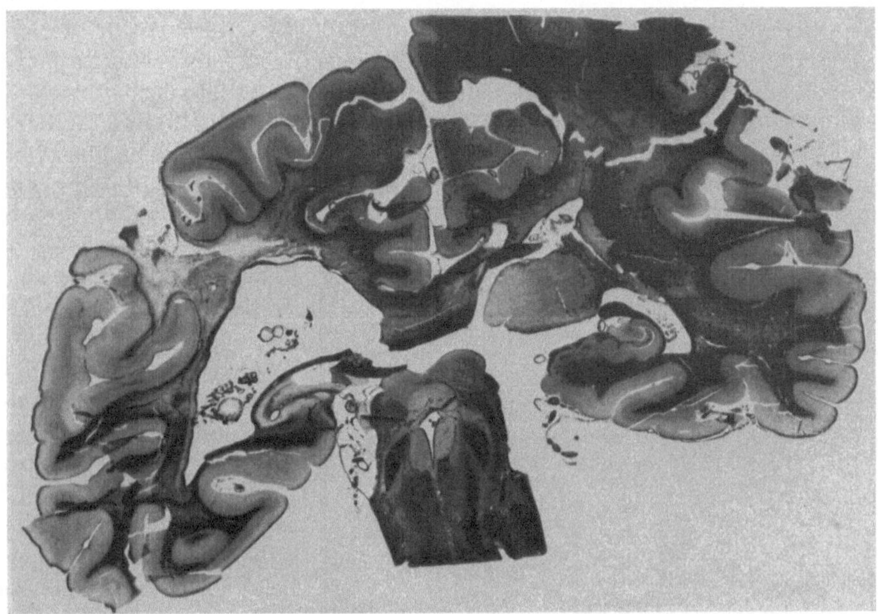

Abb. 158. Serienschnitt vom Falle wie in Abb. 157.

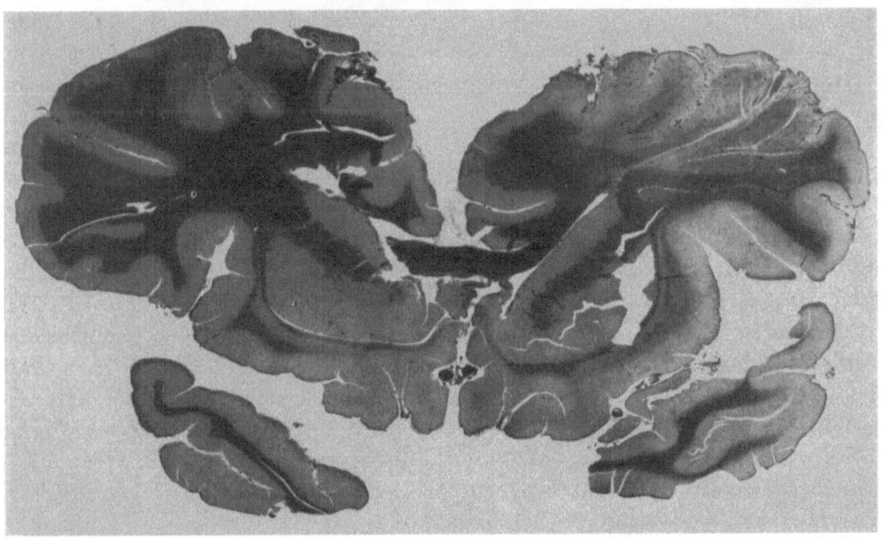

Abb. 159. Serienschnitt meines Falles TETERENKOW. Apraxie. Tonische Perseveration. Herde im Frontal-
und Scheitellappen und im Balken.

wenn es sich um ein altes, arteriosklerotisches Gehirn oder um umfangreiche
Zerstörungen auch außerhalb der Scheitelregion handelt. Auch kann auf Grund
der Serienschnitte meiner Fälle I und II die Vermutung KLEISTS widerlegt,

werden, daß die linksseitige Apraxie nicht so sehr vom Herde im linken Gyrus
supramarginalis, als von einem akzessorischen Herd im Balken abhängt. Praktisch stehe ich also unbedingt auf dem Standpunkt, und es scheint jetzt allgemein anerkannt, daß eine doppelseitige motorische Apraxie für Herd im
Gyrus supramarginalis spricht. Es muß übrigens KLEIST durchaus recht gegeben werden, wenn er auch im rechten Hirn ein „Apraxiegebiet" voraussetzt.
Ich habe mich in dem Sinne auch in meiner Apraxiearbeit (1910) ausgesprochen.
Ich glaube aber, daß die größte Bedeutung für das Zustandekommen einer linksseitigen Apraxie der Herd im rechten Gyrus supramarginalis nur dadurch erlangt,
daß die Impulse vom linken Gyrus supramarginalis dank dem Block im rechten

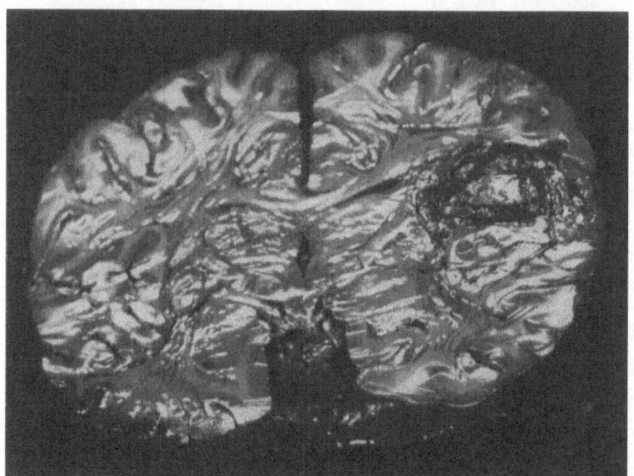

Abb. 160. Apraktische Störungen bei Scheitellappenherd.
Universitätsnervenklinik Minsk.

Gyrus supramarginalis die
linke Hand nicht erreichen.

Nun hat BRUN in Ver-
folgung von MONAKOW-
schen Gedankengängen es
versucht, die lokalisato-
rische Bedeutung des Gyrus
supramarginalis herabzu-
setzen. Doch kommt er in
seinen Schlußsätzen zu derselben These, daß die eigentliche „Apraxieregion" par
excellence das gesamte
Versorgungsgebiet des hinteren Astes der Arteria
fossae Sylvii umfaßt, mit
anderen Worten, den un-
teren Scheitellappen. Wenn
er in dieses von der „hin-
teren Arteria fossae Sylvii" versorgte Gebiet auch die hintere Zentralwindung
und den oberen Scheitellappen einbezieht, so widerspricht dies den neuen Untersuchungen von FOIX u. a. über die Blutversorgung des Gehirns, von denen noch
die Rede sein wird. Es soll nicht geleugnet werden, daß gelegentlich im Anschluß an einen akut einsetzenden Ausfall auch anderer Hirnteile Apraxie
temporär auftreten kann, sei es infolge *Diaschisiswirkung,* d. h. funktioneller
Ausschaltung von mit dem Herd korrespondierenden Teilen des Gyrus supramarginalis, sei es infolge von *sekundären Quellungen* oder anderen kollateralen
Erscheinungen vasculärer Natur im Bereiche desselben. Doch können solche
Fälle ja den lokalisatorischen Wert der „Apraxieregion" nicht herabsetzen, da
wir auch von allen anderen Herdsymptomen wissen, daß sie gelegentlich als
„Fernsymptome" aufgefaßt werden müssen.

KLEIST hat unter *innervatorischer Apraxie* eine Unterform bezeichnet,
welche sich dadurch von der LIEPMANNschen motorischen unterscheidet, daß
sie sich meist auf feinere Bewegungen im Bereiche eines beschränkten Gliedes
oder Gliedteiles bezieht. Dies entspricht der *gliedkinetischen Apraxie* von LIEP-
MANN und der *corticalen Apraxie* von HEILBRONNER. KLEIST hat nun angenommen, daß der gliedkinetische Typus desto eher „herauskommt", je mehr die

Zentralwindungen beteiligt sind. Dem muß doch wieder entgegengehalten werden, daß Läsionen der Zentralwindungen keinerlei Störungen schaffen, die irgendwie als apraktische aufgefaßt werden können. Nun hat GERSTMANN bei Läsionen des Parietalgebietes ein interessantes Syndrom beschrieben, welches morphologisch einer *innervatorischen Apraxie* recht nahestehend erscheint, die sog. *Fingeragnosie.* GERSTMANNS Kranke irrte sich immer wieder, wenn sie auf Geheiß nach den einzelnen Fingern greifen oder zeigen, sie vorstrecken oder benennen sollte. Sie vergriff sich, verwechselte die Finger, streckte den unrichtigen vor, suchte oft lange herum, fand sich nicht zurecht. Durch intensives Hinschauen auf die Finger gelang es ihr, manchmal die Fehler zu korrigieren. Dabei verstand die Kranke jede Aufforderung und vollführte alles andere prompt, was sich nur nicht auf die Finger bezog. Allerdings unterliefen ihr gelegentlich auch hier hin und wieder Fehlreaktionen, die aber in der Regel sofort wieder ausgeglichen wurden. Gestört war auch die Benennung der Finger, trotzdem sonst weder die Spontansprache noch die Wortfindung Störungen aufwies. PÖTZL betrachtet diese Störung mit Recht eher als apraktische. Ich würde sie auch in dem Sinne der innervatorischen Apraxie nahe stellen, da sie alle Eigenschaften der gliedkinetischen Apraxie besitzt. PÖTZL meint, daß Läsionen im *Übergangsteil zwischen Gyrus angularis und Occipitallappen* je nach quantitativer Verschiedenheit der Läsion Krankheitsbilder verursachen können, die bald mehr einen agnostischen, bald amnestischen und bald innervatorisch apraktischen Typus derselben Grundstörung tragen können.

Wesentlich ist, daß in allen Fällen der *Fingeragnosie* noch eine *Orientierungsstörung am eigenen Körper* bestand, die von PICK als *Autotopagnosie* beschrieben worden ist, besonders in bezug auf rechts und links. Dies offenbart sich besonders in Unsicherheit der Seitenwahl und bei Ausführung gekreuzter Greif- oder Zeigereaktionen. Bei manchen Apraktikern ist auch das Berühren der verschiedenen Körperteile (rechte Hand aufs Hinterhaupt legen usw.) auf Befehl besonders erschwert. Diese sog. transitiven Leistungen bieten oft das einzigste Symptom der Apraxie. GERSTMANN bringt sowohl die Fingeragnosie als auch die Störung von rechts und links in Zusammenhang mit *Störungen des Körperschemas,* über welches schon in dem Abschnitt über Sensibilitätsstörungen abgehandelt wurde. Hier sei nur mit GERSTMANN erwähnt, daß diese innere Anschauung des eigenen Körpers, das Raumbild, das jeder von seinem somatischen Ich hat, in seinen einzelnen Teilen nicht gleichwertig ist. Es nehmen an seiner Ausbildung sowohl optische als auch taktilkinästhetische Rezeptionen Anteil. Die verschiedenen Teile des Körperschemas werden mit Hilfe verschiedener Anteilnahme dieser Rezeptionen gebildet und können individuell untergehen, je nach der Lokalisation der Störung.

Das dritte Symptom, welches oft zusammen mit Fingeragnosie und Autotopagnosie auftritt, ist eine *agraphische Störung.* Dieselbe ist ein besonders charakteristisches Symptom des unteren Scheitellappens und ist desto interessanter, als Sprachstörungen dabei so gut als nicht oder fast nicht zu konstatieren sind. Sowohl die Spontanschrift als auch das Schreiben nach Diktat ist hochgradig gestört. Der Kranke produziert entweder ein unleserliches Gekritzel oder ein buntes Durcheinander von Buchstaben. Oft gelingt es den Patienten nicht die horizontale Richtung einzuhalten. Sie weichen beim Schreiben in unregelmäßiger Weise schief nach oben oder nach unten ab usw. Die Schreibstörung betrifft nicht nur die rechte Hand, sondern auch alle anderen Glieder. Das Lesen kann auch geschädigt sein, es kann aber auch mehr oder weniger intakt sein. In vielen Fällen ist die Agraphie das Hauptsymptom der Erkrankung. Oft gesellt sich ihr dann noch eine amnestische Aphasie hinzu, die sich dadurch besonders auszeichnet, daß der Kranke das Wort, die Bezeichnung nicht finden kann, aber sofort einschnappt, wenn man ihm nur eine Silbe, oft einen Buchstaben vorsagt, ja oft nur dem Mund die Stellung gibt, die zum Hervorbringen des Wortes nötig ist.

HERMANN und PÖTZL haben auf recht bemerkenswerte lokaldiagnostische Beziehungen der Agraphie hingewiesen. Namentlich *zwei Stellen in der Scheitelgegend* sind es, deren Läsion zu *Agraphie* führt. Die eine Stelle ist der *Übergang vom Gyrus angularis* auf die *zweite Occipitalwindung*. Ist diese Stelle geschädigt, dann tritt neben der Agraphie noch eine *Alexie vom „parietalen" Typus* auf, welche sich dadurch auszeichnet, daß trotz der „Wortblindheit" das Kopieren nach optischen Vorlagen relativ *leicht* ist zum Unterschied von der Alexie bei der „*reinen* Wortblindheit", bei der die optische Vorlage das Schreiben *erschwert*. Beim Lesen unterlaufen dem Kranken bei der parietalen Alexie Fehler in Form von Wortverwechslungen oder Wortverstellungen, welche für eine erhöhte „Durchlässigkeit" des Leseakts für Wirkung der Wortklänge sprechen. Ferner charakterisieren dieses *parieto-occipitale Syndrom* oder das *Déjérinesche Syndrom mit Agraphie* (HERRMANN und PÖTZL) folgende Momente: Es bestehen viel geringere aphasische Störungen, amnestische Aphasie ohne Worttaubheit. Hemianopsie kommt häufig vor, kann aber fehlen, innervatorische Apraxie der Finger oder Fingeragnosie. Ich möchte diesem Syndrom noch das *Fehlen des optokinetischen Nystagmus* hinzufügen, was ich einigemal konstatieren konnte.

Eine andere Stelle, von der aus ein anderes Syndrom mit Agraphie ausgelöst wird, ist der Übergangsteil zwischen *parietalem* Lappen und *temporaler* Windung. Die Läsion dieser Stelle schafft das *Pick-Wernickesche Syndrom mit Agraphie* oder das *temporoparietale Syndrom*. Im Frühstadium besteht ausgesprochene Worttaubheit, die in Aphasie mit Wortentstellungen, Wortverwechslung übergeht, reine Agraphie mit erhaltenem oder gestörtem Kopieren, jedoch *ohne Lesestörung*. Hemiplegie mit Überwiegen der Störungen im Bein, keine Apraxie oder nur leichte Andeutungen von Dyspraxie, wechselnde Sensibilitätsstörungen. Wesentlich ist, daß das temporoparietale Syndrom unter Umständen oder im Beginn einer progressierenden Erkrankung bloß in *reiner Agraphie* bestehen kann und die anderen Symptome fehlen können. Erhaltenes Lesen spricht also eher für das *Pick-Wernickesche Syndrom*, während das *Déjérinsche Syndrom* sich ganz besonders durch die *Alexie* auszeichnet. Nach *meinen* Erfahrungen ist der *optokinetische Nystagmus* bei diesem Syndrom *normal*.

Es ist hier noch zu betonen, daß in einer gewissen Zahl der Fälle auch Läsionen des rechten Parietallappens Agraphie hervorgerufen hat. Man muß daraus schließen, daß die agraphische Region bilateral angelegt ist und weniger von der Rechts- oder Linkshirnigkeit abhängt als die Sprache, das Handeln oder das optische Erkennen.

Die bei Läsion der EXNERschen Stelle der linken zweiten Stirnhirnwindung auftretende Agraphie unterscheidet sich von den *parietalen* Formen hauptsächlich durch das Hinzutreten der motorischen Aphasie bei gleichzeitigem Fehlen der sensorischen Ausfallserscheinungen der Parietalläsionen.

Pötzl hat versucht, die Agraphie und Fingerapraxie, teils auch die Alexie auf Störungen einer Grundfunktion des Gyrus angularis zurückzuführen resp. der die drei Agraphiezentren verbindenden Fasernsysteme, unter denen der Fasciculus arcuatus eine große Rolle spielt. Die Eigenleistung der zentralen graphischen Region besteht in einer Übertragung der vier Hauptblickrichtungen auf die Hand. Andererseits findet im Gyrus angularis eine gewisse Hemmung, eine Denervation in bezug auf die Motorien der Hände statt derart, daß störende Einzelbewegungen der Finger für die Dauer des Schreibaktes abgesperrt werden. Ist diese Denervationsfunktion gestört, dann werden die Einzelbewegungen der Finger überhaupt erschwert, was auf Gnosis und Orientierung am Körper überhaupt und an den Fingern im speziellen zurückwirkt. Wesentlich für die Auffassung der Funktion des Gyrus angularis ist schließlich Pötzls Erklärung einer größeren *Schwäche des Beines* im Vergleiche zum Arm, die bei Parietalläsionen nicht selten vorgefunden wurde. Pötzl faßt diese Schwäche rein dynamich auf. Im Stadium der Rückbildung der zentralen Leistungen der Hände werden der Beinregion *Einflüsse entzogen*, die sonst den Eigenleistungen der Beine dienen. Wir haben uns bei dieser zwar hypothetischen, doch sehr interessanten Erklärung der Funktion gewisser Teile des Parietallappens deshalb etwas länger aufgehalten, weil wir in der Tat den Eindruck gewinnen müssen, daß namentlich die Stirnhirnrinde wie auch die Scheitellappen, d. h. die Hirnteile, welche mit der höchsten Entwicklung des Menschen zusammenhängen, hauptsächlich als Regulierungsapparate unseres Benehmens funktionieren. Diese Regulierung wird dadurch gewährleistet, daß Innervation und Denervation, resp. „Entziehung von Einflüssen, resp. Absaugen von Erregungen", Hand in Hand gehend, zu den verschiedenen Erfolgsorganen und ihren Projektionen im Hirn gesandt werden. Fällt nun die normale Denervation fort, dann treten phylogenetisch alte Reaktionsweisen auf, die unseren Außen- und Innenweltreizen nicht kongruent, nicht adäquat sind, die uns klinisch als pathologische Syndrome imponieren. Wir sind noch weit davon entfernt alle die Einzelheiten der zentralen Denervationsapparate im Stirn- und Scheitelhirn zu kennen. Doch entspricht diese vielleicht mehr dynamische Auffassung von der Hirnfunktion mehr den Tatsachen als die bis unlängst noch so verbreiteten Mythologien über Aufspeicherung in den Hirnzentren von Bewegungsvorstellungen, kinästhetischen, taktilen, Wortlaut-, Wortsinn- und ähnlichen Vorstellungen, welche in der nun beiseite gelegten Assoziationspsychologie eine so große Rolle spielten. Ich nehme an und habe dies besonders in bezug auf die Aphasie ausgeführt, daß auch das Handeln, dessen *normales* Verhalten in großem Maße von der Integrität der Scheitellappen abhängt, unter *pathologischen* Umständen nur so verstanden werden kann, daß nach Abbau der Funktion der Scheitellappen ältere Apparate ihre Reaktionen offenbaren. Es handelt sich hier nicht um den Verlust einer etwas mythologischen Bewegungsformel.

Ich möchte hier noch ein Parietalsyndrom erwähnen, dessen Herausarbeitung wir ebenfalls Pötzl verdanken und das ich auch erst unlängst an zwei Kranken auf die schönste Weise habe feststellen und demonstrieren können. Es handelt sich im Bereiche des Scheitellappens um die Lokalisation eines Herdes, der das sog. *sensory-visual band* von ELLIOT SMITH einnimmt. Dieser interparietale Rindenstreifen (PÖTZL) zieht sich von der Regio postcentralis längs der Interparietalfurche nach rückwärts bis zur Verbindung mit der Regio occipitalis. Er ist nur beim Menschen nachzuweisen und besitzt eine besondere Architektonik, welche nach ELLIOT SMITH Ähnlichkeit mit der Rinde der engeren Fühlsphäre und mit der Struktur der Occipitalrinde besitzt. Bei Läsion dieses architektonisch eigentümlichen sehr schmalen Bandes und namentlich auch seines tiefen Markes, in dem sich auch Balkensysteme befinden, tritt nun eine *Apraxie von merkwürdigem Typus auf*. Gab man dem Kranken einen Gegenstand in die Hand, dann wußte er nicht, wie mit ihm zu hantieren. Sah er dagegen den Gegenstand an, dann gelangen ihm die Handlungen ohne das Objekt. Diese eigenartige *Störung* der Handlung unter dem Einflusse *taktiler* und eigenartige *Förderung* derselben unter dem Einflusse *optischer* Reize bringt PÖTZL in Parallele mit der eigenartigen Struktur des interparietalen Rindenstreifens, in welchem sich optische und sensorische Elemente das Gleichgewicht halten. In einem anderen Falle bestand an Stelle dieser eigenartigen Apraxie eine unvollständige Tastlähmung. Es bestand eine Unsicherheit zwischen rechts und links, eine Störung des Greifens nach Stellen am eigenen Körper und schließlich eine „Störung des isolierenden Gleichgewichts zwischen Arm und Bein". Sollte die obere Extremität eine Bewegung ausführen, dann schoß der Impuls erst in das Bein und umgekehrt. Man konnte also von Interferenzerscheinungen zwischen oberen und unteren Extremitäten sprechen. Auch die Schrift und das Lesen, wie auch die Wortfindung waren gestört. Auch hier können die pathologischen Erscheinungen durch Denervationsstörung erklärt werden. Um die bei den Quadrupeden mehr zusammen arbeitenden Extremitäten voneinander zu isolieren und dadurch den oberen resp. unteren Extremitäten die Möglichkeit zu geben, isoliert zu handeln, ist eine Denervation, Hemmung der entsprechenden Extremität nötig. Ist dies gestört, dann tritt eine Apraxie von dem beschriebenen Typus auf.

2. Zusammenfassung.

Wenn wir nun die Scheitellappensyndrome kurz resümieren sollten, so finden wir bei Läsionen der Felder im Bereiche des oberen Scheitellappens Sensibilitätsstörungen meist vom Hemi- und nicht vom Monotypus, epileptische Anfälle, die mit Sensibilitätsstörungen resp. Augen- und Kopfdeviationen beginnen, Astereognosie, Störungen der Lokalisation, Ataxie. Betrifft die Läsion Felder im unteren Scheitellappen, und zwar den Gyrus supramarginalis, dann entstehen bei oberflächlicher Schädigung der Rinde Astereognosie, Ataxie, Lokalisationsstörungen. Ist das Mark des Gyrus supramarginalis geschädigt, dann tritt als Hauptsymptom Apraxie auf vom Typus der klassischen LIEPMANNschen *doppelseitigen motorischen Apraxie*. Fast immer befindet sich dann der Herd in der linken Hemisphäre. Doch *können* auch Herde in der rechten Hemisphäre *linksseitige* Apraxie hervorrufen. Sekundär und bei Hinzutreten von Störungen der allgemeinen Hirnversorgung können auch „*ideatorisch*" apraktische Erscheinungen auftreten. Wird der interparietale Markstreifen geschädigt, dann tragen die apraktischen Störungen ein spezifisches Gepräge. Es treten störende Interferenzerscheinungen auf, zwischen „haptogenen" und „optogenen" Bewegungselementen, zwischen Arm- und Beinmotorik, zwischen „Rechts- und Links"-

richtungen, beim Greifen nach den einzelnen Teilen des Körpers. Dies beruht auf Störungen einer Grundfunktion des Scheitellappens, auf Störungen der Denervation (O. Vogt). Ferner treten bei Scheitelläsionen auf, und namentlich bei Miterkrankung der verschiedenen Felder des Gyrus angularis und seiner Übergangsgebiete zu den benachbarten Teilen der Schläfen- resp. Hinterhauptslappen, Störungen des „Körperschemas" (Head, Schilder), der Schrift, des Lesens, der Orientierung am eigenen Körper, Fingeragnosie, Störungen des optokinetischen Nystagmus, Ataxien, Hemianopsie, manchmal Hemiparesen mit Bevorzugung der unteren Extremität. Diese verschiedenen Elemente bilden je nach Sitz des Herdes recht charakteristische Syndrome, besonders das parieto-occipitale und temporo-parietale bei streng begrenzter Lokalisation.

3. Pathologisches.

Von Krankheitsprozessen, welche den Scheitellappen befallen können, seien erwähnt *Geschwülste, Gummen, Parasiten, traumatische,* seltener *metastatische Abscesse, Entzündungen der Hirnsubstanz* oder der *Hirnhäute, Blutungen.* Von Gefäßstörungen — *Embolie, Tuberkulose* — kommen in Betracht, nach der Klassifikation und Nomenklatur von Foix u. a., die *Arteria parietalis posterior,* die *Arteria temporalis posterior* (nicht zu verwechseln mit der Arteria temporalis posterior nach Duret, eines Zweiges der Arteria cerebri posterior) und die Fortsetzung der *Arteria cerebri media,* die Arteria gyri angularis. Alle bilden mit der Hauptarterie, der Arteria fossa Sylvii ein System, welches als *Arteria fossae Sylvii posterior* bezeichnet werden kann.

XI. Syndrome des Hinterhauptlappens.
1. Klinische Bilder.

Der Hinterhauptslappen steht im großen ganzen im Dienste der *optischen* Funktionen, und Herde, die sich in ihm entwickeln, rufen zum größten Teil Erscheinungen auf optischem Gebiete hervor, die voneinander differieren je nach der detaillierten Lage des Herdes. Wird die *Area striata* oder *calcarina* (Feld 17 Br., OC nach Brodmann, nach v. Economo und Koskinas) zerstört (s. oben), dann entstehen Gesichtsfelddefekte, und zwar vom Typus einer Hemianopsie, wenn die Calcarina einer Hemisphäre lädiert ist, und doppelseitige Hemianopsie bei Läsionen beider Calcarinae. Es besteht dabei oft eine Aussparung der Macula, das zentrale Sehen ist dann erhalten. Betrifft der Herd die Teile der Calcarina, die auf Wand und Kuppe des *Cuneus* gelegen sind, d. h. den oberen Teil der *Calcarina,* dann fällt das kontralaterale untere Gesichtsfeld aus, es entsteht eine Hemianopsia inferior. Liegt der Herd im unteren Teil der Calcarina, dann entsteht eine Quadrantenanopsie vom Typus einer Hemianopsia superior. Was die Macula anbetrifft, so entspricht ihr der horizontale Streifen in der Tiefe der Calcarina. Henschen lokalisiert sie nunmehr in den hinteren Partien derselben. Andererseits nimmt Monakow an, daß die Macula in der ganzen Sehsphäre repräsentiert ist. Ihm scheint auch Goldstein beizustimmen. Fälle von Schußverletzungen im Gebiete der Tiefe der Calcarina haben doch schon häufig zu Gesichtsausfällen im Bereiche der Macula geführt. Nicht immer besteht Ausfall der gesamten Gesichtshälfte. Es können auch nur Teile derselben defekt sein. Dann spricht man von Skotomen, die von unregelmäßiger Form sein können und irgendwo im Gesichtsfeld liegen können.

Wenig beachtet wird oft eine Erscheinung bei Gehirnerkrankungen, welche zu Gesichtsfelddefekten führt, die nicht den Charakter einer Hemianopsie tragen, sondern lediglich als *Hemihypopsien* oder *Hemiamblyopien* bezeichnet werden können. In *leichten* Fällen einer Calcarinaschädigung kann es dann nicht zu einer Hemianopsie kommen, sondern lediglich zu einer *Schwellenerhöhung des entsprechenden Rezeptors*. Es werden dann nur Reize empfunden, die für das Individuum besonderes Interesse haben oder die biologisch bedeutungsvoller sind, z. B. *bewegte* Reize. Nach einer Versuchsanordnung von POPPELREUTER, der von *hemianoptischer Aufmerksamkeitsschwäche* spricht, werden dann Reize in der erkrankten Gesichtsfeldhälfte wahrgenommen, wenn sie allein dargeboten werden. Wird hingegen gleichzeitig ein anderes Objekt auf der gesunden Seite gezeigt, dann wird das erstere nicht mehr wahrgenommen.

Die Funktion der Sehsphäre kann in einzelne Qualitäten zerlegt werden, die besonders gut während der Restitution nach totaler Blindheit durch doppelseitige Schädigung der Sehsphäre studiert worden sind. Es kehrt zuerst zurück die Empfindung der Helligkeit, dann werden zuerst bewegliche Reize wahrgenommen, dann entsteht der Größeneindruck, während die Lokalisation noch immer unsicher bleibt. Erst später kommt es zu gesonderten Eindrücken, dann kommt das Formensehen, ohne daß die Objekte noch erkannt werden. Das zentrale Sehen stellt sich wieder ein noch vor dem peripheren. Erst allmählich stellt sich auch das Farbensehen ein. Zuerst scheint alles grau. Die erste Farbe, die erkannt wird, ist fast immer das Rot. Blau kehrt spät zurück. Oft bleibt nach Ausfall des Gesichtsfeldes eine abnorme Ermüdbarkeit zurück. Dann deckt die Gesichtsfelduntersuchung Defekte auf, die lediglich auf Ermüdung durch die Untersuchung zurückzuführen sind, infolge Erhöhung der Reizschwelle (GELB und GOLDSTEIN). Dann kommt es zu einer Erscheinung, von welcher oben die Rede war, als von den Sensibilitätsstörungen abgehandelt wurde, nämlich zur Schwellenlabilität (v. WEIZSÄCKER und STEIN) des optischen Rezeptors. Die Wiederherstellung des Gesichtsfeldes geschieht meist vom Zentrum aus. Dieser Restitution entspricht auch der Abbau der Funktion. Es können einzelne Qualitäten ausgefallen sein, andere erhalten bleiben. Die Störungen des Farbensehens können von Calcarinaprozessen abhängen, sie können aber auch durch Herde hervorgerufen werden, die sich außerhalb der Calcarina befinden.

Läsionen anderer Teile des Hinterhauptlappens und vor allen Dingen des Feldes 18 nach BRODMANN oder OB nach v. ECONOMO und KOSKINAS (area parastriata) führen zu Syndromen vom Charakter einer *optischen Agnosie*. Wir schließen uns in der Wiedergabe dieser Erscheinungen eng an PÖTZL an, der die *optisch-agnostischen* Störungen wie folgt klassifiziert: 1. Optische Agnosie für konkrete Gegenstände und ihre Bilder, für Vorgänge und deren bildliche Darstellung, 2. reine Wortblindheit, Agnosie resp. optische Aphasie für Farben und 3. geometrisch-optische Agnosien, die mit Orientierungsstörungen im Raum und optisch-motorischen Störungen verknüpft sind.

Zur ersten Gruppe gehören das *Lissauersche Syndrom* der Seelenblindheit, die *Simultanagnosie* von WOLPERT und die A. PICKsche apperzeptive Blindheit der Senilen. Bei dem LISSAUERschen Syndrom erkennt der Kranke nicht von optischer Seite ihm dargebotene Objekte, obwohl Lichtsinn, Sehschärfe, auch Farbensinn tadellos intakt sein können. Agnostische Störungen nicht optischer Natur fehlen. Das taktile Erkennen ist ungestört. Meist besteht rechtsseitige Hemianopsie. Ziemlich oft kommt auch Agnosie für Farben vor. Topisch kommen in Betracht linkshirnige Herde der Basis der Hinterhauptslappen, die neben Rindenzerstörungen von wechselnder Ausdehnung auch viel an Marksubstanz vernichtet und das Balkensplenium ausgiebig geschädigt haben. Häufig sind dabei doppelseitige Herde von annähernd symmetrischer Lage. Bei Kriegsverletzten kommt dieses Syndrom selten vor. Wegen ihrer Nachbarschaft mit vitalen Hirnteilen enden Schußverletzungen basaler Partien meist tödlich. Oft handelt es sich um Erweichungsherde im Bereiche der Aufteilung eines Zweiges der *Arteria cerebri posterior*, der *Arteria temporalis posterior* nach DURET. (Nicht zu verwechseln mit der Arteria temporalis posterior nach FOIX, die ein Zweig der Arteria cerebri media ist.) Architektonisch kommt in Betracht das Feld 18 oder OB. Doch handelt es sich dabei bei weitem nicht ausschließlich um Rindenschädigung, sondern um Erkrankung auch der Bahnen im Mark der Gyri fusiformis und O_3.

Ist bei dem *Lissauerschen Syndrom* die optische Einstellung auf die Gestalt konkreter Dinge, auf ein Einzelobjekt als Ganzes geschädigt, so handelt es sich bei der *Simultanagnosie* von WOLPERT um eine Schädigung des Erkennens, des Auffassens eines *Gesamtvorgangs*, einer Situation. Auch Alexie mit oder ohne Agraphie scheint vorzukommen. PÖTZL nimmt für diese Agnosie eher Schädigung der Rinde in Anspruch, speziell von O_2. Doch fehlen anatomische Tatsachen. Die *senile optische Agnosie* enthält beide Faktoren der beschriebenen Gruppen und hängt von mehr diffusen Schädigungen ab. In manchen Fällen — auch ich habe einen derartigen Fall beobachten können — ist gerade die Bewegung des Objektes der Auffassung derselben hinderlich.

Zur *zweiten* Gruppe gehört die *reine Wortblindheit* (*Coecitas verbalis, Alexie*). Sie ist oft, ja fast immer, mit Agnosie resp. optischer Aphasie für Farben (amnestische Farbenblindheit WILBRANDS) gepaart. Doch bilden beide Störungen nicht etwas Einheitliches. Ihre Komplikation hängt nur davon ab, daß benachbarte Hirnteile geschädigt werden. Im Gegensatz zur Objektagnosie handelt es sich hier um Agnosie für Symbole, für Schriftzeichen. Es besteht dabei eine Analogie für die *Objektagnosie* in dem Verlust des Verständnisses für *Buchstaben* (*literale Alexie*), für die *Simultanagnosie* in dem Verlust des Verständnisses für Worte und Sätze (*verbale Alexie*). PÖTZL hat versucht, an einem näher analysierten Fall von Alexie ein Element des gestörten Lesens herauszuarbeiten. Es bestand eine Erschwerung des Lesens namentlich beim Zeilenwechsel. In Anlehnung an ERDMANN und DODGE gibt PÖTZL an, daß das Erkennen der Schriftzeichen ausschließlich während der Ruhepausen des Auges erfolgt und nicht während der beim Leseakt notwendigen Bewegungen der Augen. Diese zentrale Anästhesie, die namentlich beim Zeilenwechsel auftritt, war bei dem Kranken durchbrochen. Deshalb fiel es ihm schwer, die nächste Zeile weiterzulesen infolge der gesteigerten „Durchlässigkeit des Wahrnehmungsaktes". PÖTZL weist auf Analogien aus der Geschichte der Schriftsprache hin. In der altgriechischen *Bustrophedonschrift* wechselte eine Zeile von links nach rechts mit je einer von rechts nach links ab. Beim Lesen dieser Schrift war folglich die rasche Zielbewegung der Augen von rechts nach links beim Zeilenwechsel eben *noch nicht* entwickelt, wie auch die mit derselben auftretende „zentrale Anästhesie“. Beim Wortblinden war sie beim Zeilenwechsel „durchbrochen“, so daß eine phylogenetisch ältere Leseweise sich in den Vordergrund drängte und das normale Lesen behinderte. Es ist daraus die Bedeutung zentrifugaler Elemente für den optischen Erkennungsakt zu ersehen.

Ich habe erst unlängst einen Patienten mit reiner Wortblindheit beobachten können. Es bestand bei ihm eine verbale Alexie, da er jeden einzelnen Buchstaben gut lesen konnte. Nun war ich durch Untersuchungen des optokinetischen Nystagmus bei Kranken mit Alexie auf die Bedeutung der Augenbewegungen beim Lesen aufmerksam gemacht worden. Bei diesem Kranken war es nun außerordentlich auffallend, wie beim Lesen die Augen ausschließlich den einen Buchstaben fixierten und aus dieser Stellung spontan nicht weiter nach rechts herauszubringen waren. Nur wenn der Untersucher mit dem Finger auf den nächsten Buchstaben zeigte, dann wanderten die Augen dem Zeigefinger zu, um hier wieder den nunmehr im Blickzentrum sich befindenden Buchstaben anzustieren und ihn auch richtig zu benennen. Weiter ging es ebenso. Die endlich erfaßten Buchstaben zum Wort zusammenzufügen, ist ihm aber nie gelungen. Diese Abhängigkeit von zentrifugalen Impulsen, von Richtungsfaktoren ist wohl eines der wesentlichsten Eigenschaften nicht nur des Leseaktes, nicht nur des optischen Ergreifens, der optischen Apprehension (auch die Bezeichnung ist dem „Motorischen“ entnommen), sondern des Ergreifens auch auf den verschiedenen anderen sensiblen und sensorischen Gebieten. Wir haben diesen Umstand schon bei der Besprechung der Sensibilitätsstörung gewürdigt, namentlich als von den Hinterstrangbahnen im Rückenmark die Rede war. Es wurden dort die von allen Seiten nun anerkannten zentrifugalen Bahnen erwähnt und der Funktionswandel (von WEIZSÄCKER) mit ihrer Läsion in Verbindung gebracht. Vieles in den agnostischen Störungen, *den Störungen des Erkennens, speziell des optischen und wie es scheint auch des Worterkennens enthält einen Kern derartiger zentrifugaler Provenienz.*

Wenn also PÖTZL von einer Störung der Wirkung der Richtungsfaktoren bei der Alexie spricht, infolge welcher (Störung) das „Nacheinander der gehörten Rede in ein räumliches Nebeneinander der Schriftzeichen“ nicht umgesetzt werden kann, so möchte *ich* diese „motorische“ Störungsmöglichkeit noch durch eine andere ergänzt wissen. Die verbale Alexie kann auftreten infolge *Ausfalls des automatischen reflektorischen Weiterwanderns des Blickes speziell beim Lesen,* ohne daß dabei sonstwelche Blickstörungen zu existieren brauchen, auch keine Hemianopsie, auch keine Störung des optokinetischen Nystagmus vorliegt. Wir werden uns etwas später unten noch kurz mit dem optomotorischen Augenfeld 19 oder OA zu beschäftigen haben. Hier möchte ich nochmals kurz an die Differentialdiagnose zwischen solchem occipitalen Syndrom der reinen Wortblindheit von der parietalen Alexie erinnern. Letztere ist meist mit Agraphie verbunden, doch verschlechtert die Vorlage beim Kopieren die Schrift nicht, ja oft ist das Kopieren besser als das Spontanschreiben. Bei dem occipitalen Syndrom der reinen Wortblindheit wirkt die Vorlage nur störend. Außerdem besteht bei dem occipitalen Syndrom fast stets auch eine Farbsinnstörung. Die Agnosie für Farben und die sog. optische Aphasie für Farben sind vielleicht nur verschiedene Grade derselben Störung. Es kommt noch manchmal hinzu die Blindheit für Ziffern und für Noten. Letztere soll auch selbständig vorkommen können.

Die Herde, die das Syndrom: Wortblindheit + Farbenagnosie hervorrufen, sind von subcorticalem Charakter und in der linken Hemisphäre gelegen, und zwar im Gyrus lingualis. In reinen Fällen ist die Rinde der occipitalen Konvexität verschont. Fast immer sind die langen sagittalen Schichten, wie auch das Balkensplenium von links her unterbrochen.

Zur *dritten* Hauptgruppe der agnostischen Hinterhauptshirnsyndrome gehören solche, deren wesentlichstes Charakteristikum in einer Störung der optischen Orientierung im Außenraume besteht. Ich führe von diesen nur die *cerebrale Metamorphopsie* an. Dieselbe besteht in einem Verkennen der wahren Linienkonturen der gesehenen Gegenstände, die verzerrt, gekrümmt usw. erscheinen. Wie bekannt, kommt auch bei peripheren Erkrankungen des Sehapparats, bei Retinochorioiditis und der Netzhautablösung Metamorphopsie vor. Die Konturenverzerrungen bei Deliranten, bei Alkoholvergiftungen werden meist auf labyrinthäre, teils auf optisch-oculomotorische Einflüsse zurückgeführt. Daß der Metamorphopsie keine Augenmuskellähmungen zugrunde liegen, erhellt daraus, daß sie sich nicht ändert, ob mit einem oder mit beiden Augen gesehen wird. Von noch selteneren Syndromen der optischen Agnosie zählt Pötzl noch dazu die cerebralen Störungen der Fusion des Doppelauges (Best), wo es dem Kranken nicht gelingt, die Bilder eines Objektes in beiden Hemisphären zu verschmelzen, die Seelenlähmung des Schauens (Bálint), die apperzeptive Blicklähmung (Best), die geometrisch-optische Agnosie mit Störungen der Orientierung im Raume. Bei letzterem Syndrom finden sich die Kranken in ungewohnter Umgebung, manchmal auch in gewohnter, nicht zurecht. Sie haben dabei gelegentlich doch ein verhältnismäßig großes Gesichtsfeld, können einzelne Gegenstände erkennen. Es besteht also keine Seelenblindheit, sondern lediglich eine Unfähigkeit zur Orientierung im Raume. Desgleichen können sie sich einzelne Gegenstände gut vorstellen, nicht aber Räume, wenn auch gut bekannte.

Im Gegensatz zur *ventralen* Lokalisation der Herde, welche *Störungen der Seelenblindheit und der Wortblindheit* hervorrufen, wird für diese Gruppe eine mehr *dorsale* Lokalisation angenommen. Rechtshirnige Herde führen auch zu diesem Syndrom. Sie scheinen sogar zu überwiegen. Oft sind die Herde doppelseitig, manchmal auch linksseitig. Wesentlich sind Balkenstörungen. Die Herde reichen mehr parietalwärts. Für das Auftreten der Syndrome der dritten Gruppe sind wohl auch Läsionen des benachbarten unteren Scheitelläppchens verantwortlich zu machen. Die geometrisch-optischen Agnosien bezieht Pötzl auf Läsion des Feldes 19 nach Brodmann oder OA nach v. Economo und Koskinas.

Zu den agnostischen Störungen, welche bei Hinterhauptslappenläsionen auftreten können, gehört auch die *Autotopagnosie*, von der schon oben die Rede war bei Besprechung der Scheitelhirnsyndrome. Es wird sich wahrscheinlich in Fällen von Autotopagnosie bei Occipitalläsionen ebenfalls um Nachbarwirkungen handeln. Beziehung zu diesen agnostischen Störungen bei Occipitalhirnläsionen hat ferner eine Störung, die zuerst Anton, dann Redlich und Bonvicini u. a. beschrieben haben, das Fehlen des Bewußtseins der Blindheit. Es handelt sich übrigens dabei um eine Störung, die nicht nur bei zentral Blinden, sondern auch bei den verschiedensten Defekten auch peripherer Herkunft auftreten kann und nicht ausschließlich an Occipitalherde gebunden ist. So sind Störungen der Selbstwahrnehmung des Defektes bei Stirnhirntumoren, bei Hemiplegie u. dgl. beschrieben worden. Während die einen Verfasser dem Symptom keinen lokalisatorischen Wert beimessen, sondern dasselbe als Resultat einer eigenartigen psychischen Störung betrachten (GOLDSTEIN, REDLICH und BONVICINI u. a.), stehen wieder andere auf dem ANTONschen Standpunkt, daß die Störung als Herdsymptom aufzufassen ist. Meist handelte es sich dabei um große doppelseitige Herde. Doch kam das Symptom auch bei beschränkten Krankheitsherden vor. BABINSKI hat es *Anosognosie*, REDLICH und BONVICINI *Autoanästhesie* genannt. Die Kranken, bei denen dieses Syndrom besteht, haben von demselben keine Ahnung. So beschreibt der Blinde die ihn umgebenden Gegenstände, seinen Partner, mit dem er sich unterhält. Der Hemiplegiker weiß nichts von seiner gelähmten Hand, vermeint sie zu bewegen, wenn es ihm befohlen wird. Mitunter treten noch Erscheinungen hinzu, die bei *Amputierten* vorkommen und die als *Phantomhand*, zuletzt von RIESE, beschrieben sind. Die Kranken glauben ihr amputiertes Glied zu besitzen, es bewegen zu können, es zu bewegen. PÖTZL hat in zwei Fällen, wo die Kranken ihre linksseitige Hemiplegie nicht wahrnahmen, Herde im rechten Gyrus supramarginalis und in dem Teile des Thalamus opticus gefunden, welcher als Ein- und Ausstrahlungsort der zentroparietalen Thalamusstiele betrachtet wird. Führte man den Kranken ihre gelähmte Hand vor Augen, so taten sie dieselbe entweder nicht fixieren oder sie erkannten sie nicht als die ihrige an. Zur gleichen Zeit ergänzten sie die gesunde Hälfte mit Hilfe eines Phantombildes derart, daß ein Defekt für sie nicht vorlag. Welcher Hirnmechanismus dieser Nichtwahrnehmung des eigenen Defektes zugrunde liegt, ist schwer zu sagen. PÖTZL mißt der genügend ausgiebigen Unterbrechung der parieto-occipitalen Thalamusstiele eine Bedeutung bei. Er setzt diesen Zustand in einer gewissen Parallele mit der Ausschaltung der Einstellung auf die gesamte Wahrnehmungswelt im Schlaf und im Traum. Obwohl die MAUTNERsche Region im Höhlengrau des Übergangsteiles zwischen drittem Ventrikel und Aquäductus Sylvii die eindeutigsten Beziehungen zur Regulierung von Schlafen und Wachen besitzt, so ist es doch möglich, daß „der Thalamus opticus die Zwischenstation enthält, über die hin die mesencephalen Zentren die Großhirnrinde gegen die Welt der Wahrnehmung hin im Wachen öffnen, im Einschlafen verschließen". So ist auch anzunehmen, daß bei gewissen Erkrankungen der Thalamus*stiele* eine *teilweise* Absperrung der Außenwelt stattfindet unter „Ablenkung aktivierender Einflüsse von Elementen der Wahrnehmung auf die Welt der Erinnerung". Im Falle des Schlafes ist es der Traum, im Falle der organischen Läsion ist es das Phantombild, welches die abgesperrte Wahrnehmung ersetzt. Es handelt sich nach PÖTZL um eine „Reaktionsform der gesamten Psyche auf den Defekt, die zu einer Art von Autotomie eines Teiles der psychischen Welt führt und so die Einheitlichkeit der verbleibenden psychischen Welt auf eine eigene Art wiederherstellt".

Es war oben mehrmals von zentrifugalen Bahnen der optischen Sphäre die Rede. Obwohl VOGT bei elektrischen Reizversuchen der Area striata Augenbewegungen auslösen konnte, so ist es doch O. FOERSTER bei Menschen nur bei

Reizung von Feld 19 oder OA gelungen, eine Wendung der Bulbi nach der kontralateralen Seite zu erzielen. Bei Reizung von Feld 17, 18, 19 entstanden nur lebhafte Photome, bei Reizung von Feld 19 „starke Halluzinationen". Nach FOERSTER beginnt der epileptische Anfall, der von der Occipitalgegend ausgeht, mit „Lichterscheinungen, Sternen, Funken, Flammen, Rauch, Nebel, bewegten Figuren". Dann treten Krämpfe auf, zuerst in Augen, Kopf, Rumpf und schließlich Extremitäten. ELISABETH KONONOFF hat Occipitalverletzte beschrieben, bei denen durch Druck auf den Knochensplitter oder auch willkürlich nach Wunsch sich Photome einstellten.

2. Zusammenfassung.

Resümieren wir die hauptsächlichsten Elemente der Syndrome des Occipitallappens, so finden wir von Reizerscheinungen Photome, Halluzinationen, Krämpfe, die mit Augenablenkungen beginnen. Von Ausfallserscheinungen stehen Defekte im Gesichtsfelde meist vom Quadrantentypus oder von Skotomen obenan, dann folgen die verschiedenen Formen der optischen Agnosie (Seelenblindheit), unter denen die Objektagnosie, die reine Wortblindheit (Alexie) und die Metamorphopsie die wesentlichsten sind. Die bei Occipitalherden vorkommenden Autotopagnosien und Anosognosien hängen wahrscheinlich von der Mitbeteiligung benachbarter Regionen, wie die Parietalgegend, ab oder von der funktionellen Ausschaltung von Thalamusverbindungen, welche zum großen Teil den Konnex zwischen Hirnrinde und Außenwelt besorgen.

3. Pathologisches.

Von Erkrankungen, die den Hinterhauptslappen betreffen, sind am meisten *Geschwülste* und dann *Zirkulationsstörungen* zu berücksichtigen. Im letzten Falle handelt es sich um Erkrankungen der *Arteria cerebri posterior* resp. einer ihrer Äste. Das LISSAUERsche Syndrom entspricht einer Embolie im Verzweigungsgebiet der *Arteria temporalis posterior* (nach DURET). Das Syndrom der reinen Wortblindheit bezieht sich auf Ausschaltung der *Arteria lingualis*, welche aus der Arteria occipitalis entspringt, die gewissermaßen die Fortsetzung der Arteria cerebri posterior ist.

XII. Syndrome der hinteren Zentralwindung.
1. Klinisches.

Wir haben zum großen Teil das Syndrom der hinteren Zentralwindung in dem Kapitel über Störungen der Sensibilität besprochen. Ich werde mich deshalb hier kurz fassen und verweise wegen Einzelheiten auf dieses Kapitel. Bei totalen Läsionen der hinteren Zentralwindung kommt es zu kontralateraler Hemianästhesie, bei welcher von vorne herein die an der Mittellinie liegenden Abschnitte, besonders Gesicht und Perineum, ausgespart bleiben. Bald jedoch geht in den meisten Fällen die Hypästhesie auf die distalen Teile der Extremität zurück. Gar nicht selten und bei genauerer Prüfung vielleicht noch häufiger kommt es bei Herden in der hinteren Zentralwindung zu einer Verteilung der Hypästhesie, welche an diejenige bei peripheren Nervenläsionen erinnert. Am häufigsten scheint dabei die ulnare Seite befallen zu sein, am

Fuße ebenfalls der äußere oder der innere Rand mit Anteilnahme der ersten zwei oder der letzten drei Zehen. Es kommt jedoch auch zu einer Ausbreitung der Hypästhesie längs dem Radialisrand. Nicht selten ist die Sensibilitätsstörung diffus, doch innerhalb des größeren hypästhetischen Gebietes bestehen deutliche Unterschiede in der Empfindung der ulnaren und der radialen Zone. Dann kommen bei Herden in der hinteren Zentralwindung auch radikuläre Ausbreitung der Sensibilitätsstörung vor. Schließlich entstehen infolge kleinster Herde im Bereiche der einzelnen Foki der hinteren Zentralwindungen Ausfälle gemäß dieser Fokalherdchen. Diese Verteilung der Hypästhesie und noch mehr der Parästhesien besitzt vielleicht die größte diagnostische Bedeutung, da nicht selten im Anfangsstadium der Erkrankung Parästhesien von solcher Verbreitung, die mitunter auch einen epileptischen Anfall einleiten, wertvolle lokaldiagnostische Fingerzeige geben. In der hinteren Zentralwindung sind die Foci für Sensibilität der einzelnen Teile in derselben Reihenfolge gelegen wie in der vorderen diejenigen für Bewegungen. Am tiefsten liegen die Foci für das Gesicht, die für den Mund am dorsalsten, nach oben folgt der Daumen und der radiale Abschnitt der Hand, dann folgen das ulnare Handgebiet, Schulter, Hüfte, Bein und Fuß (s. Abb. 56). Im Gyrus fornicatus ist ein sensibles Gebiet für die Blase anzunehmen. Von Interesse ist das gleichzeitige Befallensein von Daumen und gleichseitigem Mundwinkel. Das hängt wohl mit der gleichzeitigen Funktion im Speiseakt zusammen. NIESSL v. MAYENDORF hat auf ein besonderes Gefäß hingewiesen, die *Arteria interopercularis parietalis*, welche dieses Rindengebiet versorgt. Auch ein Aussparen von Daumen und entsprechendem Mundwinkel ist beschrieben worden (GOLDSTEIN und REICHMANN). Desgleichen können auch fokale Ausfälle im Gesicht vorkommen, entweder ein Mundwinkel oder eine Wange oder ein Teil der Stirn usw. Wir müssen zur Erklärung dieser verschiedenen Formen von Sensibilitätsausfällen annehmen, daß in der hinteren Zentralwindung außer der oben angegebenen Verteilung nach Gliedabschnitten noch funktionell zusammengehörige Abschnitte ihre besondere Vertretung haben. Vielleicht auch so, daß bei diffuser Schädigung diejenigen funktionellen Zusammenhänge, welche einen verhältnismäßig jungen Neuerwerb darstellen und deshalb vulnerabler sind, am meisten leiden.

HEAD und HOLMES geben folgende Kriterien für die Sensibilitätsstörungen beim Syndrom der hinteren Zentralwindung an:

1. In bezug auf die *taktile Sensibilität* ist das Typischste die Unmöglichkeit, eine Schwelle der Erregung zu bestimmen. Die englischen Autoren gehen bei der Prüfung wie folgt vor: Es wird ein bestimmter Reiz in Form eines Reizhaars von bestimmter Stärke 16mal auf die gesunde und 16mal auf die kranke Seite appliziert. Auf der gesunden Seite erhält man 16 richtige Antworten, auf der kranken weniger, sagen wir 6 richtige, 10 falsche. Dann wird ein stärkeres Haar genommen. Auf der gesunden Seite bleiben natürlich die 16 Treffer, auf der kranken wird die Zahl der richtigen Antworten nicht höher. Mit der Verstärkung des Reizes werden die Antworten bald besser, bald schlechter. Es entspricht dies durchaus dem Gesetz, welches in allgemeiner Form von STEIN und WEIZSÄCKER als Schwellenlabilität bezeichnet wird. Ferner kommen bei der Prüfung „Halluzinationen" vor. Der Kranke glaubt Berührung gespürt zu haben, ohne daß berührt wurde. Typisch ist die „Ermüdung" des Kranken bei der Unter-

suchung. Watte wird über behaarten Stellen normal gefühlt, über unbehaarten nicht genügend glatt.

2. Die *Schmerzsensibilität* ist fast gar nicht gestört.

3. *Temperaturreize* erscheinen weniger „deutlich". Es können Verwechslungen vorkommen.

4. Am stärksten ist die *Empfindung der Lage und der passiven Bewegungen* gestört. Oft sind das die einzigsten Störungen. Jedenfalls sind sie immer da, wenn andere Gefühlsstörungen da sind. Die Prüfung ist am besten so vorzunehmen: Der Kranke soll mit der gesunden Hand auf die Stelle zeigen, wo sich die kranke Hand befindet. Der Fehler wird bestimmt durch Messung der Entfernung zwischen der Stelle, die gezeigt wird und der tatsächlichen Stelle, wo sich die Hand befand. Passive Bewegungen werden an den distalen Enden schlechter empfunden. Es kommen auch Halluzinationen vor.

5. Das *Lokalisationsvermögen* bleibt bei corticalen Störungen manchmal erhalten beim Ausfall anderer Qualitäten. Die Prüfung geht so vonstatten, daß die Hand des Kranken durch einen Schirm isoliert ist. Der Untersucher berührt die Hand des Kranken, welcher den berührten Punkt zeigen muß. Beide Punkte werden auf ein Bild der Hand aufgetragen und die Entfernung zwischen ihnen gemessen. Alle Prüfungen werden mehrmalig vorgenommen und die Resultate sorgfältig protokolliert. Z. B.:

Von 56 taktilen Reizen wurden lokalisiert:

	Korrekt	proximal oder distal verlagert	auf derselben Höhe	„weiß nicht"
Gesunde Hand (linke)	43	4	2	7	0
Kranke Hand (rechte)	14	5	13	14	10

Ist die Lokalisationsempfindung gestört, dann bezieht sich die Störung sowohl auf taktile als auch auf schmerzhafte Reize.

6. Für die *Diskrimination* zweier Punkte mit dem WEBERschen Zirkel (*Kompaß-Test*) ist bei corticalen Störungen typisch, daß auch hier keine Schwelle bestimmt werden kann. Es werden zwei Punkte bei den verschiedensten Entfernungen der Punkte bald als solche empfunden, bald nicht. Das Resultat ändert sich nicht, auch wenn die beiden Taster nicht gleichzeitig appliziert werden.

7. Die *Schmerzempfindung* zu prüfen fordert viel Ausdauer und Akkuratesse vom Untersucher und viel guten Willen von seiten des Kranken. Doch sind die Resultate um so wertvoller, als sie zahlenmäßig dargestellt werden können. Liegt die Hand auf einer Unterlage, und werden dann auf dieselbe Gewichte gelegt, so wird das Gewicht durch das Druckgefühl bestimmt. Es können die Gewichte auf die Hand eines nach dem anderen gelegt werden. Es können schließlich die Gewichte in beide frei balancierende Hände gelegt und miteinander verglichen werden. Es müssen die verschiedenen Vergleichsobjekte dieselbe Größe und Form haben bei verschiedenem Gewicht. Bei corticalen Erkrankungen sind sie oft gestört.

8. Die *Bestimmung der Größe, Form und Gestalt* der Gegenstände in drei Dimensionen ist gestört in Fällen, wo die Lageempfindung und die taktile Sensibilität gestört sind. Ist nur die Lageempfindung alteriert, dann können diese Eigenschaften korrekt bestimmt werden.

9. Das *Empfinden der Rauhigkeit und die Bestimmung der Art des Stoffes* ist gewöhnlich dissoziiert. Die Rauhigkeit resp. Glattheit des Stoffes wird sofort

wahrgenommen. Doch kann bei Erkrankung der hinteren Zentralwindung aus diesem Empfinden heraus nicht ohne weiteres die Art des Stoffes angegeben werden.

10. Das *Vibrationsgefühl* ist bei corticalen Herden nicht mitgenommen. Es kann zwar die Wahrnehmungszeit verkürzt sein, auch der Charakter der Vibration verändert sein. Doch im großen ganzen ist es nicht gestört.

Wesentlich ist folglich an dem Syndrom der hinteren Zentralwindung und der angrenzenden Teile des oberen Scheitellappens, daß die Fähigkeit verloren geht, zwei gleichzeitige oder aufeinanderfolgende Zustände zu vergleichen. Das ist das Wesentliche, was die *epikritische Funktion der Rinde* von der „*affektiven*" *Funktion des Thalamus* unterscheidet. Wenn wir die Lage oder die Bewegung eines Körperteiles bestimmen, dann tun wir es nicht so, daß wir, wie Munk annahm, unsere Bewegungsvorstellungen mobilisieren. Wir können uns die Lage der Hand allerdings optisch vorstellen. Nur wird die Lage der Hand falsch bestimmt, trotzdem daß keine optischen Defekte vorliegen. Es handelt sich folglich um einen Defekt in unserem Körpermodell, in unserem Wissen von unserem Körper und seinen Teilen, um einen Defekt des „Körperschemas", was durch die corticale Läsion gesetzt wird. Wesentlich ist ferner der Umstand, daß die Fehler, die beim Syndrom der hinteren Zentralwindung dem Kranken unterlaufen, die „Halluzinationen", falschen Empfindungen nur mehr ausgesprochene Grade von dem sind, was auch bei Gesunden bei Aufmerksamkeitsstörungen vorkommt. Bei Hirnläsionen ist aber dieser Aufmerksamkeitsdefekt nicht allgemein. Er bezieht sich nur auf die erkrankte Extremität. Ich habe schon im Kapitel über die Sensibilitätsstörung diese fundamental wichtige Anschauung von der Bedeutung zentrifugaler Impulse und ihrer Störungen für die Auffassung der klinischen Syndrome gewürdigt. Ich verweise auf diese Seiten. Wir müssen bei der Krankenuntersuchung davon ausgehen und uns von den mechanischen traditionellen Methoden der Sensibilitätsprüfung lossagen, um über manche schwierige und komplizierte Fragestellungen, welche uns das Leben und die Klinik tagtäglich bieten, hinwegzukommen.

Foix, Chavany und M. Lévy haben ein pseudothalamisches Syndrom beschrieben, welches durch Erweichung eines Territoriums hervorgerufen wird, das durch die *Arteria parietalis anterior* aus dem Gebiete der *Arteria cerebri media* gespeist wird. Es besteht hauptsächlich in Störungen der Sensibilität, welche sich jedoch von den Sensibilitätsstörungen beim Thalamussyndrom in wesentlichen Punkten unterscheidet. Sie beziehen sich hauptsächlich auf die Tiefensensibilität, auf das Lokalisationsvermögen, auf das Vermögen mit Hilfe der wenig gelittenen taktilen Sensibilität, Gegenstände zu erkennen (*Tastagnosie*). Motilitätsstörungen drücken sich nur in abnormen Posen der Hand aus, welche, ohne direkt gelähmt zu sein und namentlich ohne jede Spastizität, etwas an die Thalamushand erinnern. Die Bewegungen vollziehen sich nicht korrekt. Es besteht eine leichte Koordinationsstörung, die bedeutend weniger ausgeprägt ist als beim Kleinhirn- oder Thalamussyndrom. Es bestehen leichte Bewegungen in den Fingern, die zu langsam sind, um als Chorea bezeichnet zu werden, und zu rasch und zu schlaff, um der Athetose zugezählt zu werden. Die Differentialdiagnose gegenüber dem Thalamussyndrom stützt sich auf das Fehlen von heftigen Schmerzen, die verhältnismäßig gut erhaltene Schmerzempfindlichkeit.

Es versteht sich schließlich von selbst, daß sehr für eine Erkrankung der hinteren Zentralwindung der Umstand sprechen wird, wenn ein epileptischer Anfall mit sensibler Aura beginnt, welche ihrer Verbreitung nach den oben erwähnten Sensibilitätsanfällen entspricht.

2. Pathologisches.

Es können in der hinteren Zentralwindung natürlich alle Prozesse vorkommen wie an den anderen Hirnteilen. Es seien hier deshalb nur angeführt *Geschwülste*, die sich von den Meningen oder in der Hirnsubstanz selbst entwickeln können, *Parasiten*, wie Cysticercen, Echinokokken. Häufiger als an anderen Gegenden scheinen hier *traumatische Erkrankungen* vorzukommen. Entweder handelt es sich dann um unmittelbare Schädelwunden, die auch das Hirn schädigen, oder der Schädel bleibt unversehrt, und es entsteht nur eine *Blutung in die Hirnhäute oder in die Hirnsubstanz.* Nachdem dann das Blut schon längst absorbiert ist, können an dieser Stelle *Narben oder Cysten* entstehen, welche ein typisches Syndrom der hinteren Zentralwindung hervorrufen und nicht selten zur chirurgischen Intervention Anlaß geben. Auch können sich nach Jahren traumatische *Spätabscesse* entwickeln, besonders wenn die Schädelknochen frakturiert waren. Oft entsteht eine Schädelknochenfissur, ohne daß die Hautdecken verletzt sind. Und doch geben sie oft den Anlaß zur Entwicklung von Abscessen. Auch *encephalitische* Prozesse nach verschiedenen Infektionskrankheiten lokalisieren sich gern in der hinteren Zentralwindung. Viel seltener hat hier die epidemische Encephalitis ihren Sitz. *Multiple Sklerose* kann unter Umständen sich hier entwickeln. Bei *Gefäßerkrankungen* kann die hintere Zentralwindung leiden entweder infolge von Verschluß der oben genannten *Arteria parietalis anterior* oder infolge von Obliteration eines größeren Asts der *Arteria cerebri media* oder schließlich infolge von Obliteration der Arteria cerebri media selbst. In letztem Falle ist natürlich das Syndrom der hinteren Zentralwindung in der Versenkung verschwunden, welche die enormen Erscheinungen eines totalen Verschlusses der Arteria cerebri media hervorrufen. Wir werden Näheres noch bei der Besprechung der Syndrome der einzelnen Gehirnarterien streifen.

XIII. Das Syndrom der vorderen Zentralwindung.

1. Klinisches.

Das Syndrom der vorderen Zentralwindung ist durch Lähmungen ausgezeichnet, welche hauptsächlich den Charakter einer *Monoplegie* tragen. Während bei der kapsulären Lähmung die Hemiplegie den üblichen Lähmungstypus trägt, bei welchem die diastalen Enden der Extremitäten am meisten leiden, und die obere Extremität bei weitem stärker befallen ist als die untere, begegnen wir bei Erkrankungen der vorderen Zentralwindung Krankheitserscheinungen, wo diese Gesetzmäßigkeit durchbrochen ist. Es kommen Fälle vor, in welchen die untere Extremität stärker gelitten hat und wo die proximalen Anteile ebenfalls stärker als die distalen mitgenommen sind. Der darüber geführte Streit ist ganz gegenstandslos, da es auf die Lokalisation des Herdes im Bereiche der vorderen Zentralwindung ankommt. Die untere Extremität oder der proximale Teil einer Extremität *kann* stärker betroffen sein, *muß* es aber nicht, während bei der Kapsellähmung gesetzmäßig obere Extremität und distale Teile, d. h. die mehr individualisierten und für Spezialbewegungen bestimmten und mehr cortical innervierten, stärker leiden. Die unteren Extremitäten dagegen und proximalen Teile der Extremitäten, welche primitiveren Massenbewegungen zur gröberen Orientierung und zur Abwehrung nociceptiver „protopathischer" Reize dienen, werden weniger befallen und stellen sich rascher wieder her. So kann es bei Erkrankungen der vorderen Zentralwindung zur *brachialen Monoplegie* kommen, wo die Schulter mehr gelähmt ist als die Finger, und auch umgekehrt, zur *cruralen Monoplegie* mit stärkerer Ausprägung der Lähmung im Cruralis, in den Kniebeugern und -streckern als in den Zehen, zur *Gesichtsmonoplegie* usw.

Häufiger sind gleichzeitig mehrere kontralaterale Körperteile erkrankt, Gesicht und obere Extremität, obere und untere. An der Gesichtslähmung können auch Muskeln des Gaumens, des Rachens, Kaumuskeln, die Zunge Anteil nehmen. Typisch ist oft die Entwicklung der Lähmungen, die darauf hinweist, daß der Herd wie ein Ölfleck sich nach oben und unten hin verbreitet und allmählich die verschiedenen Zentren in seinen Bereich zieht.

Von Interesse sind die *Diplegien*, die bei Erkrankung der vorderen Zentralwindung auftreten und sich in Affektion beider unteren Extremitäten äußern. Derartige *Diplegien* und auch „*Polyplegien*" (BYCHOWSKY) sind sowohl während des Krieges oft beobachtet und beschrieben worden infolge von Streifschüssen des oberen Schädeldaches als auch im Gefolge von Geschwülsten, die sich in dem einen Beinzentrum entwickeln und auf das benachbarte in der anderen Hemisphäre einen Druck ausüben. Meist schließt sich dabei auch eine *Blasenstörung* an, da das *corticale Blasenzentrum* in allernächster Nähe im Gyrus paracentralis sich befindet. Es resultiert auf diese Weise ein Bild, welches einer spinalen Paraplegie mit Störung der Beckenorgane außerordentlich ähnlich sieht. Auch Fissuren des Schädels, Abscesse, Durablutungen können ein solches klinisches Bild hervorrufen.

Es kommen noch andere Lähmungstypen bei Erkrankung der vorderen Zentralwindung vor. Manchmal verteilt sich die Lähmung nur über gewisse Muskelgebiete im Bereiche der Extremität. So z. B. können die *Muskeln des Thenars* oder *Hypothenars* oder die *Interossei* isoliert befallen werden. Bald kommt es zur Lähmung vom *ulnaren Typus*, bald vom *Medianustypus*. Im ersten Fall besteht eine *Krallenstellung der beiden letzten Finger*, welche leicht zu überwinden ist. Die erste Phalange befindet sich nicht in Hyperextension wie bei der peripheren Lähmung, der fünfte Finger nimmt eine permanente Abduktionsstellung ein. Bei dem Medianustypus sind die drei letzten Finger leicht gebeugt, der Zeigefinger ist gestreckt, der Daumen adduziert und leicht nach außen rotiert, die zweite Phalange gestreckt oder leicht gebeugt. Ähnliche *Lähmungen* corticalen Ursprungs vom *dissoziierten peripheren Typus* sind auch an den unteren Extremitäten beschrieben worden (O. FOERSTER, ATHANASSIO-BENISTY).

Es sind auch ferner Fälle von Erkrankungen der vorderen Zentralwindung beschrieben worden, u. a. von ISABELLA ROBINSON aus der MINORschen Klinik, in denen die Lähmungen an der Hand nach ulnarem Typus verteilt waren und wo außerdem *Muskelatrophien* bestanden, die bedeutend das übliche Maß der hemiplegischen Atrophie überschritten. Die elektrische Erregbarkeit war normal. Es bestanden außerdem stark ausgeprägte trophische Störungen der Haut,

Nägel und Knochen. Über das Entstehen der Muskelatrophien bei zentralen und namentlich corticalen Herden sind manche Vermutungen ausgesprochen worden über den Einfluß der Rinde unmittelbar auf die Muskulatur oder auf die Vorderhornzellen. Auch vasculäre Störungen wurden in Betracht gezogen. I. Robinson nimmt an, daß der Ulnaristypus der Lähmung sich dadurch erklärt, daß die Ulnarismuskulatur als phylogenetisch jüngere mehr von der Pyramideninnervation abhängt als die übrige Muskulatur der Hand, insofern als die Krallen- resp. Fauststellung auf eine phylogenetisch ältere gröbere Funktion hinweist, die von dem Cortex weniger abhängt.

Bemerkenswert ist, daß in manchen, wenn auch seltenen Fällen auch in der *homolateralen Extremität* einige Symptome von pyramidaler Insufficienz festgestellt werden können. Das äußert sich in Erhöhung der Reflexe und manchmal auch im Auftreten pathologischer Reflexe. Selbstverständlich sind auf der gelähmten Seite die Sehnenreflexe erhöht, die Hautreflexe fehlen oder sind abgeschwächt. Es bestehen pathologische Reflexe. Darüber siehe im Kapitel über Reflexstörungen.

2. Pathologisches.

Was die einzelnen Erkrankungen anbetrifft, so verweise ich, um Wiederholungen zu vermeiden, auf den Abschnitt über das Syndrom der hinteren Zentralwindung.

XIV. Balkensyndrome.
1. Klinisches.

Das wesentlichste Symptom bei Erkrankung des Balkens ist eine Apraxie der linken Hand. Diese von H. Liepmann entdeckte Tatsache erklärt sich durch Isolierung des Handzentrums in der rechten Hemisphäre von dem Einflusse des linken *Gyrus supramarginalis*. Es ist wohl anzunehmen, daß der linke Gyrus supramarginalis mit dem rechten Gyrus supramarginalis durch den Balken korrespondiert. Es rufen deshalb Zerstörungen des mittleren Teiles des Balkens Apraxie der linken Hand hervor. Es ist viel davon die Rede gewesen, ob Balkenschädigungen auf die Funktion der Hirnnerven wirken. Mingazzini, der sich im bejahenden Sinne ausspricht, führt Fälle an, unter anderem auch *meinen* Fall I, die dieses beweisen sollen. Doch muß die Apraxie der Gesichtsmuskulatur in denjenigen Fällen, wo eine Läsion des linken Gyrus supramarginalis bestand, wie in *meinem* Fall I, durch eben diesen Herd erklärt werden und nicht durch Funktionsstörung des Balkens infolge Erweiterung des Seitenventrikels. *Ich* habe mich vor Jahren in einer kritischen Arbeit über die „erweiterte Brocasche Zone" von P. Marie dahin ausgesprochen, daß Herde in der „Linsenkernregion" die Projektionsbahn in der inneren Kapsel für die Zungen- und Lippenmuskeln der rechten Seite und gleichzeitig die Balkenfasern schädigen, welche zu den Hirnzentren dieser Muskeln in der rechten Hemisphäre ziehen. Daraus ergibt sich in einigen Fällen die Dysarthrie und die Funktionsschädigungen der bulbären Apparate, wie sie bei der Pseudobulbärparalyse vorkommen. Wir können deshalb in gewissem Sinne auf Balkenschädigungen schließen, wenn bei einer ausschließlich rechtsseitigen Hemiplegie dysarthrische oder andere bulbäre

Symptome auftreten. Von manchen Autoren ist eine „Balkenataxie“ beschrieben worden. Meist bezieht sich die Ataxie auf den Gang, der in Fällen von Balkenerkrankung in der Tat etwas recht Typisches erhalten kann.

Doch handelt es sich dabei eher um Apraxie als um Ataxie. In vielen Fällen liegt ein Balkentumor vor, dessen Druck auf Nachbargebiete das Balkensyndrom verwischt. Dadurch vielleicht erklären sich auch die zahlreichen Beschreibungen *psychischer Störungen* bei Balkentumoren (SCHUSTER), die übrigens keine spezifischen Züge tragen. Es tritt am meisten stupuröser Zustand auf. Ist der hintere Teil des Balkens geschädigt, so treten, wie schon bei den Syndromen der Scheitel- und Occipitallappen auseinandergesetzt wurde, Störungen der Orientierung im Raume auf, wie auch Störungen derjenigen Handlungen und Funktionen, bei denen Zusammenarbeit beider Hemisphären von ganz besonderer Wichtigkeit ist.

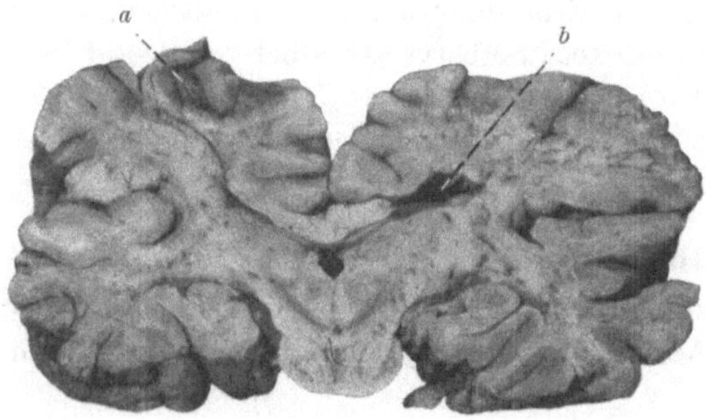

Abb. 161. Apraxie. Tonische Perseveration. Mangel an Initiative. Herde im Stirn- und Frontallappen und im Balken. Mein Fall III TETERENKOW. Aus KROLL, Z. Neur. **2** (1910).

MINGAZZINI gibt folgende Einteilung der Balkenabschnitte an, die jedoch für klinische Zwecke nur cum grano salis zu benutzen ist. Im vorderen Drittel (Portio verbalis et praxica) verlaufen Fasern, die die Gebiete der motorischen Aphasie verbinden. Das mittlere (Portio praxica $\varkappa\alpha\tau'\ \dot\epsilon\xi o\chi\dot\eta\nu$) und teilweise das vordere Drittel enthalten Fasern, die dazu bestimmt sind, die Taxie und Eupraxie der zur tadellosen Ausführung einer Handlung notwendigen Gliederbewegungen aufrechtzuerhalten. Im hinteren Drittel (Portio sensorialis) verlaufen Fasern, die die Seh- und Gehörzone untereinander verbinden.

Es sei noch auf ein Symptom hingewiesen, das ebenfalls bei Balkenläsion beobachtet wurde. In meinem Fall III und auch in einigen anderen Fällen fiel die Neigung zu *tonischer Perseveration* auf. In meinem Fall, in welchem neben anderen Hirnherden auch ein kolossaler Balkenschwund bestand (Abb. 161), ging die anfangs sehr ausgeprägte klassische Apraxie, die zuerst links, dann aber unzweideutig auch rechts bestand, allmählich in eine immerwährende tonische Perseveration über. Es trat eine ausgesprochene Akinese auf, eine Verarmung an Bewegungen, Fehlen der Initiative. KLEIST nimmt mit Recht an, daß dies auf Loslösung der linken Stirnhirnwindung infolge totaler Balkendurchtrennung beruht, da wir bei Stirnhirnherden und namentlich bei linksseitigem Mangel an Antrieb Akinesie als eines der wichtigsten Symptome antreffen.

2. Pathologisches.

Der Balken erkrankt oft zusammen mit den anliegenden Hirnteilen. Am meisten sind es dann *Geschwülste*, die ein klinisches Interesse beanspruchen. *Zirkulationsstörungen* nehmen auch nicht selten den Balken mit, namentlich sog. *supracapsuläre Blutungen*, die gleichzeitig die Projektionsfasern im Centrum semiovale, die zur Kapsel ziehen und die Balkenfasern schädigen. Größere

Erweichungen stehen meist im Zusammenhang mit Thrombosen oder Embolien der *Arteria cerebri anterior*, welche den Stirnlappen mit Ausnahme der dritten Stirnwindung, die Rinde an der medialen Fläche des Hirns bis zum Praecuneus und den Balken speist. Wie schon gesagt, beruht vielleicht ein Teil der Symptome, welche auf den Balken bezogen werden, auf Mitschädigung des Stirnhirnlappens. Jedenfalls ist als weitaus wesentlichster Teil des Balkensyndroms nur die Apraxie der linken Hand zu rechnen.

XV. Das Syndrom der inneren Kapsel.
1. Klinische Bilder.

Da die Störungen im Bewegungsaublauf, der Sensibilität und der Reflexe, die bei Kapselläsionen auftreten, in den entsprechenden Abschnitten bereits abgehandelt wurden, kann ich mich hier ganz kurz fassen und für Einzelheiten auf diese Abschnitte verweisen. Das hervorragendste Symptom bei Kapselherden ist die hemiplegische Bewegungsstörung mit dem charakteristischen WERNICKE-MANNschen Prädilektionstypus. Die obere Extremität ist mehr betroffen, befindet sich in einer Flexionscontracturstellung, die untere in Extensioncontractur mit spastischem Pes varoequinus. Besonders charakteristisch ist dabei die Parese des unteren Facialis und des Hypoglossus auf der dem Herd kontralateralen Seite. Die Sensibilität ist bei reinen Kapselherden meist nicht dauernd allzu schwer gestört. Es fehlen aber auch in alten Fällen selten Hypästhesien, namentlich an den Extremitäten und besonders an ihren distalen Teilen. Gesellen sich schwerere Gefühlsstörungen und besonders Schmerzen hinzu, dann wird mit der Möglichkeit zu rechnen sein, daß der Thalamus mit betroffen ist. Namentlich werden Störungen der Koordination und der besondere Charakter des Schmerzes dafür sprechen, wie es in der Beschreibung des Thalamussyndroms bereits auseinandergesetzt ist. Befindet sich der Herd weiter nach hinten, dann können auch hemianopische Erscheinungen sich hinzugesellen. Die Sehnenreflexe sind pathologisch gesteigert. Es besteht Klonus der Patella und des Fußes. Die Hautreflexe fehlen auf der gelähmten Seite.

Wir finden nicht selten bei der kapsulären Hemiplegie noch andere Symptome, welche wahrscheinlich auf Miterkrankung anderer Bahnen zurückzuführen sind. So kommt unter Umständen eine das Stehen und Gehen beeinträchtigende Astasie vor. Dieselbe ist vermutlich auf Schädigung der frontopontinen Bahn zurückzuführen. Andererseits muß berücksichtigt werden, daß das kapsuläre Syndrom durch Zirkulationsschädigung im Bereiche von Gefäßen hervorgerufen wird, welche gleichzeitig das striäre System versorgen. Es können deshalb dem kapsulären Syndrom, in welchem gewöhnlich die Pyramidenkomponente die Hauptmelodie spielt, noch Leitmotive striären Ursprungs sich beimischen, die hauptsächlich in Störungen der Myostatik, manchmal in Form von hyper- oder hypokinetischen Erscheinungen ihren Ausdruck finden. Am häufigsten kommt schon das Zittern vor, doch sind auch andere Bewegungsstörungen, choreiforme, athetoide, beobachtet worden, die seiner Zeit CHARCOT Grund dazu gaben, ein athetotisches Bündel in der inneren Kapsel anzunehmen. In Wahrheit ist dies lediglich als Komplikation durch Miterkrankung der striären oder thalamischen Elemente aufzufassen. Die Beteiligung der Hirnnerven und namentlich des

Facialis ist bei Kapselläsionen nicht allzu ausgeprägt. Außer einer leichten Asymmetrie im Gesicht und Parese des unteren Facialisastes und Ablenkung der Zunge beim Herausstrecken derselben bestehen meist keine anderen Störungen.

Dies hängt, wie bekannt, davon ab, daß die Kerne im Hirnstamm, die den Muskeln des Gesichts entsprechen, ganz besonders aber der Stirn und allen denjenigen, die an der Mittellinie liegen, doppelseitig mit beiden Hirnhälften korrespondieren. Derart fällt die Funktion bei nur einseitiger Beeinträchtigung der Kommunikation nicht aus, da die andere vikariierend einspringt. Nun bestehen allerdings individuelle Unterschiede in dieser Beziehung. Die Kerne im Hirnstamm stehen mit beiden Hirnhemisphären in wechselndem Maße in Zusammenhang. Es können deshalb auch bei einseitigem Kapselherd einige Modifikationen vorkommen, wo die Gesichtsmuskulatur mehr oder weniger an der Lähmung beteiligt ist. Auch kann die stärkere oder schwächere Mitbeteiligung der benachbarten nervösen Gebilde nicht ohne Einfluß auf den Zustand namentlich der Gesichtsmuskulatur sein. In manchen Fällen ist so die Mimik außerordentlich mitgenommen. Auch können Störungen des Kauens, Schluckens, Dysarthrie auftreten. Der Mund ist dann oft halb geöffnet, es besteht dabei Speichelfluß. Es ist zuzugeben, daß in *einer kleinen Zahl der Fälle* ein derartiges klinisches Bild mit *bulbären Symptomen* in der Tat bei *einseitigem Kapselherd* auftreten kann und durch Anteilnahme an dem Prozesse auch der Stammganglien erklärt werden kann. Auch habe ich in einem Falle ein derartiges *pseudobulbäres Syndrom* dadurch zu erklären versucht, daß außer den Projektionsfasern, die zur inneren Kapsel ziehen, auch Balkenfasern geschädigt waren, die zur anderen Seite ziehen. Doch muß *für die größte Mehrheit der Fälle* angenommen werden, daß das *pseudobulbäre Syndrom durch doppelseitige Herde* hervorgerufen wird. In diesen Fällen verlieren die im Hirnstamm liegenden bulbären Kerne ihren Konnex sowohl mit der rechten als auch mit der linken Hemisphäre. In der Anamnese solcher Kranken finden wir darum häufig in solchen Fällen noch einen Insult, der mitunter keine wesentlichen Erscheinungen hinterlassen hatte. Es kann sich auch in manchen Fällen um allgemeine Arteriosklerose des Gehirns handeln, die keine größeren Erweichungsherde gesetzt zu haben brauchte. Dann erst kommt es mit dem Insult zur völligen Funktionsausschaltung, da keine anderen vikariierend einspringenden Hirnterritorien mehr zur Verfügung stehen.

Ein ganz besonders häufiges und charakteristisches Symptom bei der Pseudobulbärparalyse ist das Zwangslachen und noch häufiger das Zwangsweinen. Infolge Zerstörung der Verbindungen zwischen Rinde und Thalamus ist ein willkürliches Lachen oder Lächeln auf Geheiß, wie es in gewissem Maße bei Gesunden möglich ist, nunmehr unmöglich geworden. Andererseits tritt oft ganz unwillkürlich, ohne jeden äußeren oder inneren Anhaltspunkt ein Lachen oder Weinen auf, welches dem affektiven Zustand absolut nicht adäquat ist und unter keinen Umständen zu unterdrücken ist. Es drückt sich darin ein enthemmter Psychoreflex aus, der mit den Stammganglien und in erster Linie mit dem Sehhügel zusammenhängt. Derartige „gesteigerte" oder besser pathologische Psychoreflexe brauchen nicht unbedingt von Kapselherden abzuhängen. Sie können auch bei Erkrankung des striären Systems auftreten und namentlich des Thalamus.

Es sei hier nochmals wiederholt, daß bei sog. suprakapsulären Herden, die außer der inneren Kapsel auch den Balken mehr oder weniger schädigen, es außer dem hemiplegischen Syndrom noch zur *„sympathischen" Apraxie oder Dyspraxie der linken Hand* kommen kann infolge Isolierung des Zentrums für die linke Hand vom linken Gyrus supramarginalis. Ist nur die linke Hand gelähmt, so werden die apraktischen Erscheinungen in derselben (bei eventuellem Mitergriffensein auch der Balkenfasern) natürlich nicht auftreten können infolge der mehr oder weniger ausgesprochenen Lähmung derselben. Balkenherde können natürlich keine Apraxie der rechten Hand bei *Rechtshändern* hervorrufen. Doch ist bei *Linkshändern* unter solchen Umständen Apraxie der rechten Hand beschrieben worden.

Für Kapselhemiplegien sind besonders charakteristisch pathologische Mitbewegungen, die *Synkinesien*, welche entweder bei willkürlicher Innervation der gesunden Extremität oder bei unwillkürlichen Reflexbewegungen, wie Husten, Niesen, besonders Gähnen, auftreten. Diese Mitbewegungen betrachtet WALSHE als tonische Stellreflexe. SIMONS hat gezeigt, daß die Kopfhaltung einen Einfluß auf die Mitbewegung ausübt, so daß man den Einfluß der *Magnus-de Klejn-schen Halsreflexe* sehr gut darin ersehen kann, daß bei verschiedener Kopfhaltung die synkinetische Beugung resp. Streckung stärker oder schwächer werden kann. Ich habe diese Mitbewegungen einen *Indicator* genannt, der uns die Möglichkeit gibt, das Auftreten oder das Fehlen der Halsreflexe zu konstatieren. Ich habe sie übrigens auch auf den Ausfall frontopontiner Bahnen zurückgeführt (s. S. 183).

2. Pathologisches.

Dem Syndrom der inneren Kapsel liegt zumeist ein *pathologischer Prozeß* im Bereiche der *tiefen Äste der Arteria cerebri media* zugrunde. Es handelt sich dann um Blutungen oder um Erweichungen infolge Verschlusses durch Thrombose oder Embolie der tiefen Arterien. Auch können Tumoren, besonders Gliome, die Kapsel ergreifen und das Kapselsyndrom hervorrufen. Abscesse, besonders traumatische oder metastatische, sind ebenfalls in diesem Gebiete beobachtet worden. Bei *Arteriosklerose* können außer Thrombosen und massiven Erweichungen auch kleine *lacunenhafte Substanzdefekte* auftreten, welche allmählich, mitunter von kleinen vorübergehenden Schlaganfällen begleitet, in ein Stadium stabiler Lähmung übergehen können, die nicht selten kapsulären Charakter trägt. Auch *Syphilis* ist von Allgemeinerkrankungen eine der häufigsten, bei denen kapsuläre Hemiplegien auftreten. *Nierenkrankheit, Hypertonie, Herzkrankheiten* sind noch zu nennen, bei welchen das kapsuläre Syndrom, wie auch andere Syndrome von seiten der Hirngefäße, auftreten kann.

XVI. Die Syndrome der extrapyramidalen Systeme.

1. Anatomisch-physiologische Vorbemerkungen.

Die verschiedenen Syndrome, welche gegenwärtig auf das striäre System bezogen werden, können nur dann einigermaßen verständlich und einer Klassifikation zugänglich werden, wenn wir nicht nur die gegenseitigen Verhältnisse der einzelnen, recht zahlreichen Teile, die das gesamte System ausmachen, berücksichtigen, sondern auch den histologischen Eigentümlichkeiten eines jeden werden Rechnung tragen. Es ist vielleicht etwas zu viel schematisiert worden. Manches muß vielleicht schon jetzt ergänzt werden, so z. B. durch Resultate der neuesten Untersuchungen von MAGNUS und RADEMAKER über den roten Kern. Es müssen auch in größerem Maße andere *extrapyramidale* Systeme berücksichtigt werden und unter ihnen wohl an erster Stelle das *frontopontive System*. Dank der Arbeiten von C. und O. VOGT, WILSON, HUNT, FOERSTER, SPIELMEYER, JAKOB, SPATZ, FOIX, E. POLLACK, BOSTROEM, STERTZ und vieler anderer ist in verhältnismäßig kurzer Zeit, die seit der Angriffnahme des *Problems vom Corpus striatum* durch WILSON, C. VOGT und andere verflossen, eine solche Menge neuer und klinisch wichtiger Tatsachen und Gesichtspunkte zutage gefördert worden, daß es sich lohnt, darauf etwas näher einzugehen und nicht nur die klinischen Syndrome, sondern auch die anatomisch-histologischen und andere Gesichtspunkte wenn auch kurz zu skizzieren.

Zu den fundamentalsten Tatsachen, welche in der Lehre vom striären System zutage gefördert wurden, gehört die Absonderung aus dem *Nucleus lenticularis*, dem Linsenkern, des *Putamens*, welcher mit dem Schwanzkern, dem *Nucleus caudatus*, den *Streifenkörper*, das *Corpus striatum* im engeren Sinne bildet. Diesem Streifenkörper wird der andere Bestandteil des Linsenkerns gegenübergestellt, der *Globus pallidus* oder einfach das *Pallidum*. Die Gründe für eine derartige Teilung werden den Gebieten der Phylogenese, Ontogenese, Histologie, Histopathologie, Mikrochemie, schließlich Pathologie und Klinik entnommen.

Die *phylogenetischen oder vergleichsanatomischen* Untersuchungen des striären Systems haben ergeben, daß das älteste Gebilde desselben das Pallidum ist, welches deshalb *Palaeostriatum* genannt werden kann. Erst mit der Entwicklung des Vorderhirns entwickelt sich auch das *Neostriatum*, das zukünftige Corpus sriatum, welches ursprünglich einen zusammenhängenden Körper bildete. Erst mit der Entwicklung der Rinde der Hemisphärem und mit dem Auftreten großer Massen weißer Substanz, welche als Projektionssysteme der inneren Kapsel zu den caudalen Hirnteilen ziehen, erfährt das Neostriatum wesentliche Veränderungen: durch die innere Kapsel wird es in den Schwanzkern und das Putamen geteilt. Es besteht kein umgekehrtes Verhältnis zwischen Entwicklung der Hemisphären, des Palliums und der Entwicklung des Corpus striatums. Im Gegenteil, seine größte Entwicklung erreicht es bei den Affen, bei denen auch das Pallium, der Hirnmantel, sich weiterentwickelt und bei welchen zuerst die aufrechte Pose auftritt. Beim Menschen verändert es sich morphologisch recht wenig. Es modifizieren sich wohl nur seine Verbindungen mit anderen Hirnteilen. KAPPERS und seine Schule haben schon bei niederen Tieren intimste Zusammenhänge zwischen dem *striären System* und *Thalamus* und *Hypothalamus* festgestellt. Das sind die phylogenetisch ältesten Verbindungen des Corpus striatum. Das *Palaeostriatum* ist bei niederen Tieren außer mit dem Thalamus noch mit der Basis des Mittelhirns und dem verlängerten Mark verbunden. Es sind auch Verbindungen mit dem Trigeminus und den Nerven der Augenmuskeln festgestellt.

Phylogenetische Untersuchungen haben auch auf Zusammenhänge zwischen Pallidum und *Substantia nigra Soemmeringii* hingewiesen. So hat SPATZ gefunden, daß in der Tierreihe *Eisen* am frühesten im Pallidum und der Substantia nigra vorgefunden wird zu einer Zeit, wo in den übrigen Hirnganglien Eisen entweder gar nicht oder in kleineren Mengen entdeckt wurde. So ist z. B. von Interesse, daß der rote Kern, der beim Menschen eine gute Reaktion auf Eisen gibt, bei Tieren eine solche nicht gibt. GUIZETTI, der bei Meerschweinchen gar keine Eisenreaktion fand, konnte bei Kaninchen, Katze, Hund, Schwein, Esel, Pferd, Affe dieselben Verhältnisse bestätigen wie auch SPATZ. Es spielt hier eine Rolle die Größe des Tieres, die Muskelmasse, die Beweglichkeit des Tieres, sein Muskeltonus usw.

Auch *embryologisch* oder *ontogenetisch* scheint das Pallidum der Substantia nigra *Soemeringii* nahezustehen. So hat SANO gezeigt, daß die *Zona reticulata der Substantia nigra* unmittelbar in das Pallidum übergeht. HALLERVORDEN und SPATZ sind deshalb geneigt, die Frage von der Herkunft des Pallidums zu revidieren. Gewöhnlich wird das Pallidum, wie auch das Corpus striatum vom Telencephalon abgeleitet, die Substantia nigra dagegen vom Mesencephalon. Nun nehmen HALLERVORDEN und SPATZ an, daß es richtiger ist, das Corpus striatum mit den Hemisphären vom Telencephalon abzuleiten, das Pallidum mit dem Thalamus vom Diencephalon und die Substantia nigra vom Mesencephalon. Das Pallidum bekommt sein Myelin vor Rinde und Striatum. Auch sind beim Neugeborenen die Verbindungen zwischen Thalamus und Hypothalamus einerseits und Pallidum andererseits recht gut entwickelt. Dagegen sind noch beim fünf Monate alten Kinde die Verbindungen zwischen Striatum und Pallidum ohne Myelin. Es müssen deshalb die Bewegungen des Kindes bis zu diesem Zeitraum als Ausdruck der eigentlichen Pallidumfunktion betrachtet werden. Auch treten in der Ontogenese die Verbindungen zwischen Pallidum und Thalamus und besonders Hypothalamus und Substantia nigra frühzeitig auf. Auch ontogenetisch erscheint die Eisenrektion am frühesten im Pallidum, und zwar bei Kindern von einem halben Jahre. Später tritt die Reaktion in der Substantia nigra und dann weiter in den anderen Zentren auf. Von größter Bedeutung sind die Untersuchungen von MINKOWSKI an 20 Feten, die durch Kaiserschnitt gewonnen waren und in physiologischer Lösung von 37—40° aufbewahrt wurden. Sie waren von 5—23 cm lang und 2—5 Monate alt. MINKOWSKI beobachtete bei ihnen Bewegungen vom Typus einer Choreaathetose, bei älteren prävalierten die choreatischen Bewegungen.

Auch *histologisch* bestehen große Differenzen im Bau des Striatums und des Pallidums. Nicht nur makroskopisch, sondern auch mikroskopisch nähert sich die Struktur des Striatums derjenigen der Hirnrinde, besonders im Vergleich zum Pallidum. Nach C. und O. VOGT kann man im Striatum auch Hinweise auf eine Schichtenbildung wie in der Rinde finden. So befindet sich unter dem Ependym eine myelinlose Zone, dann Tangentialfasern. Nach BIELSCHOWSKY kann man im Striatum zweierlei Ganglienzellen unterscheiden. Die große Mehrheit gehört zum kleinen Typus von Golgi mit großem Kern, exzentrischem Nucleolus und vielen kleinen Körnern ohne Satelittenzellen. Die größeren Zellen gehören zum ersten und zweiten Typus von *Golgi* mit langen Armen und mehreren kollateralen. In ihnen findet man viel gelbes lipoides Pigment. Auch sind sie von gliösen Begleitzellen, Satelliten, umgeben, was für energische Abbauprozesse sprechen muß. Auf Myelinpräparaten erweisen sich im Striatum wenig Fasern. Sie sind teils corticaler Herkunft und ziehen durch das Striatum zu tieferen Teilen, vielleicht unter Abgabe von Kollateralen. Der größte Teil derselben entspringt im Striatum und dient zur Verbindung mit dem Pallidum und nur teilweise mit anderen Kernen. Wesentlich erscheint mir das dichte Netz der feinsten und myelinlosen Fäserchen, die wohl zu den sympathischen Apparaten Bezug haben. Dann muß noch auf das Vorkommen von Kalkablagerungen auch in der Norm im Striatum hingewiesen werden. Im Pallidum sind mehr Fasern als Zellen, daher das hellere Aussehen (pallidus-bleich). Die Zellen sind hier alle groß und besitzen kolossale Dendriten. Die Protoplasmafortsätze sind von „kaum übersehbarer Länge". Die Oberfläche der Zellen und der Dendrite ist von schleifenförmigen Endkörperchen in ungewöhnlicher Dichte bedeckt. Ähnliches ist nur in den Oliven zu finden. Diese Schleifen sind Endverdickungen von myelinlosen Fasern.

Aus dem histologischen Bild zieht BIELSCHOWSKY folgende *allgemeinphysiologische Schlußfolgerungen*: Der *Globus pallidus* ist ein *Reflexorgan von äußerst primitiver Natur*. Es befindet sich in ihm nur ein Zellentypus wie in einem isomorphen Kern. Es treten in ihm eine zahllose Menge von Fasern auf, die eine Menge von Erregungen und Impulsen leiten. Ihnen entspricht nur eine kleine Zahl von Aufnahmezellen. Dank der großen Zahl der „Fühler", der Dendriten, kann jede Zelle eine große Zahl dieser Erregungen aufnehmen. In den Zellen geschieht die *Umschaltung* dieser Erregungen in zentrifugale Bahnen. Die Pallidumfunktion ist dem Striatum untergeordnet. Das letztere ist ein hoch differenziertes Endgrau, wie die Hirnrinde. Die grobe motorische Reflextätigkeit des Pallidums wird durch das Striatum gemäßigt, so daß letzteres die Rolle eines Regulators und einer Hemmung für die extrapyramidale Funktion spielt.

Es muß noch auf einige gemeinsame Eigentümlichkeiten zwischen Pallidum und Substantia nigra hingewiesen werden. TRETJAKOFF, FOIX, LHERMITTE und CORNIL, SOUQUES haben auf Veränderungen in der Substantia nigra bei Paralysis agitans hingewiesen, bei einer Krankheit, die par excellence als striäre Erkrankung bezeichnet werden kann. Nun haben MIRTO und auch HALLERVORDEN und SPATZ viel Gemeinsames in ihren Strukturen gefunden. Namentlich in *chemischer* Beziehung stehen sie einander nahe.

In *chemischer* Beziehung bestehen ebenfalls bemerkenswerte Differenzen zwischen den verschiedenen Teilen des extrapyramidalen Systems. Im Pallidum befinden sich zahlreiche *Ablagerungen von Kalk resp. Pseudokalk* (SPATZ), welcher im Striatum fast fehlt. Im Pallidum befinden sich auch *Fett* und *fettähnliche Substanzen, lipoide Zerfallprodukte*, die in Alkohol nicht löslich sind. Schließlich findet sich im Pallidum die größte *Eisenmenge*, und in derselben Quantität vielleicht nur noch in der Substantia nigra *Soemmeringii*. Durch Untersuchungen von GUIZETTI und unabhängig von ihm von SPATZ mit Hilfe der makroskopischen und mikroskopischen Reaktion auf Berlinerblau und Schwefelammonium ist festgestellt, daß man die Stammganglien in mehrere Gruppen teilen kann. Am intensivsten ist die Färbung in den Zentren der ersten Gruppe, im Globus pallidus und der Substantia nigra. Schwächer, jedoch noch immer bemerkbar, und mit größter Beständigkeit gelingt die Reaktion in vier Zentren der zweiten Gruppe: roter Kern, Nucleus dentatus cerebelli, viel schwächer im Corpus striatum und schließlich im Corpus Luysii. Viel schwächer und nicht beständig fällt die Reaktion auf Eisen in der dritten Gruppe aus. Hier kann eine Untergruppe unterschieden werden mit Corpus mamillare, Thalamusteilen, Rinde des Groß- und Kleinhirns und Vierhügelplatte und eine zweite mit dem Grau des dritten Ventrikels. Die Zentren einer Gruppe scheinen auch funktionell einander nahe zu sein. SPATZ betrachtet das „Gehirneisen" nicht als Blutzerfalleisen, welches beim Abbau des Hämoglobins entsteht. Es ist seiner Ansicht nach nur der Ausdruck einer bemerkenswerten Stoffwechselbesonderheit dieser Zentren, die mit der Sonderstellung und spezifische Funktion dieser Apparate zusammenhängt. Vielleicht handelt es sich auch nur um quantitative Unterschiede, die mit der Gewebsatmung in Beziehung stehen.

Haben wir so schon auf Grund der phylo- und ontogenetischen, histologischen und chemischen Tatsachen einen Einblick in die mutmaßlichen Funktionen des extrapyramidalen Systems machen können, so fördert unsere Vorstellungen über die Frage erst ganz besonders die Untersuchung der Verbindungen dieser Hirnteile. Das Striatum soll, wie fast allgemein anerkannt wird, keine direkten Verbindungen mit der Hirnrinde haben. Das Pallidum soll nach manchen Autoren (FLECHSIG, GRÜNSTEIN, MINKOWSKI, MONAKOW, RIESE) mit der Hirnrinde durch Fasern verbunden sein, was jedoch von anderen Verfassern geleugnet wird. Die *afferenten* Bahnen des *Striatums* stammen vor allen Dingen aus dem Thalamus, besonders aus seinen vorderen medioventralen Abschnitten, aus dem Hypothalamus in der Umgebung des dritten Ventrikels, besonders dem Tuber cinereum, nach MONAKOW aus der Mittelhirnhaube. Seine *efferenten* Bahnen ziehen hauptsächlich zum Pallidum, vielleicht ein kleiner Teil auch zu den Mittelhirnzentren, vielleicht auch zum Thalamus. Das *Pallidum* erhält seine *afferenten* Bahnen aus dem Thalamus — phylogenetisch alte Verbindungen und dem Striatum — phylogenetisch junge Verbindungen. Die *efferenten* Pallidumbahnen gehen: 1. zum Thalamus in die Nähe des Ventrikels und des Tuber cinereum, 2. zum Hypothalamus, und zwar zum *Corpus Luysii*, seinem dorsolateralen und ventralen Teil, wodurch die Ansa lenticularis Forels oder der Tractus pallido-hypothalamicus entsteht, 3. zur Substantia nigra Soemmeringii, 4. zum roten Kern im Bereiche des FORELschen Feldes H, 5. zum DARKSCHEWITSCHschen Kern derselben und der entgegengesetzten Seite, 6. zum Vierhügel durch die hintere Commissur, 7. zur unteren Olive. Übrigens nimmt SPATZ an, daß in den genannten Bahnen sich nicht nur pallidofugale, sondern auch pallidopetale Faserzüge befinden.

Was nun die *Verbindungen der anderen eben genannten Kerne des extrapyramidalen Systems* anbetrifft, so ist vieles hier noch unklar, wie auch über die Verbindungen des Striatums und des Pallidums die Akten noch nicht abgeschlossen sind. Das *Corpus Luysii* soll nach E. POLLAK mit der Substantia nigra und der Substantia tegmenti verbunden sein. Die „*ventrikelnahen Zentren des Hypothalamus*" umfassen die zahlreichen kleinen Nervenzellgruppen in der Umgebung des dritten Ventrikels und bilden als *Nucleus paraventricularis, Tuber cinereum, Nucleus supraopticus, Corpus mamillare wesentliche Zentren des vegetativen Systems.* Der *Thalamus* ist durch afferente Bahnen mit der Hirnrinde verknüpft, ferner mit dem Pallidum und dem Striatum und vermutlich auch mit Formationen des Mittelhirns. Über die efferenten Bahnen der *Substantia nigra* ist wenig bekannt. Man nimmt einen Zusammenhang mit vegetativen Zentren an. SPATZ vermutet nigrofugale Bahnen auch zum Pallidum und zur Rinde. Es werden noch Verbindungen mit caudalen Abschnitten des Nervensystems angenommen. Doch ist Näheres darüber nicht bekannt. Vom *roten Kern* gehen Bahnen durch das MONAKOWsche Bündel oder die rubrospinale Bahn zu den Vorderhornzellen des Rückenmarks. Diese rein motorische Bahn entspringt dem caudalen Riesenzellenkern des Nucleus ruber. Der orale Hauptkern, der aus kleinen Zellen besteht, gibt efferenten Bahnen den Ursprung, welche nach GAMPER einen Teil der zentralen Haubenbahn bilden, Fasern an die Substantia reticularis rhombencephali abgibt und in der unteren Olive endigt. GAMPER nennt sie deshalb *Tractus rubro-olivaris*. Vom *Darkschewitschen Kern* beginnt das Fasciculus longitudinalis posterior, das bis in das Rückenmark zieht und mit den Kernen des Vestibularis, dem DEITERSschen Kern und den Kernen des Oculomotorius in Verbindung steht. Vom *vorderen Vierhügel* zieht der Fasciculus tectospinalis in das Rückenmark, und der Tractus tectoolivaris in die untere Olive und das Kleinhirn. Auch der *hintere Vierhügel* ist wohl mit dem Kleinhirn verbunden.

Auf diese Weise ist das Pallidum, welches den hauptsächlichsten efferenten Bahnen des striopallidären Systems ihren Anfang gibt, durch dieselben mit Formationen verbunden, die einen zweifellos vegetativen Charakter tragen: Hypothalamus, Substantia nigra, Tuber cinereum, Nucleus periventricularis *Lewy*. Andererseits steht er in Verbindung mit Apparaten von ausgesprochen motorischem Charakter: roter Kern, DARKSCHEWITSCHscher Kern, Vierhügelkern, die ihrerseits mit den Kernen der motorischen Endapparate im Hirnstamm (Nervus oculomotorius u. a.) und Rückenmark in Zusammenhang stehen. Diese letzteren Apparate stehen nun noch in Verbindung mit zwei wichtigen Kleinhirnsystemen, die zwei wichtige Reflexbogen bilden: 1. Kleinhirnbahnen des Rückenmarks — Kleinhirnrinde — Nucleus dentatus — Brachia conjunctiva — roter Kern — rubrospinale Bahn und 2. Kleinhirnkerne — DEITERSscher Kern — Vestibulariskern — Tractus vestibulospinatus resp. DEITERSscher Kern — DARKSCHEWITSCHscher Kern — hinteres Längsbündel usw. Von der Verbindung des hinteren Vierhügels mit dem Kleinhirn durch den Tractus tectoclivaris und die EDINGERsche Bahn aus dem Vierhügel zum Kleinhirn war schon die Rede. Dann muß schließlich noch in Betracht gezogen werden, daß die meisten der oben genannten Teile des extrapyramidalen motorischen Systems noch eigene afferente Bahnen besitzen, so daß sie unter Umständen autonom vom Kleinhirn und Pallidum funktionieren können. So erhält der rote Kern Fasern aus der Schleife, der DARKSCHEWITSCHsche Kern aus den Kernen des Vestibularis. In den Vierhügeln sind die Endigungen der optischen und akustischen Bahnen. Schließlich spielen wahrscheinlich in dem extrapyramidalen motorischen System eine bedeutende Rolle, die klinisch noch lange nicht sicher gestellt ist, Bahnen aus den frontalen, zentralen, temporalen und parietalen Teilen der Rinde, die zum Thalamus ziehen und durch denselben mit dem Striatumsystem korrespondieren, dann auch zu den Ponskernen ziehen.

Wenn wir aus dem oben Gesagten etwas über die *Funktion* des striären Systems aussagen sollten, so müssen wir vorausschicken, daß die experimentellen Daten im Tierversuch darüber recht spärlich sind. MINOR hatte 1882 die Resultate der Reizung und Ausschaltung des Nucleus caudatus zusammengestellt und kam schon damals zu negativen Schlüssen in bezug auf die motorische Funktion des Nucleus caudatus. Und mehr als 30 Jahre später (1914) kam

WILSON bei vervollkommneter Technik unter Mitarbeit von HORSLEY zu denselben negativen Resultaten in bezug auf Pallidum und Putamen bei Affen. WILSON erklärt dies dadurch, daß beim Menschen die Rolle des Pallidums sich bedeutend modifiziert hat. Wir haben keine Anhaltspunkte außer dem pathologischen Material, um etwas über die Funktion der einzelnen Teile des extrapyramidalen motorischen Systems auszusagen. Wir können nur über die Funktion des gesamten extrapyramidalen Systems urteilen auf Grund der anatomischen Tatsachen, die wir oben besonders bezüglich seiner Verbindungen mit den verschiedenen Hirnanteilen gewonnen haben. Diese Vorstellung von der funktionellen Bedeutung des striären Systems hat aber nur heuristischen Wert und kann nicht anders als ein Schema betrachtet werden.

Als auffallendste Tatsache, die uns in den anatomischen Verbindungen des striären Systems entgegentritt, muß die *intime Zusammenarbeit derselben mit den Sehhügeln* bezeichnet werden. Der Sehhügel, der Kollektor aller sensiblen, sowohl exterozeptiven, als auch entero- und propriozeptiven Erregungen, schickt dank seiner thalamo-striären und thalamo-pallidären Verbindungen diese Impulse *auch* in das Striatum und in das Pallidum. Die Resonnanz, welche in diesen Organen hervorgerufen wird, muß auf efferenten Bahnen abfließen und sich hauptsächlich auf motorischem Gebiet offenbaren, da, wie wir sahen, die wesentlichsten Verbindungen der genannten Zentren zu motorischen Apparaten ziehen. Die verhältnismäßige Isolierung des Striatums und des Pallidums von der Hirnrinde kann mit gewisser Reserve für den automatischen unwillkürlichen Charakter der motorischen Leistungen des extrapyramidalen Systems sprechen. Wir sind uns allerdings durchaus darüber klar, daß bei weitem nicht alle Rindenfunktionen bewußt und durchaus als willkürlich betrachtet werden können. Immerhin trägt die motorische Funktion des extrapyramidalen Systems einen von dem Bewußtsein weitgehend autonomen Charakter. Wenn wir nun eine jede Bewegung und darunter auch die Willkürbewegung analysieren, dann kommen wir dazu, daß wir in derselben eine weitaus größere Zahl von automatischen unwillkürlichen Elementen entdecken als willkürliche. In der Tat, in jeder Bewegung sind, abgesehen von dem unmittelbar gewollten, zielbewußten, dynamischen Teil der Bewegung, noch vor allen Dingen statische Elemente zu unterscheiden, die unwillkürlich, automatisch arbeiten. So setzt jede Bewegung eine gewisse Ausgangsstellung, eine Fixierung des übrigen Bewegungsapparates voraus, welche die Voraussetzung des kinetischen Teils der Bewegung ist. Diese Fixierung darf aber nicht starr sein. Sie muß ungewöhnlich biegsam sein und sich in jedem Moment dem Ablauf der sich realisierenden Bewegung anpassen. So müssen bei jeder Arbeit mit den Händen die proximalen Teile der oberen Extremitäten fixiert werden. Körper und untere Extremitäten müssen ebenfalls in „optimaler" Pose für die gegebene Bewegung oder richtiger für jeden Moment derselben fixiert sein. Und mit dem Ablauf der Bewegung der Handlung wechselt der Grad der Fixierung der übrigen Körperteile an Intensität und Extensität. Diese Tonusverschiebungen, diese Mitwirkung der synergistisch arbeitenden resp. sich anspannenden Muskeln haben zur Voraussetzung die Funktion des afferenten propriozeptiven Systems, das über Thalamus auf das striäre System einwirkt, welches seinerseits durch seine efferenten Bahnen die entsprechenden Fixationen und Änderungen in der Fixation bewirkt. Es muß ferner die Innervation eines jeden Agonisten oder Protagonisten von einer entsprechenden Denervation der Antagonisten begleitet werden. Auch umgekehrt, jede Contractur des Agonisten führt zur Dehnung des Antagonisten und löst auf diese Weise in ihm einen Dehnungsreflex aus, der zur Innervation des Antagonisten führt. Durch diesen komplizierten motorischen, kinetischen, wie auch statischen Apparat, der sich nicht nur auf Agonisten, Antagonisten, sondern auf das gesamte Bewegungssystem erstreckt, wird erst die „gewollte" Bewegung ermöglicht, erhält sie ihren glatten, genauen, fein abgestuften, ökonomischen und sicheren Charakter. Hier also greift das striäre System ein, welches sowohl durch seine afferenten Bahnen, als auch seine efferenten Verbindungen dafür prädestiniert erscheint. In noch größerem Maße ist diese feine Regulation des gesamten motorischen Systems nötig bei den Bewegungen des Körpers und des Kopfes, der Augen, der kompliziert arbeitenden Organe, die sich an der Mittellinie befinden, wie die Organe der Sprache, der Atmung, der Phonation, des Schluckens und Kauens u. dgl. Von allergrößter Wichtigkeit ist, daß, wie Experimente von BECHTEREW, VOGT und anderen bewiesen haben, im Striatum eine weitgehende *somatotopische Gliederung* besteht, d. h. für die verschiedenen Körperteile verschiedene Zentren zu unterscheiden sind. Zu merken ist auch die oben erwähnte homo- und kontralaterale Versorgung der Körperhälften durch das Striatum, Pallidum und Thalamus.

Wir haben ferner gesehen, daß das striäre System auch im engsten *Kontakt mit vegetativen Zwischen- und Mittelhirnapparaten* tritt und durch diese mit den *sympathischen und parasympathischen Zellen im Rückenmark und im Hirnstamm.* Wir müssen diese Verbindungen nur in dem Sinne deuten, daß die komplizierten vegetativen Prozesse der Assimilation und Dissimilation, der Drüsenfunktion, der Gewebsatmung, der Arbeit der Arterien, Venen, Capillare, Lymphgefäße, der Ionenkonzentration, Mobilisierung von Kohlehydraten oder Nucleoalbuminen, des Wasserhaushalts, der Herz- und Lungenfunktion, welche die Bewegung begleiten und ihren normalen Ablauf sichern, daß alle diese Prozesse ebenfalls teilweise wenigstens über das Striatum und Pallidum automatisch, reflektorisch geregelt werden. Wir müssen wohl auch die Inkretdrüsen hierher rechnen. Und lediglich eine genaue, streng „astronomische" Kongruenz zwischen Bewegungsablauf und den denselben begleitenden und sichernden vegetativen Prozessen ist die Voraussetzung der normalen Arbeit der „automatischen" Elemente jeder Bewegung.

Wir müssen noch weiter gehen und die Tatsache betonen, daß bei den Fixierungen, die im sich bewegenden Gliede stattfinden und in noch größerem Maße in dem „übrigen" Körper, es sich hauptsächlich um Veränderungen des Tonus handelt. Die propriozeptiven Aufnahmeapparate, die sich in den Muskeln in bei weitem größerer Zahl befinden als die motorischen Elemente, reagieren auf die feinsten Nuancen der physisch-chemischen, elektrischen und anderen Potentiale, die mit der Muskelfunktion zusammenhängen und senden diese Erregungen durch den Thalamus in die zentralen Apparate des extrapyramidalen Systems. Die dadurch entstehenden Tonusverschiebungen einerseits, die vegetativen Prozesse andererseits legen den Gedanken nahe, daß der Muskeltonus selbst durch sympathische und parasympathische Impulse, die dem striären System entströmen, geregelt wird. Es ist hauptsächlich durch die Entdeckung von

Sympathicusendigungen im Muskel durch BOEKE vielfach versucht worden, auch im *gestreiften Muskel* neben einem cerebrospinalen Anteil, der zur Fibrille Bezug hat, einen *sympathischen* oder besser *vegetativen* zu unterscheiden, der durch das *Sarkoplasma* präsentiert ist und der in der glatten Muskulatur ausschließlich mit dem vegetativen System in Zusammenhang steht. Wenn nun die *Kinese* eine hauptsächliche *Funktion der Fibrillenapparate* ist, so soll die „*Haltung*“, die *Fixation*, nach anderen auch die „*Stellung*“, *Funktion des Sarkoplasma, des vegetativen Anteils des Muskels sein.* LANGELAAN hat u. a. den Anteil des quergestreiften Muskels, der aus dem *Fibrillenapparat* besteht, als *klonischen* Muskel bezeichnet, das *Sarkoplasma* als *tonischen.* Der *klonische* Muskel zuckt unter Verbrennung von Kohlehydraten, unter Ausscheidung von Kohlensäure und Wärmeentwicklung. Ermüdungserscheinungen kommen vor. Der *tonische* Muskel verbrennt Eiweißkörper, scheidet Kreatin aus, ohne Wärmeentwicklung, ohne Ermüdung. Die Zuckung des ersteren entspricht einer Willkürkomponente und ist vom Pyramidensystem abhängig. Der tonische Muskel arbeitet unwillkürlich, automatisch, wird durch das vegetative System geregelt. Es ist auch der Versuch gemacht worden, den Tonus als vom Parasympathicus beeinflußt zu betrachten (E. FRANK).

Allerdings haben viele experimentelle Versuche und Nachprüfungen die absolute Wesensverschiedenheit der beiden Apparate im Muskel nicht bestätigen können (SPIEGEL, LEWY u. a.). Dennoch ist vom Standpunkt des Klinikers diese Unterscheidung und dieser Gesichtspunkt von dem allergrößten Wert. Wenn eine unüberbrückbare Kluft zwischen diesen beiden Apparaten vielleicht auch nicht angenommen werden muß — haben wir es doch fast auf allen Gebieten mit kontinuierlichen Übergängen zu tun —, so springt doch der Unterschied in ihrer üblichen physiologischen Wirkungsweise allzusehr in die Augen und kommt in pathologischen Fällen noch mehr zum Ausdruck. Für uns ist jetzt nur wichtig, unterstrichen zu haben, daß die Tonusregulierung während der Bewegung in größtem Maße durch die striären, extrapyramidalen Symptome vonstatten geht. Geschieht dies über das vegetative System oder ebenfalls über die gemeinsame Endstrecke, die Vorderhornzelle, die Beantwortung dieser für den Physiologen vielleicht mehr als für den Kliniker wichtigen Frage ändert nichts an der Tatsache, daß das striäre System weitgehend in den Bewegungsablauf eingreift und für seine normale Entwicklung verantwortlich gemacht werden muß.

Wir müssen uns die Kooperation der Hirnrinde und des striären Systems auf die Weise vorstellen, daß jeder Willensimpuls nicht nur durch die Pyramidenbahn zur Peripherie abfließt, sondern auch durch Stirnhirn- und vielleicht auch *andere* Bahnen den subcorticalen Zentren über den Thalamus signalisiert wird. Auf diese Weise wird der extrapyramidale motorische Apparat in Bewegung gesetzt und gleichzeitig auch von der Peripherie aus fortwährend reguliert. Doch auch das Pyramidensystem erhält durch Thalamus und thalamocorticale Bahnen fortwährende Impulse, welche ebenfalls auch auf die Pyramidenfunktion modifizierend einwirken.

Wenn wir von der Funktion des striären Systems reden, müssen wir wenigstens kurz seine Rolle in dem *Affektleben* berühren. Eine Reihe automatischer, *unwillkürlicher motorischer* Effekte, die die verschiedenen Emotionen begleiten, verrät ihre subcorticale „striäre" Genese. Sie bilden den Übergang zu den pathologischen Erscheinungen von seiten des striären Systems, zu welchen wir gleich übergehen. Das Starrwerden der gesamten Muskulatur und der Zunge beim verdächtigen Geräusch, das Zittern vor Angst, das freudige Lächeln, das Plärren, die unwillkürlichen Rufe und Bewegungen bei ergötzlichen optischen oder akustischen Rezeptionen, das Schiefwerden des Gesichts vor Bosheit, der „ungläubige" Blick, schon abgesehen von der ganzen Tonleiter *vegetativer* Erscheinungen, wie Speichelfluß, Tränen, Exophthalamus, Herzklopfen, Pupillenerweiterung, Trockenheit im Munde, Durchfall, Gänsehaut, Erbleichen, „Rot"- oder „Grün"-werden usw., kann all dieses anders betrachtet werden als Resultat einer automatischen Funktion desselben synergistisch arbeitenden thalamo-strio-pallido-hypothalamischen Systems? Wir müssen daraus schließen, daß ein derartiges Hervortreten desselben bei erhöhten, wenn auch „physiologischen" Emotionen dafür spricht, daß auch unser alltägliches „Benehmen" in weitem Maße eine Funktion desselben Systems ist.

2. Pathophysiologisches.

Wie schon erwähnt, hat alles, was über die normale Funktion des striären Systems gesagt wurde, hauptsächlich einen heuristischen Wert und bezieht sich auf das Zusammenarbeiten des gesamten Systems. Über das Wesen der einzelnen Bestandteile geben uns klinische und pathologisch-anatomische Tatsachen einigen, wenn auch beschränkten Aufschluß. Es muß auch hier vorweggenommen werden, daß hier viel schematisiert worden ist. Es wurden zum Ausgangspunkte pathologische Zustände genommen, wo scheinbar ein bestimmter Teil des striären Systems gelitten hatte. In der Tat hat sich später erwiesen, daß überaus *selten eine rein isolierte* Erkrankung des einen oder anderen Teils des striären Systems vorliegt, vielmehr die Veränderungen mehr diffus sind. Dennoch ist auf diesem Gebiet enorm viel fördernde Arbeit geleistet worden. Anton, Wilson, Babinski, Foerster, Kleist, C. und O. Vogt, Strümpell, Stertz, Jakob, Spatz und viele andere haben die Resultate der Erkrankung der einzelnen Teile des striären Systems einander gegenübergestellt und viel Bemerkenswertes zutage gefördert. Besonders fruchtbar ist die Analyse der Elemente der striären Bewegungsstörung, die O. Foerster vorgenommen hat und die als ingeniöse Arbeitshypothese den Klinikern von großem Nutzen war. Noch früher hatte Strümpell durch seinen Begriff des *„amyostatischen Symptomenkomplexes"* eine Epoche in unserem Wissen von der Funktion des striären Systems geschaffen. Die extrapyramidalen motorischen Störungen bestehen nach Strümpell in Störung der *Myostatik* zum Unterschied von den pyramidalen Störungen, die eine Störung der *Myodynamik* charakterisieren. Das *„amyostatische Syndrom"* ist dadurch gekennzeichnet, daß bei den Bewegungen keine „optimalen" Bedingungen der Statik geschaffen werden, so daß die normalen Willkürbewegungen unmöglich werden.

Der erste Versuch, die klinische Form mit einer Erkrankung des Pallidums zu verbinden, gehört Hunt, der 1917 bewiesen hatte, daß das *Parkinsonsche Syndrom* von einer Erkrankung des Pallidums abhängt. Nach Hunt leiden dabei auch die großen Zellen des Corpus striatum, die, seiner Meinung nach, dieselbe Funktion wie die Pallidumzellen besitzen. C. und O. Vogt haben den

Schwerpunkt beim Parkinsonismus ausschließlich auf Erkrankung des Pallidums übertragen. Auf diese Weise ist die Pathologie des Parkinsonismus die Pathologie des Pallidums. Mit FOERSTER, dem wir in den weiteren Auseinandersetzungen folgen, kann man das *Pallidumsyndrom* als *hypokinetisch-rigides* bezeichnen oder besser *hypokinetisch-hypertonisches Syndrom*. VERGER und CRUCHET sprechen von einem *bradykinetischen Syndrom*. FOERSTER unterscheidet in ihm folgende Elemente: 1. *Tremor in der Ruhe*, der die Extremitäten, Gesichtsmuskeln, Unterkiefer betrifft. Es bestehen meist 6—7 Schläge in der Sekunde. F. H. LEWY, der die Aktionsströme bei diesem Zittern untersucht hat, hat bewiesen, daß nach Intervallen von $^7/_{50}$—$^8/_{50}$ Sekunden kurze tetanische Innervationen von $^2/_{50}$ Sekunden Dauer abwechselnd in Beugern und Streckern auftreten. Affekte, Reize, besonders Kälte verstärken ihn. Willkürbewegungen hemmen ihn. Das Zittern kann auch fehlen. Es kann auch an seiner Stelle Flimmern, Muskelwogen, Myokymie auftreten ohne lokomotorischen Effekt.

2. Der *plastische formgebende Muskeltonus* ist *gesteigert*, was durch Betastung festgestellt werden kann, wie auch mit bloßem Auge zu konstatieren ist: die Muskelbäuche treten oft sehr deutlich unter der Haut hervor.

3. Die Glieder befinden sich oft in *abnormer Stellung*. Der Fuß nimmt eine Supinationspose ein, die an den FRIEDREICHschen Fuß erinnert. Die Knie sind gebeugt. Die Finger der Hand sind in den Grundphalangen gebeugt, in den Mittel- und Endphalangen — mitunter übermäßig — gestreckt, der Daumen befindet sich in Oppositionsstellung. Die *Wirbelsäule kyphotisch gekrümmt*, das Kinn hat die Tendenz, sich in den Brustknochen zu bohren. Manchmal entsteht ein *Schiefhals*, wenn der Prozeß nicht gleichmäßig auf beiden Seiten ausgeprägt ist. Das Gesicht ist eine Maske, die jede Individualität eingebüßt. FÖRSTER betrachtet diese Stellungsanomalien als primär. Sie hängen nicht von der Muskelcontractur ab. Es handelt sich um einen selbständigen, stellunggebenden Faktor, der dem Körperteil die eine oder andere Lage erteilt, in welcher er sekundär durch hinzutretende Muskelspasmen fixiert wird.

4. Der *Dehnungswiderstand ist erhöht*. Das wird bei der passiven Bewegung offenbart. Zum Unterschied von der Pyramidencontractur trägt die pallidäre Rigidität einen wächsernen Charakter, der während der passiven Bewegung sich nicht verändert. Unter Narkose und im Schlaf löst sie sich, nicht aber die Pyramidencontractur. LEWY hat gezeigt, daß die aktive Bewegung fortwährend durch die Rigidität des Antagonisten gebremst wird, die manchmal die Bewegung des Agonisten ganz unmöglich macht. Die Pyramidenrigidität wird durch starke sensible Reize reflektorisch gelöst wie bei den Abwehrreflexen, die pallidäre Rigidität keineswegs. Typisch ist ferner, daß die Rigidität vom Anfang der passiven Bewegung an zu spüren ist.

5. Bei passivem Annähern der Insertionspunkte der Muskeln entwickelt sich in ihnen eine Tendenz, sich jeder Lage anzupassen und den Körperteil in derselben zu fixieren. Das sind die *Adaptations- und Fixationsspannung*. Prototyp ist das *paradoxe Tibialisphänomen* WESTPHALS, welches darin besteht, daß bei passiver dorsaler Beugung des Fußes derselbe in Dorsalbeugestellung fixiert bleibt. Manchmal kann die Fixationscontractur nur durch starke passive Bewegung hervorgerufen werden mit nachfolgender Fixation des Körperteiles.

6. Bei *faradischer* Reizung tritt oft eine *Nachdauer der Kontraktion* auf, die auch nach Aufhören des Reizes anhält. Bei starken *galvanischen* Strömen von 8—10 mA tritt manchmal ein *KSTe* auf. Auch die *mechanische* Erregbarkeit ist *erhöht*. Es besteht eine Muskeldelle.

7. Bei der Auslösung von *Sehnenreflexen* tritt oft eine *tonische Nachdauer der Kontraktion* auf. Während beim Pyramidensyndrom durch den Reiz eine gesamte Reflexsynergie ausgelöst wird, beschränkt sich beim Pallidumkranken die Reflexbewegung nur auf den Teil der Glieder. Abwehrreflexe fehlen.

8. Am typischsten ist das *Fehlen der Reaktivbewegungen*. Trotz erhaltener Sensibilität weisen die Kranken keine motorische Reaktion sogar auf heftigen Schmerz auf. Sie bleiben unbewegt bei greller Beleuchtung, starken Schallreizen, ja bei plötzlicher Verlagerung des Schwerpunktes. In letztem Falle kommt der Kranke entweder zum Sturze oder er kompensiert die Gleichgewichtsstörung auf defektive Weise, durch *Pro-, Retro- oder Lateropulsion*. Es fehlen auch die reaktiven Hilfsbewegungen beim Aufstehen, beim Sichsetzen. Auch das Fehlen der Ausdrucksbewegungen gehört hierher und nicht nur im Gesicht, dem Augenspiel, sondern auch im Körper, so daß die einem jeden eigenen Manieren verlorengehen und ein jeder Pallidumkranke dem anderen auf ein Haar gleicht. Kommt es zur mimischen Reaktion, dann wird auch diese fixiert. Es wird so das Lachen, das Weinen tonisch fixiert. FOERSTER hat darauf hingewiesen, daß manchmal beim Pallidumkranken der Affekt sich in der Form einer stark frequenten Atmung äußert. Ich konnte in der Tat nicht selten dieses Symptom bei postencephalitischen Parkinsonikern konstatieren.

9. Die *Willkürbewegungen sind überaus arm*. Es fehlt die Spontaneität, die Initiative. Der Beginn der Bewegung ist gebremst, ihre Ausführung verlangsamt. Es kommt zu völliger Bewegungslosigkeit. Obwohl der Kranke das „Willensgefühl" hat, gelingt es ihm nicht, die Hemmungen zu lösen. Hypnose, Suggestion bringt Nutzen. Den Willkürbewegungen sind hinderlich alle die oben genannten Momente, wie die Erhöhung des plastischen Muskeltonus, die Fixationscontractur, der erhöhte Widerstandsreflex des Antagonisten, die reziproke Denervation des Agonisten infolge der Anspannung des Antagonisten (SHERRINGTON). DYLEFF, aus dem BECHTEREWschen Laboratorium, hat schon seit langem gezeigt, daß bei der aktiven Bewegung, die einen lokomotorischen Effekt hervorbringen soll, weniger Energie verwendet wird als beim Fixieren der Extremität in einer bestimmten Lage. Auch der Gang ist gestört, auch die Bewegungen der Zunge, des Kauens, Schluckens, der Phonation, Sprache, der Augen. Die tonische Nachdauer ist wohl auch Grund der *Adiadochokinese*.

10. Es *fehlen die normalen physiologischen Mitbewegungen*, die pendelartige Bewegung der Hände beim Gehen, die Streckung der Hand beim Faustschluß, die Kopfwendung beim Blick zu Seite, die Streckung des Kopfes beim Öffnen des Mundes gegen Widerstand usw.

Die *hypokinetischen* Symptome erklärt FOERSTER durch Wegfall der zweiten der drei corticalen motorischen Bahnen, pyramidalen, cortico-thalamopallidären und cortico-ponto-cerebellaren. Aus der FOERSTERschen Analyse geht hervor, daß das Pallidum die normalen Mitbewegungen, die reflektorischen Synergien, reaktiven mimischen und anderen Bewegungen verwaltet, insbesondere die affektiven. Die *hypertonischen* Symptome sind darauf zurückzuführen, daß

Mechanismen in die Erscheinung treten, welche durch Wegfall des Pallidums enthemmt werden. FOERSTER mißt eine große Rolle in dieser Beziehung dem Kleinhirn zu, was allerdings von anderen nicht anerkannt wird. Man muß übrigens unterstreichen, daß vielleicht auch Schädigungen anderer corticofugaler Bahnen, z. B. der fronto-pontinen, ein ähnliches Bild hervorrufen kann. So hat P. SCHUSTER einen Fall von Stirnhirntumor beschrieben mit dem Parkinsonsyndrom. Auch HOFFMANN und WOHLWILL und andere haben dabei Ähnliches gesehen. FOERSTER hat das klinische Bild der Hemiparalysis agitans sine agitatione bei Brückenläsionen gesehen.

Das *hypokinetisch-hypertonische Syndrom* ist seit langem als Hauptmerkmal der *Paralysis agitans* oder der *Schüttellähmung* oder der PARKINSONschen Krankheit bekannt. Daher wird dieses Syndrom oft auch als *Parkinsonsyndrom* bezeichnet. Es handelt sich um eine chronische, sich oft schleichend entwickelnde, Krankheit, die übrigens nicht selten auch akut entsteht, wobei die Kranken den Beginn fast immer mit einem emotionellen Shock zusammenbringen. Allerdings ist das psychische Trauma meist nur ein auslösendes Moment, welches auf ein bereits pathologisch verändertes striäres System wirkt und die pathologischen Prozesse vielleicht nur aktiviert. Es müssen unterschieden werden typische Fälle mit Tremor und Pillendrehen und einer progressiv zunehmenden Rigidität. Ihnen liegt eine hochgradige Beteiligung des Parenchyms zugrunde. Die *juvenile Paralysis agitans*, welche von HUNT beschrieben worden ist, ist vielleicht hierher nicht zu rechnen. Auch hat WILLIGE 47 Fälle von *jugendlichem Parkinson* gesammelt, wo in der Anamnese *akute Erkrankungen* zu verzeichnen waren, wie Typhus, Rheumatismus, so daß diese Fälle eher der „symptomatischen" Paralysis agitans zuzurechnen sind. Das Parkinsonsyndrom hat sich in diesen Fällen entwickelt im Zusammenhang mit einer *akuten Erkrankung* des Pallidums. Auch die *Alterserkrankungen*, die so häufig an das Parkinsonsyndrom erinnern, müssen meiner Ansicht nach von der typischen Paralysis agitans gesondert werden, obwohl sie tatsächlich durch die sich allmählich entwickelnde Bewegungsarmut, Versteifung usw. überaus dieser Krankheit ähnelt. Es liegen hier oft arteriosklerotische Prozesse zugrunde, welche zu Erweichungen u. dgl. Anlaß geben. Auch *Blutungen* können vorkommen und bei Beteiligung der Kapsel auch noch pyramidale Symptome erzeugen. *Syphilis* scheint gar nicht selten im Spiel zu sein. Wenn die Anamnese dabei nicht hilft, ist es oft schwer, die Ätiologie zu beweisen, da gerade in diesen Fällen die spezifischen Reaktionen negativ ausfallen. Auch *Geschwülste* können sich hier entwickeln. Doch führen meist die allgemeinen Drucksymptome auf die richtige Fährte. Last not least ist das *hypokinetisch-hypertonische Syndrom* eine der häufigsten Formen, unter welchen die *epidemische Encephalitis* verläuft. Von der Paralysis agitans ist sie durch die Anamnese und andere Begleitsymptome zu differenzieren, obwohl das nicht immer leicht ist und die von DECHTEREFF, DAWIDENKOW und anderen angegebenen Merkmale im Stich lassen.

Das *hyperkinetisch-hypotonische Syndrom* entwickelt sich bei *Erkrankung des Corpus striatum*. Am typischsten für die Erkrankung des Striatums ist das *athetotische Syndrom*. FOERSTER unterscheidet in ihm folgende Elemente:

1. *Unwillkürliche Bewegungen*, die oben bereits beschrieben worden sind, vom Charakter der Athetose.

2. Zwischen den einzelnen Bewegungen hindurch die *Hypotonie* der Muskeln.

3. Es besteht eine Tendenz zu *typischen optimalen Stellungen*, in welchen die unwillkürlichen Bewegungen am wenigsten auftreten. Die bequemste Lage ist auf dem Bauch, die unbequemste auf dem Rücken. Nach FOERSTER ist die beliebteste Lage die *Hockerstellung* oder die *Pose der schlafenden Lemuren*.

4. *Überdehnbarkeit der Muskeln* und namentlich der Finger.

5. Der *Adaptations- und Fixationsspasmus sind schlecht ausgeprägt*, besonders bei passiven Bewegungen. Es bestehen bei den unwillkürlichen Bewegungen Tendenzen zur Fixationsspannung, doch sind dieselben nicht konstant. Die Extremitäten können nicht fixiert werden. Daher der *Spasmus mobilis* oder der *Rigor mobilis* nach SPATZ.

6. Am typischsten für das Athetosesyndrom sind die *Reaktionsbewegungen*, welche auf jeden irgendwie stärkeren Reiz entstehen. Die wildesten Bewegungen treten auf bei Berührung der Haut, bei optischen oder akustischen Reizen. Diese Reflexe erinnern an *Kletter-*, *Lauf-* oder *Angriffsbewegungen*, manchmal an den *Umklammerungsreflex*. Im Gesicht treten auch unwillkürliche Grimassen auf, Zwangsweinen und Zwangslachen.

7. Eine jede Willkürbewegung wird von *abnormen Mitinnervationen und Mitbewegungen* begleitet. Oft ist es der Antagonist, der unwillkürlich *mitinnerviert* wird und dadurch eine Bewegung hervorruft, welche der gewollten entgegengesetzt ist. Durch seine Innervation tritt nach dem SHERRINGTONschen Gesetz der reziproken Innervation eine Hemmung des Agonisten auf. Die *Mitbewegungen* treten in den verschiedenen Körperteilen auf, in Extremitäten, Kopf, Gesicht, Zunge. Die Kranken schmatzen, schnalzen, krächzen usw.

8. Der Kranke *kann weder sitzen noch stehen oder gehen*. Diese Unfähigkeit ist allerdings nur in den schwersten Fällen da. In leichteren Fällen kann man nur eine merkliche Verminderung der Athetose feststellen, wenn Patient sich niederlegt. Beim Sitzen, Stehen oder Gehen werden dieselben stärker. Diese „spezifisch menschlichen" Leistungen sind also abgebaut und werden durch Massenbewegungen des Körpers ersetzt, die an Kletterbewegungen erinnern.

	Pallidumsyndrom	Striatumsyndrom
1. In der Ruhe	Zittern häufig	Athetose
2. Plastischer formverleihender Muskeltonus .	gesteigert	herabgesetzt
3. Muskelrigidität	vorhanden	fehlt
4. Haltungsanomalien	vorhanden	Hockerstellung oder Stellung des „schlafenden Lemuren"
5. Fixations- und Adaptationsspasmen . . .	stark ausgeprägt	Spasmus resp. Rigor mobilis et variabilis
6. Tonische Nachdauer der Kontraktion bei elektrischer Reizung	sehr ausgeprägt	selten vorhanden
7. Bei Reizen Auftreten von Reflex*synergien*, Irradiation der Reflexwirkung	fehlt	
8. Reaktive und mimische Bewegungen . .	fehlen	stark ausgeprägt, tragen den Charakter von „Kletterbewegungen"
9. Willkürliche Spontan- und Initiativbewegungen	sehr beschränkt, verlangsamt, abgeschwächt	
10. Mitbewegungen	fehlen	

In gewissem Sinne ist also das *Striatumsyndrom der direkte Gegensatz des Pallidumsyndroms*, wie auf der Tabelle (s. S. 364) zusammengestellt ist.

Wir haben uns nach alledem die Rolle des Striatums vorzustellen als eines Apparates, welcher in der Norm die Funktion des Pallidums hemmt. Alle Impulse, die zum Pallidum aus dem Thalamus fließen, wirken in der Norm nur auf diejenigen seiner Teile, welche für diese Bewegung nötig sind. Alle anderen Elemente des Pallidums werden durch Striatumeinfluß gehemmt. Es besteht nämlich, wie MINGAZZINI und VOGT gezeigt haben, eine weitgehende somatotopische Gliederung im Striatum und im Pallidum. Das Striatum beim Menschen macht das Pallidum der Rindenfunktion dienstbar, indem es durch pedallierende Einwirkung eben nur bestimmte Anteile des Pallidums befreit. Geht nun diese Pedallwirkung zugrunde, dann treten anstatt der gezügelten Bewegung wilde Massenbewegungen auf, in welchen phylo- und ontogenetisch alte Bewegungsmechanismen zu erkennen sind.

Von Erkrankungen, bei welchen das Striatumsyndrom auftritt, ist vor allen Dingen die sog. *Athétose double* oder die idiopathische Athetose zu nennen (s. Abb. 61 u. 62). Es ist ein angeborenes Leiden oder entsteht in allerfrühester Kindheit. Es scheint, daß die heterogensten ätiologischen Momente dasselbe verursachen können. So können intrauterine Erkrankungen, schwere Geburten mit Asphyxie, Zangengeburten, akute infektiöse Hirnerkrankungen dazu führen. Auch kommt wohl der Lues eine wichtige Rolle in der Entstehung der doppelten Athetose zu. C. VOGT hatte als *Status marmoratus* ein Striatumsyndrom beschrieben, welches am meisten an *Littlesche Starre* infolge Geburtstrauma erinnerte. Es bestanden außer den athetotischen Bewegungen besonders stark ausgeprägte Adductorenspasmen. Wie bei der LITTLEschen Krankheit haben die Symptome eine Tendenz zur Besserung. Nicht selten sind athetotische oder athetoide Bewegungen Begleiterscheinung einer sog. *cerebralen Kinderlähmung*. Dank den Eigentümlichkeiten des unreifen Kinderhirns ergeben sich bei den Hirnentzündungen bei Kindern Restzustände, welche ein buntes Gemenge von Pyramidensymptomen und extrapyramidalen Störungen aufweisen. Nicht selten tritt dann die Athetose einseitig in der paretischen Körperhälfte auf. Einseitiges Striatumsyndrom kann dann auch bei *Gefäßerkrankungen* vorkommen, welche sich in den tiefen Ästen der *Arteria cerebri media* abspielen. Auch dann sind oft Pyramiden- mit Striatumsymptomen gemischt. Schließlich kann eine jede Erkrankung von beliebiger Provenienz, die sich im Striatum lokalisiert, von dem Athetosensyndrom begleitet sein. Hierher gehören *Syphilis, Geschwülste* u. dgl.

Dem athetotischen Striatumsyndrom steht nahe die sog. *Torsionsdystonie* (K. MENDEL). Sie wurde unter dem Namen *tonische Torsionsneurose* durch ZIEHEN *Dysbasia lordotica progressiva* durch OPPENHEIM, *progressiver Torsionsspasmus* durch E. FLATAU und STERLING beschrieben. Ihre Eigentümlichkeiten sind in dem Abschnitt über die hyperkinetischen Bewegungsstörungen behandelt worden. Das Typischste an der Krankheit ist in den ausgesprochensten Fällen die Lordose, welche besonders beim Stehen und Gehen auffallend ist und beim Liegen verschwindet (s. Abb. 63—65). Die Spasmen treten hauptsächlich in den proximalen Körperteilen auf und gehen dann auf die Wirbelsäulenmuskulatur über. Bemerkenswert ist, daß trotz dieses Spasmus, der ganz besonders den Gang beeinträchtigt, ihn zum „*Dromedargang*" (K. Mendel) stempelt, die Kranken unter Umständen imstande sind zu tanzen. Die Verwandtschaft mit der Athetose ist nicht nur dadurch klar, daß die Bewegungsstörung, die in typischen Fällen nur die Rückenmuskulatur und die proximalen Enden der Extremitäten befällt, der athetotischen durch ihren Charakter des mobilen Spasmus gleicht, sondern es sind immer wieder Fälle beobachtet worden, wo gleichzeitig mit dem typischen Torsionsspasmus echte athetotische Bewegungen auch in den Extremitätenenden vorkamen. Der auf Abb. 65 abgebildete Fall bot ein gutes Beispiel dafür.

Ich habe schon vor Jahren (1917) auf die Verwandtschaft zwischen Torsionsspasmus und Athetose, namentlich auf Grund der Hypotonie, außerhalb der Bewegungen, hingewiesen und der Vermutung Ausdruck gegeben, daß der Torsionsspasmus nichts weiter als eine Athetose ist, die sich in der Körpermuskulatur und den proximalen Teilen der Extremitäten lokalisiert. Nun hat Foerster den Unterschied zwischen dem Torsionsspasmus und der Athetose sehr treffend auf die Weise betont, daß er den Torsionsspasmus als Spezialfall eines *Crampussyndroms* betrachtet. Das Crampussyndrom ist dabei ein *lokales Athetosesyndrom*. Foerster nähert auch manche Krampfformen, namentlich in der Muskulatur der unteren Extremitäten (Wadenmuskeln, Quadriceps, Glutäi), die als *Crampi* oder *Crampusneurose* (Wernicke, Wollenberg) beschrieben wurden, seinem Crampussyndrom an. Dafür sprechen folgende Tatsachen: Die Krämpfe sind oft durch Emotionen reaktiv auslösbar, sie treten bei willkürlicher Innervation der Muskeln auf, oft in synergistischen Muskelgruppen.

Treten derartige Krämpfe, meist rhythmischer Natur, in der Muskulatur des Kopfes, des Halses, des Nackens auf, dann entstehen *ticartige* Bewegungsstörungen. Von diesem *Ticsyndrom* sei hier nur kurz der Schiefhals, der *Torticollis spasticus* erwähnt. Der ticartige Krampf kann auch auf die Gesichtsmuskulatur übergehen, auch auf die Augen, auf Zwerchfell und Atemmuskeln. Wesentlich ist, daß dieses Ticsyndrom mit den übrigen Striatumsyndromen, abgesehen von den Spasmen, das gemeinsam hat, daß Affekte ebenfalls zur Verstärkung des Tics beitragen. Auch dies gibt uns einen Einblick in die engen Zusammenhänge zwischen dem Striatum und noch mehr dem Pallidum-Thalamus-Apparat des Zwischenhirns und unserem Affektleben. Ist die Affektivität hauptsächlich mit der Sicherung unseres physischen Daseins verknüpft, mit der Unversehrtheit unseres Organismus und seiner Teile, wie auch der Sicherung für Individuum und Geschlecht lebenswichtiger Funktionen, so sind auch die „affektiven" Bewegungssyndrome von diesem Gesichtspunkt aus zu analysieren. In dieser Beziehung hat Foerster in den Automatismen seiner Striatumkranken in der Tat nicht nur Bewegungssynergien erblickt, die mit der Fortbewegung zu tun haben, z. B. *Kletterbewegungen*, sondern auch solche Synergien, die als *Flucht-, Angriffs-, Greif-* oder *Umklammerungsreflexe* imponieren. Ich möchte diesen Bewegungsmechanismen noch diejenigen hinzufügen, welche sich namentlich in Bewegungen des Kopfes, der Gesichtsmuskulatur, Augenmuskeln manifestieren und den Bewegungen nahe stehen, welche bei *Tieren* als *Abschreckposen* beschrieben sind. Manche athetotische und ich möchte sagen besonders ticartige Bewegungen im Gesicht und Hals, scheinen mit diesen primitiven „Ausdrucksbewegungen" doch etwas gemeinsam zu haben. Vgl. auch die Abbildungen im Kapitel der neurotischen Syndrome.

Das *choreatische Syndrom* muß auch als Syndrom des striären Systems aufzufassen sein. Sein Hauptcharakteristicum ist die unaufhörliche *motorische Unruhe* der Glieder und eine überaus ausgeprägte *Hypotonie*. Ich verweise auf Einzelheiten im Abschnitt von den Hyperkinesen. Hier sei nur noch erwähnt, daß die choreatische Bewegungsstörung als Striatumsyndrom mit der Athetose das gemeinsam hat, was durch das enthemmte Pallidum produziert wird. Die Ausdrucks- und Reaktivbewegungen sind ebenso gesteigert wie bei der Athetose. Es fehlen allerdings Massenbewegungen in Form der athetotischen Kletterbewegungen. Doch sind immer vorhanden Mitinnervationen und Mitbewegungen bei den willkürlichen Bewegungen. Besonders sind sie ausgeprägt bei der HUNTINGTONschen und der arteriosklerotischen Chorea. Auch erinnert an die Verhältnisse bei Athetose die Erschwerung des Ganges, des Stehens und manchmal des Sitzens. Mit der Athetose gemeinsam hat die Chorea auch die Hypotonie; welche sich jedoch nicht nur in den Intervallen zwischen den Bewegungen manifestiert, sondern die Bewegungen an und für sich sind schlaff. Es fehlt besonders bei der SYDENHAMschen Chorea die Innervation des Antagonisten. Doch auch der Agonist wird weniger prompt innerviert, so daß es schon beim Beginn der Bewegung zu Bewegungsentgleisungen kommt. In manchen Fällen ist die Innervation bei Chorea derart defekt, daß es überhaupt nicht zur Bewegung kommt. In diesen Fällen imponiert das klinische Bild als allgemeine *schlaffe Lähmung*, ohne daß irgendwelche unwillkürliche Bewegung überhaupt an Chorea erinnert. Dies Bild der *Chorea mollis* hat schon nicht selten Anlaß zu Fehldiagnosen, wie spinale Kinderlähmung, gegeben. Auch die Sehnenreflexe können herabgesetzt sein.

In manchen Fällen sind die Bewegungen bei Chorea langsamer und nähern sich mehr der Athetose. Das ist der Fall bei der HUNTINGTONschen Chorea. Es erweisen sich in diesen Fällen tatsächlich recht wesentliche Veränderungen im Striatum, wo namentlich die kleinen Ganglienzellen zugrunde gehen. Durch das Zusammenrücken der erhaltenen Markfasern entsteht der *Status fibrosus* von C. VOGT. Auch im Pallidum sind Veränderungen vorzufinden, vor allem im Sinne eines Schwundes feinerer Fasern. Auch das *Corpus Luysii* ist oft geschrumpft. Die HUNTINGTONsche Chorea ist eine familiäre Krankheit, die sich dominant vererbt. Man findet oft mehrere Generationen, in denen die Krankheit auftritt, oft in den jüngeren Generationen in früherem Alter (*Anteposition*). Abgesehen von der Bewegungsstörung finden sich nicht selten bei der *chronischen Huntingtonschen Chorea* vegetative Störungen, wie Speichelfluß und ganz besonders Incontinentia urinae. Die Kranken erreichen oft ein hohes Alter. Doch ist ihr Zustand meist ein äußerst kläglicher. Die Hyperkinese behindert den normalen Gang, das Sitzen, Stehen. Die Kranken befinden sich immer in einer gewissen Unruhe. Die unwillkürlichen Bewegungen der Zunge, der Lippen machen oft das Sprechen fast unmöglich. Auch das Essen ist erschwert. Selten bleibt die Psyche ganz unversehrt. Entsprechend dieser Tatsache finden sich auch in der Hirnrinde Veränderungen. C. und O. VOGT haben gezeigt, daß bei der HUNTINGTONschen Chorea eine bevorzugte Erkrankung der vierten Rindenschicht das Wesentliche ist. Eine derartige Bevorzugung (*Pathoklise*) der vierten Schicht bezieht sich, nach VOGT, auf eine erblich degenerative Krankheit.

Bei der SYDENHAMschen Krankheit, *Chorea minor* oder *Veitstanz* handelt es sich um ein dem „rheumatischen" nahes Virus, welcher nicht selten auch Gelenke und Herz angreift, ohne jedoch im Großhirn irreparable Veränderungen hervorzurufen. Man findet übrigens in der Anamnese auch Angina, Masern, Scharlach, Grippe, manchmal Lues. GLOBUS hat einen Fall beschrieben, wo das Diphtherietoxin zu schwerer akuter Chorea mit Exitus geführt hat. Die Kranken — meist handelt es sich um jugendliche Patienten — werden gewöhnlich nach einigen Wochen wieder gesund, doch kommen nicht selten Rezidive vor. Auch bei Schwangeren, seltener im Wochenbett, tritt das Choreasyndrom auf, besonders häufig in manchen Epidemien der Encephalitis.

Man muß sich durchaus der Ansicht KEHRERS anschließen, daß die übliche Anschauung von dem choreatischen Syndrom nicht genügend begründet ist. Meist nimmt man für die HUNTINGTONsche Chorea Erblichkeitsfaktoren an, für die andern „symptomatischen" Choreaformen, wie die SYDENHAMsche Chorea, Infektionskrankheiten, Intoxikationen usw. Es entspricht durchaus der Anschauung, die auf diesen Seiten schon mehrmals zum Ausdruck gekommen ist, daß die Alternative exogen *oder* endogen auch in bezug auf die Chorea der Faktorenkuppelung, der Kombination exogen *und* endogen weichen muß. KEHRER hat bewiesen, daß auch in „sporadischen" Fällen von HUNTINGTON doch immer wieder Erkrankungen in der Familie eruiert werden konnten, daß auch in Fällen von akuter Chorea immer oder oft von einer „*Disposition zur Chorea*" geredet werden kann. Es handelt sich also in gewissen Fällen und gewissen Familien um einen labilen „choreatischen Mechanismus", um eine „*choreatische Bereitschaft*", welche unter dem Einfluß der verschiedensten Faktoren (chronische, akute Infektion, Intoxikation, Trauma, Arteriosklerose, Polycythaemie, vielleicht Stoffwechselveränderungen, Störungen der Drüsen mit innerer Sekretion usw.) als choreatisches Syndrom auftritt. Die „choreatische Bereitschaft" ist an das anatomische Substrat des Corpus striatum gebunden, vielleicht auch an die vierte Schicht der mit dem Corpus striatum aus dem Endhirn sich entwickelnden Hirnrinde. Es erweisen sich auch Beziehungen zwischen dem choreatischen Syndrom und anderen extrapyramidalen Syndromen, wie *Athetose*, besonders *Myoklonie*, auch *Epilepsie* und *Migräne*. Die Gegenüberstellung der mannigfachen Faktoren erlaubt uns erst, die wahre Struktur eines jeden Einzelfalls von Chorea zu erfassen.

Der Chorea steht das *Myokloniesyndrom* nahe, da es sich auch dabei um plötzliche klonusartige Zuckungen handelt. Doch unterscheidet es sich vom choreatischen dadurch, daß die Zuckungen nur einzelne Muskelfasern und nicht den gesamten Muskel befallen und deshalb von keinem lokomotorischen Effekt begleitet sind. Manchmal beschränken sich diese Zuckungen streng auf bestimmte Muskeln. Manchmal treten sie wechselnd in den verschiedenen Muskeln auf. Welche Veränderungen im striären System diesem Syndrom zugrunde liegen, ist eigentlich nicht bekannt. FOERSTER nimmt an, daß es sich um quantitativ geringfügige Schädigungen einzelner hemmender Elemente im *Striatum* handelt. Auf diese Art ist das nur teilweise enthemmte Pallidum fähig, nur in Teilen einzelner Muskeln klonische Zuckungen auszulösen. Das Syndrom tritt bei den verschiedensten Erkrankungen auf. Nicht alle Faktoren, die hier mitspielen, sind klar. Wir müssen auch hier mit KEHRER eine Kombination exogener und endogener Faktoren annehmen. Man unterscheidet mehrere Formen, bei denen das myoklonische Syndrom auftritt.

1. *Paramyoclonus multiplex* (FRIEDREICH), der sich meist in symmetrischen klonischen Zuckungen der Bauchmuskeln, des Quadriceps, der hinteren Hüftmuskeln, der Peronei, des Biceps, Supinator longus usw. äußert. Die Zuckungen sind schmerzlos, sie treten in Anfällen auf, die höchstens eine Viertelstunde dauern. Außer einigen Reflexsteigerungen sind meist keine Veränderungen von seiten des Nervensystems zu verzeichnen.

2. Nicht unzweideutig striären Ursprungs ist die *Unverricht-Lundborgsche Myoklonie*. Bei derselben sind Veränderungen und zwar Amyloidkörperchen (LAFORA, SCHOU u. a.) in den verschiedenen Teilen des Zentralnervensystems festgestellt worden, besonders in *Thalamus, Substantia nigra, Dentatum*, die allerdings mit dem extrapyramidalen motorischen System in engstem Konnex stehen. Es ist eine ausgesprochen familiäre Erkrankung, die meist bei Personen mit deutlichen Degenerationszeichen vorkommen. Häufig verbindet sie sich mit Epilepsie. Nach LUNDBORG können drei Stadien in der Entwicklung der Krankheit unterschieden werden: ein epileptisch-tetaniformes, ein myoklonisch-epileptisches mit psychischen Störungen, namentlich Stimmungsschwankungen, Gesichtshalluzinationen, Dysarthrie, und schließlich ein marantisches, wo die Epilepsie das Feld den sich immer mehr häufenden myoklonischen Zuckungen räumt. Es sind auch *Variationen mit Nystagmus* beschrieben worden (*Nystagmus-Myoklonie*).

3. Es muß vielleicht hierher auch die KOSHEWNIKOFFsche Epilepsia partialis continua gerechnet werden. Diese Form ist fast nur von russischen Verfassern beschrieben worden. Es handelt sich um fortwährende myoklonische Zuckungen in einem bestimmten Körperteil, an welche sich von Zeit zu Zeit ein epileptischer Anfall vom JACKSON-Typus anschließt. KOSHEWNIKOFF hatte diese Form als cortical bedingt aufgefaßt und eine Reihe von Beobachtern hatte sich auch auf diesen Standpunkt gestellt. CHOROSCHKO hatte als erster sich gegen die corticale Natur dieses Leidens gewendet und dasselbe subcortical (Vierhügel, Thalamus) lokalisieren wollen. Ich habe seiner Zeit mich energisch gegen diese Auffassung auf Grund einer Analyse von klinischen Fällen ausgesprochen. Das war noch in der prästriären Ära. Doch muß ich jetzt durchaus die Möglichkeit zugeben, daß es sich in diesen Fällen um eine diffuse Erkrankung des Zentralnervensystems handelt, in dem die extrapyramidale Komponente wohl eine wichtige Rolle spielt, wenn auch die corticale Teilnahme nicht geleugnet werden kann. In einem meiner Fälle, bei einem 17 jährigen, entwickelte sich nach akutem Beginn allmählich ein Krankheitsbild, in dessen Mittelpunkt eine permanente Hyperkinese im linken Facialis, weichen Gaumen, Stimmbändern, Zunge und einigen Muskeln der linken oberen Extremität stand. Diese Hyperkinese trug den Charakter von klonischen Zuckungen. Manchmal traten in der linken Körperhälfte choreiforme Zuckungen auf, besonders bei Aufregungen und Erschrecken. Mitunter verstärkten sich diese Zuckungen bis zu Anfällen, welche auf die andere Seite übergingen, hauptsächlich auf die rechte obere Extremität. In seltenen Fällen kam es zu echten epileptischen Anfällen. Es bestand außerdem eine permanente tonische Anspannung in den Handbeugern und dem Opponens und eine Schwäche in den Handstreckern und dem Abductor pollicis. Die Tiefensensibilität war namentlich nach den epileptischen Anfällen im Daumen und

im Handgelenk herabgesetzt. Nach unseren jetzigen Auffassungen würde es keine Schwierigkeiten bereiten, den Fall als diffuse Encephalitis aufzufassen mit Beteiligung der zentralen Ganglien. Da aber das Bild so sehr dem ähnelte, welches Koshewnikoff als Epilepsia partialis continua beschrieben hatte und in Anbetracht der leichten Sensibilitätsdefekte habe ich diesen Fall für eine corticale Lokalisation und gegen die Choroschkosche Auffassung von einer subcorticalen Genese — Choroschko nahm Thalamus und Vierhügelgegend in Anspruch — ins Treffen geführt. Ich hatte eine circumscripte Encephaloleptomeninigtis angenommen, vielleicht eine cystische Veränderung der weichen Häute über der linken vorderen Zentralwindung. In einigen Fällen (Ossokin, Dsershinski) wurde nach Excision von Rindenstückchen Besserung konstatiert.

Infolge der häufigen Jacksonschen Anfälle mit fortwährenden myoklonischen Zuckungen in den Fingern der einen Hand entschloß ich mich, ein Rindenstück aus dem Handzentrum zu excidieren. Die Anfälle sistierten nicht für lange. Sie traten dann wieder auf und sogar noch auf der anderen Seite. Die mikroskopische Untersuchung der Rinde ergab Veränderungen in den Ganglienzellen hauptsächlich der dritten Schicht, Phagocytose ohne auffallende Gefäßreaktion. Ich nehme nunmehr an, daß in manchen Fällen von Koshewnikoffscher Epilepsie die subcorticalen Ganglien mindestens auch affiziert sind. Bemerkenswert ist in meinem Falle, daß außer den permanenten klonischen Zuckungen hin und wieder auch choreiforme auftraten. Nun wissen wir ja, daß bei den Huntingtonschen Chorea außer Striatumveränderungen solche auch in der Hirnrinde konstatiert worden sind, so daß die Kombination der myoklonischen Zuckungen mit choreatischen Bewegungsstörungen nicht absolut für eine ausschließlich striäre Erkrankung zu sprechen braucht. Es sei noch kurz erwähnt, daß Omorokoff in letzter Zeit eine große Menge von Koshewnikoffscher Epilepsie in Sibirien gesehen hat. Es will mir scheinen, ob es sich hier nicht um eine epidemische Encephalitis handelt, deren „Genius localis" sich so im zentralen Nervensystem lokalisiert, daß in dem lädierten Zentralorgan der myoklonisch-epileptische Mechanismus frei wird. (Siehe unter 5.)

4. Es wird als *Henoch-Bergesonsche Chorea* oder *Chorea electrica* ein Krankheitsbild beschrieben, in dem die klonischen Zuckungen ziemlich rhythmisch auftreten, gleichzeitig in vielen Muskelgruppen, als ob durch elektrische Schläge hervorgerufen. Sie sind durch stärkere Lokomotionen begleitet, als bei den typischen myoklonischen Anfällen und nähern sich eben dadurch mehr der Chorea, zu welcher, wie es scheint, in der Tat die Myoklonie nahe Beziehungen hat. Nicht ausgeschlossen ist, daß es sich in manchem dieser Fälle um eine

5. *epidemische Encephalitis* handelt. Es unterliegt keinem Zweifel, daß die epidemische Encephalitis mit Vorliebe *myoklonische Krankheitsbilder* produziert. Die myoklonischen Zuckungen sind dabei fast nie von lokomotorischen Effekten begleitet. Oft treten sie in verschiedenen Muskelgebieten isochron auf. Manchmal haben sie eine gewisse Beziehung zur Atmung, wie ich mehrere Male habe feststellen können. Die myoklonische Form scheint eine besonders schlechte Prognose zu geben. Zweifellos ist auch die sog. *Chorea Dubini*, die durch allgemeine Krämpfe und Paresen begleitet ist und eine Mortalität von 50% aufweist, nichts weiter als eine Abart der epidemischen Encephalitis. Es

sei noch hinzugefügt, daß das myoklonische Syndrom in diesen Fällen von Schmerzen begleitet wird.

6. Es kann das myoklonische Syndrom auch bei verschiedenen anderen Krankheiten vorkommen, deren Lokalisation dem extrapyramidalen System entspricht. Abgesehen von Lues möchte ich hier noch einer Form gedenken, welche ich nach Flecktyphus beobachten konnte. Es handelte sich um einseitig in der oberen Extremität bestehende klonischen Zuckungen, die von einer eigentümlichen *ulnaren Deviation* sämtlicher Finger in den Grundgelenken begleitet war. Die Stellung der Finger erinnerte an das als *Coup de vente* von HASKOVEÇ beschriebene Symptom, bei welchem in der Tat die Finger eine Pose beibehielten, als ob sie durch einen starken Windstoß zur Seite getrieben worden wären. Daneben bestanden deutliche Abmagerungen der kleinen Handmuskeln und heftige Schmerzen. Es war schwer, sich von der Diagnose einer peripheren circumscripten Meningitis mit Reizung der Spinalwurzeln zu entsagen. Es fehlten andererseits genügende Anhaltspunkte für eine solche Diagnose von seiten der Sensibilitätsstörung, auch die seltsame Fingerstellung schien mir nicht ohne weiteres für eine radiculäre resp. segmentale Erkrankung zu sprechen, obwohl gerade HASKOVEÇ solche Posen auch bei *Gliose* beschrieben hat. Wie dem auch sei, das myoklonische Syndrom kann auch bei Erkrankungen auftreten, deren Lokalisation sich wohl nicht ausschließlich auf das extrapyramidale System beschränkt.

Motorische Anfälle extrapyramidaler Natur sind von FILIMONOFF und anderen beschrieben worden. Die *Filimonoffschen Anfälle* sind dadurch charakterisiert, daß die für den gewöhnlichen epileptischen Anfall typische klonische Komponente ausfällt und der epileptische Anfall ausschließlich sich aus extrapyramidalen Komponenten aufbaut. So kann er mit vasomotorischen, respiratorischen, sekretorischen, automatisch motorischen Erscheinungen vom extrapyramidalen Typus beginnen. In diesem Sinne glaubt er auch die *Unverrichtsche Myoklonus-Epilepsie*, die *Bechterewsche Epilepsia choreica* und vielleicht auch die obenerwähnte *Koshewnikoffsche Epilepsia partialis continua* zur extrapyramidalen Epilepsie rechnen zu müssen. Auch der weitere Verlauf des Anfalls kann sich ausschließlich auf extrapyramidalem Gebiet abspielen als *Epilepsia procursiva, Epilepsia rotatoria* (PICK), als *Schleuder-, Stoß-* oder *Drehbewegungsautomatismen.* Auch bei *Petit mal-Anfällen* können lokalisierte elementare koordinierte Entladungen auftreten, wie *Gähnkrampf, tonische Spannungen* in gewissen Muskelgruppen, *Kaubewegungen,* ohne daß das Sensorium irgendwie merklich geschädigt ist. Die von FILIMONOFF beschriebenen stereotypen Anfälle in seinen Fällen von Parkinsonismus nach Encephalitis lethargica resp. mit luetischer Erkrankung des Zentralnervensystems bestanden in Kombinationen von motorischen und vegetativen Entladungen. Erster Fall: Das Gesicht stark cyanotisch, Anschwellen der Halsvenen, der Mund nimmt eine übertrieben saugende Form an, auch die Mm. corrugatores supercilii sind sehr gespannt, der Blick ins Weite gerichtet, Augenspalten verengt, Pupillen leicht erweitert, keine Pupillenstarre. Der Kranke hebt seinen Körper leicht nach vorn, ergreift mit beiden Händen den Rand des Bettes, hebt die Beine, hauptsächlich das linke, in die Höhe, wobei die Beine langsame tonische Bewegungen ausführen. Die Bauchmuskeln spannen sich nach anfänglicher kurzdauernder Aufblasung im Scrobiculum cordis an. Gegen Ende des Anfalls dauerndes exspiratorisches Geschrei, der Puls ist ge-

schwächt, 144 in 1 Minute. Subjektiv ein Gefühl von Mangel an Luft, von starkem
Drang im Leibe, hauptsächlich zu Ende des Anfalls. Meist ist das Bewußtsein
klar, auf der Höhe des Anfalls manchmal leichte Benommenheit. Im Kopfe
schweres Gefühl, aber kein Schmerz. Dauer der Anfälle 7—20 Sekunden. Sonst
keine Dyspnöe. Direkt nach dem Anfall Atem unregelmäßig bis 30 in 1 Minute.
In einem anderen Fall bestanden die Anfälle in Zwangsstellungen der Augen
und des Kopfes nach links und oben („Schauanfälle"). Bei starker Anstrengung
gelingt es, die Augen nach rechts, doch nur bis zur Mittellinie zu führen und nicht
länger als für 10 Sekunden. Bei passiven Bewegungen ergibt sich in der Halsmuskulatur eine ausgeprägte Flexibilitas cerea. Während des Anfalls, der
$^3/_4$—2 Stunden dauerte, kann Patient aufstehen, gehen, wobei die Stellung
der Augen und des Kopfes sich nicht verändert. Steht etwas steifer als gewöhnlich. Die Rigidität der Extremitäten vielleicht etwas stärker als außerhalb des
Anfalls. Neigung zu kataleptischen Zuständen.

Derartige Anfälle, die überaus an hysterische erinnern, sind sowohl in der
Literatur der epidemischen Encephalitis als auch von vielen Beobachtern,
auch in meiner Klinik mehrmals beobachtet worden. Dabei treten in der Tat
besonders häufig Anfälle von respiratorischem Charakter auf. So sind Fälle von
Dyspnöe, Polypnöe, geräuschvollem Atmen u. dgl. beschrieben worden. Auch
Schauanfälle und andere ähnliche anfallsweise auftretende Störungen der Blickbewegungen sind bei der epidemischen Encephalitis beschrieben worden. So von
GRÜNDLER, GEORGI, PASCHEFF, EWALD und anderen. GEORGI hat dabei die
interessante Feststellung machen können, daß durch *Hyperventilation* nach
FOERSTER die Schauanfälle ausgelöst werden konnten. Von Interesse war es
ferner, daß gleichzeitig mit dem Schauanfall Erytheme auftraten, welche sich über
einer Körperhälfte lokalisierten und mit dem Nachlassen des Schauanfalls ab-
zublassen begannen, um nach 20 Minuten völlig zu schwinden.

In denjenigen Fällen, wo außer diesen Anfällen noch andere Systeme organischer Natur bestehen, ist auch der organische Charakter der Anfälle nicht
zu bestreiten. Doch kommen mitunter Patienten vor, bei denen andere organische
Symptome kaum zu entdecken sind und bei denen früher nichts Hysterisches
zu finden war und bei denen dann plötzlich Anfälle auftreten, die zu mancherlei
Diagnosen Anlaß geben, ohne daß dieselben irgendwie zufriedenstellen. So habe
ich unlängst in meiner Klinik wieder einen Kranken mit solchen Anfällen gehabt,
bei welchem man immer wieder um die Diagnosen: traumatische Hysterie,
Basedowismus u. dgl. herumbastelte, trotzdem bei der eingehenden klinischen
Untersuchung doch irgendwelche Reaktionsstörungen der Pupillen festgestellt
wurden, auch der Augenhintergrund Veränderungen aufwies. Ich mußte mich
durchaus für eine „hysterische" Form der epidemischen Encephalitis entschließen
und die Anfälle als Symptom des Extrapyramidiums auffassen. (Vgl. das Kapitel
über Syndrome der epidemischen Encephalomyelitis).

C. und O. VOGT haben sich auf den Standpunkt gestellt, daß diejenigen hysterischen Symptome, welche als pathologisch modifizierte Ausdrucksbewegungen
aufzufassen sind, auf Minderwertigkeit des striären Systems beruhen. Wir dürfen
natürlich daraus nur soviel folgern, daß die *Symptome*, nicht aber das *Wesen*
der Hysterie striär bedingt sein können. In Fällen, wo, wie bei der epidemischen
Encephalitis das striäre System defekt ist, müssen wir auch die anfallsweise

auftretenden Symptome, die sonst durchaus an „funktionelle" erinnern, ebenfalls als striäre qualifizieren.

Wir dürfen vielleicht noch weiter gehen und für einen Teil von typischen
hysterischen Anfällen, welche bei sonst „organisch gesunden" Menschen auftreten
und namentlich mit einem bedeutenden psychischen Trauma zusammenhängen,
ebenfalls daran denken, daß infolge der durch den Shock hervorgerufenen Umschaltungen funktionelle Verschiebungen auch in dem extrapyramidalen System
auftreten. Besonders kann davon die Rede sein, wenn in dem hysterischen
Anfall primitive, phylogenetisch alte Mechanismen in die Erscheinung treten,
welche KRETSCHMER als *Totenstellung, Immobilisation* einerseits oder als *Bewegungssturm* andererseits beschrieben hat. SCHILDER hat in dieser Hinsicht einige
Thesen aufgestellt, welche im großen ganzen unsere Kenntnisse in dieser Beziehung zusammenfassen. Während die Läsionen des striopallidären Systems
weder ein hysterieähnliches noch ein schizophrenieähnliches *psychisches* Bild
schaffen, obwohl die *motorischen* Erscheinungen an Hysterie resp. Schizophrenie
erinnern können, kann sowohl die Hysterie als auch die Katatonie „organische"
Symptome von striopallidärem Charakter bieten. Psychischer Reiz, namentlich
solcher, der für das Leben resp. für das Geschlecht von verhängnisvoller Bedeutung *ist* resp. sein *kann,* verursacht eine Enthemmung extrapyramidaler
Bewegungsautomatismen und vegetativer Mechanismen, deren phylogenetisch
alte biologische Bedeutung in einer Sicherung des Organismus oder seiner Teile
besteht.

Die Entfesselung dieser Mechanismen beruht folglich in solchen Fällen
mindestens auf Kombination eines „psychogenen" Faktors mit „Hypoplasie
des striären Systems" nach C. und O. VOGT. Näheres über neurotische Syndrome
siehe im entsprechenden Abschnitt. Hier in dem Kapitel über striäre Syndrome
sei nur so viel noch hinzugefügt, daß die Differentialdiagnose zwischen funktionell
und organisch besonders dadurch erschwert wird, daß in beiden Fällen es sich um
„extrapyramidale Syndrome" handeln kann. Nur andere Symptome, Entwicklung der Krankheit, Anamnese und Verlauf, gestatten uns manchmal erst, diese
schwierige Frage zu lösen.

Wir haben noch weiterer extrapyramidaler Syndrome zu erwähnen, deren
Studium erst in den Anfängen liegt, denen jedoch sowohl theoretisch als auch
praktisch eine große Bedeutung beizumessen ist. Es handelt sich um die Bedeutung des extrapyramidalen Systems für die *alltägliche Motorik von Gesunden
und Kranken.* Wir verstehen darunter mit HOMBURGER das gesamte Gebiet von
Gesten, mimischen Äußerungen, den gesamten Komplex der individuellen Eigenheiten, Art und Weise, eine Bewegung auszuführen, welche wir „im positiven Fall
als Grazie bezeichnen", und umgekehrt als plump, ungelenkig, kindisch, täppisch
u. dgl. Abgesehen von den „großen extrapyramidalen Syndromen", von denen
oben die Rede war, durchdringt das extrapyramidale System unser gesamtes
Benehmen, determiniert es unsere gesamte „motorische Persönlichkeit" derart,
daß sich der aufmerksamen Untersuchung mitunter noch kaum das Pathologische
streifende Funktionsbesonderheiten ergeben.

Wir können an die FOERSTERsche Charakteristik des Kleinkindes als Pallidum-Thalamuswesen anknüpfen. Erst allmählich mit der aufrechten Haltung
rückt bei normaler Entwicklung das Pallidum-Thalamussystem in den Hinter-

grund, es entstehen die Hemmungsmechanismen des Striatums, dann der Rinde. Besonders HOMBURGER hat die allmähliche Entwicklung der Motorik vom Kinde bis in die verschiedenen Alter verfolgt. DUPRÉ hat von pyramidaler Insuffizienz in Fällen „motorischer Debilität" gesprochen, HELLER von motorischer Idiotie. HOMBURGER und JAKOB zählen zu Erscheinungen des motorischen Infantilismus: Auslösbarkeit des MOROschen *Umklammerungsreflexes* über das erste Trimenon hinaus, die Dorsalflexion der großen Zehe bei Plantarreizung, die permanente Dorsalstellung der großen Zehe, Tendenz zur Supination und Plantarflexion der Füße im Sitzen und Liegen, manchmal im Gehen, Greifbewegungen der Füße und Zehen, Überwiegen der Bewegungssynergie der Hand beim Greifen, Beugehaltung der Arme, wie bei Schlafstellung der Säuglinge, Verspätung des freien Sitzens und Laufens, athetoide Mitbewegungen in Händen und Füßen bei Willkürbewegungen usw. Dieser motorische Infantilismus, auf den neuerdings wieder GOLDBLADT die Aufmerksamkeit gelenkt, gleicht sich gewöhnlich im Laufe der Jahre allmählich aus, um oft gar keine Spuren zu hinterlassen. Ihm liegt zugrunde eine extrapyramidale Unzulänglichkeit. Daß die bei Kindern zu beobachtende Dorsalflexion der großen Zehe bei Plantarreizung wohl kaum ein echter *Babinski* ist, wie gewöhnlich angenommen wird in Betracht des Umstandes, daß die Pyramidenbahn noch nicht entwickelt ist, ist schon im Abschnitt über Reflexe betont worden unter Hinweis auf Untersuchungen von WOLPERT und auf Kurven, die MARKOW in meiner Klinik beim echten und beim scheinbaren Babinski erhalten hat. Die Dorsalflexion ist eher als Teilerscheinung der athetoiden Bewegungsbereitschaft des thalamo-pallidären Kindes zu betrachten. M. GUREWITSCH hat versucht, neben der extrapyramidalen motorischen Unzulänglichkeit noch eine *frontale* zu unterscheiden, die durch Affektion *frontothalamischer Systeme* bedingt sein soll. Das Wesentlichste bei dieser Form sind noch *Sprachmängel, übermäßige Regbarkeit, Mangel der aktiven Aufmerksamkeit, allgemeine intellektuelle Unzulänglichkeit, moriaähnliche Zustände,* seltener *frontale Ataxie.* Wir verdanken M. GUREWITSCH und seiner Schule wertvolle Beiträge auf diesem Gebiete. So hat OSERETZKY eine spezielle Methodik zur Bestimmung der motorischen Begabung ausgearbeitet. Ich bringe hier nur kurz die Klassifikation von GUREWITSCH und OSERETZKY, die zur Erforschung der einzelnen motorischen Fähigkeiten spezielle Tests ausgearbeitet haben. Mit Hilfe dieser Tests prüfen sie: 1. Die Einstellungsgeschwindigkeit, d. i. die Geschwindigkeit, mit der der Körper in eine für Anfang und Vollführung einer Bewegungsserie günstigste Lage gebracht wird, 2. die Schnelligkeit der Bildung von „Bewegungsformeln", 3. Schnelligkeit der Automatisierung von Bewegungen, 4. Fähigkeit, gleichzeitig Bewegungen mit verschiedenem Zweck zu vollführen, 5. rhythmische Fähigkeit, 6. Tempo der Bewegungen, 7. Kraft und 8. Abgemessenheit der Bewegungen, 9. Regulierung der Innervation und Denervation, 10. Koordination, 11. Mitbewegungen, sowohl zweckmäßige als auch überflüssige, 12. Richtigkeit und Rechtzeitigkeit des Funktionsablaufs der automatischen Abwehrbewegungen. Auf diese Weise werden alle Systeme geprüft, welche mit der Motorik zusammenhängen, sowohl pyramidale, cerebellare als auch extrapyramidale, von letzteren die fronto-thalamischen, fronto-cerebellaren und die striären.

Ferner hat S. JISLIN in mehreren tüchtigen Arbeiten das Thema von der Motorik behandelt und dieselbe mit dem Zustand des extrapyramidalen Systems in Zusammenhang gebracht. Er hat es versucht, die KRETSCHMERschen Charakter-typen auf ihre Motorik hin zu untersuchen, und zwar in bezug auf *Mimik, Sprache, Handschrift, Gang, Haltung, Pantomimik.* Während die *Mimik* des Zykloiden reich, mannigfaltig, fließend ist, ist die *Mimik des Schizoiden* meist *arm* oder aber die *mimischen Bewegungen sind oft plötzlich, grimassierend,* der starre Ausdruck erinnert manchmal an Gesichter einiger *Postencephalitiker.* Oft herrscht bei ihnen ein gewisser Ausdruck vor, oft besteht eine Dissoziation in dem Sinne, daß nur gewisse Gebiete des Gesichts an der Mimik Anteil nehmen. Auch die *Sprache* des Zykloiden ist fließend, ausdrucksvoll, während in der Sprache des Schizoiden nach JISLIN mehrere Typen unterschieden werden können. Sie ist entweder *aus-druckslos, langsam, stammelnd, wenig laut* oder *grob, laut, hölzern.* Ist die Sprache expressiv, dann ist das auf Kosten krasser und plötzlicher Erhöhung der Stimme, Anwendung des „Pedals". Ist sie mitunter auch wohlklingend, so macht doch ihre Monotonheit den Eindruck, als ob aus einem Buche vorgelesen wird. Beim Lesen des Zykloiden hat man im Gegenteil den Eindruck des Gesprochenen. Die *Handschrift* der Pykniker ist fließend, gleichmäßig, zusammenhängend. Beim Astheniker findet man mehrere Typen der Handschrift: separate und deut-liche Zeichnung jedes Buchstabens, bizarren Typus, kindliche, unsichere Schrift, versteinerte Schrift, mikrographische Schrift. Beim *Gang* des Schizoiden be-teiligt sich oft der Rumpf wenig an der Fortbewegung, er ist oft nach vorn gebeugt, die Arme adduziert und ungenügend pendelnd. Oft ist Körper und Kopf nach einer bestimmten Seite gebeugt oder der Gang ist unregelmäßig, plump, mit über-triebenen Mitbewegungen der Arme und des Rumpfes. Besonders sind diese Eigentümlichkeiten beim Laufen bemerkbar. Auch die *Haltung* des Schizoiden ist nach JISLIN einförmig. Es besteht entweder eine mangelnde Neigung zum Wechsel der Körperhaltung oder die Posen wechseln schroff und plump ein-ander ab. Das häufige Vorstülpen der Lippen kommt sowohl bei Schizoiden als auch Zykloiden vor. Die *Pantomimik* des Schizoiden ist zurückhaltend, auch bei Affektentladungen, oder sie ist plump, unbeholfen, der Rede nicht adäquat. Alle diese Eigentümlichkeiten der Motorik führe ich zu dem Zwecke hier an, um differentialdiagnostisch zu berücksichtigen, daß manche Syndrome, die wir oben als striäre beschrieben haben, ihre Wurzeln in normalen Zuständen haben können. Wir finden in der JISLINschen Beschreibung Klänge an pallidäre, an athetotische u. dgl. Syndrome.

Ich erwähne hier in diesem Zusammenhang nur noch kurz die interessanten SCHALTENBRANDschen Untersuchungen über das Aufstehen der Kinder. Auch hier haben wir es oft bei Kranken mit Rückfällen in ein ontogenetisch altes Stadium zu tun.

XVII. Das epileptische Syndrom.

1. Klinische Formen.

Das epileptische Syndrom charakterisiert sich durch *anfallsweise auftretende Bewußtseinsstörung,* die von einer Reihe pyramidaler, extrapyramidaler, wie auch vegetativer Störungen begleitet wird, unter denen *tonische und klonische Zuckungen* das am meisten ins Auge springende Symptom sind. Die Zuckungen nehmen nicht selten ihren Ausgang von einem bestimmten Körperteil, um sich dann über die gesamte Körpermuskulatur zu verbreiten. Meist wird ein derartiger epileptischer Krampfanfall durch wilden unartikulierten Schrei infolge tonischer Spannung der Kehlkopfmuskulatur eingeleitet, und der Kranke stürzt bewußtlos zu Boden, ohne Rücksicht, wo er sich befindet. Es entstehen dadurch die entsetzlichsten traumatischen Schädigungen, von Beulen bis zur Verbrennung ganzer Körperteile. Dann treten tonische Zuckungen auf, besonders in der Gesichtsmuskulatur, den Kaumuskeln (*Zungenbiß*), den Augenwendern, den Körperstreckern. Ober- und Unterarm sind gestreckt und proniert, die Faust geballt, meist mit eingeschlagenem Daumen. Es kommt zur Harn-, seltener Kotentleerung. Nach 20—30 Sekunden treten in den soeben benannten Muskeln klonische Krämpfe auf. Nach einigen Minuten, meist im Anschluß an eine tiefe, seufzerähnliche Inspiration, kommt es zur Erschlaffung der gesamten Muskulatur. Während des Anfalls, für den namentlich völlige Bewußtlosigkeit typisch ist, besteht natürlich vollkommene Gefühlslosigkeit: die Pupillen sind weit, reaktionslos, die Sehnenreflexe meist geschwächt, oft erloschen, die Hautreflexe oft lebhaft. Es kann ein Babinski bestehen. Die Temperatur ist oft erhöht. Der sich anschließende komaähnliche Schlaf dauert dann verschieden lange: von einer halben Stunde oder weniger bis mehrere Stunden. Erwacht dann der Kranke, so fühlt er sich meist abgeschlagen, matt. Er klagt über Kopfschmerz, kann kaum reden, teils wegen Schmerzhaftigkeit der Zunge, teils wegen Störungen der Wortfindung: *Oligophasie*.

Nicht immer zeichnet sich der epileptische Anfall durch die soeben beschriebenen Krämpfe aus. Oft bleibt es bei dem Bewußtseinsverlust mit vorausgehendem heftigen Schwindelgefühl. Der Bewußtseinsverlust ist mitunter dabei so kurz, daß der Kranke nicht zum Sturze kommt. Diese „*kleinen Anfälle*" (*petit mal*) treten momentan während des Gespräches auf, es fällt nur ein starrer Blick auf, der Kranke unterbricht das Gespräch, um sofort den Faden wiederzufinden, als ob nichts geschehen. Nicht immer fällt ihm der Gegenstand aus den Händen. Dann gibt es wieder Anfälle, die sich durch eigentümliche Bewußtseinsstörungen, die sog. *psychischen Äquivalente*, auszeichnen. Der Kranke verliert jeglichen Zusammenhang mit seinem früheren Ich. Er handelt wie ein Automat und doch dabei anscheinend bewußt und zweckgemäß. Dieser Ausnahmezustand kann mehrere Minuten, Stunden, ja Tage dauern. Als epileptische Dämmerzustände sind Fälle beschrieben worden, wo die betreffenden Kranken Reisen unternahmen und nach mehreren Wochen sich ganz unerwartet in einer fremden Stadt fanden, ohne zu wissen, auf welche Weise, zu welchem Zwecke sie dahin gekommen. Auch eine Reihe von Verbrechen, meist von besonders grausamer Art, sind im Zustand einer solchen *Absence* vollführt worden. Das Wesentlichste an diesen psychischen Erscheinungen ist die völlige Amnesie in bezug auf alles, was sich während dieses Zustands zugetragen hat.

Nicht selten setzt der epileptische Anfall mit einer sog. *Aura* ein. Darunter haben wir Symptome zu verstehen, welche dem Stadium der Bewußtlosigkeit vorausgehen und mit Reizerscheinungen von seiten des einen oder anderen Hirnteils zusammenhängen. Diese Erscheinungen sind rein corticaler Natur. Besonders bekannt sind die *motorischen* Erscheinungen in Form von Zuckungen klonischer Art im Facialisgebiet, in den Augen, nicht selten mit Kopfwendung, oder im Bereiche der Extremitätenmuskulatur (*Jacksonsche Epilepsie*). Manchmal äußert sich die motorische Aura in der Form von Zwangslaufen oder im sinnlosen Wiederholen eines Wortes u. dgl. Von *sensorischen Aurasymptomen* seien genannt diejenigen im Gebiete des Hautgefühls. Oft verspüren die Kranken unmittelbar vor dem Verlust des Bewußtseins ein sich auf einen kleinen Hautteil beschränkendes Kälte- oder Hitzegefühl, ein Kribbeln, Ameisenlaufen. Mitunter verbreitet sich dieses Gefühl allmählich in gesetzmäßiger Reihenfolge auf die anderen Körperteile, wobei die benachbarten Teile in der hinteren Zentralwindung nacheinander befallen werden, noch ehe es zum Bewußtseinsverlust kommt. Letzterer scheint erst in dem Moment einzusetzen, wenn der Reiz auf die andere Hirnhemisphäre (durch die Balkenfasern?) herübergeleitet wird. Besonders farbenreich sind die Auraerscheinungen von seiten der optischen Sphäre. Manchmal treten Gesichtshalluzinationen auf, farbige Figuren u. dgl. Mitunter erscheinen die Gegenstände größer (*Makropsie*) oder kleiner (*Mikropsie*) als in der Wirklichkeit. Dann kommt es zu Gestaltverzerrungen (*Metamorphopsie*): die Winkel erscheinen spitzer oder stumpfer, einzelne Teile der Gegenstände oder Figuren treten mehr hervor, sie erhalten ein erschreckendes Aussehen. Eine meiner Patientinnen sah vor dem Bewußtseinsverlust Fratzen, Grimassen, die aus den Ecken und Winkeln der Gegenstände herausblickten, und zur gleichen Zeit glaubte sie die schönsten, süßesten Melodien zu hören, die sich immer wieder mit dem Anfall von neuem wiederholten und nach denen sie sich oft sehnte. Derartige Koinzidenz beruht auf Lokalisation des Herdes im temporooccipitalen Gebiet. Bemerkenswert ist, daß bei dieser Kranken der Anfall des weitern sich auf die Weise entwickelte, daß *linksseitige* Gefühlsstörungen auftraten, so daß eine *rechtsseitige* Herdlokalisation anzunehmen war, was für die *Bedeutung der rechten Hemisphäre für die musikalische Funktion* sprechen würde. Auch andere akustische Sensationen kommen vor, wie Ohrensausen, Geräusche, Pfiffe u. dgl. Besonders häufig sind olfaktorische oder gustative Reizerscheinungen. Eine Reihe Kranker klagt über Kopfschwindel während der Aura, was wohl auch auf Reizung der corticalen Endstätten des Vestibularorgans bezogen werden muß. Am häufigsten jedoch gehen jedem großen Anfall Sensationen im Bereiche des visceralen Systems voraus. Druckgefühl im Epigastrium, Übelkeitserscheinungen, Beklemmungsgefühl in der Herzgegend, unaussprechliche Schmerzen oder unangenehme Gefühle im Abdomen usw.

Nicht immer geht die Aura in den oben beschriebenen großen Anfall über. Es bleibt mitunter bei der Reizsensation. Und nur das anfallsweise Auftreten und ferner der Umstand, daß diese sog. Aura bei diesem Kranken hin und wieder einen großen Anfall einleitet, führen den Arzt zu der Annahme eines epileptischen Syndroms.

Dieser Form schließen sich nun solche an, wo fortwährend in einem bestimmten Körperteil klonische Zuckungen bestehen, welche von Zeit zu Zeit in einen typischen epileptischen Anfall übergehen. (*Epilepsia continua partialis Koshevnikov*). Beziehungen zum epileptischen Syndrom haben ferner die sog. Myoklonien, die nur anfallsweise auftreten, sich entweder in derselben Muskelgruppe wiederholen oder auch verschiedene Muskeln meist symmetrisch befallen und hin und wieder in einen epileptischen Anfall münden. Manchmal ist ein familiales Auftreten solcher Myoklonusepilepsie zu konstatieren mit oder ohne geistigen Verfall (*Myoklonusepilepsie Lundborg-Unverricht*). Dieser Form verwandt ist die

Nystagmus-Myoklonie, bei welcher sich die myoklonischen Zuckungen in den Augenmuskeln lokalisieren. Siehe den Abschnitt über extrapyramidale Syndrome.

2. Pathogenese des Anfalls.

Es besteht eine enorme Literatur über die Pathogenese des epileptischen Anfalls und über die humoralen und Stoffwechselerscheinungen, welche denselben begleiten resp. bedingen. Es würde zu weit führen, alle oft einander widersprechenden Meinungen und Tatsachen anzuführen. In meiner Klinik haben wir uns an einem großen Material davon überzeugen können, wie mannigfaltig die Bedingungen sind und wie verschieden die Faktoren, welche für den Anfall maßgebend zu sein scheinen.

Den *Stoffwechselstörungen* während des Anfalls ist seit langem die größte Bedeutung beigemessen worden. WUTH hat dieselben in drei Gruppen untergebracht: in Folgeerscheinungen der gesteigerten Motorik, in Folgeerscheinungen des Säurebasengleichgewichts und in Folgeerscheinungen von Zirkulationsstörungen. Zur ersten Gruppe gehören vermehrte Bildung von Reststickstoff, Harnsäure, Kreatinin und gebundenen Purinen, die im Blut und dann auch im Harn auftreten, gleichzeitig mit Vermehrung des Phosphors und Schwefels. Durch den vermehrten Zerfall entstehen saure Stoffwechselprodukte, welche die durch die Muskelkontraktionen entstehende Acidose verstärken. Dadurch wird die Ionenverteilung, die Alkalireserve im Blut beeinflußt. Es kommt zum Auftreten von Milchsäure und anderen organischen Säuren, von Aceton und zur vermehrten Ausscheidung von Magensalzsäure. Alle diese Erscheinungen hängen von den Krämpfen ab und sind mit der Pathogenese des Anfalls nicht in Verbindung zu bringen. Die vor dem Anfall auftretenden und für denselben überaus wichtigen Zirkulationsstörungen führen zu präparoxysmalen Stoffwechselstörungen, wie Oligurie, Stickstoffretention, Verminderung der Harnsäureausscheidung *vor* dem Anfall und Polyurie, Albuminurie und Zylinderurie *nach* dem Anfall. Diese Störungen wurden früher mitunter als für den Anfall pathogenetisch hingestellt. Nunmehr werden sie als Folgeerscheinungen der vasculären Störungen der Nieren mit nachfolgender Gefäßerweiterung in denselben betrachtet: ROHDE hat vasculäre Störungen und besonders Blutdruckschwankungen schon 24—36 Stunden vor dem Anfall feststellen können. Auch der gesteigerte Liquordruck führt zu Erhöhung der Epilepsiebereitschaft. So konnte ELSBERG bei höherem Liquordruck durch geringere *Absinth*mengen Krämpfe auslösen. Doch geben andere Verfasser an, daß niedriger Liquor- und Blutdruck eher anfallserregend wirken. Was das Säurebasengleichgewicht anbetrifft, so führt sowohl *Acidose* zu Krämpfen, z. B. bei Asphyxie, während welcher CO_2 im Blut vermenrt ist, als auch *Alkalose*, wie beim Pylorussyndrom der Säuglinge, bei welchem die Salzsäureausscheidung vermehrt ist. Auch bei der Tetanie werden die Krämpfe durch die Alkalose erklärt, wie auch bei den Hyperventilationsversuchen nach FOERSTER, bei welchen die Verschiebung des ionisierten Calciums eine große Rolle spielen soll. GEORGI ist auf Grund einer eingehenden Analyse der verschiedensten humoralen Faktoren zu dem Schluß gekommen, daß von Wichtigkeit die Labilität im Säurebasengleichgewicht ist. Er schreibt der Verminderung der Calciumionen nicht die allergrößte Rolle zu, sondern betont auch die Bedeutung anderer Ionensysteme. So hat das *Chlorion* den größten

Wert für die Auslösung des Anfalls. FREUDENBERG hat auf den Einfluß des hohen Kochsalzspiegels auf den Hyperventilationseffekt hingewiesen. BISGAARD und NORVIG haben gewisse Dysregulationen im Stickstoffhaushalt von Epileptikern nachgewiesen, welche nach Säurezufuhr ausblieben. Auf Veränderung des Säurebasengleichgewichts im Sinne einer Steigerung der Acidose beruht auch die *Behandlung der Epilepsie* mit Luminal, Borweinsäure und Hungerkuren. Auch Beschränkung der Kohlehydrate bei fettreicher Fleischkost verschiebt das Gleichgewicht nach der sauren Seite. HARTMANN, DE CRINIS und andere haben eine große Bedeutung für den Anfall dem Eiweißzerfall (Globuline!) zugemessen und den Anfall als Resultat einer Eiweißzerfallstoxikose aufgefaßt. Untersuchungen von GEORGI haben die Eiweißvermehrung vor dem Anfall nicht bestätigen können. Jedenfalls fand eine Verschiebung nicht zugunsten der Globuline, sondern eher der Albumine statt. GEORGI mißt eine gewisse Bedeutung den Schwankungen der Kolloidstabilität zu. Ich habe die Kolloidstabilität durch SCHEINJUK nachprüfen lassen, ohne daß wir zu irgendwelchen sicheren Schlüssen kommen konnten. Auch die *Viskosität* des Blutes ist nach meinen Angaben vor dem Anfall gesteigert, nach demselben herabgesetzt. Doch haben andere Verfasser andere Resultate erzielt. Die *Blutkörperchensenkungsreaktion* ist nach GEORGI und MEYER-KÖPPERN manchmal eher verlangsamt. Die *Blutgerinnung* ist nach Angaben von CHOROSCHKO, die sich mit denen von WUTH decken, gesteigert, nach DE CRINIS verzögert. Die *Resistenz der roten Blutkörperchen* nimmt mitunter deutlich ab, um kurz nach dem Anfall wieder den Normalwert zu erreichen.

PFEIFFER fand vor dem Anfall eine Überschwemmung des Organismus mit *Peptidase*, einem Ferment, welches Glycyltrypthophan abbaut und im Harn normaler Menschen fehlt, nach dem Anfall und nicht selten auch intervallär dagegen in größeren Mengen auftritt. GEORGI und WINNIK konnten die Harnsperre und Peptidasenüberschwemmung des Kreislaufs *vor* dem Anfall und die Fermentausschwemmung im Harn *nach* dem Anfall durchaus bestätigen. Intervallär haben sie übrigens keine Peptidasen im Urin vorfinden können. GEORGI erblickt in der Fermentüberschwemmung lediglich das *Resultat* der veränderten Ionenkonzentration und spricht ihr jede pathogenetische Bedeutung ab.

GEORGI betrachtet den epileptischen Anfall als Folge einer *reversiblen Permeabilitätssteigerung der Nervenzellmembran* infolge Störung der normalen Ionenmischung des zellumspülenden Saftstroms. Dadurch erklärt sich, daß diejenigen Faktoren, welche die Zellmembran abdichten, anfallsverhütend wirken. In diesem Sinne wirken in der Tat narkotische Mittel in niedriger Konzentration. Alkohol, der zunächst die Permeabilität der Zellmembran steigert, wirkt anfallsauslösend, wie auch Wärme, während umgekehrt Kälte und „*reizlose*" *Kost* die Permeabilität vermindert, wie auch aus dem sog. *Salzeffekt* von LOEB folgt, nach welchem völliges Fehlen von Salz eine reversible Permeabilitätsverminderung zur Folge hat. Auch die Bedeutung der parasympathikotonischen Erregung, die mit Blutalkalose einhergeht und die Zellmembran lockert, ist dadurch für den Auftritt des epileptischen Anfalls verständlich. AMMAN hat auf die Häufung epileptischer Anfälle im April und Mai hingewiesen und auch RATNER hat von einer Saisonepilepsie gesprochen. FOERSTER und GEORGI haben im Frühjahr besonders leicht durch Hyperventilation Anfälle provozieren können. Diese

Tatsache wie auch der erhöhte *Vagotonus* im Schlaf bringt gewissermaßen auch diese Erscheinungen unserem Verständnis näher. Auch die menstruelle *Vagotonie* soll nach GLASER an der abnormen Durchlässigkeit und Hypersekretion des Plexus chorioideus beteiligt sein im Zusammenhang mit der innersekretorischen Tätigkeit der weiblichen Keimdrüse und der Cholinmobilisation infolge der veränderten Lebertätigkeit. Andererseits spielt das Calcium wie auch der Sympathicus eine die Zellmembran abdichtende Rolle. Einen wesentlichen Faktor des epileptischen Anfalls müssen wir folglich in der Herabsetzung der Reizschwelle der Ganglienzelle erblicken.

O. FOERSTER hat stets unmittelbar mit dem Einsetzen des Anfalls bei Hirnoperierten Krampf der Rindengefäße festgestellt und in demselben das Wesentlichste für den Bewußtseinsverlust erblickt. Auch die Gefäße des Gesichts spielen mit, was durch Erblassen, Erröten, Cyanose der Gesichtshaut auffällt. Besonders typisch sind die Veränderungen der Retinalgefäße, wie auch diejenigen der Konjunktiva. Der Blutbefund ist viel zu widerspruchslos bei verschiedenen Verfassern, als daß wir ihn irgendwie verwerten könnten. Auch ich habe hier verschiedene Resultate gesehen. Doch ist am häufigsten auch mir wie auch DI GASPERO während des Anfalls Lymphocytose, Monocytose und Hypereosinophilie bei allgemeiner *Leukopenie* aufgefallen.

3. Interparoxysmale Symptome.

Ist auch der Anfall das charakteristischste Zeichen des epileptischen Syndroms, so ist er doch nicht das einzige. Man war seit jeher bestrebt, Symptome zu finden, welche die Möglichkeit geben, den epileptischen Anfall von Anfällen anderer Genese zu unterscheiden und außerdem auch in der intervallären Zeit außerhalb des Anfalls die Diagnose des epileptischen Syndroms zu stellen. In der Zeit zwischen den Anfällen fällt vor allem eine gewisse *Labilität der Reaktionen* dieser Kranken auf. Dieselbe äußert sich in Verschiebungen der Reizschwelle der peripheren Nerven, in Stimmungsschwankungen der Kranken, für welche recht typisch Verstimmungszustände sind, die manchmal auch als Äquivalente aufgefaßt werden. Ferner beobachtet man nicht selten Schwankungen in der Vasomotilität mit den allerverschiedensten angioneurotischen Symptomen, deren Zusamenhang mit der Affektivität wohl mehr als durchsichtig ist. Hierher gehören die *vaso-vagalen Anfälle* (GOWERS) und vielleicht auch manche Fälle von *vasomotorischer Angina pectoris* oder *paroxysmaler Tachykardie.* Von der Bedeutung der vasomotorischen Reaktion unmittelbar vor dem Anfall war oben die Rede. Daß auch in der anfallsfreien Zeit vasomotorische Schwankungen auftreten, spricht nur für den pathologischen Zustand dieses Systems, welchem manche Autoren (WUTH) eine große pathogenetische Rolle zuschreiben. Auch die Schweiß- resp. Speichelproduktion unterliegt großen Schwankungen.

Als wichtigstes intervalläres Symptom ist die *Hyperventilationsepilepsie* von O. FORRSTER zu bezeichnen. Es ist durch die Hyperventilationsmethode die Möglichkeit gegeben, in einem bestimmten Prozentsatz der Fälle bei auf Epilepsie verdächtigen Kranken epileptische Anfälle hervorzurufen. Der Kranke wird aufgefordert, tief zu atmen, wobei besonders das Ausatmen so tief als möglich sein muß. Es gelingt nach 5—10—15 Minuten mitunter, einen epileptischen

Anfall hervorzurufen. Nicht immer ist dies freilich der Fall, nach Foerster in 40%. Jedoch konnte ich mich an einer großen Zahl von Epileptikern davon überzeugen, daß nach genügender Hyperventilation ein Zustand eintrat, der nach Aussage der Kranken durchaus demjenigen glich, welcher dem epileptischen Anfall vorausgeht. Es traten besonders häufig die für die Aura typischen Erscheinungen auf. Alle oben angeführten objektiven vegetativen Zeichen der präparoxysmalen Periode, wie Steigerung der elektrischen Erregbarkeit, Blutformelverschiebung, Steigerung der Viscosität des Blutes, der Acidität des Harns u. dgl., konnte ich gleichfalls in einem großen Teil der Fälle während der Hyperventilation bestätigen. Doch soll hier nochmals betont werden, daß dies nicht in allen Fällen eintrat. Die Hyperventilationsmethode besitzt nicht nur einen hervorragenden praktischen Wert, sondern ist auch theoretisch von großer Bedeutung, da sie die Möglichkeit gibt, die verschiedenen Etappen und Symptome zu studieren, die dem epileptischen Anfall vorausgehen. L. Tschlenoff hat eingehende Untersuchungen über pathologische Reflexe in der interparoxysmalen Periode der Epilepsie angestellt und unter 125 Epilepsieanfällen in 64% positiven Gordon, 46% positiven Oppenheim und in 25% positiven Babinski in der interparoxysmalen Periode gefunden. Allerdings muß von diesen Zahlen eine gewisse Zahl der Fälle abgerechnet werden, weil es sich da um grob organische Hirnläsionen handelte. Zu diesen Fällen zählten alle diejenigen, wo ein positiver Babinski bestand. Der Gordonsche und Oppenheimsche Reflex jedoch bstanden auch bei rein „essentiellen" resp. „genuinen" Formen. Die beiden Reflexe wurden häufiger in den Fällen konstatiert, wo die Anfälle häufiger und zahlreicher waren. Tschlenoff betrachtet den Gordonschen Reflex als prodromale Variante des Babinskischen Reflexes und glaubt in diesen Fällen leichte initiale und reparable Formen der Pyramidenschädigung anzunehmen. Ich kann die Tschlenoffschen Befunde für einen Teil der Fälle durchaus bestätigen. Doch entspräche es nicht dem Wesen der Sache, wenn wir in allen Fällen des epileptischen Syndroms eine Schädigung ausschließlich der *motorischen Region* des Hirns annehmen wollten.

Zu den Symptomen, die interparoxysmal bei Epileptikern konstatiert werden können, gehört die von O. B. Meyer gefundene Eigenschaft des Serums von Epileptikern, die rhythmischen Spontanbewegungen der Arterien zu hemmen oder sie zu vermindern. Eine hemmende Wirkung übte ferner aus eine Beimengung zum Serum gesunder Menschen von *Cholinlösungen* (1:33000 bis 1:5000) oder *Cholesterinlösungen*. Meyer zieht aus der Cholinwirkung, die mit der Wirkung des Epileptikerserums übereinstimmt, den Schluß, daß in der Pathogenese der Epilepsie auch eine hepatogene Komponente mitspielt.

4. Faktoren des epileptischen Syndroms.

Treten wir nun der Frage näher, unter welchen Bedingungen das epileptische Syndrom auftritt, so haben wir mit einer ganzen Reihe von Faktoren zu rechnen. Die einen haben ihren Angriffspunkt an dem Zentralorgan selbst, die anderen schaffen im Organismus Bedingungen einer erhöhten Erregbarkeit. Die ersten sind durch Veränderungen im Zentralorgan hervorgerufen, die zweiten beziehen sich auf pathologische Zustände im Chemismus resp. Stoffwechsel des Gesamtorganismus im Sinne der oben angeführten Änderung des Säurebasengleichgewichts, Wasserretention, Elektrolytenverschiebung u. dgl. Zu den Faktoren, die unmittelbar das Gehirn schädigen, sind vor allem Dingen zu rechnen die verschiedensten Erkrankungen des Großhirns, wie *kongenitale Gliawucherungen*, mitunter mit *Gliose des Rückenmarks* vergesellschaftet, *heredodegenerative Prozesse*, sehr häufig auf *kongenitalluetischer* Grundlage, *Lues des Großhirns und seiner Häute, Geschwülste, Parasiten*, besonders *Cysticerken, Hirnabszeß, Hirnschwellung*, meist infolge akuter oder noch öfter *chemischer Intoxikationen* sowohl endogener Natur (*Diabetes, Darmgifte, Schwangerschaft, Obstipation*) als auch exogener (*Alkohol, Blei, Arsen, Quecksilber, Darmparasiten, Kohlenoxyd*), chronische Erkrankungen der *Hirnhäute, Encephalitis* jeder Art, namentlich *Narben* nach in frühester Kindheit überstandener, ferner *epidemische Encephalitis, multiple Sklerose, traumatische Hirnveränderungen*, zu welchen auch *Geburtsschädigungen* gezählt werden müssen, mit oder ohne *Blutungen* in *Großhirn oder Meningen, Arteriosklerose* oder andere Schädigungen der Hirngefäße und besonders Spasmen derselben. Zu den Faktoren, die im Gesamtorganismus *epileptogene Bedingungen chemischer, konstitutioneller Natur* schaffen, gehören organische resp. funktionelle Schädigungen hauptsächlich des endokrinen Systems. Wir müssen dabei nicht nur die angeborenen Störungen im endokrinen Gleichgewicht berücksichtigen, sondern auch alle Veränderungen infolge Wechselwirkungen zwischen Organismus und Umwelt. Es ist zur Genüge bekannt, daß nicht immer die oben angeführten Hirnschädigungen zum epileptischen Syndrom führen. Während des letzten europäischen Krieges haben sich bei weitem nicht bei allen Hirngeschädigten epileptische Krämpfe eingestellt. Es sind also nicht nur die einzelnen Faktoren zu berücksichtigen, wenn wir es mit dem epileptischen Syndrom zu tun haben, sondern es muß der ganze Komplex von Faktoren, ihre gegenseitige Beeinflussung, die gesamte Konstellation gewürdigt werden, um das Syndrom in jedem konkreten Fall zu begreifen und es therapeutisch zu beeinflussen. Durch diese Betrachtungsweise werden die verschiedensten Besonderheiten des epileptischen Syndroms erklärlich. So das Auftreten der Anfälle bei manchen Kranken während der Menstruation oder während der Gravidität, im Frühjahr, nach Aufregungen, nach zufälligem Alkoholgenuß, nach Strapazen und geistiger Überanstrengung, nach Verweilen in schwüler Atmosphäre und schlecht ventilierten Räumen, nach zufälligen Nährschäden, wie übermäßige Salzzufuhr, Verstopfung u. dgl. m.

Es seien hier nur kurz die Einflußbedingungen der einzelnen Teile *des endokrinen Systems* aufgezählt. Es wirken *epileptogen*, d. h. *erregungssteigernd* auf das Zentralorgan: *Nebenniere, Corpus luteum, Pankreas*, teils *Schilddrüse*. Im entgegengesetzten Sinne wirken *Parathyreoidea, Keimdrüse*, Hypophyse, teils Thyreoidea. Adrenalininjektion kann einen Anfall auslösen. Affektzustände gehen mit Adrenalinausschüttung Hand in Hand (GAKKEBUSCH) und können eine Rolle als „letzter" Faktor der begünstigenden Konstellation erwerben. Tiere mit exstirpierten Nebennieren sind dagegen spezifischen Krampfgiften, wie Absinth, Monobromkampfer u. dgl., gegenüber unempfindlich. Doch haben ähnliche Operationen oder Bestrahlungen der Nebennieren beim Menschen (O. FOERSTER) keinerlei Erfolg gehabt.

Die krampferregende Wirkung des *Corpus luteum* äußert sich nicht selten darin, daß der erste Anfall mit der ersten Menstruation auftritt und dann stets während der Menses wiederkehrt In diesen Fällen hören die Anfälle mit der Menopause meist auf. Auch Gravidität wirkt nicht selten anfallsauslösend. Andererseits weisen eine große Anzahl Epileptiker Konstitutionseigentümlichkeiten auf, welche für eine *Hypofunktion der Keimdrüse* sprechen. Hierher gehört der *eunuchoide* Typus mit langen Extremitäten, meist herabgesetzter Sexualtätigkeit. Nicht selten führt Kastration zu Anfällen. Auch das Klimakterium kann solche Bedingungen schaffen. Die Wirkung der *Epithelkörperchenhypofunktion* durch Störung des Kalkstoffwechsels ist zweifellos epileptogen. Parathyreoideaimplantation soll — für eine Zeitlang wenigstens — günstig wirken. Die *Hypophyse* scheint krampfhemmend zu wirken. So treten bei Kranken mit geschädigter Hypophyse, die das Bild einer Dystrophia adiposogenitalis aufweisen, nicht selten Anfälle auf. Andererseits kommen bei Akromegalie, die mit hypertrophischen Prozessen in der Hypophyse einhergeht, Anfälle meist nicht vor. FOERSTER hat unter 40 Krampfkranken verschiedenster Genese bei 25 im Liquor kein Hypophysin gefunden. In den übrigen 15 Fällen konnte er deutlich die Wirkung anderer Drüsen nachweisen. Das *Pankreas* setzt die Reizschwelle des Großhirns herab. Durch *Insulin* können Krämpfe hervorgerufen werden, welche durch Glykose oder Adrenalin (!) coupiert werden können. Doch war schon früher von den Krämpfen bei Diabetes, wohl infolge von Acidose, die Rede. Auch die *Thyreoidea* wirkt epileptogen, wofür manche Fälle von Basedow sprechen. Doch kann auch *Strumektomie* zu Anfällen führen.

Viel umstritten ist die Frage von der sog. *Reflexepilepsie*. Es ist immer wieder behauptet worden, daß an der Peripherie einsetzende Reize epileptogen wirken. Hautnarben, besonders nach Schußwunden, adenoide Wucherungen, Polypen im Nasenrachenraum, auch Darmwürmer sollen in diesem Sinne wirken. Dem ist widersprochen worden auf Grund des Umstandes, daß durchaus nicht in allen Fällen, wo derartige Reize bestehen, Epilepsie auftritt. Nach allem Gesagten wird diese Entgegnung inhaltlos, denn das epileptische Syndrom darf nicht als Folge *eines* ätiologischen Momentes aufgefaßt werden, sondern als Funktion einer Reihe von untereinander in bestimmter Weise gekoppelten Faktoren. Es müssen noch andere Voraussetzungen erfüllt sein, damit ein peripherer Reiz epileptogen wirke. Als gutes Beispiel, wo *auch* ein peripherer Reiz mitspielte, führe ich kurz folgenden Fall an.

Ein 35jähriger Arbeiter klagte über epileptische Anfälle, die mit unangenehmem Gefühl im linken Bein und Parästhesien einsetzten, dann in lokale Zuckungen im selben Bein und schließlich in einen allgemeinen Anfall übergingen.

Nun konnten folgende Angaben erhoben werden: In der Anamnese *Lues*, *Schädelwunde* in der *rechten* Scheitelgegend mit Knochennarbe, an der *linken* *Tibia* eine mit dem Knochen *verwachsene Narbe*, die beim Berühren äußerst schmerzhaft ist. Bei stärkerem Druck auf dieselbe entstehen die nämlichen Sensationen, mit denen der epileptische Anfall beginnt. Außerdem fallen der hohe Wuchs und die langen Beine des Kranken auf, die ihm ein typisches *eunochoides* Aussehen verleihen. Wir haben hier also eine *konstitutionelle Komponente*, den *chemischen* oder *endokrinen Faktor*, dann *Lues* und die *Hirnnarbe*, die ungfähr der Gefühlsregion entspricht, und schließlich die *Knochennarbe* an der linken Tibia, die einen fortwährenden, für gewöhnlich unterschwelligen

Reiz in der rechten Hemisphäre (Thalamus) unterhält, die außerdem noch durch die Schädelnarbe sich in einem Erregungszustand befindet. Gesellt sich nun noch ein akzidenteller Faktor hinzu, wie Alkohol, Überanstrengung, dann tritt der Anfall auf. Von Interesse ist noch, daß bei diesem Kranken häufig Verstimmungen auftraten, die vielleicht mit dem pathologischen Reizzustand im Thalamus und über diesen hinaus im striären vegetativen System zusammenhingen. Der Mann wurde zuerst trepaniert — mit einem kurz andauernden Effekt, antiluetisch behandelt, auch mit temporärer Besserung, und schließlich wurde ihm die periphere Narbe an der Tibia herausgeschnitten. Der Erfolg der letzten Operation war vielleicht der anhaltendste. Nach Jahresfrist kehrten die Anfälle wieder, wenn auch in schwächerer Gestalt. Iontophorese mit Jod im Bereiche des Schädeldefekts brachte ihm scheinbar Linderung.

Alle diese Tatsachen sprechen beredt dafür, daß das epileptische Syndrom aufzufassen ist als Resultante einer gewissen Konstellation verschiedenster Faktoren endo- wie auch exogener Natur. Wir müssen das Studium der Konstellation der Faktoren bei dem epileptischen Syndrom ganz besonders in den Vordergrund rücken, um den Reaktionstypus der einzelnen Person zu verstehen und die alltäglichen Schädlichkeiten, die eine nicht zu unterschätzende Rolle spielen, zu beseitigen resp. zu vermindern.

Haben wir so das epileptische Syndrom mit seinen Wurzeln umrissen, so ist unsere Stellungnahme der sog. *genuinen Epilepsie* gegenüber klar. Es handelt sich in solchen Fällen lediglich um größere *Schwierigkeiten*, die Faktoren zu erfassen, deren Zusammenspiel das epileptische Syndrom manifest macht. Daß aber auch in diesen Fällen lediglich Faktoren aus dem Bereiche der früher erwähnten Wechselwirkungen zwischen endogenen und Umweltsbedingungen eine Rolle spielen, wird am besten durch die histologischen Befunde bewiesen, welche SPIELMEYER an Hirnen erhoben hat, die von Kranken mit sog. „genuiner" Epilepsie" stammten. Hierher gehören *Allgemeinschädigungen* des Gehirns in Form akuter Ganglienzellveränderungen, Achsenzylinderzerfall, Kernteilungen an den Gliazellen, in den schwersten Fällen regressive Umwandlung der Gliaelemente in amöboide Formen. Diese Befunde bringt SPIELMEYER in Zusammenhang mit der Hirnschwellung. Größere Bedeutung in pathogenetischer Beziehung mißt er den *frischen lokalisierten* Veränderungen zu, die er nach Anfällen im *Kleinhirn* und im *Ammonshorn* vorgefunden hatte. Außer frischen Veränderungen konnten an diesen Stellen *fleckförmige, sklerotische Verödungen — umschriebene Kleinhirn- resp. Ammonshornsklerose —* festgestellt werden, welche auf frühere Anfälle zurückgeführt werden müssen. Nun hat SPIELMEYER ferner gezeigt, daß die Ausfälle im Ammonshorn bei Epilepsie ihrer Verteilung nach denjenigen Ausfällen entsprechen, welche durch Zirkulationsstörungen in diesem Gebiete, sei es Arteriosklerose oder Endarteriitis, hervorgerufen werden. Es handelt sich also um lokale Kreislaufstörungen, welche durch besonders schlechte zirkulatorische Verhältnisse im sog. SOMMERschen *Sektor* begünstigt werden. Es ist übrigens für unsern Zweck irrelevant, ob wir diesen SPIELMEYERschen Standpunkt einnehmen oder uns an die VOGTsche *Pathoklisenlehre* halten, nach der die besondere Vulnerabilität des SOMMERschen Sektors von einer bestimmten Architektonik und letzten Endes von einem bestimmten Physikochemismus desselben abhängt.

Wesentlicher sind für uns die SPIELMEYERschen Resultate der Untersuchungen über die *Art der Veränderungen*. Sind die letzteren frisch, dann besteht das Bild des *ischämischen Zerfalls* (Zellschatten, gliöse Stäbchenzellen, in denen lipoide Abbaustoffe gespeichert sind). Diese Läsionen bringt SPIELMEYER in Zusammenhang mit den epileptischen Anfällen und findet in allen Phasen des Untergangs, Abbaus und Abräumung, sowie in der Lokalisation des Prozesses dasselbe Verhalten wie bei gewöhnlichen ischämischen Herden. Die pathogenetische Analyse der Kleinhirnveränderungen bringt es zu denselben Resultaten. Da materielle Gefäßveränderungen fehlen, nimmt SPIELMEYER eine funktionelle Kreislaufstörung an in Form eines *Angiospasmus*. Mit diesem Ergebnis der histologischen Forschung am pathologisch-anatomischen Material stimmen die Angaben FOERSTERS überein, die er an dem bioptischen Material gewonnen hat, und die von einem *Blaßwerden und Volumveränderung* des Gehirns sprechen, welches im *präparoxysmalen Stadium* stattfindet und nach FOERSTER auf Gehirngefäßekonstriktion zurückzuführen ist.

Wollen wir diesen Befunden nicht nur eine Bedeutung in der Pathogenese des *epileptischen Anfalls* beimessen, sondern für dieselben auch eine Rolle in der Reihe der Faktoren beanspruchen, welche das epileptische Syndrom determinieren, so müssen wir annehmen, daß der Angiospasmus ein Ausdruck der für das Epilepsiesyndrom so wichtigen Veränderungen im vegetativen System ist. In der Blutversorgung des SOMMERschen Sektors findet er eine gewisse Prädilektionsstelle, wobei die temporäre Ischämie Elemente des Großhirns schädigt resp. reizt. Auf diese Weise wird der Schwerpunkt bei der sog. „genuinen Epilepsie" in das vegetative resp. endokrine System verlegt, während die Hirnsymptome lediglich als Folge der im stummen Hirngebiet infolge der Zirkulationsstörung auftretenden Veränderungen aufzufassen sind. Infolgedessen bestehen auch in solchen Fällen keine Herdsymptome, da das „primäre Zentrum" an und für sich „stumm" ist. Dem *histologischen Ausfall* entspricht *kein klinisches Ausfallsymptom*. Auch zwischen den Anfällen bestehen außer den oben skizzierten Allgemeinsymptomen keine oder fast keine Symptome von seiten des *Zentralnervensystems*.

5. Herdsymptome.

Anders in Fällen wo die Hirnschädigung Stellen betrifft, die funktionell größeren Wert als das obenerwähnte Ammonshorn besitzen. Dann tritt nicht selten unmittelbar nach den Anfällen ein Funktionsausfall ein je nach der Lokalisation des Prozesses: entweder eine Hemiplegie resp. Hemiparese, häufiger noch Monoparese, Sensibilitätsausfälle, aphatische Störungen, Reflexstörungen. Besonders charakteristisch sind nicht selten auftretende Asymmetrien der vegetativen Reaktionen (GOLANT-RATNER, SEREJSKI), Temperatur-, auch Reflexunterschiede zwischen rechts und links u. dgl. Selbstverständlich besteht in denjenigen Fällen, wo die Hirnschädigung, die den einen Faktor des epileptischen Syndroms ausmacht, genügend ist, um einen Hirnabschnitt außer Funktion zu setzen, auch unabhängig von den Anfällen das eine oder andere klinische Symptom, welches lokalisatorisch verwertet werden kann in demselben Sinne, wie auch die oben beschriebenen Auraerscheinungen. So werden Monoparesen für Erkrankung der vorderen Zentralwindung sprechen. Nicht selten kombi-

niert sich eine Parese des distalen Endes der unteren Extremität mit Störungen
der Blase infolge der nahen Nachbarschaft der Zentren für die untere Extremität und für die Blase, deren corticale Produktion nahe der Fissura pallii im G.
paracentralis gelegen ist. Bestehen Sensilitätsausfälle corticaler Natur nach
den oben skizzierten Typen, dann befindet sich der Herd in der hinteren Zentralwindung. Störungen der Aufmerksamkeit, besonders der Merkfähigkeit, Gedächtnisschwäche, Sprachstörungen, Erschwerung des Blickes nach einer Seite
hin werden das Augenmerk auf eine Stirnhirnlokalisation lenken. Nicht häufig
treten dabei auch manche Tonusreflexe auf, wie z. B. die Halsreflexe von MAG-
NUS-KLEYN, die Stützreaktion von MAGNUS. Auch Zwangsgreifen ist dabei
beobachtet worden. Es kommt mitunter auch zur frontalen Ataxie, die besonders einen lokomotorischen Charakter trägt und häufig durch Schwanken nach der
kontralateralen Seite zu gekennzeichnet ist. Bestehen Hörstörungen in Form von
Gehörhalluzinationen, seltener Ausfälle des Gehörs, dann meist doppelseitig
mit Überwiegen auf der herdkontralateralen Seite, Geruchs- oder Geschmacks-
halluzinationen, Aphasie von sensorischem Typus, auffallende Gedächtnisschwäche,
bei tiefer gelagerten Herden auch hemianopische Erscheinungen, dann muß
man an einen Herd in der Temporalregion denken. Ist das hervorstechendste
Zeichen eine Schreib- resp. Lesestörung, im Vergleich mit welcher die Sprachstörung zurücktritt oder einen ausgesprochen amnestischen Charakter trägt,
besteht außerdem Fingeragnosie, nicht selten Hemianopsie oder Farbensinn-
störungen, dann muß der Herd in dem Gyrus angularis, bei apraktischen Erscheinungen neben Alexie und Agraphie, auch Sensibilitätsstörungen im Gyrus
supramarginalis lokalisiert werden. Schließlich werden Reiz- resp. Ausfall-
erscheinungen auf optischem Gebiete in Form von sektorförmigem Ausfall des
Gesichtsfeldes, Mikropsie, Makropsie oder Metamorphopsie und andere Formen
von Agnosien, auch Fehlen der optischen Komponente in den Traumbildern
bei Funktionsausfall und umgekehrt Hervortreten derselben bei Reizung der
Hirnelemente für eine occipitale Lokalisation sprechen. Spielen als Faktoren
in dem epileptischen Syndrom Herde an der unteren Hirnfläche mit, dann werden sie, je nachdem sie sich in der vorderen, mittleren oder hinteren Schädelgrube befinden, entweder Symptome von seiten der Olfactorii, des Oculomotorius, Abducens, Trigeminus, oder aber des Facialis, Acusticus, Kleinhirn,
Pons usw. setzen. Auch Prozesse, namentlich Geschwülste im Hirnstamm
resp. in den Hirnganglien und Kleinhirn können zum epileptischen Syndrom
führen. Namentlich Hypophysenerkrankung vom adiposogenitalen Typus. In
jedem Einzelfall ist dann die Diagnose nicht allzu schwer zu stellen, wenn
die anderen Symptome berücksichtigt werden, die auf Lokalisation des Herdes
zurückzuführen sind.

Es wäre jedoch durchaus verfehlt, auf Grund von Herdsymptomen, ob sie
als Aura auftreten oder als Ausfallserscheinungen nach dem Anfall oder zwischen den Anfällen, beim Epileptiker unbedingte Schlüsse zu ziehen auf die
Lokalisation des Herdes. Wir haben immer damit zu rechnen, daß der pathologische Prozeß — und das gilt besonders für Geschwülste — auch Symptome
hervorruft, die auf *Fern- resp. Druckwirkung* beruhen. Wir werden auf diese
Frage bei der Besprechung des Geschwulstsyndroms noch näher zu sprechen
kommen.

6. Pathologisches und Therapeutisches.

Schwieriger ist oft die Lösung der Frage, mit welchem krankhaften Prozeß im Gehirn wir es zu tun haben. Handelt es sich um eine raumbeschränkende Erkrankung — Tumor, Absceß, Parasiten —, dann werden die typischen Symptome des gesteigerten Hirndrucks zu finden sein. Wo sie fehlen, wird die Anamnese, die allmähliche Entwicklung der Krankheit, mitunter die Encephalographie, das Röntgenbild, die Lokalisation des Kopfschmerzes zur Diagnose führen. Immer muß an Lues gedacht werden, an überstandene akute Infektionskrankheiten. Das Gefäßsystem, der Blutdruck sind zu berücksichtigen, die Nierenfunktion. Besonderes Augenmerk ist den Darmparasiten zu schenken. Es will doch scheinen, daß dieselben oft einen wesentlichen Faktor darstellen. Auch nach Intoxikationen, wie Blei, Quecksilber, Alkohol, Darmgiften, Diabetes, Gicht, muß gefahndet werden. Nicht selten gelingt es, durch sorgfältige allgemeine Untersuchung den krankhaften Prozeß ausfindig zu machen, der als wesentlicher Faktor des epileptischen Syndroms betrachtet werden muß. Anamnestisch müssen ganz besonders erhebliche Traumen berücksichtigt werden, namentlich solche, die Schädeldefekte resp. -narben (Abb. 162) hervorgerufen haben. Schwere Geburten, Asphyxien, längere Zeit einwirkender Kohlendunst können in manchen Fällen ebenfalls eine Rolle spielen. Schwerere Entwicklungsfehler sind oft mit anderen Stigmata besonders auf psychischem Gebiet kombiniert. Führt die genaueste Untersuchung und Anamneseforschung zu keinem greifbaren Hirnprozeß,

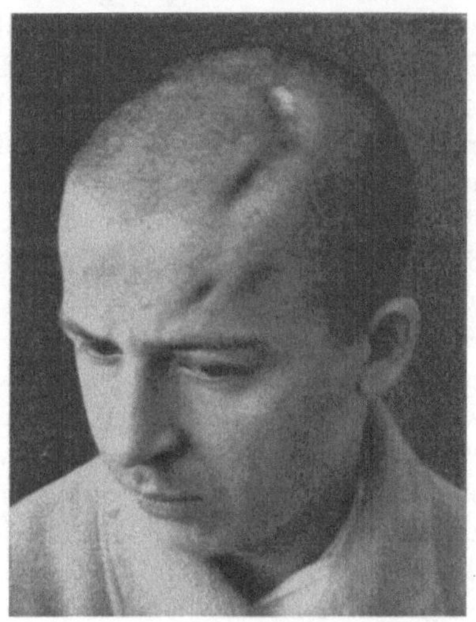

Abb. 162. JACKSONsche Epilepsie. Schädelnarbe nach Tangentialschuß. Universitätsnervenklinik Minsk.

dann muß der Fall auf die Weise ausgelegt werden, daß das Gehirn an und für sich funktionell leicht erregbar ist — seine Reizschwelle ist herabgesetzt — infolge Sonderheiten des Chemismus des gegebenen Organismus, infolge besonderer Konstellation der Arbeit seiner endokrinen Apparate u. dgl. Der Kernpunkt der Faktorenforschung ist dann auf dieses Gebiet zu verlegen.

So sehen wir, auf welche Weise das Epilepsiesyndrom diagnostisch in jedem Falle erfaßt werden muß. Haben wir dasselbe festgestellt, dann erst beginnt die Faktorenforschung oder die klinische Diagnose, denn Epilepsie ist keine klinische Diagnose. Je nach dem Resultat der Faktorenforschung richtet sich die Prognose und selbstverständlich auch die Therapie, die nichts weniger als schablonenhaft sein darf. Sie muß alle in Betracht kommenden Faktoren zu berücksichtigen wissen, um sie alle in für den Gesamtorganismus günstigem Sinne zu beeinflussen.

Wird einem Kranken mit epileptischem Syndrom eine Behandlung verordnet werden müssen, so wird dieselbe vor allen Dingen mit der Bekämpfung aller für den individuellen Fall in Betracht kommenden Faktoren zu tun haben. Die Behandlung der Lues, Austreibung von Würmern, Sanierung der endokrinen Apparate teils durch Einwirkung über das vegetative System (*physiotherapeutische Prozeduren*), teils durch Opo- resp. Substitutionstherapie oder durch Implantationen von Drüsengewebe, Prophylaxe in Form einer die Erregung der Hirnzentren herabsetzenden Diät, in Form Ersatz der erregungssteigernden Chlorverbindungen durch Bromverbindungen, schließlich chemische Umstimmung, wohin auch die beliebte Luminalbehandlung gehört, deren Wert auf ihrem säuernden Charakter beruht — alles dies sind Maßregeln, die sich von selbst ergeben, wenn es gelungen ist, den für jeden Fall maßgebenden Faktoren auf die Spur zu kommen. Besonders wichtig sind die prophylaktischen Maßregeln in bezug auf Obstipation, Alkohol, Übermüdung, Ventilationsverhältnisse, Entfernung jeglicher Schädlichkeiten, die als „periphere Reize" wirken können, Regelung der physischen wie der geistigen Arbeit, der Diät Berufswahl u. dgl. Wertvoll sind alle Maßregeln, die eine durchgreifende Umstimmung im gesamten Haushalt des Kranken hervorrufen, in erster Linie in seiner „chemischen Formel". Hierher gehören Verordnung einer zeitweiligen absoluten lakto-vegetabilen Kost, Kaltwasserkur, unspezifische Proteintherapie, Blutentziehungen, die namentlich bei gehäuften Anfällen und *epileptischem Status*, wo der Kranke während mehrerer Stunden, ja Tage aus dem Anfall nicht herauskommt, recht Gutes leisten. Auch von Abführungskuren habe ich Gutes gesehen.

Handelt es sich um gut lokalisierbare Herde im Gehirn, die epileptogen wirken und meist einen Jacksonschen Typus der Epilepsie provozieren, dann entsteht die Frage einer operativen Entfernung des Hirnreizes. Meist handelt es sich um Geschwülste, Knochensplitter, alte Narben nach Traumen oder entzündliche Prozesse im Gehirn oder seinen Häuten. Leider gelingt es nie, eine das Hirn infiltrierende Geschwulst, meist Gliom, zu entfernen. Und doch sind es in den meisten Fällen lange bestehender Epilepsie gerade gliöse Wucherungen blastomatösen Ursprungs, die einen wichtigen Krankheitsfaktor bilden. Immerhin sind auch in solchen radikal nicht anzugebenden Fällen Trepanationen von Nutzen, wenn auch oft nur nicht auf lange. Es scheinen durch die Operation Bedingungen geschaffen zu werden, die den Hirndruck vermindern, die Blutzirkulation im Schädel verbessern und auf die Liquorbildung resp. -resorption günstig einwirken. Wenn möglich, muß immer über der Stelle operiert werden, wo der Herd vermutet wird, wenn auch nicht immer der Herd entfernt werden kann. Mit Rezidiven ist immer zu rechnen, die Indikationsstellung zur Operation immer mit größter Vor- und Umsicht zu stellen. Bei schweren Geistesstörungen, die mit häufigen epileptischen Anfällen oft Hand in Hand gehen, ist die Operation zwecklos. Auch bei Cysticerkenmeningitis oder Cysticerken des Großhirns ist eine Operation in Anbetracht der Multiplizität der Parasiten meist ohne Erfolg. Liegt jedoch ein Anlaß vor, eine Reflexepilepsie anzunehmen, so ist es doch von einigem Nutzen, am peripheren Reiz anzugreifen, z. B. eine Narbe zu entfernen oder eine Neurolyse vorzunehmen. Unter den operativen Eingriffen sei hier noch einmal der Aderlaß genannt, der ganz besonders beim Status epilepticus in Betracht kommt. Gut ist es auch, an Stelle des entfernten Blutes eine Kochsalzlösung, am besten hypertonisch 15—30%, 50—100 g intravenös einzuverleiben. Es wird dadurch gewissermaßen das Gehirn „entwässert". Denselben Dienst kann auch eine 30—50proz. Glykoselösung leisten, die in denselben

Mengen intravenös verabreicht wird. Wünschenswert ist, daß diese Mengen langsam, z. B. während 20—30 Minuten eingeführt werden.

Es sind ferner verschiedene Handgriffe üblich, die den Anfall coupieren sollen. So sind manche bestrebt, den in die Faust eingekrampften Daumen zu lösen. Andere glauben durch Druck auf die Ovarien Hilfe zu schaffen. Besonders häufig und scheinbar mit mehr Erfolg als die obenerwähnten Mittel wird ein Kunstgriff angewendet, der darin besteht, daß mit aller Kraft das Glied, von dem der epileptische Anfall beginnt, gepreßt wird, oder noch besser mit einer Schnur fest umbunden wird. FALKENHEIN hat einen Handgriff angegeben, der darin besteht, daß mit der Hand der Kranke kräftig in den Nacken gepackt wird und dann mit aller Kraft auf die Gegend der lateralen Spinae der dritten und vierten Halswirbel gedrückt wird. Nach wenigen Sekunden soll die motorische Erregung nachlassen, die Arme schlaff herunterfallen und der Kranke zu sich kommen. Dies soll nur bei Beginn des Anfalls wirksam sein.

Ich erwähne noch zum Schluß einer Klassifizierung von SEREJSKI, der es versucht hat, die Epileptiker in bezug auf ihr weiteres Schicksal in zwei Gruppen zu teilen. Der ersteren gehören Kranke an mit *athletischem Körpertypus*, mit epileptischer Heredität, mit destruktiven Tendenzen, frühzeitigem psychischem und sozialem Verfall, tiefer Demenz, Oligophrenie, agressiven Charakterzügen. Das ist die *maligne Form*. Zur *benignen Gruppe* gehören *Dysplastiker* mit cycloider Heredität, wo die Demenz wenig ausgeprägt, wo die Charaktereigenschaften nicht aggressiv sind, sondern als defensiv bezeichnet werden können. Zur aktiven Defensität zählt SEREJSKI Heuchelei, Schmeichelei, Prahlerei, zur passiven — Geiz, Kleinlichkeit u. dgl. Die Leute dieser Gruppe sind sozial durchaus annehmbar. Hierher zählt SEREJSKI auch die von ihm beschriebene endokrinotoxische Form der Epilepsie, welche er durch Napoleon (Epilepsie + Dystrophia adiposogenitalis) illustriert wissen will. SEREJSKI scheint die aggressive Komponente auf corticale, die defensive auf subcorticale Mechanismen beziehen zu wollen. Allerdings ist besonders letzteres Schema durchaus noch beweisbedürftig.

XVIII. Das Syndrom der Hirndrucksteigerung.

1. Symptomatologie.

Was unter Hirndrucksteigerung verstanden wird, hängt nicht damit zusammen, daß ein im Schädelinnern sich entwickelnder und wachsender Prozeß unmittelbar auf das Zentralnervensystem „drückt". Meist handelt es sich um Druck auf Blutgefäße und Störung der freien Zirkulation, was zu Quellungsprozessen im Nervengewebe führt, um Verlagerung der Ausgangswege der Ventrikel, wodurch Verrückung des Ventrikelinhalts entsteht, in Form eines Obstruktions-Hydrocephalus oder eines Hydrocephalus occlusivus. Auch mit der Möglichkeit eines Hydrocephalus hypersecretorius ist zu rechnen, der im Gefolge einer venösen Hyperämie der Plexus chorioidei auftritt beim Verlegen der Vena Galeni. Es soll auch eine Blockade durch die Wandungen des Foramen magnum eine Rolle spielen, wenn der Hirnstamm und das Kleinhirn in dasselbe hineingepreßt werden.

Unter den Komponenten des Hirndrucksyndroms steht an erster Stelle der *Kopfschmerz*, der von einer Dehnung der Dura abhängt. Es wird von manchen

(Mills und Frazier) angenommen, daß es sich um Reizung des Trigeminus in der Dura handelt. Er ist meist beständig da, exazerbiert von Zeit zu Zeit. Befindet sich der pathologische Prozeß, z. B. die Geschwulst, in der Tiefe des Gehirns, dann wird der Kopfschmerz diffus empfunden. Befindet sich der Tumor resp. Absceß nahe der Oberfläche, dann trägt der Kopfschmerz einen lokalisierten Charakter und entspricht häufig, wenn auch nicht immer der Lokalisation des Tumors. Durch Bewegungen des Kopfes, des Körpers, Husten, Erbrechen, Erregungen wird der Schmerz manchmal unerträglich. Ist der Kopfschmerz meist eines der ersten Symptome, so muß doch betont werden, daß es Tumoren des Hirns gibt, die ohne Kopfschmerzen verlaufen.

Das zweite wesentliche Symptom ist *Erbrechen*. Der cerebrale Charakter desselben drückt sich darin aus, daß es oft ohne Übelkeit, bei nüchternem Magen am Morgen auftritt, oft mit Exacerbationen des Kopfschmerzes zusammenfällt. Lageveränderung führt nicht selten zu Erbrechen. Es wird durch Reiz der Bulbärzentren hervorgerufen oder vielleicht auch durch labyrinthäre Reizung.

Das dritte Symptom, dessen Auftreten zusammen mit den ersten beiden die Wahrscheinlichkeitsdiagnose eines „raumbeschränkenden Prozesses" fast zur Sicherheit macht, sind Erscheinungen von seiten des *Opticus*. Es soll deshalb kein Fall von Kopfschmerz mit Erbrechen ohne Augenhintergrundprüfung bleiben. Ist doch die Kombination von Cephalaea mit Erbrechen das übliche Migränesyndrom, und sind auch Fehldiagnosen in dem Sinne vorgekommen, daß das Erbrechen durch Magenstörungen, der Kopfschmerz durch Blutarmut erklärt wurde. Besonders wichtig ist die Untersuchung des Augenhintergrundes auch darum, weil oft lange keine Beeinträchtigung der Sehkraft festgestellt wird. Opthalmoskopisch wird eine *Stauungspapille* festgestellt, die sich besonders früh bei Lokalisation in der hinteren Schädelgrube entwickelt und oft, aber nicht immer, stärker auf der Seite der Affektion ausgeprägt ist. Durch die Stauung kommt es allmählich zur *Atrophie*, was meist von *Herabsetzung der Sehschärfe* begleitet ist. Bei der perimetrischen Untersuchung erscheint der *blinde Fleck vergrößert*, das *Gesichtsfeld* kann konzentrisch oder auf andere Weise *eingeschränkt* sein, manchmal in Form von zentralem Skotom. Das *Farbensehen* bei kurzer Exposition wird beeinträchtigt. Die Kranken klagen über periodische Verdunkelung des Sehvermögens, manchmal über Lichterscheinungen, wie Flimmern, Funkeln. Schließlich kommt es beim Fortschreiten des Prozesses zur *Amblyopie*, zur Abnahme der Sehschärfe und zur *Amaurose*. Ich habe auch *Metamorphopsien* auftreten sehen, Klagen, daß die Gegenstände schief und krumm aussehen. Dieses Symptom wird *gewöhnlich mit einer Neuroretinitis* in Zusammenhang gebracht. Es können aber scheinbar auch bei Stauungspapille Veränderungen in der gegenseitigen Lage der Receptoren der Netzhaut eintreten, auf welche die Metamorphopsie zurückgeführt wird. Es ist nicht immer leicht, mit Sicherheit eine Stauungspapille von einer Neuritis optica zu unterscheiden. Es muß außerdem erwogen werden, daß auch primäre Erkrankungen der Netzhautgefäße in der Papille von Erscheinungen begleitet werden, als Ödem, Blutungen, weiße Flecken, venöse Stauung und Kaliberveränderung der Gefäße, welche bei Stauungspapille auftreten. Hierher gehören vor allen Dingen Allgemeinerkrankungen, perniziöse Anämie, Nephritis, Chlorose, Leukämie. Entwickelt sich der Tumor an einer Stelle, wo er unmittelbar den Sehnerv lädiert, wie es meist bei Tumoren im Bereiche der Sella turcica der Fall ist, dann kommt er selten zur Stauungspapille, sondern zu einer *primären Opticusatrophie.*

Außer dieser klassischen Trias des Syndroms des gesteigerten Hirndrucks kommen noch andere Symptome vor, von denen das häufigste *epileptische Krämpfe* sind. Dieselben können durch einen Prozeß von beliebiger Lokalisation ausgelöst werden, wenn sie auch besonders häufig bei Prozessen in den Schläfenlappen vorkommen. Meist haben sie einen generalisierten Charakter. Doch wenn sie sich auch dem JACKSONschen Typus nähern, so braucht das nicht absolut für die entsprechende Lokalisation zu sprechen. Über *Schwindelgefühl* wird oft geklagt. Manchmal hängt das von *Paresen der Augenmuskeln* ab, manchmal von *Läsion der Vestibulares,* manchmal von *Stauungserscheinungen im Labyrinth.* Auch die objektive Untersuchung der *Labyrinthfunktion* kann in solchen Fällen *Störungen* eruieren. Von seiten der Hörnerven wird über *Ohrensausen* und manchmal über *erschwertes Hörvermögen* geklagt. *Störungen* des *Geruchs* und *Geschmacks* treten als Allgemeinerscheinungen wohl seltener auf. Von den Hirnnerven ist besonders der *Abducens* sehr leicht empfindlich. Nicht immer tritt die *Abducensparese* auf der Seite auf, wo der Prozeß statt hat.

Psychische Störungen sind in vielen Fällen Ausdruck einer Erhöhung des intrakraniellen Druckes. BARUK unterscheidet drei große Gruppen solcher Störungen: das *Syndrom der Verwirrtheit* („Syndrome confusionel"), welches am häufigsten in *leichter* Form als Verlangsamung der intellektuellen Tätigkeit auftritt, in *schwerer* Form als Desorientiertheit, Gedächtnisstörungen, Traum- und Narcolepsiezustände und schließlich in den *schwersten* Formen sich als Apathie, jeglicher Mangel an Initiative bis zum Stupor kundgibt. Während der aktiven Verwirrungszustände kommt es zu impulsiven Akten, zum ambulatorischen Automatismus. Zur *zweiten* Gruppe, die weniger zahlreich ist, gehören *depressive Zustände,* die manchmal mit Wahnideen einhergehen, manchmal ein psychasthenisches Gepräge tragen. Wichtig ist, daß sie mit dem frühen Zustand des Kranken kraß kontrastieren. Oft treten mit dem Erwachen Depressionsgefühle auf. Die Depression kann auch von Taedium vitae mit Suicidversuchen begleitet sein, sich dann wieder durch Lebensfreudigkeit ablöst. Zeichnen sich diese beiden Gruppen durch flüchtig auftretende und wieder verschwindende Erscheinungen aus, so gehören in eine dritte Gruppe diejenigen psychischen Störungen, die permanenten Charakter tragen und als *chronische dementive Formen* und deliriöse Zustände qualifiziert werden können. Diese Zustände stempeln den Kranken zum Geisteskranken. Es kommen Formen vor, die an progressive Paralyse erinnern, an KORSAKOWsche Psychose, Dementia praecox. Witzelsucht, Euphorie und Puerilismus brauchen nicht gerade Lokalsymptome des Stirnlappens zu sein. Sie können als Allgemeinsymptome bei verschiedenster Lokalisation vorkommen.

In manchen Fällen treten verhältnismäßig früh *Störungen der Sehnenreflexe* auf, besonders bei Hypophysentumoren, bei Tumoren der hinteren Schädelgrube. Auch habe ich, wie auch andere, *segmentale Sensibilitätsstörungen* in Form von Schmerzen oder Hypästhesien am Rumpf oder den Extremitäten beobachtet. *Pulsverlangsamung, Respirationsstörungen* treten meist in den letzten Stadien auf. Auch *Gähnen, Singultus* sind beschrieben worden, angeblich häufiger bei Lokalisation in der hinteren Schädelgrube. COLLIER hat *Reiben der Nase* als Allgemeinsymptom bei Hirndrucksteigerung beschrieben. Sehr charakteristisch ist manchmal das *Tumorsyndrom* der *Cerebrospinalflüssigkeit*: hoher Druck, Eiweißvermehrung, wenig Zellen, in seltenen Fällen Tumorzellen, manchmal Xantochromie mitunter FROINsches Syndrom, Hyperglykorrhachie. Es kann auch positive Wassermannreaktion bestehen, wie es scheint am häufigsten bei Prozessen in der hinteren Schädelgrube.

Wesentlich sind ferner die *Röntgenbilder*, welche nicht nur auf allgemeine Steigerung des Hirndrucks hinweisen, sondern oft auch einige Hinweise für die

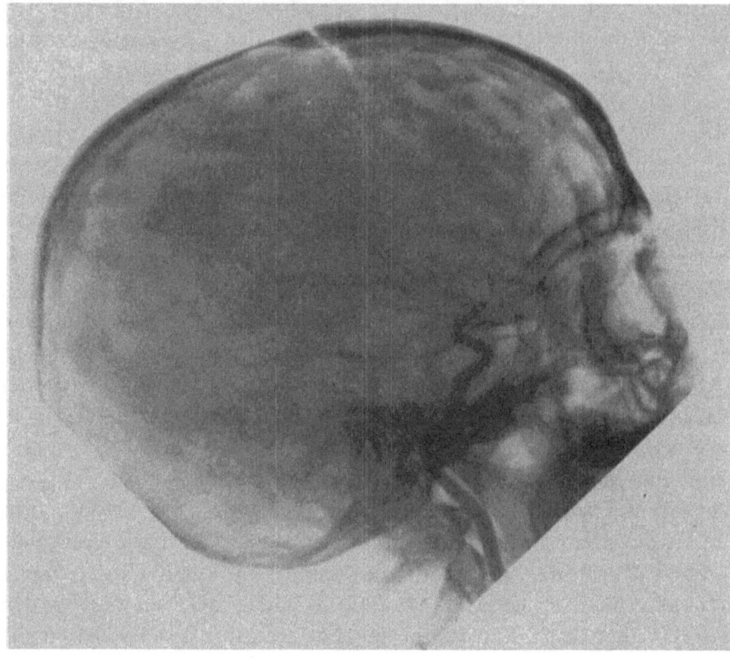

Abb. 163. Radioarteriographie. Normale Lage der Arteria fossae Sylvii. Unten ist die Cerebri posterior sehr gut sichtbar (Anomalie). Die Originale der Abb. 163—166 sind in liebenswürdigster Weise von Herrn Professor EGAS MONIZ, Lissabon, zur Verfügung gestellt.

Lokalisation des Prozesses geben können. Es können auf dem Radiogramm des Schädels Verdickungen oder Absorption der Schädelknochen konstatiert werden, die Impressiones digitatae können tiefer sein, die Gefäße der Diplöe erweitert. In Fällen von Acusticustumor ist manchmal eine Vergrößerung des Meatus auditorius internus zu sehen. Eine große Rolle spielt in der Diagnose raumbeschränkender Prozesse die von DANDY inaugurierte Encephalographie nach Luftfüllung der Ventrikel und der arachnoidealen Räume. Nicht nur die Differentialdiagnose ist dadurch erleichtert zwischen Tumor und Hydrocephalus. Es ergeben sich oft Hinweise auf die Lokalisation. Siehe darüber im Abschnitt der Liquorsyndrome.

EGAS MONIZ hat eine „*radio-diaphorische Methode*" vorgeschlagen, um das System der Arteria cerebri media röntgenologisch zu untersuchen. Er injiziert in die Arteria carotis 4—6 ccm einer 25% Jodnatriumlösung. Sind 2—5 ccm injiziert, dann wird momentan ($^1/_{10}{}''$) die Röntgenaufnahme gemacht. Natürlich liegt der Kranke schon auf dem Tisch bereit zur Aufnahme. Die Lösung muß

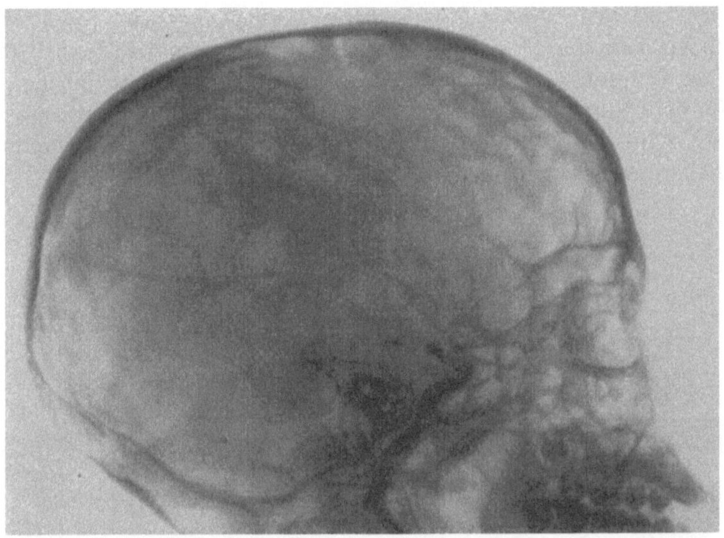

Abb. 164. Radioarteriographie. Derselbe Kranke von der kranken Seite aufgenommen. Der vordere Teil des „Sylvischen Pakets" nach unten gedrückt. Stirnhirntumor. Nach EGAS MONIZ.

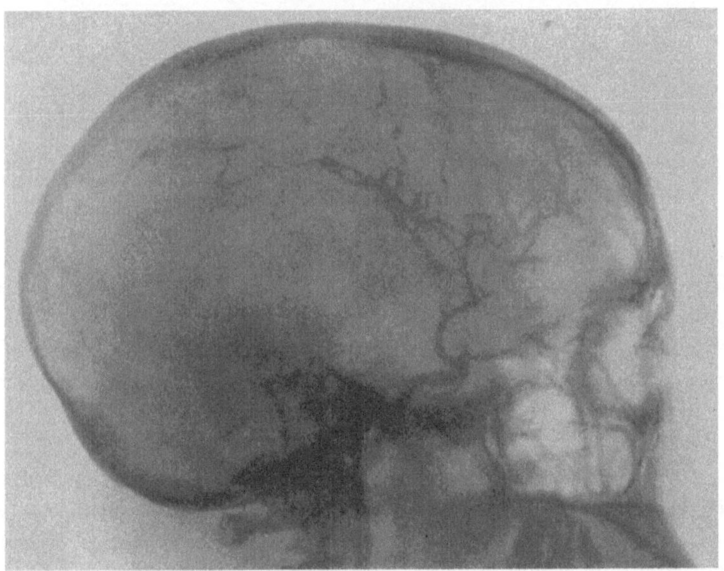

Abb. 165. Die Gruppe der A. Sylvii nach oben verschoben. Temporaltumor. Radioarteriographie nach EGAS MONIZ.

chemisch rein, frisch und tadellos sterilisiert sein. Man erhält so, nach den Aufnahmen von EGAS MONIZ zu urteilen, sehr effektvolle Bilder. Es ist möglich, in manchen Fällen durch diese *arterielle Encephalographie* einen Hirntumor genauer zu lokalisieren. Auf den Abb. 163—166, die dem Vortrag von EGAS MONIZ, im Juli 1928, entnommen sind, ist sehr schön zu sehen, wie sich die normale Arteria Sylvii mit ihrem Gebiet verhält und wie sie nach *unten* durch einen *Frontaltumor* und nach *oben* durch einen *Temporaltumor* geschoben wird. EGAS MONIZ spricht der Methode bei peinlicher Genauigkeit jede Gefahr ab. Doch sind bei anderen bereits Exitus vorgekommen. Man vergleiche Abb. 163 mit Abb. 173, dem Präparat an der Leiche. Die Übereinstimmung ist vollkommen.

Ich muß schließlich auf die *Klopfempfindlichkeit des Schädels* hinweisen. In vielen Fällen ist sie ungemein gesteigert. Wenn sie über allen Teilen des

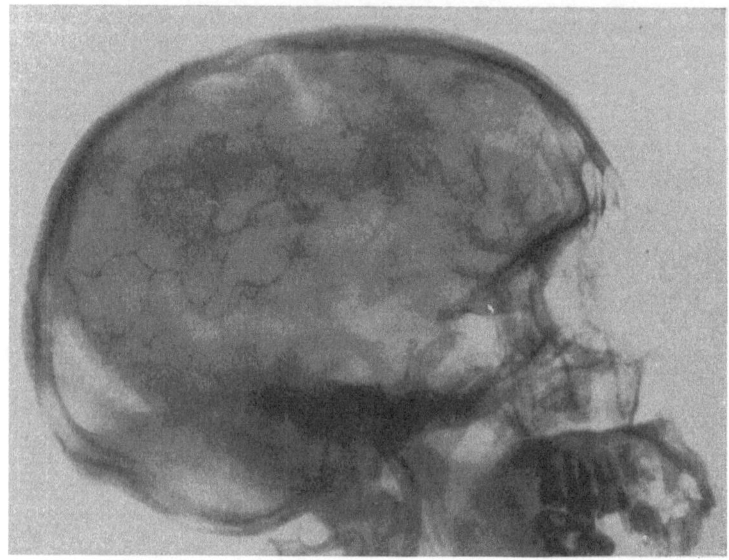

Abb. 166. Das System der Arteria fossae Sylvii ist nach oben verschoben. Mutmaßlicher Tumor des Temporallappens. Einer persönlichen Mitteilung von Prof. E. MONIZ (Lissabon) entnehme ich, daß bei der Autopsie der Tumor tatsächlich im Schläfenlappen vorgefunden wurde. Fall „Aníbal".

Schädels gleichmäßig stark ist, dann scheint dies meist für einen Prozeß in der Tiefe des Hirns zu sprechen. Ist aber eine Stelle, resp. ein Punkt besonders klopfempfindlich, dann ist dies oft ein gutes Symptom für genaue Lokalisation des Tumors. Er scheint, daß namentlich bei Stirnhirntumoren die den Vorderpol einnehmen, der Schädel klopfempfindlich ist und besonders die Stirn.

2. Pathologisches.

Was die topographischen Syndrome anbetrifft, welche von der Lokalisation des Prozesses in dem einen oder andern Abschnitt des Gehirns, resp. des Schädels abhängen, so ist darüber in den Abschnitten nachzulesen, die über Syndrome der einzelnen Hirnteile abhandeln.

Von Prozessen, welche erhöhten intrakraniellen Druck hervorrufen, kommen in Betracht: *Hydrocephalus, Tumoren, Pseudotumoren, Gummen, Abscesse, Parasiten, circumscripte seröse Meningitis* resp. *Cysten,* seltener *multiple Sklerose* und sogar *epidemische Encephalitis.* Über *Hydrocephalus* ist im Abschnitt über Liquorsyndrome nachzulesen. Hier sei nur darauf hingewiesen, daß außer

Entwicklungsstörungen, wie z. B. Hirnatrophie oder Erkrankungen der Häute in früher Kindheit auch beim Erwachsenen jede Infektionskrankheit, die die Hirnhäute alteriert, zum Hydrocephalus führen kann. Besonders ist dies bei der *epidemischen cerebrospinalen Meningitis* häufig der Fall. Sowohl im akuten Stadium kann es teils wegen gesteigerter Sekretion des Liquors, teils wegen Verlegung der Abführwege zur kolossalen Ansammlung von Flüssigkeit in den Ventrikeln kommen. Namentlich in *protrahierten Fällen von Cerebrospinal-meningitis* ist der auftretende Hydrocephalus eine unangenehme Komplikation. Ich habe besonders in den *atypisch verlaufenden Fällen von Cerebrospinal-meningitis* bei alten Leuten oft dieses Stadium des Hydrocephalus gesehen. Auch nach Ablauf der meningitischen Erscheinungen, wenn der Kranke schon auf ist und sogar seiner Arbeit nachgeht, bleiben oft Erscheinungen erhöhten Hirndrucks zurück, von denen die lästigste der Kopfschmerz ist. Nach Lumbal-punktionen, durch die manchmal enorme Mengen von Liquor entfernt werden können, bessert sich dann der Kopfschmerz sehr merklich.

In manchen Fällen von *Tumorschädel* (Oxycephalie) tritt auch ein Syn-drom auf, in welchem der Hydrocephalus ebenfalls eine Rolle spielt. Meist handelt es sich um Personen, die in der Kindheit Rachitis durchgemacht haben. (MELTZER) In der Tat habe ich in allen solchen Fällen feststellen können, daß die Kranken verspätet zu gehen begannen. Dann kommt noch oft Alkoholis-mus hinzu, und tritt nun bei diesem Subjekt infolge Infektionskrankheit noch eine wenn auch leichte seröse Meningitis auf, dann entsteht das Syndrom des gesteigerten Hirndrucks. Oft ist dabei auch Stauungspapille vorhanden, nicht selten auch Atrophie und Neuritis optica.

Um *Hydrocephalus* zu diagnostisieren ohne zu dem Encephalogramm zu greifen, muß in der Anamnese ein Hinweis auf primäre oder sekundäre Er-krankung der Hirnhäute bestehen. Meist haben wir es dann auch mit einem stationären Zustand zu tun. Bei *Hirntumoren* dagegen ist das Allertypischste die allmähliche, schleichende Entwicklung und außerdem die Tatsache, daß sich bald früher bald später aus dem allgemeinen Hirnsyndrom ein lokales Tu-morsyndrom entwickelt. Die Schwierigkeit der Tumordiagnose liegt in der ungemeinen Schwierigkeit Allgemeinsymptome von den Lokalsymptomen auseinander zu halten. Gar nicht so selten sind gerade die ersten Symptome als Lokalsymptome einzuschätzen. Wenn der Prozeß noch nicht so fortgeschritten ist, um den allgemeinen Hirndruck zu steigern, dann gelingt es aus den vielleicht unbedeutendsten Symptomen heraus die richtige Lokaldiagnose zu stellen. Kommt dagegen der Kranke zum Arzt, wenn alle Hirndrucksymptome stark ausge-prägt sind, dann wird man manchmal auch ein selteneres Allgemeinsymptom, die Lähmung z. B. eines Facialis oder ähnliches als Drucksymptom oder als Fernsymptom betrachten müssen. Namentlich die Veränderungen des Ventrikel-liquors können durch unmittelbaren Druck auf die benachbarten Stellen Sym-ptome hervorrufen, welche durchaus nicht als Lokalsymptome von seiten der Geschwulst betrachtet werden müssen. Die *wesentlichste Rolle in der Tumor-diagnose spielt eine tadellose Anamnese.* Näheres über die Lokalsyndrome in den entsprechenden Abschnitten.

Was die *Art des Tumors* anbetrifft, so ist es von Wichtigkeit zu bestimmen, ob es eine infiltrierende Geschwulst ist, oder eine inkapsulierte, die sich leicht aus dem umgebenden Gewebe herausschälen läßt. In manchen Fällen wird diese Frage gleichzeitig mit der Lokalisation des Tumors gelöst. So ist ein Tumor im *Kleinhirnbrückenwinkel* zumeist ein *Neurinom*, welches aus den Acusticusscheiden wächst gleich wie der Tumor eines beliebigen Nerven der Peripherie bei der RECKLINGHAUSENschen *Krankheit*. Hat der Tumor seinen Sitz in der *Hypophyse*, so ist er meist ein *Adenom*. Tumoren, die oberflächlich sitzen, nehmen oft von den Meningen ihren Ausgang und müssen mit CUSHING als *Meningiome* bezeichnet werden. Dann haben CUSHING und BAILEY *Gliome* im Kleinhirn bei Kindern beschrieben und als *Medulloblastome* bezeichnet. Sie bestehen aus undifferenzierten Zellen und gehören zu den malignesten Geschwulsten nicht nur nach ihrer Wesensart, sondern auch wegen ihres Sitzes über dem Dache des vierten Ventrikels. Bemerkenswert ist, daß diese malignen Geschwülste früher — vor etwa 5—6 Jahren — als unoperabel schienen. Es handelte sich

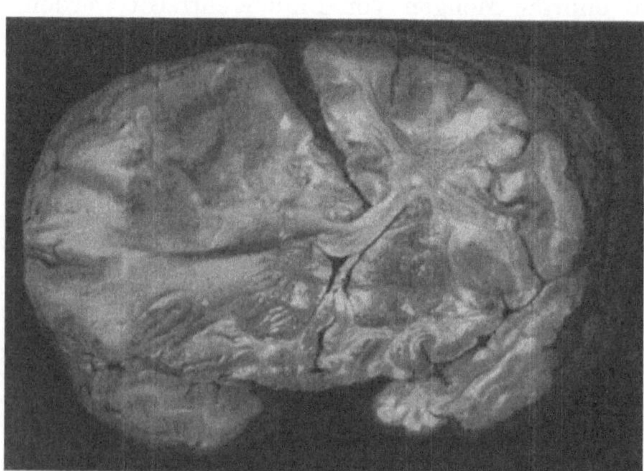

Abb. 167. Großes Gliom der rechten Hemisphäre.
Universitätsnervenklinik Minsk.

damals lediglich darum, um die Kinder, die sonst ca. 6 Monate noch leben könnten, durch eine Dekompression weitere 6 Monate am Leben zu erhalten. Gegenwärtig bei radikalerem Vorgehen werden diese Geschwülste mit Erfolg entfernt, so daß die Kinder nunmehr schon mehrere Jahre die Operation überlebt haben. Der CUSHINGschen Statistik, die am 1. September 1925 1146 Fälle umfaßte, entnehme ich diese Zahlen (s. Tabelle S. 397).

Nicht ohne historisches Interesse für den Fortschritt der neurologischen Diagnose ist es, daß eine von ALLEN STARR im Jahre 1893 zusammengestellte Statistik von 300 Hirntumoroperationen in 71% tuberkulöse und luetische Affektionen zu verzeichnen hatte, während in der CUSHINGschen Statistik dieselbe kaum 3,5% aufweisen.

Am häufigsten kommen *Gliome* vor, und bis zur allerletzten Zeit waren die Gliome, um einen Ausdruck von CUSHING zu gebrauchen das Bête noire des Neurochirurgen und das amorpheste Objekt für den Pathologen. Es kommen Gliome der verschiedendsten Konsistenz, von dem verschiedensten Verlauf vor. Gliome, die prognostisch schlecht beurteilt werden, geben oft guten Verlauf und umgekehrt. Nun hat es CUSHING versucht diese undifferenzierte Masse näher zu beleuchten und für dieselbe Klassifikationsprinzipien zu finden, welche es gestatten in dieses formlose Gebiet mehr Ordnung zu bringen. Mit PERCIVAL BAILEY hat er die *Klassifikation der Gliome auf histogenetischer Basis* vorgenommen. Es hat sich dabei das höchstinteressante Resultat ergeben, daß die *histologische Struktur des Glioms einen weitgehenden Einfluß auf den Krankheitsverlauf* hat. So ist das Gliom, welches aus *Oligodendroglia* besteht, prognostisch bedeutend günstiger zu beurteilen, als diejenigen Formen, welche *jugendlichen blastomatösen Gebilden* entsprechen. In Anbetracht des hohen theoretischen *Interesses* und der *praktischen Bedeutung*, die dieser Gesichtspunkt erwerben kann und muß, führe ich hier zwei Tabellen von CUSHING an.

Glioma (von verschiedener Struktur) . . .		492
Hypophysenadenomen		219
davon chromophile	50	
chromophobe	154	
gemischte	15	
Meningiome (Duraendotheliome)		141
Neurinome (des Acusticus)		100
Congenitale Tumoren		67
davon Craniopharyngealcysten	55	
Cholesteatome und Dermoide . .	8	
Teratome	4	
Metastatische und infiltrierende Geschwülste		44
davon Carcinome	27	
Sarkome	13	
Hypernephrome u. a.	4	
Granulomatöse Tumoren		37
davon Tuberkulome	24	
Syphilome	13	
Gefäßtumoren (der Pia)		17
davon Angiome	9	
Angioendotheliome	5	
Peritheliome	3	
Papillome (des Chorioidealplexus)		7
Verschiedene und nicht klassifizierte		22
		Zusammen 1146

Durchschnittliche Lebensdauer nach der Operation.

1. Medulloepithelioma	8	Monate
2. Pineoblastoma	12	,,
3. Spongioblastoma multiforme	12	,,
4. Medulloblastom	17	,,
5. Pinealom	18	,.
6. Ependymoblastom	19	,,
7. Neuroblastom	25	,,
8. Astroblastom	28	,,
9. Ependymom	32	,,
10. Spongioblastoma unipolare	46	,,
11. Oligodendroglioma	66 +	,, } War damals
12. Astrocytoma protoplasmaticum	67 +	,, } noch am
13. Astrocytoma fibrillare	86 +	,, } Leben

Um einen Begriff von der Häufigkeit der verschiedenen Arten des Glioms zu erhalten, wie auch von den Besonderheiten des Verlaufs einer jeden, bringe ich noch umstehende Tabelle von CUSHING.

Von klinischer Bedeutung ist an dieser Tabelle folgendes: Unter den 316 ,,klassifizierten'' sind drei größere Gruppen zu unterscheiden: Medulloblastome 41, Spongioblastome 109 und Astrocytome 110. Die *Medulloblastome*, von denen schon oben die Rede war, zeichnen sich durch große Malignität aus, derart, daß sie, wenn die Pia durchbrochen, sich in den subarachnoidealen Räumen verbreiten nach der malignen Art, die als *Sarkomatose der Meningen* bekannt ist.

Histologisch festgestellte Gliome bis 1. September 1925.

```
Nur auf Grund des cystischen Inhalts diagnostiziert  . . . . .   54
Es gelang nicht zu klassifizieren . . . . . . . . . . . . .      61
Nicht klassifizierte Gliome des Chiasma, der Brücke u. des Mittelhirns 31
        davon des Chiasma . . . . . . . . . . . . .    12
                 des Hirnstammes . . . . . . . . . .   19
Nicht klassifizierbar . . . . . . . . . . . . . . . . . . . .    30
        davon atypische Gliome . . . . . . . . . .     24
                 Übergangsformen . . . . . . . . . . .  6
Klassifiziert . . . . . . . . . . . . . . . . . . . . . . . .   316
        davon Medullaepitheliome . . . . . . . . .      2
                 Medulloblastoma  . . . . . . . . .    41
                 Pineoblastoma . . . . . . . . . . .    4
                 Pinealoma . . . . . . . . . . . . .    7
                 Ependymoblastoma . . . . . . . . .     6
                 Ependymoma  . . . . . . . . . . . .    8
                 Spongioblastoma
                      multiforme . . . . . . . . . . . 100⎫
                      unipolare  . . . . . . . . . .     9⎭
                 Neuroblastoma . . . . . . . . . . .    3
                 Astroblastoma  . . . . . . . . . . .  15
                 Astrocytoma
                      protoplasmaticum . . . . . . . .  61⎫
                      fibrillare . . . . . . . . . . .  49⎭
                 Oligodendroglioma  . . . . . . . . .   11
                                             ─────────────
                                             Zusammen  492
```

Die *Spongioblastome* sind weniger malign und bilden die sog. *Gliosarkome* der
älteren Literatur. Nach der obigen Tabelle zu urteilen handelt es sich um Fälle,
die im Durchschnitt 46 Monate, d. h. fast 4 Jahre, die Operation überlebten.
Noch günstiger liegen die Verhältnisse bei den *Astrocytomen*, von denen die
fibrillären Formen die Operation bereits 86 Monate oder über 7 Jahre überlebt
haben und noch bis jetzt leben. Wenn man noch die Oligodendrogliome als ebenso
günstig verlaufend hinzuzählt, dann erhält man ungefähr 40% aller Gliome
mit befriedigendem Ausgang.

Ob diese Klassifikation die *Nachprüfung* standhalten wird oder nicht,
eins ist klar. Wir haben in ihr einen großen klinischen Fortschritt zu verzeichnen.
Erstens werden diejenigen Formen in der Tat zu revidieren sein, die als Glia-
sarkome, Fibrogliome, wohl auch Cysten speziell des Kleinhirns, ja vielleicht
als Fibrosarkome des Gehirns etikettiert werden. Dann wird es Sache der klinischen Forschung sein, klinische Äquivalente der verschiedenen histologischen
Formen herauszuschälen. CUSHING stellt die Forderung, daß die histologische
Untersuchung ihm Aufschluß geben soll, noch während der Kranke auf dem
Operationstisch liegt. Jedenfalls scheint diese bemerkenswerte Kollaboration
der Disziplinen von so großem Erfolg begleitet zu sein, daß der nächsten Forschung
und Nachprüfung der Resultate, die auch an meiner Klinik an einem genügenden
Material durch MELNIKOW und KARAWAITSCHIK vorgenommen wird, überaus
dankbare Ziele und Richtungen gesetzt sind. Jedenfalls will es scheinen, daß der
Sammelkasten Gliom, in den so vieles bunt durcheinander geworfen wurde,
sich nun zu klären scheint. Vielleicht auch, daß die *Gliose*, die Syringomyelie
in dieser Klassifikation ihre Stelle finden wird.

Es muß noch hier kurz die Frage von den *Pseudotumoren* berührt werden.
Als sie seinerzeit durch NONNE beschrieben wurden, haben sie nicht überall
eine gute Aufnahme gefunden. Man sprach von *Pseudodiagnosen*. Nun ist es
jetzt ohne Zweifel, daß es tatsächlich pathologische Zustände im Gehirn gibt,
welche durchaus das klinische Bild eines Hirn- oder Rückenmarkstumors bieten
und die entweder durch *Quellungsprozesse* oder durch *hydrocephalische Veränderungen* hervorgerufen werden. Allerdings genügt auch die Autopsie oft nicht,
um einen wahren Tumor auszuschließen. Es gehört hierher oft eine peinliche
histologische Untersuchung, da *makroskopisch* das Gehirn normal erscheinen
kann. In einem kleinen, vielleicht auch nicht zu kleinen Teil der Fälle kann es
sich auch um *multiple Sklerose* handeln, die mitunter von einem Tumor schwer
zu differenzieren ist, besonders da sie auch Stauungspapille und andere Erscheinungen eines erhöhten Hirndrucks hervorrufen kann, wie unlängst wieder von
WEXBERG geltend gemacht ist. Das Typischste für eine Sklerose ist der langsame
Beginn und Verlauf, die Multiplizität der Herde, die Remissionen (*Marburgsche
Trias*). Doch kann auch der chronisch beginnende und verlaufende Tumor
Remissionen geben, insofern, als verschiedene Begleiterscheinungen, wie Quellun-
gen, Druck auf Gefäße u. dgl. unter günstigen Bedingungen sich bessern können.
Andererseits kann ein Teil der multiplen sklerotischen Plaques sich in stummen
Hirnregionen befinden und infolgedessen die Multiplizität der Herde keine
klinische Äußerung finden. Letzteres ist auch dann der Fall, wenn die sklerotischen
Herde sich längs demselben System lokalisieren, z. B. in der vorderen Zentralwindung und dann weiter im Bereiche der Pyramidenbahn in ihrem weiteren
Verlauf. Auch das Auftreten von typischen Symptomen, wie skandierende
Sprache, Intentionszittern und Nystagmus — die *klassische Charcotsche Trias* —
ist, wie wir nun wissen, lediglich ein Lokalsyndrom, welches durch jeden Herd
auch nicht von multipler Sklerose im Bereiche der Kleinhirnsysteme hervorgerufen werden kann. Bei der Häufigkeit, mit der jetzt multiple Sklerose diagnostiziert wird, bildet diejenige Form, in der das klassische CHARCOTsche Syndrom
vorkommt, eine kleine Minderheit (5—8%). Auch die *Marburgsche Trias* läßt
oft im Stich. Kennen wir doch Fälle — und sie sind in den letzten Jahren recht
häufig geworden —, wo die multiple Sklerose recht akut beginnt und dann allmählich in die chronische Form übergeht mit weitgehenden Remissionen und Exa-
zerbationen. Die *zahllosen Symptome*, die bei der multiplen Sklerose vorkommen
und die dadurch zu erklären sind, daß die *sklerotischen Plaques sich überall
lokalisieren* können, haben oft nur einen relativen Wert in dem Sinne, daß ihr
Fehlen mitunter gegen Sklerose spricht. Dies bezieht sich namentlich auf die
Bauchreflexe, deren Fehlen tatsächlich bei multipler Sklerose ungemein häufig
vorkommt, wie auch ihre Asymmetrie (STRÜMPELL). Handelt es sich nun um
einen auf multiple Sklerose verdächtigen Fall, dann wird der absolut normale
Befund der Bauchreflexe doch gegen multiple Sklerose sprechen. Wesentlich
bleiben solche Symptome, wie *bitemporale Abblassung* der Papillen, binasale
Gesichtsfeldeinschränkung. Wesentlich sind auch Angaben aus der *Anamnese*, wie
Kopfschwindel, vorübergehendes Dunkelwerden in den Augen u. dgl. Besonders
bedeutungsvoll ist, wenn es tatsächlich gelingt, *Symptome* zu finden, die auf
mehrere einzelne Herde hinweisen, z. B. Zwangslachen und Fehlen des Achillessehnenreflexes oder Babinski rechts, schlecht auslösbare Bauchdeckenreflexe

links, oder skandierende Sprache und merkliche Schwäche in den oberen Extremitäten ohne ausgesprochene Lähmungen. Für multiple Sklerose würde dann auch noch das dieselbe oft begleitende hysterische Syndrom sprechen mit Affektschwankungen, leichter Suggestibilität, was für Gehirntumor wenig charakteristisch ist. Gute Fingerzeige kann die umsichtige Abschätzung der Resultate der Liquoruntersuchung geben, wo Syndrome vorkommen können, die durchaus für multiple Sklerose sprechen. Ich verweise auf den entsprechenden Abschnitt. Ich habe ferner in einer Arbeit die Schwierigkeiten der Differentialdiagnose zwischen multipler Sklerose und Tumor des Nervensystems beleuchtet und möchte auch hier betonen, daß nur, wenn es uns einmal gelingt auch die Serologie und das Blutbild in den Dienst der Diagnostik der multiplen Sklerose oder des Tumors zu stellen, wir ein Mittel besitzen werden in 100% der Fälle die Diagnose mit Sicherheit zu stellen. Bis dahin spielt eine nicht unwesentliche Rolle für unsere Diagnose das Vermögen, alle Besonderheiten des Falls abzuschätzen, unser Wissen, Erfahrung und Übung.

Das letztere muß auch in gewissem Sinne für die *Differentialdiagnose zwischen Hirntumor und epidemischer Encephalitis* gelten. Wissen wir doch, namentlich dank den encephalographischen Studien von FOERSTER, daß die ihrem Polymorphismus nach wenig der multiplen Sklerose nachstehende epidemische Encephalitis auch mit Vermehrung mindestens des Ventrikelliquors einhergehen kann. In der Tat kennen wir klinische Bilder von epidemischer Encephalitis, welche mit Steigerung des Hirndruckes einhergehen, wo auch eine Stauungspapille auftreten kann. Die Anamnese, die Pupillenstörungen, die vegetativen Störungen, hauptsächlich die Kombination der Symptome, das Auftreten von multiplen Herden, all dies hilft manchmal aus der schwierigen Lage. Ganz besonders möchte ich betonen, daß für eine epidemische Encephalitis eine gewisse *Dissoziation* sprechen muß *zwischen schweren nervösen Erscheinungen*, wie Parkinsonismus und andere striäre Symptome einerseits *und den allgemeinen Drucksymptomen* andererseits. Sind bei einem Tumor die klinischen Erscheinungen derart fortgeschritten, daß sie das schwere Bild einer epidemischen Encephalitis hervorrufen, dann müssen auch die Druckerscheinungen bedeutend sein. Bei der epidemischen Encephalitis ist das durchaus nicht der Fall.

Recht schwierig stellt sich in manchen Fällen die *Differentialdiagnose* gegen *Lues* und besonders die gummöse Form, bei welcher sehr häufig Druckerhöhung vorkommt. Wir haben oben gesehen, daß bei CUSHING unter 1146 Tumoroperationen 13 mal Syphilome vorgekommen sind, das macht ein Verhältnis von 1% aus. Es muß allerdings dieser Prozentsatz für andere Verhältnisse durchaus erhöht werden. Andererseits ist man oft in der Lage in Anbetracht der drohenden Erblindung oder des schweren Zustands, der durch die spezifische Therapie nicht allzu schleunigst beeinflußt werden kann, auch in Fällen, wo aller Wahrscheinlichkeit nach ein Gumma vorliegt, operieren zu müssen. Auf die WASSERMANN-Reaktion soll man sich nicht absolut verlassen, da, wie schon mehrmals betont, dieselbe auch beim Tumor positiv, bei Lues negativ sein kann. Wesentlicher ist schon die Analyse der Cerebrospinalflüssigkeit. Besteht in derselben ein positiver Wassermann und eine Eiweißvermehrung und vielleicht auch Xanthochromie oder FROINsches Syndrom, dann würde das Fehlen einer mehr oder weniger ausgesprochenen Pleocytose durchaus gegen Lues sprechen. Auch die

Goldsolreaktion ist differentialdiagnostisch zu verwenden. Am leichtesten liegt der Fall, wenn in der Anamnese tatsächlich Lues festgestellt wird, obgleich auch ein Luetiker gegen Hirntumor nicht immun ist. Der Charakter der Kopfschmerzen, die oft nachts exazerbieren, Störungen der Sensibilität vom radikulären Typus, Erscheinungen von basaler Meningitis, besonders Paresen der Hirnnerven und von ihnen der Augenmuskelnerven, Symptome, die nicht gut durch einen Herd, auch nicht durch Fern- und Druckwirkung erklärt werden können, sondern für einen diffusen Prozeß sprechen, an welchem mesenchymale Teile des Hirns — Häute und Gefäße — Anteil nehmen, erleichtern in den meisten Fällen die Diagnose.

Bedeutend schwieriger gestaltet sich die Unterscheidung von einem *Parasiten* und speziell von einem *Cysticercus*. Das Syndrom der Hirndrucksteigerung ist in diesen Fällen meist außerordentlich stark ausgeprägt. Besonders heftig sind die Schmerzen, die geradezu unerträglich erscheinen und die besonders durch Bewegungen hervorgerufen werden. Was sie aber außerordentlich charakteristisch macht, das ist der bunte Wechsel zwischen heftigem Kopfschmerz und freiem Intervall. Soeben hat sich der Kranke vor Schmerzen das Leben nehmen wollen und nun ist er schon wohlauf. Und umgekehrt, er scherzt, ist guter Laune, erheitert die anderen Kranken der Abteilung und ganz unerwartet tritt wieder so ein Schmerzparoxysmus auf. Es fiel mir auf, daß gerade nach Gemütsaufregung auch positiver Art, besonders nach Lachen, der Kopfschmerz paroxystisch auftritt. Auch Erbrechen und Stauungspapille fehlen nicht und namentlich fast nie epileptische Anfälle, nicht selten vom JACKSONschen Typus. Von anderen Erscheinungen seien erwähnt diejenigen von seiten der Meningen. Auch diese sind nicht immer konstant, sondern wesentlichem Wechsel unterworfen, was wohl durch Verlegung der Kommunikationswege des Liquors zu erklären ist. So bestehen Strabismus, Störungen der Reflexe, besonders häufig habe ich das Fehlen der letzteren beobachten können, und dann wieder schwinden diese Symptome nach antiluetischer Behandlung, bald auch ohne dieselbe, um dann wieder zu erscheinen. Typisch ist in manchen Fällen die Kopfhaltung, was auf Mitbeteiligung des vierten Ventrikels oder seiner Wandungen hinweist. Nicht selten sind auch psychische Störungen, Desorientiertheit, auch nicht nach dem Anfall. Die Diagnose auf Cysticercus intra vitam zu stellen ist überaus schwierig, wenn nicht fast unmöglich. Sie stützt sich auf die epileptischen Anfälle, auf die Flüchtigkeit der Symptome, auf den gesteigerten Hirndruck, schließlich auf die Eosinophilie. Allerdings ist bei der großen Verbreitung der Wurminvasionen auf letzteres Symptom nicht allzu viel zu geben. Auch schien mir die Cerebrospinalflüssigkeit typisch. Darüber ist im Kapitel über Liquorsyndrome nachzulesen. Besonders erleichtert die Diagnose, wenn auch leider verspätet, die Mors subita, welche für Cysticercus besonders typisch ist.

Nicht minder schwierig ist die Diagnose des *Echinokokkus*. Da derselbe im Gegensatz zu den zahlreichen, ja zahllosen Exemplaren des Cysticercus im Hirn und seinen Häuten eine kompakte Masse darstellt, ist das klinische Bild dem Hirntumor noch viel mehr ähnlich. Nur die Anwesenheit von verkalkten Blasen unter der Haut, wie auch die *serologische* Untersuchung, die, wie bekannt, in bezug auf den Echinokokkus Erfolge aufweisen kann, können an einen Echinokokkus denken lassen.

Aus nicht immer ganz geklärten Ursachen kann sich sowohl im Hirn als auch im Hirnmark eine *circumscripte seröse Meningitis* bilden. Es können traumatische, infektiöse Faktoren im Spiele sein, im Anschluß an welche sich Verwachsungen der arachnoidealen Räume bilden können, was Grund zur Ansammlung cerebrospinaler Flüssigkeit gibt. Dadurch sind Bedingungen geschaffen für Steigerung des intrakraniellen Druckes. Prädilektionsstellen für solche *Cysten* oder *Meningitis serosa circumscripta oder Arachnoiditis adhaesiva circumscripta* sind die Stellen über den Furchen, besonders der ROLANDOschen, jedoch ganz besonders häufig entwickeln sie sich in der hinteren Schädelgrube im Bereich der *Cisterna cerebellomedullaris* und *Cisterna acusticofacialis.* Auch in der Norm soll sich hier eine kleine Menge Flüssigkeit befinden. Die Differentialdiagnose gegen Tumor ist nicht leicht. Es muß praktisch immer an die Möglichkeit einer akuten serösen Meningitis gedacht werden, wenn der den Schädelraum verengende Prozeß in ein Gebiet verlegt wird, wo derartige Arachnoidealcysten vorkommen, in erster Linie bei der Lokalisation in der hinteren Schädelgrube. Allerdings ist in manchen Fällen die Arachnoidealcyste nur die Folge oder Begleiterscheinung eines anderen, meist schwereren Leidens, oft eines Hirntumors, der durch Behinderung der normalen Liquorzirkulation das Entstehen derartiger Arachnoidealcysten begünstigt. Sie treten in der hinteren Schädelgrube nicht nur bei Kleinhirntumoren, sondern ebenfalls bei Tumoren im Bereiche des Stirnhirns auf. Kommt der Kranke dann zum Arzt in einem fortgeschrittenen Stadium, dann kann auch der Erfahrenste durch das Syndrom der hinteren Schädelgrube hypnotisiert werden und die winzigen Erscheinungen, die ein Stirnhirntumor manchmal macht, übersehen. Die ersten Symptome sind folglich die allerwichtigsten.

Es sei hier noch nachgetragen, daß zu den Momenten, die den Hirndruck steigern, vermutlich durch Hyperproduktion des Liquors, CUSHING auch noch geneigt ist, ein humoral-chemisches zu rechnen, das Auftreten gewisser Stoffe im Blute, welche „hypertonisierend" auf den Liquor wirken sollen. Wir haben schon in der FOERSTERschen Klassifikation der Hydrocephalien gesehen, daß in der Hypofunktion der Pinealis resp. Hyperfunktion der Hypophyse ein Faktor zur Liquorhyperproduktion gegeben ist. Nun haben Versuche von WEED an Katzen gezeigt, daß das intravenöse Einführen von *hypertonischen Glykose*lösungen zur Senkung des Liquordruckes führt, *hypotonische Lösungen* im Gegenteil den Liquordruck erhöhen.

3. Therapeutisches.

Die *intravenöse Applikation hypertonischer Lösungen* wurde dann auch bei Kranken mit Meningitis und erhötem Liquordruck angewandt und der Erfolg war gut. Nun haben CUSHING und FOLEY gezeigt, daß auch *per os oder per rectum eingeführte konzentrierte Glykoselösungen* denselben Effekt hervorrufen. FOLEY und PUTNAM haben für die *interne* Verordnung eine 30proz. *Chlornatriumlösung* empfohlen. Diese Autoren erachten die Salzlösung als effektiver als die Dextroselösung. Andere empfehlen für denselben Zweck *Magnesium sulfuricum* in konzentrierter Lösung 1—2 Eßlöffel wiederholt im Laufe des Tages verabreicht. Diese Angaben sind noch von verschiedenen Seiten nachgeprüft worden und speziell von HOWE unter Berücksichtigung der Frage von der Toxizität der Mittel. Aus den Versuchen des letzteren geht hervor, daß am wenigsten toxisch die

Dextrose ist und dabei einen durchaus guten Effekt gibt in bezug auf Senkung des Liquordruckes. Ich wende in Fällen von gesteigertem Hirndruck sehr gern hypertonische Zuckerlösungen an und bin mit dem Erfolg durchaus zufrieden. Es ist auch praktisch leichter, dem Kranken die Zuckerlösung als eine Magnesiumsulfuricumlösung zu verabreichen. Arbeiten von WOLFF und FORBES haben es versucht, die verschiedenen Bedingungen festzustellen, welche durch Einführung der hypertonischen Lösungen geschaffen werden. Es handelt sich vermutlich um Innervationsveränderungen im Bereiche der Hirngefäße. Es müssen vielleicht manche „*habituelle Kopfschmerzen*" auf Steigerung des Liquordruckes zurückzuführen sein. Namentlich habe ich bei *chronischen Bleivergiftungen* oft einen überaus gesteigerten Hirndruck gesehen und mitunter anstatt Punktionen durch konzentrierte Zuckerlösungen dem Kranken geholfen.

Außer diesem palliativen Mittel, das immer angewendet werden muß, haben wir in *systematischen Hirnpunktionen* ein weiteres, das in manchen Fällen von chronischem Hydrocephalus gewissen Nutzen bringt. Von radikaleren Eingriffen war teils oben die Rede, als über Hydrocephalus abgehandelt wurde, teils muß auf spezielle Arbeiten verwiesen werden. In Fällen von Tumoren stehen wir leider oft vor der Frage, ob die Operation wirklichen Nutzen bringen wird. Wie die Sachen jetzt stehen — und der Prozentsatz der guten Ausgänge ist noch heute nicht allzu ermutigend — muß doch häufiger operiert werden, als es geschieht. Namentlich frühzeitiger. Es muß auf die Stelle losgegangen werden, wo man den Tumor ver-

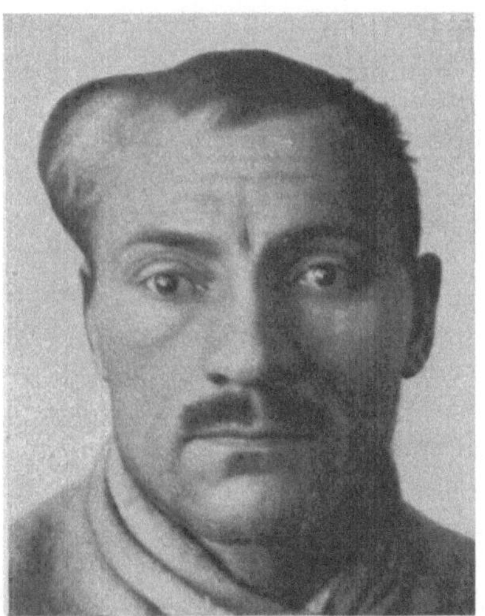

Abb. 168. Dekompressivoperation bei inoperablem Hirntumor. Hirnhernie. Universitätsnervenklinik Minsk.

mutet. Im schlimmsten Falle bleibt es bei der Palliativtrepanation, die den Druck vermindert (Abb. 168). Man sollte häufiger zu solchen *Probetrepanationen* greifen (BABITZKI). Hat der Druck lange bestanden und ist es schon mit den Sehnerven schlecht bestellt, dann hilft oft auch die *Entlastungsoperation* nichts mehr. Die *Dekompression* wird in Fällen, wo von einer weiteren radikalen Entfernung abgesehen wird, nach CUSHING am besten *subtemporal* ausgeführt. Bemerkenswert ist noch der transfrontale *Hypophysenstich* von SIMONS, durch welchen intra- und suprasellare Cysten entleert werden können. Derselbe ist auch diagnostisch zu verwerten. Er erfordert allerdings größte Übung.

XIX. Das Syndrom der Rückenmarkskompression.

1. Pathologisches.

Unter *Rückenmarkskompression* versteht man eine Schädigung des Rückenmarkes, welche durch pathologische Prozesse hervorgerufen wird, die sich in seiner Umgebung abspielen. Es handelt sich dabei nicht um eine tatsächliche mechanische Kompression. Dieselbe kann sich allerdings mit der Zeit auch entwickeln. Als Regel hängen die Veränderungen im Rückenmark bei der Kompression jedoch davon ab, daß der extramedulläre Krankheitsprozeß die Wurzeln, Gefäße, sowohl Arterien, Venen als auch Lymphgefäße abdrosselt und außerdem wesentliche Verschiebungen in der Liquorzirkulation hervorruft. Es treten *makroskopische Veränderungen* an der entsprechenden Stelle auf, die sich hauptsächlich in enormer Erweiterung der Venen äußern, wie auch im Fehlen der normalen Pulsationen des Duralsackes. Dieses Fehlen der Pulsation ist das hervorragendste Zeichen, welches sich dem Chirurgen bei der Intervention auf den ersten Blick darbietet und über die Ausdehnung der Kompression orientiert. Der Duralsack ist straff gespannt, die duralen und epiduralen *Fettansammlungen* springen vor. Nach SICARD und FORESTIER besteht in manchen Fällen von Rückenmarkskompression eine wahre *epidurale Lipomatose*. Derartige Reaktion des Zellfettgewebes soll nach den französischen Verfassern Resultat einer ungenügenden Beweglichkeit der entsprechenden Wirbel sein und auch bei anderen ankylosierenden Prozessen der Wirbelsäule vorkommen. Die Venenerweiterung beschränkt sich meist nicht auf die Stelle der Kompression, sondern erstreckt sich über das Rückenmark weitgehend nach oben und nach unten. Von Bedeutung ist, daß trotz Obliteration der entsprechenden vorderen und hinteren spinalen Arterien die arterielle Blutversorgung des Rückenmarkes nicht so intensiv leidet, da die Arteriae longitudinales des Rückenmarkes genügenden Zufluß aus den Hals-, Brust- und Lendengefäßen erhalten. Die *mikroskopischen Veränderungen* entsprechen oft nicht der Schwere des klinischen Bildes, namentlich in den Anfangsstadien der Kompression. Es handelt sich hier um verschiedene Elemente: ödematöse Prozesse, nach manchen auch Koagulation des Eiweißexsudates, kleine nekrotische Herde entsprechend den obliterierten pialen oder radikulären Arterien (P. STEWART und RIDDOCH), Gliareaktionen, Nervenzellendegenerationen oft vom hyalinen Typus mit Kernschwund usw., Zerstörungen im Bereiche der weißen Substanz, Wurzelveränderungen, Alterationen der Häute. Wird die Kompression durch *luetische* oder *tuberkulöse* Prozesse hervorgerufen, dann treten noch entzündliche Erscheinungen hinzu. Wird die Ursache der Kompression frühzeitig entfernt, dann gehen auch die ödematösen Erscheinungen rasch zurück und die Funktion, wie mangelhaft sie auch geworden, kann vollkommen wiederhergestellt werden. Oberhalb und unterhalb der Kompressionsstelle nehmen die Erscheinungen merklich ab. Die Hauptrolle spielen hier sekundäre Degenerationen.

Befindet sich der komprimierende Prozeß *außerhalb der Dura*, dann kann das Rückenmark lange Zeit der „Kompression" entgehen, da der epidurale Raum groß genug ist und die Fremdelemente in demselben Platz finden ohne großen Schaden zu stiften. Die Wurzeln dagegen fallen verhältnismäßig früh zum Opfer. Auch bei der intraduralen Lokalisation sind die Wurzeln am ehesten den Schädlichkeiten ausgesetzt. Bei jeder Lokalisation wird jedoch auch der Liquor beeinflußt, so daß Liquorsyndrome meist die ersten sind, welche für eine Kompression sprechen. (S. Liquorsyndrome.)

Die Entwicklung der Kompressionserscheinungen ist verschieden. Meist schreitet sie allmählich fort. Die Erscheinungen entwickeln sich langsam und können oft mit einem Ölfleck verglichen werden, der sich allmählich verbreitet. In anderen Fällen setzt die Krankheit plötzlich ein, sei es als Resultat einer *traumatischen* Einwirkung, infolge deren ein Knochensplitter oder ein Geschoß auf das Rückenmark drückt, oder infolge anderer noch nicht ganz klarer Ursachen, wie bei der *Pottschen Krankheit* (s. unten). Doch bestehen auch bei letzterer in der weitaus größten Mehrheit der Fälle schon meist lange vor dem akuten Aussetzen der Rückenmarksfunktion typische Erscheinungen der Rückenmarkskompression. Zu diesen gehören an erster Stelle *Wurzelsymptome.* Es bestehen *Schmerzen von radikulärem Charakter* und Verbreitung, die oft sehr heftig sind, je nach der Lokalisation des Prozesses als intercostale Neuralgien, Occipital-, Brachial-, Ischialgien usw. verlaufen. Die *Radiculitis* ist ausführlich im Abschnitt über Ischias besprochen. Sie können lange Zeit, über 11 Jahre (VERAGUTH), monosymptomatisch verlaufen und jeder Behandlung trotzen. Hyperalgesien, Parästhesien und radikuläre Ausfälle der Sensibilität sind auch nicht selten, allerdings Hypästhesien in Anbetracht der von SHERRINGTON festgestellten Überlagerung der Wurzeln nicht häufig. Noch weniger auffallend sind die Symptome von seiten der Vorderwurzeln. Doch kommen auch hier pathologische Erscheinungen vor, hauptsächlich in Form von *Atrophien,* die besonders dann in die Augen fallen, wenn der Prozeß sich im Bereiche der unteren Cervicalsegmente entwickelt und ihm die kleinen Handmuskeln zum Opfer fallen. Dann erscheint auch die Funktion früh beeinträchtigt. Doch kommen Lähmungserscheinungen vom peripheren Charakter auch bei anderen Lokalisationen im Bereiche der Hals- oder Lendenanschwellungen vor. SÖDERBERGH, DAWIDENKOW u. a. haben auch auf Beteiligung der Bauchmuskulatur hingewiesen, die ebenfalls segmentale Ausfallsymptome schaffen kann. Deviationen der Wirbelsäule kommen ebenfalls nicht selten beim Kompressionssyndrom vor (Abb. 169). Die *Reflexe* gehen entsprechend der

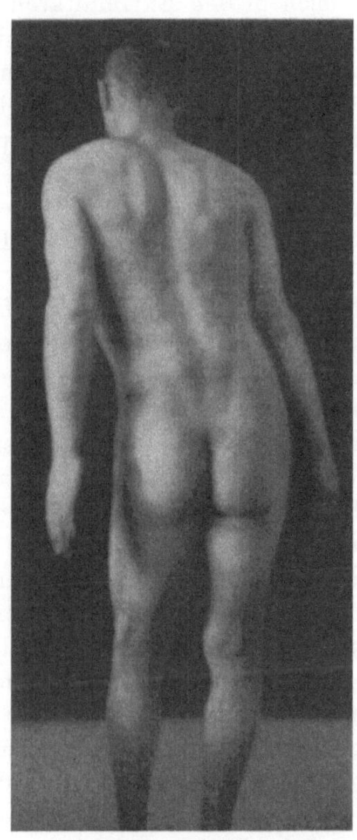

Abb. 169. Haematorrhachis. Skoliose der Wirbelsäule. Lähmung des linken Serratus. Universitätsnervenklinik Minsk.

Höhe der Lokalisation verloren. Dies bezieht sich sowohl auf Sehnen- als auch auf Hautreflexe. Da sich der Krankheitsprozeß oft im Bereiche des Dorsalmarkes entwickelt, ist das Verhalten der einzelnen Bauchreflexe oft von größter Wichtigkeit. Auch *Herpes zoster und andere trophische Störungen der Haut* entsprechend der Höhe des Prozesses werden beobachtet. Die *Schweißanomalien,* die *pilomotorischen Störungen,* entsprechen nicht so streng der segmentären Verbreitung, da die Versorgung des gesamten Körpers durch die Thorakalsegmente des Rückenmarks stattfindet. Näheres ist im Kapitel über vegetative Reflexe nachzulesen. Hier sei nur betont, daß nach den Erfahrungen meiner Klinik mit der *Schweißmethode von* VICTOR MINOR manchmal im Bereiche der Kompression eine Hyperhydrosis, manchmal eine Anhydrosis besteht. Doch verhält sich in der größten Zahl der Fälle das betroffene Segment *anders* als die übrige Körperoberfläche. Schließlich sei noch darauf hingewiesen, daß im Bereiche der Kompression der *reflektorische Dermographismus* fehlt.

Die Symptome von seiten des *Rückenmarkes* fallen zum Teil mit denjenigen der *Wurzeln* zusammen. Dies betrifft die Symptome von seiten der Hinterhörner, teils der Hinterstränge und Vorderhörner. Die wesentlichsten Erscheinungen sind Paraplegie, Störungen der Sensibilität und der Reflexe. Die Paraplegie, die sich in den Extremitäten unterhalb der Läsion entwickelt, tritt verhältnismäßig früh auf. Sie trägt nicht von Anfang an den Charakter einer totalen Lähmung, sondern kann sich lange nur in Erschwerung des Gehens äußern, in rascher Ermüdbarkeit. Meist bestehen in diesem Stadium schon *hypertonische* Erscheinungen, die sowohl bei passiven Bewegungen in die Erscheinung treten, oder sich auch als Klonus der Patella oder des Fußes manifestieren. Früh erscheinen auch die pathologischen Reflexe, vor allem *Babinski* und die Reflexe vom *Verkürzungstypus* (s. Reflexe). Die Rigidität kann immer stärker werden, Sensibilitätsstörungen vom Charakter von Leitungsanästhesien treten auf. Ihre obere Grenze ist manchmal fixiert. Doch bei genauerer Untersuchung ist dies durchaus nicht immer der Fall. Die obere Grenze der *Sensibilität* braucht nicht immer mit der radikulären Sensibilitätsstörung zusammenzufallen, da die Kompression resp. die Quellungserscheinungen nicht gleichzeitig den ganzen Rückenmarksquerschnitt betreffen, sondern oft allmählich die langen Bahnen von der Peripherie aus und dem Zentrum des Rückenmarkes zu außer Funktion setzen. Nach dem Gesetz der exzentrischen Lagerung der langen Bahnen wird deshalb *die obere Grenze der Sensibililätsstörung allmählich* mit dem Untergang auch der zentraler gelegenen Bahnen *nach oben steigen.* Allerdings ist die Sensibilitätsgrenze nicht immer leicht zu bestimmen. Oft ist sie schwankend und hängt nicht nur von dem Untergang der Leitungsbahnen ab, sondern auch von der oberhalb der Kompression sich bildenden Liquorstauung. Nach einer Lumbalpunktion kann sich diese Grenze wesentlich nach unten zu verschieben. Auch können segmentäre Verschiedenheiten im Intensitätsgrade der Sensibilität bestehen, infolge der Liquorstauung, die die einen Segmente mehr, die anderen wenig schädigen kann. Die Tiefensensibilität leidet meist auch. Auch über Aussparung der Sakralsegmente siehe unter Sensibilität.

Zu den medullären Erscheinungen sind auch Affektionen der *sympathischen Zentren* im Rückenmark zu zählen. Durch dieselben erklären ANDRÉ-THOMAS, ELSBERG, FOIX u. a. Symptome wie Ameisenlaufen, vasomotorische, trophoneurotische, die mit Schmerzen einhergehen können und sich in den oberen Extremitäten lokalisieren können, wenn der Kompression der Brustteil des Rückenmarks ausgesetzt ist. Diese sympathikogenen Störungen erschweren mitunter die Höhendiagnose.

Entwickelt sich der Prozeß mehr an einer Seite, dann tritt das BROWN-SÉQUARDsche Syndrom auf, welches sich in typischer Weise darin äußert, daß auf der Seite der Läsion die Pyramidensymptome bestehen in Form von spastischer Lähmung oder pathologischen Reflexen, und außerdem die Tiefensensibilität ausfällt, auf der anderen Seite die anderen Sensibilitätsqualitäten verloren gehen. Meist ist der BROWN-SÉQUARDsche Symptomenkomplex nicht in solch klarer Form ausgeprägt. Es gelingt jedoch nicht selten auch in fortgeschrittenen

Fällen bei gründlicher Untersuchung Elemente des Brown-Séquard auch in der massiven Paraplegie und Anästhesie aufzudecken.

In gewissen Fällen entwickelt sich von Anfang an, häufiger aber aus der ursprünglichen typischen spastischen Paraplegie vom Extensionstypus heraus, das Bild einer spastischen *Flexionsparaplegie*. Die Kranken liegen nun nicht mehr mit gestreckten Beinen, sondern im Gegenteil, die Beine sind im Knie gebeugt und an den Bauch gezogen. Der Babinskische Reflex geht oft verloren. Es treten die *Reflexe des spinalen Automatismus* auf, die sog. *Schutz- und Abwehrreflexe* oder wie ich sie 1914 benannt habe, die *Synergiereflexe* oder *Reflexsynergien*. Die Flexionspose ist nichts anderes als der Ausdruck einer derartigen Reflexsynergie der Verkürzer des Beins. Die Abwehrreflexe spielen eine wichtige Rolle bei Bestimmung der unteren Grenze der Affektion. Siehe auch unter Reflexstörungen. Der Mechanismus der *Beugecontractur* ist trotz der bemerkenswerten Arbeiten von Babinski und vielen anderen noch nicht geklärt. Ziehen wir in Betracht, daß im Hirnstamm für den Beugetonus ein Apparat funktioniert, der weitgehend unabhängig vom Apparat für den Strecktonus arbeitet, und daß beide bei der corticalen Ausschaltung (Decerebrierung) enthemmt werden, so kann es in Fällen von Kompression des Rückenmarkes dazu kommen, daß die Bahnen des Beugeapparates im Rückenmark in manchen Fällen mehr, in manchen weniger mitgenommen werden.

Zu den *Apparaten des medullären Automatismus* gehören auch die *Apparate der Beckenorgane*, die oft bei Rückenmarkskompressionen noch gut funktionieren. Allerdings besteht häufig, am Anfang wenigstens, eine gewisse Retention beim Urinieren. Doch gleicht sich das meist mit der Zeit aus. Allerdings bestehen in fortgeschrittenen Fällen fast immer Störungen der Blasen-, Mastdarm- und Genitalfunktion, obwohl eine weitgehende „Autonomie" dieser Organe vom Rückenmark existiert. So hat namentlich Souques gezeigt, daß *Blase* und *Mastdarm* auch absolut vom Gehirn isoliert, tadellos zu bestimmten Stunden automatisch funktionieren können, ohne jede Beeinflussung durch den Willen, bei völlig aufgehobener Sensibilität. Die Kriegsliteratur hat diese Befunde weitgehend bestätigt.

Die *Apparate des vegetativen Automatismus*, die *pilomotorischen Reflexe*, die *vasomotorischen*, der *Dermographismus*, die *Schweißsekretion* sind in dem Abschnitt über die vegetativen Reflexe beschrieben worden. Die Grenzen der Störungen fallen meist nicht mit den Grenzen der Sensibilitätsstörung zusammen. Oft besteht unterhalb der Läsion eine Hypersekretion des Schweißes. Der Dermographismus ist unterhalb der Läsionsstelle, wie Negro schon vor über 25 Jahren gezeigt hat, weiß. Ein mit einer Nadel von oben nach unten geführter Strich hinterläßt oberhalb eine rote, unterhalb der Kompression eine weiße Spur. Bemerkenswerte Untersuchungen über *Temperaturunterschiede* an der unteren Körperhälfte bei Rückenmarkskompressionen sind aus Sachartschenkos Klinik in Taschkent veröffentlicht.

Zum Schluß sei noch der *röntgenologischen Methoden* gedacht, der *Lipoiodol-* oder *Jodipineinführung* mit folgendem Röntgenbild des Stops oder der *Lufteinblasung* nach Dandy und Bingel, der Encephalo- und Myelographie. Darüber im entsprechenden Abschnitt.

Je nach der *Höhe des Rückenmarkes*, auf welcher die Kompression stattfindet, erhält das klinische Bild ein spezifisches Gepräge. Dasselbe ist einerseits bestimmt durch den verschiedenen Anteil der Sensibilitätsausfälle, der Lähmungen, andererseits durch Affektion der speziellen Apparate, welche in dem entsprechenden Rückenmarksabschnitt sich befinden. So ist es klar, daß bei einer *Kompression des oberen Cervicalmarkes* sowohl die unteren als auch oberen Extremitäten gelähmt sind. In den oberen Extremitäten können je nach der Höhe des Prozesses spastische Lähmungen gemischt mit Lähmungen vom peripheren Typus auftreten. Lokalisiert sich der Prozeß in der Halsanschwellung, dann können die oberen Extremitäten ausschließlich schlaff und atrophisch gelähmt sein.

Es kann ein *schmerzhafter Torticollis* entstehen. Lähmungen resp. Reizzustände im *Phrenicus* können *Atemstörungen* hervorrufen. Die Hilfsmuskeln der Atmung (Intercostales, Scaleni, Sternocleidomastoida, Serrati, Pectorales, Levator scapulae, Rhomboidei, Bauchmuskeln) sind für die Ruhelage durchaus genügend, doch bei Aufregungen und geringsten Anstrengungen tritt Beklemmungsgefühl, beschleunigte Atmung, Atemnot ein. Husten, Niesen, auch Stuhlgang ist erschwert. Das *Littensche Zwerchfellphänomen* (Bewegungen der lateralen Zwerchfellabschnitte in Form von wellenförmig sich bewegenden Schatten) ist nicht sichtbar. Es ist auch *Singultus* dabei beschrieben worden.

Kompression des unteren Halsmarkes führt zum CLAUDE-BERNARD-HORNERschen *Syndrom*. Am häufigsten lokalisiert sich die Kompression im *Dorsalteil* des Rückenmarkes. Dabei besteht das typische Kompressionssyndrom mit *freien oberen, spastisch gelähmten unteren Extremitäten, Synergiereflexen*, automatischer Funktion der Beckenorgane usw., wie er oben geschildert wurde.

Kompression des Lendenmarkes modifiziert das klinische Bild sehr wesentlich. Anstatt der spastischen Lähmung der unteren Extremitäten tritt eine schlaffe Lähmung derselben auf, welcher sich je nach der Höhe des Prozesses auch spastische Komponenten hinzugesellen können, namentlich in den distalen Muskeln.

Entwickelt sich der Prozeß im unteren Teil der Wirbelsäule, im Bereiche des ersten oder zweiten Lendenwirbels, so daß das untere Ende des Rückenmarkes komprimiert wird, so kann entweder das Bild einer Kompression des *Epikonus Minoris* (L_4—S_2) oder des *Konus* entstehen, d. h. der letzten drei Sakralsegmente (S_3, S_4, S_5). Das *Syndrom des Epikonus* besteht in schlaffer Lähmung der Muskeln, die aus den Sakralwurzeln entspringen, also hauptsächlich des Ischiadicus und seiner Äste, besonders der Peronei, der Glutaei, in Sensibilitätsstörung von entsprechender Ausbreitung, Fehlen des Achillessehnenreflexes. Treten zu diesen Symptomen der grauen Substanz noch Erscheinungen von seiten der Leitungsbahnen hinzu, dann können sich noch Symptome der Beckenorgane hinzugesellen, wie bei höher gelegenen Lokalisationen. Da bei Kompressionen auch stets die Wurzeln geschädigt werden, so kommt es in diesen Fällen zu schweren Ischialgien, über welche im Abschnitt über Neuralgien nachzulesen ist.

Das *Syndrom des Konus* in seiner reinen Ausprägung charakterisiert sich vor allem in negativen Symptomen, im Fehlen jeglicher Lähmungen. Im Bereiche von S_3—S_5 gibt es keine Vorderhornzellen mehr, von denen periphere Muskeln versorgt werden. Es treten deshalb nur Sensibilitätsstörungen auf, die oft den Charakter einer Dissoziation tragen und Störungen der Blase, des Rectums und der Potenz. Meist besteht Incontinentia urinae et alvi, welche oft

Hand in Hand mit Harn- resp. Stuhlverhaltung einhergeht. Sehnenreflexe sind alle normal.

Es ist schwer, sich eine *Kompression des Konus* vorzustellen, ohne gleichzeitige *Kompression der Cauda equina, des Pferdeschweifs*, welcher den Konus von allen Seiten umhüllt. Er wird hauptsächlich durch die unteren drei Lendenwurzeln und alle Sakral- und Coccygealwurzeln gebildet, welche alle vom zweiten Lendenwirbel an, wo sich der Endteil des Rückenmarkes, der Conus medullaris, befindet, ihren Austrittsstellen, den Intervertebrallöchern der unteren Lenden-, Sakral- und Coccygealwirbeln zueilen. Findet also die Kompression im Bereiche des zweiten Lendenwirbels statt, dann wirkt sie sowohl auf den Konus als auch auf die Cauda. Es entstehen dann außer dem soeben genannten Konussyndrom typische radikuläre Erscheinungen im Bereiche der L_3-S_5 mit Sensibilitätsstörungen, schlaffen Lähmungen, Fehlen des Achillessehnenreflexes u. dgl. Befindet sich der Prozeß auf der Höhe des zweiten Sakralwirbels, dann können alle Wurzeln von L_2 abwärts betroffen sein. Doch ist das durchaus nicht immer der Fall. Es können auch bei hohem Sitz der Kompression nur ein Teil der Wurzeln lädiert sein. Ist die Kompression niedriger gelegen, dann werden dementsprechend die höheren Wurzeln frei. Besteht nun die Kompression da, wo der Konus nicht mehr da ist, so entsteht manchmal einige Schwierigkeit, um zu bestimmen, ob das klinische Bild durch Verletzung des *Konus oder der Cauda* hervorgerufen wird. In der Tat entwickelt sich ein Tumor oder eine Caries oder was ähnliches im unteren Teil des Kreuzbeins, der die unteren drei Sakralwurzeln lädiert, dann ist es nicht leicht, diese Läsion der Cauda von einer Konusläsion zu differenzieren. Es wird gewöhnlich angeführt, daß bei der Konusaffektion es eher zu syringomyelitischer Dissoziation kommt, als bei der Läsion der Cauda. Doch muß betont werden, daß sowohl dieses Kriterium, als auch alle anderen, die gewöhnlich angeführt werden, die größere Einseitigkeit, die heftigeren Schmerzen bei Caudaaffektion durchaus relativen Wert besitzen, da diese auch bei der Caudaaffektion fehlen, bei Konusläsion beobachtet werden können. Am wesentlichsten erachte ich lediglich den Röntgenbefund oder ein anderes Symptom, welches uns über die Stelle der Wirbelsäule orientiert, an welcher der komprimierende Prozeß sich befindet, sei es eine Deformität der Wirbelsäule, Schonung derselben bei Bewegungen, Druckschmerz oder Lokalisation des spontanen Schmerzes, ja Schalldämpfung bei Perkussion. Gelingt es so, den Prozeß im Bereich des Kreuzbeins zu lokalisieren, dann muß angenommen werden, daß der Konus frei ist. Auch habe ich trophische Störungen, Decubitus, viel schneller und regelmäßiger bei Konusaffektionen sich entwickeln sehen als bei Läsionen der Cauda. Vielleicht auch, daß die Stuhl- und Harninkontinenz bei Konusaffektionen stärker ausgeprägt ist.

Ich habe in einer Arbeit über diagnostische Irrtümer, unabhängig von FOERSTERS Referat 1920, hingewiesen, daß man ebenso wie bei intrakranieller Drucksteigerung *Allgemeinerscheinungen auch bei gesteigertem Druck im Wirbelkanal* unterscheiden muß. Auch sie beruhen, wie auch in dem Kapitel über Hirndrucksteigerung ausgeführt wurde, auf Zunahme des Liquors, auf Quellungserscheinungen, auf Verlegung von Blutgefäßen, hauptsächlich der Venen, auf Verwachsungen der Häute. Es kommt so zu sog. Fernwirkungen, von denen manche auch im Bereiche der Hirnnerven beschrieben werden, wie *Nystagmus,*

Areflexia corneae. Dann müssen hierzu *Gefühlsstörungen* gerechnet werden, die mitunter *noch oberhalb der Lokalisation* des pathologischen Prozesses auftreten. Ich habe schon mehrere Fälle gesehen, die auch bei der Operation verifiziert werden konnten, wo die obere Grenze der Hypästhesie höher als der Tumor resp. der Arachnoiditis circumscriptia adhaesiva war. Sie ist dabei meist schwankend und senkt sich besonders nach Lumbalpunktionen. Dann würde ich hierher auch die segmentförmigen Störungen der Sensibilität (auch Schmerzen) rechnen, welche manchmal unterhalb der Kompression, mitunter auch oberhalb derselben vorkommen, sei es in Form von Schmerzen, oder was häufiger, als Parästhesien oder Hypästhesien auftreten. Schließlich ist auch das Fehlen resp. das Schwächerwerden der Sehnenreflexe, das manchmal unterhalb, mitunter auch oberhalb der Kompression auftritt, auf derartige Drucksteigerung im Wirbelkanal zurückzuführen. Auch sind im Gegenteil erhöhte Sehnenreflexe an den oberen Extremitäten beim Sitz im Dorsalmark nicht selten. Der Liquor selbst besitzt sehr typische Eigenschaften eines gesteigerten Druckes, wovon unter den Liquorsyndromen als Kompressionssyndrom der Liquor (FROIN, SICARD, NONNE) schon die Rede war. Hier sei nur noch darauf hingewiesen, daß nicht immer der Liquor unter gesteigertem Druck zu erhalten ist. Manchmal, nach meinen Erfahrungen selten, ist sogar die Liquormenge unterhalb der Kompressionsstelle vermindert, während sie oberhalb der Kompression staut und vermehrt ist. Doch ist dies durchaus nicht immer der Fall. Sehr oft ist auch unterhalb der Kompressionsstelle, wahrscheinlich infolge der Transsudation wegen venöser Stauung eine Vermehrung der Xanthochromie, eiweiß- und besonders fibrinogenreichen Cerebrospinalflüssigkeit zu konstatieren.

Nicht alle Symptome, die weitab von der eigentlichen Kompressionsstelle auftreten, sind durch Fernwirkung oder Drucksteigerung zu erklären. In manchen Fällen beruhen Reflexstörungen, Schmerzen, Sensibilitätsstörungen, Atrophien oder andere Erscheinungen segmentären Charakters, die weitab von der Kompression auftreten, auf den namentlich von ANTONI unterstrichenen Umstand, daß Neurinome ganz analog wie bei der RECKLINGHAUSENschen Krankheit gern multipel auftreten. Außer dem *komprimierenden* Tumor können an anderen Stellen besonders an der Cauda, Knötchen da sein, welche weitere Symptome machen und das klinische Bild dadurch wesentlich beeinträchtigen. Einen *doppelten extramedullären Tumor* in der Hals- und der Lendenanschwellung hatte A. KOSHEWNIKOW intra vitam exakt diagnostiziert. Auch anderen Verfassern ist es gelungen, aus dem bunten klinischen Bild *multiple Tumoren* herauszuschälen.

Das *Syndrom der Rückenmarkskompression* fügt sich folglich aus folgenden Elementen zusammen:

1. Allgemeinerscheinungen des erhöhten intravertebralen Druckes, wie typischer Kompressionsliquor, Fernerscheinungen, wie segmentale Sensibilitätsstörungen, Reflexstörungen u. dgl., sogar Nystagmus.

2. Wurzelerscheinungen im Bereiche der Kompression, wie radikuläre Schmerzen, die unter der Form von intercostalen, occipitalen Neuralgien, Ischialgien usw. verlaufen können, Parästhesien, Hyperalgesien, Amyotrophien, trophische Störungen der Haut.

3. Medulläre Erscheinungen hauptsächlich von seiten der langen Bahnen, wie Paraplegien mit Rigidität, seltener mit Hypotonie, vom Extensions- oder

Flexionstypus, Sensibilitätsstörungen, die nicht immer den Leitungstypus tragen, da der Prozeß manchmal erst allmählich die langen Bahnen ergreift und die Ausfälle deshalb nicht selten segmentären Charakter haben oder aber die Grenze der Störung immer mehr nach oben rückt. Dann gehören hierher gesteigerte Reflexe, Erscheinungen des medullären Automatismus, wie Abwehr- resp. Synergiereflexe, vegetative, Beckenorgan-Automatismen u. dgl.

4. Mechanischer Stop oder Blockade für von außen in den Wirbelkanal eingeführte Stoffe, wie Lipiodol, Jodipin, Luft.

2. Ortdiagnose.

Es ist bei weitem nicht immer leicht, auf Grund aller Angaben und Prüfungsergebnisse den Ort der Kompression festzustellen. Schon aus dem Gegenüber-

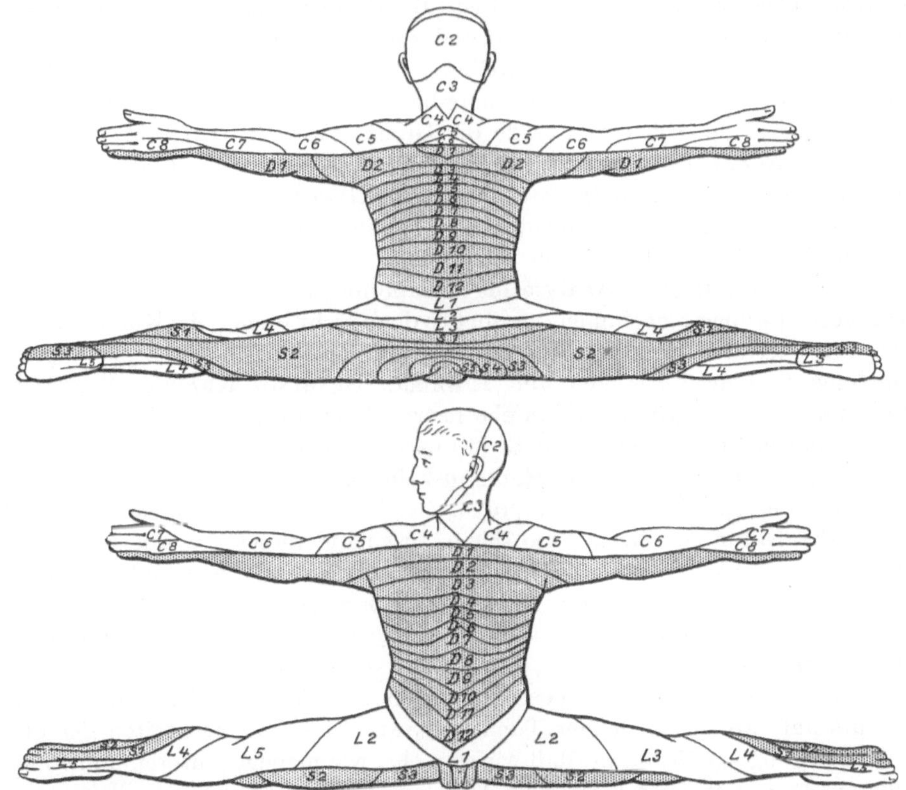

Abb. 170. Hautsegmente des Menschen nach den Befunden BOLKS. Die Extremitäten sind in der Lage ihrer embryonalen Wachstumsrichtungen gezeichnet. (Im Anschlusse an LUCIANI.) (Die Linien bedeuten jeweils die obere Grenze der Dermatome.)

stellen der eben angeführten Punkte geht die Schwierigkeit hervor, die Wurzelsymptome im Bereiche der Kompression, welche ja das wichtigste Symptom sind, von den Fernerscheinungen und den segmentalen Symptomen abzusondern, welche durch Läsion der Leitungsbahnen hervorgerufen werden. Wir bringen hier ihrer überaus großen Wichtigkeit wegen noch das BOLKsche Schema der Hautsegmente des Menschen (Abb. 170). Sehr wichtig sind die ersten Symptome der Kompression. Meist sind es Wurzelschmerzen. Hier ist die *obere*

Grenze der Kompression zu suchen. In diesem Bereiche bestehen oft typische radikuläre Hyperpathien. Unterhalb dieser hyperpathischen Zone findet sich gewöhnlich eine leicht hypästhetische Zone vor, dann eine von stärker ausgesprochener Hypästhesie und dann beginnt die Zone der Anästhesie. Nach BABINSKI und JARKOWSKI entspricht dem Sitz der Kompression gewöhnlich die Grenze zwischen den beiden hypästhetischen Zonen. Die *obere Grenze der Anästhesie* befindet sich nicht für alle Sinnesqualitäten auf dem gleichen Niveau. FOERSTER hat für Untersuchung der sensiblen Leitungsbahnen angegeben, daß die obere Grenze der *taktilen Anästhesie* am tiefsten steht, dann folgt die Grenzlinie der *Analgesie*, dann die der *Wärmeanästhesie* und am höchsten die der *Kälteanästhesie*. Die Erscheinungen des Druckes auf die Hinterstränge äußern sich im Verlust des Lagegefühls, falscher Lokalisation, wie schon im Abschnitt über Sensibilitätsstörungen ausgeführt ist. Bei Kompressionen hat sich besonders zur Bestimmung der obersten Grenze und zur Lösung der Frage, ob die Kompression von hinten oder vorn aus stattfindet, die FOERSTERsche *Methode* bewährt: Zahlen oder Zeichen auf die Haut zu schreiben, welche der Kranke bei Läsion der Hinterstränge nicht erkennt. Gerade die Grenze dieser Störung entspricht am besten der Kompressionsgrenze. Dann wird zur Bestimmung der obersten Kompressionsgrenze auf *periphere Lähmungen, Amyotrophien, Reflexausfälle* zu achten sein. Für die Bestimmung der *unteren Grenze* haben wir die Erscheinungen des medullären Automatismus zur Verfügung.

Bei der sorgfältigsten Analyse der Symptome, beim Berechnen aller möglichen Fernwirkungserscheinungen gelingt es doch nicht immer, die Kompressionsstelle ganz mathematisch zu bestimmen, wenn auch in dieser Beziehung die Neurologie in den Statistiken von ELSBERG, CUSHING, KRAUSE, FOERSTER, HEYMANN u. a. ihre größten Triumphe feiert. Doch führen manche Symptome irre. So haben SÖDERBERGH und SUNDBERG in einem Falle von Kompression von C_2—C_4 Atrophie der kleinen Handmuskeln und entsprechende Sensibilitätsstörungen gesehen. Daß die Kompressionsstelle oft niedriger lokalisiert wird, liegt in der Natur der Sache: wie schon auseinandergesetzt wurde bringt der Druck außer Funktion oft zuerst die exzentrisch liegende Sensibilität, die von den unteren Segmenten kommt. Nur dadurch läßt sich erklären, daß in einem Falle ELSBERGs ein Rückenmarkstumor sensible Erscheinungen im Bereiche des siebenten Dorsalsegments aufwies, wobei die Laminektomie erfolglos war. Nach vier Jahren traten Erscheinungen von seiten des siebenten bis achten Halssegments auf, wo sich auch der Tumor erwies. Dies Emporschreiten der Sensibilitätsstörung spricht dafür, daß wir es nicht, wie manche Autoren annehmen, in diesem Falle mit einer Fern- oder Druckwirkung zu tun haben. Nein, es ist ein lokaler Druck am Orte der Kompression auf diejenigen sensiblen Leitungsbahnen, welche von unten kommen.

Seltener sind die Fälle, wo höher als die Kompression lokalisiert wurde. HORSLEY hat empfohlen, 2—3 Segmente höher zu lokalisieren, als aus der Sensibilitätsstörung folgt. ANTONI hat empfohlen vor Öffnung des Durasackes auf dem Operationstisch mit dünner Nadel zu punktieren, um in dem gewonnenen Liquor die Globulinprobe (NONNE) anzustellen oder speziell das FROINsche Syndrom zu finden und so sicher zu sein, sich unterhalb des Tumors zu befinden.

Von Prozessen, welche zur Kompression des Rückenmarkes führen, stehen obenan *Tumoren, intradurale wie auch extradurale, Caries der Wirbel, dann Echinokokken, Meningitis serosa circumscripta, traumatische Erkrankungen, Blutungen, Abscesse, luetische Prozesse in den Hirnhäuten, Pachymeningitis cervicalis hypertrophica.*

Alles, was oben über *Rückenmarkskompression* gesagt wurde, bezieht sich zum allergrößten Teil auf *Rückenmarkstumoren*, und zwar extramedulläre. Meist ist der Beginn schleichend. Lange können nur Wurzelsymptome bestehen und erst allmählich das Rückenmark selbst einbezogen werden. In seltenen Fällen ruft eine Blutung in dem Tumor eine plötzliche Verschlimmerung hervor. Oder aber der Tumor drosselt Lymphbahnen ab und es entsteht dann ebenfalls plötzlich eine Paraplegie. Von der *Höhendiagnose* war schon die Rede. Bei der *Höhendiagnose*, die für die Operation sehr wichtig ist, muß berücksichtigt werden, daß die Rückenmarksegmente nicht genau den Wirbeln entsprechen. An dem Schema sind die Verhältnisse klar (Abb. s. unten). Die Querdiagnose hat die Fragen zu lösen: extra- oder intradural, extra- oder intramedullar, ventral, dorsal oder lateral vom Rückenmark.

Für einen *extraduralen* Tumor spricht nach BABINSKI und JARKOWSKI, wenn der Tumor langgestreckt ist. In diesen Fällen werden durch mehrere Segmente voneinander getrennt seine obere Grenze, die der oberen Grenze der Anästhesie entspricht und seine untere Grenze, die der oberen Grenze des Gebiets entspricht, in dessen Bereich die Abwehrreflexe auftreten. Geht der Tumor vom Knochen aus, dann bringt oft das Röntgenbild Aufklärung. Außerdem bestehen dann Erscheinungen von seiten des Knochens. Auch metastatische Tumoren sind meist extradural. Nach ELSBERG ruft ein extraduraler Tumor Absorption der Wirbelknochen hervor, was röntgenologisch festgestellt werden kann. In manchen Fällen kann der extradurale Tumor sich bis in die Weichteile z. B. des Halses hinziehen. Dies ist der Fall bei den sog. *cerviculen Neurofibromen*, welche von den Halswurzeln ausgehen, der Dura anliegen und sich dann in die seitlichen Partien des Halses erstrecken, wo sie eine sichtbare Geschwulst bilden (FLATAU und SAWICKI, ELSBERG). Die Grenzen einer extraduralen Geschwulst sind nicht so scharf abgeschnitten, wie bei einer intraduralen, weil die extradurale Geschwulst einen diffuseren Druck ausübt. ELSBERG hat noch angegeben, daß in Fällen von extraduraler Geschwulst der Processus spinosus *unterhalb* der Geschwulst druckempfindlich ist.

Bei *intraduralen Tumoren* muß zwischen extra- und intramedullär differenziert werden. Wie weit in dieser Beziehung die Lipiodoleinführung nützlich sein kann, davon war schon an der entsprechenden Stelle die Rede (s. S. 268). Meist spricht für eine extramedulläre Lokalisation der Beginn mit Schmerzen. Doch kann auch eine intramedulläre Geschwulst mit heftigen Schmerzen beginnen. Bei intramedullärem Sitz ist die Spastizität weniger ausgesprochen, die Dissoziation ist häufiger. Doch alle diese Kriterien lassen oft im Stich.

FOERSTER weist auf tonische Beuge- oder Streckkrämpfe der Beine hin als ein Symptom, welches für intramedullären Prozeß spricht, wenn er auch annimmt, daß auch extramedulläre Prozesse dazu führen können. In manchen Fällen eines langsam wachsenden Tumors kann man aus dem *Symptom des Ölflecks* die Frage: intra- oder extramedullär lesen. Wie schon mehrfach wieder-

holt, lädiert der extramedulläre Prozeß zuerst diejenigen Bahnen in den Seitensträngen, die von tiefer unten kommen, bei intramedullären *kann* das Umgekehrte
der Fall sein. Zuerst fallen dem Tumor zum Opfer die mehr zentral gelegenen,
so daß zuerst infolgedessen segmentale Ausfälle in den höher gelegenen Körper-
partien auftreten und erst allmählich sich denselben Sensibilitätsstörungen in
den weiter caudalwärts gelagerten Segmenten sich hinzugesellen. Bei extramedullärem Prozeß verbreitet sich mit der Zeit der „Ölfleck" nach oben,
bei intramedullärem — nach unten. Schließlich scheint das FOERSTERsche
Symptom: Ausfall der „zweidimensionalen Sensibilität" eher bei extramedullären
Tumoren vorzukommen. ELSBERG behauptet ferner, daß Zellen im Liquor eher
bei intramedullären als bei extramedullären Tumoren vorkommen. Weist die
Untersuchung auf *intraduralen* Tumor, so spricht ein langgestreckter eher für
eine intra-, ein kurzer Tumor mit Wachstumstendenz in die Dicke für eine
extramedulläre Geschwulst. In letzterem Falle bleibt seine obere Grenze konstant. *Lokalisation in den Anschwellungen spricht eher für intramedullären Sitz,
im Brustteil für extramedullären, intraduralen.*

Die Frage von der näheren Lokalisation der extramedullären Geschwulst
hat auch eine große Bedeutung und ist bei weitem nicht leicht. Sehr bemerkenswert sind die Untersuchungen von ANTONI. Derselbe hat an seinem *histologischen*
Material nur zweierlei Arten von Geschwulst nachweisen können, von denen die
einen zu den *Neurinomen* gehörten und von den Wurzeln ihren Ausgang nehmen,
die anderen *Endotheliome der Dura* darstellten. Die Neurinome hatten eine offen-
bare „Affinität" zu den Hinterwurzeln, so daß sie größtenteils dorsolateral zum
Rückenmark gelagert waren. Auch unter den ventrolateralen Neurinomen
befanden sich einige, „deren Zugehörigkeit zum sensiblen Wurzelanteil offenbar
oder wahrscheinlich war". Die Keimstätten der Endotheliome fand ANTONI
an der Dura sehr nahe der Laterallinie gelegen. Dementsprechend konnte ANTONI
auch im klinischen Bild der meisten seiner Fälle *asymmetrisches Auftreten der
Symptome* feststellen. Es ist auch deshalb erklärlich, warum so häufig der *Brown-
Séquardsche Typus* bei extramedullären Tumoren vorkommt. ANTONI führt
noch für die Dorsallage der Tumoren frühzeitige Harnbeschwerden und Gelenk-
sinnstörung, wie auch eine ausgesprochene défense-artige Steifigkeit der Rückenmuskulatur an, die sich außerhalb des Sitzes des Tumors erstreckt. Es kann bis
zur *Nackensteifigkeit und Kernig* kommen, die von der Höhenlokalisation nicht
abhängen. ELSBERG führt als Symptom für eine ventrale resp. ventrolaterale
Lagerung der Geschwulst an, daß in der kontralateralen Extremität unterhalb
der Kompression subjektive Sensibilitätsstörungen, wie Parästhesien, existieren.
Auch ist das Fehlen der Schmerzen, normales Vibrationsgefühl, für eine antero-
laterale Lokalisation zu verwerten. KRAHMER und KORST haben im Gegensatz
zum Befund bei dorsalen Tumoren in einem Fall von prämedullärem Tumor
gefunden, daß die Grenze der gestörten „zweidimensionalen Sensibilität" und
des Lokalisationsgefühls niedriger war als die Grenze der anderen Sensibilitätsstörungen. Sie nehmen an, daß ein Zusammenfallen der Grenzen der „zweidimensionalen" und der taktilen Sensibilität für eine ventrale Lokalisation des
Tumors spricht. Reicht die Grenze der zweidimensionalen Sensibilität höher als
die Grenze der taktilen, und zwar bis zur Grenze der Temperaturanästhesie,
dann liegt ein dorsaler Tumor vor. KRAHMER behauptet auch, daß bei prä-

medullären Tumoren das Vibrationsgefühl bis zu dem Niveau gestört ist, welches dem oberen Pol der Geschwulst- entspricht.

Meist sprechen Wurzelschmerzen und andere Hinterwurzelsymptome für eine dorsale Lokalisation, amyotrophische Erscheinungen dagegen eher für eine ventrale, während beim Sitz des Tumors seitlich vom Rückenmark das BROWN-SÉQUARDsche Syndrom am ausgesprochensten ist. In letzterem Falle ist zu beachten, daß auch ein *paradoxer Brown-Séquard* vorkommt: die Lähmung auf der dem Tumor kontralateralen Seite, die Sensibilitätsstörung auf der homolateralen (ANTONI, ELSBERG, FOERSTER). Es ist dies durch Beiseiteschieben des Rückenmarks zu erklären, infolgedessen die entgegengesetzte Seite an den Knochen gepreßt wird.

3. Artdiagnose.

Die *Artdiagnose der Geschwulst* ist von allergrößter Bedeutung. *Gummen* können das Tumorsyndrom ohne weiteres hervorrufen. Es kann hier die Anamnese und serologische Untersuchung einerseits, ausführliche Untersuchung des gesamten Nervensystems andererseits, speziell der Pupillen usw., Aufschluß geben. Für Cysticercose würde sprechen eine Eosinophilie im Liquor. Besonders wesentlich ist dann das Absuchen der Haut und des Unterhautzellgewebes. Es können sich in demselben kleine Knötchen finden, welche bei der mikroskopischen Untersuchung sich als Hautfinnen oder als Hautmetastasen bösartiger Tumoren oder schließlich als kleine Neurinome entpuppen können. Nach Brustdrüsenoperation kommen nicht selten metastatische carcinomatöse Erkrankung der Wirbelsäule vor. Meist gibt in solchen Fällen die Röntgenuntersuchung genügende Hinweise.

Es war schon früher von den Untersuchungsergebnissen von ANTONI die Rede. Auf Grund derselben handelt es sich beim extramedullären Tumor entweder um Endotheliome oder um Neurinome, die sich aus der *Schwannschen Scheide* entwickeln. Letztere ist, wie bekannt, das Analogon der Glia. Beide sind spezifische Stützsubstanz des Zentralorgans. Wir haben folglich auch eine Analogie zwischen Gliom und Neurinomen, die sich von den Wurzeln ebenso gut wie an den peripheren Spinal- und Hirnnerven entwickeln können. ANTONI führt für die Diagnose eines Endothelioms durchschnittlich höheres Alter des Kranken an, als bei den Wurzelgeschwülsten. ANTONI hat ferner darauf hingewiesen, daß die Endotheliome an der dorsolumbalen Grenze des Markes aufhören. Er bringt dies in Zusammenhang mit der Vorstellung, daß die Entstehung dieser Geschwülste etwas mit dem Ligamentum denticulatum zu tun hat, das an der thorakolumbalen Grenze aufhört.

Ist die Diagnose auf Rückenmarkstumor gestellt, dann muß namentlich bei extramedullären durchaus die Laminektomie vorgenommen werden nach durchdachter Bestimmung der Höhe und der genauen Lage. Bei Neurinomen wird man immer mit der Möglichkeit zu rechnen haben, daß an anderen Wurzeln ebenfalls Neurinome hängen können. Je früher die Operation stattfindet, desto weniger ist das Rückenmark komprimiert und desto mehr Chancen für eine Restitution. Nach langem Einwirken des Druckes wird das Rückenmark derart abgeplattet, daß eine Wiederherstellung recht zweifelhaft erscheint.

Beim *Kompressionssyndrom* im lumbosakralen Teil der Wirbelsäule muß man an die Möglichkeit einer *Spina bifida occulta* denken. Oft spricht für dieselbe

Hypertrichosis der Lendengegend, manchmal eine kleine trichterförmige Vertiefung in der Haut des unteren Rückenabschnitts. Röntgenologisch ist dann meist auch eine Spaltbildung in dem unteren Abschnitte der Wirbelsäule zu konstatieren. Es muß übrigens betont werden, daß in einem großen Prozentsatz von Personen, bei denen keinerlei Beschwerden existieren, eine derartige Rhachischisis vorkommt und ganz besonders im Bereiche des ersten Kreuzbeinwirbels. Der Verschluß des Wirbelkanals während seiner Entwicklung vollzieht sich von dem Halsteil nach unten allmählich bis zum ersten Kreuzbeinwirbel und ebenfalls im Bereiche des Kreuzbeins auch von unten in der Richtung zum ersten Sakralwirbel, so daß letzterer sich zuletzt schließt. Bei Kindern ist er fast immer im Bereiche des ersten Kreuzbeinwirbels geöffnet und relativ häufig auch beim Erwachsenen.

Sehr häufig kommt beim Syndrom der Spina bifida occulta eine mehr oder weniger ausgesprochene *Enuresis*, die oft nur nachts, nicht selten auch tags eine wahre Qual für den Patienten und seine Umgebung ist. Es handelt sich dabei nicht nur um ein Drucksymptom, obwohl bei der Spina bifida sich nicht selten im Wirbelkanal echte Tumoren, wie *Dermoide, Lipome und Angiome* entwickeln. Meist wird die Enuresis als Resultat einer Entwicklungsstörung der Rückenmarkszentren betrachtet. Die Spina bifida ist lediglich als Degenerationssymptom aufzufassen. In vielen Fällen von Enuresis nocturna bestehen nun auch andere Symptome, von denen ein großer Teil sich auf die unteren Extremitäten bezieht und hauptsächlich in Ischialgien und dieselben begleitenden vasomotorischen Störungen sich äußert. Die distalen Enden sind cyanotisch verfärbt, fühlen sich kalt an, sind manchmal von kaltem Schweiß bedeckt. Nicht selten bestehen Sensibilitätsstörungen vager Natur. Hin und wieder fehlt auch ein Achillesreflex. Auch Deformitäten der Füße kommen vor, entweder Plattfuß oder Hohlfuß oder Klauenfuß. Nicht selten bestehen bei diesen Kranken vasomotorische Störungen auch in den oberen Extremitäten von der oben beschriebenen Art. Es scheint, daß auch diese vasomotorischen Störungen auf Entwicklungshemmungen, vielleicht gliösen Wucherungen, beruhen, welche die sympathischen Rückenmarkszentren irritieren. Doch ist nicht die Möglichkeit ausgeschlossen, daß hier auch mechanische Druckerscheinungen eine Rolle spielen. Infolge der Spaltbildung kann es zu Zirkulationsstörungen kommen, zur circumscripten adhäsiven Arachnoiditis. Ich habe dieses Syndrom nicht nur bei einer großen Zahl von Kindern, meist in Hilfsschulen gesehen, sondern auch bei Erwachsenen, besonders Soldaten beobachtet, die wegen Bettnässens zur Begutachtung in die Klinik geschickt wurden.

In manchen Fällen ist namentlich bei Erwachsenen das Bettnässen so unerträglich, daß operiert werden muß. Auch Schmerzen, besonders die immerfort rezidivierenden Ischialgien stellen oft die Indikation zur chirurgischen Intervention. In fast allen Fällen, wo ich operieren ließ, konnte ich bei der Operation ganz unzweideutig nach der Laminektomie eine gespannte, nicht pulsierende Dura feststellen. Nach Hinweis von LÉRI haben wir auch ein transversales gelbliches fibröses Band gesucht, welches den Duralsack in diesen Fällen komprimiert, und auch oft gefunden. In der Tat beginnt die Dura nach Resektion des Bandes wieder zu pulsieren. In manchen Fällen wurde Toilette der Gegend vorgenommen, Fettanhäufungen u. dgl. entfernt. In einem Teil der Fälle haben wir dann auch die Dura gespaltet und in derselben fast stets an einer nach oben und unten gut abgegrenzten Stelle eine typische Arachnoiditis adhaesiva gefunden. Nach vorsichtiger Toilette des Pferdeschweifes und Naht der Dura und der Weichteile trat dann fast in allen Fällen, wenn nicht Heilung, so doch wesentliche Besserung ein.

Die recht energische Opposition, die dagegen gemacht worden ist (ZAPPERT, HOMBURGER), daß die Enuresis nocturna mit der Spina bifida in kausalem Zusammenhang steht, ist insofern berechtigt, als bei weitem nicht selten okkulte Spina bifida vorkommt, ohne jede pathologische Nebenerscheinung. Andererseits ist es jedoch nicht richtig, die Enuresis lediglich auf psychogene Momente zurückzuführen. Auch in diesem Problem handelt es sich wieder um eine Faktorenkuppelung, um eine Reihe verschiedener Bedingungen, deren Kombination das Syndrom hervorruft. Unter diesen Bedingungen spielen gewisse Störungen im vegetativen Apparat des Rückenmarkes zweifellos eine Rolle. Die Liquorvermehrung, die wir in allen Fällen feststellen konnten, spricht auch wohl von einer Nervensubstanzquellung, welche um den Zentralkanal herum in der grauen Substanz die vegetativen Zentren in Mitleidenschaft zieht. Ob in anderen Fällen Entwicklungshemmungen im Spiel sind und gliöse Wucherungen eine Rolle spielen, ob die Liquorhyperproduktion an und für sich nicht auch das Resultat von Entwicklungshemmungen wie beim Hydrocephalus, sein kann, das möchte ich keineswegs bestreiten.

Am schwersten ist die Differentialdiagnose zwischen Tumor und *tuberkulöser Spondylitis*, dem *Malum Potii* oder der *Caries der Wirbel*. Sie ist um soviel häufiger als alle anderen Momente Ursache der Rückenmarkskompression, daß eigentlich *bei jeder Kompression vor allen Dingen an Caries der Wirbel gedacht werden muß*. Man muß auf die beschränkte Beweglichkeit der Wirbelsäule achten, welche ganz besonders im Bereiche des erkrankten Wirbels in die Augen springt. Bei aufmerksamem Hinsehen und guter Beleuchtung kann man oft verdächtige, hervorspringende Punkte, spitzwinkeligen Buckel, bemerken, die manchmal beim Bücken deutlicher werden, der POTTsche Gibbus. Am häufigsten befindet er sich in der Brustwirbelsäule. Oft ist dieser Punkt besonders klopfempfindlich. Manchmal wird über dieser Stelle heißes Wasser nicht vertragen. Ausschlaggebend ist das Röntgenbild, welches Zerstörung des Wirbelkörpers aufdeckt. Manchmal besteht lediglich Verminderung der Wirbelzwischenräume, die auf einer Seite stärker ausgeprägt ist, dann ist Formveränderung des Wirbelkörpers verdächtig und besonders typisch ist Zerstörung und manchmal auch Schwund eines Wirbels. Es gibt oft ausgesprochene Wirbelsäulenverkrümmungen ohne jegliche Kompression des Rückenmarkes. Andererseits gibt es Fälle von Caries vertebrarum, wo das Rückenmark komprimiert ist und wo auch weder durch die Betrachtung des Rückens, noch durch die röntgenologische Untersuchung irgend etwas Verdächtiges festgestellt wird. Besonders bei Kindern ist dem *negativen Resultat der Wirbelsäulenuntersuchung* und auch der radiologischen keine absolute Bedeutung beizumessen. Ich habe auch schon einige Fälle erlebt, wo die wiederholte röntgenologische Untersuchung der Wirbelsäule keine Veränderung konstatieren konnte und wo bei der Operation an der vermuteten Stelle im Wirbel typische tuberkulöse Massen vorgefunden wurden. Es scheint, daß kleine tuberkulöse Herde durch Röntgen nicht erfaßt werden können. Auch

CL. VINCENT und DARQUIER haben über negative röntgenologische Resultate bei Wirbelcaries berichtet.

Existieren folglich Erscheinungen des Rückenmarkskompressionssyndroms, wie sie oben auseinandergesetzt, sowohl in bezug auf Wurzel-, Rückenmarks-, Liquor- und Fernsymptome, dann wird ein positives Röntgenbild für Wirbelcaries sprechen, ein negatives eher für Tumor, jedoch durchaus nicht absolut gegen Wirbelcaries.

Von allergrößter Bedeutung für die Cariesdiagnose sind die röntgenologisch oder auch mit bloßem Auge entdeckten Senkungsabscesse. Diese kalten Abscesse entwickeln sich in der Nachbarschaft des erkrankten Wirbels, dann aber senken sie sich nach unten, in den seltensten Fällen wandern sie sogar nach oben. Sie wandern meist längs größeren Gefäßen und Nervensträngen, längs Muskelspalten. Die Lage der Abscesse gibt in gewissem Maße Auskunft über die Lokalisation des cariösen Prozesses. So finden sich kalte Abscesse im Anschluß an Tuberkulose der *Halswirbelsäule* retropharyngeal, oberhalb der Clavicula, in der Achselhöhle. Auch in der Wangengegend sind sie beschrieben worden. Bei Erkrankungen der *mittleren* Wirbelsäulenabschnitte findet man sie zwischen den Rippen, im Mediastinum, in der Glutäalgegend, im Psoas major, wo sie die typische Psoascontractur hervorrufen. Auch an anderen Stellen können diese Abscesse vorkommen und bilden ein wesentliches diagnostisches Hilfsmittel.

SORREL-DEJERINE hat gezeigt, daß es *drei Arten* von Rückenmarkskompression bei Wirbelcaries gibt, von denen eine jede anderen Beginn und anderen Verlauf hat. Tritt in dem Anfangsstadium der Krankheit, d. h. nicht lange nach Auftreten der ersten Wurzelerscheinungen mit einem Schlage oder während einiger Tage oder weniger Wochen eine *totale Paraplegie* auf, dann handelt es sich um ein *Ödem* ohne Absceßbildung, in manchen Fällen übrigens auch um einen *extraduralen Absceß*. Stellt sich die Paraplegie in einem späten Stadium ein, mehrere Jahre nach Auftreten der ersten Erscheinungen des Malum Pottii, und entwickelt sie sich schleichend, langsam progressierend, ohne vielleicht total wie im ersten Fall zu werden, dann muß man eine sich langsam entwickelnde reaktive *Pachymeningitis* annehmen, welche auf diese verhängnisvolle Weise gleichwie *das Rückenmark vor dem Eiterprozeß schützt und in ihren schützenden Armen erdrückt.*

Die durch die ödematöse Durchtränkung des Rückenmarks entstandene Paraplegie hat alle Chancen ebenso rasch zu verschwinden, wie sie rasch aufgetreten ist. War die Paraplegie durch Absceßbildung hervorgerufen, so schwindet meist mit der Resorption des Abscesses auch die Paraplegie. Man nimmt als Maximum der Dauer bis zur vollen Wiederherstellung $1^1/_2$—2 Jahre an. Dagegen sind die langsam infolge der Pachymeningitis entstandenen Paraplegien unheilbar. Es hängt also die Prognose der Paraplegie nicht von ihrer Schwere ab, sondern von dem Zeitraum, *wann* sie auftrat und *dem Modus ihrer Entwicklung.* Hauptbedingung für eine Ausheilung der Caries und im Anschluß daran der Rückenmarkskompression ist eine rechtzeitige Immobilisation der affizierten Stelle der Wirbelsäule, wozu ein absolutes Liegeregime mit Hyperextension der Wirbelsäule nötig ist.

Befindet sich der Gibbus im Lendenteil, dann genügt das Liegen des Kranken entweder auf dem Bauch oder auf dem Rücken auf Matratze mit untergelegtem

Puff. Ist die Hals- oder Lendenwirbelsäule krank, dann muß ein Korsett angelegt werden. Natürlich muß Sonnenkur und nötige Diät die Behandlung unterstützen. Die ambulatorische Behandlung mit Korsett wird durchaus zu verwerfen sein.

Es können folgende Regeln aufgestellt werden, nach welchen man auf Grund der Resultate der *Lipoidol*untersuchung bestimmen kann, mit welcher Form der Paraplegie wir es zu tun haben. Bleibt das Lipoidol nicht stecken, dann handelt es sich um die ödematöse Form, die Prognose ist gut. Wo ein Absceß im Wirbelkanal besteht, dann entsteht eine leichte Erschwerung der Passage, doch nach einigen Tagen befindet sich das gesamte Lipoidol in dem sakro-coccygealen Duralsack. Befindet sich der Absceß noch im Stadium der Entwicklung, dann kann das Lipoidol stecken bleiben und erst allmählich nach unten sinken, je nachdem die Kompression geringer wird und die Paraplegie zu weichen beginnt. Der untere Rand des Lipoidolstops ist nicht horizontal, sondern er ergießt sich in mehreren Strähnen nach unten. Bei alten POTTschen Paraplegien infolge Pachymeningitis ist der Stop dauernd. Sein unterer Rand bildet eine horizontale Linie.

Eine tuberkulöse Erkrankung der Wirbelsäule ist nicht immer leicht von anderen Wirbelsäulenerkrankungen zu unterscheiden. Auch *luetische Erkrankungen* und namentlich *tabische Osteoarthropathien* können auch die Wirbel ebenso wie andere Knochen und Gelenke ergreifen. Abb. 94 auf Seite 154 zeigt einen in meiner Klinik beobachteten und mit anderen Fällen von MARKOW beschriebenen Fall von Tabes, wo die Rückenmarksverkrümmung ohne Zweifel von einer tabischen Osteoarthropathie abhängt (Malum Pottii syphiliticum). Im Röntgenbild waren die für Tabes typischen Kombinationen von regressiven und hypertrophischen Prozessen zu sehen. Außerdem bestanden anderweitige Symptome von Tabes. Das Interesse des Falles lag nicht nur in der Ätiologie des POTTschen Buckels, sondern auch in seiner Lokalisation. Da er den lumbosakralen Teil des Rückenmarkes komprimierte, entstanden Symptome von seiten der Lendenanschwellung. Es fehlten die Patellar- und Achillessehnenreflexe. Auf diese Weise konnte das WESTPHALsche Phänomen an und für sich nicht für eine Tabes entscheiden. Es bestanden auch andere Symptome derselben von seiten der Augen.

Es kann manchmal ein sog. *Malum suboccipitale* oder eine *Caries des Atlanten* oder oberen Halswirbel zu einer Verkürzung des Halses führen. Solche Fälle können mit dem *Klippel-Feilschen Syndrom* verwechselt werden. Es handelt sich um nicht häufig auftretende Mißbildungen, die auch unter dem Namen des „*Menschen ohne Hals*" bekannt sind (Abb. 171 a und b). Es sind meist angeborene Entwicklungsfehler, die einem frühen embryonalen Stadium angehören, wo das Knorpelgewebe noch nicht differenziert ist, aus dem sich später die einzelnen Wirbel entwickeln müssen. Bei solchen „Menschen ohne Hals" ist die gesamte Halswirbelsäule in eine formlose Knochenmasse verwandelt, in welche nicht selten auch die ersten Dorsalwirbel aufgehen. Auf diese Weise liegt der Kopf direkt auf dem Körper, oder mit anderen Worten, der Thorax ist heraufgeschoben und bildet den sog. „Thorax cervicale". Das Syndrom von KLIPPEL-FEIL setzt sich nun zusammen aus: 1. Fehlen des Halses, 2. beschränkte Beweglichkeit des Kopfes, besonders seitlich, 3. tiefstehende untere Haargrenze, 4. Skoliose oder Kyphoskoliose. Oft kommt auch eine *Spina bifida cervicalis* vor, die auch in

meinem Falle nicht fehlte. Ihr maß FEIL die Hauptrolle im Entstehen der Mißbildung bei. Kennt man diese Fälle nicht — es sind bis jetzt vielleicht kaum
15—20 Fälle beschrieben —, dann achtet man entweder nicht auf dieselben
oder man hält sie für Caries der Halswirbelsäule und legt noch womöglich ein
Korsett an. In der Tat ist aber nicht nur das Röntgenbild himmelhoch verschieden.
Wichtig ist auch das *Fehlen jeglicher Schmerzen,* die bei Halscaries besonders
stark zu sein pflegen. Ferner fehlen jede Erscheinungen einer Rückenmarkskompression. Dann möchte ich auf noch einen Punkt das Augenmerk lenken,
und zwar auf Deformitäten, welche nicht selten außer dem Halsdefekt beschrieben

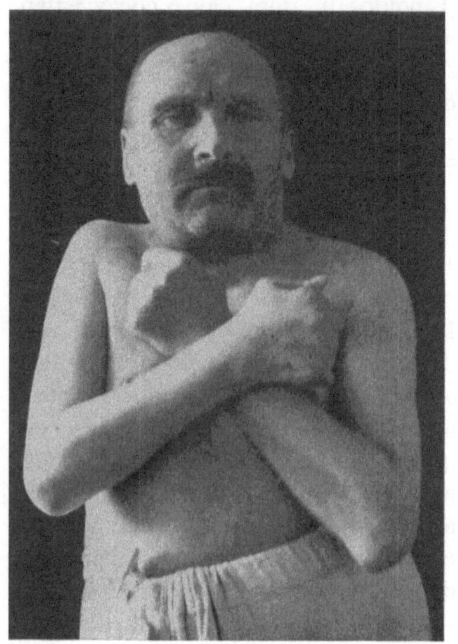

Abb. 171a. Mann ohne Hals. KLIPPEL-FEILsche
Krankheit. Man beachte auch die Deformität der
ankylotischen Finger.
Universitätsnervenklinik Minsk.

werden. So sind partielle Muskeldefekte,
fehlerhafte Lage der Scapula, Schulter-
hochstand beschrieben worden. In meinem Fall bestanden außer mangelhafter
Entwicklung der Muskulatur der Oberextremitäten Verunstaltungen und Unbeweglichkeit der Finger, die wahrscheinlich ebenfalls infolge mangelhafter
Differenzierung von Knorpel und Knochen entstanden waren zu einem Zeitpunkt, wo die Oberextremitäten noch
nicht aus der Masse „herausgewachsen"
waren, aus welcher sich die Halswirbel
differenzieren sollten und infolge eines
damals einsetzenden pathologischen Prozesses es nicht tun konnten.

In den letzten Jahren scheinen sich
die Fälle von *Spondylarthritis deformans*
zu häufen. Manche Fälle von Wirbelde-
formation auch mit Kompressionserscheinungen besonders von seiten der Wurzeln
erweisen sich nichttuberkulösen Ursprungs, sondern sind lediglich Folge
einer *Arthritis deformans.* Die Ätiologie
derselben ist nicht ganz klar. Ihr Zusammenhang mit endokrinen Störungen
und Stoffwechselanomalien mehr als wahrscheinlich. Es können auch infektiöse
und toxische Momente mitspielen. Die *Arthropathia deformans* (FR. v. MÜLLER)
weist vorwiegend degenerative, keine entzündlichen Vorgänge auf. Sie lokalisiert
sich nicht selten an der Lendenwirbelsäule. Gleichzeitig sind dabei nicht selten
auch andere Gelenke betroffen, am häufigsten die großen: Schultergelenk, Hüft-
oder Kniegelenk. Es beginnt mit einer Knorpelnekrose, welche von lebhaftem
Wuchern der überlebenden Knorpelzellen begleitet wird, ferner von starker
Hyperplasie des Perichondriums, des Periosts und der Synovialschleimhaut,
wie auch Wucherung der subchondralen Markspongiosa (LOMMEL). Das Wesentliche ist also einerseits die Knorpelauffaserung, andererseits hyperplastische
Knochenbildung namentlich am Rande der Gelenkflächen, zottige Wucherungen
der Synovialschleimhaut. Ankylosen und fibröse Verwachsungen kommen bei
dieser Form nicht vor. Im Röntgenbild sieht man vor allem eine Verschmälerung

der Spalten zwischen den Wirbeln, als Ausdruck des Knorpelschwundes, dann dornförmige Knochenspitzen an den Grenzen zwischen Knorpel und Knochen, subchondrale Kalkverarmung des Knochengewebes. Kompressionen des Rückenmarkes kommen nicht vor, doch bestehen nicht selten Wurzelschmerzen. Lokalisiert sich der Prozeß im Bereiche der Halswirbelsäule, dann kommen Occipitalneuralgien, Brachialgien u. dgl. vor. Arthritis deformans des Lumbosakralteils führt zu Ischialgien, Lumbago. Es können durch Druck auf die Wurzeln außer Schmerzen noch Reflexstörungen und Sensibilitätsherabsetzungen vorkommen. Von der tuberkulösen Spondylitis ist die Krankheit im Röntgenbild leicht zu differenzieren.

Rückenmarkkompression kann als Resultat einer Pachymeningitis auftreten. Am häufigsten nimmt man eine luetische Ätiologie an, doch gibt es Fälle, wo absolut keine Anhaltspunkte da sind, weder in der Anamnese, noch von seiten des Status. In einem kleinen Prozent der Fälle muß man wohl annehmen, daß es sich auch um andersartig infektiöse oder traumatische Ätiologie handeln kann. Am häufigsten lokalisiert sich die Pachymeningitis im Gebiete der Halswirbelsäule, wo sie das klinische Bild der *Pachymeningitis cervicalis hypertrophica* bildet. Die Rückenmarkshäute werden ungewöhnlich dick, indem auf die inneren Schichten der Dura mater eine schichtweise Auflagerung fibrösen Gewebes stattfindet. Es verschwindet allmählich die Differenzierung zwischen den Häuten, da sie alle in den Prozeß einbezogen werden. Es kann sich um das Rückenmark eine derbe, teils sogar verknöcherte Membran bilden, die um viele Male, über zehnmal, die ursprüngliche

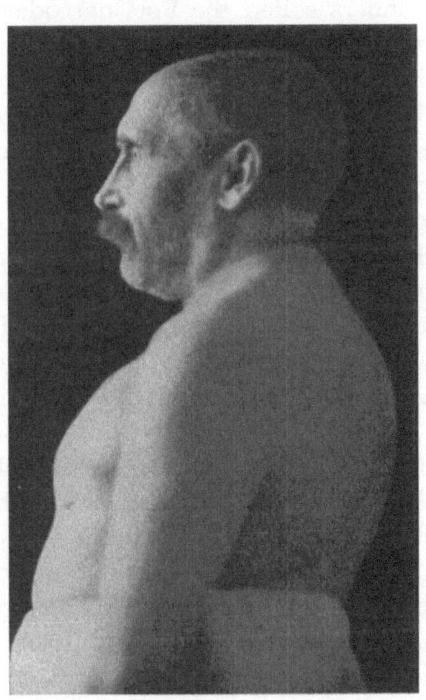

Abb. 171 b. Derselbe Fall, wie auf Abb. 171 a. Seitenansicht.

Dicke der Dura übertrifft. Es werden wie bei anderen raumbeschränkenden Prozessen im Wirbelkanal die Blutgefäße und Wurzeln komprimiert und es treten die uns schon bekannten Erscheinungen einer Rückenmarkskompression auf. Differentialdiagnostisch kommt vor allen Dingen die Lokalisation in Betracht. Während der *Tumor* sich hauptsächlich *im Brustteil* ansiedelt, ist Prädilektionsstelle der *Pachymeningitis hypertrophia der Halsteil.* Dementsprechend sind die ersten Symptome Schmerzen im Hinterkopf, in den oberen Extremitäten, wo sich verhältnismäßig früh auch merkliche Atrophien ausbilden. Auch darin ist ein wichtiges differentialdiagnostisches Symptom gegenüber anderen Kompressionen gegeben. Dies hängt natürlich davon ab, daß die Pachymeningitis cervicalis das Rückenmark und seine Wurzeln von allen Seiten einschnürt. Auch die Cerebrospinalflüssigkeit hat einige Besonderheiten. Es treten zum Unterschied von dem üblichen Kompressionssyndrom in dem Liquor zahlreichere Lymphocyten auf. Doch ist auch in diesen Fällen die für den Kompressionsliquor typische Dissociatio cyto-albuminica in dem Sinne beibehalten, daß trotz der Vermehrung der Zellen dennoch eine noch bedeutendere Eiweißvermehrung stattfindet.

Was das sonstige klinische Bild anbetrifft, so hat GIROT versucht, einige charakteristische Merkzeichen für die syphilitische Paraplegie herauszuarbeiten, ohne daß es ihm doch gelungen ist, auf überzeugende Weise diese Symptome nur für die syphilitische Ätiologie in Anspruch zu nehmen. So soll bei der Form besonders früh Ermüdbarkeit beim Gehen auftreten, welche DÉJÉRINE als intermittierende Klaudikation des Rückenmarkes bezeichnet. Auch Sphincterstörungen sollen beständiger sein, Genitalstörungen frühzeitiger auftreten. Besonders sollen die Pectinei oder die Adduktoren des Oberschenkels an der Lähmung teilnehmen. Wie bei allen Kompressionen, kommt es auch hier zu Veränderungen im Rückenmark, von denen oben die Rede war. Da die in das Rückenmark wuchernden Septa der Häute ebenfalls an dem Prozeß teilnehmen, so entwickelt sich der Prozeß im Rückenmark selbst ganz besonders früh. In manchen Fällen kommt es durch Ausschaltung von Gefäßen oder durch Störungen der Ernährung infolge von Quellungserscheinungen zu Gliawucherungen, zu Höhlenbildungen, welche dann manchmal auch klinisch das Bild der *Syringomyelie* vortäuschen können. Auch umgekehrt kommt es vor, daß bei Syringomyelie sich auf entsprechender Höhe in den Rückenmarkshäuten Verdickungen und hypertrophische Prozesse bilden, welche sich durch nichts von der Pachymeningitis cervicalis hypertrophia unterscheiden.

Der Prozeß ist chronisch, trotzt jeder Behandlung, auch der spezifischen. Es scheint, daß in den letzten Jahren vielleicht im Anschluß an eine energischere Bekämpfung der Syphilis durch Dispensaire, durch energischere Behandlung die Form der Pachymeningitis cervicalis hypertrophia abgenommen hat.

Leichter als alle anderen Erkrankungen, die zur Kompression des Rückenmarkes führen, ist die *Hämatorhachis* zu diagnostizieren. *Blutungen in die Dura, auch epidurale Blutungen* führen brüsk zu Erscheinungen einer Rückenmarkskompression. Durch Trauma des Rückens kann eine solche Blutung besonders leicht bei Leuten entstehen, bei welchen wegen Alkoholismus die Wandungen der Blutgefäße ihre Elastizität verloren haben. Das sich ergießende Blut führt sofort, manchmal im Laufe einer Stunde zur kompletten Paraplegie, Gefühlsstörungen, Blasenstörungen usw. Typisch ist der akute Beginn meist nach Trauma und dann die allmählich auftretende Besserung, die in einem Teil der Fälle bis zu voller Heilung fortschreitet. In manchen Fällen kommt es allerdings zu Residuen, wenn der Prozeß der Restitution sich in die Länge zieht. Charakteristisch ist in frischen Fällen der blutige Liquor. Die später verbleibende Xanthochromie kommt, wie wir gesehen haben, auch in anderen Fällen von Rückenmarkskompression vor. Ich habe Blutungen in die Rückenmarkshäute bei schweren septischen Allgemeinerkrankungen gesehen, wo die Blutungen auch an anderen Körperteilen vorkamen. Natürlich hängt die Prognose dieser Fälle von der Grundkrankheit ab.

Man wird in einem Teil der Fälle damit zu rechnen haben, daß gleichzeitig mit der Blutung in die Häute auch Blutungen in die Rückenmarkssubstanz auftreten können. Es tritt dann zu dem Bilde der Hämatorhachis dasjenige der *Hämatomyelie.* Bei gleichzeitigem Auftreten ist natürlich ein Teil der typischen Symptome der Hämatomyelie durch die Symptome der Hämatorhachis verdeckt.

In anderen Fällen findet die Blutung ausschließlich in das Rückenmark statt. Solche *zentralen Hämatomyelien* (MINOR) kommen auch dann vor, wenn das Trauma keinerlei Veränderungen der Knochenhüllen hervorgerufen hat. Es sind auch Fälle von Hämatomyelie beschrieben worden, wo die Blutung im Anschluß an Heben schwerer Lasten auftritt. Auch sollen kompensatorische Blutungen im Rückenmark bei Menses vorgekommen sein. In manchen Fällen entstehen die Blutungen in ein pathologisches Gewebe, meist handelt es sich um eine zentrale Gliose, die bis dahin keine offenbaren klinischen Zeichen machte.

Abgesehen vom Beginn und Verlauf deckt sich das klinische Bild in bezug auf Sensibilitäts- und Bewegungsstörungen mit dem der Syringomyelie. Da das Blut sich hauptsächlich in die graue Substanz ergießt, sind die hauptsächlichsten Symptome Dissoziation der Sensibilität und atrophische Lähmungen entsprechend der Höhe des Segmentes, in dem die Blutung stattgefunden hatte. Meist ist auch eine vollständige Paraplegie mit Blasenstörungen zu verzeichnen, die mitunter sich erst während der ersten Tage vollständig etabliert und die früher als alle anderen Symptome zur Restitution neigen. Abb. 169 zeigt einen von FEDOROFF und MAISELS beschriebenen Fall, in dem sich im Anschluß an ein Trauma eine schwere Blutung in der Halsgegend des Rückenmarkes entwickelt hatte und wo neben Sensibilitätsstörungen typische Atrophien der Schultergürtelmuskulatur bestanden.

Von der *Gliose* unterscheidet sich der Status bei der *Hämatomyelie* noch durch das Fehlen der schweren trophischen Störungen, welche eigentlich das am meisten Charakteristische bei Gliose ist. Man kann auch in gewissem Sinne von Kompressionssymptomen bei Hämatomyelie sprechen, da das Blut zweifellos den intervertebralen Raum einschränkt. Zu differenzieren ist eigentlich in solchen Fällen nur mit Hämorrhagie der Rückenmarkshäute. Praktischen Wert kann das nur dann haben, wenn im Rückenmark selbst gar keine Blutungen bestehen und die Frage aufgeworfen wird, ob gegen die schweren Reizerscheinungen der Hämatorhachis nicht chirurgisch interveniert werden soll. Auch kann an eine akute infektiöse Myelitis gedacht werden. Ja, es wird eigentlich bei akutem Beginn ohne Trauma der Gedanke an *Myelitis* mehr Berechtigung haben, als die Annahme einer Hämatomyelie. Doch ist auch eine akute infektiöse Myelitis, die im Laufe von einigen Stunden zur kompletten Paraplegie führt, eine ganz außergewöhnliche Erscheinung. Es muß außerdem das ätiologische Moment anwesend sein, die Infektion und die Temperatursteigerung.

MINOR hat die Möglichkeit angenommen, daß aus einer Hämatomyelie sich eine echte progressierende Syringomyelie entwickeln kann. Es scheint, daß sich dieser Gesichtspunkt, trotz mannigfaltiger Widersprüche gegenwärtig doch durchgesetzt hat. Es ist allerdings schwer zu entscheiden, ob nicht die Blutung schon in ein pathologisch verändertes gliöses Gewebe stattfand. Doch spielt dies für das klinische Bild keine Rolle, denn eine Tendenz zur Gliose, eine „*Gliosebereitschaft*" kann ja schon bestehen, das ist aber noch nicht das klinische Bild der Gliose. Erst wenn sich noch ein Faktor hinzugesellt, die Hämatomyelie, dann wird die Gliosebereitschaft zum klinischen Bild der Gliose. Ich habe einen entsprechenden Fall beobachten können, der mehr als das histologische Bild für eine derartige Auffassung spricht. Bei einem Kriegsteilnehmer hatte sich vor mehreren Jahren eine Hämatomyelie mit kompletter Paraplegie entwickelt, von der er sich vollkommen erholt hatte, jedenfalls wieder erwerbsfähig wurde. Erst nach 6—7 Jahren, nachdem er schon 2—3 Jahre wieder arbeitete, begannen sich bei ihm neue Symptome zu entwickeln, und zwar traten allmählich Schwäche und trophische Veränderungen in Haut und Knochen der Finger, der Hände auf. Bis unlängst war von diesen trophischen Erscheinungen, die allmählich in Mutilationen übergingen, nicht die Rede. Nach dem klinischen Verlauf zu urteilen, handelte es sich also in der Tat um eine progrediente Gliose, die sich bei einem Mann entwickelte, der vor Jahren eine Hämatomyelie durchgemacht hatte. Man muß also die Möglichkeit einer, wenn auch seltenen, hämatomyelogenen, echten, progredienten Gliose zugeben müssen.

Eine *Meningitis serosa* circumscripta kann auch zu Druckerhöhungen im Wirbelkanal führen. Teils verweise ich auf das über diese klinische Form bei Hirndrucksteigerung Gesagte, teils auf das klinische Bild des extramedullären Rückenmarkstumors. Differentialdiagnostisch kommen in Betracht Schwankungen und Remissionen im klinischen Bild, Fehlen ausgeprägter Ausfallserscheinungen. Auch hier muß unterstrichen werden, daß sie oft lediglich der Ausdruck einer an anderer Stelle sich befindenden Geschwulst sind. Ihre selbständige Rolle, die früher von manchen bezweifelt wurde, ist jetzt einwandfrei sicher. Man soll also auf sie nicht unbedingt als Verlegenheitsdiagnose sehen, wenn bei der Operation sich eine lokale Arachnoiditis adhaesiva mit Cystenbildung findet. Man soll dabei noch aufmerksam nach dem Tumor suchen. Oft findet man ihn, wenn nicht sogleich, dann bei einer zweiten Operation an anderer Stelle, auch manchmal bei der Autopsie. Doch gibt es genug Fälle, wo die Entfernung der Liquoransammlungen in den arachnoidealen Maschen und eine gründliche Toilette den Kranken aller seiner Klagen beraubte.

XX. Die Syndrome der Zirkulationsstörungen.

Von den Zirkulationsstörungen können diejenigen besonders herausgearbeitet werden, welche infolge Verstopfung durch Thrombose oder Embolie einer Arterie hervorgerufen sind. Dadurch wird ein bestimmtes Territorium des Zentralnervensystems außer Funktion gesetzt. Es tritt eine Erweichung in demselben auf, die desto vollständiger ist, je ausschließlicher dasselbe auf die verstopfte Arterie angewiesen ist. Wird das Territorium noch durch andere benachbarte Gefäße versorgt, dann ist der Funktionsausfall dieses Gebietes weniger beträchtlich.

1. Die Syndrome der Erweichungen im Gebiete der Arteria cerebri media.

Zum Teil war von diesen Syndromen bereits die Rede im Abschnitt über die Syndrome der einzelnen Hirnteile, sowohl des Hirnmantels als auch der inneren Kapsel und der subcorticalen Gebilde. Ich verweise wegen Einzelheiten auf diese Kapitel und werde mich hier kurz fassen können.

Aus der *Arteria cerebri media* kurz nach ihrem Abgang von der Arteria carotis interna entspringen ihre tiefen Äste, die *Arteria lenticulo-striatae* und *lenticulo-opticae*. Foix und M. Lévy nennen die tiefen Äste *Arteriae perforantes* und unterscheiden *Arteriae lenticulo-opticae*, *putamino-capsulo-caudatae* und *pallidales externae* zum Unterschied von den *Arteria pallidales internae*, die der *Arteria chorioidea anterior* entspringen, einem Zweig der *Arteria carotis interna*. Von diesen Arterien sind die Arteriae lenticulo-opticae von keiner wesentlichen Bedeutung. Bei Verstopfungen der Arteria cerebri bleibt der Thalamus unberührt. Das *Gebiet der tiefen Äste* ist folglich: der größte Teil des Striatums, dessen vorderer Teil von der Arteria cerebri anterior versorgt wird, der äußere Teil des Pallidums und die innere Kapsel, deren unterer (pallido-thalamischer) Abschnitt von der Arteria chorioidea anterior sein Blut erhält.

Erweichung der durch die soeben beschriebenen Äste gespeisten Gebiete tritt nur auf, wenn die Arteria cerebri media vor Abgang der perforierenden Äste obliteriert wird. Für Obliterationen gilt dabei ein allgemeines Gesetz, daß Gebiete derjenigen Äste, welche der Läsion am nächsten liegen, am meisten mitgenommen werden, während diejenigen Gebiete, welche von Ästen versorgt werden, die mehr distal von der Obliterationsstelle aus der Arterie entspringen, weniger leiden. Ist die Obliteration der Arteria cerebri media vor Abgang der Rami perforantes nicht vollkommen, dann ist das Hauptsymptom eine banale kapsuläre Hemiplegie. Liegt der Herd in der linken Hemisphäre, dann gesellt sich zur Hemiplegie noch eine Brocasche Aphasie. Striatumsymptome sind gewöhnlich nicht zu entdecken, wenigstens nicht in der Form von choreo-athetotischen Hyperkinesen. Doch scheinen doch in einigen Fällen eine außergewöhnliche Astasie oder Bewegungsarmut oder Amimie für eine Funktionsstörung auch der subcorticalen Ganglien zu sprechen. In leichten Fällen fehlen die Sensibilitätsstörungen und die Hemianopsie, die Bewegungsstörungen sind wenig ausgeprägt, in der oberen Extremität mehr als in der unteren. In schweren Fällen ist die Hemiplegie stärker, sie kann auch einen schlaffen Charakter tragen. Die Sensibilitätsstörungen sind mäßig ausgeprägt, es kann Hemianposie bestehen. Besteht eine totale Obliteration der Arteria cerebri media unweit ihres Ursprungs, dann entsteht massiver Ausfall der Bewegungen, Sensibilität, der Sprache, Hemianopsie. Gehen die Patienten binnen 15 Tagen nicht zugrunde, dann bleiben schwere Ausfälle zurück.

Sind die perforierenden oder tiefen Arterien nicht alle außer Funktion gesetzt, sondern nur die eine oder andere, dann entstehen kleine Erweichungsherde, die sich nur dann durch typische kapsuläre Hemiplegie kundgeben, wenn die Arteriae putamino-capsulo-caudatae obliteriert sind. Bei doppelseitigen Erweichungen im tiefen Gebiet der Arteria cerebri media treten pseudobulbäre Symptome auf. Von ihnen war oben die Rede. Sie bestehen in Funktionsstörungen der Artikulation, Phonation, des Gaumens, der Lippen, des Schluckapparates. Das Gesicht bekommt einen leblosen Ausdruck, es tritt Zwangslachen und Zwangsweinen auf. Der Gang ist gestört im Sinne einer Astasie-Abasie. Verhindert die Lähmung nicht das Gehen vollkommen, dann finden wir bei den Kranken einen charakteristischen Gang à petits pas. Bemerkenswert ist die Dissoziation zwischen der Willkürinnervation im Bette und der Gehstörung. Es besteht eine Tendenz nach hinten zu fallen.

Nach Abgabe ihrer tiefen kurzen Äste tritt die Arteria cerebri media in die Sylvische Furche und gibt auf ihrem Weg in derselben allmählich alle langen corticalen oder superfiziellen Äste ab. Gewöhnlich unterscheidet man fünf dieser Äste und benennt sie auch nach dieser Zahl. Foix und M. Lévy haben dieselben genauer studiert und aus ihren verschiedenen Variationen folgenden Haupttypus der Äste herausgearbeitet (Abb. 172):

1. Kurz nach Abgang der tiefen Äste *Arteria temporalis anterior*, von der unteren Seite der Arteria cerebri media.

2. Gemeinsamer Ast (*Truncus communis*) der aufsteigenden Arterien, aus welchem entspringen: a) die Arteria orbito-frontalis, b) die Arteria sulci praerolandici, c) Arteria fissurae Rolando und d) Arteria parietalis anterior.

3. Arteria parietalis posterior. Diese beiden Äste gehen von der oberen Seite der Arteria cerebri media ab.

4. Arteria temporalis posterior entspringt aus der unteren Seite der Arteria.

5. Die Fortsetzung und das Ende der Arteria cerebri media bildet die Arteria angularis oder des pli courbe der Franzosen.

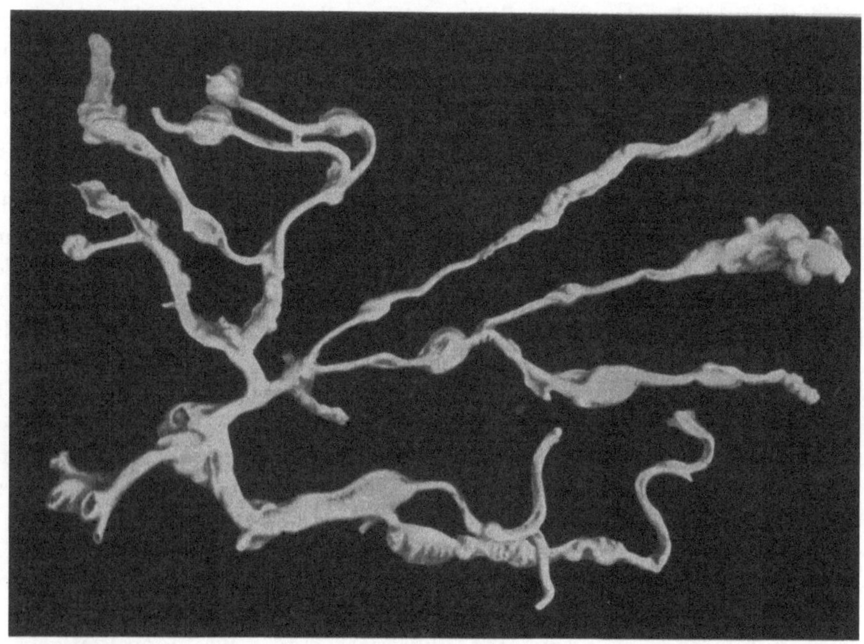

Abb. 172. Arteria cerebri media (A. fossae Sylvii) mit den langen oder superfiziellen Ästen. Natürliches Präparat von der Seite. Nach Foix und M. Lévy.

Von Interesse ist es Abb. 172 mit den Röntgenogrammen nach Egas Moniz zu vergleichen (Abb. 163—166). Die Identität ist auffallend.

Die Erweichungen, die in den Versorgungsgebieten dieser Äste vorkommen, unterliegen ebenfalls der Gesetzmäßigkeit, von welcher oben die Rede war. Es kommt selten zur vollständigen Obliteration der Arteria cerebri media. Meist ist der Durchmesser noch durchgängig. Dann ist die Erweichung in den Gebieten der Arterien stärker ausgeprägt, die dem Orte der Obliteration am nächsten, am proximalsten, liegen. In den Versorgungsgebieten der distaler gelagerten Äste ist die Erweichung weniger ausgeprägt, ja fehlt sogar in den meisten Fällen.

Obwohl es sich um Erweichung im Versorgungsgebiet der sog. superfiziellen Äste der Arteria media handelt, sind nicht nur die Rindengebiete, sondern das gesamte Marklager in seiner größten Ausdehnung der Erweichung ausgesetzt. Das „superfizielle" Gebiet der Arteria media dringt im Frontallappen, wie auch nach hinten im Parietotemporallappen fast bis zum Ependym und auf dem Niveau der Rolandoschen Windungen bis zu den subcorticalen Zentren. Dieses Gebiet nimmt fast das gesamte Centrum ovale ein. Wenn man aus dieser Masse die grauen Ganglien entfernt, dann verbleibt, nach FOIX und LÉVY, nicht weniger als $^9/_{10}$ als Gebiet der sog. oberflächlichen Äste der Arteria media. Es muß folglich der Ausdruck einer superfiziellen Erweichung insofern verstanden werden, daß sie den Erweichungen im Gebiete der tiefen Äste gegenübergestellt werden.

Bei den meisten Obliterationen der superfiziellen Arteria media bleibt die Arteria temporalis unberührt, da sie aus der Arterie an ihrem Beginn entspringt. Je nachdem sich die Obliteration vor oder hinter dem Abgang des Truncus communis ascendens befindet unterscheiden FOIX und LÉVY *„große Erweichung des Gebietes der superfiziellen Arteria Sylvii"* und *„Erweichungen des Gebietes der hinteren Arteria Sylvii"*.

Die sog. *große Erweichung des superfiziellen Gebietes der Arteria media* wird, wie gesagt, durch Obliteration *vor* Abgang des gemeinsam aufsteigenden Stammes hervorgerufen. Meist handelt es sich nicht um vollständigen Verschluß und laut der oben erwähnten Gesetzmäßigkeit ist in diesen Fällen das Gebiet der Ascendens am meisten mitgenommen, ja, das Gebiet der übrigen Äste kann intakt bleiben. Regelmäßig ist dabei die Insel erweicht, dann der hintere Teil von F_3 und F_2, der operkulare Teil der Stirnhirnwindung (Fa und Pa) und in der Tiefe die grauen Kerne. Im klinischen Bild stehen im Vordergrund die Hemiplegie mit besonderer Bevorzugung der oberen Extremität, leichte Sensibilitätsstörungen, eine BROCAsche Aphasie bei linksseitigem Herd, eine leichte Apraxie. Über nähere Einzelheiten siehe das Kapitel von den Syndromen der Hirnwindungen.

Bei partiellen Erweichungen im Gebiet der Arterien des *Truncus communis ascendens* entstehen folgende Herde:

1. Isolierte Obliteration der Arteria orbito-frontalis externa ist selten, das klinische Bild nicht klar.

2. Obliteration der Arteria sulci praecentralis führt zu einem Herd im unteren Drittel von Ta, der nach oben zu den Fuß von F_2 und F_3 einnimmt. Das klinische Bild besteht in Facialislähmung und bei linksseitigem Sitz in Aphasie vom BROCAschen Typus.

3. Obliteration der Arteria der ROLANDOschen Fissur ist selten und verursacht Erweichung im vorderen Ende von Pa und im hinteren Ende von Fa. Das Typischste ist eine Hemiplegie.

4. Obliteration der Arteria sulci interparietalis oder parietalis anterior. Es treten Sensibilitätsstörungen, Astereognosien und typische Formen von Apraxie auf, wie sie als *Syndrom des Elliotschen Sensory-visual Bands* und des interparietalen Rindenstreifens von PÖTZL beschrieben sind.

Ist die Arteria media hinter dem Abgang des Truncus communis ascendens obliteriert, dann tritt die Erweichung im *hinteren Versorgungsgebiet der Media* auf. Der Erweichungsherd kann dadurch modifiziert werden, daß die Arteria parietalis anterior, die auch die Bezeichnung der Arteria sulci interparietalis trägt, manchmal nicht aus dem gemeinsamen Truncus entspringt, sondern selbständig aus der Arteria media. In typischen Fällen erstreckt sich der Erweichungsherd auf den Scheitellappen, mit Ausnahme der Pa, auf den Gyrus angularis und die hintere Hälfte der ersten beiden Schläfenwindungen. Entspringt die Arteria interparietalis unmittelbar aus der Arteria media, dann erstreckt sich der Erweichungsherd mehr nach vorn bis zum hinteren Teil der Parietalis ascendens. Die verschiedenen klinischen Bilder der Erweichung des Schläfenlappens des Gyrus angularis, des Scheitellappens sind als Syndrome der Scheitellappen, des Gyrus angularis, der Schläfenlappen beschrieben. Betrifft die Verstopfung den gemeinsamen Stamm der drei hinteren Äste, dann treten im klinischen Bild hauptsächlich Erscheinungen von Aphasie von WERNICKEschem Typus, Hemianopsie, apraktische und agnostische Symptome, Alexie, Agraphie auf.

Bei *partiellen Erweichungen* der hinteren Äste der Media entstehen die charakteristischen Syndrome, welche ich unter den *Syndromen des Scheitellappens, des Schläfenlappens und des Gyrus angularis* herausgearbeitet habe. Hier sei nur ergänzt, daß in den Fällen, wo die Obliteration die *Arteria temporalis posterior und die Arteria gyri angularis* außer Funktion setzt, die *Syndrome vom temporoparietalen Typus* auftreten, wo eine eigenartige Agraphie mit Alexie, amnestischer Aphasie im Vordergrund stehen. Bei der Obliteration, die die Fortsetzung der Media, die *Arteria angularis mit der Arteria parietalis posterior* betrifft, kommt es zu *Syndromen des Gyrus supramarginalis und angularis*, über welche Näheres in dem entsprechenden Abschnitt nachzulesen ist. Es können auch Erweichungen vorkommen, die sich streng auf das Gebiet der Arteria temporalis posterior, der Arteria parietalis posterior und der Arteria angularis beschränken. Im letzteren Falle kann das *Syndrom der parietalen Agraphie mit Alexie und vielleicht noch einigen agnostischen Erscheinungen* bestehen, wie sie bei parietooccipitalen Herden vorkommen.

2. Die Syndrome der Arteria cerebri anterior.

Die *vordere Hirnarterie oder Arteria corporis callori* ist eine der Endäste der Arteria carotis interna und versorgt durch einen Ast, die Arteria orbitalis, den Lobus orbitalis, durch die Arteria frontalis interna oder anterior die Innenfläche der ersten Stirnhirnwindung, durch die Arteria callosomarginalis die medialen Hirnabschnitte um den gleichnamigen Sulcus und den Lobus paracentralis, dann durch viele kleine Zweige den Balken und als Arteria pericallosa posterior verläuft sie längs dem Balken bis nach hinten zum Splenium, wo sie mit Zweigen der Arteria cerebri posterior kommuniziert. Obliteration des Hauptstammes der Arterie ruft Erweichungen hervor im Gebiet eines Vierecks, das hauptsächlich die mediale Hemisphärenwand bis zum Cuneus einnimmt. Je nachdem, welche Äste außer Tätigkeit gesetzt werden, können entweder corticale, subcorticale Teile des Hirns und das Corpus callosum außer Dienst gestellt werden, oder nur corticale und subcorticale Ausfälle ohne Balkenläsion auftreten. Schließlich kann der Herd nur Balken und subcorticales Mark einnehmen. Im klinischen Bild herrscht vor eine *crurale Monoplegie* mit stärkerem Betroffensein der distalen Teile oder *Hemiplegie mit vorwiegender Beteiligung der Beine*. Außerdem treten bei *Balkenläsion apraktische Störungen in der linken Hand* auf. Über eine Reihe anderer Syndrome siehe *Syndrome der Stirnhirnwindungen und des Balkens*.

3. Die Syndrome der Arteria cerebri posterior.

Die *hintere Hirnarterie* oder *Arteria profunda cerebri* entspringt aus der *Arteria basilaris* und versorgt durch ihre Fortsetzung die Arteria occipitalis und deren Zweige, die Arteriae fissurae parieto-occipitalis, fissurae calcarinae, fissurae cunei, den *größten Teil des Hinterhauptlappens*, namentlich seine medianen Anteile, durch den Ramus retromamillaris und den Ramus thalamogeniculatus einen *großen Teil des Zwischenhirns*. Ferner schickt sie Zweige zum *Splenium des Balkens, zum Hirnschenkel, dem Vierhügel, zum Kern des Oculomotorius*.

Die Obliteration der corticalen Äste der Arteria posterior, man könnte sie auch in Analogie mit den entsprechenden Ästen der Arteria media lange oder superfizielle nennen, führt zu Erweichungen im Gebiete des Hinterhauptlappens und dem hinteren Ende des Schläfenlappens. Die Syndrome, die dabei entstehen, sind in dem Abschnitt über die *Syndrome des Hinterhauptlappens* abgehandelt worden. Bei Verschluß der *Arteria temporalis posterior* (nach DURET), eines Zweiges der *Arteria occipitalis* (nicht zu verwechseln mit der Arteria temporalis posterior nach FOIX, eines Astes der Arteria cerebri media an der Außenfläche des Hirnmantels) ist das Hauptsymptom die LISSAUERsche *Wortblindheit*, bei Verschluß der *Arteria lingualis* oder der *Arteria fissurae cunei* kann *reine Wortblindheit* entstehen, bei Verschluß der *Arteria calcarina Gesichtsfeldstörungen* vom hemianopischen Typus. Befinden sich Erweichungsherde infolge Verschlusses der hinteren Gehirnarterie an den basalen Teilen des Hinterhauptslappens, dann treten im klinischen Bild *optisch-agnostische Störungen* auf.

Über *Syndrome der tiefen Äste der Arteria cerebri posterior* und speziell derjenigen, welche die einzelnen Thalamuskerne versorgen, war bereits genügend im Abschnitt von den *Thalamussyndromen* die Rede, auf welchen ich verweise. Zu den Syndromen des Hypothalamus gehören das *obere und untere Syndrom des roten Kernes*. S. unten.

4. Syndrome der Arterien des Hirnstammes.

Umfassende Studien über die Blutversorgung des Hirnstamms verdanken wir DURET, WALLENBERG, ROSSOLIMO u. a. Wir legen in weiterem der Beschreibung der Verhältnisse die Klassifikation von FOIX und HILLEMAND zugrunde mit denjenigen Modifikationen, welche teils aus der Literatur, teils auf Grund unserer klinischen Fälle uns für nötig erscheinen.

Die hauptsächlichsten Systeme, welche den Hirnstamm speisen, entstammen den *Arteriae vertebrales* und der aus dem Zusammenfließen derselben entspringenden *Arteria basilaris*, die längs der ventralen Fläche der Brücke bis zum Hirnschenkel zieht. Hier teilt sie sich T-förmig in die beiden Arteriae cerebri posteriores, die nach vorn je eine *Arteria communicans posterior* senden zur Verbindung mit der Arteria carotis interna, aus welcher die vorderen Hirnarterien entspringen. Die *Arteria communicans anterior*, welche die beiden vorderen Hirnarterien verbindet, schließt den Circulus Willisii, den alle soeben genannten Arterien bilden. Aus der Arteria basilaris entspringen die obere und mittlere Kleinhirnarterie, die Arteria cerebelli superior und media. Aus der Arteria vertebralis entspringt die Arteria cerebelli inferior posterior. Der Hirnstamm wird nur durch kleine Arteriolen gespeist, die von den großen Arterien abgehen. FOIX und HILLEMAND unterscheiden ein allgemeines Gesetz der Verteilung der Blutgefäße des Hirnstammes. Sie teilen die Arterien, welche den gesamten Hirnstamm versorgen, in folgende drei Gruppen:

1. *Paramedianarterien*, welche den Hirnstamm etwas nach außen von der Mittellinie erreichen. Hier teilen sie sich in noch kleinere Medianarterien, die den *Hirnstamm nahe der Mittellinie* speisen.

2. *Kurze Circumferentialarterien*, welche aus der Basilaris oder den Vertebrales entspringen und die *seitlichen Partien des Hirnstammes* versorgen.

3. *Lange Circumferentialarterien* streben der *Dorsalfläche* zu, die hier vom Kleinhirn und den Vierhügeln gebildet wird. Zu ihnen gehören die drei Arteriae cerebellares und die Arteria quadrigeminalis.

Am einfachsten liegen die Verhältnisse an der *Brücke*. Hier entspringen die Paramedianarterien aus der Arteria basilaris und versorgen die Pyramidenbahnen, die Brückenkerne, Brückenfasern und den medianen Schleifenabschnitt. Die kurzen Circumferentes speisen Brückenarme und laterale Schleifenbezirke, während die die langen Circumferenzarterien darstellenden mittleren und oberen Kleinhirnarterien das Kleinhirn und die Bindearme versorgen. Es entstehen auf diese Weise folgende drei Territorien, welche in bezug auf die Blutversorgung voneinander unabhängig sind, bei deren Erweichung infolge Arterienverstopfung selbständige Syndrome entstehen.

1. *Paramedianes Gebiet*, dessen Erweichung je nach der Schwere der Läsion *hemiplegische Syndrome* hervorruft.

2. *Laterales Gebiet*, zu welchem hauptsächlich der mittlere Kleinhirnschenkel und die seitlichen Partien der Schleife gehören. Seine Erweichung führt zu *Kleinhirnsyndromen*, namentlich vom *hemiparetischen Typus*.

3. *Dorsales Gebiet* schließt in sich *Kleinhirn und vordere Kleinhirnarme*. Die durch Erweichung dieser Gebiete entstehenden Syndrome sind bereits an anderer Stelle abgehandelt worden.

Im *verlängerten Mark* werden die *Paramedianarterien* durch eine *obere* Gruppe, den Arterien des Foramen coecum, gebildet, die aus dem Winkel zwischen Vertebralarterien und Basilaris entspringen und auch eine *untere* Gruppe, die Zweige der Arteria spinales anteriores, die aus den Arteria vertebrales entspringen. Zu den *kurzen Circumferenzarterien* zählen FOIX, HILLEMAND und SCHALIT die *Arteria fossae lateralis bulbae* und einige Nebenarterien. Dieselbe entspringt der Basilaris unweit von ihrem Entstehen aus den Vertebrales. Dann zieht sie lateralwärts, gibt einige Zweige an die Oliven ab und teilt sich in 4—5 Ästchen auf, welche die „Fossa lateralis bulbae" versorgen. Hier befinden sich der obere Teil der seitlichen Bulbusfasern, die Kerne und Wurzeln der gemischten Nerven, der obere Teil des Nucleus ambiguus, die Fibrae arciformes, die obere Hälfte der Olive, das zentrale Haubenbündel, die spinale Trigeminuswurzel und die Substantia gelatinosa Rolando in ihren vorderen drei Vierteln, der obere Teil des Nucleus lateralis bulbae. WALLENBERG schließt sich dieser Auffassung nicht an, behauptet vielmehr, daß alle lateralen Arterien des verlängerten Markes aus der Cerebellaris inferior posterior entspringen. Die *lange Circumferenzarterie* wird hier ausschließlich von der Arteria cerebelli inferoir posterior gebildet, die nach den französischen Verfassern nur den lateralen Abschnitt des *unteren* Teiles des Bulbus versorgt, während der laterale Abschnitt des *oberen* Bulbus von der eben erwähnten Arteria fossae lateralis bulbi gespeist wird. Die Variationen in diesem Gebiet sind sehr groß, wie WALLENBERG gezeigt hat und wie namentlich SACHARTSCHENKO ausführlich auf dieselben eingegangen ist.

Foix, Hillemand und Schalit unterscheiden also ein *oberes Bulbushemisyndrom*, welches durch *Verschluß der Arteria fossae lateralis bulbi* hervorgerufen wird und ein *unteres*, das infolge Obliteration der *Arteria cerebelli inferior posterior* entsteht. Im ersten Falle entsteht folgendes klinisches Bild: Hemiparese und Störungen der Sensibilität vom syringomyelitischen Dissoziationstypus auf der dem Herde kontralateralen Seite, eine dem Herd gleichseitige Lähmung des weichen Gaumens und der Pharynx *bei erhaltener Funktion des Stimmbandes*. Auch können Cerebellarsymptome, Sensibilitätsstörungen im Trigeminus, Herabsetzung der Tiefensensibilität, sympathische Ophthalmoplegie auf der herdgleichen Seite bestehen. Nach Foix, Hillemand und Schalit kommen nun diese Symptome nicht wie Wallenberg annimmt, durch Verstopfung der Arteria cerebelli inferior posterior zustande, sondern infolge Undurchgängigkeit der Arteria fossae lateralis bulbi im Anschluß an Obliteration der Basilaris. Ich habe in einigen Fällen in der Tat die Dissoziation zwischen Stimmband und weichem Gaumen gesehen. Da ich aber keine Autopsiebefunde besitze, möchte ich mich nicht auf Grund nur des klinischen Bildes für die eine oder andere Anschauung entscheiden. Hat doch auch schon Wallenberg auf die Möglichkeit dieser Dissoziation hingewiesen und sie durch die verschiedene Lage im Vaguskern der Zentren für Kehlkopf und weichen Gaumen erklärt, den Entstehungsmodus auf Varianten des Abgangs der Gefäße zurückgeführt. Einen klinisch-anatomischen Beitrag hat unlängst Sachartschenko bringen lassen, in welchem für die klassische Ansicht von Wallenberg Stellung genommen wird. Durch teilweise Ausschaltung des Gebietes kommen die verschiedensten Syndrome des Hirnstammes zustande, die meist einen alternierenden Charakter tragen.

Die Wand des *vierten Ventrikels* läßt im Oblongataabschnitt ebenfalls das Schema der französischen Verfasser erkennen. Die *Paramedianarterien* versorgen den medialen Abschnitt mit den motorischen Kernen, die *kurzen Circumferenzarterien* einen sehr kleinen mittleren Abschnitt und die langen, die hier durch die *Arteria cerebelli inferior posterior* vertreten, ist das Gebiet, welches an das Corpus restiforme grenzt.

Im Bereiche der *Hirnschenkel* erscheint das Schema schon lange nicht so durchsichtig, da die Hirnschenkel von der Medianlinie weggetreten sind und nun anstatt der Paramedianarterien sich unter dem Einfluß der *kurzen Circumferenzarterien* befinden. Doch gehören in die Gruppe der Paramedianarterien diejenigen Gefäße, die von der Bifurkation der Arteria basilaris ihren Ursprung nehmen. Sie bilden den sog. *Pediculus retromamillaris*, der von dem Foramen coecum hinter den Corpora mamillaria beginnt und sie mit Blut versorgt. Aus diesen Gefäßen entspringt eine große Anzahl kleiner Arteriolen, welche teils die Haubengegend, teils den roten Kern, die Substantia nigra und schließlich auch den Oculomotoriuskern speist. Manche dieser Äste steigen bis zur subthalamischen Gegend empor. Die *kurzen Circumferenzarterien* nehmen ihren Ursprung von der Arteria cerebralis posterior unmittelbar oder von ihren Ästen. Die *langen Circumferenzarterien* sind folgende fünf: Die Arteria cerebelli superior aus dem Endteil der Basilaris, die Arteria quadrigeminalis aus der Cerebralis posterior, die Arteriae chorioideae posteriores ebenfalls aus der hinteren Hirnarterie, dann die Arteria cerebri posterior selbst, die Arteria chorioidea anterior aus der Cerebri media. Auf diese Weise ist das Gebiet der Hirnschenkel auf folgende Weise versorgt:

Das interpedunculäre Gebiet von dem retromamillaren Bündel, der Hirnschenkel-
fuß aus zahlreichen Gefäßen aus dem ebengenannten Bündel, außerdem aus der
oberen Kleinhirnarterie, der Vierhügelarterie, der hinteren Chorioidea und der
vorderen Chorioidea. Die Haube bekommt ihr Blut in ihrem mittleren Teil
von den Arteriae pedunculares aus dem retromamillären Bündel, deren Zweige,
wie wir sahen, bis zum roten Kern aufsteigen, in ihren lateralen Teilen von den
kurzen Circumferenzarterien, den Ästen der langen. Die Vierhügel erhalten
eine komplexe Versorgung, hauptsächlich aus der Quadrigeminalis, dann aus der
Chorioidea posterior und aus der oberen Kleinhirnarterie.

Die Erweichungen, die infolge von Verstopfung der einzelnen Arterien der
Hirnschenkel auftreten, scheinen keine so eindeutigen Syndrome zu verursachen,
da jedes einzelne Gebiet der Hirnschenkel aus mehreren Gefäßsystemen versorgt wird. Doch ist ein Syndrom durchaus konstant, und zwar das *untere
Syndrom des roten Kerns* (CLAUDE und LOYEZ), welches in cerebellarer Hemiparese und kontralateraler Oculomotoriuslähmung besteht. Es sei hier daran
erinnert, daß das *obere Syndrom des roten Kernes* von Erweichung des Versorgungs-
gebietes der Arteriae thalamo-rubrales abhängt. (S. Thalamussyndrome.)

5. Pathologisches.

Was die *Ätiologie der Zirkulationsstörungen* des Gehirns anbetrifft, so handelt es sich zum großen Teil um *arteriosklerotisch veränderte Gefäße* (s. unten).
KODAMA, der auf SPIELMEYERS Veranlassung die Frage von der regionären
Verteilung der arteriosklerotischen Veränderungen im Großhirn studiert hat,
bestätigt die Untersuchungen von ALZHEIMER, SPIELMEYER u. a., daß man
zwei Formen von Großhirnarteriosklerose unterscheiden kann. Die erste zieht
den Hirnmantel, die zweite den Hirnstamm vor. Es kommen natürlich auch
Mischformen vor. Unter den Fällen, die im Hirnmantel lokalisiert waren, unterscheidet KODAMA Arteriosklerose im Rindengrau von einer solchen im *subcorticalen Mark*. Die arteriosklerotischen Herde im Großhirn kamen am häufigsten
in den Stammganglien und hier am häufigsten im Putamen, dann Caudatum,
Pallidum und Claustrum und schließlich im Thalamus vor. In 60% der KODA-
MAschen Fälle bestanden Mischformen, doch auch ein Drittel von ihnen zeichnete
sich durch vorwiegende Arteriosklerose der Stammganglien aus. Daraus ergibt
sich die außerordentliche *Prädilektion des Streifenhügels für arteriosklerotische
Veränderungen*.

Ziehen wir nun in Betracht, daß zu den wesentlichsten Alterserscheinungen
die Atherosklerose gehört, so finden wir im *Alters-* resp. *Greisensyndrom* die
Züge wieder, welche uns in stärkerer Ausprägung aus mehr umschriebenen
Herderkrankungen bekannt sind. Neben Erscheinungen von seiten des Hirnmantels, zu welchen Gedächtnisschwäche, amnestisch aphasische Symptome
u. dgl. gehören, sind am meisten diejenigen Symptome ausgeprägt, welche auf
eine Funktionsstörung des striären Systems hinweisen. Das Gesicht wird weniger
ausdrucksfähig, es versteinert, die Bewegungen verlieren ihre Elastizität, die
Haltung wird gebückt, es entstehen typische Haltungen, welche Ausdruck enthemmter Haltungstendenzen sind, die Stimme wird monoton, es tritt Zittern
auf, welches nach S. HIRSCH dem striären verwandt ist, der Schlaf und auch andere
vegetative Funktionen, wie Speichelsekretion, Hautdrüsenfunktion, Tränen-

sekretion u. dgl. sind verändert. Es entsteht auf diese Weise ein Hintergrund, eine Grundkonstellation, auf welcher sich im weiteren neue Syndrome aufbauen können, wenn sich noch andere prädisponierende oder auslösende Faktoren endogen- oder exogenkonstitutioneller Art oder exogenkonstellativer Natur hinzugesellen.

Wir können hier nicht ausführlich auf die wichtigen Fragen von den Faktoren der Arteriosklerose eingehen, wie bedeutungsvoll sie auch für die Behandlung und namentlich die Prophylaxe der Hirnarterienveränderung sind. Wenn auch das Wesentlichste für das Entstehen der Atherosklerose die Cholesterininfiltration der Gefäße ist, so ist doch zuzugeben (ANITSCHKOW), daß *in gewissem Sinne* auch andere Faktoren, wie toxisch-infektiöse, mechanische, der Zeitfaktor u. a. eine Rolle spielen. Wenn wir also von den Faktoren der Atherosklerose sprechen, dann tun wir das, ohne die Frage zu berühren, *auf welchem Wege* sie wirksam sind: durch unmittelbares Angreifen der Gefäßwände oder durch Veränderung des Cholesterinstoffwechsels usw.

Es sei hier nur kurz erwähnt, daß unter Arteriosklerose gegenwärtig die verschiedensten Gefäßveränderungen zusammengeworfen werden, unter denen wir mit ANITSCHKOW folgende Gruppen unterscheiden müssen: 1. Normale Altersverdickungen der inneren Wandungen der Arterien, die sozusagen bereits von Kindheit an beginnt, 2. syphilitische Gefäßerkrankungen, 3. Verkalkung der mittleren Arterienwand, 4. Hyalinose meist der kleinen Arterien und 5. die zahlreichste und wichtigste Gruppe, die Atherosklerose. Die letztere ist die hauptsächlichste Arterienveränderung, die die größte klinische Bedeutung besitzt.

Sind diese Veränderungen der Hirngefäße zum großen Teil Funktion des Alters, so treten sie in einer beträchtlichen Zahl der Fälle auch unabhängig vom Alter auf, welches also lediglich als einer von vielen prädisponierenden Faktoren betrachtet werden muß. Zu weiteren Faktoren sind zu rechnen: ein gewisser Erbfaktor, der sich darin äußert, daß unter den Ascendenten, meist in gerader Linie Arteriosklerose des Gehirns auftritt und in demselben Alter sowohl Vater als auch Großvater eine Apoplexie oder Hirnerweichung erlitten. Dann gehört hierzu eine Reihe von Noxen infektiöser und toxischer Natur. Zu ersteren gehören sowohl akute Krankheiten wie Typhus, Scharlach, die nicht selten in den Hirngefäßen schwere Veränderungen hervorrufen, als auch chronische, unter denen Syphilis an erster Stelle steht. Von toxischen Faktoren seien genannt exogene Vergiftungen, besonders mit CO, dann Blei, besonders Alkohol, Nicotin und endogene, zu denen namentlich Darmgifte bei Verstopfung, dann Diabetes, Podagra genannt werden müssen; ferner alle diejenigen Stoffwechselstörungen, welche für die Cholesterin- und Harnstoffdiathese bedeutungsvoll sind. Dann gehören hierher die sog. Hypertonien, deren Wesen durchaus nicht völlig geklärt ist. Manchmal tritt sie mit Polycythämie auf, in Form der sog. GAISBOCKschen *Krankheit.* In diesen Fällen besteht meist eine gesteigerte Viscosität des Blutes. Es kommt dabei zu vorübergehenden Schlaganfällen, die manchmal auch Hirnnervenlähmungen hinterlassen. Abb. 71 bringt einen Fall von GAISBOECKscher Krankheit, bei dem anfallsweise heftige Kopfschmerzen auftraten, entweder infolge von Spasmus der Hirngefäße oder vielleicht infolge Stase in denselben. Bei demselben verblieb eine Abduzenslähmung nach einem der Anfälle. Besonders Nierenleiden mit Hypertonien und Erkrankungen der

Hirngefäße, die das Nierenleiden oft komplizieren, bilden einen wesentlichen Faktor der Hirngefäßsyndrome. Geistige Überbürdung, oft wiederkehrende psychische Traumen, die zur Adrenalinausschüttung in das Blut führen (GAKKEBUSCH) sind ebenfalls Faktoren, deren Bedeutung für das Entstehen von Atherosklerose der Hirngefäße nicht unterschätzt werden darf. Meist wirken mehrere Faktoren gleichzeitig. Ihre Koppelung ist meist ausschlaggebend. Noch häufiger ist es so, daß noch ein Konstellationsfaktor „zufälliger" Art hinzutritt: Aufregung, Verstopfung, leichte Infektion, Übermüdung, akute Herzschwäche, Alkoholmißbrauch oder Abusus in Venere, damit der Verschluß des einen oder anderen Hirngefäßes eintritt. Oft kommt es zu mehrfachem Verschluß mehrerer Gefäße. Bei der Autopsie findet man meist mehrere Erweichungsherde, und es ist dies häufiger der Fall als gewöhnlich angenommen wird.

Was die klinischen Symptome anbetrifft, die bei Störungen der Hirngefäße auftreten, so sind vor allem zu erwähnen die periodisch auftretenden Funktionsstörungen eines oder mehrerer Hirngebiete unter dem Einfluß *spastischer Zustände* der Gefäße. Dieses *„intermittierende Hinken" der Hirngefäße* äußert sich klinisch in Störung der Funktion, die dem erkrankten Hirnabschnitt entspricht. Wir wissen durch FOERSTER, daß ein jeder epileptische Anfall von Spasmus der Hirnarterien eingeleitet wird. Daraus folgt natürlich nicht, daß ein jeder temporärer Arterienspasmus von epileptischen Anfällen gefolgt werden muß. Die temporären Ausfälle können von heftigen Kopfschmerzen begleitet sein. Die Kopfschmerzen können auch unabhängig von den Ausfallserscheinungen auftreten. Wir haben es dann mit dem Zustand einer sog. *Präsklerose* zu tun. Der Kopfschmerz beruht in diesen Fällen oft auf Steigerung der Liquorproduktion oder vielleicht auf Behinderung der Resorption. Jedenfalls kann man sich oft davon überzeugen, daß in diesen Fällen enorme Steigerung des Liquordruckes besteht. Ich habe das namentlich häufig bei Bleiarbeitern gesehen, welche ja zur Arteriosklerose und Kopfschmerzen neigen. Daß es bei Arteriosklerose zu Verdickungen der Hirnhäute kommt, liegt in der Natur der Sache. Es muß auch auf die histiocytäre Reaktion der Gehirnzentren und des perivasculären Gewebes des Zentralnervensystems hingewiesen werden, da dieselben als Teile des *reticulo-endothelialen Systems* fungieren. Daß bestimmte Gliaelemente (*Mesoglia*) ganz besonders dabei beteiligt sind, muß ohne weiteres angenommen werden (SPATZ).

FOERSTER glaubt in manchen Fällen den arteriosklerotischen *Kopfschmerz* durchaus als Gefäßschmerz betrachten zu müssen. In der präsklerotischen Phase kann er durchaus an Migräne erinnern. In schweren Fällen von Arteriosklerose des Hirns kann oft der Kopfschmerz das quälendste Symptom sein. Meist ist er von Kopfschwindel begleitet, auch von Erbrechen, Merkfähigkeitsstörungen. In manchen Fällen ist, wie gesagt, der Hirndruck erhöht. Dabei kann es in seltenen Fällen zum klinischen Bild eines Pseudotumors kommen mit Stauungspapille, Desorientierung und auch zu Herdsymptomen, so daß manchmal eine chirurgische Intervention zur Dekompression vorgenommen worden ist.

Oft sind die soeben beschriebenen Erscheinungen lediglich *Vorläufer* weiterer tragischer Ereignisse. Zu den Vorläufern können wir auch noch zählen solche Symptome, welche den *Sitz* der besonders geschädigten Hirngefäße bezeichnen, wie temporär auftretende Parästhesien, Sprachstörungen, Paresen, Sehstörungen, Geruchs- und Gehörshalluzinationen. Nach solchen Vorläufern, nicht selten auch *ohne jede Vorläufer* kommt es dann zu einem *apoplektischen Insult.* Derselbe kann momentan auftreten infolge von *Hämorrhagie* oder Verstopfung eines großen Gefäßes. Er kann sich im Laufe mehrerer Stunden entwickeln, was für eine *Thrombose* besonders typisch ist, doch manchmal auch bei Blutungen vorkommen kann. Hierher gehört auch plötzliche Ausschaltung eines Hirnterritoriums infolge *Embolie.* Material für dieselbe kann geliefert werden durch ulceröse Endokarditis der Aorten- oder Mitralklappen, durch Thromben, die sich in den Recessus oder im Ohre des linken Herzens bei Herzschwäche und verändertem Endokard bilden können, durch Erkrankungen der Aorta und Aneurysmen, in seltenen Fällen durch Abscesse in den Lungen, Fett bei Knochenbrüchen u. dgl. Beim typischen Insult verliert der Kranke die Besinnung. Die Bewußtlosigkeit kann einige Stunden bis Tage dauern. Die Diagnose läßt sich während dieser Periode aus den Lähmungserscheinungen z. B. im Gesicht durch passives Aufblähen der Wange beim Atmen, durch Fehlen der Hautreflexe, Steigerung der Sehnenreflexe, Deviation der Augen und des Kopfes u. dgl. stellen. Geht der Kranke während der ersten Tage nicht zugrunde, dann wird das klinische Bild meist durch die sog. Ausfallsymptome beherrscht, die mit dem Sitz der Hirnaffektion variieren. Es ist wichtig, von vornherein Kriterien zu besitzen, ob der Kranke sich vom Schlaganfall erholen oder wenigstens mit dem Leben fortkommen wird. Das ist nicht immer leicht. In den meisten Fällen tritt von vornherein keine auffallende Rigidität auf, auch wenn das Pyramidensystem gelitten hat. Die Rigidität erscheint erst nach mehreren Tagen (*Spätcontractur*). Nun gibt es eine Form, in der *unmittelbar nach dem Schlaganfall* Contractur auftritt (*Frühcontractur*), meist in beiden Hälften. Oft hängt das von Blutungen in die Ventrikel ab und muß dann auf Reizung der Stammganglien zurückgeführt werden (*hormetonisches Syndrom von* DAWIDENKOFF). In den meisten Fällen, wo dieses hometonische Syndrom auftritt, ist die *Prognose für das Leben infaust.* Allerdings gibt es Ausnahmen. Auch darf nicht in Fällen, wo keine Frühcontractur auftritt, die Prognose absolut gut zu stellen sein. Auch hier kommt es oft zu tödlichem Ausgang.

Nicht ohne Interesse ist die Ansicht von ROSENBLATH über den Mechanismus der Apoplexie. Während die landläufige Meinung die Zerreißung des Gefäßes mit Drucksteigerung im erkrankten Gefäß zusammenbringt, nimmt ROSENBLATH einen anderen Entstehungsmodus an. Eine chemische Noxe zerstört das *Gewebe*, in welchem sich sklerosierte Arterien befinden. Das Blut entstammt nicht den meist verödeten Arterien, sondern Venen und Capillaren. Unverständlich ist der Ursprung und der Charakter des supponierten Toxins. Daß in Fällen von Hirnhämorrhagien kein geborstenes Gefäß gefunden wird, haben noch andere Untersucher bestätigen können (LINDEMANN). Am meisten scheint sich WESTPHAL dem Tatbestand zu nähern, den wir auch oben unterstrichen haben, nämlich der Neigung der Kranken mit pathologisch veränderten Gefäßen zu Spasmen der Blutgefäße. Der Hirnblutung geht ein *Angiospasmus* voraus, der zur *Anämisierung der entsprechenden Hirnbezirke* führt. Die Anämie soll nun zur Säuerung führen, welche eine Autolyse des Gewebes und eine Schädigung aller Gefäße verursacht. Die Blutung tritt ein nach dem Nachlassen des Gefäßspasmus. Diese interessanten Angaben nähern, wie es scheint, die gewöhnlichen Hämorrhagien der sog. Polioencephalitis haemorrhagica des Hirnstamms, wo die Blutungen wohl auch auf primären Gewebsveränderungen beruhen.

Das *Syndrom der Apoplexie* muß nicht immer von Zirkulationsstörungen in der Hirnsubstanz abhängen. So hat u. a. GOLDFLAM spontane subarachnoideale Blutungen beschrieben, die er als venösen Ursprungs auffaßt. Das Bild tritt apoplektiform auf und trägt im weiteren den Charakter einer Meningitis. Der Liquor war blutig. In einem Falle bestand Albuminurie. Außer zwei Todesfällen genasen die übrigen von den 13 Beobachteten. Da bei einigen Kranken früher Migräne bestand, glaubt GOLDFLAM die subarachnoideale Blutung auf Vasomotorenstörung zurückzuführen. Die von ihm beschriebenen Fälle bezogen sich auf Dezember 1921. Ob es sich nicht um epidemische Encephalitis handelte, die in seltenen Fällen auch apoplektiform beginnt, läßt GOLDFLAM unerörtert. PETRÉN hat unlängst (1927) über *meningeale Blutungen* berichtet. Bei *Pachymeningitis haemorrhagica interna* kann die Entzündung das Primäre, die Blutung das Sekundäre sein. Doch kann auch die Blutung eintreten, ohne daß zuvor irgendwelche Symptome vorlagen. NONNE hatte Fälle mitgeteilt, wo er dabei blutigen Liquor bekam, NEISSER, wie auch PETRÉN, erhielten Liquor ohne rote Blutkörperchen. Im allgemeinen oder im Anfang scheint also die Arachnoidea kein Blut passieren zu lassen. *Subarachnoideale Blutungen* scheinen häufiger vorzukommen. Sie sind von PRUS, GINTRAC, FROIN, in letzter Zeit von ANTONI, RIDDOCH, EHRENBERG, NEIDING, PETRÉN, FORSHEIM, INGVAR u. a. beschrieben worden. Das klinische Bild entspricht dem einer Meningitis, doch entwickeln sich die Krankheitserscheinungen apoplektiform. Es tritt Bewußtlosigkeit ein, meistens Exitus. In manchen Fällen kommt es zur Heilung. In Fällen mit tödlichem Ausgang hat es sich manchmal um *Berstung eines Aneurysmas* gehandelt. In anderen Fällen hatte die Autopsie nichts entdecken können. Auch in den Fällen mit gutem Ausgang ist die Pathogenese oft unerkannt geblieben. Es handelt sich oft um jüngere Personen von 30 oder mehr Jahren. GUILLAIN hat in manchen Fällen subarachnoidealer Blutung Albuminurie bis $20-30^0/_{00}$ gesehen und die Albuminurie mit der Blutung in Zusammenhang gebracht. PETRÉN erwägt die Frage, ob es sich nicht um urämische Anfälle gehandelt hat. Doch spricht er sich dagegen aus, weil die Nephritis akut auftritt und dann wieder verschwindet. Die von ihm beschriebenen Fälle wurden nach ein paar Tagen bis Wochen wieder gesund. Das Albumen im Urin schwand mit der Sistierung der Blutung. PETRÉN nimmt ebenfalls an, daß die Albuminurie von der Blutung abhängt. Über die Ursache der Blutung, die durch Blut in dem erhaltenen Liquor bewiesen wurde, konnte nichts eruiert werden. Auch ich habe unlängst einige Fälle in meiner Klinik beobachten können, die apoplektiform mit Bewußtseinsverlust begannen, doppelseitigen Babinski und einige Rigidität aufwiesen und in denen sich bald typische Erscheinungen einstellten. Der Liquor war xanthochrom. Es traten bald stärkere Contracturen in den oberen und unteren Extremitäten auf, so daß an Blutung in die Ventrikel gedacht wurde (*Hormetonie* von DAVIDENKOFF). Im übrigen ein typisches Meningitisbild. Bei schlechtem Bewußtsein exitierten die Kranken. Bei der Autopsie hämorrhagische Arachnoiditis. Auch NEIDING hat solche Fälle beschrieben und sogar intra vitam diagnostiziert. Diese verhältnismäßig seltenen Fälle haben ein großes praktisches Interesse. Differentialdiagnostisch werden sie fast nie erwogen. Auch findet man ihre Beschreibung selten. Die Ätiologie ist in solchen Fällen unklar. Ich berühre hier nicht die Fälle, wo die meningeale Blutung lediglich Begleiterscheinung von akuten oder septischen Erkrankungen ist, wo sie sozusagen symptomatischen Charakter hat. Auch nach Traumen können meningeale Apoplexien entstehen.

Wir müssen ferner noch eine Reihe anderer Möglichkeiten berücksichtigen, welche den Mechanismus des Schlaganfalls enthemmen können. Hierher gehören vor allen Dingen *epileptische Zustände*. Die Anamnese, die kurze Dauer gibt bald darüber Aufschluß. Auch bei *progressiver Paralyse* kommen Anfälle vor, welche sehr an einen Schlaganfall erinnern. Für die letzteren ist besonders charakteristisch das häufige Auftreten der Anfälle und ihr verhältnismäßig gutartiger Verlauf. In manchen Fällen von *Sinusthrombose* kann ebenfalls akuter Beginn mit Bewußtseinsverlust zu Täuschungen Grund geben, bis die Anamnese, die Eiterquelle den richtigen Faden in die Hand gibt.

Ich habe Fälle gesehen, wo erfahrene Ärzte einen apoplektischen Anfall angenommen hatten und wo es sich lediglich um einen *pathologischen Rauschzustand* gehandelt hat. In solchen Fällen ist der Alkoholgeruch zwar zu verwerten, doch nur mit Vorsicht, da ja auch ein apoplektischer Insult im Anschluß an ein Gezeche auftreten kann. *Akute Gehirnschwellung* infolge eines den intrakraniellen Raum beschränkenden Prozesses (Tumor, Hydrocephalus) kann auch zu plötzlichem Bewußtseinsverlust führen. *Tumoren*, und namentlich im Schläfenlappen, rufen apoplektiforme Anfälle hervor nicht nur infolge akuter Hirnschwellung oder Blutung in den Tumor, sondern auch infolge plötzlicher Gefäßspasmen. Auch *urämische Anfälle* haben Ursache zu Fehldiagnosen gegeben. Es muß deshalb stets an die Harnuntersuchung gedacht werden. Durch dieselbe kann auch Diabetes entdeckt werden, da auch ein *Coma diabeticum* ebenfalls den apoplektischen Mechanismus enthemmen kann. Allerdings muß damit gerechnet werden, daß auch die Apoplexie an und für sich zu Zuckergehalterhöhungen im Blut und im Harn führen kann. Für allgemein toxische Zustände und besonders für Urämie würde besonders *doppelseitiges Auftreten pathologischer Reflexe*, z. B. des *Babinski* sprechen. Allerdings kommen sowohl bei Urämie als auch bei Coma tatsächlich Alterationen der Hirngefäße vor, die unabhängig von dem Grundleiden das apoplektische Syndrom hervorrufen können. In seltenen Fällen können anderweitige Vergiftungen, wie *Morphium* oder *Veronal*, ein apoplektiformes Bild hervorrufen. STEINDORF, LANGE und GUTTMANN haben auf Störungen der Augenbewegungen bei *Schlafmittelvergiftungen* hingewiesen, von denen übrigens nur der *Nystagmus* eine praktische Bedeutung während des Anfalls besitzt. Es können schließlich in den allerseltensten Fällen auch einige Infektionskrankheiten des Zentralnervensystems apoplektiform beginnen. Hierher gehören die epidemische Encephalitis, noch seltener die multiple Sklerose, die epidemische Cerebrospinalmeningitis.

Haben wir einen Kranken vor uns, der mit Bewußtseinsverlust, sei es nach prodromalen Erscheinungen, wie oben angeführt, sei es ohne dieselben, „apoplektiform“ erkrankt ist, so haben wir vor allen Dingen alle die Erkrankungen auszuschließen, welche differentialdiagnostisch in Betracht kommen und von welchen soeben die Rede war. Meist gelingt dies ohne Mühe. In der größten Mehrheit handelt es sich um einen Insult. Die Hirnblutung von der Thrombose und der Embolie auseinanderzuhalten, gelingt oft durch Analyse des Anfalls. Doch ist es fast unmöglich, sich darüber zu orientieren, wenn man lediglich auf anamnestische Angaben angewiesen ist. Ich führe hier eine Tabelle an, welche ich nach einer von E. Guttmann modifizierten Tabelle von Monakow zusammengestellt habe.

Embolie	Thrombose	Hirnblutung
1. Jugendliches Alter.	1. Höheres Alter (oder Syphilis).	1. Vorgerücktes Alter.
2. Herzklappenfehler oder andere Quellen für einen Embolus.	2. Irregularität des Pulses. Schwache Herztöne bei vollem Radialispuls.	2. Herz meist hypertrophisch.
3. Patient blaß. Puls normal oder unregelmäßig, selten verlangsamt.	3. Ungefähr wie bei Embolie.	3. Gesicht gerötet. Puls voll, hart, verlangsamt. Schnarchen.
4. Keine Vorboten.	4. Fast immer Vorboten.	4. Vorboten selten und nur von momentaner Dauer.
5. Infarkte in anderen Organen (Niere, Milz).	5. Keine Infarkte in anderen Organen.	5. Wie bei Thrombose.
6. Bei Beginn des Anfalls keine nennenswerte Temperaturerniedrigung. Bei Endocarditis ulcerosa hohes Fieber und Schüttelfröste.	6. Keine Temperaturerniedrigung zu Beginn des Anfalls. Frühere niedrige Temperaturen. Später manchmal mäßige Temperatursteigerung.	6. Anfangs Temperatur stark sinkend. Nach 24 Stunden steigend. An der kranken Körperhälfte Temperatur niedriger, leichtes Ödem.
7. Hirndrucksymptome selten. Herderscheinungen setzen plötzlich ein, Koma ziemlich tief.	7. Hirndrucksymptome selten. Herderscheinungen treten allmählich auf, sind wenig stabil. Allgemeinerscheinungen nehmen nach 24 Stunden ab.	7. Hirndrucksymptome häufig und bilden sich rasch aus. Attacke meist plötzlich, stürmisch. Koma oft länger als 24 Stunden. Erwachen langsamer. Fast immer anschließend Anfallserscheinung. Oft Schmerzen.
8. Konvulsionen eröffnen oft die Attacke. Neigung zu Wiederholungen der epileptiformen Zuckungen, namentlich auf der paretischen Seite.	8. Konvulsive Anfälle seltener als bei der Embolie.	8. Konvulsive Anfälle selten, mit Ausnahme von Brückenblutungen.
9. Fernwirkungen nicht häufig.	9. Fernwirkungen selten.	9. Fernwirkungen häufig.
10. Herderscheinungen.	10. Herderscheinungen können fehlen.	10. Herderscheinungen.
11. Keine Neigung zu Wiederholungen.	11. Wiederholte Anfälle mit passageren Lähmungen. Nicht selten doppelseitige symmetrische Erweichungen.	11. Symmetrische Blutungen äußerst selten, besonders in den Gehirnhemisphären.
12. Netzhaut selten verändert, oder Embolie der zentralen Retinaarterie.	12. Arteriosklerotische Veränderungen an den Netzhautgefäßen kommen vor.	12. Mitunter Netzhautblutungen; evtl. auch Retinitis albuminurica. Hie und da Miliaraneurysma in der Netzhaut.

Das hervorragendste Symptom, auf Grund dessen wir die Zirkulationsstörung diagnostizieren, ist der *apoplektiforme Beginn*. Dann müssen wir natürlich nach *Herdsymptomen* suchen, welche für eine Erkrankung des Gehirns sprechen. Im ersten Stadium ist das nicht immer leicht, da eine Reihe von Symptomen, wie z. B. die pathologischen Reflexe auf die Allgemeinerkrankung des Gehirns bezogen werden müssen, um so mehr, wenn sie doppelseitig auftreten. Von größter Wichtigkeit ist die allgemeine körperliche Untersuchung, besonders des Herz- und Gefäßsystems, des Blutdruckes, der chemisch-physikalischen Eigenschaften des Blutes, in dem ich nicht selten erhöhte Viscosität habe feststellen können, Senkungsgeschwindigkeit der Erythrocyten, Wassermannsche Reaktion, Untersuchung des Liquors, mit dessen Entnahme übrigens in frischen Fällen lieber abzuwarten ist. Auch Harnuntersuchung, Augenspiegel u. dgl. geben genügend Orientierungspunkte.

Sind die ersten Tage glücklich überstanden, dann treten die Herdsymptome in den Vordergrund. Je nach dem lädierten Blutgefäß tritt dann das eine oder andere Syndrom hervor. Am häufigsten ist es die Arteria fossae Sylvii, die mittlere Hirnarterie oder einer ihrer Äste, die verstopft wird oder aus welcher die Hämorrhagie stattgefunden hat. Doch kommen auch die anderen Gefäße des Stammes und des Hirnmantels in Betracht. In ersterem Falle sind die hervorragendsten Symptome Lähmungen der Hirnnerven, vom peripheren Typus, besonders der bulbären, dann Lähmungen, Sensibilitätsstörungen vom alternierenden Charakter, vegetative Störungen usw. Bei Affektion der Gefäße des Hirnmantels stehen im Vordergrund Lähmungen, Sensibilitätsstörungen, dann aphasische, apraktische, agnostische u. a. Störungen, wie sie unter den Syndromen der verschiedenen Hirnterritorien bereits beschrieben sind. Viele Einzelheiten sind da nachzulesen.

Die *Hirnarteriosklerose* äußert sich nicht immer in derartigen Zirkulationsstörungen, wie Embolie, Thrombose oder Hämorrhagie. Es kommt in einem großen Teil der Fälle nicht zu diesen letzten Konsequenzen. Es ist Sache des behandelnden Arztes, von einem Kranken mit insuffizienten Hirngefäßen alle die schädlichen Faktoren fernzuhalten, die als mitwirkende oder auslösende den letzten Stoß dem labilen Gleichgewicht zu geben imstande sind. Regelmäßige Lebensweise und blande Diät ohne Alkohol, ohne Nicotin, Fernhalten von Aufregungen, Exzessen, Überanstrengung, Infektionen, Behandlung von Syphilis, Arthritismus, Vorbeugung von Obstipation usw.

Hypertoniker sind besonders zu Zirkulationsstörungen im Gehirn prädisponiert. In manchen Fällen von Hypertonie kombiniert sich mit derselben eine Polycythämie, eine Vermehrung der roten Blutkörperchen. Es handelt sich in diesen Fällen um die GAISBOECKsche *Krankheit*. Von der VAQUEzschen *Krankheit*, deren wesentlichstes Symptom ebenfalls die Polycythämie ist, unterscheidet sich die GAISBOECKsche *Krankheit* durch Fehlen der Milzvergrößerung und durch die Hypertonie. Die Zahl der Erythrocyten erreicht in seltenen Fällen bis 15 und mehr Millionen. Doch hält sie sich gewöhnlich unterhalb von 10 Millionen. Auch besteht eine leichte Leukocytose. Die Viscosität des Blutes ist erhöht. Nun klagen diese Kranken über äußerst heftige Kopfschmerzen, die gegen alle Mittel refraktär sind. In meinen Fällen habe ich bei der Lumbalpunktion gesteigerten Druck gesehen und im Anschluß an die Punktion Besserung der Kopfschmerzen. Diese Kranken neigen nun zu Insulten, die meist ohne ernste Folgen bleiben und vielleicht auf Spasmen der Hirngefäße beruhen. Vielleicht auch, daß die Zirkulationserschwerung im Gehirn durch erhöhte Viscosität des Blutes und die überaus große Vermehrung der Formelemente sich dem Spasmus als belastender Faktor hinzugesellt. In einem meiner Fälle, in welchem die heftigsten Migräneanfälle bestanden, die wohl auf die Gefäßspasmen zu beziehen waren, blieb nach einem Insult eine Abducenslähmung zurück (s. Abb. 71). Aderlaß brachte ihm einigen Nutzen, doch nicht auf lange. Auch die spezifische Behandlung hatte wenig geholfen. Nach einem Jahre soll er einem erneuten Insult erlegen sein.

Über die Ätiologie der GAISBOECKschen Krankheit ist wenig bekannt. In zwei meiner Fälle war in der Anamnese Lues. Man nimmt eine dauernde Verengerung der kleinen Gefäße an, entweder durch dauernde Kontraktionszustände oder durch Starrwerden der Gefäßwände, mit anderen Worten eine *präcapilläre Sklerose* (MÜNZER). Sind die Gefäßveränderungen in einem Organ stärker entwickelt, so treten in dem klinischen Bild Erscheinungen von seiten dieses Organs in den Vordergrund. Als Grund für die Entwicklung dieser genuinen Blutdrucksteigerung nimmt GAISBOECK nicht die Arteriosklerose des Alters an, sondern die Belastung des Gefäßsystems durch übergroße Beanspruchung. In einem meiner Fälle bezog der Kranke, ein Brückeningenieur, den Beginn seiner Krankheit auf kolossale geistige Beanspruchung, als er im Laufe einer kurzen Zeit eine Brücke bauen mußte und für dieselbe mathematische Berechnungen während mehrerer Wochen machte, fast ohne zu schlafen und zu ruhen.

Die Diagnose ist leicht, wenn man an die Krankheit denkt. Dann ist der hohe Blutdruck, die Erythrocythämie, die gesteigerte Viscosität genügende Erklärung der Kopfschmerzen, der früheren Insulte und irgendwelcher Residuen derselben. Man sollte eigentlich in solchen Fällen immer auch an die Möglichkeit der GAISBOECKschen Krankheit denken, besonders aber in den Fällen, wo der Kranke durch seine rote, manchmal „blühende" Gesichtsfarbe auffällt.

XXI. Die Syndrome der Neurolues.
1. Ekto- und mesodermale Nervenlues.

Wir gehen heutzutage bei der Klassifikation der Syndrome der Neurolues von der Einteilung derselben in zwei große Gruppen aus, in *Syphilis des Nervenparenchyms oder der ektodermalen Elemente und in Syphilis des interstitiellen Gewebes, des Mesoderms.* Die Grundlage dieser Einteilung ist geschaffen nicht nur durch die eigenartige Lokalisation der Krankheitserreger und der durch dieselben geschaffenen spezifischen Reaktionen der Gewebe verschiedener embryologischer Provenienz, sondern ganz besonders durch den verschiedenen Verlauf und last not least durch die verschiedene Beeinflußbarkeit durch die Behandlung. Zu den mesodermalen Formen der Nervenlues gehören die *syphilitischen Erkrankungen der Hüllen und deren Fortsetzungen in der Nervensubstanz, der Gefäße, die gummösen Formen.* Zu der ektodermalen Form müssen gerechnet werden *Tabes, progressive Paralyse, chronische Poliomyelitis auf spezifischer Grundlage, spastische Spinalparalyse und vielleicht noch andere Formen,* namentlich *hereditäre.* Diese Einteilung sagt *nicht* darüber aus, daß bei der mesodermalen Form das Nervenparenchym nicht leidet. Im Gegenteil, durch die Erkrankung der Gefäße ist eine sekundäre Erkrankung des Parenchyms unvermeidlich. Andererseits ist auch bei der ektodermalen Form eine mehr oder weniger starke Beteiligung des Mesoderms die Regel.

Wir sind lediglich auf Hypothesen angewiesen, um die *Dualität der Nerven-syphilis* zu erklären. Man ist dabei immer davon ausgegangen, daß bei einem überaus großen Teil der an ektodermaler Nervenlues Erkrankten seiner Zeit wenig Haut- und Knochenreaktionen aufgetreten waren. Andererseits will es scheinen, daß gerade diejenigen Formen von Lues, die sich in den Frühstadien durch überaus starke Veränderungen im Haut- und Knochensystem auszeichnen, sozusagen gegen die ektodermale Form der Neurolues, oder wie sie meist noch genannt wird, die Para- oder Metalues gesichert sind. Bei primitiven Völkern, bei denen Syphilis die schwersten Haut- und Knochenerscheinungen mit furcht-baren Zerstörungen hervorruft, ist Tabes und Paralyse fast unbekannt. Nun wurde die Meinung ausgesprochen, daß durch intensive Hautreaktionen der Kampf gegen die Spirochäte mit mehr Erfolg geführt wird. Fällt nun diese Schutzvorrichtung fort, so finden die durch die spezifische ektodermale Schutz-reaktion unberührten Spirochäten ihren Weg zu dem ektodermalen Nerven-gewebe, um hier ihre verheerende Rolle zu spielen. Auf diese Weise erklärt sich das Fehlen der Tabes und Paralyse bei den primitiven Völkern, unter denen mitunter bis drei Viertel der Gesamtbevölkerung syphilitisch erkrankt ist und keine moderne Syphilistherapie durchgeführt wird. Besonders WILMANNs ist für diese Theorie eingetreten. Er geht von der These aus, daß die Syphilis in den zivilisierten Ländern dank der zunehmenden Gründlichkeit und Verbreitung der Behandlung (*Dispensaires*) ihren Charakter verändert hat, was auf Verän-derung der biologischen Eigenschaft des Erregers zurückzuführen ist. Die Meta-lues spricht im Gegensatz zu der Haut-, Schleimhaut- und Knochenlues auf Quecksilber und Salvarsan gar nicht oder ungenügend an. WILMANNS geht von der von SPIELMEYER, RITZ, STÜHMER bewiesenen Variationsfähigkeit der den Spiro-chäten verwandten Tripanosomenarten aus. In einem Lande, wo die moderne antiluetische Behandlung unbekannt geblieben, kommt es nach der Infektion mit Lues zur allgemeinen Überschwemmung des Körpers mit Spirochäten. Die kräftigen Immunvorgänge, die sich in Form der Reaktion der Haut abspielen, wirken dem Wachstum der über den ganzen Körper verbreiteten Spirochäten entgegen. Zur Metalues kommt es nicht, zur Erkrankung der inneren Organe selten. Nun bewirkt die antiluetische Kur eine wesentliche Modifikation dieser Verhältnisse. Durch energische Behandlung *vor* der Generalisierung der Spiro-chäte erreicht man eine Sterilisatio magna im Sinne EHRLICHS. Ist jedoch der Organismus mit Spirochäten bereits überschwemmt, so greifen die antiluetischen Mittel die Erreger zunächst in der Haut an, d. i. in dem Organ, welches an den Immunitätsvorgängen wesentlich beteiligt ist. Die antiluetischen Mittel *beein-trächtigen* also *zunächst die immunisierende Wirkung der Hautreaktion.* Nun wissen wir, daß Quecksilber und Salvarsan in den Liquor und das Zentralnervensystem fast gar nicht eindringen. Auf diese Weise bleiben diejenigen Spirochäten, die den Weg in das Zentralnervensystem gefunden haben, durch die antiluetische Kur während der Frühperiode unberührt und lebensfähig. Hier ändern sich in ge-wissem Sinne ihre biologischen Eigenschaften. Sie büßen an Virulenz ein und gewinnen neurotrope Eigenschaften. Dies letztere äußert sich unter anderem darin, daß bei der Infektion mit solchen Stämmen die äußerlichen Erscheinungen der Lues die Haut- und Knochenlues, zurücktreten und eine weitere Chance gegeben ist für das Auftreten parenchymatöser Nervenlues. In der Wechselwirkung zwischen Organismus und Spirochäte ändert sich so mit der Zeit das Gesicht der Lues. *Aus einer „dermatotropen" Krankheit wird sie zur „neurotropen".*

Dem oberflächlichen Blick ergibt sich aus dieser interessanten Hypothese die Schlußfolgerung, daß eine antiluetische Behandlung, dadurch, daß sie die Metalues züchtet, ungeheuren Schaden bringt. Doch genügt es daran zu erinnern, daß die Abbrechung der allgemeinen antiluetischen Behandlung zunächst vielleicht wenig das „Gesicht der zivilisierten Lues" (WILMANNS) ändern wird, dann aber zu einer erneut starken Verbreitung der Syphilis führen wird und einem Auftreten der virulenten Formen mit schweren Affektionen von Haut, Knochen und inneren Organen. Das Problem der parenchymatösen, der ektodermalen Nervenlues liegt nicht in dem Kampf gegen die antiluetische Behandlung, sondern in dem Studium der Verhältnisse, auf welche Weise die luetische Infektion das Nervenparenchym erreicht, mit welchen Mitteln diesem Eindringen vorzubeugen ist und durch welche Behandlung der bereits bestehenden ektodermalen Nervenlues beizukommen ist. Es hat sich nun in letzter Zeit aus Arbeiten der Physiologen (LINA STERN, SPERANSKI u. a.) und Neurologen, von denen ich nur MESTREZAT, PLAUT, KAFKA, CUSHING, WALTER, HAUPTMANN, WEICH-BRODT, JAKOBI und KOLLE, FLATAU, WITTGENSTEIN und KREBS, FEDOROFF, LEONOW, GENDELEWITSCH und ROSENBERG nenne, erwiesen, daß für das Eindringen von Stoffen in das Nervensystem der „Weg durch den Liquor" (HAUPT-MANN) und die Permeabilität oder Passage der Blut-Liquorschranke das Wesentlichste ist. Wir haben die Rolle der Plexus chorioidei im Abschnitt über die Liquorsyndrome genügend beleuchtet, wie auch unser jetziges Wissen über die Blutliquorschranke auseinandergesetzt. Hier genügt es, wenn wir auf den Unterschied hinweisen zwischen der Möglichkeit, pathologische Prozesse ausschließlich über das Blut zu beeinflussen und den Chancen, welche wir haben, wenn wir auf die pathologischen Prozesse über die Blut-Liquorschranke hinaus wirken müssen. Letzteres ist der Fall, wenn wir mit unserem Quecksilber und Salvarsan an die parenchymatösen Veränderungen der Nervenlues heranmüssen. Da wissen wir zur Genüge, daß die Passage der Schranke nicht ohne Schwierigkeiten geschieht. Zur selben Zeit kommt das antiluetische Mittel aus der Blutbahn ohne Schwierigkeiten an die mesodermalen Erscheinungen der Lues an den Blutgefäßen, den Meningen. Die ingeniöse WAGNER-JAUREGGsche Idee von der Fiebertherapie bei der progressiven Paralyse beruht wahrscheinlich letzten Endes auf Erhöhung der Blut-Liquorpassage, die durch Malaria, Febris recurrens und andere fieberfördernde Agenzien geschaffen wird. Es folgt aber daraus auch die Notwendigkeit für die antiluetischen Pharmaka die Möglichkeit einer besseren Passage zu schaffen, nicht nur dann, wenn die parenchymatöse Nervenlues bereits ausgebrochen ist, sondern auch schon in den Anfangsstadien der Lues, wo, wie wir gleich sehen werden, von seiten des Liquors pathologische Befunde erhoben werden.

Nehmen wir also die WILMANNSsche Hypothese an — und sie hat viel Bestechendes — so folgt daraus lediglich die große Bedeutung der Liquorsanierung, der Liquorkontrolle, die Notwendigkeit, Mittel und Wege zu finden einer Entwicklung der parenchymatösen Lues vorzubeugen. Wir kommen unten noch auf dieses Thema zurück.

2. Klinische Formen.

Bereits in dem zweiten Stadium der Lues kommen *Veränderungen im Liquor* vor. Meist ist es eine leichte Pleocytose, seltener auch schon Globulinreaktion. Kopfschmerzen meist nachts — das ist alles von Seiten des Nervensystems, vielleicht noch Abgeschlagenheit, Charakterveränderung, Mattigkeit. Eine derartige leichte, spezifische Meningitis kann „primär" (DREYFUS) im Laufe von 5 Jahren nach der Infektion auftreten. Sie bietet immer eine gewisse Gefahr für den Träger in dem Sinne, daß die Infektion ihren Weg doch durch die Blut-Liquorschranke gefunden hat und früher oder später ihre Tätigkeit hier entfalten kann.

Das typischste „*mesodermale Luessyndrom*" ist die meningovasculäre Form. Es können an den Meningen sowohl des Rückenmarkes als auch des Gehirns und besonders der basalen Teile desselben chronisch entzündliche Erscheinungen spezifischer Natur auftreten, spezifische Veränderungen der Gefäße, Gummen können im Nervengewebe sekundäre Degenerationen hervorrufen. Die Arterienveränderungen sind besonders charakteristisch. Meist besteht hier eine Periarteriitis und Endarteriitis, wobei die erstere das Primäre ist. Die Endarteriitis führt dann oft zur Verstopfung der Arterien und zu Erweichungen, welche je nach der

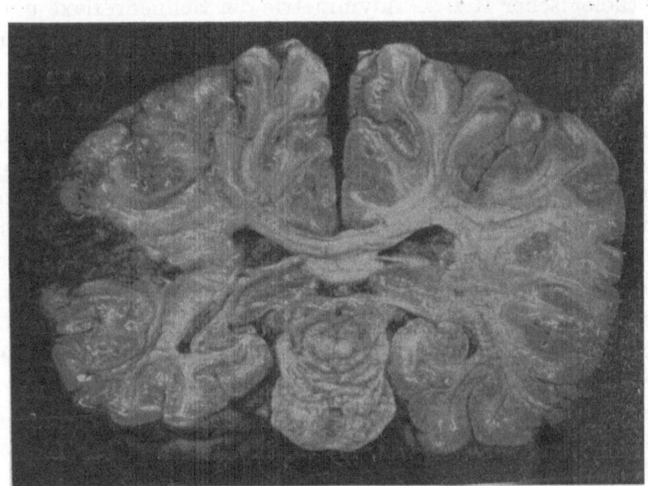

Abb. 173. Lues cerebri. Gehirnerweichung infolge Thrombose eines luetisch veränderten Gefäßes. Universitätsnervenklinik Minsk.

Lage Herdsymptome verursachen, je nachdem von seiten des Rückenmarkes oder des Hirnstammes oder des Großhirns (Abb. 173). Lues der Hirnbasis führt meist zu Lähmungen *einzelner* Hirnnerven, von denen die Augenmuskelnerven besonders leicht mitgenommen werden. In einem Teil der Fälle von *Hemicrania ophthalmoplegica* handelt es sich um eine begrenzte luetische, vielleicht gummöse Meningitis im Bereiche des Oculomotorius. Ich habe jedenfalls solche Fälle gesehen, wo *periodische Kopfschmerzen* von Migränecharakter entweder nur von *Ptosis* oder auch von *kompletter Oculomotoriuslähmung* begleitet waren. In diesen Fällen bestanden auch meningitische Erscheinungen von seiten des Liquors.

Auch der *Opticus* wird oft geschädigt, so daß es zu einer Neuritis optica kommt. Besonders oft liegt der *Trigeminusneuralgie* mit Störungen von seiten des motorischen Trigeminus, wie Störungen des Kauens, eine abgegrenzte Meningitis zugrunde, die den GASSERschen Knoten mit einbezieht. Ob die so häufigen *Affektionen der Hörnerven* auf Meningitis beruhen oder eine spezielle Neuritis des Octavus anzunehmen ist — in Anbetracht der trostlosen Therapie in der größten Mehrheit der Fälle möchte ich eher eine parenchymatöse Neuritis der Hör-

nerven annehmen. Doch hat VERA USPENSKAJA bei F. H. LEWY in einem Fall
von „tabischer" Taubheit neben der Tabes eine gummöse Lues sowohl innerhalb
des Hirnstamms als auch in den Meningen gefunden, welche in den Kleinhirn-
brückenwinkeln zur völligen Umschnürung beider Acustici und zu ihrer sekundären
Degeneration geführt hat. Einen recht merkwürdigen Fall von doppelseitiger
peripherer Facialislähmung mit heftigen Kopfschmerzen mußte ich auch auf
eine basale spezifische Meningitis zurückführen, da der Mann der Patientin in
der Klinik mit spezifischer Meningomyelitis des unteren Rückenmarksabschnittes
lag. Nun wurde im Ambulatorium meiner Klinik auch die Schwiegertochter
dieser Patientin ebenfalls wegen Facialislähmung behandelt. Nicht selten bestehen in solchen Fällen von basaler Lues auch Erscheinungen von seiten der
Leitungsbahnen. Entweder ein BABINSKIsches Phänomen oder ein anderer
pathologischer Reflex, Asymmetrie der Sehnenreflexe u. dgl. Lokalisiert sich die
Meningitis in der hinteren Schädelgrube, dann kann es zum Syndrom des Kleinhirnbrückenwinkeltumors kommen. Kommt es zu Erweichungen im Bereiche
der langen Bahnen oder im Großhirn, so können die mannigfachsten Syndrome
entstehen, je nach der Lokalisation, Lähmungen, Sensibilitätsstörungen u. dgl.
mehr. Die Syndrome hängen davon ab, im Gebiete welchen Gefäßes die
Erweichung stattgefunden hat. Im Rückenmark kommt es meist zu typischen
Erscheinungen entweder von Kompressionsmyelitis oder Wurzelerscheinungen.

In allen Fällen einer meningovasculären Syphilis des Zentralnervensystems
bestehen folgende Allgemeinerscheinungen: Kopfschmerzen, oft nachts, Erbrechen, Schwindelanfälle, bei Gumma sogar auch Stauungspapille. Auch
epileptische Anfälle sind bei Hirnlues häufig, besonders, wenn der Prozeß sich an
der Konvexität lokalisiert. Besonders auffallend sind Symptome von seiten
der *Pupillen*. Hier finden wir Anisokorie, Entrundung, schlechte Reaktion auf
Licht und Konvergenz, Miose, Mydriasis. Über Liquorveränderungen s. unter
Liquorsyndromen.

Schließlich sind bei Syphilis, besonders des Hirnstammes, *Schlafstörungen*,
Polyurie, *Polydypsie* durchaus häufig. Es erübrigt sich daran zu erinnern, daß
Lues der Stammganglien typische Syndrome des Striatums, Paralysis agitans
ähnliche Krankheiten und ähnliches hervorrufen kann.

Nicht allzu selten ist die *Hypophyse* luetisch erkrankt. Meist handelt es sich
um gummöse oder meningovasculäre Form. Doch mitunter und besonders bei
den kongenitalen Formen, die von NONNE beschrieben worden sind, wo es sich
um Erscheinungen handelt, die in der dritten Generation auftreten, kann auch
die parenchymatöse ektodermale Form vorkommen. Es kommt dann zu einem
der verschiedenen Hypophysensyndrome (s. dieselben). Entweder tritt zu den
Kopfschmerzen die *Akromegalie* in Begleitung einer *bitemporalen Hemianopsie*
infolge Druck auf die Mitte des Chiasmas, *Neuritis optica*, meist ohne Stauungspapille, meist auch geschlechtliche Schwäche, Amenorrhoea. In anderen Fällen
besteht das Bild der Dystrophia adiposo-genitalis. Zwergwuchs ist ebenfalls auf
die Hypophyse bezogen worden. OPPENHEIM hat das Bild der *Pseudotabes
hypophysaria* gezeichnet. Ich habe mehrere solcher Fälle mit festgestellter
Lues in der Anamnese gesehen. Das Bild besteht in heftigen Kopfschmerzen,
Opticusatrophie, Pupillenstörungen, Erweiterung des Türkensattels, Fehlen der
Achillessehnenreflexe.

Zu den *ektodermalen Formen* der Hirnlues gehört vor allem die *Tabes dorsalis*. Das Wesentliche an der Tabesfrage ist das Problem, ob es sich bei der typischsten tabischen Erscheinung — der Erkrankung der Hinterwurzelsysteme — um eine primäre Systemerkrankung handle, oder um eine sekundäre Degeneration infolge extramedullärer Wurzelerkrankung. RICHTER, der an der NAGEOTTschen Stelle Granulome mit Spirochäten gefunden hatte, möchte in den durch dieselben hervorgerufenen Schädigungen der Wurzelnerven den Ausgangspunkt des tabischen Prozesses sehen. Die hinteren Wurzeln entarten sekundär. Von Verfassern, die den entgegengesetzten Standpunkt einnehmen, ist ganz besonders SPIELMEYER zu nennen. Derselbe hatte schon vor langer Zeit gezeigt, daß es gelingt, bei Hunden experimentelle Tabes zu erzeugen, und zwar durch eine besondere Form der Tripanosomen (NAGANA). Es entsteht dabei eine reine primäre Hinterwurzelerkrankung ohne jede meningeale Erscheinung. Auch am Opticus, der bei Tabes ebenfalls wie die Hinterwurzeln primär erkrankt, hat SPIELMEYER Befunde erhoben, die den Hinterwurzelbefunden analog sind. SPIELMEYER hat bewiesen, daß „der Degenerationsprozeß in der Wurzel erst dort beginnt, wo diese zentralen Charakter annimmt", an der REDLICH-OBERSTEINERschen Stelle. An diese Befunde und an die GOLDMANNschen Befunde von Einführung von Farbstoffen knüpft nun HAUPTMANN mit seiner Theorie an, von dem Auftreten von Toxinen im Liquor der Metaluetiker. Bei suboccipitalen Injektionen bei Kaninchen von Paralytikerserum und -liquor, jedoch auch von normalem Serum, erhielt HAUPTMANN an der REDLICH-OBERSTEINERschen Stelle frische Degenerationen, die übrigens durchaus auch den SPIELMEYERschen Befunden nach intralumbaler Stovainapplikation entsprachen. Auch die Alkoholschädigungen hat HAUPTMANN in Erwägung gezogen und für alle diese Erscheinungen den Übertritt der Toxine in den Liquor verantwortlich gemacht. Diese Hypothese von dem Wege der Toxine über den Liquor schließt natürlich die neurotrope Rolle der Spirochäte nicht aus, die ebenfalls im Liquor und im Nervenparenchym vorgefunden wird. Wir kommen also mit der HAUPTMANNschen Theorie wieder auf die Blut-Liquorschranke, als deren Hauptstelle HAUPTMANN mit den meisten Verfassern auch den Plexus chorioideus in Anspruch nimmt.

Wir müssen deshalb in den tabischen Syndromen immer wieder als Typischstes nicht eine Herderkrankung, sondern eine elektive Reaktion, wie es einer Toxinwirkung entspricht, erblicken. Ob es sich nur um Toxinwirkung handelt, ob auch die Spirochäte selbst im Nervenparenchym spezifische ektodermale Schutzreaktionen hervorruft, SPIELMEYER, wohl der Vorsichtigste in bezug auf Konstruktion von Hypothesen, berührt dieses Problem überhaupt nicht. Ich kann nicht umhin, ihn in dieser Frage selbst sprechen zu lassen: „Es ist klar, daß die Anatomie allein nicht dieses Rätsel zu lösen vermag, sondern daß andere biologische Methoden hier ihr Feld finden werden. Über das Morphologische hinaus interessiert uns aber vor allem die Frage der Wirksamkeit der Spirochäte."

Die eigenartige elektive Erkrankung der Hinterwurzelsymptome erklärt die Erscheinungen des hauptsächlichen *Syndroms der tabischen Ataxie.* Es war bereits im Abschnitt über die *Hinterstrangsyndrome* von Einzelheiten die Rede. Hier sei nur kurz aufgezählt, was im klinischen Bild am meisten dabei imponiert. Fehlen der Sehnenreflexe, Störungen des Lage- und Bewegungsgefühls, Lokalisationsstörung, Parästhesien, Hyperpathien, namentlich für Kalt, Hypästhesien, alles dies hauptsächlich von segmentalem Typus, oft in der Gegend der Brustwarzen, Ataxie, kolossale Hypotonie bis zum Genu recurvatum, Störungen der Beckenorgane, lancinierende Schmerzen, auch viscerale Störungen in Form von Krisen, alles dies sind die hauptsächlichsten Erscheinungen des Hinterwurzelsyndroms. Dazu kommen noch trophische Störungen von seiten der Haut in Form von allgemeiner Atrophie oder lokalisierten Geschwüren, der Gelenke, namentlich der proximalen, auch der Wirbelsäule, besonders der Knochen, in denen Spontanfrakturen auftreten, sogar durch brüske Bewegung und deren typischstes Zeichen ist, daß sie nicht schmerzen. Der Kranke wundert sich über Schwellung der Hüfte. Er fährt fort zu gehen, legt große Strecken zurück, und ist dann ganz erstaunt, vom Arzte zu erfahren, daß ein Schenkelbruch vorliegt. Solche Fälle habe ich, wie viele andere, auch erlebt. *Trophische Störungen* sind auch in dem *Apparat der Iris* bei der Untersuchung mit der Spaltlampe festgestellt worden (PAWLOWA-KAMINSKAJA). Auch Entfärbung der Iris kommt oft vor, wie auch Heterochromie.

Das Großhirn und namentlich die dem Hinterwurzelsystem analogen Systeme der sensiblen Hirnnerven nehmen lebhaften Anteil an der tabischen Erkrankung. Die Vaguserkrankung äußert sich in einer Reihe visceraler Krisen, wie Darm-, Magen-, Larynxkrisen. Wir müssen auch im Gebiet des Trigeminus, vielleicht auch des Glossopharyngeus und des Intermedius von Erscheinungen sprechen, die auf elektive degenerative Veränderungen zurückzuführen sind. Hierher gehören besondere lancinierende Schmerzen, Hyperpathien, Parästhesien. Von der Beteiligung des Octavus war schon oben die Rede, wie auch davon, daß im klinischen Bild es durchaus nicht immer leicht ist, die rein ektodermalen Symptome von den mesodermalen auseinanderzuhalten.

Ein tabisches Syndrom von besonderer Wichtigkeit ist die *tabische Opticuserkrankung*. Da der Opticus ganz besonders in nahe Beziehungen zu dem Liquor tritt, so nimmt es kein Wunder, daß er in einer verhältnismäßig großen Zahl betroffen wird. *Atrophie des Sehnerven* und Funktionsstörung desselben ist ein häufiges Symptom bei Tabes. Die Funktionsstörung äußert sich oft früh in fehlerhaftem Farbenerkennen und in Einschränkungen des Gesichtsfelds. Dasselbe nimmt unregelmäßige Form an, selten ist es hemiopisch. Bemerkenswert ist, daß, wenn die Blindheit auftritt noch bevor die Ataxie sich entwickelt hat, es zu ganz außergewöhnlichen Kompensationserscheinungen kommt, derart, daß der Kranke auch in der Folge nicht ataktisch wird.

Vielleicht am typischsten ist das tabische Augensyndrom. Hier findet man vor allen Dingen recht häufig Ptosis, die nicht unbedingt auf Oculomotoriusstörung zurückzuführen ist, sondern meist vom Augensympathicus abhängt. Pupillenstörungen sind dieselben, wie bei Lues. Doch speziell für Tabes typisch ist das ARGYLL ROBERTSONsche Phänomen. Das Typische ist darin zu suchen, daß eine elektive Erkrankung, die den Lichtreflex aufhebt, den Reflex der Pupille auf Konvergenz und Akkomodation unberührt läßt, nicht durch einen *Herd* erklärt werden kann, auch nicht durch *mesodermale Erkrankung meningovasculärer* Natur. Die Nähe des Oculomotoriuskernes dem Ventrikel legt wieder den Gedanken von einer toxischen Einwirkung nahe oder einer *elektiven Reaktion des ektodermalen Gewebes auf Toxine*, die von in nächster Nähe befindlichen Spirochäten produziert werden.

Wenn wir früher das ARGYLL ROBERTSONsche Phänomen als typisch für eine metaluetische Erkrankung betrachtet haben, so scheint sich doch später die Ansicht durchgerungen zu haben, daß in seltenen Fällen auch Alkoholismus (NONNE) und auch traumatische Hirnerkrankungen (ROEMHELD) für das Phänomen verantwortlich gemacht werden können. Ich selbst habe einen derartigen, sehr überzeugenden Fall beschreiben lassen, wo nach einem enormen Schädeltrauma mit Knochenzerstörung ohne jede Lues ein ARGYLL ROBERTSON auftrat. Nunmehr wissen wir aber bestimmt, daß auch bei epidemischer Encephalitis ein echter ARGYLL ROBERTSON auftreten kann. In letzterem Falle handelt es sich ja auch um eine typische *Ektodermatose* (LEVADITI). Auch in den Fällen von Alkoholismus und schweren Schädeltraumen spielt das „Herdsyndrom" infolge Blutung, vasculärer Entzündung, mit seinen mehr massiven „Ausfallssymptomen" vielleicht eine weniger wichtige Rolle, als die elektive Schutzreaktion der Glia und der ektodermalen Apparate auf toxische Einwirkung, sei es Alkohol, sei es Eiweißzerfall, wie bei Zerstörungen der Gehirnsubstanz.

Wesentlich ist auch für das tabische Syndrom ein gesteigerter Stoffwechsel. Die Kranken sind meist mager, trotz des befriedigenden, mitunter auch gesteigerten Appetits. Von den Veränderungen des Liquors siehe an entsprechender Stelle. Die Wassermannreaktion im Blut braucht nicht unbedingt positiv zu sein.

Von psychischen Symptomen nenne ich hier nur die sog. *Halluzinosen*, die von PLAUT beschrieben worden sind, und die auch ich nicht nur bei „Syphilitikern", sondern auch bei Tabikern habe beobachten können. Meist geben sie eine gute Prognose. Schließlich kombinieren sich tabische Symptome recht häufig mit Erscheinungen der mesodermalen, der meningo-vasculären Lues einerseits und mit der progressiven Paralyse andererseits. Es sei zum Schluß noch auf die zahlreichen Fälle hingewiesen, wo die Tabes sich während vieler Jahre nur in 1—2 unbedeutenden Symptomen äußert, wie Pupillendifferenz, Fehlen eines Sehnenreflexes u. dgl.

Wir kommen auch bei der Tabes ohne die von uns so oft erwähnte Kombination der Faktoren, die Faktorenkoppelung, nicht aus. Auch hier ist wohl die luetische Infektion nur eine, wenn auch unumgängliche Bedingung der Erkrankung, doch nicht die einzige. Es gesellen sich hierzu die mannigfachen Faktoren der Umwelt, der Konstitution, der Lebensweise, der Beschäftigung. Zu mitwirkenden Faktoren muß man gewisse konstitutionelle Voraussetzungen zählen. Meist sind es *Astheniker, Dysplastiker*, die an Tabes erkranken, seltener Pykniker, welche eher Kandidaten für Paralyse sind. Alkoholismus, Überanstrengungen scheinen eine Rolle zu spielen. Erkältungen wurde früher von LEYDEN eine entscheidende Rolle zugeschrieben. Daß im Anschluß an starke Erkältungen, auch Traumen, eine „latente" Tabes manifest werden kann, haben ja schon alle erlebt. Daß aber die Arbeit, das professionelle Moment eine bedeutende determinierende Rolle spielt in dem Auftreten der einzelnen tabischen Syndrome, muß immer wieder unterstrichen werden, besonders in bezug auf die Augentabes, wo die Sehstörung im Vordergrund steht. Oft haben diese Kranken eine Beschäftigung, die an die Sehfunktion besondere Anforderungen stellt, wie Maler, Zeichner, Buchhalter, Korrektoren. Allerdings wird demgegenüber behauptet, daß bei der Tabes nicht die zentralen Partien der Netzhaut leiden, sondern die peripheren Netzhautbezirke (E. Müller). Doch werden ja bei den genannten Beschäftigungen auch die peripheren Abschnitte in Anspruch genommen. Die Ataxie bildet sich oft bei Personen aus, welche viel zu gehen haben. Auch eine Reihe anderer tabischer Symptome können auf die Edingersche *Aufbrauchs- oder Ersatztheorie* zurückgeführt werden, so das Fehlen des Kniereflexes, da der Quadriceps ja dauernd angestrengt ist, so die Pupillenstörung. Ja die Hypästhesien in den Hitzigschen Zonen können mit der fortwährenden Herzaktion und der irradiierenden Reizübertragung vom Sympathicus auf die Segmentinnervation des Cerebrospinalsystems in Zusammenhang gebracht werden. Daß auch Krisen, wenn nicht ausgelöst, so doch durch entsprechende Diätfehler unterhalten werden, ist auch eine klinische Tatsache, vor welcher man die Augen nicht verschließen soll und welche für unser therapeutisches Handeln mitbestimmend sein muß. So müssen Strapazen, kalte Füße, Alkoholmißbrauch, Infektionen u. dgl. schädliche Momente ganz besonders von einem mit Lues Infizierten ferngehalten werden, namentlich in Fällen, wo eine Liquoruntersuchung ergeben hat, daß das Nervensystem in bezug auf spezifische Infektion nicht absolut steril ist.

Differentialdiagnostisch kommen gegen Polyneuritis in Betracht Pupillenstörungen, Störungen der Beckenorgane, Schmerzlosigkeit beim starken Drücken auf die Achillessehne (Phänomen von Abadie) oder auf den Ulnaris am Olekranon (Biernacki), Luesanamnese, Liquorbefund, humorale Erscheinungen, Verteilung der Sensibilitätsstörung. Bei alkoholischer Polyneuritis ist die Unterscheidung manchmal schwer, da einerseits viele Symptome auch hier vorkommen, die für Tabes typisch sind: Fehlen der Sehnenreflexe, Störungen der Sensibilität und besonders der Tiefensensibilität, Ataxie (Tabes peripherica). In seltenen Fällen ist an Tumor der Hypophyse (*Pseudotabes pituitaria*) zu denken. Auch epidemische Encephalitis kann Tabes vortäuschen (Fehlen der Achillessehnenreflexe, auch der Patellarreflexe, Augensymptome, Störungen der Funktion der Beckenorgane, Schmerzen).

Das tabische Syndrom kann in seltenen Fällen auch durch andere Gifte hervorgerufen werden, so durch *Pellagra, Ergotismus*. Es muß nach solchen ätiologischen Momenten gefahndet werden.

Zu den luetischen Formen ektodermalen Charakters müssen manche, wenn nicht fast alle Fälle von *chronischer, progressiver, spinaler Muskelatrophie* gezählt werden, denen degenerative chronische Veränderungen der Vorderhornzellen zugrunde liegen. Preobrashenski und andere haben auf die luetische Ätiologie hingewiesen. Allerdings können auch vasculäre Erscheinungen zur *Poliomyelitis anterior adultorum* führen. Noch immer unklar sind die seltenen Formen der *Paralysis spinalis spastica* der sog. Lateralsklerose, Erbschen *Spinallähmung* oder der *Tabes spasmodique von* Charcot. Es handelt sich in diesen Fällen um ausschließliche „systematische" Erkrankung der Pyramidenbahnen, so daß das klinische Bild in ausgeprägten spastischen Erscheinungen fast nur der unteren Extremitäten mit pathologischen Reflexen besteht. Sensibilität, Hirnnerven, Beckenorgane normal. In der Anamnese sehr häufig Lues. Allerdings ist es nicht leicht, eine Kompression auszuschließen, wo Wurzelsymptome zurücktreten und lediglich die besonders reagierenden Pyramidenbahnen ansprechen. Doch kann das Syndrom der Tabes spasmodique auch bei multipler Sklerose, bei

Rückenmarkstumor als Residua früherer Myelitis vorkommen. Auch Fälle von *amyotrophischer Lateralsklerose* können lange Zeit als Seitenstrangsklerose verlaufen. *Kombinierte Strangsklerose* oder *funikuläre Myelitis* bieten manchmal lange Zeit das klinische Bild der ERBschen Spinalparalyse. Es können auch *familiäre Formen* auftreten. In diesen Fällen ist die luetische Ätiologie durchaus nicht zu verwerfen. Schließlich muß damit gerechnet werden, daß auch andere Intoxikationen, vielleicht Maisvergiftungen, gewisse Formen von Anämie, auch Arteriosklerose bei Greisen, ähnliche Bilder schaffen können. Doch wird es wohl schwer sein, in solchen Fällen eine Myelitis auszuschließen und die Pyramidendegeneration als sekundär aufzufassen.

Die *progressive Paralyse oder Dementia paralytica* (*Paralysis progressiva alienorum*) ist ein klassisches ektodermales Syndrom der Hirnlues. Man findet dabei übrigens auch immer Erscheinungen von seiten des Mesoderms. So sieht man bei Autopsien Verwachsungen der Dura mit dem Schädeldache, Trübungen und Verdickungen der weichen Häute, die sich besonders über den Frontalteilen des Hirns und bis zur Grenze des Occipitallappens erstrecken. Makroskopisch ist schon die Atrophie einzelner Hirnabschnitte und ,,Klaffen der Furchen‘‘ (KLARFELD) zu bemerken. Auch mikroskopisch erweisen sich ektodermale Reaktionen mit mesodermalen vergesellschaftet. ALZHEIMER hat für Paralyse die Tatsache typisch betrachtet, daß die Infiltration der Rindengefäße durchaus nicht der der Pia entspricht. Bei der meningovasculären Form der Syphilis besteht eine deutliche Abhängigkeit der Rindengefäßinfiltration von derjenigen der Pia. Bei der ,,Hirnsyphilis‘‘ haben die vasculären Erscheinungen einen spezifischen ,,granulomatösen‘‘ Charakter. Bei der Paralyse sind die vasculären Bilder eher von ,,unspezifischem‘‘ Charakter (KLARFELD). STRÄUSSLER, JAKOB u. a. haben bei der Paralyse auch Gummen im Gehirn gefunden. Dies beweist nur die klinische Tatsache, daß neben paralytischen Symptomen oft auch luetische das Bild beherrschen. Das kommt besonders bei den sog. ,,*atypischen*‘‘ Paralysen vor. Die primären ektodermalen Veränderungen des Gehirns betreffen sowohl die Ganglien- und die Gliazellen, wie auch die Fasern, besonders die supraradiären und Tangentialfasern der oberen Rindenschichten. Spirochätenbefunde werden jetzt oft erhoben, so auch von LÖWENBERG im Laboratorium meiner Klinik. Veränderungen werden sowohl in der Rinde als auch im Striatum und Kleinhirn gefunden und manche klinischen Symptome, wie Sprachstörungen, Zittern, Haltungsanomalien, Tonusstörungen, Affektzustände, Stimmungslabilität, Zwangsweinen u. dgl. müssen auf Erkrankung der Stammganglien zurückgeführt werden.

Von den klinischen Symptomen sind die somatischen mit denjenigen bei Tabes identisch: Pupillenstörungen, Kopfschmerzen, auch Funktionsstörungen der Beckenorgane. Hinzu kommen starrer, maskenhafter Gesichtsausdruck, oft STELLWAGsches Phänomen, Tremor der Lippen, der Zunge und der Hände, sog. paralytische Sprache, in welcher Elemente des Zitterns mit Buchstaben- oder Silbenverwechslungen vorkommen, schwere Worte nicht auszusprechen sind (,,zwei zwitschernde Schwalben‘‘ usw.). Der Sprachstörung entsprechen auch Schreibstörungen vom selben Typus. Die Sehnenreflexe sind oft gesteigert. Typisch sind die epileptiformen und besonders die apoplektiformen Anfälle (s. das Apoplexiesyndrom). Besonders hat das Gedächtnis für neue

Eindrücke, dann die Merkfähigkeit gelitten. Die Kranken können nicht von 100 je 13 oder 17 fehlerlos subtrahieren usw. Die Kritik ist mangelhaft, die Urteilskraft nimmt ab. Es treten Elemente der Demenz auf. Charakterveränderungen kommen oft vor, namentlich sind Eifersucht, ethische Defekte, amoralische Handlungen, zynische Ausdrücke, Unsauberkeit bei früher tadellosem Benehmen verdächtig. Manische Zustände, oft mit Größenwahnideen oder Verfolgungswahn verbunden, beruhen vielleicht auf pathologischer Reaktion von Personen mit „paranoider Konstitution". Während dieser Zustandsbilder kann der Kranke, der früher sparsam war, Geld verschleudern, unnütze Einkäufe machen, zechen u. dgl. Vielleicht noch häufiger, besonders während der Anfangsstadien, sind depressive, melancholische Zustände. Auch ist namentlich das neurasthenische Zustandsbild bei einem Luetiker gar nicht selten Vorbote eines anziehenden Gewitters. Über Liquorveränderungen s. den entsprechenden Abschnitt. Wassermann im Blute ist fast stets positiv.

Das paralytische Syndrom kann auch bei meningovasculärer Lues in gewissem Maße vorkommen. Nicht immer ist die Entscheidung leicht. Besonders interessant sind die Fälle — und ich habe einen mit OPPENHEIM beobachten können, wo bei einem Luetiker eine manisch-depressive Psychose besteht. Während der manischen Periode erinnerte das Bild des Kranken, der übrigens weitgehende Symptome von Hirnlues hatte, an eine typische paralytische Demenz. Nur der Umstand, daß bei dem Kranken schon seit Jahren die zirkulären Anfälle bestanden und die Tatsache, daß *manisch-depressive Psychose mit progressiver Paralyse sich nie paart*, gestatteten eine gute Prognose zu stellen. Nach spezifischer Behandlung wurde der Kranke wieder so weit hergestellt, daß nach Ablauf seiner „Periode" er seine recht komplizierte Hirnarbeit wieder aufnehmen konnte. Allerdings kommt progressive Paralyse meist bei Pyknikern vor, d. h. bei Leuten mit cyclothymen Einschlag. Es müssen auch die für progressive Paralyse so typischen Stimmungsschwankungen und Stimmungsanomalien auf Reaktionen der cyclothymen Persönlichkeit beruhen. Dennoch scheint die empirische Tatsache dafür zu sprechen, daß eine ausgesprochene manisch-depressive Psychose den Luetiker vor progressiver Paralyse schützt. Ich registriere dies, ohne irgendeine Erklärung finden zu können und ohne die absolute Bedeutung desselben behaupten zu wollen.

Auch der *Hirntumor*, besonders im Stirnhirn, kann paralyseähnliche Krankheitsbilder schaffen. Ausschlaggebend sind Erscheinungen einer intrakraniellen Drucksteigerung beim Tumor, die syphilitischen Syndrome und besonders im Liquor bei Paralyse. Auch die *Arteriosklerose des Hirns* kann manchmal zu Täuschungen Anlaß geben. In der Tat finden wir auch bei ihr psychische Defekte, Kopfschmerzen, auch die Sehnenreflexe können verändert sein. Doch ist die Psyche des Arteriosklerotikers wesentlich anders als die psychische Veränderung des Paralytikers. Der Liquor, die biologischen Reaktionen, Pupillen usw. verhelfen zur Diagnose.

Unter den kongenitalsyphilitischen Erkrankungen des Nervensystems finden wir Symptome sowohl ektodermaler als auch mesodermaler Reaktion. Das Bild der *juvenilen Taboparalyse* unterscheidet sich von dem Bild einer Paralyse des Erwachsenen hauptsächlich dadurch, daß im zweiten Falle das Wesentliche der *Abbau* ist, beim Kinde dagegen an erster Stelle die *Entwicklungshemmung* steht.

Werden durch den Abbau beim Erwachsenen andere Apparate mobil, so überrascht bei der kindlichen Paralyse die Verödung, die bedeutend größere Ausprägung der dementen Erscheinungen. Pupillen, Reflexstörungen, epileptische Anfälle, Blasen- und Mastdarmstörungen vervollständigen das Bild. Wir müssen auch eine Reihe angeborener Idiotie und Schwachsinn, eine Reihe von Entwicklungsstörungen, von Epilepsie kongenitaler Lues zuschreiben. Ja, nicht ausgeschlossen ist für eine Reihe von Fällen, wo mehrere Generationen an denselben Krankheitssymptomen erkranken, daß auch hereditäre Erkrankungen auf luetischer Grundlage vorkommen. So scheint in der Anamnese von FRIEDREICHscher Krankheit, von spinaler Muskelatrophie, auch ERBscher Muskeldystrophie, häufig Lues vorzukommen. Auch die von NONNE beschriebenen Formen hypophysärer Insufficienz gehören vielleicht hierher. Auch können thyreogene Erkrankungen auf luetischer Basis erblich resp. kongenital vorkommen. Es muß übrigens bemerkt werden, daß bei weitem nicht immer bei kongenitaler Lues schwere psychische Störungen zu verzeichnen sind. Es gibt Fälle, die sich in geistiger Hinsicht gut entwickeln und wo nur spinale Störungen da sind. Auch bringt in einigen Fällen, wenn auch selten, die spezifische Behandlung Nutzen.

Zum Schluß noch einige Angaben über die Malariatherapie bei Paralyse. Es wird jetzt allgemein der große Wert derselben anerkannt. WAGNER-JAUREGG hat unlängst auf wesentliche Unterschiede zwischen *Anophelesmalaria*, d. h. natürlich erworbener, und *Impfmalaria* hingewiesen. Aquiriert jemand eine Anophelesmalaria, so gerät er in den Zustand einer *chronischen* Infektion, die latent bleiben kann, doch oft lebenslänglich weiterbesteht. Eine *Impfmalaria* ist eine *akute* Infektion, die nach kleinen Chinindosen — oft zwei Dosen von je 0,2 — völlig coupiert wird. Der Abbau während der Fieberattacke wird durch energischen Aufbau nach derselben kompensiert. Daher kommt es, daß Anophelesmalaria vor Paralyse nicht schützt, Impfmalaria dagegen wohl. Kontraindiziert ist die Behandlung bei schweren Aortaleiden oder Gefäßstörungen. Auch muß man sicher sein, daß keine Quartana vorliegt. DATTNER kam auf Grund eingehender katamnestischer Erhebungen zum Schluß, daß der Erfolg der Malaria desto größer, je anhaltender und je höher der Kranke fiebert. Ein Kranker DATTNERs hatte 21 Malariaanfälle durchgemacht und bekam eine dauernde Remission. Im allgemeinen genügen 8—10 Anfälle. Es wurden ferner von DATTNER vergleichende Versuchsserien vorgenommen, um die Frage zu lösen, ob eine Kombination mit anderen Mitteln die Malariakur unterstützt. Zu der einen Serie gehörten Patienten, die während der Kur tägliche Dosen von 0,15 Neosalvarsan, insgesamt 3,0 bekamen, zur zweiten diejenigen, die kein Salvarsan erhielten, zur dritten diejenigen, die das Salvarsan in der üblichen Weise erhielten, zur vierten Gruppe gehörten Patienten, denen 10 Minuten vor der üblichen Salvarsaninjektion 20—25 ccm Liquor abgelassen wurde, in der Voraussetzung, daß nach Entnahme des Liquors derselbe aus den Körperflüssigkeiten reproduziert wird und auf diese Weise das Salvarsan in den Liquor und an das Nervensystem heranbuchsiert werden kann. Aus diesen Untersuchungen, die nicht abgeschlossen sind, und die ich hier nur der nachahmungswerten Forschungstechnik wegen wiedergebe, folgt jedenfalls das eine, daß die Salvarsanbehandlung die Remissionen verstärkt und die Lebensdauer zu verlängern scheint. MINGAZZINI hat empfohlen, bei ungenügendem Erfolg der Malariabehandlung nach

2—3 Monaten dieselbe zu wiederholen. Von größtem Interesse sind die Feststellungen von STRÄUSSLER und KOSKINAS über histologische Reparationen
im Gehirn nach Malariabehandlung. KIRSCHBAUM hat in Fällen von malaria-
behandelten Paralytikern, die während der Malariaattacken gestorben sind, eine
besondere Akuität des paralytischen Prozesses mit sehr starken exsudativ-ent-
zündlichen Erscheinungen gefunden. Er erklärt diese Fälle dadurch, daß bei den
Senkungen der Gesamtleukocytenzahlen im peripheren Blut im Gehirn Leuko-
cytenanreicherungen resp. -exsudationen stattfinden, durch welche die Malariatherapie effektiv wird. Doch hat auch er in vielen Fällen, wie auch STRÄUSSLER
und KOSKINAS außerordentlich geringe Infiltrate gefunden. Auch bei der Tabes
ist die Malariabehandlung angewendet worden, in manchen Fällen mit einigem
Erfolg, so von WERA BALASCHOW aus der MINORschen Klinik.

XXII. Die meningitischen Syndrome.

1. Symptomatologisches.

Eines der wesentlichsten Zeichen des meningitischen Syndroms sind die
Kopfschmerzen, die bei keiner Form desselben fehlt. Oft leiten *Erbrechen*, seltener
Krämpfe, die Erkrankung ein. Früh treten auch als typischste Zeichen *Genick-
starre* bis zum Opisthotonus und KERNIGsches *Symptom*, wie auch das *Phänomen*
von DE LEPINAY oder BRUDZINSKI (reflektorische Kniebeuge bei passivem Kopf-
beugen) auf. Das *Bewußtsein* ist oft *getrübt*, besonders in Fällen von tuberkulöser
Meningitis oder in den perakut verlaufenden Fällen. *Sehnenreflexe fehlen meist*.
Hirnnervenlähmungen, besonders der Oculomotorii, werden selten vermißt.

Druck auf die Wangen unterhalb des Jochbeins ruft reflektorische Hebung
der Ober- und Beugung der Vorderarme hervor (*Wangenphänomen* von BRUD-
ZINSKI). Druck auf die Symphysis löst Hüft- und Kniebeugung aus (*Symphysis-
phänomen* von BRUDZINSKI). Meist kommt dies bei tuberkulöser Meningitis
vor. *Druck auf die Wirbelsäule ist recht schmerzhaft*, besonders in der Halsgegend
im Bereiche der Membrana atlanto-occipitalis und in der Lendengegend. Passive
Beugung eines Beines im Hüftgelenk löst Beugung auch des anderen aus. Druck
auf die Vorderwand des äußeren Hörgangs ruft auch bei Benommenen einen
lebhaften Schmerzreflex der Gesichtsmuskulatur hervor (K. MENDEL). Die
Lumbalpunktion gibt dann schließlich den Ausschlag. Sie zeigt in fast allen
Fällen das typische Meningitissyndrom, vor allen Dingen viel Zellen, mit eitrigem,
milchigem Aussehen des Liquors in Fällen cerebrospinaler epidemischer Meningitis oder klarem mit fibrinösem Gerinnsel bei tuberkulöser Meningitis usw.
bei den verschiedenen Formen die verschiedenen Liquorformeln, wie in dem
betreffenden Abschnitt über die Liquorsyndrome nachzulesen ist.

2. Klinische Formen.

Die verschiedensten Erreger führen zu den verschiedensten Abwehrreaktionen
und den mannigfaltigsten Meningitissyndromen: Der *gramm*negative Meningo-
coccus intracellularis, der Erreger der *epidemischen Cerebrospinalmeningitis*,
verursacht ein Krankheitsbild, das sich in typischen Fällen von den anderen
Formen der Meningitis besonders durch starken initialen Schüttelforst auszeichnet, der bei *bis dahin ganz gesunden* Personen auttritt, die ihrer Beschäftigung

nachgehen. Schon in den ersten Stunden entwickeln sich dann unter hohem Fieber die oben erwähnten, für jedes Meningitissyndrom typischen Erscheinungen. Vielleicht, daß die allgemeine Reizbarkeit erhöht ist und eine gewisse Hyperalgesie besteht. Wie bei vielen Kokkenerkrankungen sind Reaktionserscheinungen von seiten der *Haut* recht typisch. Dieselben können von mannigfachster Art sein. Am häufigsten kommt Herpes, besonders an den Lippen, der Nase oder am Ohr, vor. Auch Petechien, Purpura, Miliaria und die verschiedensten Exantheme werden beobachtet. Es sind Fälle beschrieben worden, und auch ich habe solche gesehen, wo der fiebernde Kranke mit den verschiedensten Hautausschlägen lange Zeit an einer allgemeinen Meningokokkussepsis leidet, noch lange bevor die ersten Erscheinungen von seiten des Zentralnervensystems den Verdacht auf eine Meningokokkenerkrankung lenken (SALOMON, LIEBERMEISTER, CHEVREL und BOURDINIÈRE u. a.). Oft klärte erst die bakteriologische Blutuntersuchung den Fall auf. Man nimmt an, daß auch in Fällen, wo die Meningealerscheinungen früh mit dem Schüttelfrost auftreten, der Erreger durch die Blutbahn an die Häute gelangt, wenn auch der Nasenrachenraum die erste Eintrittsstelle des Meningokokkus ist. Im Blutbild, das anfänglich eine mäßige Leukocytose mit relativer Polynucleose aufweist, besteht im weiteren Verlauf eine Leukocytose zwischen 20000 und 45000. Die Polynucleare sind bedeutend vermehrt, die großen Mononucleare vermindert. Temperatur ist meist remittierend, selten konstant hoch, der Puls oft beschleunigt, doch nicht selten verlangsamt und unregelmäßig.

In typischen Fällen ist es nicht schwierig, auf Grund des akuten Beginns mit Schüttelfrost, des Herpes oder der Hauteruptionen, des hohen, intermittierenden Fiebers, des Liquorbefundes, der Leukocytose, oft Meningokokkenbefunde im Liquor oder im Blut, die epidemische Cerebrospinalmeningitis von anderen Formen der Meningitis zu unterscheiden. Komplikationen von seiten des Acusticus und Opticus sind gerade bei dieser Form besonders häufig, wie z. B. Neuritis optica. Doch gibt es Fälle von epidemischer Cerebrospinalmeningitis mit atypischem Verlauf. Man muß dies den Besonderheiten der Reaktionsweise zuschreiben, welche mit dem Alter, der Konstitution und anderen individuellen Eigenheiten wechseln können. So findet man bei *Säuglingen* außer der typischen Form mit Genickstarre, Erbrechen und tiefer Somnolenz eine andere Form, wo die Steifigkeit der Wirbelsäule und die Genickstarre fehlen können und wo namentlich das KERNIGsche Phänomen oft vermißt wird. Besonders typisch ist gerade für solche Fälle die Vorwölbung und Spannung der Fontanellen. Es können unter diesen Umständen auch die Schädelknochen auseinandergehen, was bei Kindern bis zu 2—3 Jahren vorkommt und auch bis zu 4 Jahren bei langem Bestehen der Meningitis von einem sich allmählich entwickelnden Hydrocephalus abhängt. Arythmien und Atmungsstörungen, besonders Verdauungsstörungen, Durchfälle sind für die Meningitis epidemica der Säuglinge besonders charakteristisch. Mitunter ist es schwer, sie von der *Tetanie der Säuglinge* zu unterscheiden. Die Sterblichkeitsziffer der Säuglinge ist überaus hoch. In protrahierten Fällen, welche ausnahmsweise doch nicht letal endigen, verbleibt oft Hydrocephalus, Blindheit oder im Zusammenhang mit der Acusticusaffektion Taubstummheit.

Noch weniger typisch verläuft, wie schon SCHLESINGER beschrieben, die epidemische Cerebrospinalmeningitis bei *älteren Leuten.* Hier fehlt oft der charakteristische akute Beginn. Die Krankheit setzt schleichend ein. Da häufig

keine Genickstarre oder Opisthotonus besteht und auch die Temperatur nichts
Typisches hat, werden die verschiedensten Diagnosen gestellt. Ich habe Fälle
gesehen, wo Paratyphus, Influenza, Cystitis, Pyelitis, Hirnabsceß diagnostiziert
wurde und wo schließlich doch die Lumbalpunktion die Diagnose auf epidemische
Genickstarre vollauf erhärtete. Besonders oft habe ich in diesen Fällen einen
protrahierten Verlauf gesehen. So dauerte in einem Falle die Krankheit bis
4—5 Monate. Während der verschiedenen Perioden erinnerte das Bild an
paralytische Demenz oder zeitweise an Encephalitis. Der Kranke war durchaus
nicht orientiert, ließ Urin und Kot unter sich. Die Temperatur war nicht hoch.
Nur der trübe Liquor, der angedeutete Kernig sprach für eine Genickstarre
Der Alte wurde ganz gesund und nahm wieder seine Beschäftigung auf. Solche
Ausgänge sind für Meningitis der alten Leute besonders charakteristisch. Ich
halte mich bei der Prognose immer an die Regel: wie schwer der Fall von epidemischer Encephalitis auch ist, bei einem Senilen kann die Prognose doch
noch günstig sein; wie leicht der Fall bei einem Jugendlichen auch scheint, die
Prognose muß mit der größten Vorsicht gestellt werden.

Protrahierte Formen kommen auch bei jüngeren Subjekten vor. Sie ziehen
sich dann auch über viele Wochen hin, anstatt daß die Krankheit wie in typischen
Fällen nach einigen Wochen in Genesung übergeht oder tödlich endet. In diesen
protrahierten Fällen kommt es dann meist zu schwerer Kachexie (à forme
cachectisante NETTER und DEBRÉ). Die Kinder, meist handelt es sich um solche
Subjekte, magern bis zum Skelett ab. Die Haut verliert ihre Elastizität, wird
dünn und trocken; es entwickelt sich mitunter eine Hypertrichosis. Erytheme
treten auf, am Kreuzbein, an den Hacken oder Ellenbogen kommt es zum Decubitus. Durch Verklebung der Gehirnhäute, wie auch infolge von Defekten des
Resorptionsapparates, kommt es zum *Hydrocephalus* der *Ventrikel* und zu Mitbeteiligung der *subcorticalen Ganglien*. In seltenen Fällen treten derartige
encephalitische Herde nicht nur in den Stammganglien, sondern auch in der
Hirnrinde auf. Es entstehen Krankheitszustände, die an striäre erinnern mit
auffallender Starre der Muskulatur, Beugecontracturen, erhöhter Reaktivität,
Zittern, ,,hydrocephalischem Aufschreien''. Auch die vegetativen Störungen
hängen von Affektion der subcorticalen Zentren ab. In solchen Fällen treten
auch tonische Halsreflexe auf. Das Gesicht nimmt ein greisenhaftes Äußere an.
Sie werden stumpfsinnig und beleben sich nur, wenn es sich um Nahrung handelt.
Meist gehen diese Kinder zugrunde. Doch kommen sie auch manchmal mit
schwerer Invalidität davon. Ein großer Teil von den Fällen von Hydrocephalus
hat diese Form der epidemischen Genickstarre durchgemacht. Nicht selten
entwickelt sich das Krankheitsbild in Schüben. Der Kranke war schon einige
Tage gesund. Dann treten erneut Erbrechen, Genickstarre auf, und es kommt
schließlich zu der hydrocephalischen Form.

Wie bei jeder Epidemie kommt es auch hier zu *abortiven Formen*, sowohl
bei Kindern als auch noch häufiger bei Erwachsenen. Von *ambulanten Formen*
abgesehen, die nur dadurch auffällig werden können, daß sie während der Epidemie auftreten, kommen Fälle vor, die ebenso stürmisch beginnen, wie typische
Genickstarre, um nach einigen Tagen abzuklingen oder um nach weiteren paar
Tagen einen neuerlichen Rückfall zu bekommen, der meist gutartigen Verlauf
nimmt.

Von den atypischen Formen, welche lange Zeit als *Meningokokkensepsis* verlaufen, um erst nach Tagen oder Wochen oder sogar Monaten ihre eigentliche Natur zu offenbaren, war schon oben die Rede. Es sei hier nur noch auf die Meningokokkenträger hingewiesen, die große epidemiologische Bedeutung besitzen.

Von den verschiedenen Behandlungsmethoden haben sich mir am besten häufige Punktionen, jeden oder jeden zweiten Tag, bewährt, mit Antimeningokokkenserumeinführung in den Kanal. Von EMDIN wird besonders die Einführung des Serums durch die Zisternenpunktion empfohlen. Urotropin, Collargol, Autohämotherapie, Autovaccination, Natrium jodicum — alles wird in schweren Fällen ausprobiert. Ob die Heilung von diesen Mitteln abhängt, ist ja wie gewöhnlich schwer zu sagen. Jedenfalls ist es von größter Wichtigkeit für Ernährung und Schlaf zu sorgen. Besserung des Appetits und des Schlafes ist übrigens von allergünstigster prognostischer Bedeutung.

Für die *tuberkulöse Meningitis*, die praktisch in differentialdiagnostischer Beziehung am meisten in Betracht kommt, ist charakteristisch das lange Prodromalstadium. Die Kinder erkranken nicht, wie bei der epidemischen Genickstarre, aus völliger Gesundheit, sondern sind schon längere Zeit zuvor abgeschlagen, haben ihren Appetit verloren, magern ab, werden launenhaft, weinerlich, schreien oft auf, klagen über Kopfschmerzen. Man muß wissen, daß nicht immer Kinder von phthisischem Aussehen für tuberkulöse Meningitis disponiert sind. Es kommt unter Umständen auch vor, daß blühende Kinder unter den soeben aufgezählten Prodromalerscheinungen an tuberkulöser Meningitis erkranken. Haben sich endlich meningitische Erscheinungen eingestellt, dann ist die Genickstarre oft nicht so stark ausgeprägt, wie bei der epidemischen Cerebrospinalmeningitis. Es bestehen Müdigkeit, Somnolenz, meist Desorientiertheit, starke Lichtscheu, vasomotorische Störungen im Gesicht und am Körper, Bradykardie. Es fehlt der Herpes. Die Kranken liegen meist mit angezogenen Beinen in schlafendem Zustand und stoßen die typischen Cris hydrocephaliques hervor. In typischen Fällen ist der Unterschied des Liquorbefundes mit demjenigen bei epidemischer Genickstarre groß (s. *Liquorsyndrome*). Wenn also in den meisten Fällen die Differentialdiagnose nicht schwer ist, so kommen doch immer Fälle vor, wo nur der Nachweis von Tuberkelbacillen im Liquor ausschlaggebend ist.

Eine eitrige Meningitis kann auch im Anschluß an ein eitriges *Ohrenleiden* oder an *eitrige Erkrankung einer Nebenhöhle* auftreten. Die Erscheinungen decken sich meist mit den Erscheinungen der epidemischen Cerebrospinalmeningitis. Sogar Herpes kann auftreten. Das Bewußtsein ist meist mehr getrübt als bei der epidemischen Genickstarre, besonders gleich zu Beginn der Erkrankung. Auch können manchmal am Anfang des Leidens Lokalerscheinungen von seiten des *Temporallappens* auffallen, wie Vergeßlichkeit, Erschwerung des Wortfindens, oder des *Kleinhirns*, wie Kopfschwindel, Nystagmus, Ataxie. Die Diagnose kann mit Sicherheit nur gestellt werden, wenn die Eiterquelle bestimmt ist. Im Liquor können sich dementsprechend auch Eitererreger finden. Auch können Schädeltraumen oder Eitererreger an anderen Stellen des Organismus zur eitrigen Meningitis führen.

Auch *Pneumokokken* können ein meningitisches Syndrom hervorrufen, welches sich klinisch wohl kaum von einer echten epidemischen Cerebrospinalmeningitis wird unterscheiden lassen. Vielleicht, daß der Herpes seltener ist. Bakteriologische Liquoruntersuchung kann allein Aufschluß geben. Ich habe auch den Eindruck bekommen, daß die Pneumokokkenmeningitis eine schlechtere Prognose gibt.

In manchen Fällen tritt *im Anschluß an eine Infektionskrankheit* ein stark ausgesprochenes Meningitissyndrom auf, welchem keine eitrige, sondern lediglich eine seröse Entzündung zugrunde liegt. So habe ich derartige seröse Meningitiden mit gutartigem Verlauf besonders im Anschluß an *Lungenentzündung bei Kindern mit Lokalisation in der Spitze* gesehen. Auch kann nach *Angina,* nach *Influenza, Traumen,* auch nach *Ohreneiterungen* seröse Meningitis auftreten, bei der das gesamte Meningitissyndrom besteht, der Liquor unter hohem Druck steht, dennoch klar ist. Auch ist die Temperatur eine continua. Manchmal kann die seröse Meningitis circumscript auftreten und in solchen Fällen das Syndrom eines erhöhten intrakraniellen Druckes hervorrufen. Gewöhnlich lokalisiert sich solche Meningitis serosa circumscripta an den Zisternen der Arachnoidea im Bereiche der Cisterna n. acustici im Kleinhirnbrückenwinkel, der cerebellaren Cisterna, dann über der SYLVIschen oder ROLANDOschen Furche. Manche Syndrome, wie z. B. das *Syndrom von* GRADENIGO, Abducenslähmung bei Ohreneiterung beruht wohl auch auf einer circumscripten serösen Meningitis. Die Temperatur ist meist normal. Der Liquor in gesteigerter Menge, doch sonst klar.

Bei *Syphilis* treten manchmal ebenfalls *akute Meningitiden* auf, die mit hoher Temperatur verlaufen und in allem an eine epidemische Genickstarre erinnern. KOSCHEWNIKOFF und CHAVSKIJ haben derartige Fälle bereits wenige Wochen nach der Primärinfektion gesehen. Positiver Wassermann im Liquor ist nicht immer ausschlaggebend, da ich bei Influenzameningitis ebenfalls positiven Wassermann im am Serumeiweiß reichen Liquor gesehen, der ohne spezifische Behandlung sich besserte. In Fällen von akuter syphilitischer Meningitis habe ich in meiner Klinik bei der Bestimmung der Blut-Liquorschrankenpassage feststellen können, daß der Permeabilitätsquotient für Brom nicht so niedrig ist, wie gewöhnlich bei Meningitis (s. Liquorsyndrom). Maßgebend ist die Wassermannreaktion im Blut und die prompte Besserung bei der spezifischen Behandlung.

Es seien hier noch die *meningitischen Erscheinungen* erwähnt, die *während typhöser Erkrankungen* auftreten und über welche im Abschnitt über Liquorsyndrome die Rede war. Obwohl es üblich ist, in solchen Fällen von Meningismus zu sprechen, so handelt es sich doch durchaus um seröse Meningitis.

GUILLAIN hat eine infektiöse Form beschrieben, die sich durch ,,*Icterus und meningitisches Syndrom*" auszeichnete. In allen 4 Fällen bestand ausgesprochene Genickstarre mit Temperatursteigerung bis 37—38° und typischer Ikterus. Im klaren vermehrten Liquor bestand eine merkliche Pleocytose, und zwar waren sowohl Polynucleare als auch Lymphocyten zu finden (ungefähr 5 Polynucleare auf 2 Lymphocyten). Der Verlauf war gut. Keinerlei Hinweise auf Lues. Der Liquor erwies sich für Meerschweinchen, Kaninchen, Ratten und Macacus (subdural) nicht infektiös. GUILLAIN nimmt eine infektiöse Krankheit unbekannter Ätiologie an, welche an Septicämie erinnert. Auch LAUBRY und FOIX und andere französische Verfasser haben ,,*meningeale Syndrome mit Polynucleose unbekannter Herkunft*" beschrieben, RIST und ROLLAND: ,,*gutartige Meningitiden d'allure épidémique"*. Es wird sich wohl in allen diesen Fällen um seröse Meningitis handeln im Gefolge leichter allgemeiner Infektionen, die unbemerkt vorübergingen.

Es gibt eine recht ansehnliche, hauptsächlich französische, Literatur über *Meningitiden im Anschluß an Helmenthiasis* und speziell an Ascaris. Obwohl manche Fälle als Pseudomeningitis beschrieben werden, wird es wohl richtig sein, von einer serösen Meningitis zu reden. Viele Verfasser, die derartige Fälle beschrieben haben, verhalten sich dennoch reserviert gegenüber einer derartigen Ätiologie. Ausführliche Liquorbefunde gibt es nicht. GUILLAIN hat 1922 einen Fall veröffentlicht, der das typische Bild einer tuberkulösen Meningitis darbot, mit schlechter Pupillenreaktion und Entrundung derselben, klarem Liquor, leicht positiven Globulinreaktionen, 275 Zellen im Kubikzentimeter, davon 54% Polynucleare und 46% Lymphocyten. Die Benzoereaktion positiv in der rechten Hälfte. Er beherbergte in seinem Darm eine Taenia solium. Nach Abtreibung derselben prompte Besserung sämtlicher Symptome, auch des Liquors. Ich hatte die Gelegenheit, mit LIPEZ und JAKOB SCHAPIRO in der HAUSMANNschen Klinik eine Kranke zu sehen, die mit einer typischen eitrigen Meningitis eingeliefert worden war. Es bestand hohe Temperatur, Genickstarre, Kopfschmerzen, Kernig usw. Der Liquor war opaleszierend. Die Kranke bekam ein Abführungsmittel, nach welchem sich eine Menge von Ascariden entleerte. Die Temperatur fiel, alle Symptome der Meningitis verschwanden und der Liquor wurde klar. Ob es sich hier wirklich um eine Meningitis handelte infolge Intoxikation durch Ascaris oder ob die Ätiologie eine andere, infektiöse, war und die Wurmabtreibung lediglich den Organismus von noch einem Faktor befreite und ihm die Möglichkeit gab, mit der serösen Meningitis fertig zu werden, diese Frage muß vielleicht offen bleiben. Jedenfalls habe ich weder in der Literatur noch sonst Fälle von Helminthiasis gefunden, wo der trübe Liquor so prompt nach der Wurmabtreibung klar wurde.

Besonders müssen noch, namentlich im Anschluß an die Meningitisformen nach Helminthiasis, diejenigen Formen erwähnt werden, welche sich durch Ansiedeln von Parasiten unmittelbar im Gehirn und seinen Häuten entwickeln. Sie erzeugen ein recht buntes klinisches Bild, welches einerseits an Hirntumor, andererseits an Meningitis erinnert. Typisch sind die ungeheuren Kopfschmerzen, Beeinträchtigung der Kopfbewegungen, die von Exacerbation der Kopfschmerzen begleitet werden, epileptische Anfälle und die kollosale Flüchtigkeit der Symptome. S. im Abschnitt über Hirntumoren und Liquorsyndrome. Diagnostisch ist ein Hirncysticercus und ein Cysticercenmeningitis in den seltensten Fällen erfaßt worden. Sehr typisch ist der plötzliche, ganz unerwartete Exitus. Der Vollständigkeit wegen erwähne ich noch die Meningitis, die im Laufe oder auch zu Beginn einer epidemischen Encephalitis oder multiplen Sklerose, auch HEINE-MEDINscher Krankheit, auftreten können. Differentialdiagnostisch mit den oben beschriebenen akuten Meningitiden, die sich ja in den weichen Häuten abspielen, kommen noch in Betracht die *meningealen oder subarachnoidealen Blutungen*. Ihre Ätiologie ist äußerst unklar. Oft handelt es sich um hämorrhagische Meningitis infolge Infektion. In manchen Fällen spielt vielleicht auch Intoxikation eine Rolle. S. unter *Zirkulationsstörungen*. Auch *Pachymeningitis haemorrhagica* kann Meningitis vortäuschen. Meist handelt es sich da um Traumen, selten um eine allgemeine septische Erkrankung.

Es müssen noch die chronischen Fälle von Meningitis erwähnt werden, die meist auf luetischer Basis sich entwickeln, die jedoch in manchen Fällen auch auf anderer Grundlage nach Infektionskrankheiten auftreten können. Sie zeichnen sich durch den Liquorbefund und durch ein klinisches Bild aus, in dem im Vordergrund das Kompressionssyndrom des Rückenmarkes oder das Syndrom der intrakraniellen Drucksteigerung steht. S. in den entsprechenden Abschnitten.

XXIII. Die Syndrome der epidemischen Encephalomyelitis.

1. Klinische Formen.

Obwohl die epidemische Encephalitis alle Teile des zentralen und peripheren Nervensystems befallen kann, gibt es doch besonders typische Stellen, die von ihr betroffen werden und solche, die in der Regel von ihr verschont bleiben. Auch will es scheinen, daß mehr oder weniger einförmig immer dieselben Apparate gleichzeitig erkranken, so daß trotz der unendlichen Variantenzahl schließlich doch alle zahlreichen Formen sich in einige typische Syndrome unterbringen lassen. Allerdings sind dadurch keineswegs alle Möglichkeiten erschöpft, unter welchen sich die einzelnen Symptome kombinieren können. So *kann* z. B. die Schlafstörung bei den verschiedenen Syndromen auftreten, doch steht sie in *einem* Syndrom direkt im Vordergrund, so daß sie dann das gesamte klinische Bild beherrscht. Bemerkenswert ist, daß in jeder Epidemie an einem bestimmten Ort und zur bestimmten Zeit meist ein Syndrom vorherrscht, so daß bald fast alle an dem „klassischen" Syndrom erkranken, bald am choreatischen usw. Es soll auch vorausgeschickt werden, daß ebenso wie in der Lues-Metaluesfrage, so auch in dem Encephalitis-Metencephalitisproblem hier die Anschauung vertreten wird, daß sowohl die eine als auch andere Form durch den spezifischen Erreger resp. sein Toxin hervorgerufen wird, so daß *bald akute, bald chronische* Krankheitszustände entstehen. Es wird also die Metencephalitis als chronische Form der Encephalitis betrachtet.

Wenn auch die Schlafstörungen, wie soeben erwähnt, in den seltensten Fällen fehlen, so sind doch in dem *klassischen lethargischen Syndrom von* Economo die Abweichungen vom normalen Schlaf das auffallendste Symptom. Meist folgt einer kurzen Periode der Schlaflosigkeit eine Zeit, wo die Patienten Tag und Nacht schlafen. Sie tun es bei jeder Gelegenheit, unter jeden Umständen, sie können stehend, sitzend, gehend schlafen. Ein Lehrer schlief während des Unterrichts ein, ein Milizionär auf seinem Posten, ein Arbeiter bei der Maschine usw. Der Schlaf unterscheidet sich in diesen Fällen qualitativ durch nichts von dem normalen Schlaf. Von dem Sopor, der Bewußtlosigkeit, ist er leicht dadurch zu differenzieren, daß der Kranke jederzeit ohne weiteres leicht erweckt werden kann, sich dann tadellos orientiert, Nahrung zu sich nimmt, um dann sich selbst überlassen, wieder in Schlaf zu verfallen. Manchmal beschreiben die Kranken ihren Zustand so, daß sie, obwohl schlafend, doch wissen, was um sie herum vorgeht, alles hören, doch vor Schläfrigkeit nicht imstande sind, die Augen zu öffnen und zu antworten.

Dieser echte Schlaf muß von *anderen Schlafzuständen* unterschieden werden, die übrigens auch bei der epidemischen Encephalitis vorkommen. Im *narkoleptischen Syndrom* begegnen wir ebenfalls dem Element des Schlafes. Doch unterscheidet es sich dadurch, daß der narkoleptische Schlaf *anfallsweise* auftritt, einige Minuten bis mehrere Stunden dauert. Der echte Schlaf ist ein Dauerschlaf zum Unterschied von den Schlafattacken des narkoleptischen Syndroms. Ein weiteres Charakteristicum des narkoleptischen Syndroms ist der *Tonusverlust*. Derselbe tritt nicht nur während der Schlafattacke auf, sondern bei jeder affektiven Erregung. Es entsteht dann eine „Tonusblockade", die schon GÉLINEAU, der erste, der die Narkolepsie beschrieben, als Astasie beschrieben hat. Diese *kataplektischen Anfälle* bestehen in plötzlichem Schlaffwerden der Glieder, so daß die Kranken sich nicht auf den Beinen halten können und oft niedersitzen. Besonders stellt sich der kataplektische Anfall während des Lachens ein. Es gelingt dem Arzt selten, einer kataplektischen Attacke beizuwohnen und ADIE hatte dies noch 1926 bedauert. WILSON (1928) hatte die Möglichkeit, den *Kranken während des Anfalls* zu untersuchen. Der Kopf war auf die Brust gesunken und nach wenigen Sekunden glitt der Kranke vom Stuhl zu Boden. Die Augen waren geschlossen, die Arme hingen lose herab, die Finger waren leicht flektiert. Bei passiven Bewegungen erwiesen sich die Arme und Beine ganz atonisch, sie fielen schlaff herab. Die Pupillenreaktion war normal, die Augenlidmuskeln waren hypotonisch, so daß der Cornealreflex fast fehlte. Die Patellarreflexe waren verschwunden. Es wurde noch rasch der Fußsohlenreflex untersucht und es trat eine Extensionskontraktion auf. Die rasche Untersuchung war kaum zu Ende, als der Kranke unerwartet, mit seiner gewöhnlichen Stimme, lächelnd sagte: „Ich bin allright, Sir." Die Muskelkraft kehrte wieder, er bewegte die Glieder, setzte sich in den Stuhl und erklärte, daß er die ganze Zeit über bei vollem Bewußtsein war. Er erzählte alle Details der Untersuchung usw. Die ganze Attacke hatte $1^1/_2$ Minuten gedauert. Die Kniereflexe waren wieder normal. In einem anderen WILSONschen Fall traten die Tonusverlustattacken auch ohne jede emotionelle Erregung auf. Der Kranke wurde für kurze Zeit gelähmt. WILSON unterscheidet Zustände von Narkolepsie mit und ohne Kataplexie und schließlich Zustände von Kataplexie ohne Narkolepsie. Unter Umständen können Affekte zur Kataplexie führen, unter Umständen zur Schlafattacke. Der Tonusverlust kann in seltenen Fällen auch zur Inkontinenz führen. Auch muß unterstrichen werden, daß oft Zustände vorkommen, wo man nicht recht weiß, ob es eine Schlaf- oder Tonusverlustattacke war. Der Kranke liegt bewegungs- und reaktionslos da, doch ist er vollauf orientiert in allem, was um ihn geschieht. Unter manchen physiologischen Verhältnissen treten solche Tonusblockaden auf. Vor Schreck verliert man manchmal die „Courage". OPPENHEIM hat den *Lachschlag* beschrieben, der sich darin äußerte, daß die Kranken während des Gelächters zu Boden stürzten. Ich glaube, SCHUSTER hat darauf aufmerksam gemacht, daß beim herzlichen Lachen ein kräftiger Händedruck unmöglich ist. Das Wesentliche an dem narkoleptischen Syndrom ist folglich *das attackenweise Auftreten der Schlafanfälle und gewisse Beziehungen derselben einerseits zu den kataplektischen und andererseits zu Affektzuständen.* Es ist naheliegend in diesem Syndrom einen Mechanismus wieder zu erkennen, der im Tierreich als *Immobilisationsreflex* beschrieben wird. Er ist ebenfalls, wie die Affektäußerungen des Menschen, Reaktion auf derartige Vorgänge in der Außenwelt, welche für das Leben oder Wohlergehen des Individuums von wesentlicher Bedeutung ist. Der *Totstellreflex*, dem wir auch bei *hysterischen Syndromen* begegnen.

tritt bei Tieren auf, die dem Verfolger mit Hilfe ihrer Bewegungsorgane nicht entgehen können. Dieselben können ihnen nichts helfen. Die Tiere „stellen sich tot" und retten sich auf diese Weise vor dem Verfolger. Eine derartige Enthemmung niederer Mechanismen tritt auch bei Menschen auf, die einer ungeheuren Gefahr nicht entgehen können. So sind während des Krieges Schlafanfälle beschrieben worden bei Soldaten, während des Bombardements mit schweren Kalibern oder bei Panzerautomobilführern. Allerdings ist in diesen Fällen meist ein Dauerschlaf beschrieben worden. Inwiefern die PAWLOWschen Schlafexperimente an Hunden zur Erklärung dieser Zustände herangezogen werden können, bleibe hier unerörtert. Wie bekannt, hat PAWLOW bei einförmigen Versuchen seine Hunde einschlafen sehen. Er erklärte den Schlaf seiner Hunde als *Irradiation der experimentellen Hemmung,* wie die *Hemmung* für ihn *lokalisierter Schlaf* ist. Ob es sich nun um Irradiation der Hemmung auch auf niedere Zentren handelt, wie manche annehmen wollen, oder ob es, wie es mir plausibler scheint, infolge corticaler Hemmung zu Enthemmung gewisser subcorticaler Mechanismen kommt, dies hier zu erörtern würde uns zu weit führen.

REDLICH scheidet die Narkolepsie streng von der *Pyknolepsie* oder den FRIEDMANNschen *Anfällen.* Die letzteren treten nur bei Kindern auf, sind ungemein häufig und dauern wenige Sekunden, die narkoleptischen treten erst später auf und wiederholen sich 3—4—5mal täglich und dauern bis einige Stunden. Die Pyknolepsie ist kein Schlaf, sondern eine vorübergehende Bewußtseinshemmung. Die *Pyknolepsie* gehört nach REDLICH teils zur Hysterie, teils zur Epilepsie, teils ist sie noch unklar. WILSON drückt sich in bezug auf die Beziehung zur Epilepsie vorsichtiger aus. Er gibt zu, daß manche Narkolepsien gemeinsamen Ursprung mit dem epileptischen Syndrom besitzen. WENDEROWITSCH hat auf die Ähnlichkeit der Tonusverlustattacken mit der *paroxysmalen Myoplegie* oder der *periodischen familiären Lähmung* hingewiesen. Auf der Höhe des kataplektischen Anfalls ähnelt der Zustand in der Tat der periodischen Lähmung, sowohl in bezug auf Tonusverlust als auch auf Reflexverlust. Doch ist bei der periodischen Lähmung der Anfang und das Ende des Anfalls ein allmählicher. Die *Lymphocytose,* die bei der periodischen Lähmung vorkommt, wird auch bei narkoleptischen Zuständen beschrieben (STIEFLER).

Wie gesagt, *können die narkoleptischen Schlafzustände auch bei der epidemischen Encephalitis auftreten,* entweder zusammen mit dem Dauerschlaf oder auch als einzige Form der Schlafstörung. Ich habe sowohl das eine als auch das andere gesehen. Doch sind sie auch beschrieben worden in Fällen, wo keinerlei Anhaltspunkte für epidemische Encephalitis vorlag, nach Traumen, bei endokrinen Störungen, bei Zirkulationsstörungen, bei Tumor, bei Epilepsien usw. Wir kommen deshalb zur Frage, welcher Hirnteil lädiert sein muß, um die verschiedenen Schlafstörungen hervorzurufen.

ECONOMO hat auf Grund der Analyse der Symptome der lethargischen Form der epidemischen Encephalitis und anderer Erkrankungen mit Schlafstörungen das Schlafzentrum in der Hinterwand des dritten Ventrikels und der Infundibulargegend und des Aquäduktes lokalisiert, also am Übergang vom Zwischen- zum Mittelhirn. ECONOMO postuliert hier ein *Schlafsteuerungszentrum* und unterscheidet in ihm ein Wachzentrum, das mehr nach vorn gelegen ist und ein Schlafzentrum mehr nach hinten. Wird der *vordere* Teil ergriffen, dann besteht ein *krankhaftes Wachen*, liegt der Herd mehr nach *hinten*, dann besteht *Schlafsucht* oder *Schlafanfälle*, wie die narkoleptischen. TRÖMNER hat ein Schlafzentrum im *Thalamus opticus* angenommen. Das ECONOMOsche Schlafzentrum mit seinen beiden Abschnitten erklärt die Tatsache, daß die Schlaflosigkeit manchmal in Schlafsucht übergeht. Der Prozeß hat sich dann von vorne nach rückwärts ausgebreitet.

Die Schlafstörungen bei der Encephalitis drücken sich auch noch in *Inversion des Schlafrhythmus* aus. Die Kranken schlafen am Tage und können in der Nacht nicht schlafen. Es kommt manchmal auch zur *Dissoziation zwischen Hirnschlaf und Körperschlaf*. Der Schlaf ist nämlich nicht nur ein Hirnprozeß. Es treten während des Schlafes auch wesentliche Verschiebungen in den übrigen somatischen Prozessen auf. Im allgemeinen wird angenommen, daß eine Verschiebung zur Vagusseite hin in bezug auf Funktion der vegetativen Organe stattfindet. Nun kommt es vor, daß die Kranken tagsüber obschon wach, völlig akinetisch daliegen, zu keiner Handlung zu bewegen sind, ohne Unterstützung nicht stehen können, kataleptische Haltungen annehmen, völlig hilflos sind. Dabei sind sie bei vollem Bewußtsein. Mit Nachteinbruch werden sie rührselig, munter, gehen und laufen umher, unterhalten sich wie normale Menschen. Schlafen sie ein, so stellen sich deliröse und somnambule Zustände ein. ECONOMO hat dieses merkwürdige Verhalten auf Dissoziation von Hirn- und Körperschlaf zurückgeführt. Die Lage des Schlafsteuerungszentrums in allernächster Nähe der wichtigen vegetativen Zentren im Hypothalamus, im Tuber cinereum, macht es verständlich, daß eine Erkrankung dieser Gegend zu den *verschiedensten* Unterbrechungen und Regulierungen des normalen Schlafablaufs führen müssen.

Die Lage des Schlafzentrums in nächster Nähe des *Oculomotoriuszentrums* ist ferner die Ursache, daß in der klassischen lethargischen Form der epidemischen Encephalitis über Schlafstörungen so häufig auch Symptome von seiten des *Oculomotorius* vorkommen. Und zwar ist das besonders dann der Fall, wenn Schlafsucht und nicht, wenn Schlaflosigkeit besteht. Eben deshalb hat ECONOMO das Zentrum für den Schlaf mehr nach hinten lokalisiert. In dem lethargischen Syndrom kommen die verschiedensten Lähmungen der äußeren wie auch inneren Augenmuskeln vor. Ich verweise auf den Abschnitt über Oculomotoriusstörungen. Hier erwähne ich nur, daß auch ARGYLL ROBERTSON beschrieben worden ist. Ich habe in manchen Fällen einen *inversen Argyll Robertson* beobachtet: Gute Reaktion der Pupillen auf Licht und Fehlen bei der Akkommodation. Allerdings muß dabei immer daran gedacht werden, daß die Akkommodation und Konvergenz bei epidemischer Encephalitis oft leidet. Es erübrigt sich hier nebenbei zu bemerken, daß in manchen Fällen von Narkolepsie, z. B. WILSON auch passagere Augenmuskelstörungen hat auftreten sehen, wie ja das ganze hier beschriebene Syndrom wie auch die übrigen Syndrome der epidemischen Encephalitis durch andere Krankheitsprozesse hervorgerufen werden können, die sich an derselben Stelle lokalisieren. Kommt der Kranke zu uns in einem chronischen Stadium, so können wir oft nur auf Grund des Doppelsehens in der Anamnese darüber urteilen, daß auch der Oculomotorius affiziert gewesen war.

In *akuten* Fällen können außer diesen beiden Reihen — Schlafstörungen und Oculomotoriusaffektionen — in vielen Fällen lediglich nur Erscheinungen einer *leichten Allgemeininfektion* bestehen. Nicht selten war unmittelbar oder vor längerer Zeit eine Influenza oder grippeähnliche Erkrankung vorausgegangen.

Das *myoklonisch-choreatische Syndrom* der epidemischen Encephalitis tritt auch oft schon in den ersten Tagen der Erkrankung auf. Meist besteht dabei Schlaflosigkeit und außerdem heftige Schmerzen. Der encephalitische Prozeß lokalisiert sich in diesen Fällen mehr nach vorn und betrifft nicht nur das „vordere" Schlafzentrum, sondern auch den Thalamus und Teile des vegetativen Systems. Das Syndrom wird oft durch deliriöse Zustände kompliziert. Die myoklonischen Zuckungen bestehen oft isochron in verschiedenen Muskelgruppen. Nicht selten habe ich sie synchron mit myoklonischen Zuckungen von seiten der Atemmuskulatur auftreten gesehen. Die Schmerzen sind in diesen Fällen oft unerträglich. Es scheint, daß die Prognose dieser akuten Fälle trüber ist, als bei den anderen Syndromen. M. Rapoport hat darauf hingewiesen, daß in einem großen Teil der Fälle das *algomyoklonische Syndrom myelo-radikulärer* Herkunft ist. Diesem ist durchaus zuzustimmen. Man wird den peripheren Erscheinungen bei der Encephalitis mehr Aufmerksamkeit schenken müssen. Doch ist auch der *diencephale Ursprung* mancher Schmerzen bei der epidemischen Encephalitis außer Zweifel.

Das *thalamische Syndrom* gibt oft Grund zu Fehldiagnosen, besonders wenn die Schmerzen sich in den visceralen Organen lokalisieren. So habe ich einen Fall gesehen, der dreimal laporotomiert

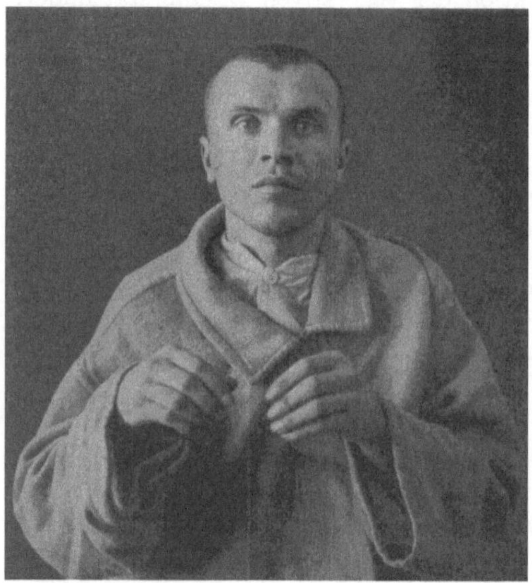

Abb. 174. Parkinsonismus bei epidemischer Encephalitis. Universitätsnervenklinik Minsk.

worden war und ein Appendix entfernt, Gallensteine gesucht und ein Ulcus duodeni angenommen wurde. Er entpuppte sich schließlich als epidemische Encephalitis. Mehrere Fälle entrannen nur durch Zufall dem Operationsmesser. In einem Fall bestanden *Schmerzen* in der rechten Seite nicht nur in der Bauchgegend, auch in den Extremitäten und typische *Anfälle von Zwangslachen und Zwangsweinen*. Auch die Sehnenreflexe waren abgeschwächt. Man konnte auch von Tonusverlustanfällen sprechen. Es schien sich allmählich eine leichte Fettumsatzstörung entwickeln zu wollen.

Das Parkinsonsche *Syndrom* ist die häufigste Form der *chronischen Encephalitis* (Abb. 174). Meist tritt sie erst später auf, nachdem schon 1—2 Jahre der Kranke seiner Beschäftigung nachgegangen war. So habe ich eine Operettensängerin behandelt, die nach dem ersten Schub mit dem klassischen Syndrom so weit hergestellt war, daß sie wieder auftreten konnte und erst nach drei Jahren entwickelte sich bei ihr ein Parkinsonsches Syndrom, wie ich es schwerer wohl nie gesehen. In dem Abschnitt über striäre Syndrome ist Näheres nachzulesen. Besonders oft bemerkt man bei epidemischer Encephalitis die *paradoxale Kinesie* von JARKOWSKI. Auf PARKINSONsche Reaktionslosigkeit ist auch ein Symptom zu beziehen, welches DUFOUR, DUHAMEL und HUREZ bei Encephalitikern als *Facialisreaktion bei Kompression des N. auriculotemporalis* beschrieben haben. Drückt man mit den Zeigefingern stark beiderseits dicht unter dem Ohr im Bereiche des N. auriculotemporalis, so tritt nach FOIX eine intensive Kontraktion der Facialismuskeln ein, die beim Hemiplegiker auf der kranken Seite ausbleibt. Das Symptom kann man auch im Coma feststellen. Bei parkinsonistischen Encephalitikern fehlt die Facialiskontraktion ebenfalls, besonders bei starrem Gesicht, jedoch auch bei beginnenden Zuständen. Bei diesem Syndrom bestehen meist schwere vegetative Störungen von seiten der Schweiß-, Talg- oder Speichelsekretion. Auch Retentio urinae ist nicht selten. Die Stimmung ist oft depressiv. Es kommt zu Selbstmordversuchen. Augenmuskelstörungen sind dabei häufig.

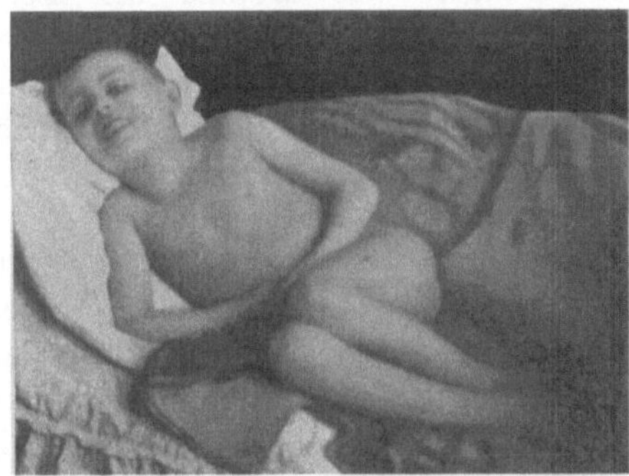

Abb. 175. WILSONsches Syndrom bei epidemischer Encephalitis. Zwangslachen.

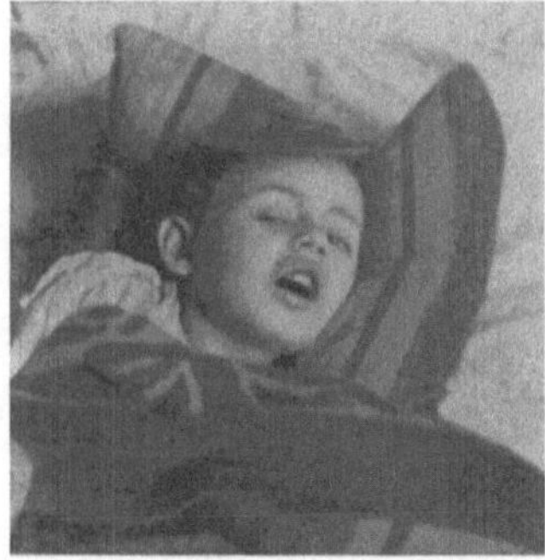

Abb. 176. WILSONsches Syndrom bei Encephalitis. Ptosis. Strabismus.

Es sind verschiedene Versuche gemacht worden (DAWIDENKOFF), das Parkinsonsyndrom bei Encephalitis epidemica von dem bei Paralysis agitans zu differenzieren. Besteht in der Anamnese oder im Status Schlafstörungen oder Symptome von seiten anderer Hirnsysteme, dann ist die Differentialdiagnose leicht. Doch oft ist sie ungemein schwierig, weil eben das Parkinsonsyndrom der epidemischen Encephalitis schleichend auftritt und sich entwickelt und die eindringlichste anamnestische Forschung oft nichts Verdächtiges entdeckt. Es will mir scheinen, daß die verminderte Permeabilität der Blutliquorschranke bei epidemischer Encephalitis differentialdiagnostisch verwertet werden kann. Auch Formen, die an die WILSONsche erinnern, kommen vor und geben auch Schwierigkeiten bei der Differenzierung dieser Krankheit. Für die *Wilsonsche Krankheit* ist der geöffnete Mund, erschwertes Sprechen und Schlucken, Zwangsweinen, Zwangslachen, ein rhythmischer Tremor oft mit intentionellem Charakter, Rigidität recht typisch. Man differenziert das *Wilsonsche Syndrom* bei der epidemischen Encephalitis hauptsächlich auf Grund der anderen encephalitischen Erscheinungen (Abb. 175—177). Sehr nahe steht der WILSONschen Krankheit die *Pseudosklerose*. Es handelt sich wohl um dieselbe Krankheit. Ohne Anamnese ist es auch hier oft schwer eine epidemische Encephalitis auszuschließen. Der *Fleischersche Ring* an dem Außenrand der Iris spricht für

Pseudosklerose, die, wie auch die *Wilsonsche Krankheil*, oft *familiär* vorkommt (Abb. 178).

Das *athetotische Syndrom*, welches meist auf Striatumstörung zurückgeführt wird, ist verhältnismäßig selten. Doch kommen recht häufig andere Hyper-

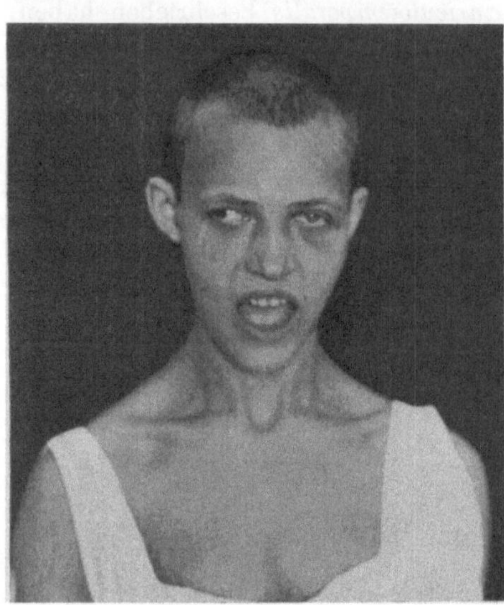

kinesen vor, wie *Hemiballismus, Tremor,* die verschiedensten *ticförmigen Bewegungen.* Das Syndrom ist auch meist für chronische Fälle typisch. Besonders schwer sind diejenigen *Hyperkinesen,* die sich in Bewegungen des Kopfes, der Zunge, der Kiefer äußern. Sie erschweren das Essen, das Sprechen, manchmal das Schlucken. Ich habe einen Fall beschrieben, wo die Zwangsbewegungen des Kopfes zur Seite tonische Reflexe auf die Augen hervorriefen. Oft sind dabei auch psychische Störungen vorhanden. Auch Erkrankungen der Rinde müssen in solchen Fällen angenommen werden.

So habe ich einen Fall von fortwährendem unwiderstehlichem Kauen durch Erkrankung des Stirnhirns zu erklären versucht, und zwar eines Zentrums, welches hier VOGT für die

Abb. 177. WILSONsches Syndrom bei epidemischer Encephalitis. Oculomotoriuslähmung. Universitätsnervenklinik Minsk.

Mastikation gefunden hat. Seine Reizung führt zu automatischen Kaubewegungen. Eine andere Hirnstelle dient zur Denervation dieses Zentrums. Zwangskauen ist auch von manchen anderen Autoren beschrieben worden (ZENTAY). Zu

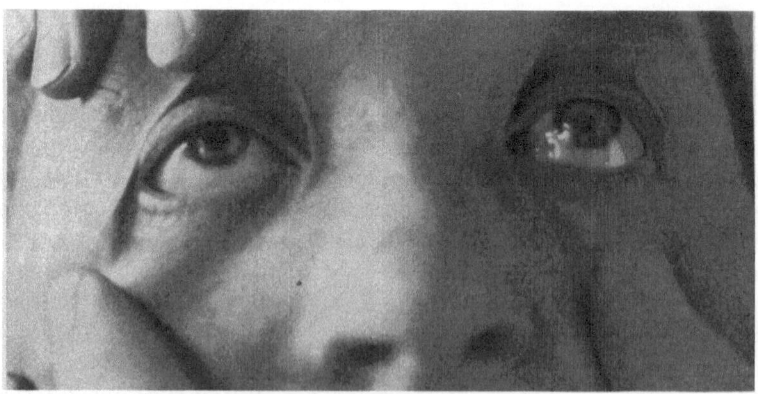

Abb. 178. FLEISCHERscher Ring am Außenrand der Iris bei Pseudosklerose. Universitätsnervenklinik Minsk.

derartigen Zwangsbewegungen, in denen vielleicht auch außer der striären Komponente eine corticale steckt, ist die *Palilalie* (SOUQUES), fortwährendes Wiederholen beim Sprechen, einer Silbe. eines Wortes, ja eines Satzes (*Tachy-*

phemie von BECHTEREW). Hierher gehören vielleicht auch Anfälle von *Zwangs-schreien — Schreianfälle* oder *Klazomanie* von BENEDEK —, die ich auch oft gesehen habe.

Störungen der Atmung spielen in manchen akuten Fällen eine große Rolle (Abb. 179). In manchen Epidemien treten sie besonders gehäuft auf. Manchmal äußern sie sich in quälendem Singultus. Eine derartige Singultusepidemie wurde auch in *Leningrad* beschrieben. Die Prognose dieser Fälle ist in akuten Fällen auch quoad vitam nicht allzu günstig.

Das *epileptische Syndrom* ist vielleicht häufiger, als gewöhnlich angenommen wird. Es gehören gewichtige Gründe dazu, um in jedem Einzelfall das epileptische Syndrom auf epidemische Encephalitis zu beziehen: entweder eine entsprechende Anamnese oder Augenmuskelstörungen oder Ausschluß aller möglichen ätiologischen Momente einerseits und gehäuftes Auftreten von Epilepsie, was den Verdacht auf eine Epidemie lenken könnte.

Ein recht häufiges Syndrom, besonders wenn man danach fahndet, ist das *vestibuläre*. Zuerst von BARRÉ und REYS beschrieben, ist es später von MARGULIES und MODEL und auch von HELENA FEDOROFF speziell studiert worden. Außer subjektiven Symptomen von Schwindel bestehen oft objektiv feststellbare Erscheinungen von seiten des Vestibularapparates und oft auch der Augenmuskeln. H. FEDOROFF hat gezeigt, daß besonders die Konvergenz in diesen Fällen leidet. Die Form tritt oft selbständig auf. In schweren Formen kommt es zur Ataxie und Unmöglichkeit zu gehen. Die leichten Formen werden oft übersehen. Sie kommen nur ambulatorisch vor. Doch findet man oft typische Symptome, welche gestatten, die Diagnose zu stellen. Die von M. PAPPENHEIM beschriebene Form, die in Schwindel, Erbrechen, Angst, Verzweiflung usw. besteht, ist wohl auf Affektion im Gebiet des Vestibularis und Vagus zu beziehen. Ein Teil der als *cerebellare Syndrome* beschriebenen Formen gehören vielleicht auch hierher, obschon es zweifellos tatsächlich cerebellare Symptome der epidemischen Encephalitis gibt.

Auch andere *Syndrome bulbopontiner Natur* kommen vor. Nucleäre Facialislähmungen, supranucleäre Blicklähmungen, Störungen der Atmung, des Schluckens, der Stimme und der Sprache, die monoton, ausdruckslos wird, ihren natürlichen Tonfall verliert. Allerdings ist auch eine striäre Komponente an der normalen Sprache beteiligt. Eine Veränderung der Stimme ist deshalb für striäre Syndrome besonders typisch.

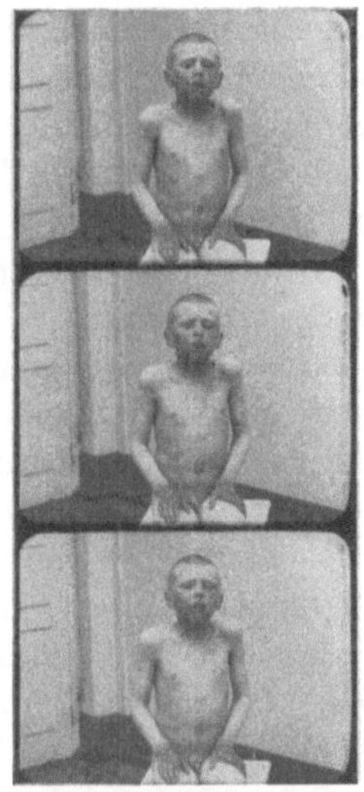
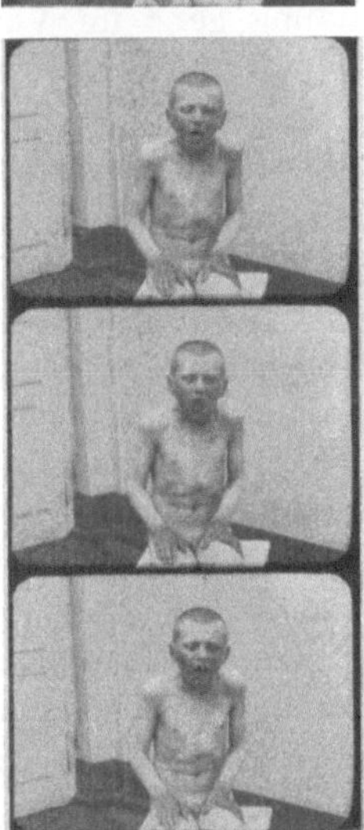

Abb. 179. Anfälle von Atmungskrisen bei epidemischer Encephalitis. Jeder Anfall dauert einige Minuten, dann mehrere Minuten Pause. Nach einer Kinoaufnahme. Universitätsnervenklinik Minsk.

In manchen Epidemien treten auch *poliomyelitische Syndrome* auf. Und zwar bestehen dann Erscheinungen von seiten der Hinter- als auch Vorderhörner. Zu schweren Ausfallserscheinungen kommt es äußerst selten, fast nie. Es *fehlen die entsprechenden Reflexe*, es besteht eine *leichte segmentäre Sensibilitätsstörung* mit angedeuteter syringomyelitischer Dissoziation, Schwäche, Atrophien. Meist besteht in solchen Fällen eine *Pleocytose* im Liquor. Es ist auch schwer, solche Fälle von einem *radikulären* resp. *meningitischen* Syndrom zu differenzieren.

Auch *peripher neuritische Syndrome* können ein ähnliches Bild geben. In letzter Zeit haben sich diese Formen der Polyneuritis gehäuft. So berichtet SCHARNKE aus Marburg, daß von 1922—1923 besonders viele Fälle mit neuralgischer und neuritischer Symptomatologie vorgekommen sind. Das Fehlen eines Sehnenreflexes muß besonders in manchen Fällen den Verdacht auf epidemische Encephalitis lenken. Es ist jetzt sichergestellt, daß in diesen Fällen tatsächliche Veränderungen an den peripheren Nerven vorkommen können. Histopathologische Untersuchungen bei Fällen von peripherer Form der epidemischen Encephalitis sind wenig zahlreich. PEHN und DECHAUME haben im Gehirn und Rückenmark leichte Gliavermehrung und perivasculäre Infiltrate gefunden, in den peripheren Nervenstämmen stand eine lymphocytäre Infiltratbildung ganz im Vordergrund. Markscheiden und Achsenzylinder waren sehr geringfügig verändert. Die proximalen Abschnitte der einzelnen Nerven waren mehr betroffen als die distalen. Auch in distalen Muskeln bestand herdförmige interstitielle Myositis, die ihren Ausgang von den intramuskulären Nervenendigungen nahm. Bemerkenswerte Befunde wurden auch von R. MARGOLIS aus der MINORschen Klinik erhoben.

Namentlich bei Kindern, doch auch bei Erwachsenen treten mitunter *psychopathologische Syndrome* auf. Das Anfangsstadium vergeht oft unbemerkt. Dann entwickelt sich gewöhnlich eine typische Charakterveränderung, die hauptsächlich da hinausläuft, daß die Kinder ganz ungewöhnlich boshaft und asozial werden. Derartige moralische Defekte bei encephalitischen Kindern sind in großer Zahl beschrieben worden. MARIE SLUTZKI erklärt dies dadurch, daß die Hemmungsprozesse bei Kindern wenig stark entwickelt sind. Die Kinder kneifen, schlagen, stechen ihre Nachbarn. Sie sind ganz außergewöhnlich mobil. Somatische Symptome können sogar fehlen, so daß die Ätiologie oft dunkel ist und nur durch das typische Syndrom die Vermutung auf epidemische Encephalitis gelenkt wird. Dadurch sind die psychischen Alterationen, die bei epidemischer Encephalitis auftreten, bei weitem nicht erschöpft. Bei den verschiedenen Syndromen kommt es zu den einen oder anderen abnormen psychischen Erscheinungen. In akuten Fällen besteht oft Delirium. In chronischen Fällen haben wir es hin und wieder mit dementiven Formen zu tun. Es können in manchen Fällen echte schizophrene Reaktionen entstehen, wodurch natürlich nicht behauptet wird, daß in der Struktur des Spezialfalles nicht auch präformierte Tendenzen mitgespielt haben können. Es sind auch korsakowähnliche Zustände beschrieben worden. Besonders charakteristisch ist eine eigentümliche Aufdringlichkeit der Kranken, die das *psychische Äquivalent der somatischen Starre* und der *gesteigerten Fixationsreflexe* ist. Andererseits fällt eine hervorragende Suggestibilität auf, *das psychische Äquivalent des kataleptischen Zustands, der Flexibilitas cerea*. Die Kranken wollen gern hypnotisiert werden. Besonders bei Striatumkranken, namentlich bei Parkinsonformen, sah ich auch davon ziemlich gute, natürlich nur kurz anhaltende Resultate. Bemerkenswert sind die Fälle, wo recht wenig organische Symptome da sind und die Kranken ganz aus dem Geleise sind, absolut nicht arbeiten können.

Von großem praktischen Interesse sind dann diejenigen Fälle, die sich in letzter Zeit vermehren, bei denen Anfälle auftreten, die durchaus den Charakter hysterischer tragen. Manchmal besteht eine leichte Desorientierung während des Anfalls, oft jedoch nimmt der Kranke alles wahr, was um ihn herum vorgeht. Diese Anfälle geben oft Anlaß zur Diagnose einer Hysterie oder „Hystero-Epilepsie". Ich habe auch Fälle gesehen, wo die Diagnose traumatische Neurose gestellt wurde und dann bei der klinischen Untersuchung sich doch das atypische Bild einer epidemischen Encephalitis entpuppte. Auf dieses *„hysterische Syndrom"* der epidemischen Encephalitis wird erst jetzt die Aufmerksamkeit gelenkt. In manchen Fällen kommen bei dieser Form auch narkoleptische Anfälle vor, manchmal auch Lach- und Weinanfälle. In einigen Fällen sind die narkoleptischen Anfälle schwer von den pyknoleptischen zu unterscheiden. STERN hat auf *psychische Zwangszustände* aufmerksam gemacht und dieselben in einen gewissen Zusammenhang mit den *encephalitischen Blickkrämpfen* gebracht. Die psychischen Zwangszustände äußern sich in einer außerordentlich lebhaften Affektspannung, einem angstvoll betonten Gefühl der Vernichtung. Manchmal stellt sich vor dem Blickkrampf präparoxysmelles Grübeln ein. F. STERN legt Wert darauf zu betonen, daß bestimmte psychopathologische Symptome mit besonderen im Hirnstamm ablaufenden Hirnvorgängen zu verbinden sind. Ich habe oft während der Schauanfälle der Encephalitiker ganz eigenartige psychische Zustände bei ihnen beobachten können, die vielleicht am ehesten an gewisse Trancezustände erinnern. Die Kranken scheinen die Umgebung nicht mehr zu erfassen. Sie sind als wie in andere Regionen versetzt. Mit Lösung des Krampfes schwindet auch dieser psychische Zustand.

Die *Augenstörungen* spielen bei der epidemischen Encephalitis eine ganz besonders wichtige Rolle. B. BEILIN hat die Augensymptome in folgende Gruppen eingeteilt: 1. Störungen der inneren Augenmuskeln, 2. Störungen der äußeren Augenmuskeln (Ptosis, Diplopie, Nystagmus), 3. Störungen der Assoziationsbewegungen der Augen, 4. Störungen der automatischen und reflektorischen Bewegungen. Zu letzteren gehört eine von B. BEILIN in 80% aller Fälle vorgefundene Störung der normalen Synergie der Augäpfel und -lider beim Schließen derselben. An Stelle des Abweichens der Augäpfel nach oben und außen (*Bellsches Phänomen*) bleiben dabei die Augäpfel unbeweglich oder gehen langsam nach oben. Manchmal tritt beim Schließen der Augen ein nystagmoides Zittern der Augäpfel nach oben und außen auf. Zu dieser Gruppe gehören ferner das *Fehlen des Piltz-Westphalschen Phänomens, der kalorischen Reaktion, der Pupillenreaktion auf Akkomodation.* 5. Pathologische Phänomene seitens der Lider und der Lidspalten: STELLWAGsches Phänomen, oft mit dem Phänomen von ZYLBERLAST-ZAND vereint — Zittern der sonst unbeweglich gehaltenen Augenlider bei Annähern des Fingers —, Synkinesie der Augenlider von LEŠČENKO: das eine Auge wird passiv geschlossen, während das zweite einen Gegenstand fixiert. Wird nun das herabgelassene Lid des ersten Auges gehoben, dann schließt sich das Lid des zweiten Auges infolge tonischer Anspannung der Ringmuskulatur des Lides. Wird dann das erhobene Augenlid des ersten Auges wieder passiv geschlossen, dann erhebt sich das gesenkte Lid des zweiten Auges. Auf diese Weise entstehen rhythmische Bewegungen. Pseudo-*Graefe* und *pathologische Synergie der Augäpfel und Lider* von HEIMANOWITSCH: die Augäpfel können der Lidreaktion nicht folgen. Diesen Phänomenen kann man noch manches Symptom hinzufügen. So kommen nicht allzu selten Lid- oder Blinzelkrämpfe vor, die manchmal in gehäuften Anfällen auftreten. Von Zwangsbewegungen der Augen, den sog. *Schauanfällen* (GEORGI) war schon die Rede, wie auch von den eigentümlichen psychischen Zuständen, welche sie selten begleiten. In manchen Fällen, die ich gesehen, gelingt es dem Kranken nur mit Hilfe bestimmter Manipulationen, wie Aufreißen des Mundes, mit der Hand über die Stirn fahren usw., diesen Zwangsbewegungen — in meinen Fällen meist nach oben — Herr zu werden (Abb. 180). CRUCHET findet eine gewisse Ähnlichkeit dieser „*parableptischen*" Erscheinungen mit Epilepsie. Bei Schließkrämpfen der Lider hat CRUCHET noch folgendes Symptom beobachtet. Öffnet er nach diesem Krampf die Augen, so findet man einen Strabismus divergens z. B. des linken Auges mit Mydriasis. Der Strabismus verschwindet, wenn das rechte Auge passiv geschlossen wird. Das linke Auge ist dann frei beweglich. Bei passivem Öffnen des rechten Auges stellt sich der Strabismus wieder ein. In einem anderen Falle gelang es durch passives Aufheben der gesenkten Lider die Krampfrichtung der Augen von unten nach oben zu verändern. Es sind schließlich Anfälle von konjugierter Deviation des Kopfes und der Augen mit Hirnnervenlähmung bei epidemischer Encephalitis beschrieben worden.

Eine seltsame Kombination ist von BARRÉ, DRAGANESCA und LIEOU beschrieben worden: Doppelseitiger, spontaner, beständiger Drehnystagmus, rhythmische Myoklonien des Gaumensegels, der Muskeln oberhalb des Zungenbeins und des Zwerchfells, Hemiparese und doppelseitige Facialisparese.

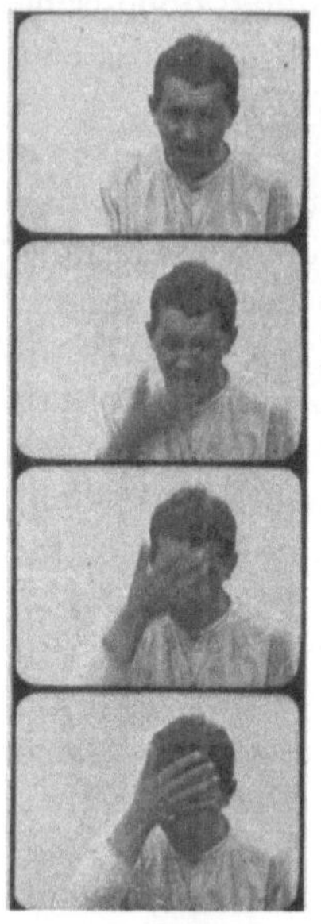
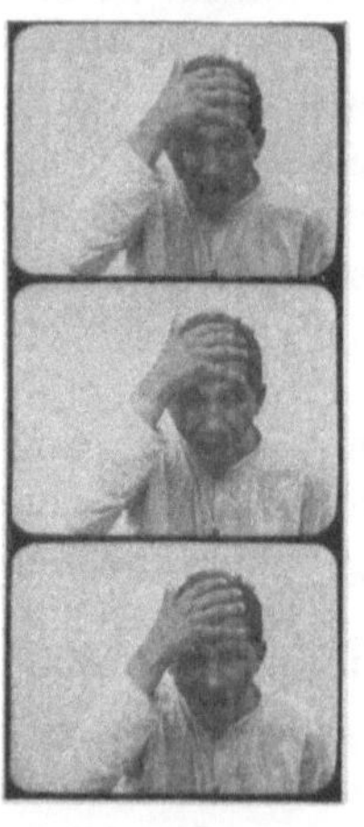

Abb. 180. Anfälle von Schließkrämpfen der Lider bei epidemischer Encephalitis. Es gelingt nur durch gewisse Manipulationen: Mundaufreißen, Handbewegungen, den Anfall zu unterbrechen. Kinoaufnahme. Universitätsnervenklinik Minsk.

Die *Stoffwechselsyndrome* bei Encephalitis epidemica sind verhältnismäßig häufig, unter ihnen das *adipöse Hypophysensyndrom*. Manchmal tritt es schon von Anfang an auf, häufiger entwickelt es sich erst nach mehreren Wochen oder Monaten. Auch *Diabetes insipidus, Diabetes mellitus* sind beschrieben worden.

In manchen Fällen stehen *meningitische* Erscheinungen im Vordergrund mit Hirnnervenlähmungen. Der Oculomotorius, Abducens, Vestibularis, Facialis sind die am meisten betroffenen Nerven. Kopfschmerzen, Genickstarre, Kernig können auftreten. Die Temperatur entspricht nicht einer Meningitis. Im Liquor nur eine leichte Pleocytose. Die Knie- und Achillessehnenreflexe können fehlen.

Paroxysmale *Temperatursteigerungen* kommen auch als Herdsymptome vor infolge Erkrankung der Zentren der Temperaturregulierung. In den Fällen, wo ich dieses Syndrom beobachten konnte — meist bestand es mit einem striären Syndrom — war es auffallend, daß der hohen Temperatur, die bis 40° und höher stieg, das Allgemeinbefinden in keinem Maße entsprach. Auch der Puls, die Atmung blieben oft normal. Ja, es kam zur paradoxen Erscheinung, daß bei hohem Anstieg der Temperatur der Kranke sich besser fühlte als bei einer leicht febrilen, 37,6—37,8°.

Obwohl auch das Nervensystem auf *jede* Krankheit *auf eigene Weise* reagiert, anders bei multipler Sklerose, bei Syphilis, bei epidemischer Encephalitis, so ist es doch mit der Zeit immer schwerer geworden, ausschließlich auf Grund der Nervensymptome die Diagnose zu stellen. Es kommen zuviel atypische Formen vor und je mehr man sich mit den einzelnen Krankheiten vertraut gemacht hat, desto mehr überzeugt man sich davon, daß die ursprünglich als typisch bezeichneten Krankheitsbilder in dem Meere der atypischen untergehen. Differentialdiagnostisch ist es deshalb von allergrößter Wichtigkeit, die *Reaktion des Gesamtorganismus* auf das pathologische Agens zu berücksichtigen. Es scheint, daß man auf diesem Wege diagnostisch weiter kommen würde. Es haben sich in der Tat wichtige Tatsachen in dieser Beziehung ergeben, doch ist man vorläufig noch nicht allzuweit gekommen. Bei der epidemischen Encephalitis mit der häufigen Affektion des Striatums war es besonders naheliegend, nach humoralen und visceralen Syndromen zu forschen. Erstens betrifft ja die Krankheit vegetative Hirnzentren, zweitens ist seit WILSON die Anteilnahme der Leber an Prozessen im Linsenkern in das Zentrum des Interesses der Kliniker gerückt. Drittens ist es bekannt, daß nicht nur das encephalitische Gift, sondern auch andere exo- und endogene Toxine, wie CO oder Mangan oder das Guanidin auf ähnliche Weise gerade das Striatumsystem schädigt. Nun werden ja alle Gifte durch die Leber abgebaut und jede *Funktionsstörung der Leber* muß einen Einfluß auf die striäre Funktion ausüben. Es sind schon zahlreiche Arbeiten erschienen, welche das *Striatum-Leberproblem* beleuchten und zum Teil ist darüber schon in dem Abschnitt über Striatumsyndrome abgehandelt. Auch bei der epidemischen Encephalitis wurde von vielen Seiten nach Leberfunktionsstörungen gesucht. Allerdings sind die Ergebnisse vorläufig nicht allzu ermutigend. Bei Paralysis agitans-Kranken haben DRESEL und LEWY bei der WIDALschen *Probe* (200 ccm Milch auf nüchternen Magen führt nach WIDAL bei Leberstörung zu „Leukocytensturz") Leukocytenabnahme von mehreren 1000 festgestellt. Nachprüfungen von STAHL u. a. haben gezeigt, daß die Probe für den klinischen Gebrauch wenig tauglich ist. Auch ich habe mich davon überzeugen können, daß die bei der WIDALschen Probe erhaltenen Zahlen mit Kritik aufgenommen werden müssen. Wir müssen das um so mehr, als SAWADSKI, SALKIN, LOBATSCH u. a. bewiesen haben, daß die Leukocytenzahl im Laufe des Tages schwankt und auch weitgehend von psychischen Einflüssen, von bedingten Reizen, von Bahnungen u. dgl. abhängt.

Andere Leberfunktionsprüfungen sind die STRAUSSsche und die FALTAsche. Die erste besteht in Darreichungen von 100 g Lävulose in Wasser oder Tee früh nüchtern. Die zweistündlichen Proben werden auf Lävulose untersucht. Die FALTAsche Probe besteht in Darreichungen früh nüchtern von 3,0 Fel tauri depuratum in Oblaten. Alle zwei Stunden wird der Urin auf Urobilin und Urobilinogen untersucht. Mit diesen Proben hat STAHL keine Funktionsstörung der Leber bei Paralysis agitans festgestellt. G. E. SCHROEDER hat die *Ammoniakzahl* (HASSELBALCH) in Fällen von epidemischer Encephalitis geprüft. Wie es scheint, hat er dabei Resultate erzielt, die auf eine Ammoniakdysregulation hinweisen, wie sie BISGAARD, NORVIG, LARSEN, HINRIKSEN bei Epilepsie und auch bei parathyreoipriven Zuständen gefunden haben. MEYER-BISCH und F. STERN haben in Fällen von chronischer Encephalitis bzw. *pseudoneurasthenischen Folgezuständen Urobilinurie* gefunden, welche die physiologische Schwankungsbreite erheblich überschritt. In einigen Fällen, die genauen Stoffwechselprüfungen mit eingestellter Kost unterworfen wurden, ergaben die Urin- und Blutuntersuchungen nach Zufuhr von 100 g Lävulose durchaus pathologische Verhältnisse, auch in bezug auf die Urobilinurie. Die Verfasser äußern sich in dem Sinne, daß eine primäre Leberschädigung vorliegt und nicht nur eine nervöse Regulationsstörung. Ich habe in meiner Klinik eine große Zahl von Nervenkranken auf Urobilinurie untersuchen lassen (über 200), ohne jedoch zu irgendeinem wesentlich brauchbaren Resultat zu gelangen. Eine Hyperglykämie konnte JOSZOR in meiner Klinik feststellen und auch bestätigen, daß das Verhältnis des Liquorzuckers zum Blutzucker ebenfalls erhöht ist. Von mehreren diesbezüglichen Untersuchungen erwähne ich die Arbeit von TKATSCHEW und AXENOW aus der ROSSOLIMOschen Klinik, welche Störung des Zuckerstoffwechsels gefunden haben. Die alimentäre Hyperglykämie kehrte verzögert zur Norm zurück. Auch SCHARGORODKY und SCHEINMANN haben in der SEPPschen Klinik diesbezügliche Untersuchungen angestellt. Sie verabreichten dem Kranken nüchtern 150 g Bienenhonig und nahmen dann Blutzuckerbestimmungen alle halbe Stunde, dann nach 2 Stunden viermal stündlich vor. Der Harnzucker wurde stündlich 6 Stunden hindurch untersucht. Es erwies sich, daß bei Gesunden der hyperglykämische Koeffizient ungefähr 1,58 beträgt, bei den akinetisch-hypertonischen Encephalitikern Schwankungen von 1,53 bis 2,08 auftraten, im Mittel 1,78, bei hyperkinetischen die mittlere Zahl 1,36 betrug. Unter hyperglykämischem Koeffizient verstehen sie das Verhältnis der größten Blutzuckermenge nach Belastung zur Nüchternheitsblutzuckermenge. Die Hypertoniker zeigten bei der sechsstündlichen Untersuchung Hyper-, die Hyperkinetiker oft Hypoglykämien. Die Verfasser nahmen an, daß diese Resultate nicht nur von der nervösen Regulationsstörung abhängt, sondern auch von einer Funktionsstörung der Leberzellen auf Zellen anderer Gewebe. Allerdings scheint es mir doch schwer, bei allen diesen Untersuchungen die Symptome der „nervösen Regulationsstörung" von den Symptomen der Störung der Leberzellen selbst auseinanderzuhalten. OHMORI hat ebenfalls Leberfunktionsprüfungen angestellt, und zwar bei der epidemischen *Encephalitis vom Typus B.* So wird in *Japan* diejenige Encephalitisform genannt, die im Sommer auftritt, im Gegensatz zur *Encephalitis A*, der Winterencephalitis vom Typus ECONOMO. Die Resultate der Prüfungen waren negativ, was OHMORI mit dem Umstand in Zusammenhang bringt, daß *bei dem Typus B die Parkinsonschen Symptome fehlen.*

JUSCHTSCHENKO hat in seiner Klinik umfassende Untersuchungen über *Fermente und ihre Dynamik bei Encephalitis* anstellen lassen. BRAILOVSKY, TSCHALISSOV und M. BÉRLIN haben die *Katalase* geprüft, und zwar fortlaufend unter verschiedenen Bedingungen bei Willkürbewegungen, Hyperkinesen, im Schlaf usw. Das absolute Quantum derselben scheint im Vergleich zur Norm nicht sehr verringert, trotz der bestehenden Oligokinesie. Analog der Perversion des Schlaf- und Wachwechsels konnte nachgewiesen werden, daß die Schwankungen der Katalase am Tage geringer waren, als während des Schlafes. Die *Calciumbestimmung* im Blut ergab eine Erhöhung des Kalkspiegels bei chronischer Encephalitis, allerdings in der Hälfte aller Fälle und fast in allen Teilen mit gut ausgeprägter Starre. Auch die *Chloride* erwiesen sich ungefähr in der Hälfte der Fälle vermehrt (M. ASARCH). Die *Serumlipase* erwies sich unter der Norm, besonders in den schwersten Fällen (BRAILOVSKY). Was den Zustand des vegetativen Systems anbetrifft, so wird meist angenommen, daß eine *Hypertonie im Parasympathicus* besteht (Salivation, Hyperhidrosis). So fanden auch ROSSI, DE LISI, CAMPANACCI gesteigerte Reaktion auf Pilocarpin und herabgesetzte auf Adrenalin. Demgegenüber haben SOLOWJEWA und SCHSTSCHEDRAKOW verminderten Tonus des Parasympathicus gefunden, jedoch gleichzeitig eine bemerkenswerte *Toleranz gegen Atropin*. Sie führen das auf den erhöhten *Calciumbestand* zurück. Andererseits hat B. BEILIN die Toleranz der Encephalitiker gegen Atropin auf einen erhöhten Vagotonus bezogen. Untersuchungen von A. BEILIN in meiner Klinik haben ein durchaus buntes Resultat ergeben. Es kamen normale, vago-, sympathico-, amphotonische und sogar amphohypotonische Reaktionen vor. Teils entspricht dies ja dem polymorphen Bild der Encephalitis. Wir finden neben Fällen mit vegetativen Störungen von ausgesprochen vagotonischem Typus (Salbengesicht, Schläfrigkeit, Hypokinese, Salivation usw.) Typen mit „sympathikotonischen“ Erscheinungen, wie leichte Erregbarkeit, weite Pupillen, Tremor, Geschäftigkeit usw. Doch fand A. BEILIN auch nach DANIELOPOLU als höchste Zahl für den Vagus 56, als niedrigste 12. Es muß also der pharmakologischen Prüfung des vegetativen Systems keine große Bedeutung beigemessen werden zur Bestimmung seines *allgemeinen* Zustandes des vegetativen Nervensystems. In den einzelnen Teilen desselben können verschiedene Verhältnisse bestehen.

Auch die morphologischen Blutbestimmungen haben bei Encephalitikern keine eindeutigen Resultate ergeben. Doch scheint es nach Untersuchungen von F. STERN, daß Hyperleukocytose der häufigste Befund ist. Für einen Teil meiner Fälle kann ich das bestätigen. Doch kommen auch niedrige Zahlen — bis 3000 — vor und noch häufiger normale Befunde. Im akuten Stadium sind die Hyperleukocytosen häufiger. F. STERN hat unbedeutende relative und absolute Lymphocytose gefunden, wenigstens in einem Teil der Fälle. Doch hat er auch relative Lymphopenie gefunden, bis 8%. Es muß jedoch in betreff der recht abweichenden Angaben wiederholt werden, daß auf die Leukocytenzahl verschiedene Erreger, auch bedingte, u. a. auch Einschleifungen, Wiederholungen, Tageszeiten unabhängig von der Nahrungsaufnahme einen großen Einfluß ausüben (SAWADSKI, SALKIND, LOBATSCH). Über Liquorsyndrome s. im entsprechenden Abschnitt.

Im großen und ganzen muß gesagt werden, daß wir noch weit davon sind, um eine humorale Formel für die epidemische Encephalitis zu finden. Ja, darüber hinaus muß vielleicht wieder daran gemahnt werden, daß die „Formel“, das „Syndrom“, nicht nur vom Krankheitserreger abhängt, sondern von einer großen, noch schwer übersehbaren Zahl von Faktoren konstitutioneller, konditioneller oder konstellativer Art, und daß es deshalb keine einheitliche Formel geben kann, die einer „Krankheit" entspricht.

2. Diagnostisches.

Bei der Vielseitigkeit der klinischen Syndrome der epidemischen Encephalitis sollte es eigentlich nicht schwer sein, in zweifelhaften Fällen zu dieser Diagnose Zuflucht zu nehmen. In klassischen und typischen Fällen ist ja die Diagnose leicht: beim lethargischen Syndrom, den hyperkinetischen, akinetisch-hypertonischen u. dgl. Doch hat die Encephalitis im Laufe der Zeit ihr „Gesicht" verändert. Vielleicht auch, daß wir uns geübt haben sie mit anderen Augen zu betrachten. Die frischen Fälle der letzten Jahre zeichnen sich nicht mehr durch die uns so vertrauten Symptome der Fälle aus den ersten Jahren aus. Wir können nunmehr nicht die Diagnose epidemische Encephalitis nur aus dem Grunde verwerfen, daß die Augensymptome fehlen oder keine Schlafstörungen da sind. Es häufen sich die Syndrome des Rückenmarkes, so daß schon mit Recht von einer Encephalomyelitis epidemica gesprochen wird. Auch die meningitischen und neuritischen Formen mehren sich. KREUZER und WEIDNER sprechen von einem „Hinabwandern" der Krankheit. Auch die neurasthenischen, hysterischen Syndrome scheinen häufiger geworden. Und wir müssen dieselben auch als Herdsymptome werten. Hat uns ja gerade die epidemische Encephalitis gelehrt, wie BONHOEFFER mit Recht bemerkt, den Stammganglien, dem Hirnstamm eine größere Bedeutung für unser psychisches Geschehen einzuräumen. KLEIST hat auch die Syndrome der Bewußtseinstrübung auf den Hirnstamm bezogen und GAMPER hat auf Grund von Untersuchungen chronischer Alkoholiker den Versuch gemacht, die elementare psychische Störung beim KORSAKOW*syndrom* durch Erkrankung des *Systems des Corpus mamillare* zu erklären. Wir müssen also auch in dieser Beziehung dieser Möglichkeit Rechnung tragen und auch in Fällen, die an Neurasthenie oder Hysterie erinnern, an epidemische Encephalitis denken und nach irgendwelchen Symptomen suchen. Sie zu finden ist allerdings nicht immer leicht.

Wesentlich ist zu unterstreichen, daß das Encephalitisvirus sich selten auf einen bestimmten Herd beschränkt. Meist können auch Symptome entdeckt werden, die aus dem Rahmen eines der oben angeführten „Syndrome" fallen. So das Fehlen eines Achillessehnenreflexes beim „epileptischen Syndrom" oder vegetative Störungen beim „hysterischen Syndrom", Augensymptome beim „Stoffwechselsyndrom", Schlafstörungen beim Vestibularissyndrom usw. Augensymptome und Schlafstörungen fehlen selten. Wenn nicht im Status, so sind sie in der Anamnese zu finden. Diese Multilocität ist für epidemische Encephalitis besonders charakteristisch. Von der Multiplizität der Herde bei *multipler Sklerose* oder bei *Lues cerebrospinalis* unterscheidet sich diejenige bei epidemischer Encephalitis dadurch, daß die Herde meist die graue Substanz befallen, daß sie keine großen Territorien en masse ausschalten, sich nicht so sehr an größere Gefäße halten. So sind *Pyramidensymptome äußerst selten*, wenn auch „*Pyramidensyndrome*" vorkommen können. Doch müssen dabei immer noch striäre oder pallidäre Symptomenkomplexe bestehen, damit die Pyramidensymptome als durch epidemische Encephalitis bedingt aufgefaßt werden. Auch corticale Herdsymptome sind eine Seltenheit. So treten fast nie aphasische, apraktische, agnostische Syndrome auf, auch Sensibilitätsstörungen vom corticalen Typus sind selten, auch Hemianopsien. Veränderungen von seiten des Opticus gehören zu den Seltenheiten, kommen immerhin vor. So habe ich Neuritis optica, retrobulbäre Neuritis, auch Atrophien und Stauungspapillen gesehen. F. STERN, dem wir eine klassische und fast erschöpfende Beschreibung der Krankheit verdanken, hat auch anatomisch perivasculäre Infiltrate im Chiasma gesehen, ohne daß das klinische Bild irgendwelche Veränderungen der Papille aufwies. In bezug auf das *Liquorsyndrom* verweise ich auf den betreffenden Abschnitt. Zu differentialdiagnostischen Schlüssen haben sich mir meist nur diejenigen Tatsachen aus dem Liquorbefund ergeben, welche auf eine Erschwerung der Blutliquorpassage für Brom hinwiesen. Auch der erhöhte Zuckergehalt im Liquor im Verhältnis zum Blutzucker scheint ein brauchbares, wenn auch natürlich kein absolutes Symptom zu sein.

Wenn also bei den mannigfachsten klinischen Bildern immer auch an epidemische Encephalitis in Anbetracht ihrer Häufigkeit, der Ubiquität der Herde, der Polymorphie der Erscheinungen gedacht werden muß, so erhält die Wahrscheinlichkeitsdiagnose eine gewisse Sicherheit nur, wenn spezifisch encephalitische Symptome im Status oder in der Anamnese auftreten. Zu ihnen gehören, wie nochmals wiederholt sei, die Schlafstörungen, die Augensymptome, labyrinthäre oder besser vestibuläre Störungen, vegetative Erscheinungen, Blasenstörungen, Hyperkinesen oder auch striäre resp. pallidäre Symptome, wenn auch nur angedeutet in Form von Tonusveränderungen, monotone, ausdruckslose Sprache und Stimme, Schmerzen von verdächtigem Charakter, Fehlen eines Sehnenreflexes ohne anderweitige Erklärungsmöglichkeit.

Von der multiplen Sklerose und syphilitischen Erkrankungen ist, wie erwähnt, die Krankheit dann leicht zu differenzieren, wenn „Symptome der weißen Substanz" fehlen, welche für diese beiden Krankheiten besonders charakteristisch sind. Doch liebt auch die Syphilis das zentrale Höhlengrau. Pupillenstörungen, ja auch Schlafstörungen, kommen bei Lues vor, wenn sie sich im Hirnstamm lokalisieren. Auch Encephalitiden anderer Herkunft ziehen die weiße Substanz vor, so die typhöse, die grippöse, die zahlreichen *Encephalitisformen der Kinder* (STRÜMPELL-LEICHTENSTERNsche *Encephalitis*). Manche *Polioencephalitiden* können Grund zur Verwechslung geben, besonders manche Formen der Polioencephalomyelitis von HEINE-MEDIN. Doch sind dabei Augensymptome selten. Auch stehen bei der HEINE-MEDINschen Krankheit im Vordergrund Störungen des peripheren Bewegungsapparates. *Polioencephalitis haemorrhagica superior oder inferior* verlaufen stürmisch, sind sonst ihrem klinischen Bilde nach der epidemischen Encephalitis ähnlich, da sie sich ja im zentralen Höhlengrau abspielen. Mit funktionellen Erkrankungen ist es mitunter recht schwer die epidemische Encephalitis zu differenzieren, namentlich die Form, die als „hysterisches Syndrom" imponiert. Wichtig ist die Anamnese, dank welcher festgestellt werden muß, ob der Kranke auch früher hysterisch war, ob sich sein Charakter, sein Benehmen geändert hat. Natürlich werden irgendwelche organische Symptome die Diagnose erleichtern. Besonders schwierig gestaltet sie sich auch dadurch, daß die Kranken sich oft durch große *Suggestibilität* auszeichnen und die Symptome großen Schwankungen unterworfen sind in Zusammenhang mit zufälligen Erlebnissen des Tages, unter dem Einfluß von Gesprächen oder dem Verhalten der Zimmernachbarn, einer ungeschickten Bemerkung des Arztes (*iatrogene Schädigungen*) u. dgl. In manchen Fällen ist an Erkrankung innerer Organe gedacht worden, wovon schon oben die Rede war.

In letzter Zeit wurden Fälle bekannt, die angeblich nach *Kuhpockenimpfung* aufgetreten sind (LUKSCH, BOUWDIJK, BASTIAANSE u. a.). Es wurde die Theorie an den Tag gesetzt, daß die Pockenvaccine entweder selbst der Erreger der Encephalitis ist oder denselben aktivieren könne. Daß in der Tat Encephalitisfälle nach Kuhpocken auftreten, scheint nunmehr gesichert zu sein. Es sind über 100 Fälle in der gesamten Weltliteratur niedergelegt. Histopathologische Untersuchungen besonders von BOUMANN und BOK haben jedoch erwiesen, daß die *Encephalitis post vaccinationem* in allen Punkten quoad pathologische Anatomie den Gegensatz zur epidemischen Encephalitis bildet. Ich bringe auf Seite 475 die von BOUMANN und BOK zusammengestellte Tabelle in etwas verkürzter Form.

Hat folglich das klinische Bild Ähnlichkeit mit der epidemischen Encephalitis, so gibt es doch Unterschiede in dem Sinne, daß bei der „Kuhpockenencephalitis" häufiger *Babinski* auftritt, Augensymptome selten sind. Das histopathologische Bild zeigt, daß es sich hauptsächlich um eine *Leukoencephalitis* (PÖTZL) handelt. SCHALTENBRAND fand Ähnlichkeit mit den Lyssaknötchen. PETTE sah die gleichen Encephalomyelitiden, wie nach Vaccination auch nach Masern. Es darf deshalb in diesen Fällen weder von Encephalitis epidemica, noch von echter Impfencephalitis gesprochen werden. BOUMANN und BOK nehmen an, namentlich auf Grund von Untersuchungen von LEVADITI, BOUWDIJK, BASTIAANSE, BIJL und TERBURGH, daß die Encephalitis nach Pockenimpfung nicht durch das Virus der epidemischen Encephalitis verursacht wird. Auch entspricht das Bild nicht dem durch Pocken hervorgerufenen, wie aus der Tabelle ersichtlich, wo das histologische Bild der experimentellen Pockenencephalitis beschrieben ist. PETTE nimmt an, daß durch die Impfung ein ultravisibles Virus aktiviert wird.

Untersuchungen von DOERR und SCHNABEL haben ferner Zusammenhänge der Encephalitis mit *Herpes* aufgestellt. Die Histologie der Herpesencephalitis, die nach Infektion der Kaninchen mit Herpesbläscheninhalt auftritt, ist der epidemischen Encephalitis überaus ähnlich. Außerdem gelang es den Verfassern, bei Tieren eine gekreuzte Immunität von Herpesencephalitis und epidemischer festzustellen. Dann haben ferner LEVADITI und seine Mitarbeiter in ihren Untersuchungen über *neurotrope Ektodermosen* festgestellt, daß das Encephalitisvirus in abgeschwächter Form schon im Speichel von Gesunden vorkommt, die von ihnen als „Virusträger" angesehen werden. In abgeschwächter Form ist das Virus auch im gewöhnlichen *Herpes labialis* zu finden. Es handelt sich also um ein *neurotropes filtrierbares Virus,* welches unter bestimmten Bedingungen im Speichel auch gesunder Personen vorkommt und unter dem Einfluß einer Infektion aktiviert werden kann. Allerdings ist die Frage durchaus noch nicht gelöst. Auch PETTE, einer der besten Kenner dieser Fragen, vertritt diesen Standpunkt und scheint ihn auch auf eine Reihe anderer Infektionen des Nervensystems ausdehnen zu dürfen. Nicht nur nach Masern, sondern auch nach echter Variola, Typhus und anderen Infektionskrankheiten kann eine Encephalitis entstehen infolge Aktivierung von ultravisiblem Virus. In demselben Sinne spricht sich auch F. H. LEWY aus. Diese überaus interessante und in bezug auf Prophylaxe außerordentlich wichtige Fragestellung sieht noch ihrer Lösung entgegen.

Obwohl die unmittelbare Ansteckung vom Kranken selten ist, so werden doch solche Fälle beobachtet. Auch ich habe solche Fälle gesehen, wo mehrere

	Myelitis	Multiple Sklerose	Encephalitis post vaccinationem	Encephalitis epidemica	Neurovaccine (experim. Pockenencephalitis)
Ausbreitungsform	Herde	Herde	Kleine Herde	Diffus	Pockenpustel mit diffuser Propagation
Bevorzugtes Gewebe	Namentlich weiße Substanz			Namentlich graue Substanz	Pia mater, übergreifend auf das Z.N.S.
Hauptsitz	Namentlich im Rückenmark	Namentlich im Rückenmark	Namentlich im Großhirn	Namentlich im Mittelhirn	Namentlich an der Injektionsstelle
Lage in bezug auf Blutgefäße	Um größere Gefäße, innerhalb und außerhalb der Gefäßscheiden	Um größere Gefäße, innerhalb und weit außerhalb der Gefäßscheiden	Um größere Gefäße, außerhalb der Gefäßscheiden (also in dem nervösen Parenchym selbst)	—	—
Hämatogene Entzündungszellen	*Keine* (oder fast keine) hämatogenen Entzündungszellen	*Einzelne Lymphocyten* in einzelnen Gefäßscheiden	*Keine* (oder fast keine) hämatogene Entzündungszellen	*Viele Lymphocyten* und eine Art Plasmazellen in den Gefäßscheiden, einige Plasmazellen in dem Parenchym (bei perakutem Verlauf polynucleäre Leukocyten)	*Polynucleäre Leukocyten* in den Gefäßscheiden
Reaktion der Gliazellen	Sehr viel runde (erwachsene) *Körnchenzellen*, die den ganzen Herd auffüllen	Viele runde (erwachsene) *Körnchenzellen* in den Gefäßscheiden und zerstreut im Parenchym	Die Herde sind aufgebaut von *jungen Körnchenzellen* (gewucherten, geschwollenen u. fettspeichernden *Mikrogliazellen*). Ringsum schwache Reaktion der Makroglia	*Schwache Reaktion der Gliazellen* (fast nur Vermehrung ohne qualitative Änderungen der Zellen)	*Einige Körnchenzellen* im Parenchym
Neuronen	Markscheiden und Achsenzylinder gehen in den Herden zugrunde	Markscheiden und viele dünne Achsenzylinder gehen in den Herden zugrunde	Markscheiden und viele dünne Achsenzylinder gehen in den Herden zugrunde	Neuronophagie	Zerstauben des Tigroids und vakuoläre Degeneration
Blutungen	—	—	—	—	Ringförmige Blutungen

Familienglieder erkrankten. CHASANOW, der ein Material von über 400 Encephalitisfällen aus meiner Klinik verarbeitet hat, konnte mehrere solcher Fälle feststellen.

Die Epidemiologie ist trotz vieler Untersuchungen immer noch wenig geklärt. Über Abhängigkeit von Grippe war schon die Rede. Daß eine weitere Bedingung durch Aufbrauch gewisser Nervenapparate geschaffen wird, wird auch angenommen. Dadurch wird erklärt, daß das neurotrope Virus günstige Bedingungen für seine Entwicklung in den letzten Jahren erhielt, wo durch den Weltkrieg und dann durch die verschiedensten Aufregungen und Entbehrungen in verschiedenen Ländern die Widerstandskraft unserer vegetativen Zentren und der zwischenhirn-mesencephalen Apparate abgeschwächt wurde. Nach vermehrten sporadischen Fällen 1915 in Rumänien verbreitete sich die Epidemie schon gegen 1919 fast über die ganze Erde. Das historische Datum ist die erste Wiener Epidemie 1916—1917, die v. ECONOMO das Material lieferte zur ersten Beschreibung der „Encephalitis lethargica", die wir als das klassische encephalitische Syndrom der epidemischen Encephalitis oben geschildert haben. Schon früher, 1915 bis 1916 hatte CRUCHET an der Verdunfront die ersten Epidemiefälle beschrieben. In U.d.S.S.R. wurde sie ohne Kenntnis der Epidemie im Auslande 1919 unabhängig voneinander von A. HEIMANOWITSCH in *Charkow* und RAIMIST in *Odessa* beschrieben. HEIMANOWITSCH hat dann über die Bewegung der Epidemie in Sowjet-Rußland ausführliches Material gesammelt. Sie hatte sich auf zwei Wegen ausgebreitet, vom Süden über die *Ukraine* (1919) und vom Westen über *Weißrußland*, wo nach Angaben von CHASANOW auf Grund anamnestischer Erhebungen meiner Klinik bereits 1918 Fälle von epidemischer Encephalitis aufgetreten sind. SACHARTSCHENKO in *Taschkent* bezieht die ersten Fälle der Krankheit in Mittelasien auf das Jahr 1919. Nach Angaben von HEIMANOWITSCH traten in Kiew Exacerbationen der Epidemie in den Herbst- bis Frühlingsmonaten der Jahre 1920—1924 auf, seitdem sporadische Fälle (LASAREW). In Odessa war ein Aufflackern der Epidemie 1919—1920, ein zweites im Herbst 1922 (NEIDING). Die Mortalität während der ersten Epidemie betrug 17%, während der zweiten 13%. In Weißrußland haben die Universitätsnervenklinik seit 1924 über 400 Kranke passiert. Die Fälle häuften sich im September. Von Mai werden sie seltener. Die Sterblichkeitsziffern schwankten von 8% für *Leningrad* (ASTWATZATUROW) bis 17,5% für *Kiew* (FLEISCHMANN).

Die *Prognose* ist nicht so ungünstig, wie gewöhnlich angenommen wird. Eine große Zahl Erkrankter wird garnicht registriert, da es viele ambulante Fälle gibt. Die *Sterblichkeit* schwankt in großen Grenzen von 5—30% und sogar 40%. Am häufigsten ist Übergang in ein chronisches Stadium, das auftreten kann, nachdem schon die akuten Symptome sich zurückgebildet haben. Ein großer Teil der Kranken kann jedoch auch in diesem Stadium seiner Beschäftigung nachgehen. So kenne ich eine Apothekergehilfin, die trotz der PARKINSONschen Form mehr leistet als ihre Kolleginnen. Ein großer Teil fällt schwerer Invalidität anheim. Sie bilden *eine große soziale Not*, der nur mit weit ausholenden Mitteln abgeholfen werden kann (*Siechenhäuser, Kolonien*). Die *Behandlung* der epidemischen Encephalitis kann wohl mehr als irgendeine andere Krankheit zahllose Methoden, Systeme und Mittel aufweisen, der beste Beweis ihrer Unzulänglichkeit. Urotropin, Kollargol, Proteintherapie, Autohämotherapie, Lumbalpunktionen, Quecksilber, Arsen in hohen Dosen, Übungs- und Beschäftigungstherapie, Wasserkuren, Massage und Gymnastik, Malariakuren, Jod, Schwefel, Scopolamin, das ist nur ein kleiner Ausschnitt aller Mittel, die angewendet werden, um die Krankheit zu bekämpfen und den trostlosen chronischen Stadien vorzubeugen. Die einzig rationelle Behandlung der Zukunft ist die therapeutische und prophylaktische Serumtherapie.

XXIV. Die Syndrome der endokrinen Störungen.

1. Die hypophysären Syndrome.

Akromegalie und Gigantismus. Mit *hypersekretorischer Tätigkeit des Vorderlappens* wird die zuerst von P. MARIE beschriebene *Akromegalie* in Zusammenhang gebracht. Es handelt sich um wesentliche hyperplastische Erscheinungen von seiten der Knochen, der Weichteile und auch der inneren Organe. Am meisten nehmen an dem partiellen Riesenwuchs Anteil die distalen Teile der Glieder. So kommt es zu unproportionellem Wachstum von Nase, Lippen, Unterkiefer, Arcus superciliares, Jochbögen, Händen, Füßen (Abb. 181 bis 185). Die Nebenhöhlen erscheinen im Röntgenbild wesentlich erweitert. Auch wird der gesamte Schädel größer. Die Wirbelsäule wird kyphotisch gekrümmt. Durch Vergrößerung der Kiefer, besonders des Unterkiefers rücken die Zähne auseinander. Auch die Zunge ist meist vergrößert. Durch die entstehende Prognathie

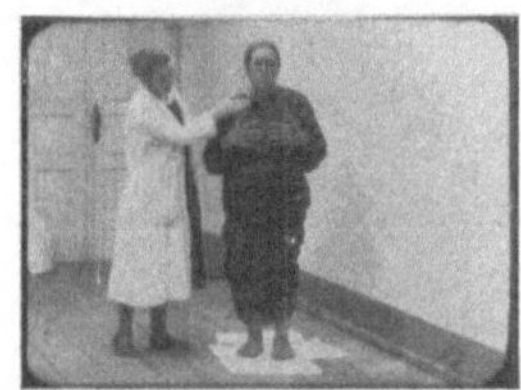

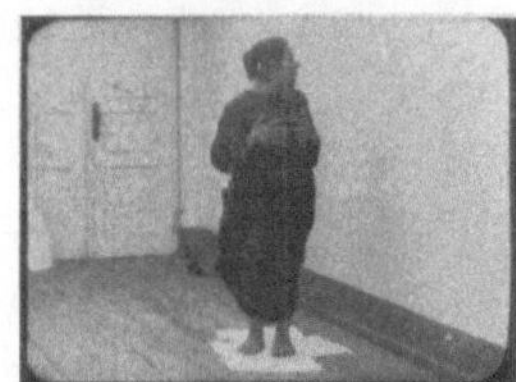

Abb. 181. Akromegalie. Aus einem Kinofilm. Universitätsnervenklinik Minsk.

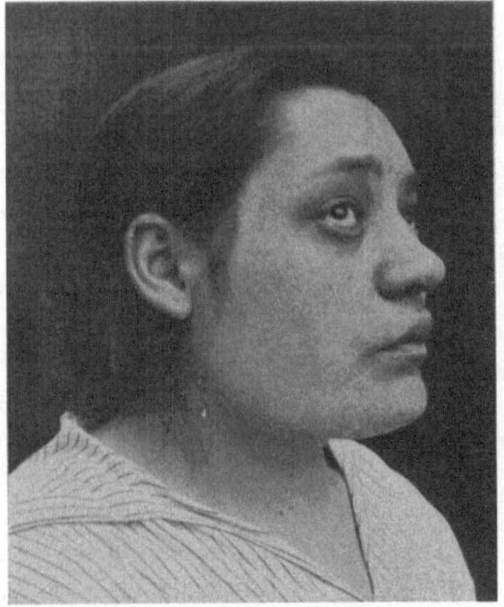

Abb. 182a. Akromegalie, besonders Kinn, Ohr, Nase, Superciliarbogen. Universitätsnervenklinik Minsk.

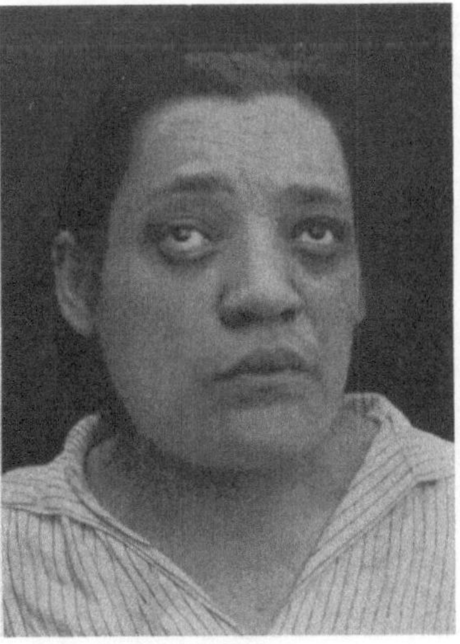

Abb. 182b. Akromegalie rechts stärker ausgeprägt als links.

des Unterkiefers wird das Kauen erschwert. Der Kehlkopf ist vergrößert, die Stimme wird tief, was besonders bei Frauen auffällt, und laut, was FALTA durch

Resonanz in den vergrößerten Nebenhöhlen erklärt. An Händen und Füßen steht die Hyperplasie der Weichteile derjenigen der Knochenteile nicht nach.

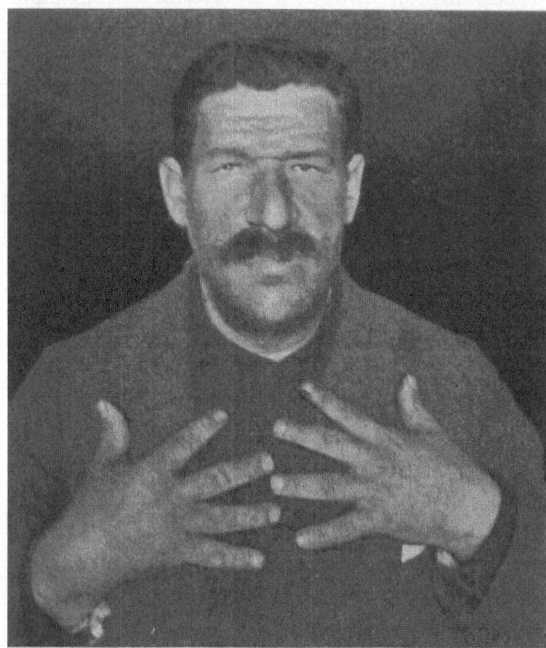

Abb. 183. Akromegalie. Man beachte den Schädel, insbesondere Kinn, Nase, Ohren, Brauenbogen, Finger. Universitätsnervenklinik Minsk.

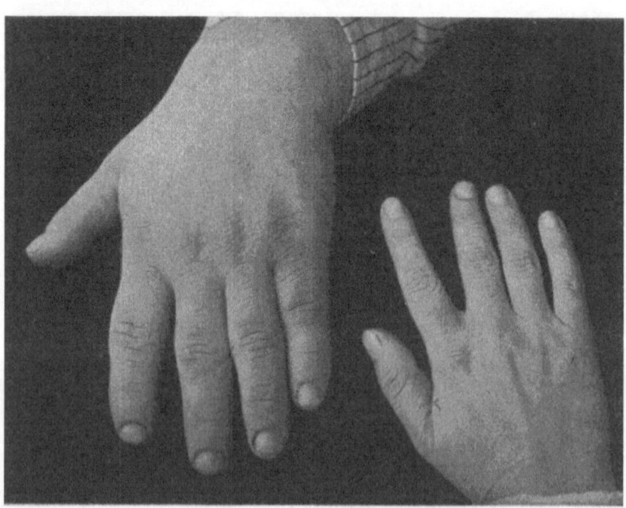

Abb. 184. Akromegalische Hand. Hyperplasie der Weichteile. Zum Vergleich daneben eine normale von Person vom selben Alter und Wuchs. Universitätsnervenklinik Minsk.

P. Marie hat einen „breiten Typus" von einem „langen Typus" unterschieden. Besonders charakteristisch ist die *Kyphose im Brustteil* der Wirbelsäule. In der Haut fallen ebenfalls hyperplastische Prozesse auf. Es entstehen in derselben sklerotische Verdickungen, die Schweiß- und Talgdrüsen sind vergrößert, so daß eine entsprechende Hyperproduktion ihrer Sekrete eintritt. Auch der Haarwuchs ist oft gesteigert. Das Kopfhaar ist dicht, am Körper nicht selten Hypertrichose (Abb. 186 u. 187). Die Muskelkraft ist anfänglich nicht gestört. Doch treten bald merkliche Muskelschwäche und auch degenerative Veränderungen in den Muskelfasern auf. Nach Falta besteht oft eine Hyperplasie auch der Geschlechtsapparate. Doch ist das Typische, wenn auch nach kurzer Steigerung, ein Erlöschen der Funktion. Besonders frühzeitig geht die Menstruation zu Ende, auch die Libido erlischt. Allerdings sind auch gegenteilige Fälle beschrieben. Gajkievicz und Fazio haben andauernde Galaktorrhöe beschrieben. Cushing hat einen Fall beschrieben, wo eine akromegalische Frau ein Kind gebar, welches schon bei der Geburt überentwickelt und fett war, mit 2 Jahren menstruierte und mit 6 Jahren alle sekundären Geschlechtsmerkmale besaß. Auch die *Schilddrüse* soll nach FALTA hyperplastisch werden. Was ihre Funktion anbetrifft, so handelt es sich meist um *Hypothyreoidismus*. Doch kommen auch Fälle von *Hyperthyreose* vor (MAGNUS-LEVI). Auch am Herzen besteht die Hypertrophie, die Arterien werden meist sklerosiert. Leber, Magen-Darmkanal, Nieren können vergrößert sein (*Splanchnomegalie*). Besonders die Nebennieren sollen oft hyperplastisch sein. Im Blut besteht oft eine Verminderung der Zahl der Erythrocyten, der neutrophilen Leukocyten und relative Vermehrung der großen Mononucleären. Es bestehen oft verschiedene Stoffwechselstörungen. Von ihnen ist die häufigste Glykosurie, die sich mitunter mit Diabetes mellitus kompliziert. Eine Polyurie weist meist auf Mitbeteiligung des Hinterlappens hin.

Die Kranken klagen oft über rheumatoide Schmerzen und Akroparästhesien. Auch kommen verschiedene angioneurotische Veränderungen

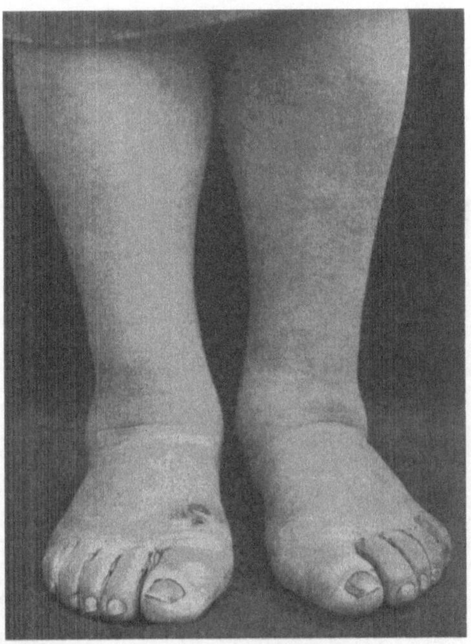

Abb. 185. Akromegalische Füße. Besonders die Zehen sind unproportionell groß. Universitätsnervenklinik Minsk.

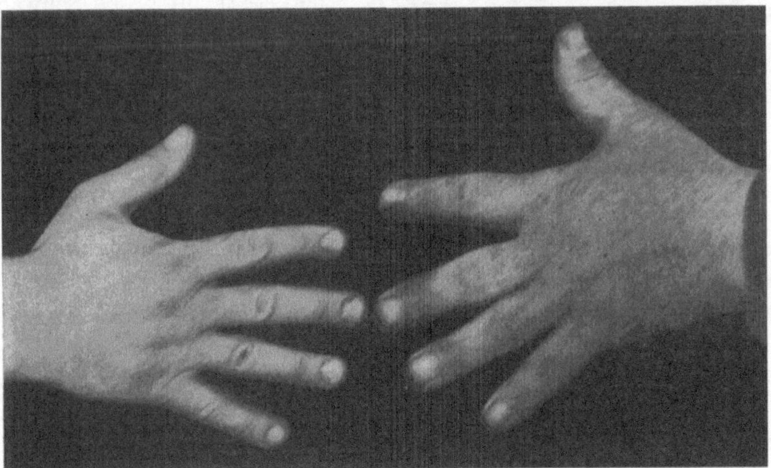

Abb. 186. Akromegalische Hand. Hypertrichose. Links zum Vergleich eine normale. Universitätsnervenklinik Minsk.

in den Extremitäten vor. Oft fällt Apathie auf, die Sprache ist verlangsamt, auch die intellektuelle Funktion gehemmt. Die Reflexe sind oft herabgesetzt, in seltenen Fällen gesteigert. Es kommen Fälle vor, wo die Hypophysengeschwulst auch Erscheinungen von seiten des Trigeminus und Oculomotorius machen können, die beide in der mittleren Schädelgrube gelegen sind.

Da der Erkrankung meist eine *Hypertrophie der Hypophyse* zugrunde liegt, und zwar von adenomatösem Typus, so kommt es noch zu charakteristischen Erscheinungen des Syndroms einer *intrakraniellen Drucksteigerung*. Hierher gehören heftige Kopfschmerzen, manchmal Erbrechen. Einen wesentlichen Unterschied von anderen Hirntumoren findet man in dem Verhalten des Opticus. Da die Geschwulst dem Chiasma unmittelbar anliegt, so kommt es meist nicht zur Stauungspapille, sondern zur *Neuritis oder zur Atrophie des Sehnerven*. In den allerseltensten Fällen tritt *Stauungspapille* auf. Namentlich CUSHING hat großen Wert auf die Gesichtsfelduntersuchung gelegt, die schon frühzeitig bitemporale Hemianopsie aufdecken kann. Auch kommt einfache Amblyopie vor, manchmal einseitig, was durch Lagerung der Geschwulst erklärt werden kann. Nach *Zander* übrigens ist das Chiasma in 60% der Fälle asymmetrisch gelagert. Das Röntgenbild des Schädels deckt meist Erweiterung des Türkensattels auf.

Im weiteren Verlauf der Krankheit tritt oft große Schwäche, ja Kachexie, in den Vordergrund. Auch steigert sich die Depression und der Stupor.

SHARPEY-SCHÄFER u. a. nehmen an, daß, wenn die Hyperfunktion der Hypophyse einsetzt noch bevor der Epiphysenverschluß

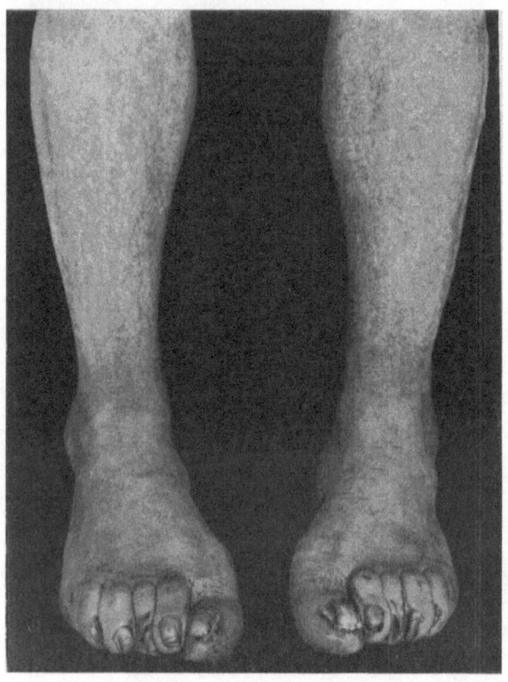

Abb. 187. **Akromegalische Füße.** Man beachte die Vergrößerungen der Zehen, die hyperplastischen Prozesse an Haut und Nägeln.

stattgefunden hat, anstatt der unproportionierten Akromegalie mit Kyphose ein mehr oder weniger proportioneller *Riesenwuchs* auftritt. In manchen Fällen von Akromegalie ist dieselbe ebenfalls mit *Riesenwuchs, Gigantismus* kombiniert. FALTA führt den *Riesenwuchs* auf Erkrankung vieler Blutdrüsen zurück. Er beruft sich auf Fälle von Akromegalie, die sich im jugendlichen Alter entwickeln noch vor Schluß der Epiphysen, und wo ebenfalls es nicht zu gesteigertem Längenwachstum kam, sondern zur typischen Akromegalie.

Mit der Akromegalie können verwechselt werden die *Osteoarthropathie hypertrophiante pneumique*. Es entstehen bei dieser Erkrankung die bekannten Trommelschlegelfinger. Die Veränderungen am Schädel fehlen, speziell diejenigen des Türkensattels. Auch bestehen keine Störungen des Gesichtsfeldes, der Genitalfunktion. Allerdings ist der Versuch gemacht worden (BRAUN), die Trommelschlegelfinger mit hypophysären Störungen zusammenzubringen.

Doch scheint diese Frage noch offen. Auch *myxödematöse Symptome* können manchmal auf die falsche Fährte führen, besonders da auch bei denselben Genitalstörungen und trophoneurotische Erscheinungen auftreten. Das Röntgenbild, die Kyphose, der Augenbefund zeigen den richtigen Weg. Bei *Syringomyelie* treten nicht selten Störungen an Händen und Füßen auf, welche an akromegalische erinnern. Bei näherer Analyse und im Röntgenbild gelingt es meist, sich davon zu überzeugen, daß die Hände gleichmäßig und nicht nur die distalen Teile derselben, die Akra, verändert sind, sondern auch die Wurzeln der Hände vergrößert sind. Derartige syringomyelische *Cheiromegalien* resp. *Podomegalien* sind meist asymmetrisch und müssen, wie ich schon vor vielen Jahren hingewiesen habe, mit Affektion der Seitenhörner des Rückenmarks in Zusammenhang gebracht werden. Prinzipiell ist wohl zwischen partiellem Riesenwuchs des Akromegalikers und des Syringomyeliekranken kein Unterschied. Denn es muß, und die unten angeführten Untersuchungen von PINES bestätigen dies, angenommen werden, daß bei der Hypophysenhyperfunktion die akromegalischen Veränderungen auf dem Wege über die sympathischen Rückenmarkszentren stattfinden. Bei der Hypophysenerkrankung betreffen sie gleichmäßig alle Teile dieses sympathischen Systems im Rückenmark und im Hirnstamm, bei der Syringomyelie nur diejenige Extremität isoliert, entsprechend dem Rückenmarksegment, wo der gliöse Prozeß sich lokalisiert, mit andern Worten entsprechend dem Cervicalmark, die obere Extremität. Auch die bei Syringomyelie so häufige Kyphoskoliose resp. Skoliose muß auf dieselbe Pathogenese zurückgeführt werden. Die Differentialdiagnose ist ja durch Dissoziation der Sensibilität, den Hornerschen Komplex, die Muskelatrophien und andere Symptome des Rückenmarksleidens schließlich nicht schwer. *Partielle Makrosomien* dürfen auch nicht mit Akromegalie verwechselt werden. Es besteht hier stets Vergrößerung einzelner Gliedmaßen. Darüber Näheres unten.

Über die *pathologischen* Bedingungen, die zur Akromegalie führen, war schon die Rede. Es handelt sich meist um Adenom oder Adenocarcinom. Unter *physiologischen* Verhältnissen tritt Vergrößerung der Hypophyse auf, wenn im Organismus Prozesse vor sich gehen, die durch energisches Wachstum charakterisiert sind, und zwar während der Schwangerschaft. Nach der Größe der Hypophyse wollen Pathologen über die Zahl der Schwangerschaften urteilen. Es wird auch manchmal luetische Ätiologie angenommen. Spielt diese eine große Rolle in anderen Hypophysensyndromen, so scheint sie doch bei der Akromegalie selten von Bedeutung zu sein. Auch postencephalitische Akromegalie ist beschrieben, doch ist auch diesen gegenüber eine gewisse Skepsis am Platze.

Therapeutisch kommen in Betracht chirurgische Intervention und Röntgen. Die erste ist nicht ungefährlich. Über die zweite sind die Ansichten geteilt. Es sollen auch mit Radium Erfolge erzielt worden sein.

Hypophysärer Zwergwuchs oder Nanismus hängt im Gegensatz zum hypophysären Riesenwuchs von einer Verminderung der Funktion der Hypophyse ab. Es handelt sich in solchen Fällen um Erkrankung der Drüse im *wachsenden Organismus*. Oft besteht auch Dystrophie der Genitalorgane, schwache Entwicklung der sekundären Geschlechtsmerkmale, abnorme Fettverteilung. Der Grundumsatz ist herabgesetzt, auch die spezifisch-dynamische Wirkung. Die Intelligenz ist normal. Da der Wuchs nicht nur von der Hypophyse, sondern auch von anderen innersekretorischen Drüsen abhängt (*Thyreoidea, Keimdrüse*), ist es nicht immer leicht, den hypophysären Zwerg zu diagnostizieren. FALTA hat darauf hingewiesen, daß bei der hypophysären Wachstumshemmung die „*infantile Dimensionierung*" bestehen bleibt, d. h. die Oberlänge überragt die Unterlänge (Abb. 188). Bei reinen *Genitalstörungen* dagegen entsteht der sog. *eunuchoidale Typus:* die Unterlänge übertrifft die Oberlänge (Abb. 189). Bei der *Nanosomia primordialis* oder dem *Pygmäismus* handelt es sich um normale Ent-

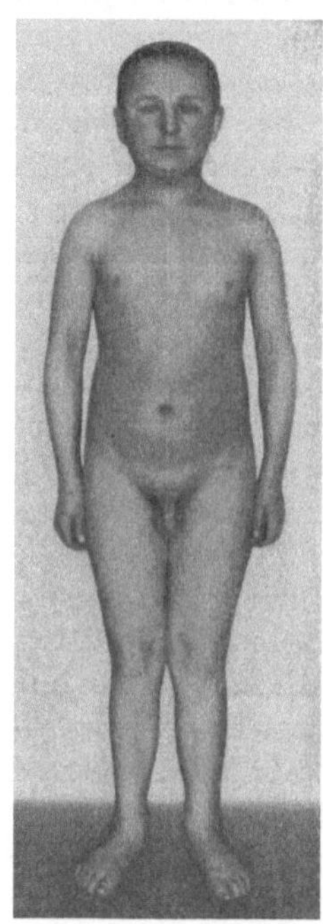

wicklung eines von Geburt auf allzu kleinen Subjektes. Die Genitalorgane entwickeln sich normal, die Epiphysenfugen verknöchern zur richtigen Zeit, die Intelligenz ist normal. Es ist sozusagen eine Varietät des Menschengeschlechts von kleinem Wuchs, die sich auch meist vererbt. Der PALTAUFsche Zwerg charakterisiert sich nach FALTA durch normale Größe bei der Geburt und anfängliche normale Entwicklung. Dann bleibt das Kind im Wachstum stehen, die Epiphysen bleiben offen. Die Genitalorgane und die sekundären Geschlechtsmerkmale bleiben in der Entwicklung zurück. Manche (LÉRI) betrachten den PALTAUFschen Zwerg als hypophysär bedingt. FALTA will den hypophysären Zwerg vom PALTAUFschen dadurch unterscheiden, daß beim hypophysären die Genitaldystrophie viel stärker ausgeprägt ist. Es kommt deshalb oft zur Interferenz zwischen hypogenitalen und hypophysären Einflüssen. Schwierig ist es manchmal, den hypothyreoi-

Abb. 188. Hypophysärer Zwergwuchs, verhältnismäßig proportioniert. 19 Jahre alt. Universitätsnervenklinik Minsk.

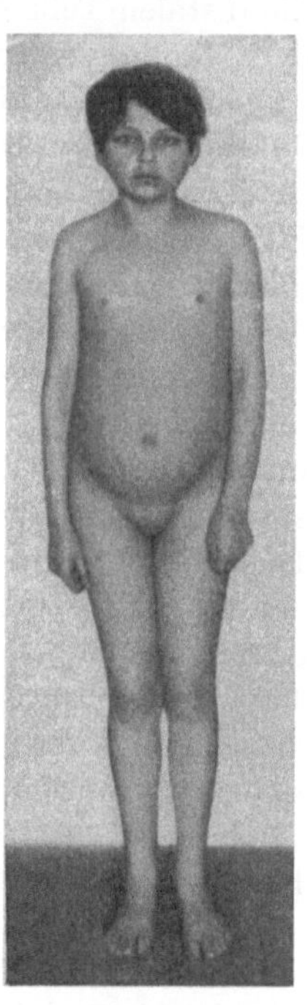

Abb. 189. Infantilismus mit hypogenitalen (eunuchoiden) Einschlag. 19 Jahre alt. Universitätsnervenklinik Minsk.

dalen Zwergwuchs von hypophysären zu unterscheiden. Erscheinungen von Myxödem und Kretinismus helfen zur richtigen Diagnose.

Die *Dystrophia adiposo-genitalis* (FRÖHLICHscher *Typus*) ist ebenfalls das Syndrom einer Hypofunktion des Hypophysenvorderlappens. Allerdings werden bei diesem Syndrom auch Veränderungen in der hypothalamischen Gegend beschrieben. Und es scheint bis jetzt noch nicht endgültig festgestellt, ob es sich um eine Alternative handelt oder ob Erkrankungen sowohl der Hypophyse als auch der subthalamischen Zentren zu diesem Syndrom führen können. Auch gehen die Meinungen auseinander, welcher Teil der Hypophyse für das Syndrom verantwortlich zu machen ist. Es sind sowohl im Vorderlappen, als auch im Hinterlappen und auch im Infundibulum Veränderungen vorgefunden worden. Andererseits sind uns seit der Encephalitisepidemie genügend Fälle bekannt, wo im Anschluß an eine Encephalitis im Bereiche des Hypothalamus und des Tuber cinereum typische Fettsucht und auch Späteunuchoidismus auftreten. Nun haben ja die bedeutsamen Untersuchungen von J.-L. Pines über den *Nucleus supraopticus im Zwischenhirn und seine Verbindungen mit dem Zwischen- und Hinterlappen der Hypophyse*, wie auch die unabhängig von denselben von R. Greving erwiesenen anatomischen Zusammenhänge zwischen diesen Gebilden der Kontroverse *aut-aut* den Boden entzogen. Die Entdeckung des anatomischen Systems: Nucleus hypophyseus Pines (= N. supraopticus) — Fasciculus hypophyseus — Hypophyse oder nach R. Greving: Nucleus paraventricularis (um den dritten Ventrikel vom Chiasma zur Commissura intermedia hin) — Tractus paraventricularis cinereus — Nucleus supraopticus — Tr. supraopticohypophyseus — Hypophyse spricht ja für ein einheitliches Funktionssystem dieser Abschnitte, wie dies allerdings auch schon F. H. Lewy angenommen hatte. Es ist deshalb zu erwarten, daß bei *Erkrankung eines jeden dieser beiden Abschnitte* dieses einheitlichen Funktionssystems ähnliche Krankheitsbilder entstehen. Es muß also nicht ein Druck des Hypophysentumors auf das Zwischenhirn zur Erklärung herangezogen werden. Ich nehme an, daß dieser Gesichtspunkt allen Tatsachen sowohl der Anatomie und Physiologie, als auch der Pathologie und Klinik gerecht wird.

Was das *klinische Bild des* Fröhlich*schen Typus* anbetrifft (Abb. 190a u. b), so ist die Fettanhäufung an den Hüften, dem Mons Veneris, an den unteren Partien der Bauchwand, an den Nates, den Mammae, manchmal auch den Fossae supra- und infraclaviculares überaus typisch. Diese Verteilung entspricht übrigens durchaus auch derjenigen, welche bei Störungen der Keimdrüsen auftreten. Charakteristisch ist, daß sie von der Nahrungsaufnahme unbeeinflußt bleibt. In den meisten Fällen, nicht immer, kommt es dann zu Störungen in der Entwicklung der primären und sekundären Geschlechtsmerkmale und zu Funktionsherabsetzung derselben. Auch an Haut, Haaren und Nägeln werden dystrophische Erscheinungen beschrieben. Der *Grundumsatz* ist bei weitem nicht immer herabgesetzt. Zondek findet ihn manchmal sogar etwas erhöht. I. Beilin konnte dies an dem Material meiner Klinik bestätigen. Die *spezifisch-dynamische Wirkung* ist dabei herabgesetzt und kann durch Einführung von Präphyson normal werden. Nicht selten findet man auch *Blasenstörungen*. Frankl-Hochwart und Fröhlich haben dieselben einer Funktionsherabsetzung des Hinterlappens und dem Wegfall des Pituitrinum infundibulare zugeschrieben. *Polyurie* und *Polydipsie* kommen auch vor. Oppenheim hatte schon auf diese Symptome bei luetischen Erkrankungen im Bereiche des Chiasma hingewiesen. Nicht selten tritt auch eine Wachstumsstörung auf, wie sie oben bei Beschreibung des hypophysären Zwergwuchses beschrieben wurde.

Es hat vielleicht auch das von verschiedenen Autoren beschriebene *Syndrom* auf den Fröhlichschen Typus Bezug (Bardet, Biedl, Raab): *Fettsucht, Genitalhypoplasie, geistige Minderwertigkeit, Retinitis pigmentosa und Polydaktylie.*

In vielen Fällen handelt es sich um Zerstörungen der Hypophyse. Oft sind es syphilitische Prozesse derselben oder deren Umgebung, manchmal meningitischer Natur. Es fehlen deshalb selten Symptome einer intrakraniellen Drucksteigerung, besonders Kopfschmerzen, oder eine Opticusaffektion. Auch im Röntgenbild sind Erweiterung des Türkensattels, destruktive Prozesse der Processus clinoidei sehr oft festzustellen. Schlafstörungen, sowohl Schlafsucht

als auch Schlaflosigkeit, psychische Störungen, auch andere Symptome von seiten
der mittleren Schädelgrube kommen vor, wie Paresen der Augenmuskeln, Störungen des Geruchs, Geschmacks und Gehörs. Auch epileptiforme Anfälle habe
ich beobachtet. Daß auch encephalitische Krankheitsbilder ähnlich sein können,
wurde oben schon erwähnt. Von der Pseudotabes hypophysaria war schon die
Rede. Es muß noch daran gedacht werden, daß auch bei allgemeiner Druck-

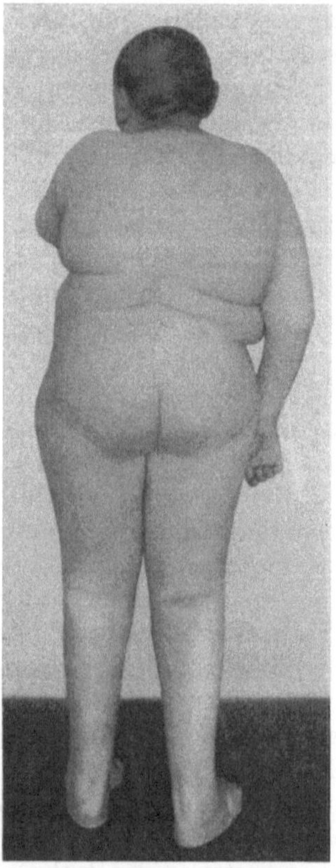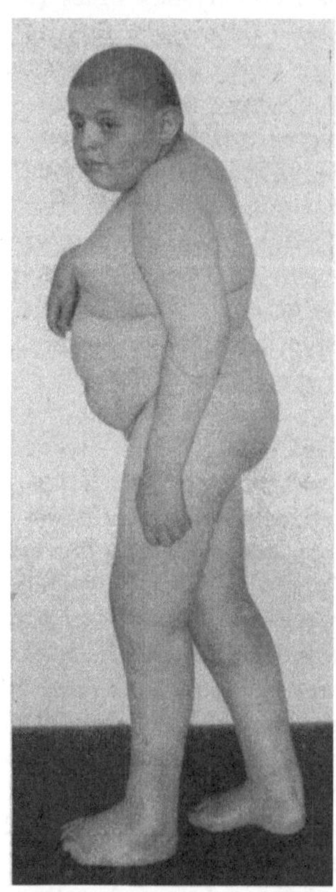

Abb. 190a. Hypophysäre Fettsucht. Typus adiposo-
genitalis mit Opticusatrophie.
Universitätsnervenklinik Minsk.

Abb. 190b s. Abb. 190a.

steigerung im Schädel infolge beliebiger Lokalisation des Tumors Hypophysensyndrome resp. Erscheinungen von seiten des Türkensattels auftreten können.

Die chirurgische Therapie hat im besten Fall eine entlastende Bedeutung.
Spezifische Therapie bringt in diesen Fällen keinen großen Nutzen. Ob durch
Endokrinotherapie etwas auszurichten sein wird, wie namentlich CUSHING darauf
hinweist, ist wohl momentan fraglich, in der Perspektive jedoch durchaus anzunehmen.

Es seien hier im Anschluß an die Dystrophia adiposo-genitalis noch einige
Syndrome abnormer Fettablagerungen angeführt. Wir müssen vor allen Dingen
die sog. *exogene Fettsucht* erwähnen. Die Kranken setzen Fett an, weil sie un-
verhältnismäßig kalorienreiche Nahrung aufnehmen und dabei wenig Muskelarbeit
leisten, das ist die sog. Überfütterungsfettsucht. FALTA hat darauf hingewiesen,

daß bei *Erkrankung des Inselorgans* die Ansprechbarkeit desselben auf den Nahrungsreiz erhöht sein kann, der Appetit gesteigert ist und dadurch eine überflüssige Nahrungsaufnahme mit Fettansatz resultieren kann. Wesentlich ist der Fettansatz infolge Erkrankung der Schilddrüse. FALTA betrachtet dieselbe als Organ für die Regulation des Bewegungstriebes und erklärt die sog. *thyreogene Fettsucht* nur durch die *Kombination thyreogener Momente mit Reaktion des Inselorgans* auf den Hypothyreoidismus. Von dem Anteil der *Keimdrüsen* in den

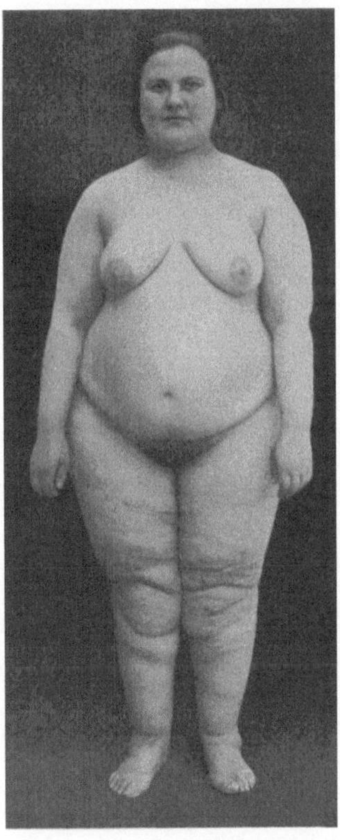

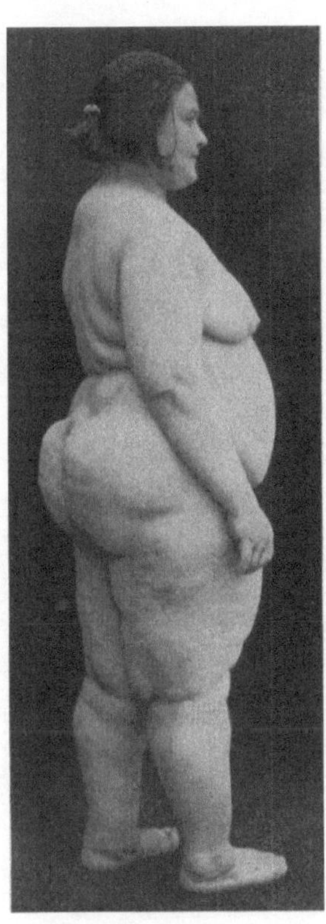

Abb. 191. Lipodystrophia progressiva (SIMONS).
Universitätsnervenklinik Minsk.

Abb. 192. Lipodystrophia
progressiva.

Fettablagerungen war schon die Rede. Am einfachsten, wenn auch lange nicht genügend durchsichtig liegen die Dinge mit der *cerebralen Fettsucht.* Auch von ihr war die Rede. Besonders ist der Einfluß des Zentralorgans deutlich, wo es sich um symmetrische oder halbseitige Fettverteilung handelt. So ist bei der SIMONS-*schen Krankheit, der Lipodystrophia progressiva* die pathologische Fettansammlung an dem Unterteil des Körpers kolossal, während die obere Hälfte des Körpers pathologisch abmagert (Abb. 191—194). Diese Anordnung läßt an Störungen gewisser Zentren im Rückenmark denken, wie auch halbseitiges Auftreten der Störung für eine Erkrankung des Hirns sprechen muß. Auch ist bei manchen *Lipomatosen* zentrale Genese anzunehmen.

In manchen Fällen von Fettablagerungen besteht eine ausgesprochene Schmerzhaftigkeit der Fettdepots. Meist sind die Fettmassen knotenförmig gelagert, besonders in der Bauchwand, doch auch am Vorderarm, am Rücken und an anderen Stellen. Diese Form wird als *Adipositas dolorosa* oder Dercumsche *Krankheit* beschrieben. Als wesentliche Symptome gesellen sich zur Schmerzhaftigkeit und zur Fettablagerung noch allgemeine Schwäche und eine gewisse psychische Stumpfheit hinzu. Ich habe über 10 Fälle von Afonski ausführlich beschreiben lassen, bei denen eine erschöpfende klinische und auch Stoffwechseluntersuchung vorgenommen werden konnte. In einigen Fällen

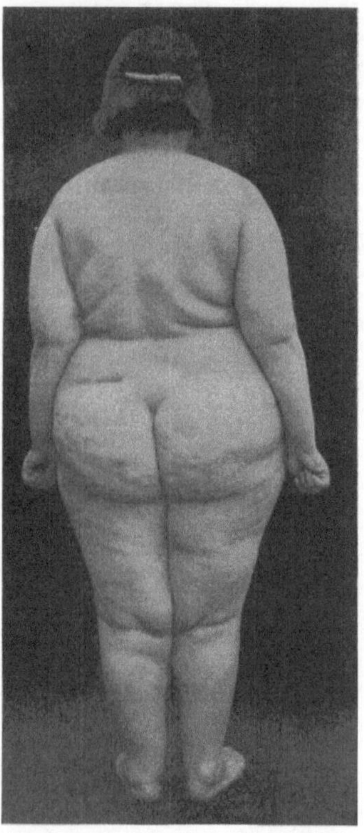

Abb. 193. Lipodystrophia progressiva.

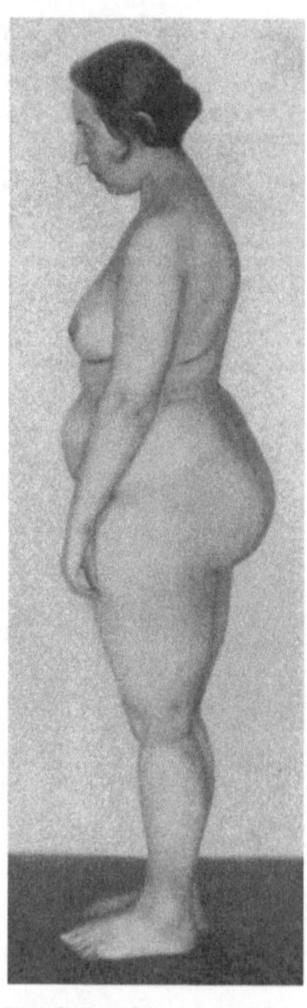

Abb. 194. Lipodystrophia progressiva. Die ober Körperhälfte ist merklich abgemagert. Universitätsnervenklinik Minsk.

war die Schmerzhaftigkeit so stark, daß die Kranken sich mehrmals haben operieren lassen. Abb. 195 u. 196 zeigen solche Kranken mit Narben nach der Operation. Nicht immer ist das Fett in Knoten gelagert. Manchmal ist es diffus verbreitet. Doch auch in diesen Fällen besteht Schmerzhaftigkeit. In einigen im Laboratorium der Nervenklinik untersuchten Knoten, die operativ entfernt wurden, fand sich neben dem Fett viel gewuchertes Bindegewebe vor. In denselben fanden sich nach der Bielschowskischen Methode auch Nervenfasern, jedoch entzündliche Erscheinungen, die manchmal beschrieben werden, konnten nicht festgestellt werden. Bemerkenswert ist, daß in manchen Fällen die *schmerzhaften Fettknoten sich bei mageren Leuten* befanden (Abb. 197 u. 198). In einigen Fällen bestand *schwere Asthenie und Intelligenzschwäche*. Afonski hat in manchen Fällen Insufficienz der Schilddrüse, in anderen Störungen des chromaffinen Systems gefunden. Man kommt schließlich zum Schluß, daß es sich hier nicht um eine Krankheit, nicht um eine nosologische Einheit, sondern um ein *Syndrom* handelt, das unter verschiedenen Bedingungen auftreten kann. Dasselbe von den schmerzhaften symmetrischen Lipomen zu trennen, ist schwer. Wenn wir aber letztere als Ausdruck eines organischen cerebrospinalen Leidens betrachten, so ist in den Fällen, wo die schmerzhaften Lipome an den verschiedenen Körperteilen nicht symmetrisch, isoliert auftreten, ebenfalls an eine peripher

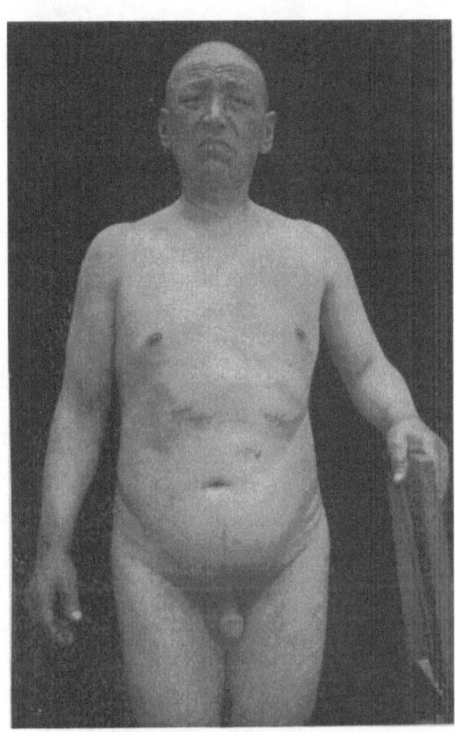

Abb. 195. DERCUMsche Krankheit. Operationsnarben. Universitätsnervenklinik Minsk.

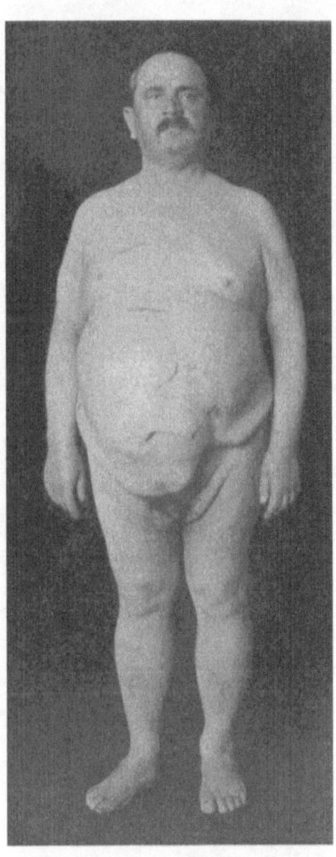

Abb. 196. DERCUMsche Krankheit. Operationsnarben. Universitätsnervenklinik Minsk.

nervöse oder auch spinale Ursache zu denken. Hinzufügen möchte ich noch, daß bei vielen unserer Kranken sowohl Lues, als auch Alkoholismus in der Anamnese war.

Was das entgegengesetzte Syndrom, die *Abmagerung* anbetrifft, so kommt dieselbe bei einigen Erkrankungen der Blutdrüsen vor. Vor allen bei der Basedowschen Krankheit, bei hypophysärer Kachexie. In manchen Fällen von Depression mit Herabsetzung des Appetits kann auch hochgradige Abmagerung vorkommen. FALTA entwirft das *Syndrom der primären Anorexie* und legt ihm verschiedene Ätiologie zugrunde. Als wesentlich betrachtet er Störungen im Insulinapparat. Er sah guten Erfolg nach Insulinbehandlung.

Die *hypophysäre Kachexie* oder die SIMMONDS*sche Krankheit* zeichnet sich durch schwere Kachexie, hochgradige Abmagerung, vorzeitig greisenhaftes Aussehen, hypotrophische Prozesse der Haut, Haare, Zähne, des Genitalapparats aus. Meist führt sie unter komatösen Erscheinungen ganz unerwartet zum Tode. Sie beruht auf Atrophie oder Nekrose der Hypophyse. In manchen Fällen handelt es sich um Embolie der Arterie, die den Vorderlappen getrennt von dem Hinterlappen versorgt. Dies soll sich besonders auf Fälle beziehen, wo sich das Bild im Anschluß an eine Entbindung oder Puerperalsepsis entwickelt. Doch

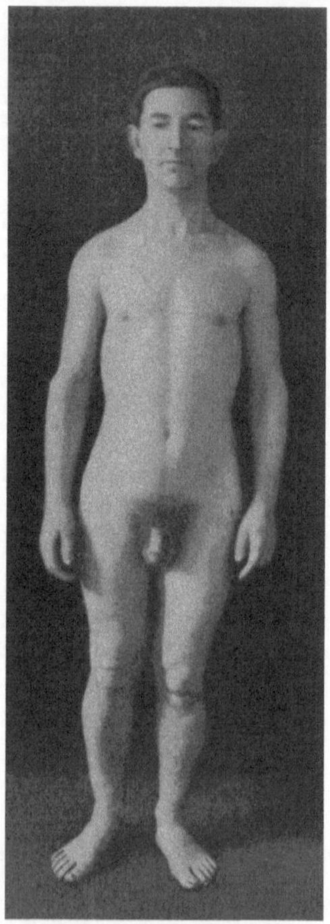

Abb. 197. DERCUMsche Krankheit bei einem mageren Individuum. Universitätsnervenklinik Minsk.

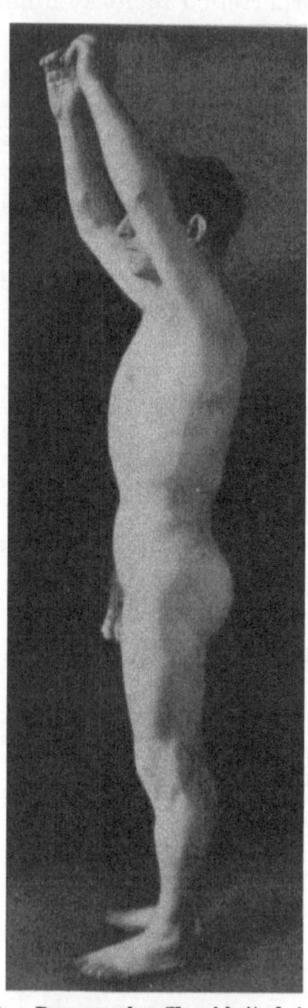

Abb. 198. DERCUMsche Krankheit bei einem mageren Individuum. Schmerzhafte Fettknoten an den Vorderarmen.

können auch Infektionskrankheiten, Tuberkulose, und noch häufiger Syphilis eine Rolle spielen. Auch Tumoren können das Bild hervorrufen. In letzterem Falle bestehen noch Symptome eines gesteigerten intrakraniellen Druckes.

Der *Diabetes insipidus* entsteht infolge Erkrankung des Infundibular-apparates. Er zeichnet sich durch *Polyurie* aus, die mit *Polydipsie* zusammen vorkommt. In manchen Fällen, doch nicht immer, kombiniert sie sich mit der Dystrophia adiposo-genitalis. Das Primäre ist die Polyurie. Wird dem Kranken das Wasser entzogen, so steigt das spezifische Gewicht des Harns sehr wenig an. Bei den Kranken besteht außerdem Kopfschmerzen, Augenflimmern, Schwindel.

Die Kranken verlieren die Fähigkeit der Wärmeregulation. Pituitrin posterior bringt in solchen Fällen prompte Besserung, die jedoch nur so lange anhält, als das Präparat genommen wird. Der Diabetes insipidus kann bei Erkrankung der Hypophyse auftreten, jedoch auch bei Erkrankungen des Zwischenhirns verschiedener Art. Von zwei Fällen aus meiner Klinik, die TURETZKI beschrieben hat, war in einem Fall sicher Lues in der Anamnese, im anderen mutmaßlich. Im ersten Falle brachte die spezifische Behandlung gute Besserung.

2. Das Syndrom der Epiphysenstörungen.

Das *Syndrom der Erkrankungen der Epiphyse* (Zirbeldrüse, Glandula pinealis) setzt sich aus eigenartigen Störungen zusammen, die in einer prämaturen sexuellen Entwicklung bestehen, mit denen Hand in Hand auch abnorme körperliche und geistige Reife geht (*Pubertas praecox*). Diese Symptome können natürlich nur bei Kindern auftreten. Bei Erwachsenen entwickelt sich bei Erkrankung der Epiphyse entweder Adipositas oder Kachexie mit Atrophie der Genitalien und der Mammae. Was dem Hypergenitalismus und der Pubertas praecox der Kinder zugrunde liegt, darüber divergieren die Meinungen. Die einen (ASKANAZY) nehmen an, daß es sich um *Teratome* handelt, welche als „Pseudoschwangerschaft“ die *Genitalsphäre reizen*. Andere Verfasser betrachten das Syndrom als *Hyperpinealismus*. MARBURG glaubt im Gegenteil, daß es sich um *Ausfall der Funktion der Zirbeldrüse* handelt. Die Diagnose ist bei Erwachsenen ausschließlich auf Grund der Begleiterscheinungen zu stellen. Dieselben kombinieren sich aus Symptomen des gesteigerten Hirndruckes, wie Kopfschmerzen, Schwindel, Stauungspapille, Krämpfe, Schlaflosigkeit oder auch Somnolenz, und aus lokalen Symptomen, die größtenteils durch Druck auf die Vierhügel und Verschluß des Aquaeductus Sylvii hervorgerufen werden und in Ophthalmoplegie, Störungen der Pupillenreaktion, Nystagmus, Ataxie, Paresen, Genickstarre bestehen. Hörstörungen, wenn sie sich mit Ataxie und Augenmuskellähmungen vereinen, sollen nach MARBURG besonders charakteristisch für das *Vierhügelsyndrom* (*Syndrom von* NOTHNAGEL) sein. H. FEDOROFF hat einen Fall von Vierhügeltumor beschrieben, in welchem außer der NOTHNAGELschen *Trias* noch ein objektiv über dem ganzen Schädel wahrnehmbares Geräusch, ein sog. *Hirnblasen* bestand, welches natürlich auch die Kranke belästigte. Das Geräusch verschwand beim Druck auf die dem schlechten Gehör kontralaterale Carotis. FEDOROFF nimmt an, daß es sich um Druck des Tumors auf die Carotis interna in der mittleren Schädelgrube handelte, und zwar *proximal von der Octavuskreuzung*, also im Gebiet der Vierhügel. MARBURG bemerkt hierzu, daß er auch ein Hirnblasen bei Cholesteatom mit Druck auf die Vierhügel durch Kompression der homolateralen Carotis unterdrücken konnte. Außer diesem Vierhügelsyndrom kann ein Pinealistumor noch durch Druck auf die hypothalamische Region das Syndrom der adiposogenitalen Dytrophie hervorrufen. In seltenen Fällen gelingt es im Röntgenbild den verkalkten Tumor der Epiphyse zu sehen.

3. Die Syndrome der Schilddrüse.

Syndrome der Hyperthyreose (GRAVES-BASEDOWsche *Krankheit*). Obwohl die Frage durchaus offen bleibt, ob bei der BASEDOWschen *Krankheit* der Hyperthyreoidismus, die Hyperfunktion der Schilddrüse das Primäre ist oder ob er nicht vielmehr durch Erkrankung zentraler Apparate hervorgerufen wird, so stehen doch die Erscheinungen der Hyperthyreose durchaus im Vordergrund, und alle anderen Symptome gruppieren sich mehr oder weniger um dieselbe.

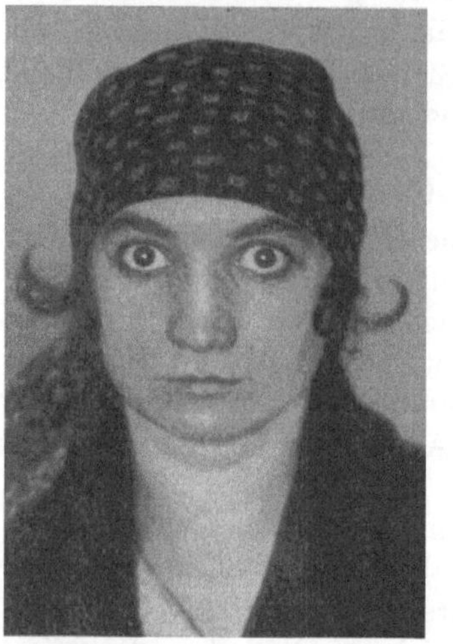

Neben der Vergrößerung der Schilddrüse, der *Struma*, die übrigens auch fehlen kann, stehen *Tachykardie und Augensymptome* an erster Stelle. In leichten Fällen oder in Anfangsstadien fallen die sog. *Glanzaugen* auf, *Pigmentierung der Lider*, in den meisten Fällen kommt es schließlich doch zur Protrusio bulbi, dem Exophthalmus. Derselbe kann einseitig sein. Es scheint, daß in diesen Fällen auch die Struma auf derselben Seite stärker ausgeprägt ist. Ich habe den Eindruck, daß die rechte Seite in solchen Fällen häufiger befallen wird. Der Exophthalmus hängt nicht nur von der Protrusio bulbi ab, sondern auch von dem *Klaffen der Augenlider* (*Symptom von* DALRYMPLE-STELLWAG). Von weiteren Augensymptomen sind zu erwähnen das STELLWAGsche Zeichen, Seltenheit und Unvollkommenheit des Lidschlags, das GRÄFEsche, Zurückbleiben des oberen Augenlids bei langsamer Blicksenkung, so daß die weiße Sklera zwischen Lid und Cornea sichtbar wird, das MÖBIUSsche, Konvergenzschwäche. (Abb. 199 u. 200.) In stärker ausgeprägten Fällen kommt es zur Schwäche und auch zur *Lähmung von Augenmuskeln*, wenn auch derartige Augenmuskelparesen zu den Seltenheiten gehören. Abb. 81 auf Seite 97 zeigt einen Fall, wo neben starkem Exophthalmus eine totale äußere Ophthalmoplegie bestand. Zu den schweren Augenkomplikationen gehören Erscheinungen, welche bei hochgradigem Exophthalmus auftreten. Es kann dabei die Cornea verletzt werden, die Linse herausfallen und auch der Glaskörper absterben. In seltenen Fällen kommt es zur *Panophthalmie* und zum Exitus. Auch *Sehnervenatrophie* kann auftreten. *Tremor*, besonders der Hände, ist ein häufiges Symptom. Er ist kleinschlägig,

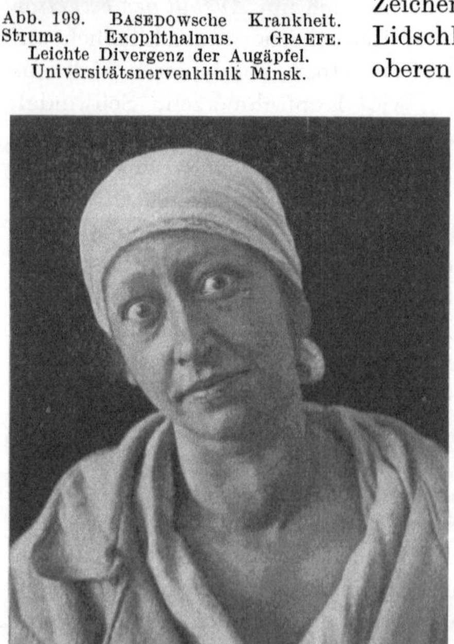

Abb. 199. BASEDOWsche Krankheit. Struma. Exophthalmus. GRAEFE. Leichte Divergenz der Augäpfel. Universitätsnervenklinik Minsk.

Abb. 200. BASEDOWsche Krankheit. Universitätsnervenklinik Minsk.

beträgt 8—10 Schläge in der Sekunde. Bei *Paralysis agitans* und beim senilen Tremor sind die Schläge langsamer. Bei *Hysterie* und *Neurasthenie*, auch beim *Alkoholismus* ist er ungefähr vom selben Typus. Zur Kategorie des Tremors gehört das von MINOR beschriebene *saccadierte Atmen*. Die Kranken sind immer agitiert, es fällt ihnen schwer, lange zu sitzen, sie wechseln den Ort, sind oft leicht erregbar, die Gedanken fließen leicht, die Stimmung wechselt oft. Es erinnert manchmal an hysterisches Wesen. Möbius hat den Zustand mit einem leichten Rausch verglichen. In manchen Fällen kommt es zu manisch-depressiven Zuständen. Letzteres hängt von der besonderen Veranlagung des Subjekts zur Psychose ab.

Diarrhöen ohne faßbare alimentäre Ursache, Fettstühle, vermehrte Schweiß-sekretion, gesteigertes Vasomotorenspiel, manchmal ödemartige Schwellungen sind häufige vegetative Zeichen des Syndroms. Infolge der vermehrten Schweiß-sekretion ist der elektrische Leitungswiderstand herabgesetzt (Vigouroux). Von Stoffwechselstörungen ist die Abmagerung sehr typisch. Beilin hat in meiner Klinik auch die Steigerung des Grundumsatzes bei Basedowikern am Knipping-schen Apparat bestätigen können. Auch der Eiweißumsatz ist gesteigert. In manchen Fällen besteht Glykosurie. Die Blutreaktion ist nach der alkalischen Seite verschoben neben Herabsetzung der alveolären CO_2-Spannung. Es können auch ephemere Temperatursteigerungen vorkommen. Die Blutuntersuchung gibt manchmal typische Befunde. Die *Gerinnungsfähigkeit des Blutes ist meist herabgesetzt*, was für die Operation sehr wesentlich ist. *Auch die Viscosität ist erniedrigt* (Neuschloss). Meist besteht eine geringe *Leukopenie* (Th. Kocher) und in den Frühstadien und den leichten Formen *Mononucleose. Hyperplasie des lymphatischen Apparates* äußert sich auch in Schwellungen der Lymph-drüsen, besonders im Bereiche der Schilddrüse, der Tonsillen, Zungengrund-papillen, Milz und Thymus. Auch letzterem Umstand muß die größte Bedeutung beigemessen werden, wenn die Operationsindikationen gestellt werden. Wir müssen schließlich der Herzveränderungen Erwähnung tun, ohne auf sie hier näher eingehen zu können.

Das *Symptom von* Parisot *und* Richard besteht in folgendem: Wird einem Gesunden 1 g Thyreoidinextrakt injiziert, dann entstehen bei ihm keine wesent-lichen Veränderungen, beim Hyperthyreoidismus wird der Puls um 10—40 Schläge langsamer, der Blutdruck, besonders der maximale, erniedrigt sich um 15—35 mm, der okulo-kardiale Reflex (Dagnini-Aschner) ist meist gesteigert. Beim Hypo-thyreoidismus wird der Puls beschleunigt (6—10 Schläge), der Blutdruck, be-sonders der minimale, steigt, der okulo-kardiale Reflex wird invers.

Das Symptom von Claude, Baudoin *und* Porak besteht in folgendem: Der Kranke erhält auf nüchternen Magen etwa 150,0 Glykose. Zu diesem Zwecke wird ihm gereicht 100,0 Brot, $^3/_4$ l Milch und 80,0 Zucker. In Liegelage wird Puls, Blutdruck und Harn auf Zucker untersucht und dann eine intramuskuläre Injektion einer Ampulle von Pituitrin posterior vorgenommen. Jede 10 Minuten wird dann der Puls und Blutdruck gemessen. Bei einem Basedowiker verlangsamt sich der Puls ungefähr um 8 Schläge, die Verlangsamung setzt sofort ein und er-reicht ihr Maximum nach 10—20 Minuten. Der Blutdruck, besonders der maxi-male fällt nach 10—30 Minuten, die Glykosurie tritt verspätet auf und erreicht 5—15 g im Liter. Beim Gesunden wird der Puls beschleunigt, der Blutdruck höher. Als Begleiterscheinungen treten auf Gesichtsblässe und Darmkoliken. Die Methode ist komplizierter als die von Parisot und Richard.

M. Serejski hat als *regionären vegetativen Reflex* bei Hyperthyreoidismus zirkuläre Rötung und Schwitzen im Bereiche der Schilddrüse nach Pilocarpininjektion beschrieben. Der SEREJSKI*sche Reflex* tritt 5—10—15—30 Minuten nach der Injektion auf und bleibt während 20 und mehr Minuten bestehen. Er ist geeignet, wie auch die oben angeführten *biologischen Tests* in Fällen von wenig ausgeprägtem Hyperthyreoidismus, Dienste zu leisten.

Nicht in allen Fällen bestehen alle aufgezählten Symptome. Es muß oft das Syndrom des Hyperthyreoidismus auch da angenommen werden, wo lediglich 2—3 Zeichen bestehen. Wir werden hier auch nicht auf die Frage eingehen, welche von den aufgezählten Symptomen als vagotonisch, welche als sympathikotonisch aufgefaßt werden müssen. Von praktischem Interesse ist lediglich die Frage von dem Verlauf der einzelnen Formen. Die klassische Form kann akut, plötzlich auftreten, oft im Anschluß an psychische Traumen (*Kriegsbasedow*), ebenso rasch verschwinden. Wir haben ja ein Äquivalent für den pathologischen Hyperthyreoidismus in physiologischen Zuständen einer Erregung, die mit Schweißausbruch, Diarrhöe, Herzklopfen, Glotzaugen, Zittern usw. einhergehen. Besteht dagegen eine Minderwertigkeit des Systems der Schilddrüse oder ihrer zentralen Innervation im Zwischenhirn, dann kommt es auch ohne den emotionellen Faktor oder auch mit ihm zur Umstimmung des gesamten Apparates. Es entsteht das *Syndrom des Basedowismus.* Der akute Zustand kann unter Umständen auch zum Exitus führen oder chronisch werden und mit Remissionen verlaufen. Auch unter den typischen Fällen gibt es solche mit gutem Verlauf und andere, die einen chronischen Verlauf nehmen. Doch sind diese letzteren Formen quo ad vitam weniger gefährlich. H. CURSCHMANN hat über Fälle berichtet, wo allgemeine neurasthenische und hysterische Klagen bestanden, die den Gedanken an Klimax, Blutarmut u. dgl. nahelegten und wo erst die *Stoffwechseldiagnostik* die Vermutung bestätigte, daß es sich um Basedow handelte. Auf diese Weise konnte eine heimliche Jodmedikation entdeckt werden, die zur Basedowifizierung der Struma beigetragen hatte (s. unten).

Über die Ätiologie muß noch hinzugefügt werden, daß wohl die Kombination mehrerer Faktoren das Bild der Basedowschen Krankheit hervorrufen. Auch Infektionen können eine Rolle spielen, sowohl akute als auch chronische. Lues habe ich nicht selten in der Anamnese gefunden. Der endemische Kropf scheint keine Rolle zu spielen, da in Kropfgegenden Basedow selten ist. Doch kann ein Kropf durch unvorsichtigen Jodgebrauch basedowifiziert werden. Dieses letztere Problem der Entwicklung eines Basedow aus einem Kropf durch Jod hat ein aktuelles Interesse für diejenigen Länder, wo zur Kropfphylaxe obligatorisches „Vollsalz" eingeführt, d. h. dem verkäuflichen Salz eine gewisse Jodmenge beigegeben ist. In den letzten Jahren wurde von mancher Stelle berichtet, daß sich der Basedow seitdem gehäuft hat. Doch haben die statistischen Erhebungen von WAGNER-JAUREGG aus allerletzter Zeit für Wien und einige österreichische Bundesländer durchaus erfreuliches Zurückgehen des Kropfes feststellen können. Auch für die Schweiz sprechen die von ihm erhobenen Tatsachen für die Zweckmäßigkeit der Kropfprophylaxe. Ob *unmäßiger Gebrauch von Jod* zur Basedowschen Krankheit *in gewissen Fällen* führen kann, unterliegt übrigens keinem Zweifel.

Präventive Maßregeln gegen die Entwicklung des Basedow sind von allergrößter Bedeutung. Namentlich in Anbetracht der Rolle psychischer und neurotischer Faktoren sollte ein Training, systematisch durchgeführte *Leibesübungen,*

Alkoholbekämpfung, Regelung der Arbeit und Erholung die größte Bedeutung haben, um ein labiles Nervensystem und namentlich die labilen Zwischenhirnzentren zu stärken. Zur Behandlung muß gesagt werden, daß neben chirurgischer Intervention gegenwärtig Bestrahlung, Elektrisation, Wasserkuren und *kleinste* Joddosen mit mehr oder minder gutem Erfolg angewandt werden. Die chirurgische Indikation soll immer auf Grund der *Grundumsatzbestimmung* gestellt werden.

4. Die Syndrome des Hypothyreoidismus (Myxödem).

Folgende KOCHERsche Tabelle gibt am besten Aufschluß über die Gegensätzlichkeit des BASEDOW*schen Syndroms* und desjenigen des *Myxödems*, welches der Ausdruck einer *Hypofunktion der Schilddrüse* ist.

Kachexia thyreopriva.	*Morbus Basedowii.*
1. Fehlen oder Atrophie der Glandula thyreoidea.	1. Schwellung der Schilddrüse — meist diffuser Natur, Hypervaskularisation.
2. Langsamer, kleiner, regelmäßiger Puls.	2. Frequenter, oft gespannter, schnellender, hie und da unregelmäßiger Puls.
3. Fehlen jeglicher Blutwallungen mit Kälte der Haut.	3. Überaus erregbares Gefäßnervensystem.
4. Teilnahmsloser ruhiger Blick ohne Ausdruck und Leben.	4. Ängstlicher, unsteter, bei Fixation zorniger Blick.
5. Enge Lidspalten.	5. Weite Lidspalten, Exophthalmus.
6. Verlangsamte Verdauung und Exkretion. Schlechter Appetit, wenig Bedürfnisse.	6. Abundante Entleerungen, meist abnormer Appetit, vermehrte Bedürfnisse.
7. Verlangsamter Stoffwechsel.	7. Gesteigerter Stoffwechsel.
8. Dicke, undurchsichtige, gefaltete, trockene bis schuppende Haut.	8. Dünne durchscheinende, fein injizierte feuchte Haut.
9. Kurze, dicke, am Ende oft verbreitete Finger.	9. Lange schlanke Finger mit spitzer Endphalanx.
10. Schläfrigkeit und Schlafsucht.	10. Schlaflosigkeit und aufgeregter Schlaf.
11. Verlangsamte Empfindung, Apperzeption und Aktion.	11. Gesteigerte Empfindung, Apperzeption und Aktion.
12. Gedankenmangel, Teilnahmslosigkeit und Gefühllosigkeit.	12. Gedankenjagd, psychische Erregung bis zur Halluzination, Manie und Melancholie.
13. Ungeschicklichkeit und Schwerfälligkeit.	13. Stete Unruhe und Hast.
14. Steifigkeit der Extremitäten.	14. Zitternde Extremitäten, vermehrte Beweglichkeit der Gelenke.
15. Zurückbleiben des Knochenwachstums; kurze und dicke, oft deforme Knochen.	15. Schlanker Skelettbau, hie und da weiche und dünne Knochen.
16. Stetes Kältegefühl.	16. Unerträgliches Hitzegefühl.
17. Verlangsamte schwere Atmung.	17. Oberflächliche Atmung mit mangelhafter inspiratorischer Ausdehnung des Thorax.
18. Zunahme des Körpergewichts.	18. Abnahme des Körpergewichts.
19. Greisenhaftes Aussehen auch jugendlicher Kranken.	19. Jugendliche üppige Körperentwicklung — wenigstens in den Anfangsstadien.

Auch in humoraler Beziehung besteht ein Gegensatz zwischen Basedow und Myxödem. Bei ersterem Hyperjodämie, herabgesetzte Gerinnung, Viscosität und Refraktion des Blutes, beim Myxödem Hypojodämie, gesteigerte Gerinnung, Viscosität und Refraktion.

Das Myxödem ist oft auf den ersten Blick zu diagnostizieren. Wangen, Lider, besonders die Supraclaviculargruben, Nacken-, Hand- und Fußrücken sind myxödematös geschwollen. Besonders typisch sind die Polster über den

Supraclaviculargruben, im Nacken. Die hauptsächlichsten Zeichen sind in der angeführten Tabelle zu sehen. Die Diagnose ist in ausgesprochenen Fällen leicht. Manchmal kann dieselbe nur auf Grund indirekter Hinweise gestellt werden, wenn einzelne Symptome nur angedeutet sind. Kältegefühl, trockene Haut, Trägheit, Apathie, leichte Ermüdung, Verschlechterung des Gedächtnisses, Gewichtszunahme können manchmal den Verdacht erregen und in der Tat durch *Thyreoidinmedikation* gebessert, auch geheilt werden. Ätiologisch kommen meist sklerotische Prozesse in der Schilddrüse in Betracht, entweder nach akuten oder chronischen (Syphilis-) Infektionen. Es geht dann das Parenchym der Schilddrüse zugrunde. ABRIKOSSOW hat bei Myxödem nur noch Fett und Bindegewebe anstatt des Parenchyms vorgefunden. Manchmal verwandelt sich auch die Basedowsche Hyperplasie in Atrophie. Bei Sklerodermie wurden in vielen Fällen auch sklerotische Prozesse in der Schilddrüse gefunden.

Besonders schwer sind die Erscheinungen, wenn die Hypothyreose in einem sich noch entwickelnden Organismus auftritt. Außer den oben erwähnten Symptomen, die hier besonders ausgeprägt sind und allen Kindern ein einförmiges Aussehen geben, bestehen hier noch Erscheinungen einer physischen und psychischen Entwicklungshemmung (*Kretinismus*). Am auffallendsten ist die Wachstumsstörung. Die Knochenkerne traten verspätet auf, die Epiphysenfugen verknöchern überhaupt nicht. Die Fontanellen bleiben offen. So sind *Kretine* beschrieben worden, bei denen noch mit 20 Jahren die Fontanellen geöffnet waren. Dadurch, daß das Keilbein im Wachstum zurückbleibt, erscheint die Nasenwurzel eingezogen, was dem Gesicht das typische kretine Aussehen verleiht, welches durch offenen Mund, mit übergroßer Zunge noch auffallender wird. Die Dentition ist verzögert. Oft bestehen adenoide Wucherungen und hypertrophische Rhinitis. Die geistige Entwicklung bleibt immer zurück. Es kommen Fälle vor, in denen fast alles Menschliche fehlt. Die Kinder lernen spät gehen und stehen, können den Kopf nicht gerade halten. Die Behandlung besteht in Thyreoidin oder Implantation der Schilddrüse. Dauereffekte werden nicht erzielt. Doch kann mit der Zeit sich das Myxödem auch von selbst bessern, besonders in leichten Fällen.

In bezug auf den *endemischen Kropf*, der meist mit Kretinismus vergesellschaftet ist, muß mit FALTA unterstrichen werden, daß die typischen Fälle von Basedow, wie auch die sporadischen Fälle von Myxödem, mit der geographischen Verbreitung des Kropfes nichts zu tun haben. Die Kropfländer befinden sich in Gebirgsgegenden, wie Zentralalpen, Karpathen, Pyrenäen, Ural, Kaukasus, Altai, Sibirien. Auch im Himalaya, in China, Java und Sumatra kommt der endemische Kropf mit Kretinismus vor. An manchen Orten ist die Zahl der Kropfkranken ungeheuer, so daß von einer sozialen Not gesprochen werden muß, für deren Abhilfe organisierte Maßnahmen ergriffen werden müssen. Auch auf dem flachen Land, auf ebenen Ländern (*Weißrußland*) kommt der Kropf ziemlich gehäuft vor, doch ist er nicht oder selten von Kretinismus begleitet (Abb. 201). Anders als bei dem sporadischen Kropf soll gerade beim endemischen die Thyreoidinverabreichung oft versagen (SCHOLZ, BIRCHER). Es ist jetzt allseitig anerkannt, daß der endemische Kropf sich infolge Jodmangels in der Nahrung entwickelt. Der Gehalt des Wassers, der Luft, aller Naturprodukte an Jod nimmt von der Meeresküste gegen das Gebirge mit zunehmender Höhe ab.

WAGNER-JAUREGG hatte deshalb schon seit langer Zeit vorgeschlagen, dem Kochsalz kleine Mengen von Jod hinzuzufügen. Wie schon oben erwähnt, sprechen die letzten Daten (1928) für den Wert dieser nun in manchen Ländern obligatorisch durchgeführten Verordnung.

Von E. R. und W. JAENSCH ist der bemerkenswerte Versuch gemacht worden, mit Hyper- resp. Hypofunktion der Schilddrüse, wie auch mit anderen endokrinen Störungen namentlich der Nebenschilddrüsen oder der Epithelkörperchen, verschiedene Besonderheiten oder „vegetative Stigmatisierungen" (v. BERGMANN) in Zusammenhang zu bringen, welche bei einer gewissen Gruppe von Kranken beobachtet werden. Ja, darüber hinaus haben sie versucht, typologische Forschung auf Grund dieses Materials zu treiben und in den von ihnen entdeckten Stigmata feine Reagenzien auf formale Eigenschaften der Konstitution und sogar

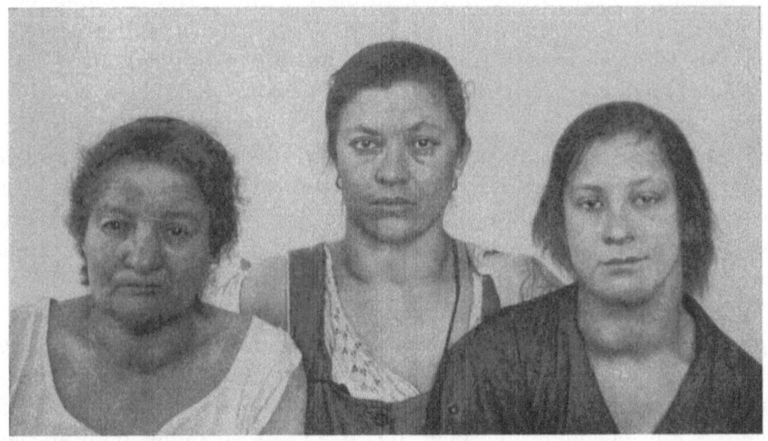

Abb. 201. Kröpfe ohne BASEDOW. Nachbarinnen, die dasselbe Trinkwasser (Brunnen) benutzen. Universitätsnervenklinik Minsk.

auf psychische Inhalte zu erblicken. Als „*Eidetiker*" haben sie diejenigen Menschen bezeichnet, die *subjektive optische Anschauungsbilder* haben. Unter Anschauungsbildern werden optische Phänomene verstanden, die dazu führen, daß die Person, die eben ein Bild oder einen Gegenstand gesehen hat, auch nach dessen Fortnahme denselben buchstäblich wiedersieht. Dieses Anschauungsbild ist nicht mit dem physischen Nachbild zu verwechseln, welches komplementär zur Farbe des Reizes ist und welches nach längerer Einwirkung eines intensiven Lichtreizes auftritt. Bei den Anschauungsbildern sind die Versuchspersonen imstande, sogar Details nachträglich zu bemerken, die sie früher, als sie das wahre Bild vor Augen hatten, nicht sahen. Es ergab sich weiter, daß bei Jugendlichen vor der Pubertät die eidetische Anlage sehr verbreitet ist, ja als Regel gelten muß. Manchmal gelingt es nur durch feinere Methoden, sie aufzudecken. Nun hat es sich erwiesen, daß die Anschauungsbilder (AB) von verschiedener Art sein können. Es gibt Personen mit leicht erregbarem Nervensystem, bei den die AB auftreten als etwas Starres, Fremdes, Zwangsmäßiges, manchmal Beängstigendes. Sie drängen sich auf, tragen sozusagen den Charakter von Fremdkörpern. Diese Individuen leiden nicht selten an *Zwangsvorstellungen*. Bei einer anderen Kategorie von Leuten sind die AB verknüpft mit dem inneren Seelenleben, können nach Belieben verändert werden, auch verschwinden, sie sind leicht beeinflußbar, werden nicht als fremd empfunden, sondern sind Teil des Seelenlebens. Diese „Eidetiker" besitzen Tendenzen zur künstlerischen Betätigung. Diese normalen Typen können wir nun durch bestimmte Versuchsanordnung auch bei Kranken feststellen, die mit verschiedenen neurotischen Klagen zu uns kommen. So sind manche Formen von *Pavor nocturnus,* von *Zerstreutheit,* von *gesteigerter Erregbarkeit,* besonders bei Jugendlichen, auf eidetische Phänomene zurückzuführen. Untersuchungen von JAENSCH haben gezeigt, daß der eine Typus der starren AB für solche Personen charakteristisch ist, welche einen Defekt im Calciumstoffwechsel aufweisen, bei denen noch Erscheinungen auftreten, die an Tetanie erinnern infolge Hypofunktion der Epithelkörperchen: Erhöhung der elektrischen Leitungsfähigkeit der Haut, kalter, „verkniffener" Gesichtsausdruck. Diese Personen bezeichnen die Brüder JAENSCH als T-*Typus.* Als B-*Typus* bezeichnen sie diejenigen Eidetiker, die oben als leicht Erregbare charakterisiert sind, bei denen die AB nicht starr und fremd sind. Bei ihnen findet man oft Anzeichen von *Basedowismus,* von Hyperthyreose: vergrößerte Schilddrüse, leichter Exophthalmus, weite Pupillen, glänzende Augen, psychische Erregbarkeit. Der T-Typus ist durch Calcium zu beeinflussen, die eidetischen Erscheinungen können verschwinden. Der B-Typus reagiert nicht auf Calcium, wohl aber auf psychische Momente. Es soll also auch einen gewissen praktischen Wert haben, wenn es gelingt, bei neuropathischen Kindern Eidetismus festzustellen und dann zu bestimmen, welchem Typus derselbe sich nähert.

Es hat sich nun ferner erwiesen, daß zwischen *endokrinem System* und *gewissen psychischen Erscheinungen* nicht nur die eben erwähnten Zusammenhänge bestehen, sondern auch in bezug auf *Verhalten der Hautcapillaren* gewisse Gesetzmäßigkeiten erkannt werden können. Untersucht man mit dem *Hautmikroskop* den Nagelfalz am lebenden Menschen (O. MÜLLER), so findet man an demselben Hautcapillaren von ganz bestimmter Form, die an Haarnadeln erinnert (Umschlagstelle des arteriellen und venösen Schenkels). Bei schweren Kretinen mit stark ausgesprochener Hypothyreose haben die Capillaren durchaus nicht das Aussehen der normalen, senkrecht verlaufenden und nebeneinander *liegenden Haarnadeln,* sondern sie bestehen aus wirren, bizzaren Schleifen und Schlingen, die horizontal oder nach allen Richtungen verlaufen. JAENSCH hat ferner gezeigt, daß bei Säuglingen die normalen Capillaren sich aus Formen (*Archicapillaren*) entwickeln, die mit denjenigen, welche bei Kretinen mit Hypothyreoidismus vorkommen, viel Gemeinsames haben. Man muß also annehmen, daß die Entwicklungshemmung beim Myxödematiker auch die Capillaren betrifft und es bei dem Stadium der *Archicapillaren* verbleibt. So kamen E. R. und W. JAENSCH dazu, auch diejenigen Personen als M-Typus zu bezeichnen, die keine direkten Erscheinungen von Myxödem aufwiesen, die jedoch z. B. in Bezug auf Intelligenz irgendwelche Eigenschaften einer Hypothyreose besaßen, und *bei denen sie eine Persistenz der Archicapillaren beweisen konnten.* Auch erwies sich dies von großer praktischer Wichtigkeit. An Hilfsschulen, wo diese Untersuchungen in großem Maße unternommen worden sind, konnte eine bestimmte Kategorie von Kindern ausgewählt werden, die sich, ihren Capillaren und ihrer Konstitution nach, dem M-Typus näherten. Bei diesen Kindern nun gelang es durch Thyreoidinmedikation nicht nur die Intelligenz günstig zu beeinflussen, sondern auch die Capillaren zu erneuter Entwicklung zu stimulieren.

Ich habe mich bei diesen endokrin bedingten Erscheinungen, welche mit v. BERGMANN als *vegetative Stigmata* aufzufassen sind, etwas eingehender aufgehalten, weil durch diese objektiven Untersuchungsmethoden wir einen tieferen Einblick auch in das Geschehen im Hirn erhalten werden, JAENSCH homologisieren die Capillaren der Haut mit denjenigen des Großhirns, da beide Organe dem Ektoderm entstammen. Vieles ist da noch Neuland, das erst erobert werden muß. Es werden schon jetzt Stimmen laut, die den Wert der eidetischen und capillaroskopischen Untersuchungen schmälern. Ohne dieselben überschätzen zu wollen, glaube ich doch auf Grund der Erfahrung meiner Klinik, daß in manchen Fällen sie gute Hilfe leisten können. Besonders bei Untersuchungen von Zöglingen der Hilfsschulen können sie mitunter von Nutzen sein. Gefährlich ist hier das Schematisieren, da wir immer auf Mischformen, auf Legierungen, stoßen.

5. Die Syndrome der Epithelkörperchen.

Das am besten klargelegte Syndrom der *Hypofunktion oder des Fehlens der Epithelkörperchen* (Glandulae parathyreoideae) ist die *Tetanie*. Das Wesentliche bei diesem Syndrom ist eine *gesteigerte Erregbarkeit* des Nervensystems. Dieselbe offenbart sich entweder bei der Untersuchung mit Hilfe bestimmter Tests oder sie findet ihren Ausdruck in spontan auftretenden *Krampfanfällen*. Der Tetaniekrampf lokalisiert sich meist in den oberen Extremitäten, und zwar symmetrisch in beiden Händen. Er beginnt gewöhnlich mit der sog. Pfötchenstellung oder Geburtshelferpose, der sich dann Krämpfe auch in den übrigen Muskelgebieten anschließen. Die Beine werden gestreckt, die Füße stehen in Varoequinusstellung. Auch die Gesichtsmuskulatur nimmt an den Krämpfen teil. Es entsteht das sog. UFFENHEIMER*sche Tetaniegesicht*. Die Krämpfe sind tonisch, schmerzhaft, dauern mehrere Minuten, selten eine Stunde. Bei Kindern treten besonders häufig die Carpopedalspasmen auf. Auf *sensiblem* Gebiet äußert sich die Übererregbarkeit in Parästhesien, Hautjucken, Störungen des Geschmacks und Geruchs (H. CURSCHMANN). Die *Übererregung des vegetativen Systems* äußert sich spontan in verstärkter Herzaktion, angiospastischen Ödemen, Hypersekretion, Asthmaanfällen, Magenkrämpfen, myotonischer Reaktion der Muskeln. Auch in der anfallsfreien Zeit gelingt es die Übererregbarkeit zu offenbaren. Dazu dienen folgende Tests:

1. Phänomen von TROUSSEAU. Druck im Sulcus bicipitalis auf den Nervengefäßstrang ruft typische Pfötchenstellung hervor, die manchmal zum Ausgangspunkt eines Anfalls wird.

2. Phänomen von POOL. Derselbe Krampf wird durch kräftigen Zug am senkrecht in die Höhe gehaltenen Arm hervorgerufen.

3. Beinphänomen von SCHLESINGER. Starke Beugung im Hüftgelenk der im Knie gestreckten unteren Extremität führt zu Streckkrampf im Knie bei extremer Supination des Fußes.

4. Phänomen von ERB. Kleinste galvanische Ströme rufen vom Nerven aus Muskelzuckungen hervor. Dieses wesentlichste Symptom der tetanischen Übererregbarkeit bezieht sich sowohl auf Verminderung der Reizschwelle gegenüber

Kathodenschluß (KSZ), als auch auf Veränderungen der Zuckungsformel. Die normale Formel für den Ulnaris lautet:

KSZ: 0,9 mA. AnSZ: 1,5—2,0 mA. AÖZ: 2,5—3,0 mA. KSTe: 5 mA.

Diese Reihenfolge ist bei der Tetanie oft durchbrochen. AÖZ kann bei kleineren Strömen auftreten als AnSZ und sogar KSZ. Doch auch die Schwelle für die anderen elektrischen Reize werden erniedrigt und es kann sogar KÖZ erzielt werden. Das ERBsche *Phänomen* kann schwanken. Während der Anfälle oder nach denselben kann es stärker ausgeprägt sein.

5. Phänomen von HOFFMANN. Auch die sensiblen Nerven sind für den elektrischen Strom übererregbar. Bei sehr schwachen Strömen treten z. B. bei Reiz des Ulnaris Parästhesien auf. Auch hier kann mitunter bei Reiz mit der Anode die Empfindung früher auftreten als bei Reiz mit der Kathode.

6. Phänomen von CHVOSTEK-FRANKL-HOCHWART. *Übererregbarkeit der sensorischen Nerven, des Acusticus und der Geschmacksnerven (auf elektrischen Strom).*

7. Phänomen von CHVOSTEK. *Mechanische Übererregbarkeit* offenbart sich als Zuckung im *Facialisgebiet* bei leichtem Beklopfen des Facialisstammes. FRANKL-HOCHWART hat 3 Intensitätsgrade des Phänomens unterschieden. Bei *Chvostek I* treten Zuckungen im Orbicularis oculi, am Nasenflügel und Mundwinkel auf bei Beklopfen, oft auch bei Bestreichen der Gegend vor dem Gehörgang. Als *Chvostek II* werden Zuckungen qualifiziert, die in den Nasenflügeln und im Mundwinkel auftreten bei Beklopfen der Gegend unterhalb des Arcus zygomaticus. *Chvostek III*: Beklopfen unterhalb des Arcus zygomaticus, Zuckung im Mundwinkel. Chvostek II und III kommt auch bei Tuberkulose, bei Epilepsie und auch bei funktionellen Nervenkrankheiten vor. CURSCHMANN hat darauf hingewiesen, daß bei Kachexien, die mit Wasserverlust einhergehen, das Symptom auftritt. Daß es bei Rachitis vorkommt, ist nicht zu verwundern, da auch für diese Krankheit Erregungssteigerung des Nervensystems typisch ist. *Charakteristisch für Tetanie ist Chvostek I.*

8. Auch *mechanische Reizung* anderer Nerven, wie des *Ulnaris* (BECHTEREW), des *Peroneus* (LUST), des *Tibialis* (SCHLESINGER) ruft schon bei leichtem Beklopfen Zuckungen hervor.

9. *Sensible Nerven* reagieren auch auf leichte *mechanische Reize* mit Schmerzgefühl.

10. *Adrenalin* (FALTA) ruft im akuten Stadium abnorm starke Wirkung hervor, manchmal auch tetanischen Anfall oder Parästhesien.

11. *Pilocarpin*injektion (FALTA) führt ebenfalls zu *gesteigerter Reaktion*: abnormer Schweißausbruch, Salivation, Gänsehaut, Wallungen, Übelkeit, Durchfälle.

12. Vasomotorische Erscheinungen: ödematöse Schwellungen, angiospastische Erscheinungen. Wärmereize lösen Anfälle aus.

13. *Überventilationsphänomen.* Läßt man den Kranken forciert atmen, dann treten nach kurzer Zeit Tetaniesymptome auf (Phänomene von ERB, CHVOSTEK, TROUSSEAU). Manchmal kommt es auch zu tonischen Krämpfen. Im Blute findet sich dabei eine Abnahme der Kohlensäurespannung, der Harn wird weniger sauer. In zahlreichen Fällen, in denen in meiner Klinik die Hyperventilation vorgenommen wurde, erwies sich im Harn eine Verschiebung zur Seite der Alka-

losis, die Viscosität des Blutes wurde herabgesetzt. Auch trat eine Leukocytose auf. Auch die Tetaniephänomene werden selten vermißt, auch bei Leuten, die sonst an Tetanie nicht litten. Allerdings waren sie in letzterem Falle nicht stark.

Zu wesentlichen Symptomen der Tetanie gehören die trophischen Störungen. Sie treten auf in den Zähnen, Nägeln, Haut und Haaren. Die Veränderungen an den Zähnen führte man früher auf überstandene Rachitis zurück. FLEISCH-MANN hat gezeigt, daß es sich um Schmelzdefekte handelt, die nicht von Rachitis, sondern von der Tetanie abhängen. Die verbleibenden querverlaufenden Furchen sind ein Überbleibsel von Tetanie, die in früher Kindheit, 1—2 Jahren, aufgetreten. *Haarausfall* und *Trichorhexis* (Spaltenbildung an den Spitzen der dünnen Haare) sind nicht selten. Auch die *Starbildung* beruht auf trophischen Störungen. Sie entsteht infolge degenerativer Veränderungen im Ciliarepithel. Verhältnismäßig oft verbindet sich die Tetanie mit *Epilepsie*. Über ihre Beziehungen hat O. FOERSTER durch seine Hyperventilationsmethode insofern Aufklärung gebracht, daß epileptische Anfälle nach Hyperventilation nur in einem gewissen Teil der Epileptiker auftraten, Tetaniesymptome jedoch auch bei Nichtepileptikern. Daraus ist zu schließen, daß die chemischen Verschiebungen im Organismus, die zur Tetanie führen, nur dann epileptische Krämpfe verursachen, wenn eine Epilepsiebereitschaft besteht. Das Tetaniesyndrom fällt also mit dem epileptischen nicht zusammen. Faktoren, die genügen, das Tetaniesyndrom hervorzurufen, genügen allein noch nicht, um Epilepsie zu erzeugen.

Über das Wesen der Tetanie besteht eine riesige Literatur. Das Interesse für diese Krankheit ist verständlich. Ist ja damit das *Kernproblem von der Erregung des Nervensystems* verbunden. Entsteht durch einen pathologischen Prozeß eine Übererregung, dann muß eine Hemmung fortgefallen sein. Die Hypofunktion der Epithelkörperchen führt zu *Kalkverlust*. Folglich ist in dem normalen Kalkgehalt eine Bedingung der Hemmung von Erregungsprozessen zu sehen. Das Hormon, durch welches die Epithelkörperchen den Kalkstoffwechsel regulieren, übt vielleicht auch seine Wirkung in dem Sinne aus, daß es Stoffe entgiftet, die im Organismus entstehen und die zur Tetanie führen. In der Tat haben FRANK, STERN und NOTHMANN auf Ähnlichkeit der *Guanidinvergiftung* hingewiesen. Auch BIEDL setzt sich für das Guanidin als das Tetaniegift ein und betrachtet alle Veränderungen im chemischen Haushalt des Organismus als Folgen der Guanidinvergiftung. Andere Verfasser haben sich gegen die Bedeutung des Guanidins in der Genese der Tetanie ausgesprochen, obwohl Veränderungen im Guanidinstoffwechsel parathyreoektomierter Tiere tatsächlich vorkommen. Auch die Tatsache, daß durch Fleischnahrung die Tetanie ungünstig beeinflußt wird, spricht für die Entgiftungstheorie. Das Wesentliche an der Pathogenese der Tetanie ist aber doch das Sinken des Kalkspiegels im Serum. COLLIP hat bewiesen, daß der erniedrigte Kalkspiegel nach Einführung des Epithelkörperchenextraktes wieder zur Norm steigt und alle Tetanieerscheinungen verschwinden. Auch die prompte Wirkung der Calciumtherapie bei Tetanie spricht durchaus dafür, daß die durch Hypofunktion der Epithelkörperchen hervorgerufene Erregungssteigerung durch Calcium wieder gehemmt werden kann. Es muß nur noch hinzugefügt werden, daß dem Kalkspiegel im Blute auch der Kalkgehalt der Organe und speziell des Nervensystems entspricht. Es hat sich ferner erwiesen, daß das Wesentlichste an der Erregungssteigerung in der *Verschiebung des Kationengleichgewichts zugunsten der einatomigen Kationen* liegt. Höber hat darauf hingewiesen, daß auch im Nervensystem die Erregbarkeit an den Quellungszustand bestimmter Kolloide gebunden ist und diese von der Ionenverschiebung abhängt. Loeb hat ja gezeigt, daß die Erregbarkeit der Nerven gesteigert wird durch Mittel, welche das Calcium fällen. Der weitere Ausbau dieser Gedankengänge hat, wie bekannt, zu der Annahme geführt, daß nicht die Kationenverschiebung, sondern die Veränderung des Säure-Basengleichgewichtes nach der alkalischen Seite zu das Wesentliche für das Tetaniesyndrom ist. Nach Freudenberg und György geht die Alkalose mit Phosphatstauung einher. Dadurch wird das ionisierte Calcium des Blutes vermindert, infolgedessen es zur Abspaltung des Calciums aus dem Nervengewebe und zur Übererregbarkeit desselben kommt. Deshalb behaupten Freudenberg und György, daß die Calciummedikation, die eine Acidose erzeugt, keine Kalk-, sondern eine Säuretherapie ist, die die bestehende Alkalosis korrigiert.

Es ist also anzunehmen, daß das Tetaniesyndrom auftritt, wenn die Epithelkörperchen aus pathologischen Ursachen mangelhaft funktionieren oder wenn im Organismus eine Alkalose von einer Intensität auftritt, welche die (normalen?) Epithelkörperchen zu kompensieren nicht imstande sind. Daraus folgt, daß die verschiedensten Bedingungen zum Tetaniesyndrom führen können. *Verletzungen* resp. operative Entfernung der *Epithelkörperchen* bei *Strumaoperationen, Erkrankungen der Schilddrüse, Infektionskrankheiten,* auch *Tuberkulose* und *Intoxikationen, Schwangerschaft,* die eine latente Epithelkörpercheninsufficienz durch Anforderung zu provozieren vermag, *Magendarmkrankheiten,* die durch den Säureverlust die Parathyreoidea gesteigert in Anspruch nehmen, *Hyperventilation,* welche künstliche Alkalose schafft, alle diese Faktoren können für das Auftreten des Tetaniesyndroms mitbestimmend wirken. Es verbleibt noch eine Gruppe von Tetanie, die gewöhnlich als idiopathisch bezeichnet wird, die sog. *Arbeitertetanie,* die an bestimmten Orten (*Wien, Heidelberg*) meist unter Arbeitern, Schustern, Tischlern endemisch auftritt und deren Häufigkeit an die *Frühlingsmonate* gebunden ist. Es war von Fuchs die Hypothese einer *chronischen Ergotinvergiftung* vorgeschlagen worden. Doch scheint sie der Kritik nicht standzuhalten. Es wird sich hier wohl um eine Faktorenkoppelung handeln. Der Frühling ist wie bekannt, ein auslösendes Moment für manche konvulsive Krankheit, auch für die Epilepsie, da der Organismus im *Frühling mehr „vagotonisch"* umgestimmt wird. Die Arbeit in antihygienischen Verhältnissen, noch unaufgeklärte Einflüsse der Naturprodukte an den Orten der Endemie — sie fallen teils mit den Gegenden des endemischen Kropfes zusammen —, Intoxikationen, Darmstörungen, gewisse konstitutionelle Eigentümlichkeiten werden wohl genügsam die „idiopathische" Tetanie erklären. Was schließlich die sog. *Kindertetanie* anbetrifft, so handelt es sich hier wohl entweder um eine Hypoplasie der Epithelkörperchen oder um Blutungen, sklerotische Prozesse, die in manchen Fällen in denselben gefunden wurden. Die *Spasmophilie* der Kinder oder die *spasmophile Diathese* hat jedenfalls mit der Tetanie gemeinsame Wurzeln. Obwohl Tetanie oft mit *Rachitis* vergesellschaftet vorkommt, so hat die Meinung von Kassowitz, daß die Übererregbarkeit Folge der Rachitis ist, heutzutage wenig Anhänger. Man nimmt an, daß beide dieselben Störungen zur Vorbedingung haben.

Die Tetanie ist in den meisten Fällen durch Kalkmedikation günstig zu beeinflussen. Auch Salmiak, Monoammoniumsulphat (bis 18,0 täglich) wurden empfohlen. Transplantation von Epithelkörperchen bringen Nutzen, wenn auch nicht auf die Dauer. Auch innere Darreichung von Epithelkörperchenextrakt wird gerühmt.

Einige Tatsachen sprechen dafür, daß *Hyperfunktion der Epithelkörperchen Myasthenie* hervorrufen können (LUNDBORG, CHVOSTEK). In gewisser Beziehung ist die Myasthenie der Gegensatz zur Tetanie. MARKELOW hat durch Injektionen von Epithelkörperchenextrakt bei Hunden myasthenische Erscheinungen hervorgerufen, sowohl Ermüdung als auch myasthenische elektrische Reaktion.

6. Die übrigen endokrinen Syndrome.

Was wir über neuropathologische Syndrome bei anderen Endokrinopathien wissen, ist äußerst mangelhaft. In bezug auf *Thymus persistens* behauptet O. FOERSTER, daß er bei einem hohen Prozentsatz von Epileptikern vorgefunden wird. Fast alle Epileptiker mit Exitus nach der Operation wiesen den *Status thymo-lymphaticus* auf. ALLEN STARR, BELL haben in manchen Fällen von *Myasthenie* Veränderungen in der Thymusdrüse gefunden, STARR von 250 Fällen 28 mal. Nach BELL bestanden in 27 Fällen von Thymusveränderungen 17 mal Hyperplasie, 10 mal Tumoren. W. KRAHMER hat die Vermutung ausgesprochen, daß ein Thymus persistens wie auch andere in der Nähe des Ductus thoracicus sich abspielende Prozesse durch mechanischen Druck auf denselben periphere Lymphstauung herbeiführen kann, die ihrerseits Anhäufung von Ermüdungsstoffen und pathologische Abänderung des Stoffumsatzes in den Muskeln verursacht. Doch scheint auch dem Autor „diese Theorie lange nicht die plausibelste zu sein".

Zu den Syndromen der Hypofunktion des Nebennierenapparates gehört die ADDISONsche *Krankheit*, die durch eine chronische Erkrankung meist tuberkulöser Natur beider Nebennieren hervorgerufen wird. Die hervorragendsten Symptome sind Ermüdung, Adynamie und Apathie, ferner charakteristische Pigmentierungen der Haut und der Schleimhäute. Die Haut nimmt allmählich Bronzefarbe an. Die Schleimhautflecken sind schwarzblau. Oft beginnen die Pigmentierungen an den Stellen, wo die Kleider drücken oder an unbedeckten Stellen. Am häufigsten sind pigmentiert die Lidränder, die Warzenhöfe, die Linea alba, die Analfalten, die Falten der Hohlhand. Im Blutbild Verminderung der Erythrocytenzahl, Lymphocytose. Auch sonst bestehen Zeichen des *Status thymolymphaticus*: Schwellung der Lymphdrüsen, der Tonsillen, der Zungengrundpapillen. Der Blutdruck ist herabgesetzt. Es besteht die *weiße Linie von* SERGENT. Bei Dermographie entsteht eine einfache weiße Linie ohne rötliche Umgebung (*Ligne blanche surrénale*). Von Nervensymptomen können Attacken von Kopfschmerzen, schlechter Schlaf, Depression oder manische Zustände auftreten. Zahlreich sind die Symptome von seiten des Magendarmkanals. Die Diagnose kann manchmal recht schwer sein, da im Symptomenbild meist allgemein „nervöse Klagen" vorherrschen. Nur die typische Verfärbung der Haut kann auf die richtige Fährte führen.

Von Syndromen der Hyperfunktion des Nebennierensystems sei hier nur kurz auf den *Hirsutismus* verwiesen. Es handelt sich meist um *Adenom der Nebennierenrinde*. Das klinische Bild setzt sich zusammen aus Frühreife, Fettansatz, stärkere Behaarung. Entwickelt sich die Krankheit im kindlichen Organismus, dann steht die Frühreife im Vordergrund. Übrigens fand NEURATH, daß die frühzeitige Entwicklung — es handelt sich meist um Mädchen — nur die sekundären Geschlechtsmerkmale und die äußeren Genitalien betrifft, während die Keimdrüsen sich normal entwickeln können. KLUMOW hat darauf hingewiesen, daß geschlechtliche Frühreife bei Geschwülsten der Geschlechtsdrüsen meist einen harmonischen, d. h. isosexuellen Charakter trägt, während die geschlechtliche Frühreife infolge von Hypernephromen bei Mädchen keine harmonische ist: Es entwickeln sich frühzeitig die äußeren Geschlechtsorgane, die sekundären Merkmale nehmen einen virilen Typus an. In den wenigen Fällen, wo das Hypernephrom bei Knaben auftrat, war die geschlechtliche Entwicklung harmonisch, isosexuell. Es muß daraus der Schluß gezogen werden, daß die *Sekretion des Hypernephroms die Entwicklung der äußeren männlichen Merkmale begünstigt und die Entwicklung der Eierstöcke hemmt.* WERA USPENSKAJA hat aus der MINORschen Klinik einen Fall von *Hirsutismus* bei einem 13 jährigen Mädchen beschrieben und bei der Autopsie ein Hypernephrom der rechten Nebenniere mit atypischen Krebszellen (ABRIKOSOW) und Aplasie der Eierstöcke gefunden. Auch sie kam schon damals (1918) zu dem Schluß von der fördernden Wirkung der Nebennierenrinde auf die sekundären männlichen Geschlechtsmerkmale. Auf Grund einer Analyse der zahlreichen Fälle aus der Literatur kommt FALTA zu der Annahme, ,,daß von der Nebennierenrinde ein mächtiger Einfluß auf das Wachstum des Körpers, auf die Genitalsphäre und besonders auf gewisse sekundäre Geschlechtsmerkmale ausgeht''.

Auch bei Erwachsenen sind Fälle von *Hirsutismus* beschrieben worden. Es ist auch hier meist bei Frauen ein *Umschlag in den virilen Typus* zu bemerken mit allgemeiner *Hypertrichose* und *Bartwuchs*. Die Menses fallen aus. In der Schwangerschaft kommt es mitunter zu Hyperplasie der Nebennierenrinde, worauf die Zunahme der Behaarung und der virile Einschlag erklärt werden kann. Diese Eigenschaften sind reversibel und schwinden mit Beendigung der Schwangerschaft. Bei Frauen, bei denen auffallende virile Behaarung mit Bartwuchs besteht, sollen auch, wie BERBLINGER hinwies, die Nebennieren schwerer als normal gewogen haben.

Schließlich sei hier noch erwähnt, daß in Fällen von Hypertrophie der Nebennierenrinde *Pseudohermaphroditismus femininus,* in seltenen Fällen *Hermaphroditismus masculinus* vorgefunden wurde.

7. Syndrome der Genitaldrüsen.

Über *Syndrome der Störungen der Genitalfunktion* ist schon in den verschiedenen Abschnitten die Rede gewesen. Es sei hier nur kurz rekapituliert, daß *Hypofunktion der Keimdrüsen,* Eunuchoidismus, ein wesentlicher Faktor der *Epilepsie* ist. Über atypische Fettverteilung war im Abschnitt über hypophysäre Erkrankungen die Rede. *Hyperfunktion der Keimdrüsen* in Form der Frühreife, Hypergenitalismus, tritt, wie schon oben beschrieben, als Teil des epiphysären Syndroms auf, wie auch bei Hyperfunktion der Nebennierenrinde. Dort war auch davon die Rede, daß auch primäre Erkrankung der Keimdrüse ebenfalls Hypergenitalismus hervorrufen kann. Es sind davon viele Fälle beschrieben worden, auch mit operativer Intervention, die in manchen Fällen, auch im Falle von KLUMOW, von gutem Erfolg begleitet war.

XXV. Die angio-trophoneurotischen Syndrome.

Es handelt sich um Syndrome heterogener Natur, verschiedener Lokalisation, die das gemeinsam haben, daß sie alle hauptsächlich im Gebiete des vegetativen Systems sich abspielen, zwischen ihnen die verschiedensten Übergänge bestehen und sie in mannigfaltigsten Legierungen vorkommen.

Klinische Formen.

Zu den häufigsten Syndromen dieser Art gehören die *Akroparästhesien.* Sie kommen sehr oft als Begleitsymptome bei verschiedensten Erkrankungen vor, ohne die besondere Aufmerksamkeit des Untersuchers auf sich zu lenken. Man unterscheidet mehrere Formen der Akroparästhesie. In weniger ausgeprägten Fällen (SCHULTZEsche Form) stehen die subjektiven Klagen in dem Vordergrund. Die Kranken klagen über Parästhesien, wie Ameisenkriechen, Kribbeln, taubes Gefühl, Schmerzen meist in den Händen, besonders den distalen Teilen, doch können auch die proximalen Teile mitergriffen sein. An den unteren Extremitäten lokalisieren sich diese subjektiven Empfindungen ebenfalls in Füßen und Unterschenkeln. Diese beständigen unangenehmen Gefühle steigern sich dann von Zeit zu Zeit bis zu Anfällen, die oft nach Kältereizen, manchmal ohne bestimmte Ursache auftreten. Die Schmerzen exacerbieren dann, die Kranken können die Finger nicht frei bewegen, sie sind wie abgetaubt. Oft treten diese Schmerzen wie die anginösen nachts auf. In schwereren Fällen treten zu den subjektiven Symptomen noch objektive hinzu in Form von *lokaler Synkope* (NOTHNAGELsche Form). Hände und Füße werden blaß und kalt. Die Blässe schlägt manchmal mehr ins Bläuliche, bald ist sie mehr rot. Es bestehen mehr oder minder stark ausgeprägte Sensibilitätsstörungen an den Extremitäten, deren Grenze perpendikulär der Gliedachse verläuft, wenn sie auch allmählich in die normale Sensibilität übergeht. Radikuläre Sensibilitätsstörungen, wie sie von DEJERINE und EGGER u. a. beschrieben sind, konnte ich in diesen Fällen nie feststellen.

Von dieser NOTHNAGELschen *Form* gibt es fließende Übergänge zu der *Akroasphyxie von* CASSIRER oder *Akrocyanosis chronica,* die fast immer mit schweren Anästhesien einhergeht. Hier ist die Cyanose bereits stationär. An den cyanotisch verfärbten Händen treten rote Flecken oder Streifen auf. Die Temperatur der Haut ist an diesen Stellen merklich herabgesetzt. Die Weichteile werden oft pastös geschwollen. Nicht selten gesellen sich *hypertrophische,* manchmal auch *atrophische* Prozesse der Weichteile und auch der Nägel hinzu. *Akroasphyxia chronica hypertrophica oder atrophica.* Bemerkenswert ist, daß in diesen Fällen von CASSIRERscher Akroasphyxie die Kranken oft über ihre Extremitäten gar nicht klagen. Auch fehlen die Anfälle, welche bei der NOTHNAGELschen Form vorkommen. Daß diese Formen, die meist auf vasokonstriktorische Störung zurückgeführt werden, recht heterogen sein können, möchte ich durch Gegenüberstellung der Befunde zweier Fälle illustrieren, die in einer Serie von Akroasphyxiekranken aus meiner Klinik I. BEILIN beschrieben hat.

In *beiden* Fällen bestanden: Cyanose der Extremitäten, hauptsächlich der distalen Teile, herabgesetzte Sensibilität für alle Qualitäten, besonders für Warm und Kalt, Kopfschmerzen und psychische Indolenz, temporäre Albuminurie,

Erweiterung der Capillaren im hautmikroskopischen Bild, Hyperaciditas, relative Pleocytose, Erscheinungen von Insufficienz der Schild- und Keimdrüsen. Der Grundumsatz nach KNIPPING etwas unter der Norm. Nun deckte die weitere Analyse folgende *wesentliche Differenzen* auf. Im ersten Falle, einem 17jährigen Mädchen, waren *alle vier Extremitäten cyanotisch*, es bestanden *Schmerzen*, im zweiten Falle, einem 23jährigen Kranken, lokalisierte sich die *Cyanose hauptsächlich an den oberen Extremitäten und der Nase. Schmerzen bestanden nicht.* Der ersten Kranken wurde *leichter bei gesenkten Armen.* Sie lag auch im Bette mit aus dem Bette herabhängenden Armen. Der zweite Kranke *hielt die Hände mit Vorliebe hoch* über dem Kopfe. Im ersten Falle *änderte sich die Cyanose unter dem Einfluß von heißem oder kaltem Wasser kaum*, im zweiten rief *heißes Wasser eine Verminderung der Cyanose hervor, kaltes eine wesentliche Verstärkung derselben.* Bei der *Capillaroskopie* der ersten Kranken trat bei *lokaler Wärmeapplikation* eine *Verengerung der Capillaren* ein, bei *Kälteapplikation* eine *Erweiterung* derselben. 0,5 Adrenalin, in die Pulpa des Fingers injiziert, blieb ohne Effekt im capillaroskopischen Bild. Den vegetativen Proben gegenüber verhielten sich die Kranken ganz entgegengesetzt. Die *erste reagierte* überhaupt *nicht* auf mehrmalige *Adrenalininjektion*, auch auf intravenöse nicht, der *zweite* wies eine *stürmische Reaktion nach Adrenalin* auf allen Gebieten auf. Es handelte sich nach alledem in dem *ersten* Falle um Stauungscyanose infolge *Parese der Gefäßwandungen.* Dadurch entstand eine Arbeitshypertrophie des linken Ventrikels mit relativer Insufficienz des Mitrallappens. Im zweiten Falle bestand umgekehrt *Spasmus der peripheren Arterien*, der wie die Adrenalinproben bewiesen, auf einer Adrenalinämie beruhte. Für letztere sprachen auch die alimentäre, Adrenalin- und Pituitringlykosurie und schließlich die hohe Zahl für den Tonus des peripheren Herzens 50 statt der normalen 15—20 nach GÄRTNER. Deshalb ist auch Hochheben der Hand in diesem Fall von Nutzen: der Gefäßspasmus wird geringer. Herabhängen der Hände ruft im Gegenteil Verstärkung des Spasmus hervor durch den erhöhten Druck der Blutsäule auf die Gefäßwandungen (JANOWSKI, SIMNITZKI, MATTHES).

Wir sehen an diesen Fällen so deutlich, daß morphologisch ähnliche, vasomotorische Krankheitsbilder ihrem Wesen nach durchaus nicht einheitlich sind. Wir haben in dem zweiten Fall, einer typischen chronischen *Akroasphyxie von* CASSIRERschem *Typus* einen Übergang zur RAYNAUDschen *Krankheit.* Solche Fälle, wo die adrenalinogene Vasokonstriktion die Hauptrolle spielt, betrachtet OPPEL als *Arteriose* und als das „männliche Seitenstück" zur RAYNAUDschen *Krankheit.* Von größter Bedeutung sind die auch von I. BEILIN betonten Schlußfolgerungen, die man aus dem Studium des Zustandes der peripheren Gefäße in bezug auf die Gefäße des Hirns und der inneren Organe machen darf. Bemerkenswert ist die auffallende Apathie der Kranken, ihre depressive Stimmung. Sie können unbeschränkte Zeit auf ihrem Bette liegen ohne ein Wort mit ihren Zimmernachbarn zu wechseln. In einem Falle bestand eine förmlich schizoforme Psychose. Andererseits wird das allgemeine Wohlbefinden, auch der psychische Status weitgehend von allen den therapeutischen Maßregeln beeinflußt, die auf die Akrocyanose günstig einwirken. Es will scheinen, daß wir es hier also sozusagen mit einem Spiegel (BEILIN) zu tun haben, in welchem wir die Prozesse beobachten können, die in den Hirngefäßen vor sich gehen. In manchen

Fällen können die vasomotorischen Störungen vorwiegend und auch ausschließlich in anderen Organen auftreten. Hierher gehören vermutlich manche Fälle von *Migräne*, die sowohl vasokonstriktorischen als auch vasodilatatorischen Ursprung haben kann. Die sog. *ophthalmische Migräne* (CHARCOT) gehört besonders hierher. Darüber, wie auch über andere ähnliche anfallsweise auftretende Reiz- oder Ausfallserscheinungen von seiten der verschiedenen Abschnitte sowohl des peripheren als auch des zentralen Nervensystems, die teils als *intermittierendes Hinken* bekannt sind, ist im Abschnitt über Syndrome der Zirkulationsstörungen nachzulesen. Hier sei nur zur Differentialdiagnose und besserer Klassifizierung darauf hingewiesen, daß es sich bei den Akroparästhesien, Akroasphyxien um permanente Erscheinungen handelt, die nur hin und wieder exacerbieren. Bei der Migräne, dem intermittierenden Hinken, zu der auch die NOTHNAGELsche *Angina pectoris vasomotoria* zu zählen ist, stehen die *Anfälle im Vordergrunde*. Doch besteht kein prinzipieller Unterschied zwischen den „chronischen" Formen und den „Anfällen", da ja außerhalb der Anfälle die „Anfallsbereitschaft" besteht, mit anderen Worten, eine Insufficienz in dem entsprechenden Apparat anzunehmen ist.

Was die verschiedenen Faktoren anbetrifft, welche für die beschriebenen vasomotorischen Syndrome verantwortlich zu machen sind, so scheinen konstitutionelle von seiten der endokrinen Systeme eine gewisse Rolle zu spielen. Die sexuellen Apparate sind oft beteiligt, auch die Schilddrüse. Die Bedeutung des Nebennierensystems für manche Fälle wurde schon oben beleuchtet. Doch muß für viele Fälle auch eine organisch-nervöse Störung angenommen werden entweder im Sinne einer Erkrankung peripherer Nervenapparate, gewisser Nerven, die mit den sympathischen korrespondieren, wie Medianus oder Ischiadicus, oder zentraler vegetativer Apparate im Rückenmark, der Oblongata, dem Zwischenhirn, vielleicht auch im Großhirn. Bei manchen zentralen Leiden und besonders Rückenmarksaffektionen, wie *Gliose*, *Poliomyelitis*, manche Fälle von *Muskelatrophie*, besonders die *neurotische Form* CHARCOT-MARIE-TOOTH, auch bei cerebralen Kinderlähmungen, treten solche vasomotorischen Syndome sehr häufig auf. In manchen Fällen handelt es sich vielleicht auch um Entwicklungsstörungen. Es war schon oben davon die Rede, daß Cyanose der Extremitäten und besonders der distalen Teile bei Spina bifida occulta sehr oft vorkommen. Es müssen hierher auch die zahlreichen Fälle gezählt werden, wo *kalte Hände* und besonders *kalte Füße* das einzige objektive Symptom bei Neurasthenikern ist. Meist sind diese Fälle von zahlreichen Klagen begleitet, besonders über schlechten Schlaf, Kopfdruck, Arbeitsmüdigkeit, „Wallungen". Es gelingt oft, durch Beeinflussung der kalten Füße und Erwärmung derselben, Abreibungen, kalte und heiße Wechselfußbäder, heiße Flaschen, den ganzen Organismus günstig umzustimmen.

In letzter Zeit hat DAWIDENKOW erneut die Aufmerksamkeit auf das Syndrom der *Kaltparese* in Fällen von *neurotischer Muskelatrophie vom Typus* CHARCOT-MARIE gelenkt. Er hat eine besondere dominante Form der neurotischen Muskelatrophie herausgearbeitet, bei welcher neben dem typischen Bilde der CHARCOT-MARIEschen Krankheit bei sämtlichen erkrankten Mitgliedern der „neurotischen" Familie eine besondere Empfindlichkeit der Muskeln gegenüber Kälte bestand. Die Hände werden in der Kälte rot und schwach, manchmal nehmen die Finger Krallenstellung an und können schwer beweglich werden. DAWIDENKOW legt Wert darauf zu betonen, daß in diesen Fällen jede subjektive unangenehme Empfindung, wie Schmerzen oder Ameisenlaufen, fehlt. Die Kranken können nur „in der Kälte nicht arbeiten". Auch die ständige Cyanose fehlte in diesen Fällen. DAWIDENKOW unterstreicht, daß die Kaltparese nicht mit dem Kältegefühl und der Akrocyanose bei der Amyotrophie CHARCOT-MARIE verwechselt werden darf. Wenn es sich hier in der Tat um ein wichtiges, von DAWIDENKOW herausgearbeitetes Charakteristicum einer dominant vererbbaren Variation der neurotischen Muskelatrophie handelt, so unterscheidet sich doch prinzipiell dieses Syndrom nicht von den hier beschriebenen angioneurotischen Syndromen, die ja, wie wir sahen, bei den verschiedensten Krankheiten auftreten können.

Das RAYNAUDsche *Syndrom* oder die *symmetrische Gangrän* entwickelt sich in manchen Fällen aus den oben beschriebenen Syndromen. Es werden manchmal drei Stadien der Erkrankung unterschieden. Im ersten besteht eine *Syncope locale*, die anfallsweise meist am Morgen und öfter im Winter auftritt. Ein oder mehrere Finger oder Zehen werden ganz weiß, fühlen sich kalt an. Der Kranke hat in ihnen ein „totes Gefühl". Auch objektiv sind Sensibilitätsstörungen festzustellen. Manchmal tritt auch Erschwerung der Fingerbewegungen auf. Der Anfall dauert nicht lange. Oft treten gegen Schluß des Anfalls rasende Schmerzen auf, und es kommt zur lokalen Asphyxie. Letztere kann sich auch selbständig entwickeln. Hände oder Füße werden bläulich, dann blauviolett, blauschwarz und sogar schwarz. Dazwischen sind hyperämische heiße Stellen, die dem ganzen Bilde ein eigenes Gepräge geben. Oft ist der Übergang zur Hautfarbe der normalen Teile ein allmählicher. Die Haut der proximalen Teile ist dann blaurot oder marmoriert. Es bestehen heftige brennende Schmerzen. In heißem Wasser (BABINSKI und HEITZ) bleiben die kranken Abschnitte cyanotisch und stechen deutlich gegen die Scharlachfarbe der benachbarten Teile ab. Bei längerem Einwirken des heißen Wassers wird auch die Asphyxie geringer und die Farbe mehr normal. Wiederholen sich die Anfälle oft, dann kommt es zu Schwellungen und Verdickungen der Haut. Die Cyanose wird permanent. In mittelschweren Fällen kann es dabei bleiben und es entwickelt sich der oben beschriebene Zustand der CASSIRERschen *chronischen Akroasphyxie*. In anderen Fällen entstehen nun schwere trophische Störungen in Form der Gangrän, die durchaus nicht oft symmetrisch zu sein braucht. Meist beginnt sie mit Mumifizierung kleiner Hautstellen, oder aber es treten verdächtige Blasen auf, nach deren Platzen ein nekrotisches Geschwür zurückbleibt. Jeder stärkere Anfall endet mit einer derartigen Nekrose. Manchmal geht der gangränöse Prozeß in die Tiefe, es entstehen große Geschwüre, die jeder Therapie trotzen. Auch ganze Phalangen oder Glieder werden befallen, manchmal auch Ohren, Nasenspitze. Die trophischen Störungen bestehen mitunter aus Verdickungen der umgebenden Haut, so daß es zu Bildern kommen kann, die an Sklerodermie erinnern. Auch in den Knochen treten schwere trophische Veränderungen auf, welche sich nicht auf die distalen Enden beschränken, sondern sich oft bis zum Handgelenk erstrecken. Sensibilitätsstörungen sind meist vorhanden, ihre Abgrenzung entspricht weder der Wurzel- noch der Nervenverteilung. Meist ist sie perpendikulär zur Achse des Gliedes. Schmerzen sind mit das quälendste Symptom der Krankheit. Typisch ist das *zeitweilige*

Ausfallen des Pulses sowohl an der Arteria dorsalis pedis, als auch an der Radialis. Auch sollen beim RAYNAUDschen Syndrom passagere Kontraktion der A. centralis retinae vorkommen. Die *pletysmographischen Untersuchungen* von SIMONS haben gezeigt, daß auch außerhalb der Anfälle die vasomotorischen Reflexe abnorm sind. Es besteht eine Schwäche der motorischen Zentren, die sich in rasch auftretender Ermüdung, paradoxer Reaktion, Schwanken der Reflexe äußert. *Capillaroskopisch*

hatte HALPERT erweiterte Riesenschlingen und im gleichen Gesichtsfeld fadenförmig dünne Capillaren gefunden. Während des Anfalls konnte die Verfasserin Vorbuckelung und Auswüchse der Capillaren feststellen, die mehrere Minuten dauerten. Daneben waren leere Gefäßabschnitte. Lokale Wärme- und Kälteeinwirkung führte zu langsamer Reaktion. Ein heißes Bad rief nicht Erweiterung und zeitweise sogar Verengerung der Capillaren hervor, ganz wie im oben erwähnten Fall von BEILIN aus meiner Klinik. Bei längerer Wärmeeinwirkung kommt es jedoch manchmal zur Beschleunigung der Strömung. WEISS, LERICHE und POLICARD haben auch wesentliche Veränderungen der Capillarzirkulation beobachtet. H. FEDOROFF beschreibt in einem leichteren Falle von RAYNAUDschem Syndrom wesentliche Vermehrung der Schlingen, die durch ihre dunkle Farbe sich vom dunklen Hintergrund abhoben (Abb. 202 f.). Beide Schenkel waren erweitert und

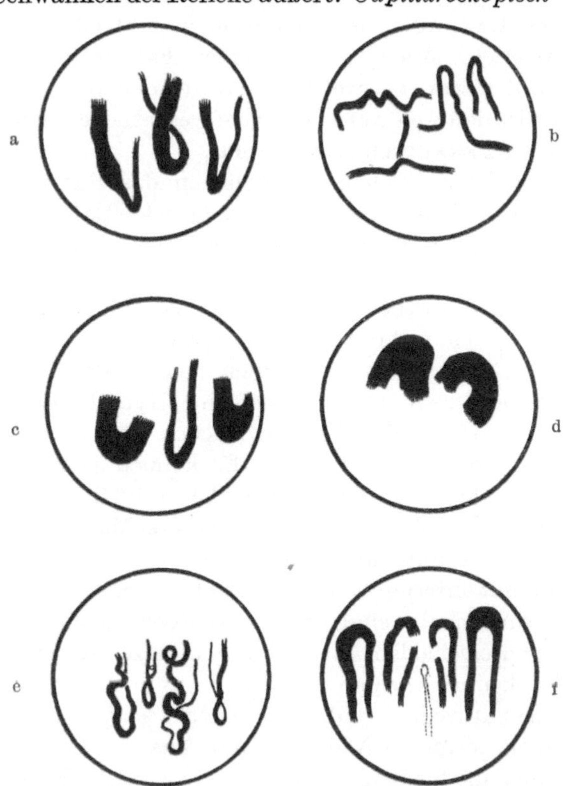

Abb. 202 a—f. Capillaroskopische Befunde. Nach H. FEDOROFF. a – RAYNAUD*sche Krankheit.* Asphyxie und Synkope. Riesige Schlingen mit erweitertem Diameter. b – Derselbe Fall. Andere Hand. Trophische Störungen. Gangrän. Ulcerationen. Die Schlingen kürzer, der Blutstrom im Vergleich zu a bedeutend schneller. c – *Gliose.* d – *Sklerodermie.* Kurze, weite Capillaren, mit cyanotischem Blut gefüllt. e – *Gliose.* f – RAYNAUDsche Krankheit. Erweiterte Schlingen sowohl der arteriellen, als auch der venösen mit langsam sich fortbewegendem Blut. An manchen Stellen ist der Blutstrom durch plasmatische Hohlräume unterbrochen. Manche Schlingen sind so eng, daß die Erythrocythen sie kaum passieren können.

mit langsam sich fortbewegendem Blut gefüllt. In verschiedenen Stellen war der Blutstrom unterbrochen. Neben diesen in regelrechten Reihen dicht aneinander anliegenden Capillaren befanden sich einzelne mit äußerst schmalem Durchschnitt, durch welche sich die Erythrocyten mit Mühe durchpreßten. In anderen Fällen hatte sie das capillaroskopische Bild beider Hände verglichen. Rechts bestanden Erscheinungen von Asphyxie und Synkope (Abb. 202a u. b). Hier waren die Schlingen riesig groß, ihr Durchmesser erweiterte sich bedeutend dem venösen Ende zu, das Blut bewegte sich langsam in dichter

Masse. Links prävalierten trophische Störungen: Geschwüre, Gangrän. Hier war das capillaroskopische Bild ein anderes. Die Schlingen waren kürzer, überaus dünn, der Blutstrom war rasch. Die Venen des subpapillaren Netzes waren gut ausgeprägt. H. Fedoroff zieht daraus den Schluß, daß die trophischen Störungen unabhängig von den vasomotorischen auftreten. Parrisius gibt an, daß das Capillarbild vom Stadium des Syndroms abhängt. In manchen Fällen von Raynaudschem Syndrom besteht eine bemerkenswerte Enge der gesamten Arterien. Auch ich habe einen Fall beobachtet, der von Martynow operiert worden war, bei welchem die Arterien von kolossal kleinem Durchmesser waren. Es ist dadurch wohl auch eine wesentliche Bedingung gegeben für das Auftreten des Raynaudschen Syndroms.

Unter welchen Bedingungen das Raynaudsche Syndrom auftritt, ist bis jetzt noch nicht erschöpfend gelöst. Daß eine ererbte Konstitution auch eine Rolle spielt, ist wohl wahrscheinlich. Ich habe mehrere Male einen typischen Raynaud auftreten sehen bei Kriegsteilnehmern, welche in den Schützengräben schwere Frostbeulen bekommen hatten, sich aber schließlich davon erholt hatten. Erst nach mehreren (5—8) Jahren traten dann die charakteristischen Anfälle des Raynaud auf, die einen meiner Patienten, einen Ingenieur, zum Suicidversuch trieb. Opel nimmt eine Hyperfunktion der Rinde der Nebennieren an und entfernt dieselben in solchen Fällen. Allerdings fällt die Adrenalinprobe nicht immer positiv aus. Es können ja auch andere toxische und infektiöse Momente eine Rolle spielen, die an irgendeiner Stelle des vegetativen Apparates eingreifen. Lues habe ich mehrere Male in der Anamnese gesehen.

Man muß das Raynaud*sche Syndrom* von der *Endarteriitis* trennen, die sich oft mit intermittierendem Hinken vergesellschaftet. Von den Mutilationen bei Syringomyelie sind die gangränösen Erscheinungen bei Raynaud nicht schwer zu unterscheiden, da sie ohne Schmerzen stattfinden. Doch sind auch bei manchen Rückenmarksleiden trophische Störungen beschrieben worden, die an das Raynaudsche Syndrom erinnern, so bei Tabes, Rückenmarkstumor, Myelitis. Auch periphere Neuritis, besonders des Ischiadicus, können Geschwüre hervorrufen, die manchmal an das Raynaudsche Syndrom erinnern. Das Raynaudsche Syndrom gegen die Akroasphyxie, Akroparästhesie und auch gegen Sklerodermie abzugrenzen erübrigt sich, da ja dieselben sich oft kombinieren resp. ineinander übergehen können.

Die *Prophylaxe* bringt in vielen Fällen wesentlichen Nutzen. Es müssen Durchnässungen, Erfrierungen, lokale Traumen, Überanstrengung vermieden werden. Allgemeine Kräftigung des Nervensystems und besonders der Vasomotoren durch Wasserkuren sind nützlich. Von internen therapeutischen Mitteln wird Arsen, Chinin, Natrium nitrosum, Jod, auch Thyreoidin empfohlen. Am besten sind lauwarme Fußbäder, manchmal galvanische Zellenbäder. Von der Diathermie habe ich wenig Erfolg gesehen, nicht viel auch von der Lericheschen periarteriellen Sympathektomie.

Zu den allerseltensten angioneurotischen Syndromen gehört die *Erythromelalgie*. Sie besteht in heftigen, manchmal unerträglichen Schmerzattacken in distalen Teilen der Extremitäten mit roter oder rotvioletter Verfärbung, lokaler Temperaturerhöhung und Schwellung derselben. Die Sensibilität ist nicht gestört. Manchmal besteht Hyperästhesie. Fast immer besteht eine Hyperhidrosis. Auch fehlen trophische Störungen. Das Leiden ist meist symmetrisch oder auf einer Seite stärker ausgeprägt. Die Schmerzen treten auf unter dem Einfluß von Wärme, Bewegung und beim Herabhängen der Glieder. Das Syndrom verbindet sich nicht selten mit anderen angio-trophoneurotischen Störungen, mit Sklerodermie, Akroparästhesien. Was die Bedingungen seines Auftretens anbelangt, so wissen wir davon recht wenig. Das folgt schon daraus, daß CASSIRER und nach ihm CURSCHMANN empfehlen, von der symptomatischen Erythromelalgie, die bei „anderen" Krankheiten, wie multiple Sklerose, Apoplexie usw. auftritt, eine idiopathische Form abzusondern. Das kann natürlich nur bedeuten, daß wir über Pathogenese der Erythromelalgie in der Mehrheit der Fälle nichts wissen.

Das *circumscripte Ödem* von QUINCKE ist eine angiotrophoneurotische Form, die meist akut in einem bestimmten Körperteile auftritt, das Gefühl von Spannung hervorruft, keine Schmerzen, jedoch nicht selten Parästhesien und Jucken. Die Schwellungen sind ziemlich hart anzufassen, meist blaß, lokalisieren sich entweder symmetrisch, dann oft an den oberen Extremitäten, oder asymmetrisch, oft im Gesicht (Abb. 203). In letzterem Falle treten oft migräneartige Schmerzen auf, die SEPP auf denselben ödematösen Prozeß im Schädelinnern zurückführt. Der Anfall dauert mehrere Stunden und geht dann zurück. Oft treten gleichzeitig Urticaria oder andere Hautreaktionen auf. Auch ist er nicht selten mit MEINIÉRE-schem Syndrom kombiniert. Schon

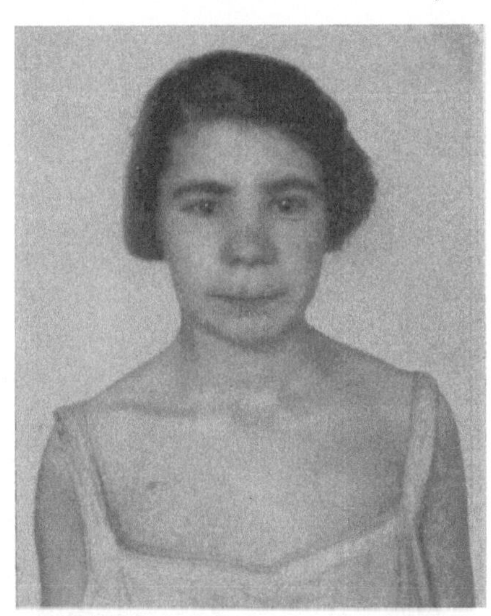

Abb. 203. Trophoneurotisches Ödem im Gesicht. Universitätsnervenklinik Minsk.

QUINCKE hat manche Fälle von Meningitis serosa als Äquivalent des akuten Ödems aufgefaßt. Rheumatische oder andere Infektionen, Intoxikationen, besonders vom Darm aus, spielen vielleicht eine Rolle. Oft scheint Idiosynkrasie gegen gewisse Naturprodukte in den Nahrungsmitteln, manche blühenden Pflanzen vorzuliegen, die zu anaphylaktischen, bzw. allergischen Vorgängen führen. Es soll deshalb am besten eine Diät- und Stuhlregelung helfen und *Medikation von Calciumsalzen*, die in den meisten *anaphylaktischen Syndromen* von Nutzen sind, da durch sie die gesteigerte Erregung, die erhöhte Sensibilität der Gewebe durch Abdichtung der Zellmembran (HÖBER) vermindert wird.

Die *Sklerodermie* kann zum Unterschied von den oben beschriebenen angiotrophoneurotischen Syndromen nicht nur *regionär* auftreten, sondern sich auch über den größten Teil des Körpers verbreiten. Sie betrifft nicht nur, wie nach der Bezeichnung zu urteilen wäre, die Haut, sondern auch die tieferen Teile, das Unterhautzellgewebe, die Muskeln, Knochen, Gelenke. Da in den generalisierten Formen auch meist eine allgemeine Kachexie sich hinzugesellt, spricht H. CURSCHMANN mit Recht von einer *sklerodermischen Dystrophie*.

Obwohl gewöhnlich drei Stadien des Leidens unterschieden werden: das harte Ödem, die Induration, die Atrophie, so kommt doch in den seltensten Fällen das erste Stadium zur Beobachtung. Hat sich das Leiden derart zum atrophischen Stadium entwickelt, daß der Kranke den Arzt aufsucht, dann kann man an anderen Stellen, die der Atrophie *noch nicht* anheimgefallen sind, in der Tat eine Induration bemerken. Diese Verhärtungen durchdringen das Unterhautzellgewebe, so daß die Haut nicht abhebbar wird. An den fleckenhaft auftretenden Stellen der Induration entwickelt sich meist eine charakteristische, ebenfalls fleckenhafte Pigmentierung. Allmählich entwickelt sich nun Atrophie der Haut, sie wird seltsam glänzend, dünn und läßt sich von der Unterlage

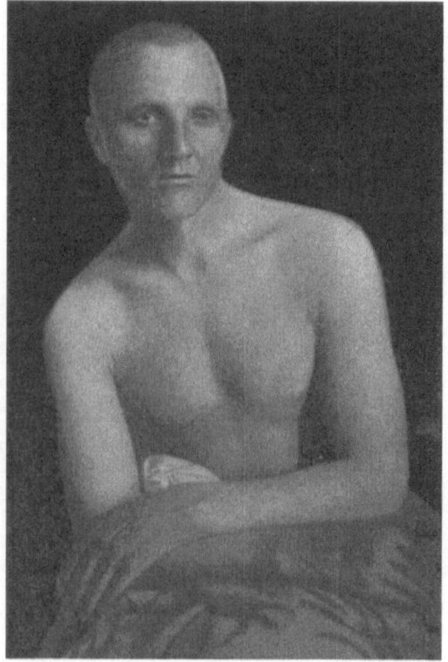

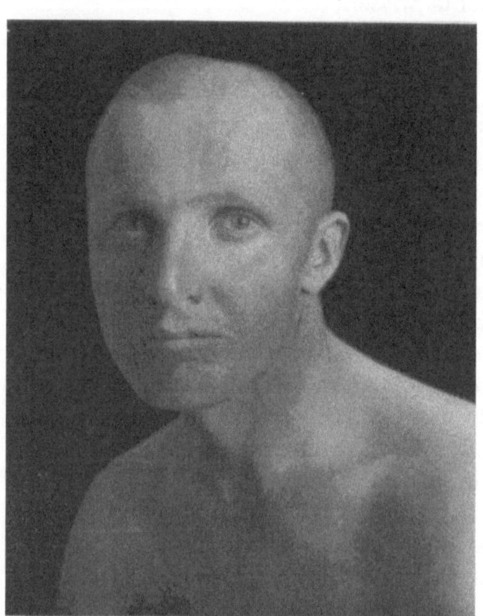

Abb. 204. Sklerodermie mit Hemiatrophia faciei.   Abb. 205. Hemiatrophia faciei bei Sklerodermie.

nicht abheben. Sie umspannt sozusagen die Muskulatur und behindert ihre Funktion. Es kommt dann zu Verkürzungen der Muskeln. Die Lippen sind verkürzt, sie können nicht mehr die Zähne bedecken, die Nasenlöcher werden größer durch Schrumpfung ihrer Ränder. Auch die Bewegungen der Extremitäten werden durch Schrumpfungen behindert. Besonders schwer werden die Finger befallen. Hier schließt sich der Atrophie der Haut und der Weichteile Atrophie der Endphalangen an. Im Röntgenbild können schon frühzeitig Veränderungen der Knochen festgestellt werden. Nach schweren trophischen Erscheinungen an den Nägeln kommt es zu Mutilationen und es entsteht die charakteristische *Sklerodaktylie*, die in manchen Stadien an Raynaud erinnern kann. Diese Form der Sklerodaktylie mit Sklerodermie um Mund und Nase ist die häufigste Abart und oft bleibt es bei diesen Lokalisationen (Abb. 204 u. 205). Doch kommen Fälle vor, wo der Prozeß sich allmählich über den gesamten Körper verbreitet und besonders auch die unteren Extremitäten befällt. Über den Gelenken führt er zu Ankylosierungen nicht nur infolge der Bewegungsbehinderung durch die straff gespannte Haut, sondern infolge atrophischer Prozesse in Knochen und Gelenken (*Akromikrie*). Nach Curschmann kann auf diese Weise auch Wirbelsteifigkeit auftreten. Auf diese Weise wird durch allmähliches Ausbreiten des atrophischen Prozesses über den ganzen Körper und sämtliche Gewebe der äußeren Decke der Kranke völlig bewegungslos. Er ähnelt einer *Mumie* (Grasset).

Schmerzen sind nicht typisch. Auch spielen *Sensibilitätsstörungen* keine wesentliche Rolle. Wenn sie vorkommen, dann sind sie manchmal der Ausdruck einer *Akroparästhesie*. Vasomotorische Erscheinungen sollen nach Casirrer und Hirschfeld oft vorkommen. Es können sich auch *erythromelalgische Syndrome* herausbilden. Weiss hat *capillaroskopisch* abnorm starkgewundene Schlingen mit sehr engem und sehr weitem venösen Schenkel beschrieben, dazwischen wieder zarte und weniger verunstaltete. Helena Fedoroff hat zum größten Teil kurze, bedeutend erweiterte Schlingen beschrieben, die mit bläulichem Blute gefüllt waren.

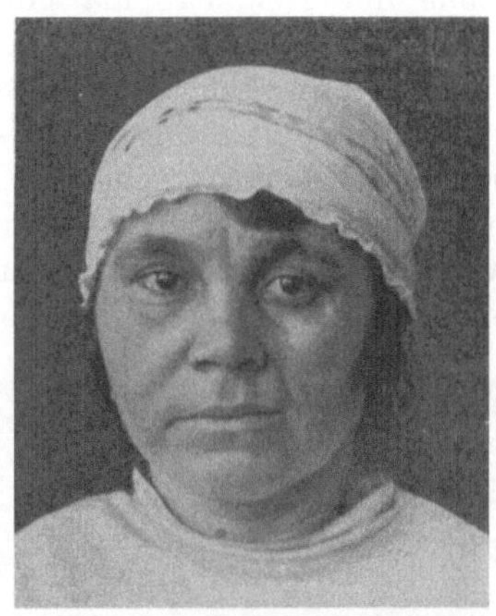

Abb. 206. Hemiatrophia faciei. Universitätsnervenklinik Minsk.

In manchen Schlingen war der arterielle Schenkel sehr eng, so daß der venöse um vieles breiter war. Das gesamte Bild war etwas nebelhaft, was H. Fedoroff auf die Hautverdickung zurückführt. Nach der Lericheschen Operation konnte sie neben Besserung der klinischen Symptome capillaroskopisch vielleicht ein besser sichtbares Bild konstatieren, doch hatten sich wesentliche Veränderungen nicht eingestellt (Abb. 202d).

Casirrer hat als Spezialfall der Sklerodermie die *Hemiatrophia faciei progressiva* hingestellt. Obwohl diese Ansicht nicht von allen Autoren (Stiefler, Curschmann) geteilt wird, ist doch die allmähliche Entwicklung des Leidens derart für Sklerodermie typisch, daß ich kein gewichtiges differentialdiagnostisches Merkmal finde, durch welches man diese beiden Prozesse voneinander unterscheiden könnte. In deutlicher Ausprägung entspricht das Bild denjenigen, welches oben von der Sklerodermie entworfen wurde, nur daß es sich auf die eine Gesichtshälfte beschränkt (Abb. 206). Es ist dabei nicht

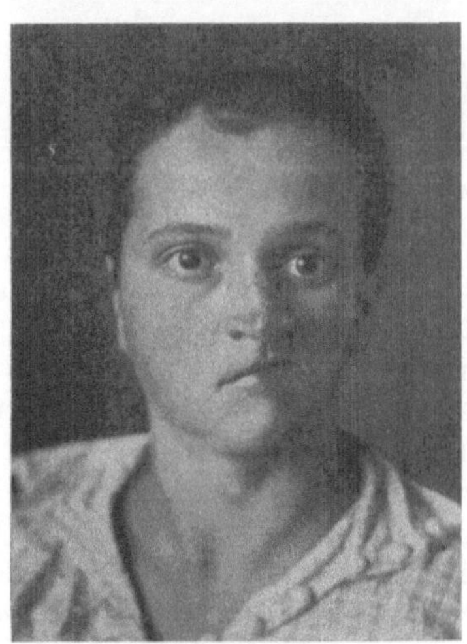

Abb. 207. Hemiatrophia faciei. Näheres im Text.

allzu selten, daß der hemiatrophische Prozeß sich nicht ausschließlich auf das Gesicht beschränkt. Sehr oft geht er auf die entsprechende Zungenhälfte über. In manchen Fällen verbreitet er sich über den Hals bis zum Schlüsselbein, ja er kann sich auch über die eine Hälfte des Schultergürtels erstrecken und auch auf die Schulter und den Arm übergreifen: Typus hemifacio-scapulo-humerothoracicus. Gerade diese Fälle geben das Recht, den pathologischen Prozeß, der der Krankheit zugrunde liegt, näher zu lokalisieren.

So habe ich eine Kranke beobachten können, bei der sich die Sklerodermie mit Hemiatrophia faciei im Anschluß an einen Typhus entwickelte (Abb. 207—209). Es handelte sich um typischen Verlauf und typischen Status. Wie so oft bei Hemiatrophie bestand auch bei dieser Kranken ein deutlicher Exophthalmus, besonders links, auf der hemiatrophischen Seite. Es bestand auch vielleicht eine kleine Struma, ohne daß jedoch irgend ein Anhaltspunkt da war, von Basedowscher Krankheit zu sprechen. Es ist in dieser Hinsicht CASSIRER und HIRSCHFELD durchaus Recht zu geben, daß die Basedowtheorie der Sklerodermie auf recht schwachen Füßen steht, schon aus dem Umstand,

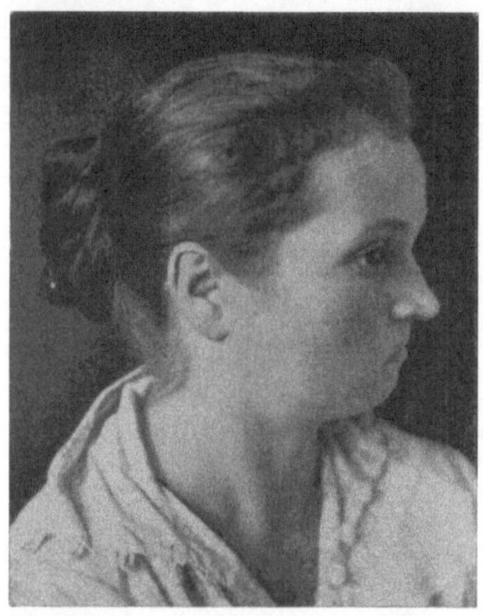

Abb. 208. Hemiatrophia faciei und Sklerodermie. S. Text. Gesunde Seite.

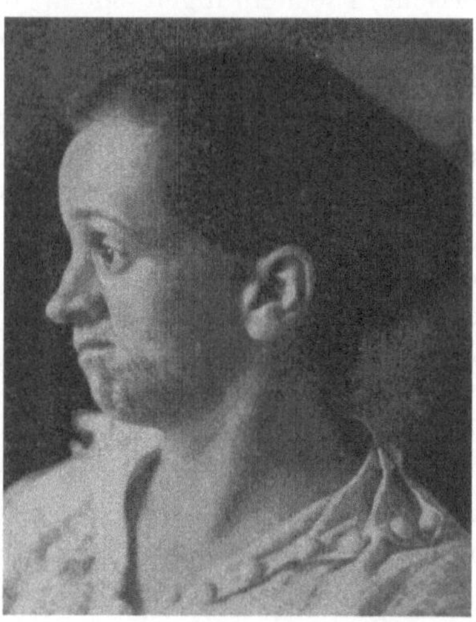

Abb. 209. Derselbe Fall wie Abb. 207 und
208. Sklerodermische Veränderungen um
Mund, Nase und unterem Lid.

daß in einer kleinen Minderzahl der Fälle eine solche Kombination vorkommt. Nun klagte die Patientin über Schmerzen, die sich hauptsächlich über der linken Hälfte des Halses, des Schultergürtels und teils über der linken Hand erstreckten. Die Sensibilitätsprüfung gab hier nicht ganz genaue Resultate. Bald schien sie normal, bald etwas, jedenfalls unbedeutend, gestört. Außer den trophischen Störungen im Gesicht bestanden bei ihr auch solche von seiten der Zähne, die ihr alle links schmerzlos ausgefallen waren. Ich empfahl ihr Exstirpation des oberen Halsganglions. Nach der Operation (RUBASCHEW) trat momentan das HORNERsche Syndrom auf. Bei der Prüfung mit der Schwitzprobe nach VICTOR MINOR brach überall guter Schweiß aus, mit Ausnahme der linken Gesichtshälfte und der Partie des Halses bis zum linken Schlüsselbein. Wesentlich erscheint es mir nun, daß in dem exstirpierten Ganglion MELNIKOW im Laboratorium meiner Klinik deutliche kleinzellige Infiltration feststellen konnte, auf die der sklerodermische Prozeß resp. die Hemiatrophie bezogen werden konnte. In der klassischen, die gesamte Literatur bis zur letzten Zeit berücksichtigenden Monographie von CASSIRER und HIRSCHFELD wird nur eines Falles von BRÜNIG Erwähnung getan, wo im exstirpierten

Halsganglion Veränderungen sich vorfanden. Wir müssen unseren Fall in dem
Sinne deuten, daß eine Erkrankung des sympathischen Halsganglions eine
lokale Sklerodermie hervorrufen kann, entsprechend dem Innervationsgebiet
des Ganglions. Hauptsächlich wird sich dies in Hemiatrophia faciei äußern,
außerdem wird in manchen Fällen der Prozeß auf Hals und Schultergürtel
übergehen können. Charakteristisch ist, daß auch die Zunge, die oft an der
Hemiatrophia faciei beteiligt ist, vom oberen Cervicalganglion versorgt wird.
Es ist ja dabei absolut nicht ausgeschlossen, daß bei derselben Kranken sich
über Jahr und Tag sklerodermische Erscheinungen auch
an anderen Körperteilen einstellen werden. Der nämliche entzündliche Prozeß, der das linke obere sympathische Halsganglion affiziert hat, kann ja auch andere
sympathische Ganglien betroffen haben, wenn auch in
kleinem Maße.

Es soll damit nicht behauptet werden, daß die
sympathischen Ganglien die einzige Stelle sind, deren
Erkrankung eine Sklerodermie resp. Hemiatrophia faciei
hervorruft. Ich nehme vielmehr in Übereinstimmung
mit Oppenheim, Cassirer-Hirschfeld u. a. an, daß
Erkrankungen des gesamten vegetativen Systems das
Syndrom der Sklerodermie hervorruft. Das vegetative
System kann jedoch sowohl im Großhirn als auch in
den subcorticalen Ganglien, Hirnstamm, Rückenmark,
Grenzstrang und den peripheren Apparaten geschädigt
sein. In den Fällen, wo die Hemiatrophie sich nicht nur
auf das Gesicht beschränkt, sondern eine ganze Körperhälfte betrifft, dann wird an eine cerebaler Lokalisation
zu denken sein. Allerdings muß bemerkt werden, daß
nicht in allen Fällen von halbseitiger Atrophie des Körpers und der Extremitäten der Prozeß durchaus an den
bei der Hemiatrophia faciei erinnert (Abb. 210). Dies
muß gegen Cassirer-Hirschfeld doch betont werden.
In diesen Fällen fehlen häufig die typischen sklerotischen
Prozesse an der Haut. Die Körperhälfte, die Gesichtshälfte und die entsprechenden Extremitäten sind nur
kleiner, funktionieren übrigens gut und erinnern sonst
durch nichts an einen sklerotischen Prozeß. Doch glaube
ich nicht, daß es sich hier um einen prinzipiell anderen

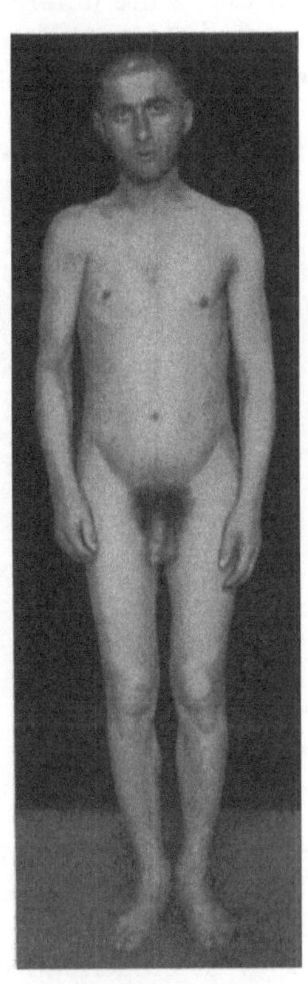

Abb. 210. Rechtsseitige Hemiatrophie. Hier auch Pek-
toralisdefekt.
Universitätsnervenklinik
Minsk.

Prozeß handelt. Wir wissen noch bitter wenig davon, wie die einzelnen Gewebe,
z. B. von Haut, Unterhautzellgewebe, Muskeln, Knochen auf Affektionen verschiedener Abschnitte des Sympathicus reagieren. Es kann schon sein, daß sie
bei einer peripheren Lokalisation, bei bestimmten Bedingungen durch ein
Syndrom der Sklerodermie oder der symmetrischen Gangräne u. dgl. reagieren,
bei Affektion der zentralen Teile des Sympathicus sie dagegen durch „einfache"
Atrophie antworten.

Ich habe mit Chasanow eine ganze Serie von Fällen mit Hemiatrophie
des Gesichts und Hemiatrophie des Körpers gesammelt, wo die verschiedenen

Lokalisationen und Noxen angenommen werden müssen. So habe ich einen Fall demonstriert, wo im Anschluß an epidemische Encephalitis sich bei einem jungen Mädchen Störungen des Fettumsatzes entwickelten und zur gleichen Zeit eine linksseitige *Hemiatrophia faciei* und rechtsseitig trophische Störungen namentlich am Bein und Fuß vom Charakter einer *Hypertrophie* (Abb. 211). Es muß vielleicht in diesem Falle angenommen werden, daß der encephalitische Prozeß sich auch in der linken Hälfte des Hirnstammes abgespielt hat, so daß die vegetativen Zentren für die linke Gesichtshälfte homolateral, die Bahnen für die rechte untere Extremität kontralateral, noch vor der Kreuzung getroffen wurde. Es ist übrigens ein alternierender Typus von LUNTZ beschrieben worden, der über Hemiatrophia cruciata berichtet hat. VOLHARD hat einen Fall be-

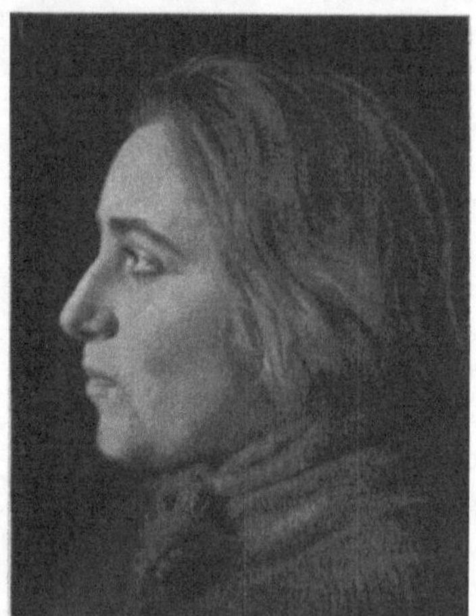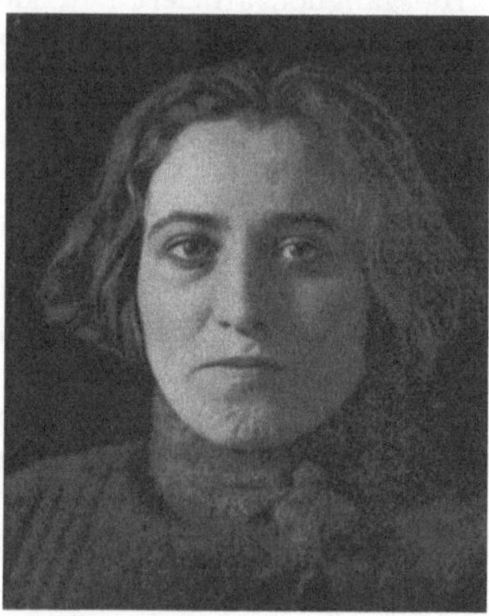

Abb. 211. Hemiatrophia faciei nach epidemischer Encephalitis. Es bestand eine gekreuzte Hypertrophie der rechten unteren Extremität.
Universitätsnervenklinik Minsk.

schrieben, wo auf der einen Seite eine Hemiatrophia faciei, auf der gekreuzten Pigmentanomalien bestanden. CASSIRER und HIRSCHFELD haben eine sich allmählich entwickelnde linksseitige Hemiatrophie beobachtet, wo auf der kranken Seite sklerodermatische oder abnorm pigmentierte Partien sich vorfanden (Abb. 212 u. 213). Auf dem Boden der Sklerodermie hatte sich eine Hemiatrophie auch in dem Falle von KNAPP entwickelt.

STIER hat darauf hingewiesen, daß die Hemiatrophia faciei, wie auch des gesamten Körpers, sich meist links entwickelt, gemäß der Inferiorität der linken Hälfte. Eine indirekte Bestätigung hat er darin gefunden, daß bei einem Linkshändigen die Hemiatrophie sich rechts entwickelte. Die hypertrophischen Prozesse lokalisieren sich dementsprechend eher rechts. RUBASCHEW, der alle Variationen von angeborener *Macrosomia partialis* berücksichtigt, hat ein Verhältnis von 178:171 gefunden. Allerdings sind diese letzten Zahlen einer wesentlichen Korrektur bedürftig, da sie nichts darüber aussagen, ob der Kranke Rechts- oder Linkshänder war. Und darin liegt eigentlich der Kernpunkt der STIERschen Hypothese.

Daß dem Syndrom verschiedene Ursachen zugrunde liegen können, ist klar. Außer Infektionen kommen ziemlich häufig lokale Traumen in Betracht, die entweder die peripheren sympathischen Äste oder die Ganglien oder auch die peripheren Nerven schädigen können, in welchem vegetative Fasern parasympathischen Ursprungs verlaufen. Auch Rückenmarksprozesse, wie Gliose u. a., können unter Umständen zur Sklerodermie führen. Von Encephalitis epidemica, die mit Vorliebe vegetative Apparate befällt, war schon die Rede.

Da atrophische Prozesse meist mit Reizzuständen im Sympathicussystem zusammenfallen, so ist gerade bei der Sklerodermie eine periarterielle Sympathektomie indiziert. Sie kann aber nur dann rationell sein, wenn durch dieselbe tatsächlich der Reiz in dem sklerodermaktisch sich verändernden Gewebe

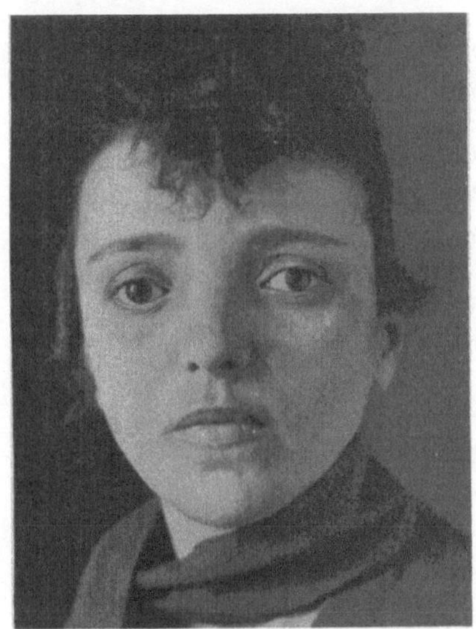

Abb. 212. Hemiatrophia faciei mit Pigmentanomalien.
Universitätsnervenklinik Minsk.

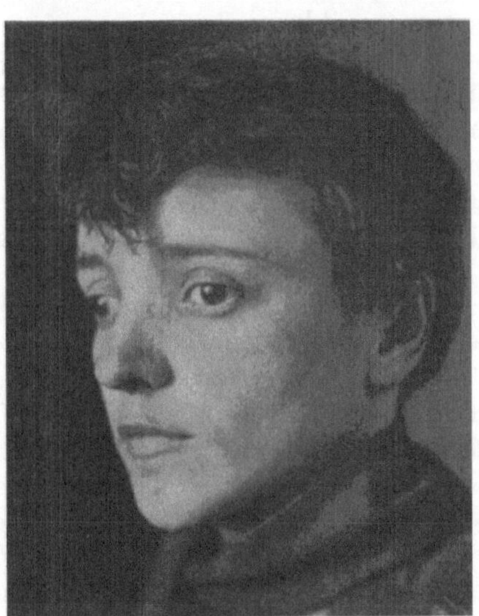

Abb. 213. Derselbe Fall, wie 212.

ausgeschaltet wird. In bezug auf Hemiatrophia faciei kann in solchen Fällen a priori Exstirpation des oberen Cervicalganglions Nutzen bringen. Es gibt noch zu wenig Beobachtungen, um darüber zu urteilen, ob diese aprioristische Schlußfolgerung sich in praxi bestätigt.

Dem angio-trophoneurotischen Syndrom müssen auch die *Hemihypertrophien* zugezählt werden. Am häufigsten kommt es zu einer *Hemihypertrophia faciei*. Seltener ist die *Hemihypertrophia totalis*. Dem trophoneurotischen Syndrom können *ohne weiteres* natürlich *nur* diejenigen Fälle zugezählt werden, die während Lebzeiten erworben wurden und von den kongenitalen hauptsächlich diejenigen, welche eine Tendenz zum weiteren Wachstum besitzen. Ihnen liegen natürlich pathologische Prozesse in denselben Gebieten zugrunde, deren Erkrankung zur Hemiatrophie führt. Es ist auch Hemiatrophia cruciata beschrieben worden.

Was die kongenitalen Hypertrophien anbetrifft, so ist wohl nur ein Teil derselben dem trophoneurotischen Syndrom zuzuzählen, und zwar diejenigen, wo das klinische Bild demjenigen der erworbenen entspricht. Nun kennen wir ja keinen oder fast keinen erworbenen partiellen Riesenwuchs, der sich z. B. auf einen Finger bezieht. Meist greift die Noxe ein bestimmtes vegetatives Areal an, welches ein größeres Territorium innerviert. Auch im Falle der Gesichts-hemiatrophie erweist es sich, daß das obere Cervicalganglion ein größeres Territorium versorgt. Wenn es sich nun um einen Finger handelt, dann kann das nur so geschehen, daß die Noxe (Trauma?) unmittelbar auf die embryonalen Gewebe wirkt, aus denen der Körperteil entspringt.

Progression der Hypertrophie ist ebenfalls wichtig, um die Erkrankung dem trophoneurotischen Syndrom zuzuzählen. Doch spricht das Fehlen dieses Merkmals nicht gegen die trophoneurotische Genese, da es ein abgelaufener Prozeß sein kann. Allerdings fällt mancher Fall in gewissem Sinne aus diesem Kapitel der progressiven Trophoneurosen und muß zu den Embryonalschädi-gungen gezählt werden.

RUBASCHEW hat den *kongenitalen partiellen Makrosomien* eine fleißige Studie in Form eines kritischen Sammelreferates gewidmet. Er hat aus der Literatur mit seinen eigenen Beobachtungen gesammelt: 95 Fälle von totaler Hemihyper-trophie (*Macrosomia partialis congenita unilateralis*), 14 Fälle von Macrosomia partialis congenita cruciata, 26 Fälle von „Paramacrosomia", 2 Extremitäten obere oder untere, 7 Fälle von angeborenem partiellen Riesenwuchs von 3, 2 Fälle (RUBASCHEW und WILSON) von 4 Extremitäten, 43 von Macrosomia partialis congenita faciei (Hemihypertrophia faciei), 52 von Riesenwuchs der gesamten oberen Extremität, 72 Fälle von Riesenwuchs der Hände und Finger, 67 der unteren Extremität, 82 des Fußes und der Zehen. Meist handelt es sich um Riesenwuchs eines oder mehrerer Finger resp. Zehen. Diese Sammlung, die wohl unübertroffen dasteht, gibt RUBASCHEW Gelegenheit, den angeborenen partiellen Riesenwuchs in jedem Falle als trophoneurotisch bedingt aufzufassen. Seine Beweisführung ist: 1. Analogieschluß aus den Fällen mit erworbener Hemi-hypertrophie resp. Akromegalie und Gigantismus, 2. Auftreten in vielen der be-schriebenen Fälle, außer hypertrophischen Prozessen, auch atrophischer oder dystrophischer. Hierher gehören Geschwüre, Lipomatose, Naevi u. dgl. Auch dem endokrinen System räumt er eine Rolle ein, die auf dieselbe Weise begründet wird. Allerdings schränkt RUBASCHEW die Bedeutung seiner Schlußfolgerungen schon dadurch wesentlich ein, daß er auch die bei lokalen Entzündungen auftreten-den Hypertrophien auf trophoneurotische Einflüsse zurückführt. Bei dieser etwas zu weiten und wenig präzisen Fassung können ja schließlich alle Prozesse im Organismus auf trophoneurotische resp. vegetative Einflüsse zurückgeführt werden. Das heißt aber nicht, die Frage von der Genese lösen, sondern sie nur anders formulieren. Wie es scheint, fühlt auch RUBASCHEW die Bedingtheit seiner Lösung, wenn er richtig bemerkt, daß wir ja bei erworbenen Hypertrophien zwar verschiedene ätiologische Momente finden können, jedoch dieselbe Patho-genese. Wenn dem so ist, so ist es nicht ganz konsequent, die mechanische, vasculäre und „embryonale" zugunsten der „neurogenen Theorie" zu ver-werfen. Um mit RUBASCHEW zu sprechen, können ja mechanische, vasculäre und „embryonale" Einflüsse das „ätiologische" Moment sein. Dadurch werden Bedingungen geschaffen, die zu Funktionsstörung der vegetativen Apparate führen, was für die Pathogenese des Riesenwuchses von Bedeutung sein kann. Es ist also die Alternative: „aut-aut" nicht die Fragestellung, welche uns dem Ver-stehen des eigenartigen Syndroms des angeborenen partiellen Riesenwuches näher bringt. Es scheint ja auch schließlich nicht möglich, auf Grund der Literatur und sogar eigener Fälle genetische Fragen zu lösen. Da müßte die experimentelle Embryonalforschung einsetzen, die ja bedeutende Fortschritte zu verzeichnen hat.

XXVI. Neurotische Syndrome.

Der Neurosenbegriff hat in den letzten Jahren eine Evolution durchgemacht, dank welcher ein großer Teil der früher als Neurosen bekannten Krankheitsbilder in die Gruppe der organischen oder somatischen Nervenkrankheiten versetzt worden ist. Ich nenne nur die Epilepsie, Chorea, Paralysis agitans, Torsionsspasmus, Torticollis, Tic u. a. m., dann die Reihe der sog. vegetativen Neurosen, die Angio-Trophoneurosen und Organneurosen, die auf Innervationsstörungen der inneren Organe beruhen (Pylorusspasmus, Asthma, Angina vasomotorica u. a.) und schließlich die große Gruppe der Endokrinopathien, wie BASEDOWsche Krankheit, Tetanie, ADDISSONsche Krankheit u. a. m. Alle diese Syndrome sind bereits in den entsprechenden Abschnitten dieses Buches behandelt worden und dieselben in diesem Zusammenhange hier erwähnen, kann nur aus historischen Rücksichten gerechtfertigt werden. Um also nicht mißverstanden zu werden, betone ich, daß in einer großen Zahl der Fälle, die auf den ersten Blick als neurasthenisch oder hysterisch imponieren, immer an die Möglichkeit oder Notwendigkeit gedacht werden muß, sie in den Rahmen der oben angeführten Syndrome unterzubringen. Mit anderen Worten, wir finden bei allen erwähnten Syndromen auch psychische Erscheinungen, welche mit dem im cerebrospinalen und vegetativen Nervensystem sich abspielenden Prozessen in engstem Zusammenhang stehen. Auch bei den meisten anderen Syndromen, von denen oben die Rede war, können gewisse Veränderungen in der psychischen Sphäre festgestellt werden, welche, wie an mehreren Stellen des Buches unterstrichen wurde, mit organischen Hirnveränderungen zusammenhängen. Hierher gehören nicht nur die wesentlichen Veränderungen der Psyche bei Frontal- und Parietalherden und bei anderen Rindenerkrankungen, sondern auch bei Affektionen der subcorticalen Ganglien und des Hirnstammes, worauf schon REICHARDT, BONHOEFFER, KLEIST, GAMPER u. a. hingewiesen haben.

Was nun die noch übrig gebliebenen Neurosen anbelangt, die sich in die erwähnten Syndrome nicht einreihen ließen, so unterliegt es keinem Zweifel, daß sie ebenfalls von demselben Gesichtspunkt aufgefaßt werden können, wie alle die übrigen neuropathologischen Syndrome. Auch bei ihnen, den hysterischen und neurasthenischen Syndromen, die untereinander abzugrenzen heutzutage unmöglich ist, wo der größte Teil der „Neurasthenie" zu den organischen Angio-Trophoneurosen und ähnlichen Syndromen versetzt worden ist, begegnen wir ganz gesetzmäßigen Reaktionen, in denen wir die Funktion bestimmter Hirnapparate und Hirnmechanismen wiedererkennen. Bei pathologisch veränderten Bedingungen haben wir es auch hier mit dem Auftreten anderer Reaktionen, anderer Funktionsabläufe zu tun, die sich von den normalen dadurch auszeichnen, daß sie Reaktions- und Funktionsabläufen entsprechen, welche der gegebenen Situation, den Umweltbedingungen nicht adäquat sind. Meist handelt es sich um Reaktionsweisen, die wir lediglich vom phylo- und ontogenetischen Standpunkt verstehen können, um Funktionsabläufe, die einer anderen Umwelt entsprechen,

auf welche die „enthemmten" Hirnapparate in der Phylogenese „abgestimmt"
waren. Wie die Analyse von FOERSTER, GIERLICH in der striären Bewegungsstörung phylo- und ontogenetisch alte Mechanismen herausgeschält hat, wie
dasselbe BABINSKI, P. MARIE und FOIX, HEAD, FOERSTER, ASTWAZATUROW,
MAGNUS u. a. in den Funktionsabläufen nach Störung der motorischen, sensiblen
und anderen Bahnen von Rinde und Hirnstamm getan haben, wie allen genannten
vorbildlich H. JACKSON es verstanden hat neben den negativen, den Ausfallserscheinungen, bei Hirnsyndromen, wie Epilepsie, Aphasie u. a. auch die positiven Leistungen der niederen, einfacheren und besser organisierten Hirnteile
zu erblicken, ebenso hat auf diesen gut vorgezeichneten Bahnen auch die Analyse
der neurotischen Syndrome durch STORCH, SCHILDER, KRETSCHMER, KRONFELD,
MAYER-GROSS, JAENSCH und vieler anderer es dahin gebracht, in ihnen phylo-
und ontogenetisch alte Apparate und Mechanismen aufzudecken. So hat namentlich KRETSCHMER in den hysterischen Reaktionen „alte, allgemeintierische
Reflexmechanismen" erblickt, die zu den zwei großen Instinktkreisen: „Bewegungssturm" und „Totstellreflex" Beziehung haben. Einerseits Schüttelzittern,
Muskelkrämpfe, große hysterische Anfälle mit Wein- und Lachkrämpfen, wie wir
ja solche Reaktionsweisen bei organischen striären resp. pseudobulbären Erkrankungen angetroffen haben. Andererseits hysterische, komplette, schlaffe
Lähmung, Anästhesie, Gesichtsfeldeinengung, Stupor, hypnotische Beeinflußbarkeit, wie wir sie auch bei diencephalen Syndromen gesehen haben.

Wodurch unterscheidet sich nun ein *neurotisches* Syndrom von einem *organischen?* HOCHE, BUMKE u. a. nehmen an, daß die neurotische Reaktionsweise
sich hauptsächlich *quantitativ von der Reaktion Gesunder* unterscheidet. Die
Reaktionsweise der *organisch* Kranken ist *qualitativ anders als die Reaktion
Gesunder.* Doch glaube ich, daß hier ein so prinzipieller Unterschied doch nicht
vorliegt, wenigstens nicht für alle organischen Fälle. Mitunter ist ja auch bei
ihnen die Reaktionsweise nicht von dem Benehmen zu unterscheiden, welches
wir *gelegentlich* auch bei Gesunden treffen. Ich erinnere nur an manche amnestischen Erscheinungen, an Zerstreutheitsreaktionen, an die Untersuchungen
GOLDSTEINS über die induzierten Veränderungen des Tonus, an eine Reihe
von Tonusphänomenen, wie sie von SCHILDER und HOFF, GIERLICH u. a. beschrieben worden sind (s. unter Tonusreflexe) und wo die Reaktion unter pathologischen Verhältnissen sich nur quantitativ von der Reaktion Gesunder unterscheidet. Wenn auch in vielen Fällen organischer Hirnläsion die Quantität
in Qualität übergeht, so liegen doch, wie wir gesehen haben, auch diesen Reaktionen unter pathologischen Bedingungen gewisse präformierte Reaktionen bei
Gesunden zugrunde.

Viel durchsichtiger ist dies allerdings bei den Neurosen. Eine Reaktion,
die allen Gesunden eigentümlich, ist das Auftreten gewisser vegetativer Äußerungen, die mit wohlbekannten Affektstörungen einhergehen, bei Situationen,
welche das Dasein des Individuums wesentlich bedrohen. So bei Erdbeben,
Eisenbahnkatastrophen, Kriegsvorfällen, Raubüberfällen, Ertrinken u. a. m. Wir
finden dabei die ganze Tonleiter der vegetativen Reaktionen, die wir uns eigentlich nur phylogenetisch erklären können, als Funktionen zur Sicherung des Individuums gegen die Gefahren der Umwelt. Hierher gehören vasomotorische
Reaktionen, wie Farbewechseln im Gesicht, pilomotorische, wie Gänsehaut beim

Gruseligwerden, sudorale, wie kalter Angstschweiß, sekretorische, wie Trockengefühl im Munde, inkretorische, wie Glotzaugen mit Stellwag, vagotonische, wie Durchfall, sympathikotonische, wie Herzklopfen, hyperkinetische, wie

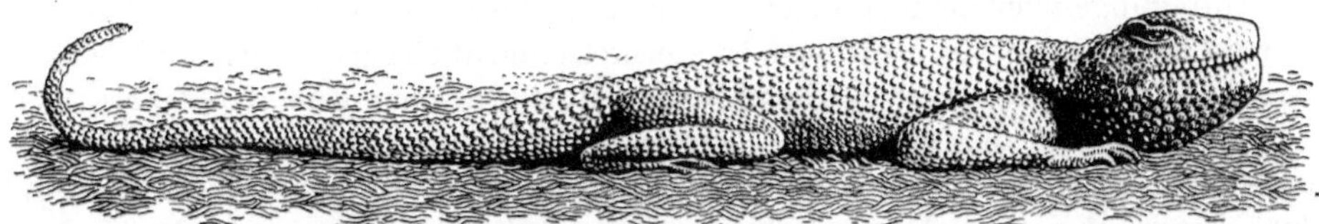

Abb. 214. Phrynocephalus mystaceus, ruhig daliegend und die Schwanzspitze leicht bewegend. S. Abb. 215. Nach FAUSSECK, „Biologische Etuden" (russ.) 1913.

Zittern, Schütteln, Tics, Abwehrbewegungen, lautes Schreien, akinetische vom Charakter der Immobilisation oder Totstellung, wie Sprachverlust, Schrecklähmung, Erstarrung u. dgl. mehr. Man kann im gewissen Sinne diese Reaktionen bei Gesunden adäquat nennen. Es sind, wie schon erwähnt, alte Sicherungsapparate von der allerprimitivsten Art, wie wir sie auch jetzt bei Tieren finden, denen sie in gewissem Maße tatsächlich zur Sicherung, zum Schutze dienen. Ich erinnere an die sog. „Drohreflexe" mancher Eidechsenarten (Abb. 214—216), das Fauchen und Fellsträuben der Katzenarten, die Totstellreflexe mancher Käfer, Fische, Krebse, Schlangen, Hühner, das „ängstliche" Flattern und Zappeln

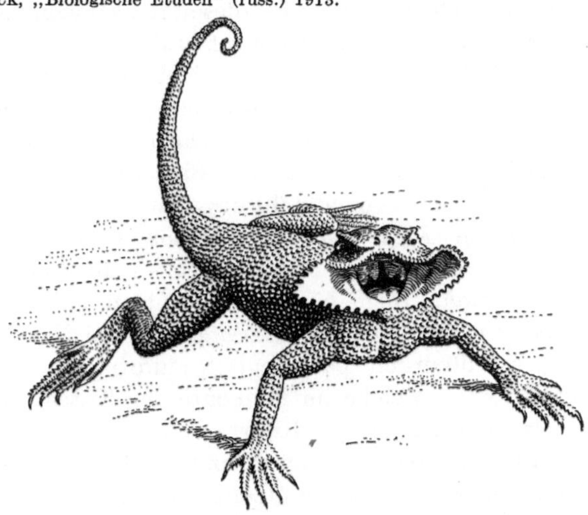

Abb. 215. Dasselbe Exemplar in der Pose der „Drohung". Nach FAUSSECK. S. Abb. 214.

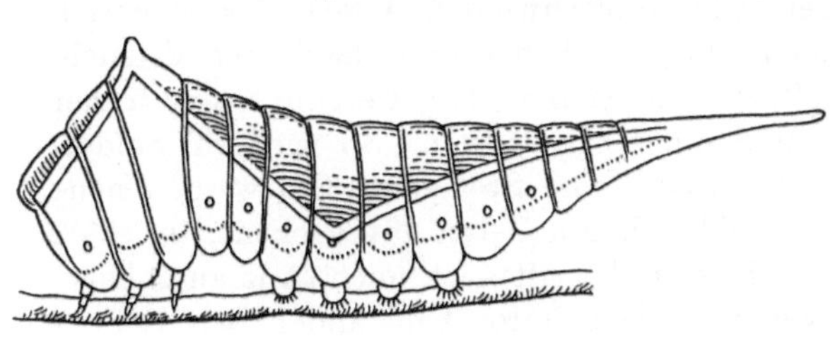

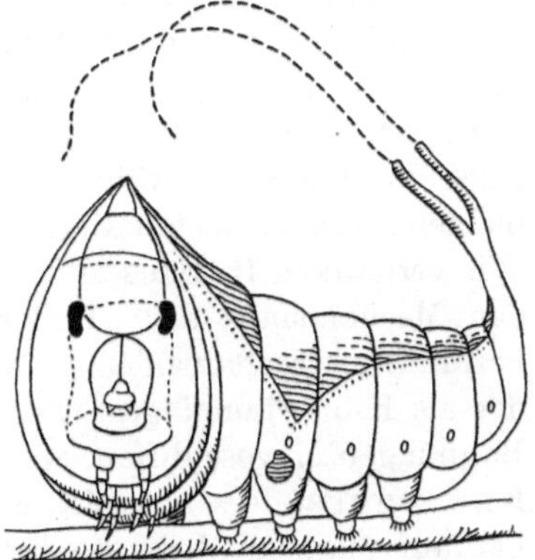

Abb. 216. Harpyia vinula. Links – ruhige Stellung. Rechts – „Schreckpose". Nach SIMROTH, Abriß der Biologie.

der Vögel, die Farbenveränderungen, die Sekretion mancher übelriechenden Flüssigkeiten, das Brüllen, das Schütteln der Mähne und viele andere derartige Reaktionen. Ich erwähne hier nur kurz die Arbeiten von GLASER, der Hypnotisierten Affekte suggerierte und im Anschluß daran im Serum Erhöhung des

Ca-Spiegels fand. Derselbe kehrte zur Norm wieder nach Beruhigung während der Hypnose. Dasselbe bestätigte auch TOMASSON. HACKEBUSCH hatte Zuckerbestimmungen im Blute bei Personen vorgenommen, bei denen er zuerst emotionelle Aufregungen hervorrief und dabei Erhöhung des Zuckerspiegels gefunden. Von Interesse ist, daß er bei Neurotikern, Hysterikern und auch bei organischen Kranken dasselbe gefunden, außer bei Schizophrenen und chronischen Encephalitikern. Wie schon erwähnt, ist der psychische Äquivalent derartiger Äußerungen beim gesunden Menschen eine emotionelle Erregung, affektive Zustände von größerer und schwächerer Intensität. Doch auch das cerebrospinale oder animalische Nervensystem — wird doch der Unterschied zwischen ihm und dem vegetativen immer mehr verwaschen — bleibt bei diesen Reaktionen des Gesunden durchaus nicht unberührt. Besonders phylogenetisch uralte Apparate, wie das Proprioceptorensystem des Vestibularis, nimmt mitunter lebhaften Anteil. Wird es ja in manchen Fällen durch adäquaten Reiz erregt, wie beim Erdbeben und verschiedenen Katastrophen. In solchen Fällen entsteht als Reaktion ein lebhafter Schwindel.

Bei Gesunden hört nun mit Sistieren des Reizes die beschriebene Reaktion auf. Bei Neurotikern entsteht dagegen eine *pathologische Fixation* dieses Reflexes. *In gewissem Maße ist die Fixation früherer Erlebnisse Funktion auch des normalen Organismus.* Darauf beruhen die Phänomene des Gedächtnisses, der Reproduktion. Doch hängt in normalen Fällen diese Fixationsfähigkeit weitgehend von der *corticalen Aktivität* ab. Bei Neurotikern ist die Fixation unfreiwillig, unwillkürlich, pathologisch aufdringlich. Oft wird eine Bewegung pathologisch fixiert, welche im Momente der Katastrophe ausgeübt wurde. Zahllose Beispiele hat der Krieg geliefert. So habe ich einen Kriegsteilnehmer beobachtet, der Zwangsbewegungen des Kopfes und der Augen nach oben hatte. Er wurde krank, als er aus dem Schützengraben nach einem feindlichen Flugzeug blickte, das in dem Moment eine Bombe warf. Bei Soldaten, die während einer Reiterattacke ihre Kontusion erlitten hatten, blieb die Reitbewegung fixiert, die in einer eigenartigen Hyperkinese zum Ausdruck kam. Während der hypnoiden Anfälle, die bei solchen Leuten auftreten, „erleben" sie diese Situationen wieder von neuem, was darin seinen Ausdruck findet, daß sie Kommandorufe ausführen, sich in einem Trancezustand auf die Umgebung werfen, Gewalttätigkeiten vollführen usw. Auch die Erlebnisse während des Erdbebens in der Krim habe ich bei manchen meiner Kranken sich fixieren sehen, wie Kopfschwindel, Astasie-Abasie u. dgl. Wir verdanken R. HIRSCHFELD einen sehr gründlichen und klassischen Versuch, den Mechanismus der „Fixierung" zu analysieren. Oft werden schon früher bestandene Mechanismen benutzt und nur eingeschliffen. So wird ein Soldat, der als Kind einmal gestottert hatte, wieder zum Stotterer. Oft werden neue Bahnungen eingeschliffen, wenn ein Soldat dem anderen das Zucken „absieht". KRETSCHMER, dessen Auffassung des Hysteriebegriffes ich mich ganz anschließe, hat auf manche Momente hingewiesen, welche unter Umständen den Reflexvorgang verstärken. Schwache Willensimpulse, die auf die diffuse Hypertonisierung des Reflexgebietes gerichtet sind, üben einen derartigen Einfluß aus. Nun unterscheidet KRETSCHMER einen besonderen *Willenstypus*, den *hypobulischen*, dessen besondere Merkmale u. a. in „vorwiegender Ansprechbarkeit durch seelische Primitivreize (Schmerz, Kommando)" und im „Mißverhältnis zwischen Reiz und Reaktion" besteht. Dieser Willenstypus ist besonders dem kindlichen Organismus eigen, und er tritt auch bei gewissen Hysterikern wieder auf, die einen gewissen „kindischen“-Eindruck machen. KRETSCHMER betrachtet die Hypobulik als Eigenschaft auch des gesunden Erwachsenen, bei dem sie das ältere Element des Willens bildet. S. auch S. 201 und Abb. 126 u. 127.

PAWLOW hat bei seinen Hunden neurotische Syndrome auftreten sehen in Fällen, wo es sich um Konflikt zwischen Hemmungs- und Erregungsvorgängen im Großhirn handelte, z. B. wenn bei dem Hunde eine Differenzierung zwischen zwei einander ähnlichen Reizen ausgearbeitet wurde. Dann trifft die Erregung des Speichelapparates durch den einen bedingten Reiz mit einem Hemmungsprozeß zusammen, der im Hirn durch den anderen Reiz hervorgerufen wird: Die Hunde werden „nervös“. Diese „Nervosität“ *fixiert sich* auch bei ihnen und kann auch durch Brom beruhigt werden. Es wurden die PAWLOWschen Hunde auch unter dem Einfluß einer Überschwemmung neurotisch und konnten lange Zeit nicht zu Versuchen mit bedingten Reflexen gebraucht werden.

Nicht nur *außergewöhnliche Situationen* führen zu affektiven und emotionellen Zuständen mit negativem Gefühlston (Schutz-, Verteidigungs-, Sicherungsvorrichtungen). Auch *dauernd einwirkende Traumen*, welche das Dasein oder Wohlergehen des Individuums bedrohen, können dieselbe Rolle spielen, ich nenne nur Unsicherheit des Lebensminimums, Arbeitslosigkeit, Sorgen, Gefängnishaft u. dgl. Oft kombinieren sich *akute* Traumen mit *chronischen*. So verliert die Frau mit dem Tode ihres Mannes, des Ernährers der Familie jeden Boden unter den Füßen. Sie sieht ihrer Zukunft hoffnungslos und trostlos entgegen. Bei schwerer verantwortungsvoller Arbeit, die nicht immer von Erfolg gekrönt wird und oft mit Konflikten und Hindernissen einhergeht, wo Erregungen und Hemmungen aufeinander prallen, ist auch genügend Material vorhanden für emotionelle und affektive Reaktionen mit allen den vegetativen Elementen, von denen oben die Rede war. Bei Personen mit ausgesprochenem kindlichen hypobulischen Willenstypus kommt es zur Reflexverstärkung und zu Fixierungen.

Die Reaktionen, die wir oben beschrieben haben, besitzen eine unverkennbare Beziehung zu den Instinkten, den elementaren Trieben. Es ist deshalb einleuchtend, daß hysterische Symptome ihre Wurzeln nicht nur in dem *Selbsterhaltungstrieb* haben können, sondern auch in anderen Trieben. Wir erwähnen nur kurz den *Nahrungstrieb*, der ja besonders schwere Affektreaktionen hervorrufen kann. Seit langem wird der *Sexualtrieb*, das sexuelle Leben mit der Hysterie in Zusammenhang gebracht, wovon auch der Name zeugt (Hysterie von ὕστερον = Uterus). In der FREUDschen *Psychoanalyse* wird das sexuelle Moment in der Genese der Hysterie übertrieben. Sexuelle Traumen akuter Natur und noch mehr von dauernder Art können ebenfalls Bedingungen schaffen für das Entstehen affektbetonter Erlebnisse und in gewissen Fällen zu Fixierungen derselben. Im Sexualleben ist ganz besonders Gelegenheit gegeben, daß Erregungen und Hemmungen aufeinanderprallen. Es muß hier ganz besonders betont werden, daß hier unter emotioneller Reaktion der Gesamtkomplex verstanden wird, der bei den Affektzuständen auftritt, sowohl das psychische Erlebnis als auch sämtliche sympathische, parasympathische, innersekretorische, subcorticale und corticale Komponenten. Es fixieren sich dabei jedoch nicht alle dieser Komponenten, sondern in verschiedenen Fällen andere. Es spielen hierbei ohne Zweifel noch eine große Rolle unterstützende Momente konstitutioneller und konstellativer Art.

Auf diese Weise finden wir im neurotischen Syndrom einerseits einen großen Teil aller derjenigen Reaktionsmechanismen wieder, welche uns bei den verschiedenen organischen Syndromen entgegentreten: Motilitäts- und Sensibilitätsstörungen, namentlich von diencephalem, thalamo-striären Charakter, vasomotorische und andere vegetative Störungen. Andererseits ist das neurotische Syndrom in den Reaktionen des *gesunden* Organismus verankert, so daß wir zu demselben keine Symptome rechnen dürfen, welche auch bei Gesunden nicht „*gelegentlich*" vorkommen können. Hierher gehören von psychischen Reaktionen ganz besonders Stimmungsschwankungen, Ermüdungserscheinungen, Aufmerksamkeitsstörungen u. dgl. Es würde also leicht sein, die Diagnose auf Hysterie zu stellen, wenn wir mit Sicherheit diejenigen Symptome ausschließen könnten, welche *nur* bei organischen Störungen vorkommen und bei Gesunden auch *gelegentlich* nicht vorkommen. Dazu gehören alle *qualitativen* Veränderungen der elementaren Reflexe der Cerebrospinalachse, wie die sog. pathologischen Reflexe der Sehnen, Pupillen usw. Auch Fehlen der Sehnenreflexe muß als pathologisches Symptom einer organischen Affektion aufgefaßt werden. Mit anderen Worten, es ist verhältnismäßig leicht, *dasjenige* Syndrom als organisch zu qualifizieren, welches für Erkrankung der cortico-bulbo-spinalen und perpher nervösen Apparate spricht. Die Schwierigkeit wird aber bedeutend erheblicher, wenn wir es mit Symptomen von strio-pallido-thalamischem Charakter zu tun haben. Wir sahen ja, daß bei Affekten, die meist die Quelle der neurotischen Syndrome abgeben, diese Symptome im Vordergrund stehen. Ich führe nur ein Beispiel an. Ist für eine Pyramidenläsion typisch das Auftreten von Mitbewegungen in der gelähmten Extremität, so ist für hysterische Lähmungen oder Paresen gerade das Fehlen dieser Mitbewegungen typisch. Nun wissen wir ja auch von Parkinsonfällen, daß auch für diese der Ausfall der Mitbewegungen besonders typisch ist. Bevor wir mit der reichen Symptomatologie der epidemischen Encephalitis bekannt wurden, war es deshalb leichter, organische Läsionen auszuschließen. Nun ist es viel schwieriger geworden. Oft ist es nur auf Grund einer eingehenden Analyse mit Gegenüberstellung des Liquor- und des Humoralbefundes usw. möglich.

Von der allergrößten Wichtigkeit ist es, nach psychogenen Traumen in der Anamnese zu suchen oder auch in den derzeitigen Lebensbedingungen des Kranken irgendwelche psychogene Momente aufzudecken. Wenn LEWANDOWSKY den Satz geprägt: „Keine positive Diagnose der Hysterie!", so muß dieser Satz in bezug auf die Psychogenie eine Einschränkung erfahren. Wo der psychogene Faktor erwiesen ist, und das neurotische Syndrom an eine der oben beschriebenen emotionellen Reaktionsweisen erinnert und wo schließlich, wie LEWANDOWSKY fordert, keine ausschließlich organischen Symptome zu finden sind, da muß ein neurotisches Syndrom diagnostiziert werden.

Man hüte sich aber vor dem umgekehrten Schluß. Es muß ein neurotisches Syndrom *nicht* ausgeschlossen werden, wenn zweifellos organische Symptome bestehen. Ja nach allem, was oben über die psychogenen Momente gesagt worden ist, ist es klar, daß eine organische Erkrankung überhaupt und des Nervensystems insbesondere eine Quelle für emotionelle Störungen von negativem Charakter bilden. Bei gewissen Personen pfropfen sich deshalb auf organische Syndrome auch noch neurotische. Besonders häufig sind solche *neurotische Reaktionen bei multipler Sklerose* zu treffen. Hier kann ein sklerotischer Herd in einer Region sitzen, welche dem Untersucher, der nur nach organischen klinischen Symptomen sucht, stumm erscheint. Der Kranke hingegen, dessen subjektives Empfinden ein feineres Reagens darstellt, antwortet auf solches dauerndes Trauma mitunter mit schwersten neurotischen Erscheinungen. Es kann so zum Symptomenkomplex der Neurose kommen, und der zweifelhafte Babinski, der dabei bestehen kann oder das Fehlen eines Bauchreflexes muß nicht unsere Diagnose des neurotischen Syndroms umstürzen, sondern uns nur zur Ergänzung der Diagnose zwingen. Ebenso häufig können *organische Symptome bei der sog. traumatischen Neurose* bestehen. Dieselben können sich in Pupillenstörungen, in Liquorveränderungen und Hyperkinesen äußern, von denen manchmal in der Tat schwer zu sagen ist, ob sie hysterisch, ob extrapyramidal sind. Ganz besonders haben die Untersuchungen von SCHWAB aus der FOERSTERschen Klinik über die *Kommotionsneurose* dargetan, daß an diesem Syndrom vielleicht wenig etwas von Neurose übrigbleibt. So haben die encephalographischen Bilder von Patienten mit schwerem und besonders mit leichtem Kopftrauma gezeigt: Nichtfüllung der Seitenventrikel bei Luftzufuhr auf endolumbalem Wege, Erweiterung beider Ventrikel oder Erweiterung und Verziehung des Ventrikels *der* Seite, auf welche das Trauma eingewirkt hat und abnorme starke Luftansammlung auf der Konvexität des Gehirns. SCHWAB kombinierte die Encephalographie mit *Prüfung der Liquorpassage und Liquorresorption* (s. *meningitische Syndrome*) nach FOERSTER. Die Patienten hatten sonst die üblichen Klagen der Neurotiker über Kopfschmerzen, Schwindelgefühl, besonders beim Bücken, Druck- und Klopfempfindlichkeit des Schädels, Abschwächung der Merkfähigkeit und des Gedächtnisses, allgemeine Erschlaffung und leichte Ermüdbarkeit, Schlafstörungen und zuweilen Alkoholintoleranz *ohne sonstigen objektiven klinischen Befund.* Durch die von SCHWAB angewendeten Untersuchungsmethoden hat nun erwiesen werden können, daß sowohl die encephalographischen Bilder als auch die Ergebnisse der Jodprüfungen der Liquorpassage und Liquorresorption wesentliche Abweichung von der Norm erwiesen. Es bestanden sowohl Hydrocephalus occlusus als auch aresorptivus oder auch hypersecretorius. SCHWAB möchte nun diese Fälle aus dem Kapitel der funktionellen Neurose streichen und als *Encephalopathia traumatica mit Störungen des Liquormechanismus* qualifizieren. Wenn ihm auch in dem zweiten Teil beizustimmen ist, so sind doch Komplikationen von hysterischem Charakter bei der traumatischen Encephalopathie schwer auszuschließen, wenn auch nur für einen Teil der Fälle. Jedenfalls sind die Untersuchungsergebnisse von SCHWAB ein schönes Beispiel dafür, wie wenig zufriedenstellend es ist, wenn man sich nur mit der Diagnose Neurose begnügt. Es muß also nicht nur nach Psychogenien in der Anamnese und den Lebensbedingungen geforscht werden, sondern auch nach materiellen Veränderungen im Nervensystem, die nicht selten ebenfalls Anlaß zu neurotischen Reaktionen geben. Ich möchte hier nur noch hinzufügen, daß ich bei Kriegsneurotikern und namentlich bei Kopftraumatikern, bei der Kontusionsneurose oft objektiv feststellbare Veränderungen im Liquor und von seiten des Ohrlabyrinthes gefunden habe.

Für die Auffassung des neurotischen Syndroms ist es von der größten Wichtigkeit, an einige Tatsachen aus der *Hirnphysiologie* anzuknüpfen. Ich finde dies um so mehr am Platze, als ja ein *wesentlichstes Kennzeichen des neurotischen Syndroms seine Verankerung in physiologischen Prozessen des normalen Menschen* ist. Wir gehen dabei von der KAPPERS*schen Theorie der Neurobiotaxis* aus. Wie

bekannt, besteht dieselbe darin, daß unter dem Einfluß von Erregungen im
Zentralnervensystem die protoplasmatischen Nervenzellenfortsätze die Tendenz
haben, stimulopetal, die Achsenzylinderfortsätze stimulofugal zu wachsen. So
hat Bok an embryonalen Präparaten zeigen können, daß ein wachsendes Bündel
von Achsenzylindern die Neuroblasten in dem soeben angegebenen Sinne aktiviert. Die Dendriten, und wie es scheint auch die Nervenzelle, besitzen also
positive, die Achsenzylinder negative Neurobiotaxis, welche Kappers auf Galvanotaxis zurückführt. Die Bipolarität der Nervenzelle beweist Kappers u. a. dadurch,
daß die chemischen Bestandteile der Nervenzelle so gelagert sind, daß das gesamte Kalium am Achsenzylinder konzentriert ist. Die Nissl-Substanz, die
sauere Eigenschaften besitzt, befindet sich in der ganzen Zelle außer dem Achsenzylinder. Schon der klassische Versuch von Verworn hatte bewiesen, daß die
Paramäzien sich der *Kathode* zu bewegen. Werden nun diese Organismen mit
Kalisalzen bearbeitet, dann bewegen sie sich der *Anode* zu. Umgekehrt verursachen Säuren einen positiven Galvanotropismus der Kathode zu. Es ist
deshalb der negative Galvanotropismus des Abschnittes der Nervenzelle verständlich, wo der Achsenzylinder beginnt, da sich hier das Kalium der Zelle befindet. Das Erregungszentrum spielt immer die Rolle der Kathode.

Es besteht eine vollständige *Analogie zwischen dem Wachstum des Achsen-
zylinderbündels,* das die Neuroblasten aktiviert *und dem Funktionieren der Nervenzelle.* Auch letzteres wird durch Auftreten von minimalen galvanischen Aktions-
strömen charakterisiert. Das Auftreten minimalster Ströme ruft in den umgebenden Nervenelementen Prozesse von dem oben beschriebenen Charakter
hervor. Die einen Nervenelemente wachsen oder „funktionieren" in der Richtung
zum Erregungszentrum, die anderen in umgekehrtem Sinne. Die „Funktion"
der Nervenzelle besteht ja in der Tat erstens in einer „Orientierung" in bezug
auf das Erregungszentrum, einer „*Erfassung*" dieser Erregung, und zweitens
in *Leitung* dieser Erregung. Dem ersten Prozeß entspricht die positive Galvanotaxis der Dendriten und ihr „Wachsen" der Erregung entgegen. Dem zweiten
Moment entspricht die negative Galvanotaxis des Achsenzylinders, sein
„Wachsen" in der Richtung der *Reizleitung.* Die Beeinflussung der Bildung
der Nervenzellenfortsätze durch den galvanischen Strom hat Sven Ingvar im
Harrisonschen Laboratorium an Nervengewebekulturen bewiesen. Ein minimalster galvanischer Strom von 2—4 Billionstel eines Ampéres verursachte ein
Herauswachsen der Nervenzellenfortsätze, wobei die Polarität der Achsenzylinder und der Dendriten bewiesen werden konnte. Kappers hat durch
diese Tatsachen die „Wanderung" der Kerne mancher Hirnnerven (Facialis,
Abducens u. a.) bei den verschiedenen Tierarten und während der Ontogenese
erklärt. Die abweichenden Stellen, welche diese Kerne im Hirnstamm einnehmen,
sind durch verschiedene Außenwelteinflüsse bedingt, welche zu anderen Reaktionen führen und diese „Wanderungen" dadurch veranlassen, daß zeitlich zusammen funktionierende Apparate auch räumlich aneinanderrücken.

Ich habe vor Jahren versucht, diese Kapperssche onto- und phylogenetische
Theorie auch zur Erklärung von Tatsachen der Physiologie des Gehirns anzu-
wenden. In der Tat finden wir in ihr eine Erklärung der Erscheinungen der
Bahnung. Durch sie werden uns die zeitweiligen Verbindungen verständlich,
welche zwischen verschiedenen Hirnapparaten gebildet werden, die gleichzeitig
funktionieren. Durch die gleichzeitige, isochrone Erregung werden zwischen

ihnen räumliche Verknüpfungen und neue physiologische Komplexe geschaffen. Geschieht die isochrone Erregung dauernd, fortwährend, wurzelt sie in wesentlichen, biologisch wichtigen, Einflüssen der Umwelt, so bilden sich im Laufe der Geschlechter der sich entwickelnden Tierarten neue anatomo-physiologische Komplexe, *aus den Bahnungen werden Bahnen.* Es kommt zu neuen Reaktionsarten, zu *unbedingten Reflexen.* Fallen jedoch Erregungen zusammen, die keinen tiefen biologisch wesentlichen Wert besitzen, dann kommt es *nur zu temporären Verknüpfungen, zu "funktionellen" Komplexen, welche nicht dauerhaft, nicht fixiert sind.* Und nur unter gewissen Bedingungen gelingt es *mehr oder weniger* dauerhafte Verbindungen zu erzielen. Dies ist der Fall bei den PAWLOW*schen bedingten Reflexen.* Hier gelingt es, eine Verbindung z. B. des Klangzentrums mit dem Speichelzentrum *temporär* herzustellen. Der Herstellung temporärer Verknüpfungen dienen wahrscheinlich die wenig differenzierten Nervenzellen der zweiten oder vierten Schicht der Rinde. Dies sind Voraussetzungen unserer alltäglichen Handlungen. Kommt es nun unter gewissen Verhältnissen bei gewissen Individuen zu Verknüpfungen, die pathologischerweise nicht leicht gelöst werden, dann entstehen *inadäquate Reaktionen,* dann können sich manche Reaktionen *fixieren* in dem Sinne, wie das oben auseinandergesetzt wurde. Wir haben auch gesehen, welche Bedeutung die chemische Reaktion für die Prozesse der Bahnung besitzt, in letzter Reihe das Calcium-Kalium-Verhältnis oder die Wasserstoffionenkonzentration. Auch wissen wir, daß gerade emotionelle Reaktionen von Änderung der chemischen Prozesse in den Geweben begleitet werden. Von diesbezüglichen Arbeiten von GLASER, THOMASSON, HACKEBUSCH war schon die Rede. Ich erwähne noch die bemerkenswerten Arbeiten von WATSON über Hyperglykämie bei Menschen nach Aufregungen. Nach Entfernung der Nebennieren trat die Hyperglykämie bei Versuchstieren nicht auf. Diese physiologischen Tatsachen, welche gewissermaßen die chemisch-histologische Fundierung der PAWLOWschen bedingten Reflexe darstellen, liegen zum großen Teil den seltsamen, oft schwer verständlichen hysterischen Reaktionen zugrunde. Oft handelt es sich um Verknüpfungen, die durch "zufälliges", besser "zusammenfallendes", isochrones Auftreten zweier Erregungszentren im Gehirn zustande gekommen sind, z. B. jedesmaliges Erbrechen beim Milchtrinken, nachdem "zufällig" aus irgendeinem anderen Grunde einmal nach Milch Erbrechen auftrat u. dgl. Namentlich Kinderärzte, ich nenne CZERNY, HOMBURGER, KRASNOGORSKI, LEONOW haben viele nervöse Störungen bei Kindern auf bedingte Reflexe zurückgeführt. Sehr bemerkenswert ist die Auffassung der Hysterie von L. BLUMENAU. Derselbe betrachtet die hysterischen Mechanismen nicht als Hemmungen oder Erregungen der sensorischen, motorischen oder mnestischen Zentren, sondern als intracorticale Hemmung resp. Erregung, partielle Lösung temporärer Verbindungen.

Aus allem Gesagten folgen gewissermaßen auch Andeutungen einer rationellen Therapie. Es müssen die fehlerhaften Bahnungen durchbrochen werden. Übungstherapie, Ablenkungstherapie, Beschäftigungstherapie, Hypnose, Psychotherapie in weitestem Sinne des Wortes, nervenkräftigende Behandlung: alles dies sind Mittel, die jedoch nur in dem Falle von Wert sind, wenn der Kranke aus den Verhältnissen entfernt werden kann, die fortfahren, ihn zu traumatisieren, wenn er gleichzeitig trainiert wird — durch Körperkultur, durch zielbewußte Erziehung, durch "Umstimmungen" — mit unzweckmäßigen, individuell und sozial "schädlichen" Fixierungen fertig zu werden.

Namenverzeichnis.

Sachverzeichnis.